Thorsten Moos

Krankheitserfahrung
und Religion

Thorsten Moos

Krankheitserfahrung und Religion

Mohr Siebeck

THORSTEN MOOS, geboren 1969; Studium der Theoretischen Physik und der Ev. Theologie; 2006 Promotion; 2005–10 Studienleiter und stellvertretender Direktor der Evangelischen Akademie Sachsen-Anhalt; 2010–17 Leiter des Arbeitsbereichs „Religion, Recht, Kultur" an der FEST Heidelberg; 2017 Habilitation an der Theologischen Fakultät der Ruprecht-Karls-Universität Heidelberg; seit 2017 Inhaber des Lehrstuhls für Diakoniewissenschaft und Systematische Theologie/Ethik am Institut für Diakoniewissenschaft und Diakoniemanagement der Kirchlichen Hochschule Wuppertal/Bethel.

ISBN 978-3-16-155945-7

Die Deutsche Nationalbibliothek verzeichnet diese Publikation in der Deutschen National-bibliographie; detaillierte bibliographische Daten sind im Internet über *http://dnb.dnb.de* abrufbar.

© 2018 Mohr Siebeck Tübingen. www.mohr.de

Das Buch wurde von Laupp & Göbel in Gomaringen auf alterungsbeständiges Werkdruck-papier gedruckt und von der Buchbinderei Nädele in Nehren gebunden.

Im Gedenken an G.M. und K.D.

Vorwort

Die vorliegende Arbeit wurde unter dem Titel „Krankheit als Thema der Systematischen Theologie" im Sommersemester 2017 von der Theologischen Fakultät der Ruprecht-Karls-Universität Heidelberg als Habilitationsschrift im Fach Systematische Theologie angenommen. Für den Druck wurde sie geringfügig überarbeitet.

Ich danke allen voran Herrn Prof. Dr. Klaus Tanner für die langjährige und intensive theologische Auseinandersetzung, in deren Kontext diese Arbeit entstanden ist. Er hat den Prozess ihrer Gestaltwerdung konstruktiv und kritisch, mit einer Fülle von inspirierenden Anregungen, mit freundschaftlicher Skepsis und beharrlicher Ermutigung begleitet und schließlich auch das Erstgutachten übernommen. Frau Prof. Dr. Friederike Nüssel danke ich für ihr Zweitgutachten; Herrn Prof. Dr. Andreas Unterberg und Frau Prof. Dr. Eva Winkler für ihre gutachterlichen Stellungnahmen aus medizinischer und medizinethischer Sicht und ihre Bereitschaft, sich mit einem in Gedankenführung, Sprache und Umfang doch deutlich heterodiziplinären Text zu befassen.

Eine Arbeit wie diese ist über weite Strecken ein gefrorenes, für den Moment in den festen Aggregatzustand der Schrift überführtes Gespräch: diachron im Modus der Lektüre, aber vor allem auch synchron in der direkten, leiblich kopräsenten Auseinandersetzung. Für Letzteres habe ich weit mehr Menschen zu danken, als ich hier nennen kann. Vor allem danke ich Herrn Prof. Dr. Christopher Zarnow, Herrn Prof. Dr. Andreas Kubik und Herrn Dr. Martin Zerrath sowie Herrn Prof. Dr. Gerald Hartung, Frau Dr. Katja Bruns und Herrn PD. Dr. Magnus Schlette für ihre konstruktive und kritische Begleitung von Geist und Buchstaben des hier Dargelegten. Für die Gelegenheit, Gedankengänge der Arbeit zur Diskussion zu stellen, danke ich neben anderen den Mitgliedern des Arbeitskreises Medizin und Theologie (Wien), der Arbeitsgemeinschaft Medizin und Ethik (Heidelberg) sowie der Systematisch-theologischen Sozietät der Universität Heidelberg. Ein großer Dank geht auch an die Kolleginnen und Kollegen der Forschungsstätte der Evangelischen Studiengemeinschaft (FEST) in Heidelberg für die Zusammenarbeit der letzten Jahre. Ohne den Resonanzraum dieser einzigartigen Einrichtung wissenschaftlich-protestantischer Freiheit und der dort wirkenden Persönlichkeiten hätte diese Arbeit so nicht geschrieben werden können.

Für die – ein Topos, aber nicht minder wahr – unermüdliche Hilfe bei der
Literaturbeschaffung danke ich Herrn Simeon Prechtel; für ihr sorgfältiges
Korrekturlesen von Teilen des Textes Frau Lea Gröbel, Frau Carina Kammler
und Herrn Kornelius Sücker, für Hilfe bei den Registern Viviane Haferkamp.
Herrn Dr. Henning Ziebritzki und Frau Katharina Gutekunst vom Verlag
Mohr Siebeck danke ich für die verlegerische Betreuung, Frau Bettina Gade
für die gewohnt umsichtige Begleitung der Drucklegung. Leider irrt mein
Neffe Jonas, der überzeugt ist, wer ein solch dickes Buch schreibe, müsse
damit reich werden; für einen Zuschuss zu den Druckkosten gebührt daher
wiederum der FEST Dank.

Schließlich danke ich meiner Familie, vor allem meiner Frau, Claudia
Dunst, für Geleit und Gemeinschaft auf allen im Folgenden angesprochenen
Ebenen und für alles andere auch.

Heidelberg, im November 2017   Thorsten Moos

Inhaltsübersicht

Inhaltsverzeichnis

Teil 1

Einleitung: Krankheit als Thema der Theologie

1.1 Ausgangsbeobachtungen

Da aber Johannes im Gefängnis von den Werken Christi hörte, sandte er seine Jünger und ließ ihn fragen: Bist du, der da kommen soll, oder sollen wir auf einen andern warten? Jesus antwortete und sprach zu ihnen: Geht hin und sagt Johannes wieder, was ihr hört und seht: Blinde sehen und Lahme gehen, Aussätzige werden rein und Taube hören, Tote stehen auf und Armen wird das Evangelium gepredigt; und selig ist, wer sich nicht an mir ärgert. (Mt 12, 2–6)[1]

Der Umgang mit Krankheit ist der Christentumsgeschichte tief eingeschrieben. Jesus aus Nazareth wurde als Krankenheiler bekannt. Die Sorge für Kranke war von frühester Zeit an Kennzeichen christlicher Gemeinden. Später nahmen sich Orden und fromme Stiftungen Kranker an. Die Diakonie des 19. Jahrhunderts wurde zu einem Treiber in der Professionalisierungsgeschichte der Krankenpflege. Konfessionelle Krankenhäuser und Pflegedienste sind heute fester Bestandteil der bundesdeutschen Gesundheitsversorgung. Dass das Thema Krankheit eine religiöse Valenz hat, ist mithin christentumsgeschichtlich geläufig; selbstverständlich ist es gleichwohl nicht. Der Umgang mit Krankheit ist in postindustriellen Gesellschaften zuallererst Aufgabe einer hochgradig differenzierten, professionalisierten, naturwissenschaftlich orientierten, rechtlich und standesrechtlich regulierten sowie marktförmig organisierten Medizin. Unter diesen Bedingungen treten „Medizin" und „Religion" als distinkte gesellschaftliche Sphären in Erscheinung. Mit der Behandlung Lahmer und Aussätziger einerseits und der Predigt des Evangeliums andererseits sind gut zu unterscheidende Akteure an gut zu unterscheidenden sozialen Orten betraut. Tritt Krankheit dennoch in einen religiösen Horizont, erscheint das oftmals eher als historisch überkommener Restbestand, skurriles Amalgam oder illegitimer Übergriff. Um so mehr lohnt sich ein Blick auf solche Phänomene, die sich als erster Hinweis auf nach wie vor vorhandene religiöse Valenzen des Umgangs mit Krankheit lesen lassen (I.). Demgegenüber ist in Kirche und Theologie hierzulande ein Unbehagen wahrzunehmen, sich – außerhalb gut etablierter medizinethischer oder klinikseelsorglicher Arbeitsfelder – mit dem Thema des Krankseins und der Krankheit zu befas-

---

[1] Bibelstellen werden nach der revidierten Lutherübersetzung von 2017 zitiert.

sen (II.). Die diesbezüglichen Verlegenheiten werden noch prägnanter, wenn sie im Kontext der weltweiten Ökumene betrachtet werden (III.). Es ist das Ziel der vorliegenden Arbeit, angesichts dieser Verlegenheiten die theologische Reflexion des Themas Krankheit zu erweitern und zu vertiefen. Dabei zeigen sich Konturen einer theologisch zu entfaltenden *religiösen Rationalität* im Umgang mit Krankheit.

I. Religiöse Valenzen von Kranksein und Krankheit

Das Thema Krankheit steht gegenwärtig auf unterschiedliche Weise in religiösem Kontext. Das gilt zum einen für die religiöse Deutung des Krankseins. Prominente wie Anne und Nikolaus Schneider[2] oder Christoph Schlingensief[3] machten ihre Erkrankung öffentlich und verweisen auf ihre religiösen Überzeugungen. In den letzten Monaten seines Lebens wurde Papst Johannes Paul II. für die Weltöffentlichkeit geradezu zum religiösen Emblem eines von Leiden und Krankheit gezeichneten Lebens.[4] Eine religiöse Beratungsliteratur nimmt sich der Erfahrung des Krankseins an und deutet diese in religiösen Symbolen.[5]

Auch in der Behandlung von Krankheiten ist vielfach „Religion" im Spiel. Der funktionalen Ausdifferenzierung moderner Gesellschaften zum Trotz finden sich vielfältige Phänomene religionsförmiger Medizin oder medizinförmiger Religion. Alternativ- und komplementärmedizinische Verfahren entstammen häufig fernöstlich-religiösen bzw. weltanschaulichen Hintergründen. Geistheiler und Schamaninnen[6] bieten ihre Dienste in zwischen religiösem Ritual und medizinischer Behandlung schillernden Formen an.[7] Im christlichen Spektrum werden etwa pfingstlich-charismatische Heilungsgottesdienste als Krebstherapie angepriesen.[8] Auch wurde versucht, die gesundheitliche Wirksamkeit von Fürbitten mit den Mitteln evidenzbasierter Medizin nachzuweisen.[9]

In abgeschwächter Form ist vielfach von gesundheitsfördernden Wirkungen von Religion die Rede. „Spiritualität" habe eine heilende Kraft, so die inzwischen auch in einer Vielzahl von Studien untersuchte Überzeugung.[10]

---

[2] Vgl. FINGER 2014, 51f.

[3] Vgl. SCHLINGENSIEF 2010.

[4] Vgl. EIBACH 2009, 349–351.

[5] Vgl. GRÜN/FIJEN 2008.

[6] In dieser Arbeit werden maskuline und feminine Formen jeweils im generischen Sinne verwendet und abgewechselt. Sind Angehörige eines bestimmten Geschlechts gemeint, ist dies entweder aus dem Kontext ersichtlich oder wird eigens hervorgehoben.

[7] Vgl. NEUMANN 2010, 35ff.

[8] Vgl. STORCK 2008, 133.

[9] So in der „Study of the Therapeutic Effects of Intercessory Prayer" (vgl. BENSON et al. 2006). Zur Vorgeschichte solcher Versuche vgl. OSTRANDER 2000, 20ff.

[10] Vgl. für eine Übersicht KOENIG/KING/CARSON 2012.

Dass jedenfalls Gesundheitsfürsorge auch einen „spirituellen" Aspekt berücksichtigen soll, ist auf der Ebene der Weltgesundheitsorganisation seit den 1980er Jahren anerkannt.[11]

Auf einer anderen Ebene liegt der verbreitete Topos, Medizin sei in modernen Gesellschaften funktional an die Stelle der Religion getreten. So wird der Medizin attestiert, sich zur „Gesundheitsreligion"[12] entwickelt zu haben. Sie habe Anteil an der „Sakralisierung des Körpers",[13] in der das Ringen um die Erhaltung und Verbesserung der Leistungsfähigkeit und ästhetischen Anmutung des Körpers Integrations- und Transzendierungsfunktionen für den Einzelnen übernehme. Dieser „Kult um den Körper"[14] sei in einer „Gesundheitsgesellschaft"[15] auf Krankheit als auf eine mögliche Negativfolie konstitutiv bezogen. Solche Diagnosen einer funktionalen Äquivalenz von Medizin und Religion oder gar einer Ablösung der Religion durch die Medizin werden in der Regel in kritischer Absicht vorgetragen.

Schließlich ist die moralische Verbindung von Religion und Gesundheitsfürsorge zu nennen. In Deutschland werden die Kirchen nicht müde, in aktuellen Debatten um die Diakonie zu betonen, dass in der Nachfolge Jesu Christi die Sorge für Kranke – etwa im Kontext der Klinikseelsorge, aber auch im Modus des Betriebs moderner Krankenhäuser – selbstverständlich eine „Lebens- und Wesensäußerung der Kirche"[16] darstelle. Eine hochdifferenzierte theologische Medizinethik befasst sich zudem mit modernen Präventions-, Diagnose- und Therapieverfahren. Insbesondere die Würde kranker Menschen ist dabei Gegenstand theologischer Reflexion.[17] Der Umgang mit Krankheit ist demnach mindestens in seinen moralischen Aspekten ein religiöses bzw. theologisches Thema.

Die genannten Phänomene sind auf unterschiedlichen Ebenen angesiedelt und differenziert zu beurteilen. Vorerst sollen sie lediglich gelesen werden als erste Indizien für religiöse Valenzen des Umgangs mit Krankheit. So stellt das Leiden an einer schweren Krankheit eine problematische Lebenssituation dar, die gedeutet werden will; hierfür werden offenbar von manchen religiöse Symbole als geeignet empfunden. Weiterhin scheint das Bemühen um Gesundheit für religiöse Konnotationen offen zu sein; schon der Terminus der Heilung schillert auch in religiösen Farben. Darüber hinaus hat die Sorge für Kranke auch in der Moderne offenbar einen plausiblen Ort in religiösen Organisationen und einer religiösen Lebensführung. Schließlich ist die Würde

---

[11] Vgl. WHO 1985, 5.

[12] LÜTZ 2002.

[13] KNOBLAUCH 1991, 28.

[14] DUTTWEILER 2012.

[15] KICKBUSCH/HARTUNG 2014.

[16] So etwa in der Präambel des Kirchengesetzes über das Evangelische Werk für Diakonie und Entwicklung e.V. (vgl. Diakonie- und Entwicklungsdienstgesetz 2011).

[17] Vgl. nur EIBACH 1976; KREß 2003.

Kranker ein potenziell religiös valenter Topos medizinethischer Reflexion. Von diesen Indizien aus wäre zu vermuten, dass „Krankheit" zum gesicherten Themenbestand kirchlich-religiöser Rede und theologischer Reflexion gehörte. Dem ist jedoch nicht so.

II. Protestantische Verlegenheiten

Im deutschsprachigen Protestantismus, der den Referenzpunkt der vorliegenden Arbeit bildet, zeigen sich erhebliche und in ihrer Summe überraschende Verlegenheiten im Umgang mit dem Thema Krankheit. Das gilt für gottesdienstliche Fürbitten für Kranke (1.) ebenso wie für Predigten über neutestamentliche Heilungswunder (2.) und für die Systematische Theologie (3.).

(1.) Im Evangelischen Gottesdienstbuch, das die agendarische Grundform für Gottesdienste in den evangelischen Landeskirchen in Deutschland formuliert, finden sich diverse Vorschläge für Fürbittgebete.[18] Unter den Fürbitten für die Kranken kann dabei folgende als typisch gelten:

> Gott, du kennst die Not eines jeden Menschen/ und willst auch in schweren Zeiten an unserer Seite sein./ Stärke die Geduld und die Hoffnung der Kranken./ Sei ihnen nahe. Tröste sie. Gib ihnen neuen Mut./ Schenke ihnen Menschen, die ihnen helfen und sie verstehen.[19]

Gebetet wird für die innere Haltung der Kranken und um den Beistand anderer. Nicht selten wird direkt für Wissenschaftler und Ärzte, die forschen und den Patienten helfen, gebetet. Auch gesundheitspolitische Themen finden zuweilen Eingang in Fürbitten. Außer Betracht bleibt jedoch, was Kranke und die, die sich um sie sorgen, doch ersehnen dürften: die Linderung des Leidens bzw. die Heilung der Krankheit. Offenbar wird als unstatthaft empfunden, von Gott zu erbitten, wofür die moderne Medizin zuständig ist. Der angesprochene Gott ist für Psychisches, Soziales, Moralisches und Politisches zuständig, nicht aber für den Körperleib. So kommen nicht die Erfahrung von Krankheit und die Sorge um Kranke insgesamt zur Sprache, sondern lediglich psychische und soziale Teilaspekte der Krankheitserfahrung.[20]

(2.) Biblische Erzählungen über Heilungen Jesu gehören zu den regelmäßigen Predigttexten des Kirchenjahres.[21] Das Studium entsprechender Predig-

---

[18] Vgl. MOOS 2012, 205–207. Einige Formulierungen sind von dort übernommen.

[19] Evangelisches Gottesdienstbuch 2003, 591; vgl. auch a.a.O., 568, 573 und ähnlich FISCHER 2002, 39; 43; 49; 55; 57 u.ö. Zur Theologie des Bittgebets und der Fürbitte vgl. MÖSSINGER 1986, 126ff.; WÜST-LÜCKL 2007, 96ff.

[20] Als Gegenbild mag eine Untersuchung von Fürbittbüchern katholischer Gemeinden aus den 1990er Jahren in der Schweiz dienen. Diese zeigt mit fast 19 % aller untersuchten Gebete die Bitte um Heilung bzw. um das Gelingen einer Operation als häufigstes Gebetsanliegen (vgl. BERGER-KÜNZLI 2006, 170).

[21] So nach der Perikopenordnung etwa am 12. Sonntag nach Trinitatis die Heilung des Taubstummen Mk 7,31–37 (Perikopenreihe I), die Heilung des Blinden vor Betsaida Mk 8,22–26 (V) bzw. die Heilung der verkrümmten Frau Lk 13,10–17 (III, Revision 2014).

ten zeigt verschiedene Strategien, mit solchen Texten homiletisch umzugehen.[22] Sehr häufig wird dabei die Krankheit metaphorisch interpretiert. So wird Blindheit zur sozialmoralischen Wahrnehmungsstörung:

Sagen wir nicht auch von hartherzigen Zeitgenossen: „Sie sind blind für ihre Mitmenschen!" [...] Doch, das gibt es: Dass unser Auge klar ist – und wir doch nicht sehen. Dass unser Blick ungetrübt ist – und wir doch nicht erkennen, was der andere braucht, wie einsam er ist, was er sich wünscht, worüber er traurig ist und wonach er sich sehnt.[23]

Auch wird die Heilung als Zeichen für etwas anderes (die Messianität Jesu oder das kommende neue Gottesreich), als Kollateralnutzen eines größeren Heilsgeschehens (des Opfertodes und der Auferstehung des Gottessohnes) oder als moralisch vorbildliche Zuwendung zur Not anderer ausgelegt. Auch wenn solche Interpretationen biblische Vorbilder haben,[24] ist ihnen doch eine moderne Schwierigkeit anzumerken, in Predigten von Krankheit und Heilung als einem leiblichen Geschehen zu sprechen – obwohl die biblischen Texte zuweilen stark leiblich orientiert sind. Zudem scheinen die Prediger oft nicht damit zu rechnen, kranke Menschen im Gottesdienst zu haben („Was ist mit uns? Wir sind nicht blind, wir brauchen kein Wunder"[25]). Auf diese Weise wird der Gottesdienst als Geschehen unter Gesunden gerahmt, was schon angesichts der Prävalenz chronischer Krankheiten kontrafaktisch ist.[26]

(3.) Auch im Bereich der jüngeren deutschsprachigen Systematischen Theologie zeigt sich eine deutliche Zurückhaltung hinsichtlich des Themas der Krankheit. Dieses habe im Lehrzusammenhang der Dogmatik keinen Ort, so stellt der Heidelberger Systematiker Martin Hailer fest.[27] Andere konstatieren generell ein Schweigen der Systematischen Theologie zum Thema der Krankheit.[28]

Diese Problemanzeigen sollen zunächst genügen; Weiteres wird unten in der Übersicht über den Forschungsstand entfaltet.

---

[22] Das Folgende stützt sich auf die Recherche in einer online-Predigtdatenbank über Predigten zur Heilung des Blinden vor Betsaida (Mk 8,22–26). Am Stichtag 11.8.2013 waren unter www.predigten.de 14 Predigten zu diesem Text in der Datenbank verfügbar; diese wurden inhaltsanalytisch ausgewertet. Diese Stichprobe ist klein und in keiner Weise repräsentativ (insbesondere sind alle Predigten von Männern gehalten worden; zum Thema Geschlecht im theologischen Leiblichkeitsdiskurs siehe unten, Kapitel 1.2, I.).

[23] GÜNTHER 2001. Ähnlich verfahren alle untersuchten Predigten.

[24] So sind Metaphorisierung und Semantisierung auf redaktioneller Ebene bereits in der Rahmung der Perikope angelegt (vgl. Mk 8,18; 27ff.). Zur Heilung als Metapher in den Evangelien vgl. EBNER 2001.

[25] HEYMER 2001.

[26] In der Studie „Gesundheit in Deutschland aktuell 2012" gaben 41 % der Befragten an, von mindestens einer chronischen Krankheit betroffen zu sein (vgl. Robert-Koch-Institut 2014, 42).

[27] Vgl. HAILER 2009, 421.

[28] Vgl. THOMAS/KARLE 2009, 11; ETZELMÜLLER/WEISSENRIEDER 2010, 5

Die dargestellten Verlegenheiten deuten darauf hin, dass das Geschehen von Krankheit und Heilung zumindest von der gegenwärtigen deutschsprachigen Theologie weithin in das Regime von Medizin und Naturwissenschaft abgegeben ist. Wohl um den Eindruck einer ungebührlichen Nähe von Religion und Medizin zu vermeiden, wird im religiösen Kontext Krankheit im Sinne eines leiblichen Geschehens sehr zurückhaltend thematisiert. Offenbar muss einige Abgrenzungsarbeit geleistet werden gegenüber der Vorstellung eines Gottes, der die entzauberte Welt der Dinge (einschließlich des Körperdings) kausal beeinflusst („Wunder"). Dabei dürfte auch eine Defensive gegenüber anderen Strömungen der christlichen Ökumene eine Rolle spielen, die an dieser Stelle weniger zaghaft sind.

III. Beobachtungen aus der Ökumene

Die aufgezeigten protestantischen Verlegenheiten werden umso auffälliger, als andere christliche Konfessionen beziehungsweise Denominationen hier einen deutlich offensiveren Umgang pflegen. So ist etwa in den Kirchen Afrikas das Thema der Heilung ein integraler Bestandteil kirchlicher Praxis und theologischer Reflexion.[29] Im charismatischen Christentum bilden Heilungsgottesdienste einen selbstverständlichen Bestandteil des liturgischen Repertoires. Das gilt insbesondere für die nach dem Zweiten Weltkrieg entstandene Heilungsbewegung, die das Charisma der Heilung als Machterweis Gottes versteht und in spektakulären Inszenierungen auf die Bühne bringt.[30] Eine lange Tradition hat das *ministry of healing* der anglikanischen Kirche, das mit öffentlichen Heilungsgottesdiensten, *healing centres* und theologischer Grundlagenarbeit der Sorge um den „ganzen Menschen" dienen soll und dies bewusst in Kooperation mit der etablierten Medizin tut.[31] In der durch die Begegnung mit nichtwestlichen Heilungsmethoden beeinflussten Tradition der Ärztlichen Mission steht das Konzept der *Heilenden Gemeinde*, das auf einer Konsultation des Ökumenischen Rates der Kirchen und des lutherischen Weltbundes 1964 in Tübingen formuliert und auf späteren ökumenischen Konferenzen weiterentwickelt wurde.[32] Die katholische Kirche hat, auch in ihren kontinentaleuropäischen Schattierungen, ein breites und lebendiges Spektrum an krankheitsbezogenen Frömmigkeitspraktiken und theologischer Reflexion aufzuweisen. Insofern die geschilderten protestantischen Verlegenheiten als Ausdruck von beziehungsweise Reaktion auf Modernisierungserfahrungen zu deuten sind, macht ein Blick in die Ökumene deutlich, dass es sich hierbei um eine sehr spezifische Reaktion handelt.

---

[29] So schon die Studie BECKEN 1972.

[30] Vgl. ZIMMERLING 2009; HÖLLINGER 2011.

[31] Vgl. ERNSTING 2012, 73–93. Zur Praxis von Heilungsgottesdiensten im angelsächsischen Kontext vgl. GRETHLEIN 1995, 967ff. sowie OSTRANDER 2000, 117ff.

[32] Vgl. BARTMANN et al. 2008.

Wenn im Folgenden ein Beitrag dazu geleistet werden soll, diesen Verlegenheiten abzuhelfen, so ist zunächst der theologische Forschungsstand zu skizzieren, bevor Leitfragen für die Untersuchung entwickelt werden.

1.2 Theologischer Forschungsstand und Fragestellung

Über den theologischen Forschungsstand, sofern dieser nicht Gegenstand der einzelnen Teilkapitel ist, wird in zwei Schritten ein Überblick gegeben. Zunächst wird der allgemeinere Horizont einer Hinwendung der Theologie zum Thema der Leiblichkeit beschrieben (I.), bevor Arbeiten in den Blick kommen, die direkt mit Krankheit und Gesundheit befasst sind (II.). Aufgrund der systematischen Orientierung der vorliegenden Arbeit werden dabei schwerpunktmäßig Beiträge aus der Systematischen Theologie, zum Teil auch der Praktischen Theologie aufgeführt.[33] Abschließend werden zusammenfassend eine Reihe von Forschungsfragen für die vorliegende Arbeit entwickelt (III.).

I. Leiblichkeit als theologisches Thema

Die „Wiederentdeckung des Leibes"[34] in der Theologie steht im Kontext eines allgemeineren sozial- und kulturwissenschaftlichen Interesses an der Leiblichkeit, die zuweilen unter dem Konjunkturlabel des *corporeal turn* verbucht worden ist.[35] Sie verbindet Einsichten der Leibphänomenologie,[36] der philosophischen Anthropologie[37] und der Kulturanthropologie[38] mit denen des jüngeren Verkörperungsdiskurses.[39] Ein negativer Referenzpunkt der theologischen Annäherung an die Leiblichkeit ist der Topos der Leibfeindlichkeit des Christentums.[40]

In der zweiten Hälfte des 20. Jahrhunderts ist es insbesondere die feministische Theologie gewesen, die das Thema der Leiblichkeit auf die Tagesordnung gesetzt hat.[41] Eine zentrale Einsicht war dabei, dass der Leib selbst ge-

---

[33] Beiträge nichttheologischer Disziplinen, die in dieser Arbeit rezipiert werden, sind in den späteren Kapiteln genannt.

[34] Vgl. STOLLBERG 1982.

[35] Vgl. zur Übersicht ALLOA et al. 2012.

[36] Vgl. MERLEAU-PONTY 1966, MARCEL 1949, FUCHS 2000, WALDENFELS 2000.

[37] Vgl. ARLT 2001.

[38] Vgl. GEYER 1985.

[39] Vgl. GIBBS 2006.

[40] Vgl. dazu SCHNÄDELBACH 2000.

[41] Vgl. MOLTMANN-WENDEL 1989; 1994; COOEY 1994; KORTE 1995; ISHERWOOD/STUART 1998; AMMICHT QUINN 1999; SPALDING 1999; TOBLER 2000; SCHIFFER 2001; RADFORD RUETHER 2002; GRESCHAT/OMERZU 2003; LADNER 2003; BECKER 2005; BARTER MOULAISON 2007; STOFER/LENZIN 2007; ISHERWOOD 2010; MOUNT SHOOP 2010; SCHÜNGEL-STRAUMANN 2014; THISTLETHWAITE 2015.

schlechtlich konnotiert ist. Insbesondere seit der zweiten Hälfte des 18. Jahrhunderts ist demnach die Analogisierung der Differenz von Leib und Geist mit der Differenz von Frau und Mann dominant geworden. Die moderne Abwertung der Leiblichkeit steht demnach im Kontext der Dominanzansprüche von Männern über Frauen und über die Körper von Frauen. Die Neue Frauenbewegung der 1960er Jahre wehrte sich gegen die männliche Verfügung über weibliche Körper. Das Leibsein sollte als eigener Modus der Selbsthabe und Selbstverfügung aufgewertet werden. In diesem Kontext steht auch das feministisch-theologische Interesse an denjenigen biblischen und christlichen Traditionen, die Erfahrungen von Leiblichkeit fokussieren. Die Theologin Helga Kuhlmann will dabei auch die Möglichkeit, sich vom eigenen Leibsein zu distanzieren, theologisch berücksichtigen. Sie entfaltet die Metaphern des Leibes als Spiegel, Gefängnis und Freund der Seele und versteht diese als Topoi der differenzierten Artikulation schwieriger Leiberfahrungen – unter anderem im Kontext von Krankheit.[42]

Wesentliche Impulse kommen an dieser Stelle aus der Exegese. Die Anthropologie des Alten Testaments kennt keinen Dualismus von Leib und Seele. Das Gottesverhältnis des Menschen ist, wie etwa das Körperkonzept von Psalm 139 zeigt, grundlegend leiblich geprägt und leiblich vermittelt.[43] Auch anthropologische Grundfiguren des Neuen Testaments wie etwa der paulinische Begriff des σῶμα sind im Kontext gegenwärtiger kulturwissenschaftlicher Diskurse neu interpretiert worden.[44] Ähnliches gilt für die christliche Literatur der Spätantike.[45]

In der Systematischen Theologie ist es wiederum die Anthropologie, die das Thema der Leiblichkeit aufnimmt. Wolfhard Pannenberg berührt es in seiner Rezeption der philosophischen Anthropologie Arnold Gehlens und Helmuth Plessners[46] sowie anlässlich der Thematisierung des Selbst, der Affekte und des Leib-Seele-Problems,[47] ohne ihm jedoch einen eigenen systematischen Stellenwert zu geben. Eilert Herms stellt dann die Leiblichkeit ins Zentrum seiner Anthropologie: In der Gewissheit seines Eigenleibes ist der Mensch sich als Person vorgängig gegeben.[48] Dabei gibt es eine Reihe von wiederkehrenden Entdeckungszusammenhängen, in denen die theologische Anthropologie den Anschluss an das Thema der Leiblichkeit findet. Einen

---

[42] Vgl. KUHLMANN 2004, 17–30; 247.

[43] Vgl. MAIER 2003.

[44] Vgl. etwa REINMUTH 2006, 233ff. Zur Aufnahme der Theorie des Abjekten in die Exegese vgl. VILLALOBOS MENDOZA 2012. Weitere exegetische Beiträge von JACOBS 2002; GRESCHAT/OMERZU 2003; REIMER 2004; CHRÉTIEN 2005; JANSSEN 2005; SELLIN 2006; BESTER 2007; CANAVAN 2012; SCHÜNGEL-STRAUMANN 2014.

[45] Vgl. FEICHTINGER/SENG 2004.

[46] PANNENBERG 2011, 38ff

[47] Vgl. a.a.O., 194ff.; 254ff.; 508ff.

[48] Vgl. HERMS 1992; 2017, Bd. II, 1385-1400, sowie dazu GRÄB-SCHMIDT et al. 2015.

solchen bildet die Rezeption der bereits genannten körper- bzw. leibtheoretisch informierten Exegese. Wolfgang Schoberth konstatiert, in der Neuzeit habe sich das theologische Interesse auf die Innerlichkeit des Menschen gerichtet und damit die äußere Welt als Gegenstand der Theologie verloren. Für eine biblisch orientierte Anthropologie gelte es gegenüber dualistischen Aufspaltungen gerade bei der Leiberfahrung des Menschen einzusetzen und diese in einen schöpfungstheologischen Kontext einzurücken.[49] Einen weiteren Entdeckungszusammenhang bilden Lebenslagen versehrter bzw. gefährdeter Leiblichkeit, etwa im Kontext von Erfahrungen von Krankheit (siehe dazu Abschnitt II.) und Behinderung,[50] aber auch der ökologischen Krise.[51] Heike Springhart etabliert die Kategorie der Vulnerabilität als Zentrum einer theologischen Anthropologie, die die Materialität des Leibes insbesondere mit Blick auf den Prozess des Sterbens berücksichtigt. Dabei schließt sie an Karl Barth, Karl Rahner, Helmut Thielicke und Arthur McGill an. Das Sterben erscheint von hier aus als sich verdichtende Realisierung und herausgehobene Erfahrung von Vulnerabilität.[52] In jüngster Zeit haben sich Theologinnen und Theologen zudem auf den Begriff der Verkörperung bezogen, wie er in den Neuro- und Kognitionswissenschaften prominent geworden ist.[53]

Unter den materialdogmatischen Topoi, die für eine Entdeckung der Leiblichkeit in Anschlag gebracht werden, sind neben der Schöpfungslehre die Lehre von den Sakramenten,[54] die Christologie[55] sowie der Topos der Auferstehung des Leibes[56] hervorzuheben. Bei den Prolegomena ist es insbesondere die Analyse religiöser Kommunikation, die Anschlüsse an das Thema der Leiblichkeit vorhält.[57] An dieser Stelle kommen in der Praktischen Theologie die kirchlichen Handlungsfelder unter dem Gesichtspunkt der Leiblichkeit ihrer Vollzüge in den Blick. Das gilt für die Liturgik und hier insbesondere für die Sakramente,[58] aber auch für die Poimenik, in der Seelsorge auch als Sorge für den Leib verstanden wird,[59] oder für die Religionspädagogik, die auf die Leiblichkeit des Lernens und Lehrens abstellt.[60] Einen weiteren Diskussions-

---

[49] Vgl. SCHOBERTH 2006, 129ff.; 138; 148.

[50] Vgl. BACH 1991; 1994; 2006; LIEDKE 2009; CREAMER 2010.

[51] Zur Ecotheology vgl. GOTTLIEB 1996.

[52] Vgl. SPRINGHART 2016.

[53] Vgl. TOMM 2002; CREAMER 2010; WELKER 2013; DIERKEN 2015; ETZELMÜLLER/WEISSENRIEDER 2016.

[54] Vgl. METZKE 1948; BIELER 2006; BROWN 2007 sowie aus der katholischen Theologie RAHNER 2003; NEGEL 2004; KNOP 2009; CHAUVET 2015.

[55] Vgl. FRETTLÖH 2006; ISHERWOOD 2010; MOUNT SHOOP 2010.

[56] Vgl. JANSSEN 2000; 2005; WEINRICH 2006 sowie weitere Literatur in Kapitel 5.4.

[57] Vgl. ORNELLA et al. 2015.

[58] Vgl. KLESSMANN 1997; BIELER 2006.

[59] Vgl. SCHNEIDER-HAPPRECHT 1987, 240ff.; 2001, 175ff.; KLESSMANN/LIEBAU 1997; NAURATH 2000; ROSER 2007; FROMMANN 2013.

[60] Vgl. BECKER 2005; KOHLER-SPIEGEL 2006; LEONHARD 2006; LIEDKE 2009, 365.

zusammenhang bieten Arbeiten zur Ethik, die die Leiblichkeit des Menschen im Kontext der Sexualität, der Kommunikation wie auch der Selbstbestimmung thematisieren.[61]

Einiges ist festzuhalten, das für das Thema der Krankheit unmittelbar von Bedeutung ist. Dazu gehört erstens die Einsicht in die Bedeutung der Leiblichkeit für das Selbstverhältnis des Menschen. Religionsaffine Figuren der Selbstunterscheidung, des Sich-Gegebenseins, der Selbstentfremdung und der Fragmentarität sind auch auf der Ebene des Leibes auszuweisen. Zweitens erweist sich der Leib als konstitutiv für die menschliche Sozialität, wie umgekehrt die Leiblichkeit kulturell bzw. gesellschaftlich geprägt ist. Verhältnisse der Macht und Ohnmacht sowie soziale Praktiken sind den Leibern eingeschrieben. So ist auch religiöse Praxis als grundlegend leiblich verfasste Praxis zu begreifen.[62] Drittens stellt die Thematisierung der Leiblichkeit einen neuen Zugang zur „äußeren" Welt dar, der über eine objektivistische oder gar materialistische Perspektive hinausgeht und die Erstpersönlichkeit von Erleben und Erfahrung einbezieht. Nichtsdestotrotz ergeben sich viertens über die Relation von Leib und Körper auch Anschlüsse an empirisch-wissenschaftliche Beschreibungen des Körpers.

II. Krankheit als theologisches Thema

Das Thema der Krankheit ist in der deutschsprachigen Systematischen Theologie, wie die einleitend benannte Diagnose des „Krankheitsschweigen[s]"[63] unterstreicht, allenfalls lose verankert.[64] Das gilt insbesondere für die Dogmatik, wie ein Blick in die einschlägigen theologischen Lexika zeigt. Der Eintrag zum Stichwort „Krankheit und Heilung" in der jüngsten Auflage von *Religion in Geschichte und Gegenwart* bietet Abschnitte aus der Perspektive jeder der üblichen theologischen Subdisziplinen – mit Ausnahme der Dogmatik.[65] Darin folgt sie der Theologischen Realenzyklopädie, die allerdings unter dem Stichwort „Krankheit VII. Neuzeit" die Positionen Karl Barths und Paul Tillichs kurz darstellt.[66]

Dezidiert zum Thema der Theologie ist die Krankheit jüngst in drei umfangreichen Sammelbänden gemacht worden. Der Band *Krankheitsdeutung in der postsäkularen Gesellschaft*, herausgegeben von Günter Thomas und Isol-

---

[61] Vgl. AMMICHT QUINN 1999; PÖLTNER 2008; LÜCK 2013; WABEL 2013; ANSELM 2014; KARLE 2014; 2014a; GRÄB-SCHMIDT et al. 2015, 212ff.; THISTLETHWAITE 2015.

[62] Vgl. dazu auch die Beiträge in KLESSMANN/LIEBAU 1997a; VÖGELE 2002 sowie MARTIN 2005, 8ff.; 38ff.

[63] ETZELMÜLLER/WEISSENRIEDER 2010, 5.

[64] Siehe Kapitel 1.1, II. (3.).

[65] Vgl. RÜTTEN 2001; NEU 2001; EBNER 2001; KAISER 2001; WIESING 2001; KLESSMANN 2001; GRUNDMANN 2001.

[66] Vgl. EIBACH 1990, 700.

de Karle, fokussiert auf Beiträge aus den klassischen theologischen Subdisziplinen.[67] Der von Gregor Etzelmüller und Annette Weissenrieder edierte Band *Religion und Krankheit* ist hingegen an religionskulturellen Großräumen orientiert und diskutiert das Verhältnis von Religion, Krankheit und Krankenbehandlung im Islam, in der asiatischen Heilkunde, im Alten Testament und dem Judentum sowie im Christentum.[68] Beide Bände enthalten einleitend je zwei nichttheologische Beiträge. Hingegen versammelt der von Markus Höfner, Stephan Schaede und Günter Thomas verantwortete Band *Endliches Leben* dezidiert Beiträge verschiedener Disziplinen zu einzelnen Aspekten des Themas der Krankheit. Hier ist die Theologie neben Philosophie, Sozialwissenschaften, Medizin und Medizingeschichte eingereiht.[69] Zusammen geben die drei Bände einen guten Überblick über den derzeitigen Stand der systematisch-theologischen Reflexion zum Thema Krankheit.

Es zeigt sich, dass die Zahl der innerhalb der Theologie für dieses Thema herangezogenen Referenzautoren nicht sehr umfangreich ist. Viele Beiträge rekurrieren auf Karl Barths Ausführungen zur Krankheit im dritten Band der *Kirchlichen Dogmatik*.[70] Barth versteht Krankheit zuvörderst als einen Exponent des Nichtigen, dann aber auch als Implikat guter Endlichkeit. Diese Spannung bietet einen Ausgangspunkt für die theologische Reflexion eines Krankheitsumgangs zwischen „Widerstand und Ergebung".[71] Einen weiteren Referenzpunkt stellt Friedrich Schleiermachers hamartiologische Rekonstruktion des Übels in seiner *Glaubenslehre* dar. Schleiermacher, der die theologische Tradition des Übels als Sündenstrafe[72] mit der modernen Vorstellung eines geschlossenen, nicht durch göttliche Intervention durchbrochenen Naturkreislaufs versöhnt, bildet ein Modell für die Relationierung medizinisch-naturwissenschaftlicher und theologischer Beschreibungsformen.[73] Zu den Klassikern der evangelischen Theologie, die sich mit dem Thema Krankheit und Heilung auseinandergesetzt haben, zählt weiterhin Paul Tillich, dessen Werk allerdings in den genannten Bänden kaum rezipiert wird.[74]

Hinsichtlich der theologischen Topoi, die für die Deutung von Krankheit herangezogen werden, ist eine große Vielfalt zu konstatieren. Die Frage, in-

---

[67] THOMAS/KARLE 2009.

[68] ETZELMÜLLER/WEISSENRIEDER 2010.

[69] HÖFNER/SCHAEDE/THOMAS 2010.

[70] Vgl. BARTH 1951, 404–426. Dazu vgl. HAILER 2009, SMIT 2009, KOOPMAN 2009, THOMAS 2010, 311; WEISSENRIEDER/ETZELMÜLLER 2010, 28f. sowie RIEGER 2008. In einer medizinphilosophischen Arbeit wird Karl Barth rezipiert bei MAGIN 1981, 197ff.

[71] So mit Anspielung auf Eberhard Bethges Titel für Bonhoeffers Briefe aus Tegel etwa EIBACH 2009, 339; KÖRTNER 2009, 539; KARLE 2009, 552; THOMAS 2010, 161.

[72] Zu diesem Topos bei den Reformatoren vgl. MEHLHAUSEN 1990; NEUMANN 1995; zum Diskurs des 16. Jahrhunderts vgl. GAUSE 1993; RESCH 2006; CLASSEN 2011.

[73] Zu Schleiermacher vgl. HÖFNER 2009; EIBACH 2009. Siehe Kapitel 3.4.

[74] Vgl. aber GRAU 1999; BRUNS 2011. Siehe Kapitel 4.4 und 5.4.

wieweit das Vorhandensein von Krankheit mit der ursprünglichen Güte der Schöpfung verträglich sei, findet einige Aufmerksamkeit und wird oftmals potenzialitätstheoretisch gelöst: Die Schöpfung enthalte die Möglichkeit bzw. das Risiko „verunglückter Kontingenz",[75] die gleichwohl nicht Gottes Wille entspreche. Das wird zuweilen zu einer förmlichen trinitarischen Theodizee ausgearbeitet, in der der Sohn die Option des Vaters gegen Krankheit und Leiden darstellt, die vom Heiligen Geist sukzessive realisiert wird.[76] Auch die Christologie, vor allem in der Referenz auf das Kreuz, spielt für sich eine große Rolle, um den Aporien des Allmachtsgedankens zu begegnen.[77] In einem katholisch-theologischen Beitrag kann Krankheit gar zum „Zeichen und Medium (Sakrament) der Verbundenheit mit Christus" werden.[78] In reformierter Perspektive ist es vor allem die Providenzlehre,[79] in lutherischer Tradition der Topos von der Verborgenheit Gottes,[80] in deren Horizont das Krankheitsthema verhandelt wird. Auch die Hamartiologie stellt einen Referenzpunkt theologischer Reflexion dar. Die Frage, inwiefern mit dem Tod auch die Krankheit der Sünde Sold sei, findet ablehnende[81] wie differenzierend-affirmative[82] Antworten. Schließlich bemühen sich die Autorinnen und Autoren um eine Verhältnisbestimmung zwischen Heilung und Heil. Sie optieren unterschiedlich hinsichtlich der Frage, ob Gesundheit ein Gegenstand christlicher Hoffnung sei[83] und es entsprechend eine „Erlösung der Körper"[84] geben könne. Oftmals werden mehrere theologische Lehrstücke herangezogen, um Krankheit systematisch zu verorten.[85]

Auch in den Zielen theologischer Reflexion auf Krankheit unterscheiden sich die Beiträge. Zum einen geht es um die religiöse Deutung von Krankheit, etwa mit Blick auf die klassische Frage der Theodizee.[86] Dabei müssen insbesondere traditionelle kausale und finale Sinndeutungen von Krankheit ‚abgearbeitet' werden.[87] In kritischer Haltung gegenüber religiösen Sinnzuschreibungen an Krankheit kann das Eingeständnis von Sinnlosigkeit des Widerfahrenen geradezu als Proprium religiöser Krankheitsdeutung identifiziert wer-

---

[75] KNOP 2009, 415.

[76] Vgl. KOOPMAN 2009, 399.

[77] Vgl. TIETZ 2009; SLENCZKA 2010.

[78] KNOP 2009, 418. Weitere wichtige katholische Beiträge sind KOSTKA 2000; HAUSER 2011; WEIHER 2014.

[79] Vgl. SMIT 2009; HÖFNER 2009.

[80] Vgl. EIBACH 2009; TIETZ 2009.

[81] Vgl. SMIT 2009; WEISSENRIEDER/ETZELMÜLLER 2010, 28; HUXEL 2010.

[82] Vgl. HAILER 2009, 427ff.; KOOPMAN 2009.

[83] Vgl. EIBACH 2009; EURICH 2009; HAILER 2009; HÖFNER 2009.

[84] KOOPMAN 2009, 397.

[85] Vgl. nur die Vorschläge von HAILER 2009 und THOMAS 2009.

[86] Vgl. KNOP 2009; dazu auch WEBER 1980, 314ff.; SÖLLE 1989; KREINER 1997; DALFERTH 2006; BAUER 2008; POLKE 2008. Kritisch zur Theodizeefrage HAILER 2009.

[87] Vgl. EIBACH 1984.

den.[88] Daran anschließend tritt der Umgang mit Krankheit in den Fokus, wenn etwa nach der ‚richtigen' individuellen oder auch gesellschaftlichen Haltung zwischen „Widerstand und Ergebung" gefragt wird.[89] Oftmals wird dabei eine Haltung der Akzeptanz beschädigten Lebens angestrebt, um derentwillen ein als übersteigert diagnostiziertes Gesundheitsideal kritisiert wird.[90] Drittens ist ein Bemühen um die Deutung kultureller Phänomene festzustellen, die zwischen Religion und Medizin angesiedelt sind.[91] Dabei spielt insbesondere das Thema von Heil und Heilung und seine praktische Umsetzung etwa in Salbungsgottesdiensten eine Rolle.[92] Ebenfalls an kulturellen Phänomenen orientiert ist das Unternehmen einer theologischen Hermeneutik des Krankheitsdiskurses[93] oder auch der christentumsgeschichtlichen Prägung der Krankheitserfahrung selbst.[94] Hier sind insbesondere feministisch-theologische Perspektiven eingebracht worden.[95] Auch die kulturelle Deutung der Medizin selbst, zuweilen verbunden mit theologischer Kritik an einer einseitig naturwissenschaftlich orientierten Medizin,[96] ist reflektiert worden. In diesem Zusammenhang wurde von einigen Autoren die anthropologische Medizin Viktor von Weizsäckers rezipiert.[97] Doch zuweilen wird auch Anschluss an medizinisch-naturwissenschaftliche Krankheitskonzepte gesucht. Dies kann sich einem apologetischen Interesse an der Plausibilität theologischer Rede verdanken[98] oder auch darüber hinausgehen und dezidiert nach „Kopplungen" zwischen Religion und Medizin fragen, die lebens- und heilungsförderlich sind. Damit öffnet sich die Theologie auch der religionspsychologischen Empirie gesundheitsfördernder oder -hemmender Wirkungen religiöser Einstellungen.[99]

---

[88] Vgl. HEDINGER 1972; JOSUTTIS 1988; FISCHER 2011.

[89] Der Band HÖFNER et al. 2010 arbeitet sich dezidiert am „Spannungsfeld zwischen ‚heilsamer Begrenzung' und ‚schlechter Endlichkeit'" (a.a.O., V) ab; vgl. MARTEN 2010; SCHAEDE 2010; SCHLETTE 2010. Dies wird bis in Krankheitstheorie (vgl. HUCKLENBROICH 2010) und Medizinökonomie ausgezogen (vgl. SCHRAMME 2010; RAUPRICH 2010; HÖFNER 2010).

[90] Vgl. EIBACH 1984; 1990, 701; BACH 1991; 1994; 2006, dazu KRAUß 2014; SCHNEI-DER-FLUME 2002; SCHOCKENHOFF 2008, 299; RÖSSLER 2011; kritisch FISCHER 2008a.

[91] Vgl. KARLE 2009; 2010; ZIMMERLING 2009; BIELER 2010 sowie in verschiedenen ökumenischen Perspektiven MCGILVRAY 1982; HOLLENWEGER 1988; THOMAS 1998; HILL 2007; MARGIANTO 2016.

[92] Siehe dazu Kapitel 5.3. Allgemein zu Gottesdienst mit Kranken vgl. DOMAY 1999.

[93] So THOMAS 2010 mithilfe einer Klassifikation verschiedener Endlichkeitskategorien.

[94] So im Bezug auf die Wahrnehmung des Schmerzes DRONSCH 2010.

[95] Vgl. SCHIFFER 2001; FALK/BIELER 2012.

[96] Vgl. EIBACH 2009, 339; 351f.

[97] Vgl. PANNENBERG 1983, 138; HÜBNER 1988, 158f.; EIBACH 1990; ETZELMÜLLER 2013.

[98] Vgl. THOMAS/KARLE 2009a, 19.

[99] So ETZELMÜLLER/WEISSENRIEDER 2010 (vgl. a.a.O., 5f.); vgl. THOMAS et al. 2010.

Beständiger als in der Dogmatik ist das Thema von Krankheit und Heilung in der exegetischen Wissenschaft verankert. Forschungen richten sich hier zum einen auf das Alte Testament mit seiner Fülle an narrativen Elementen und literarischen Formen, von Krankheit zu sprechen, ferner mit der im Buch Hiob verhandelten Frage nach dem Zusammenhang von Krankheit und eigener Schuld, mit der Anrede Gottes als des Urhebers von Krankheit und Heilung sowie mit der Metaphorik von Krankheit für soziale Verfallserscheinungen.[100] Für das neue Testament sind unter anderem die Heilungsberichte in den Evangelien und der Apostelgeschichte mit ihrer differenzierten Schilderung von Krankheitsbildern sowie die Thematisierung der eigenen Krankheit bei Paulus eingehend studiert worden.[101] Hier schließt das homiletische Problem, über Heilungswunder zu predigen, an.[102] Auch die weitere Geschichte des Christentums ist unter dem Thema der Krankheit in den Blick genommen worden, wobei insbesondere die Theologie der Kirchenväter mit ihrer Aufnahme von Hippokrates und Galen studiert wurden.[103] Für die frühe Neuzeit sind Studien zum Pietismus[104] und zur Ars moriendi[105] hervorzuheben.

Wichtige Beiträge zur theologischen Deutung von Krankheit stammen von Theologen, die in der Medizinethik tätig sind. Zu ihnen gehört der Arzt und Theologe Dietrich Rössler. Eine Sammlung seiner Aufsätze ist unter dem Titel *Akzeptierte Abhängigkeit* erschienen.[106] Rössler schlägt hier einen weiten Bogen von theologischen Krankheitsdeutungen bis hin zu ethischen Einzelfragen des Arzt-Patient-Verhältnisses, der Forschungsethik und der Allokation medizinischer Leistungen. Einflussreich wurde Rösslers Plädoyer für einen bescheidenen Begriff der Gesundheit: Diese sei „nicht die Abwesenheit von Störungen, [sondern] vielmehr die Kraft, mit ihnen zu leben".[107] Zwischen Systematischer und Praktischer Theologie angesiedelt sind die Beiträge Ulrich Eibachs, der als Klinikseelsorger und Ethiker immer wieder das Thema der Krankheit aufgenommen hat.[108] Er hat insbesondere das Thema der

---

[100] Vgl. HANSEN 1970; SEYBOLD 1973; WOLFF 1977, 211ff.; SCHARBERT 1990 mit weiterer Literatur; BENDER 2000; zur Krankheitsmetapher KUSTÁR 2002.

[101] Vgl. FENNER 1930; KOLLMANN 1996; VON DER GOLTZ 1998; HOWARD 2001; WEISSENRIEDER 2003; KAISER 2006; HILL 2007.

[102] Vgl. ISSENDORFF 1976; KLIE 2004; HEYMEL 2006; BORMANN 2008; THIEDE 2008; EDEL 2011.

[103] Vgl. HARNACK 1892; RENGSTORF 1953; OVERATH 1983; GAUSE 1993; DÖRNEMANN 2003; medizingeschichtlich vor allem die Arbeiten von ROTHSCHUH 1978; SCHIPPERGES 1985; 1990.

[104] Vgl. ZSINDELY 1962; ERNST 2003; HELM 2006.

[105] Vgl. RESCH 2006.

[106] RÖSSLER 2011.

[107] A.a.O., 250.

[108] Vgl. EIBACH 1976; 1984; 1991; 1992; 2009. Zum Umgang mit Krankheit in der Klinikseelsorge vgl. weiterhin PRESSEL 1962; KLESSMANN 1999; DRECHSEL 2005; ROSER 2007; BULLARD-WERNER 2009; HAUSCHILDT 1996; 2001; 2016; LAMMER 2014.

Menschenwürde in der Medizin in den Vordergrund gestellt.[109] Weiterhin hat sich Dietrich Ritschl vor dem Hintergrund eigener psychotherapeutischer Tätigkeit intensiv mit dem Brückenschlag zwischen Theologie und Medizin befasst und hier insbesondere erkenntnistheoretische und sprachphilosophische Überlegungen angestellt.[110] Kulturgeschichtliche Aspekte des Krankheitsverständnisses hat insbesondere Hartmut Kreß in seiner *Medizinischen Ethik* wahrgenommen und, etwa hinsichtlich der Frage des Umgangs mit medizinischer „Deutungsmacht" über das menschliche Selbstverständnis in der Gegenwart, ethisch reflektiert.[111] Auch aus Ulrich Körtners Feder stammen zahlreiche Beiträge zum Thema, die vor allem ein breites Spektrum bereichsethischer Fragestellungen abdecken.[112] Auf katholischer Seite ist hier insbesondere Eberhard Schockenhoff zu nennen.[113]

Weithin unterhalb des akademisch-theologischen Radars operieren Arbeitskreise zu medizinethischen Themen mit Teilnehmenden aus Medizin und Religion, die etwa an Evangelischen Akademien verortet waren oder sind.[114]

Insgesamt zeigt sich für die Systematische Theologie eine auf ethischer Seite gut verankerte, aber auf dogmatischer Seite schwankende und uneinheitliche Reflexion über das Thema der Krankheit. Allerdings zeichnen sich einige gemeinsame Fragerichtungen ab, in deren Horizont die theologische Reflexion zur Krankheit steht. Diese gilt es zu systematisieren und zu Leitfragen für die vorliegende Studie zu verdichten.

III. Leitfragen der Untersuchung

Als Ergebnis des Durchgangs durch die beobachteten Verlegenheiten sowie den Forschungsstand lassen sich Grundfragen der theologischen Thematisierung von Krankheit benennen, die für die folgende Untersuchung leitend sind.

(1.) *Gegenstandsbezug:* Krankheiten sind Gegenstand einer hochgradig differenzierten und spezialisierten modernen Medizin, die erhebliche Fortschritte, vor allem auch in der Physiologie und Pathologie, macht. Die Modellierung des menschlichen Körpers von den physikalischen, chemischen und mikrobiologischen Elementarprozessen über die zelluläre Ebene bis hin zur Ebene des gesamten Organismus hat ein hohes Integrationsniveau er-

---

[109] Vgl. EIBACH 1976.

[110] Vgl. RITSCHL 1986; 2004.

[111] Vgl. KREß 2003; 2009, 13f.; 33ff.; vgl. auch PÖDER/ASSEL 2015 zur Weiterentwicklung des Krankheitsverständnisses im Zeitalter prädiktiver Medizin.

[112] Vgl. KÖRTNER 1996; 1997; 1998; 1999; 2001; 2004; 2006; 2006a; 2006b; 2006c; 2007; 2009; 2013.

[113] Vgl. SCHOCKENHOFF 2013, 296ff.

[114] Vgl. RÖSSLER 1986. Auch das Projekt *Naturwissenschaftliche Medizin und christliches Krankenhaus* an der Forschungsstätte der Evangelischen Studiengemeinschaft war für die Vernetzung kirchlicher und medizinischer Akteure von Bedeutung (vgl. SCHARFFENORTH/MÜLLER 1990).

reicht.[115] Fortschritte auf dem Gebiet der Humangenetik und der populations-
basierten Medizin erlauben feine Stratifizierungen der Patientinnen und Patienten mit Blick auf Krankheitsrisiken oder auf die Wirksamkeit therapeutischer Maßnahmen.[116] Die beständige Weiterentwicklung und klinische Prüfung therapeutischer Verfahren hat vor allem für verbreitete Erkrankungen zu
deutlichen Verbesserungen von Lebenserwartung und Lebensqualität geführt.[117] Neue biotechnologische Verfahren erweitern wiederum die Möglichkeiten der pharmazeutischen Produktion.[118] Angesichts dieser epistemischen
und praktischen Komplexität moderner Medizin ist zu fragen, wie auf eine
nicht banale Weise theologisch von Krankheit gesprochen werden kann.

(2.) *Kulturdeutung*: Wie ist theologisch mit den vielfältigen Phänomenen
medizinförmiger Religion umzugehen, die sich von esoterischen Praktiken
über pfingstkirchliche Geistheilungen, das anglikanische *healing ministry* bis
hin zu volkskirchlichen Krankensalbungen in Deutschland ziehen? Wie sind
andererseits Phänomene religionsförmiger Medizin zu verstehen, in denen
Gesundheit einen Heilsrang erreicht zu haben scheint, und in denen neben
Heilungsversprechen auch weltanschauliche Vergewisserungsbedürfnisse be-
friedigt werden? Dabei geht es nicht allein um dramatische Spitzenphänome-
ne, sondern auch um unscheinbarere Deutungsfiguren von Krankheit, die im
Kontext einer Wirkungsgeschichte des Christentums zu lesen sind. Zu diesen
gehört etwa der Zusammenhang von Krankheit und Sünde bzw. von Krankheit und Schuld, von dem keineswegs nur in sehr ‚frommen' Milieus die Rede ist.[119] Diese Fragen haben einen allgemeinen kulturhermeneutischen Aspekt, sind aber auch relevant für die Gestaltung kirchlicher Handlungsfelder
und damit für die Praktische Theologie.

(3.) *Dogmatik*: Auf welche Weise lässt sich das Geschehen um Krankheit
und Heilung auf christliche Heilsvorstellungen beziehen? An dieser Stelle
geht es um die binnentheologische Arbeit an den eigenen Reflexionsfiguren.
Inwieweit fallen Krankheit und Gesundheit in den Gegenstandsbereich von
Lehrstücken wie Hamartiologie, Soteriologie und Eschatologie, die es jeweils
mit dem Heil zu tun haben? Hier ist insbesondere das Verhältnis von Heil,
Heilung und Gesundheit präzise zu bestimmen. Darüber hinaus gilt es, die
dogmatische Ortlosigkeit, oder besser: das dogmatische Nomadentum des
Krankheitsthemas, das einmal hier und einmal dort einsortiert wird, zu bearbeiten. Leitend ist hierbei allerdings nicht die theologische Ordnungslust,
sondern der systematische Aufweis der Erschließungskraft, die die Reflexionsfiguren der verschiedenen Lehrstücke für das Thema Krankheit haben.

---

[115] Zur sogenannten Systemmedizin vgl. HOYER et al. 2015.
[116] Vgl. MOOG 2014.
[117] Vgl. STAPFF 2008.
[118] Vgl. LIPPOLD et al. 2017.
[119] Vgl. MURKEN/MÜLLER 2007.

(4.) *Ethik*: Der Umgang mit Krankheit birgt gegenwärtig eine Fülle von Herausforderungen. Sie resultieren aus Faktoren, zu denen die fortschreitende Spezialisierung der medizinischen Berufe, der technische Fortschritt und der damit verbundene Ressourcenbedarf, die zunehmende Bedeutung ökonomischer Steuerungsinstrumente in der Gesundheitsversorgung, der demographische Wandel und die sich verändernden Erwartungen an die Freiheit von Beschwerden und Leiden gehören. Begriffe wie Patientenwürde, Vertrauen oder *Care* zeigen Suchbewegungen, die von vielen Seiten unter Druck geratenen Institutionen und Interaktionen des Gesundheitswesens auf eine menschendienliche Weise zu gestalten. Hier sind Fragen der klinischen Ethik, der ärztlichen und pflegerischen Professionsethik wie auch der Wirtschaftsethik berührt. An dieser Stelle ist die Theologie seit einem halben Jahrhundert intensiv involviert; es gilt jedoch zu klären, wie ihre Urteilsbildung auf diesen Gebieten mit theologischen Krankheitsdeutungen zusammenhängt.

(5.) *Lebensführung*: Auch in den Bereich der Ethik gehörig, aber von den vorgenannten ethischen Fragen in der Regel getrennt behandelt sind Herausforderungen der Lebensführung, die sich aufgrund der modernen Medizin ergeben. Mit welchen Mitteln kann ein kranker Mensch sich zu den schier unbegrenzten Möglichkeiten der Therapie und der Gesundheitsvorsorge verhalten? Gerade mit zunehmendem Alter wird die Unterscheidung, was als „normale" Alterserscheinung hingenommen und was als behandlungsbedürftige Krankheit bekämpft werden soll, zur Herausforderung – nicht nur einer ggf. implizit oder explizit rationierenden Gesundheitsversorgung, sondern auch der individuellen Lebensführung. Damit ist das Thema der endlichen Freiheit berührt, das zum Grundbestand der Theologie gehört.

Es kann nicht das Ziel der folgenden Ausführungen sein, diese Fragen erschöpfend zu behandeln. Aber es gilt, einen Zugang zur Krankheit als Thema der Theologie zu finden, der die produktive Weiterarbeit an den genannten Fragestellungen ermöglicht und der vor allem den inneren Zusammenhang zwischen den üblicherweise in verschiedene theologische Subdisziplinen eingeordneten Fragerichtungen aufzeigt. Das material durchzuführen und systematisch zu reflektieren ist Gegenstand der vorliegenden Arbeit.

1.3 Zugang und These

Der Zugang zum Thema der Krankheit geschieht in dieser Untersuchung über den Begriff der Krankheitserfahrung (I.). Indem diese als Desintegrationserfahrung auf verschiedenen Ebenen rekonstruiert wird, lassen sich religiös valente Grundprobleme des Umgangs mit Krankheit aufzeigen (II.). Daraus leitet sich der Aufbau der Arbeit ab (III.).

I. Der Begriff der Krankheitserfahrung als Ausgangspunkt

Die Arbeit zielt darauf, Krankheit als Thema der (protestantischen) Theologie zu entfalten. Ausgehend von der Erfahrung, krank zu sein respektive eine Krankheit zu haben, wird Krankheit als religiöses Thema theologisch erschlossen. Mit der Fokussierung nicht auf Krankheit an sich, sondern auf die Erfahrung von Krankheit (1.) ist ein theoretischer Rahmen gezogen, der explizit zu machen (2.) und auf die damit gegebenen Abblendungen und Einschränkungen zu befragen ist (3).

(1.) Krankheitserfahrungen machen zunächst diejenigen, die krank sind: Sie verspüren Schmerzen und haben andere Missempfindungen. Sie erleben Veränderungen am Körper, aber auch in ihren sozialen Bezügen und in der Art und Weise, wie sie auf ihre Zukunft blicken. Ihre Welt verändert sich: Treppen erscheinen höher, die Sonne stechender, die Anforderungen der anderen weniger zumutbar. Die Idealisierungen des „*Und so weiter*" und „*man kann immer wieder*"[120] sind irritiert. Der Alltag ändert sich: An die Stelle geordneten räumlichen und praktischen Wechselns zwischen Arbeit, Familie und Freizeit treten neue Räume und Praktiken: der Arztbesuch, die Klinik und ihre Abläufe, der Empfang von Besuchen, der Rückzug in die „Matratzengruft" (Heinrich Heine). Zunächst ist Krankheit dabei ein Außeralltägliches, ein *anderer* Zustand, und die baldige Rückkehr in den Alltag wird erwartet; dauert sie jedoch länger und wird chronisch, wird der Ausnahmezustand selbst zu einem neuen Alltag. Doch auch diejenigen, die mit kranken Menschen umgehen, machen Krankheitserfahrungen. Sie erleben, wie sich ihr Gegenüber verändert; sie interagieren anders mit ihm, sorgen sich, identifizieren sich empathisch oder grenzen sich ab; sie versetzen sich, unterstützt durch eigene Krankheitserfahrungen, in dessen Lage; vielleicht haben sie als Angehörige Teil am Stigma, das den Kranken trifft.

Im Falle somatischer Krankheiten, die in der vorliegenden Arbeit im Zentrum stehen, sind Krankheitserfahrungen auf Körperzustände bezogen. Organe, Gewebe, Zellen, Moleküle sind, sichtbar oder messbar, verändert; die Körpertemperatur ist erhöht; ein Tumor wächst. Krankheitserfahrungen sind dabei keine bloßen mentalen Repräsentationen objektiver körperlicher Zustände. Sie haben unhintergehbar erstpersönlichen Charakter. Der Schmerz, den ich erleide, ist mein Schmerz; der Körper, der erkrankt ist, ist mein Leib; das in der Krankheit beeinträchtigte Leben ist mein Leben, die Krankheit Teil meiner Kranken- und Lebensgeschichte; die Zukunft, die durch die Krankheit in Frage steht, ist meine Zukunft, belegt durch meine Pläne und Hoffnungen. Zugleich aber ist die Art und Weise, wie Krankheit erfahren wird, nicht bloß individuell. Sich als krank zu erfahren heißt immer auch, sich im Horizont kultureller Deutungsmuster zu verstehen. Welche sprachlichen und nicht-

---

[120] HUSSERL 1929, 167.

sprachlichen Mittel zur Verfügung stehen, Missbefinden wahrzunehmen, zu differenzieren und zu artikulieren, hängt nicht nur vom Individuum ab, sondern auch davon, welche Wissensvorräte und Deutungsschemata kulturell vorgehalten sind. Die persönliche Erfahrung einer Tumorerkrankung ist geprägt von der kulturellen Signifikanz von „Krebs". Solche Deutungsschemata prägen Wahrnehmung und Reflexion ebenso wie die Praxis des Umgangs mit Krankheit: Dass es sich bei einem Schnupfen um eine „Erkältung" handelt, auf die hin man etwas Heißes trinken soll, ist ein uralter humoralpathologischer Wissensbestand.[121] Dass es eine Krankheit zu „bekämpfen" gilt, ein durch eine Fülle von militärischen Metaphern immer wieder aktualisiertes Deutungsschema, sich zur Krankheit zu verhalten.[122] Dass eine schwere Krankheit eine Lebenswende darstellen kann, die die Biographie in ein Vorher und ein Nachher strukturiert, ist ein narratives Schema, das dem der religiösen Konversion nicht unähnlich ist.[123] Vergangene Krankheitserfahrungen, Körperwissen unterschiedlichster Provenienz, anthropologische Annahmen, religiöse Vorstellungen, soziale Erwartungen und vieles mehr haben sich sedimentiert zu einem Vorrat an Wissensbeständen und Deutungsschemata, in denen Krankheit erfahren wird. Erfahrungsrelevant sind zunächst diejenigen Deutungsschemata, die sich so tief im allgemeinkulturellen Wissensvorrat abgelagert haben, dass sie nicht mehr selbst in den „Griff des Bewusstseins" (Alfred Schütz) kommen, sondern gleichsam im Rücken der Kranken deren Erfahrung formen. Erfahrungsrelevant sind aber ebenso explizite Wissensbestände, hochstufige Deutungen und Theorien. Auch medizinisch-wissenschaftliche Erklärungen von Krankheitsprozessen fungieren als Interpretamente des in der Krankheit Erlebten; auch sie gehen, etwa vermittelt durch Arztbesuch oder Internetrecherche, in die Krankheitserfahrung ein. Das gilt schließlich auch für explizite religiöse Deutungen, wenn etwa eine Krankheitserfahrung in Klage oder Bittgebet *coram Deo* artikuliert wird.

Somit stellt der Begriff der Krankheitserfahrung einen gemeinsamen Rahmen zur Verfügung, um verschiedene theoretische Perspektiven auf das Krankheitsgeschehen aufeinander zu beziehen. Das Ziel der vorliegenden Arbeit besteht in materialer Hinsicht darin, die Krankheitserfahrung im Durchgang durch verschiedene Beschreibungsperspektiven aufzuschlüsseln – im Dienste einer systematisch-theologischen (dogmatischen wie ethischen) Entfaltung des Themas Krankheit. In formaler Hinsicht gilt es zudem, am Beispiel des Themas Krankheit das Verhältnis der verschiedenen Beschreibungsperspektiven genauer zu klären und dabei insbesondere den Stellenwert einer spezifisch religiösen Rationalität des Umgangs mit Krankheitserfahrungen theologisch darzulegen.

---

[121] Vgl KLEINMAN 1988, 15.
[122] Vgl. LUPTON 2003, 65ff.
[123] Vgl. HAWKINS 1999a, 31.

(2.) Das gemeinsame Medium, in dem Krankheitserfahrungen für die, die sie machen, fasslich werden, in dem sie artikuliert, kommuniziert, verstanden, gedeutet und reflektiert werden, ist das Medium des *Sinns.* Erfahrungen sind subjektiv sinnvoll, indem sie in Beziehung gesetzt werden: zu anderen Erfahrungen, Erfahrungsschemata, Problemlösungen, Theorien, Plänen etc. „Sinn ist eine im Bewußtsein gestiftete Bezugsgröße, *nicht* eine besondere Erfahrung oder eine der Erfahrung selbst zukommende Eigenschaft."[124] Nicht das im Bewusstseinsstrom auftauchende Erlebnis – etwa eine plötzliche Schmerzempfindung – ist als solches sinnvoll, ebensowenig wie der im Erlebnis hervortretende Gegenstand – die schmerzende Hand –; sinnvoll werden sie erst durch die in einem bestimmten Bezugsschema vorgenommene Relationierung des Erlebnisses: zu dem Schmerz gestern, der noch stärker war; zu dem Unfall, den ich hatte, und den ich als Ursache für den Schmerz ansehe; zu der medizinischen Information, die ich von der Ärztin erhielt; zu dem Vorhaben, das ich jetzt in Angriff hätte nehmen wollen, aber nicht kann; zur Selbsteinschätzung, dass ich ein echter Pechvogel bin, und immer mir so etwas passiert. Unter Sinn wird hier im Gefolge der phänomenologischen Soziologie Alfred Schütz' nicht erst der emphatische Sinn – „Diese Krankheit ist ein Zeichen, dass ich mein Leben ändern soll" – verstanden, sondern das Resultat jeder Form der Beziehungsstiftung im Bewusstsein, die Erlebnisse zu Erfahrungen formt.[125]

Die Karriere des Sinnbegriffs in den modernen Kulturwissenschaften seit dem frühen 20. Jahrhundert ist vor allem dem Umstand geschuldet, dass er Subjektivität, Intersubjektivität und soziale Objektivation aufeinander zu beziehen erlaubt. Sinn ist eine Leistung des Bewusstseins und zugleich Medium der Kommunikation und sozialen Koordination. Sinn manifestiert sich in der Auslegung des einzelnen Erlebten; aber diese Auslegung kommt zustande mithilfe von überindividuellen Wissensbeständen und Deutungsschemata, die kulturell vorgehalten werden und institutionelle Haftpunkte haben. Nach Alfred Schütz besteht der lebensweltliche Wissensvorrat des Subjekts, mit dem

---

[124] SCHÜTZ/LUCKMANN 2003, 449 (Hervorhebung im Original; das gilt, wenn nicht anders angemerkt, für alle in dieser Arbeit zitierten Passagen).

[125] SCHÜTZ selbst unterscheidet noch einmal zwischen sinnvollen Erfahrungen und bloßen Erfahrungen, die sich gegenüber Erlebnissen lediglich durch die erhöhte Bewusstseinsspannung der Aufmerksamkeit, aber noch nicht durch sinnhafte Relationierung auszeichnen (vgl. a.a.O., 44f.; 449f.). Diese Unterscheidung wird im Folgenden der Einfachheit halber nicht mitvollzogen. Im Anschluss an Schütz ist jedenfalls darauf hinzuweisen, dass es sich bei Erlebnissen keineswegs um neutrales Rohmaterial für Sinnbezüge handelt, sondern dass bereits das Heraustreten eines Erlebnisses aus dem Bewusstseinsstrom Typiken und Relevanzen voraussetzt, in denen sich frühere sinnhafte Erfahrungen abgelagert haben (vgl. a.a.O., 448). Schon Erlebnisse selbst sind mithin sinnhaft imprägniert. Entsprechend ist von Sinn nicht erst im Kontext expliziter *Deutungen*, in denen etwas bewusst *als* etwas ausgelegt wird, zu sprechen.

dieses sich in seinem Alltag sinnhaft orientiert, Erfahrungen deutet und praktisch bewältigt, zum einen aus individuellen Erfahrungen, die sich in typisierter Form abgelagert haben und nun bereitliegen, aktuell Erlebtes auszulegen. Insofern ist der Wissensvorrat biographisch geprägt, und Erfahrungen werden biographisch artikuliert.[126] Zum anderen und vor allem aber ist dieser Wissensvorrat in der Art und Weise seines Zustandekommens wie in seinen materialen Inhalten gesellschaftlich geprägt.[127] Subjektives Wissen und subjektive Relevanzen entstammen weitgehend „den sozial objektivierten Resultaten der Erfahrungen und Auslegungen anderer",[128] die im Verlauf der Sozialisation angeeignet wurden. Damit besteht ein Wechselverhältnis zwischen den je und je hergestellten Sinnbezügen einerseits und den sozial objektivierten Schemata und Versatzstücken von „Sinn" andererseits: Diese sind ursprünglich Sedimente individueller Sinngebungen, setzen diese also logisch voraus; andererseits gehen sie in die Formung individueller Sinngebungen immer schon ein, sind diesen also empirisch vorgängig.[129]

Darüber hinaus ist der Begriff des Sinnes auch für die Religionsphilosophie und Religionssoziologie grundlegend geworden. In Alfred Schütz' Theorie der Lebenswelt ist es der Begriff der Transzendenz, der auf das Thema der Religion führt.[130] Jeder Mensch transzendiert beständig die Grenzen der Welt, in der er alltäglich lebt und seine Erfahrungen macht; und er tut das im Medium des Sinnes: „Im weitesten, jedoch genauen Sinn des Wortes heißt Erfahrung von ‚Transzendenz‘, daß der jeweilige Inhalt der Erfahrung, was immer dieser auch sein mag, also auch, wenn er nicht etwas Fremdes vergegenwärtigt beziehungsweise erfaßt, über sich selbst hinausweist."[131] An dieser Stelle

---

[126] Vgl. a.a.O., 149ff.

[127] Vgl. a.a.O., 331ff.

[128] A.a.O., 331.

[129] Ein klassisches Problem ist das Verhältnis der Begriffe Sinn und Bedeutung (vgl. BARTH 1994; PANNENBERG 1973, 206ff.). Auch hier soll Schütz gefolgt werden, für den Sinn der umfassendere Begriff ist, während „Bedeutung" sich speziell auf das in konventionellen Zeichen Appräsentierte bezieht (vgl. SCHÜTZ/LUCKMANN 2003, 382; 638).

[130] Vgl. a.a.O., 589ff.

[131] A.a.O., 596. Schütz und Luckmann unterscheiden drei Typen von Transzendenz: In kleinen Transzendenzen wird das aktual Erfahrene auf etwas hin überschritten, das derzeit nicht erfahren wird, aber prinzipiell genauso erfahrbar wäre: in der Erinnerung an eine vergangene oder der Antizipation einer zukünftigen Situation, im Verweis sichtbaren Rauchs auf ein nicht sichtbares Feuer etc. In mittleren Transzendenzen wird das Gegenwärtige auf etwas überschritten, das Bestandteil der Alltagswirklichkeit ist, aber per se nur mittelbar erfahrbar ist: das Bewusstsein anderer Subjekte, das nur im Medium seines zeichenhaften Ausdrucks zugänglich ist. Große Transzendenzen hingegen verweisen auf eine Wirklichkeit, die nicht mehr als Teil der Alltagswirklichkeit verstanden werden kann: Welten des Traumes und der Ekstase, Zustände der Krise, aber auch etwa die theoretische Einstellung der Wissenschaft. Hier sind die Vertrautheit und die Relevanzstrukturen der natürlichen Einstellung des Alltags außer Kraft gesetzt (vgl. a.a.O., 598ff.; LUCKMANN 1991, 166ff.).

schließt Thomas Luckmann seinen Begriff der Religion an. Religion ist im Kern Transzendieren: Immer dann, wenn der Mensch sich zur Unmittelbarkeit aktualer Erlebnisse in Distanz setzt und diese im Lichte kultureller Deutungsschemata und Sinnsysteme deutet, wenn er also seine biologische Natur überschreitet, ist nach Luckmann von Religion zu sprechen.[132] Als kulturelle Größe ist Religion das Resultat der zeichenhaften, symbolischen und rituellen Verdichtung solcher Transzendierungen,[133] die geordnet, kanonisiert und ontologisiert, also von der aktualen Erfahrung unabhängig gesetzt werden. Damit hat Religion eine grundlegende Sozialisationsfunktion: Indem sich der Mensch auf eine Wirklichkeit bezieht, die die unmittelbaren Evidenzen seines Alltags transzendiert, wird er erst in eine soziale Ordnung eingebettet. Er steht im langfristigen Horizont einer Lebensführung; er ist Wesen unter anderen Wesen, vor denen er sein Verhalten als Handlung verantworten muss; er überschreitet die Wissensbestände und Relevanzen seines Alltags auf eine ‚dahinterliegende‘, als höherrangig verstandene Wirklichkeit hin.

Damit ist ein denkbar umfassender Religionsbegriff gewonnen, der es Luckmann erlaubt, gegen die zeitgenössische Auffassung moderner Säkularisierung als eines Religionsschwundes Phänomene der Verlagerung von Religion namhaft zu machen. Religion ist Luckmann zufolge aus der monopolartigen Verwaltung durch spezialisierte Institutionen herausgetreten auf einen pluralen und unübersichtlichen Markt von Sinnanbietern. In modernen Gesellschaften hat sie weniger die Form eines Heiligen Kosmos, also einer geschlossenen formulierten religiösen Weltsicht als Rahmung für das gesamte gesellschaftliche Leben, als die einer individuellen Kombination von Sinnelementen, die sich auf die Sphäre des Privaten und Biographischen beziehen.[134] Unabhängig davon, ob Luckmanns Zeitdiagnose der Privatisierung der Religion nach wie vor Gültigkeit beanspruchen kann,[135] sind unter Religion jedenfalls Phänomene in den Blick zu nehmen, die den Bereich kirchlicher oder auch nur explizit „religiöser" Vergemeinschaftungsformen übersteigen.

Allerdings steht ein derart weiter Religionsbegriff in der Gefahr, analytische Schärfe zu verlieren.[136] Daher ist zu fragen, ob nicht der Umfang der Er-

---

[132] LUCKMANN 1991, 77–86, insbesondere 85f.

[133] Luckmanns Theorie der Transzendenzen ist zugleich eine Theorie der semiotischen Bewältigung von Transzendenz. Anzeichen und Merkzeichen verweisen auf kleine Transzendenzen, Zeichen auf Bewusstseinsvorgänge (mittlere Transzendenz), im Symbol verweisen bestimmte Bestandteile der Alltagswirklichkeit auf Erfahrungen anderer Wirklichkeiten (große Transzendenz). Jeweils wird ein Alltagsgegenstand (Rauch; Tinte auf Papier; ein Kreuz) im Modus der Appräsentation Träger für eine Bedeutung, die jenseits seiner liegt (vgl. a.a.O., 177).

[134] Vgl. LUCKMANN 1991, 117ff.; 178ff.

[135] Zur Diskussion der Privatisierungsthese vgl. KNOBLAUCH 1991, 19ff.; CASANOVA 1994; JOAS/WIEGANDT 2007.

[136] Zur Kritik vgl. etwa BERGER 1974. Siehe auch Kapitel 7.1, II. und 7.2, II.

fahrungen der Transzendenz bzw. der Deutungsschemata, die als „Religion" in den Blick genommen werden, beschränkt werden sollte. Die Kultur- und Religionsphilosophie Paul Tillichs der 1920er Jahre, die erstmals den Religionsbegriff sinntheoretisch formuliert und dabei wie Schütz an Husserl anschließt, tut dies mit Rekurs auf den Begriff des Unbedingten. In der Religion richtet sich das Subjekt auf den in aller kulturellen Sinnformung vorausgesetzten, aber niemals gegenständlich erreichbaren unbedingten Sinngehalt.[137] Auf dieser Spur liegen jüngere religionsphilosophische Entwürfe, die Religion als Sinndeutung im Horizont des Unbedingten begreifen.[138] Es wird sich zeigen, dass eine solche intensionale Spezifizierung und entsprechende extensionale Einschränkung von „Religion" im Kontext der vorliegenden Arbeit hilfreich ist, um in kontrollierter Weise religiöse Valenzen im Umgang mit Krankheit zu identifizieren. Relevant ist dabei insbesondere die Leitdifferenz von Ganzheit und Partikularität als Kategorie religiösen Deutens.[139]

Insgesamt eignet sich eine sinntheoretische Grundlegung, so wie sie hier angedeutet wurde, dazu, erstens subjektive Erfahrungen und kulturelle Objektivationen aufeinander zu beziehen und zweitens den Ort von Religion auf der Ebene subjektiver Erfahrungen wie auf der Ebene kultureller Objektivationen anzugeben.[140] So können Krankheitserfahrungen im Kontext der kulturellen Deutungsschemata und Sinnstrukturen, in denen sie sich formieren, analysiert und auf ihre religiösen Valenzen hin befragt werden. In diesem Zusammenhang ist dann auch nach *religiöser Rationalität* im Umgang mit Krankheit zu fragen.[141] Das soll einleitend nicht weiter auf grundlagentheoretischer Ebene

---

[137] Vgl. TILLICH 1925 und dazu BARTH 1994.

[138] Vgl. BARTH 1996; GRÄB 2008; GERHARDT 2016.

[139] Wolfhart Pannenberg hat das Verhältnis von Teilen und Ganzem als Kern des Sinnverstehens identifiziert und von hier aus die Hermeneutik entfaltet (vgl. PANNENBERG 1973, 157): Im religiösen Bewusstsein wird die in der einfachen Sinnerfahrung nur implizit antizipierte Sinntotalität der Wirklichkeit explizit (vgl. a.a.O., 336). Zur Ganzheit als Kategorie des religiösen Bewusstseins vgl. weiterhin DIERKEN 2014, 1ff.; LUTHER 1992; GERHARDT 2016, 23; 27.

[140] Funktional tritt der Begriff des Sinns an die Stelle des Begriffs des Geistes bei HEGEL, allerdings ohne die metaphysische Voraussetzung der prinzipiellen Identität des subjektiven, objektiven und absoluten Geistes zu teilen. Das für den Geist Vorausgesetzte ist das für den Sinn Problematische.

[141] Der Begriff der *religiösen Rationalität* verweist auf einen spezifisch modernen Theoriekontext, in dem die Ausdifferenzierung von Vernunft in eine Vielzahl verschiedener, nicht aufeinander rückführbarer Rationalitäten reflektiert wird (vgl. APEL/KETTNER 1996; TANNER 1999, 237f.). Im Anschluss an das Denken der Aufklärung verortet Ulrich Barth die Vernunft der Religion in vier Momenten religiöser Deutungskultur (vgl. BARTH 2008b): Religion interpretiert die Weltwirklichkeit unter einem spezifischen Leitgesichtspunkt, nämlich dem der Transzendenz (*Interpretationsmoment*). Sie stellt eine Form bewusster Selbstbesinnung dar (*Reflexionsmoment*) und verbindet Innerlichkeits- und Ausdruckskultur, subjektive Authentizität und kommunikative Kraft (*Performanzmoment*). Bei

ausgeführt werden; vielmehr wird das hier Skizzierte in der Erörterung der Einzelprobleme je und je angereichert.[142]

(3.) Mit dieser Grundlegung sind eine ganze Reihe von Beschränkungen verbunden, unter denen die Untersuchung steht. Zum einen spricht, wer von Sinn spricht, nicht sofort auch von Geltung.[143] Ein Satz, der sinnvoll ist, kann wahr sein oder falsch; und eine Krankheitsdeutung, die jemand vornimmt, kann in medizinischer Hinsicht falsch, in psychologischer Hinsicht schädlich oder aus der Perspektive der Angehörigen unangemessen sein. Insbesondere Einzelfragen naturwissenschaftlicher und medizinischer Geltung werden in dieser Arbeit nicht berührt.[144]

Zum zweiten erschöpft sich die Krankheitserfahrung nicht im Medium des Sinnes. Empfindungen von Schmerz, Mattigkeit oder Atemlosigkeit sind in ihrer Qualität nicht erfasst, wenn das Sinngewebe beschrieben ist, mit dem sie umsponnen sind. Dem gilt es insbesondere mithilfe eines phänomenologischen Zuganges Rechnung zu tragen, um nicht im Rekurs auf Sinn einen Dualismus von „Geist" und „Leib" zu reproduzieren, der dem Thema der Krankheit unangemessen wäre.[145] Letztlich aber kann hier vom Schmerz nur geschwiegen werden.

Drittens sind Krankheiten phänomenal vielgestaltig, und die Erfahrungen, die mit ihnen gemacht werden, sind es umso mehr. Hier kann es nur darum gehen, auf einer mittleren Ebene solche Charakteristika von Krankheitserfahrungen zu thematisieren, die für verschiedenste individuelle Krankheitslagen einschlägig sind. Dennoch sind hinsichtlich des Umfangs von Krankheitssituationen weitere Beschränkungen vonnöten. In der vorliegenden Arbeit wird fokussiert auf schwere, mit starken subjektiven Leidenserfahrungen verbun-

---

religiösen Gedanken und Begriffen handelt es sich schließlich um „hochstufige Interpretationskonstrukte" (a.a.O., 96) der Selbst- und Weltdeutung (*Schematisierungsmoment*). Religiöse Rationalität ist demnach in der operationalen Charakteristik von Deutungsschemata und Sinnstrukturen zu suchen, die Wirklichkeit unter dem Gesichtspunkt von Transzendenz erschließen (und nicht auf der Gegenstandsebene religiöser Aussagen). Indem diese Charakteristik als „rational" bezeichnet wird, wird der Anspruch erhoben, dass sie sich in einer intersubjektiv zustimmungsfähigen Weise als *vernünftig* erweisen lässt (vgl. dazu HABERMAS 2005, 147; 149; GADAMER 2010, 49). Ebendies soll in der vorliegenden Arbeit für den Umgang mit Krankheit gezeigt werden. (Behauptet ist hingegen nicht, dass „Religion" sich gänzlich auf „Rationalität" zurückführen ließe.) Zur Vernunft der Religion vgl. auch RÖSSLER 1976 sowie die Beiträge in LAUSTER/OBERDORFER 2009.

[142] Siehe zum Begriff der Erfahrung Teil 2, zum Begriff des Krankheitssinns Kapitel 3.1, zum medizinischen Krankheitsbegriff Kapitel 3.2, zum Begriff der Religion Kapitel 3.4 sowie zum Begriff der Praxis Kapitel 6.2.

[143] Hierin optiert der Neukantianismus anders; vgl. BARTH 1994, 11.

[144] Wohl aber gilt es zu fragen, wie sich naturwissenschaftliche und medizinische Geltungsansprüche zu Krankheitserfahrungen und Krankheitsdeutungen verhalten (siehe Kapitel 2.1 zu Plessner und Kapitel 3.2 zum Krankheitsbegriff in der Medizin).

[145] Siehe Kapitel 2.2.

dene und/oder existenzbedrohende *somatische* Krankheiten. Als Krankheitsparadigma dienen, aufgrund ihrer Prävalenz[146] wie ihrer kulturellen Relevanz,[147] insbesondere Tumorerkrankungen. Erkrankungen und Störungen, die in den Bereich der Psychiatrie fallen, sind nicht Gegenstand dieser Arbeit.[148]

Ferner hat das Thema des Sinns eine historische Dimension: Deutungsschemata und Sinnsysteme haben ebenso ihre Geschichte wie die Institutionen, denen sie anhaften. In synchroner Hinsicht gilt zudem, dass die Erfahrung von Krankheit und der Umgang mit ihr sich aller Internationalisierung medizinischer Wissenschaft zum Trotz in verschiedenen kulturellen und gesellschaftlichen Kontexten unterschiedlich ausnehmen.[149] Beides kann hier kaum berücksichtigt werden; der Fokus liegt im Deutschland des beginnenden 21. Jahrhunderts, also dort, wo die eingangs genannten theologischen Verlegenheiten ausgemacht wurden.[150]

Trotz dieser Beschränkungen hat, wie in den genannten Leitfragen deutlich wurde, das Thema der Krankheitserfahrung eine Fülle von philosophischen, fachwissenschaftlichen, theologisch-dogmatischen, ethischen und kulturhermeneutischen Bezügen. Mit diesen sind spezialisierte Debatten verbunden, die eingehendere Berücksichtigung verdient hätten. Hier muss selektiv bzw. exemplarisch vorgegangen werden. Das Ziel der Untersuchung ist nicht die erschöpfende Verhandlung der jeweiligen Einzelfragen, sondern der Aufweis der Wechselbezüge und der dadurch erzielbaren Differenzierungs- und Interpretationsgewinne zwischen den Theoriebeständen, die sich von dem gewählten systematisch-theologischen Zugang zur Krankheitserfahrung aus ergeben.

II. Mit Desintegrationserfahrungen umgehen: Krankheit und Religion

Die Kernthese der vorliegenden Arbeit lässt sich in drei Schritten zusammenfassen: Die Erfahrung von Krankheit ist als *Erfahrung der Desintegration* zu

---

[146] In Deutschland kommt es jährlich etwa zu 477.000 Krebs-Neuerkrankungen. Die 5-Jahres-Prävalenz liegt bei ca. 1,5 Mio. Personen (Zahlen für 2010; vgl. Robert Koch-Institut et al. 2013, 16; 18).

[147] Vgl. SONTAG 2005.

[148] Ihr Ausschluss erscheint verantwortbar, da das Gespräch zwischen Theologie und Psychiatrie besser entwickelt ist als das Gespräch zwischen Theologie und den somatischen Subdisziplinen der Medizin (so im Kontext der Seelsorgebewegung der 1960er/1970er Jahre; vgl. STOLLBERG 1975, 289). Das Problem der prekären, auf problematischen Voraussetzungen beruhenden, historisch im weiten Umfang verschieblichen und dennoch nach wie vor medizinkulturell wirksamen Abgrenzung zwischen „psychischen" und „somatischen" Erkrankungen beziehungsweise Störungen ist dabei durchaus im Blick (vgl. SCHRAMME 2000; HEINZ 2014).

[149] Vgl. ROTHSCHUH 1978; KLEINMAN 1980; ENGELHARDT 2010 sowie die unter 1.2 genannte exegetische und historische Literatur.

[150] Die Arbeit ist allerdings nicht in dem Sinne eurozentristisch, dass sie globale Repräsentativität des Beschriebenen und Analysierten beanspruchte.

bestimmen, die auf unterschiedlichen Ebenen beschrieben werden kann (1.). Von hier aus zeigt sich eine religiöse Valenz der Krankheitserfahrung, die in der Spannung zwischen erfahrener Desintegration und niemals gegebener personaler Ganzheit liegt. Mit Krankheit umzugehen heißt, mit dieser Spannung umzugehen (2.). Diese Grundstruktur differenziert sich in vier verschiedene Grundprobleme aus, die mit den metatheoretischen Begriffen *Verstehen*, *Würde*, *Gesundheit* und *Sorge* bezeichnet werden. Sie sind durch spezifische Aporien gekennzeichnet, die von allgemeiner Relevanz für den Umgang mit Krankheit insbesondere im Gesundheitswesen sind, aber als Implikat der unterliegenden „religiösen" Spannung zu begreifen sind. Sie kommen in religiösen Praktiken zum Ausdruck und können theologisch erschlossen sowie ethisch reflektiert werden (3.). So kann eine spezifische *religiöse Rationalität* für den Umgang mit Krankheit zur Geltung gebracht werden.

(1.) In aller Vielfalt möglicher Krankheitserfahrungen lassen sich wiederkehrende Elemente namhaft machen. Krankheit wird, wie philosophisch-anthropologische und phänomenologische Betrachtungen, aber auch die Analyse von Selbstbeschreibungen kranker Menschen zeigen, potenziell auf vier Ebenen des Personseins als Desintegration erfahren.

1. *Leibkörperliche Desintegration*: Im Zustand der Krankheit erscheinen Risse im Verhältnis von Leibsein und Körperhaben. Der Leib, der ich bin, tritt aus der Unauffälligkeit hinaus, wird aufsässig, tritt mir im kranken Organ gegenüber. Auf der anderen Seite erzwingt der Körper, etwa im starken Schmerz, eine ganz neue Identifikation mit ihm.

2. *Soziale Desintegration*: Mit der Krankheit können soziale Bezüge beschädigt werden oder zerfallen. Der Kranke sieht sich hinter Erwartungen der anderen zurückbleiben, kann Rollen nicht mehr erfüllen; möglicherweise wenden sich wichtige Bezugspersonen von ihm ab.

3. *Praktische Desintegration*: Im Zustand der Krankheit wird Handlungsfähigkeit fraglich. Alltägliche Verrichtungen sind mühsam, der Umfang erreichbarer Ziele verringert sich. Die Passung zwischen „Ich" und „Welt", auf der die Handlungsfähigkeit ruht, zerbricht.

4. *Temporale Desintegration*: Eine schwere Krankheit kann eine schwere Lebensbedrohung darstellen. Es erscheint nicht mehr selbstverständlich, auch morgen oder in einem Jahr noch da zu sein. Das Vertrauen, eine Zukunft zu haben, zerfällt.

Mit dieser Liste ist nicht der Anspruch verbunden, Krankheitserfahrungen erschöpfend zu beschreiben. Sie bietet vielmehr ein erstes Raster von Ebenen, die zu berücksichtigen sind, wenn von Krankheitserfahrungen die Rede ist.

(2.) Die Rekonstruktion von Krankheit als Desintegrationserfahrung impliziert dabei nicht, dass vorher ein entsprechendes Integriertsein (Ganzsein) erfahrbar gewesen wäre. Es gehört zu den Grundbedingungen menschlichen Personseins, niemals vollständig mit seinem Körperleib identisch, gänzlich sozial inkludiert, uneingeschränkt handlungsfähig und mit ungestörtem Zukunftsvertrauen ausgestattet zu sein. Die Ganzheit der Person kann anthropologisch nicht als Besitz und Gegebenes, sondern muss als Problem verstanden werden. Wenn also Krankheit als Desintegration personaler Ganzheit erfahren wird, so ist Krankheit zu verstehen als Situation, in der das üblicherweise latente Problem personaler Ganzheit in die Erfahrung tritt. Die Erfahrung, dass mit der Krankheit etwas zerfällt, verweist negativ auf ein Ganzes, das in der Erfahrung personalen Lebens gleichwohl nie als solches greifbar ist. Greifbar ist immer nur das Einzelne, Konkrete, Bestimmte, nicht aber das Ganze, Umfassende.

Mit diesem Verweis auf ein Ganzes, das nicht einholbar ist, ist eine Unbedingtheitsdimension der Krankheitserfahrung gegeben. Hierin liegt, so die These, die religiöse Valenz des Themas Krankheit. Hier ist der Grund zu suchen für den religiösen Grundton von Medizindiskursen, und hieraus resultiert ein Bedarf an theologischer Unterscheidungskunst. Unter Religion soll im Folgenden mit Ulrich Barth die Deutung von Erfahrungen im Horizont einer Idee des Unbedingten verstanden werden. Insbesondere dort, wo Erlebtes unter der Differenz von Ganzheit und Partikularität bzw. Fragmentarität gedeutet wird, liegen religiöse Deutungen vor.[151] Es ist die Leistungskraft religiöser Symbole, die Spannung von partikularer Erfahrung und dem Ausgriff auf ein Ganzes, das nicht selbst Gegenstand der Erfahrung ist, zum Ausdruck zu bringen. Diese Leistungskraft lässt sich, so ist im Folgenden zu zeigen, auch im Kontext der Krankheitserfahrung zur Geltung bringen.

Dies darf jedoch nun nicht dahingehend missverstanden werden, dass Religion, näherhin der christliche Glaube, gleichsam die Antwort auf die Desintegrationserfahrung der Krankheit darstellte. Die brachiale Präsenz von Krankheit ist ein immerwährender Stachel gegen solche Zuschreibungen. Krankheit ist unbeantwortbar, da das in ihr Erlebte in seiner Qualität keine Frage, nicht einmal ein Zeichen ist. Der Schmerz soll einfach aufhören. In diesem Sinne ist Georg Büchners Diktum vom Leiden als dem Fels des Atheismus zu verstehen; und hier liegt auch das Wahrheitsmoment aller religiösen Deutungszurückhaltung auf diesem Gebiet. Einerseits hat Krankheit also vermöge der Spannung von Desintegration und Ganzheit ein religiöses Moment; andererseits entzieht sich das Leiden an der Krankheit als Quale einer religiösen Vermittlung. Es ist eine Aufgabe dieser Arbeit, diese Struktur materialdogmatisch aufzunehmen. Dafür werden insbesondere Figuren aus der Hamartiologie, der Soteriologie und der Eschatologie fruchtbar gemacht.

(3.) Die hier abstrakt aufgewiesene Struktur wird konkret, wenn es gilt, mit Krankheit und damit mit dem in Krankheitserfahrungen manifest werdenden Problem personaler Ganzheit umzugehen. Je nach pragmatischem Kontext nimmt dieses Problem spezifische Formen an. Auf diese Weise lassen sich vier verschiedene Grundprobleme des Umgangs mit Krankheit unterscheiden.

---

[151] Vgl. BARTH 1996. Siehe dazu Kapitel 3.4.

Erstens geht es darum, Krankheit im Horizont der individuellen Lebensge-schichte des Kranken zu verstehen: sie zu benennen, zu diagnostizieren und sie in die *biographische Ganzheit* der Person einzuschreiben – das Problem des Verstehens von Krankheit. Zweitens geht es darum, dem Anspruch des Kranken Rechnung zu tragen, trotz erfahrener Beschädigungen als *ganze Person* anerkannt und behandelt zu werden – das Problem der Würde des Kran-ken. Drittens wird gehofft und darauf hingearbeitet, den kranken Menschen zu heilen, und so die Erfahrung leibkörperlicher, sozialer, praktischer und temporaler Desintegration zugunsten einer *universalen Ganzheit* zu überwin-den – das Problem der Gesundheit bzw. der Heilung. Und schließlich gilt es, dem Kranken zu helfen, über den Tag zu kommen, und ihm eine seiner kon-kreten Situation, seiner *individuellen Ganzheit* entsprechende Unterstützung angedeihen zu lassen – das Problem der Sorge. Je nachdem, ob also personale Ganzheit im Modus des Erzählens bekundet, in sozialen Anerkennungsrelati-onen kontrafaktisch zuerkannt, alle Lebensverhältnisse umfassend hergestellt oder im Modus einer individuen- und situationsspezifischen Sorge praktisch ins Werk gesetzt werden soll, ist das Problem anders gestellt.

In jedem der vier Grundprobleme des Umgangs mit Krankheit erweist sich die personale Ganzheit als *in praxi* unerreichbar. Der Versuch, Ganzheit – etwa: Gesundheit im Vollsinne – herzustellen, kann in die Überlastung oder in andere Aporien führen. Gleichzeitig erscheint dies als erstrebenswert: Ver-stehen, Würde, Gesundheit und Sorge haben den Charakter regulativer Ideen für den Umgang mit der eigenen Krankheit bzw. mit kranken Menschen. Ih-ren regulativen Charakter entfaltet die Idee personaler Ganzheit dabei auf al-len Ebenen, in denen personale Desintegration in der Krankheit erfahren wird. So ist etwa das Problem der Würde unterbestimmt, wenn allein der As-pekt der Handlungsfähigkeit (also die Ebene der praktischen Desintegration) im Blick ist. Es bedarf ebenso der Achtungspraktiken auf leibkörperlicher, sozialer und temporaler Ebene. Ebenso ist das Problem der Gesundheit unter-bestimmt, wenn allein ihr leibkörperlicher Aspekt beachtet wird. Die erhoffte Heilung betrifft ebenso die soziale, praktische und temporale Ebene. Analo-ges gilt für das Verstehen von Krankheit wie auch für die Sorge für kranke Individuen. Erst in der Kreuzung mit den vier Ebenen der Krankheitserfah-rung zeigt sich die Komplexität der Grundprobleme des Umgangs mit Krank-heit (siehe Abbildung 1).

Erst in dieser Differenzierung lässt sich auch die Leistungskraft religiöser Deutungen und Praktiken bzw. theologischer Reflexionen für den Umgang mit Krankheit verdeutlichen. Sie vermögen zur Kultivierung eines guten Um-gangs mit Krankheit beizutragen, der die genannten Momente personaler Ganzheit in ihrem orientierenden Charakter wie in ihrer Unerreichbarkeit prä-sent hält. Die religiöse Rationalität im Umgang mit Krankheit liegt, so die Kernthese der Arbeit, darin, die Ausrichtung auf Ganzheit zugleich zu pfle-gen und sie in Schach zu halten.

Abbildung 1: Matrix der Ebenen der Krankheitserfahrung und der Grundprobleme des Umgangs mit Krankheit

Ebenen der Krankheitserfahrung als Erfahrung personaler Desintegration	Grundprobleme des Umgangs mit Krankheit			
	A) Verstehen (biograph. Ganzheit)	B) Würde (personale Ganzheit)	C) Gesundheit (universale Ganzheit)	D) Sorge (individuelle Ganzheit)
α) Leibkörperliche Desintegration				
β) Soziale Desintegration				
γ) Praktische Desintegration				
δ) Temporale Desintegration				

Quelle: Eigene Darstellung

III. Zum Aufbau der Arbeit

Die Arbeit ist gegliedert in einen Grundlegungsteil, in dem die Ebenen der Krankheitserfahrung sowie die Grundprobleme des Umgangs mit Krankheit entwickelt werden (Teil 2), und vier materiale Teile, in denen jeweils ein Grundproblem des Krankheitsumgangs aus verschiedenen Perspektiven beleuchtet wird (Teile 3–6). Abschließend werden die Konturen Systematischer Theologie, die sich in diesem Vorgehen abzeichnen, verdeutlicht (Teil 7).

Die Grundzüge der Krankheitserfahrung sowie des Umgangs mit Krankheit werden in Teil 2 in drei Anläufen entfaltet. Im Anschluss an die Philosophische Anthropologie Helmuth Plessners wird dargestellt, wie Krankheit sich als spezifisch menschliche, mithin personale Erfahrung verstehen lässt. Plessner beansprucht, das Lebewesen Mensch in einer Weise zu erschließen, die den „cartesianischen" Gegensatz naturwissenschaftlicher (drittpersonaler) und auf das Selbstverhältnis des Menschen rekurrierender (erstpersonaler) Beschreibungsformen unterläuft. Im zweiten Schritt wird der Begriff der Krankheitserfahrung mit Blick auf konkrete Krankheitsphänomene angereichert. Diesem Zweck dient eine Rekonstruktion der Schriften des phänomenologisch arbeitenden Arztes Herbert Plügge. Er entfaltet eine differenzielle Phänomenologie organischer Erkrankungen, die auch den Körper als Phänomen berücksichtigt. Drittens wird anhand der Ausführungen des Mediziners Eric Cassell auf die Praxis des Umgangs mit Krankheit fokussiert. Nicht der physische Körper, sondern die Person des Patienten in ihrer Individualität ist Cassell zufolge der Referenzrahmen, innerhalb dessen Krankheit verstanden und behandelt werden muss. Medizin zielt auf die Wiederherstellung derjenigen personalen Ganzheit, die in der Krankheit leidvoll als desintegriert erfahren wird. In einer vertieften Betrachtung des bei Cassell nicht systematisch reflektierten Problems personaler Ganzheit zeigt sich, dass dieses je nach betrachtetem Praxiskontext zu differenzieren ist und infolgedessen in die vier genannten Grundprobleme des Umgangs mit Krankheit – Verstehen, Würde, Gesundheit und Sorge – auseinandertritt.

Diese Grundprobleme werden in den Teilen 3–6 sukzessive behandelt und aus verschiedenen Perspektiven erschlossen. Die Teile sind parallel aufgebaut, um die Orientierung zu erleichtern (siehe Abbildung 2).

Abbildung 2: Struktur der Kapitel 3.1–6.5 nach Grundproblemen des Umgangs mit Krankheit (A: Verstehen, B: Würde, C: Gesundheit, D: Sorge, entsprechend den Teilen 3–6) und Theorieperspektiven (a: Krankheitserzählungen, b: nichttheologische Referenztheorien; c: Analysen religiöser Praxis, d: theologische Entfaltungen, e: ethische Fragestellungen, entsprechend den Kapiteln n.1–n.5 in jedem Teil n). Die Ebenen der Krankheitserfahrung als Desintegrationserfahrung (α: leibkörperlich, β: sozial, γ: praktisch, δ: temporal) werden in jedem Kapitel berücksichtigt.[152]

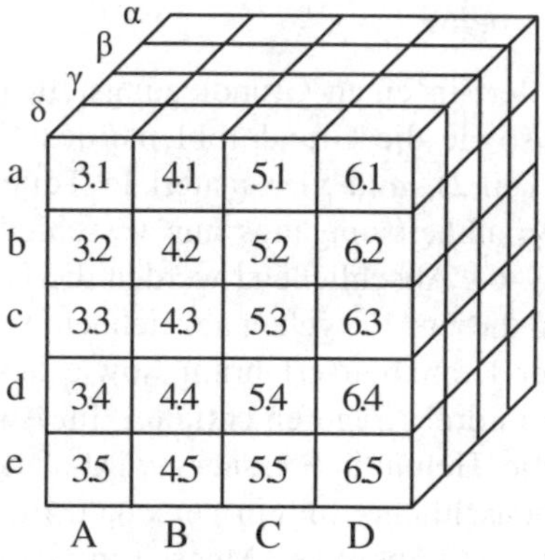

Quelle: Eigene Darstellung

a) Im ersten Kapitel jedes Teils wird das Grundproblem des Umgangs mit Krankheit aus der Perspektive kranker Menschen beleuchtet (Kapitel 3.1, 4.1, 5.1 und 6.1). Dazu wird autobiographische Krankheitsliteratur herangezogen. Die sogenannten Autopathographien liefern zwar keinen ‚unverstellten‘ Blick auf Krankheitserfahrungen, da es sich immer auch um Formen literarischer Selbststilisierung handelt. Aber gerade darin zeigen sie die Bedeutung kultureller Wissensbestände und Deutungsschemata für die Erfahrung von und den Umgang mit Krankheit. Die theoretischen Grundlagen für die Analyse von Autopathographien werden in Kapitel 3.1 entfaltet.

[152] Die Matrix in Abbildung 1 entspricht der oberen Fläche des Würfels in Abbildung 2.

b) In einem zweiten Schritt werden medizinphilosophische, sozial- und kulturwissenschaftliche Theoriebestände zur Analyse des jeweiligen Grundproblems herangezogen (Kapitel 3.2, 4.2, 5.2 und 6.2). Diese nichttheologischen ‚Referenztheorien' dienen insbesondere dazu, die Probleme und Aporien der verschiedenen Momente personaler Ganzheit im Umgang mit Krankheit aufzuzeigen. Zudem haben sie spezifische Formen des Krankheitswissens, etwa der Medizin, zum Gegenstand und entwickeln zentrale Begriffe wie den der Krankheit (3.2), der Gesundheit (5.2) oder der Praxis (6.2).

c/d) Die Leistungskraft religiöser Deutung und Praxis für den Umgang mit Krankheit liegt darin, die verschiedene Momente personaler Ganzheit und die mit ihnen verbundenen Aporien zum Ausdruck zu bringen, sie zu pflegen und sie zugleich in Schach zu halten. Diese Kernthese der Arbeit wird jeweils in zwei Schritten entfaltet. Zunächst wird exemplarisch religiöse Praxis im Umgang mit Krankheit in den Blick genommen (Kapitel 3.3, 4.3, 5.3 und 6.3). Der Begriff der religiösen Praxis ist dabei, entsprechend dem zugrundegelegten Religionsbegriff, weit gefasst: So kommen Praktiken individueller Frömmigkeit (3.3) und kirchliche Rituale (4.3; 5.3) ebenso in den Blick wie Adaptionen des Religiösen im Gesundheitswesen (6.3). Im Anschluss daran werden Krankheitserfahrungen im Rekurs auf zentrale theologische Topoi und Lehrzusammenhänge systematisch reflektiert (Kapitel 3.4, 4.4, 5.4 und 6.4).

e) Schließlich geht es um die Medizin als institutionalisiertes Praxisfeld des Umgangs mit Krankheit. Die Grundprobleme des Umgangs mit Krankheit werden im Kontext des Ärztin-Patient-Verhältnisses, der Pflegebeziehung oder der Strukturen des Gesundheitswesens reformuliert und führen auf medizinethische Grundfragen (Kapitel 3.5, 4.5, 5.5 und 6.5). Dazu gehören etwa der Bedarf an personalen Achtungspraktiken, die die Würde der Patientin über den Respekt vor ihrer Selbstbestimmung hinaus zur Geltung bringen (4.5), ebenso wie die Einsicht in die sachliche Notwendigkeit wie auch die Schwierigkeiten des ‚unbegrenzten' WHO-Gesundheitsbegriffs (5.5).

Die verschiedenen Perspektiven und die darin herangezogenen Theoriebestände bleiben dabei nicht unverbunden, sondern erschließen das jeweilige Grundproblem in einem wechselseitigen Interpretationsverhältnis. Ihre sukzessive Darstellung dient allein der Übersichtlichkeit; das Ziel ist jeweils, das in Rede stehende Grundproblem des Umgangs mit Krankheit so prägnant wie möglich zu erfassen. Die analytische Unterscheidung der vier Grundprobleme verdankt sich einem mehrstufigen hermeneutischen Zirkel zwischen dem Grundlegungsteil (2) und den materialen Teilen (3–6) einerseits und den verschiedenen Perspektiven innerhalb der materialen Teile andercrseits. Entsprechend wurde nicht versucht, die Liste der Grundprobleme streng (und gar überzeitlich) zu deduzieren, sondern lediglich ihre anthropologischen, phänomenologischen und medizinpraktischen Voraussetzungen und Bezüge zu klären. So ist die Liste auch nicht abgeschlossen; die Hinzufügung weiterer

Grundprobleme und auch die Hinzufügung weiterer Ebenen der Krankheitserfahrung wäre mit der Anlage der Untersuchung kompatibel.

Teil 7 dient schließlich der Verallgemeinerung des in der Untersuchung exemplarisch durchgeführten Programms einer Systematischen Theologie kultureller Felder. Dabei wird die Funktion des Religionsbegriffs für die Erschließung kultureller Felder genauer betrachtet (7.1). Anschließend werden die Konsequenzen für die interdisziplinären Außenrelationen der Theologie (7.2) wie auch, innerhalb der Systematischen Theologie, für das Verhältnis von Dogmatik und Ethik (7.3) dargestellt. Jeweils zeigen sich Verhältnisse wechselseitiger Interpretation, in denen die Theologie ihre Reflexionsinstrumente einerseits für die Erschließung von Grundproblemen kultureller Felder zur Verfügung stellt und diese andererseits an den Grundproblemen und in der Auseinandersetzung mit anderen Theorieperspektiven schärft und weiterentwickelt. Dass in beiden Richtungen einiger Gewinn zu erwarten ist, soll nun anhand des Themas der Krankheit gezeigt werden.

Teil 2

Krankheit als Problem

Krankheit ist ein Problem: für diejenigen, die krank sind, und in anderer Weise für diejenigen, die mit kranken Menschen umgehen. Krankheit – als Paradigma dient hier wie überall in der vorliegenden Arbeit die schwere somatische Erkrankung – ist ein Problem in doppelter Hinsicht: Zum einen ist sie in aller Regel eine negative Erfahrung. Schmerzen, ein aufsässig gewordener Körper, funktionale Einschränkungen, das Brüchigwerden sozialer Beziehungen, Angst um die eigene Zukunft, um das eigene Leben: In solchen und ähnlichen Erfahrungen wird Krankheit erlitten. Diese Erfahrungsgehalte konstituieren bereits in sich selbst ein Problem. Eine schwere Krankheit fordert Aufmerksamkeit, ist leidvoll präsent. Als negative Erfahrung ist eine Krankheit auch in einem zweiten Sinne problematisch: Sie durchbricht die Normalität des Lebens und fordert, dass mit ihr umgegangen werde. Dabei sind Umgangsweisen mit Krankheit nicht nur reaktiv verfasst; Krankheit steht immer schon in einem pragmatischen Kontext. Ein Missbefinden wird verspürt, eine Krankheit befürchtet, ein Arzt aufgesucht, Untersuchungen werden gemacht, eine Diagnose gestellt, Therapien verordnet, Verhaltensregeln gegeben, Diäten eingehalten und gebrochen, zweite Meinungen eingeholt, eine Krankmeldung an den Arbeitgeber versandt, Aktivitäten abgesagt, der Notarzt gerufen, gebetet, Kerzen angezündet, Alternativmediziner aufgesucht, eine Selbsthilfegruppe konsultiert etc. Solche Umgangsweisen können außeralltäglich sein, aber sie können auch, insbesondere bei chronischen Erkrankungen, zu routinisierten Praktiken werden. Immer aber ist ihnen eingeschrieben, dass hier mit dem Problem Krankheit umgegangen wird.

Gesucht sind im Folgenden Grundzüge von Krankheitserfahrungen und Grundprobleme des Umgangs mit Krankheit, die allgemein genug sind, um ein möglichst breites Spektrum konkreter Krankheitssituationen unter sich zu befassen, und doch differenziert genug, um wesentliche Probleme zu erschließen. Diese werden in drei Anläufen entwickelt. Im Anschluss an die Philosophische Anthropologie Helmuth Plessners wird dargestellt, wie Krankheit sich als spezifisch menschliche, mithin personale Erfahrung verstehen lässt. Dieser Zugang bietet sich insofern an, als Plessner beansprucht, den „cartesianischen" Gegensatz naturwissenschaftlicher (drittpersonaler) und auf das Selbstverhältnis des Menschen als Geistwesen rekurrierender (erstpersonaler) Beschreibungsformen zu unterlaufen. Eine ausführliche Rekonstruktion der entsprechenden Schriften bildet die Grundlage für alles Weitere. Im Anschluss an Plessner lässt sich die Krankheitserfahrung als Erfahrung personaler Desintegration fassen, die sich auf vier verschiedene Ebenen erstreckt: als leibkörperliche, als soziale, als praktische (auf Handlungsfähigkeit bezogene) und als temporale (auf das Daseinsvertrauen bezogene) Desintegration (2.1).

Für Plessner spielt allerdings das Thema der Krankheit und insbesondere die medizinische Sphäre kaum eine Rolle. Daher ist in einem zweiten Schritt der aus seinen Ausführungen extrapolierte Begriff der Krankheitserfahrung mit Blick auf konkrete Krankheitsphänomene zu prüfen. Diesem Zweck dient eine Rekonstruktion der Schriften des phänomenologisch arbeitenden Arztes Herbert Plügge. Als Internist bemüht sich dieser um eine differenzielle Phänomenologie organischer Erkrankungen, die – in kritischer Anknüpfung etwa an Maurice Merleau-Ponty – auch den Körper als Phänomen berücksichtigt. Die Phänomenalität des Körpers erweist sich als wichtige Brücke zwischen leibkörperlicher Erfahrung und medizinisch-naturwissenschaftlichen Zugängen zum Körper. Im Anschluss an Plügge kann die Krankheitserfahrung zudem in einer inneren Stufigkeit von Befinden, Erleben und Erfahren erfasst werden. Von hier aus wird der innere Zusammenhang der vier Ebenen der Desintegrationserfahrung von Krankheit deutlich (2.2.).

Steht Plügge zwischen phänomenologischer Grundlagenforschung und medizinischer Praxis, so ist das Interesse des Mediziners Eric Cassell ganz auf die Praxis des Umgangs mit Krankheit gerichtet. In einer nicht nur für die angelsächsische Debatte nachgerade klassischen Art und Weise stellt er die Aufgabe der Leidenslinderung ins Zentrum der Medizin. Nicht der physische Körper, sondern die Person des Patienten in ihrer Individualität ist der Referenzrahmen, innerhalb dessen Krankheit verstanden und behandelt werden muss. Medizin zielt auf die Wiederherstellung derjenigen personalen Ganzheit, die in der Krankheit leidvoll als desintegriert erfahren wird. In einer Problematisierung des bei Cassell nicht systematisch reflektierten Begriffs personaler Ganzheit zeigt sich, dass diese je nach betrachtetem Praxiskontext zu differenzieren ist, und sich vier verschiedene Grundprobleme des Umgangs mit Krankheit unterscheiden lassen: Krankheitsverstehen (biographische Ganzheit), Anerkennung bzw. Würde (personale Ganzheit), Gesundheit bzw. Heilung (universelle Ganzheit) und Sorge (individuelle Ganzheit) (2.3). Der Ertrag wird abschließend zusammengefasst (2.4).

2.1 Anthropologische Grundlegung:
Krankheit als personale Erfahrung (Helmuth Plessner)

Was Krankheit ist, lässt sich auf verschiedenen Ebenen beschreiben. Eine somatische Krankheit ist eine, in der Regel leidvolle, Erfahrung, die ein Mensch an seinem Leib macht; sie ist ein physiologisch-pathologisch erfassbares Geschehen im Körper; sie ist eine wissenschaftlich klassifizierte Entität, die am Ort eines Individuums als Fall vorgefunden wird; sie beeinflusst die soziale Einbettung eines Menschen ebenso wie sein Verhältnis zur Dingwelt; sie ist ein Ereignis innerhalb einer individuellen Biographie. Wird Krankheit solcherart in den Blick genommen, handelt es sich zunächst um divergente Perspektiven: um Beschreibungshinsichten, die durch verschiedene Methoden am Ort unterschiedlicher wissenschaftlicher Disziplinen unterlegt sind, die verschiedene Ontologien voraussetzen und die so Verschiedenes sichtbar machen. Gleichzeitig ist von einem Alltagsbewusstsein von Krankheit ausgehend festzuhalten, dass das in den verschiedenen Perspektiven unter „Krankheit" namhaft Gemachte untereinander in Beziehung steht. Leibliche Erfahrungen sind nicht unabhängig von biochemischen Prozessen im Körper, und beides ist nicht unabhängig davon, was kulturell als Krankheit ge- und behandelt wird. Der Versuch, solche Bezüge zu theoretisieren, ist Anlass für allerlei Reduktionismen: Entweder so, als seien die humanbiologisch beschreibbaren Körperprozesse das Eigentliche an der Krankheit, zu dem sich die Gegenstände der anderen Zugänge als Epiphänomene verhielten; oder so, als sei das leibliche Erleben das Ursprüngliche, das in medizinischer Perspektive lediglich sekundär objektiviert werde. Für die vorliegende Arbeit ist es notwendig, einen Zugang zu wählen, der die genannten Beschreibungshinsichten (bzw. den in ihnen jeweils beschriebenen Gegenstand des Krankseins bzw. der Krankheit) aufeinander zu beziehen erlaubt, ohne ihre Vielheit sofort auf ein Eigentliches oder Ursprüngliches zu reduzieren. Denn nur so gelingt es, die verschiedenen theoretischen Perspektiven auf Krankheit jeweils in ihrer eigenen Prägnanz als Entfaltung einzelner Facetten von Krankheitserfahrung wahrzunehmen und aufeinander zu beziehen. Angezielt ist keine universelle Metatheorie von Krankheit, da eine solche der Heterogenität der Theoriezugänge ebenso wenig gerecht würde wie der Vielspältigkeit und inneren Gebrochenheit der Krankheitserfahrung. Ebenso wie sich deren einzelne Züge nicht in ein gemeinsames, „stimmiges" Bild bringen lassen, so lassen sich auf theoretischer Ebene die Erklärungsansprüche der verschiedenen Disziplinen nicht von gleichsam höherer Warte aus verwalten und harmonisieren. Aber es sollte gelingen, über einen reinen Perspektivismus hinauszukommen, der der Krankheitserfahrung ebenso wenig angemessen ist.

Helmuth Plessners (1892–1985) Programm der Philosophischen Anthropologie, das er in seinem Hauptwerk von 1928, *Die Stufen des Organischen und der Mensch*, entfaltet, verdankt sich eben dem Versuch, das Verhältnis des Menschen zu seinem Körper jenseits der Dichotomie von Geistigem und Körperlichem, von Leib und Seele, zu bestimmen. Dabei gilt es, die Bedingungen der Möglichkeit menschlichen, geistig-leiblichen Lebens am Ort des Naturwesens Mensch zu entfalten. Eine philosophische Anthropologie „nimmt die physische Existenz für die Frage nach dem Wesen des Menschen ernst, ohne naturalistischer Kurzschlüsse sich schuldig zu machen".[1] Das, was den Menschen als leibkörperliches Lebewesen auszeichnet, tritt heraus aus der Rolle des bloß kontingenten materiellen Trägers von Selbstbewusstsein. „Natur ist [auf der Bühne des Lebens, TM] nicht der bloße Rahmen, das Bühnenhaus und die Rückwand der Kulissen, sondern zugleich eine szenische Macht."[2] Auf diese Weise sollen das Leibliche und das Geistige menschlichen Lebens (und damit auch: der Krankheitserfahrung) in einer „Erfahrungsstellung" (St 14),[3] gleichwohl in differenzierter Weise, erfasst werden.[4]

Dieser Theoriehintergrund ist zunächst zu skizzieren (I.),[5] bevor das von Plessner entfaltete Verhältnis des Menschen als eines exzentrisch positionierten Lebewesens zu seinem Körper dargestellt werden kann. Dieses ist grundlegend durch den Doppelaspekt von „Leib" und „Körper" gekennzeichnet (II.). Plessner, der Sohn eines Arztes war und sich zunächst mit dem Gedanken trug, Medizin zu studieren,[6] zieht seine Analysen selbst kaum je auf den kranken Menschen hin aus. Aber er verweist an einigen Stellen in den *Stufen* wie auch vor allem in späteren Schriften zur Anthropologie auf Krisen im

---

[1] PLESSNER o.J., 327.

[2] PLESSNER 1961, 158. Damit sind auch materiale Erkenntnisse der Naturwissenschaften für die philosophische Rede vom Menschen relevant. „Wie immer auch die physischen Verkettungen sein mögen, für die Erkenntnis des Verhältnisses des Menschen zu seinem Körper und zur Welt sind sie nicht gleichgültig." (LW 203)

[3] Im Folgenden werden häufig zitierte Quellen der Einfachheit halber im Text nachgewiesen. Für Plessners *Stufen des Organischen* (PLESSNER 1928) wird dabei das Kürzel „St", für *Lachen und Weinen* (PLESSNER 1941) „LW" verwendet. Zahlen ohne Kürzel beziehen sich auf die jeweils zuletzt zitierte Quelle.

[4] Dazu erscheint der Ansatz Plessners vielversprechender als die Schelers und Gehlens, insofern er, folgt man Joachim Fischer (vgl. FISCHER 2006, 78), das Augenmerk insbesondere auf die Modalitäten der Erscheinung und damit auf die Modalitäten des Verhältnisses des Menschen zu seinem Körper bzw. Leib legt, die für die Krankheitserfahrung einschlägig sind. Für die Einbindung in eine theologische Arbeit eignet sich Plessner zudem eher als Scheler, da seine Anthropologie nicht selbst auf starken theologischen Voraussetzungen ruht (dazu vgl. HARTUNG 2003, 114f.; 358f.).

Zur Unterscheidung zwischen philosophischer Anthropologie als einer philosophischen Subdisziplin von Philosophischer Anthropologie als Denkansatz vgl. FISCHER 2000, 265f.; 2006, 69–71; zu Plessner im Kontext der philosophischen Anthropologie vgl. auch ARLT 2001, 160ff.

[5] Zu den biographischen Kontexten der *Stufen* vgl. ALLERT/FISCHER 2014; DEJUNG 2003; DIETZE 2006.

[6] Vgl. PLESSNER o.J. 302f.

Körperverhältnis, an die eine Analyse von Krankheitserfahrungen anschließen kann. Dabei sind das doppelaspektivische Körperverhältnis von „Leibsein" und „Körperhaben" und die damit verbundenen Beherrschungsaufgaben bereits beim ‚gesunden' Menschen zu finden. Im Modus der Krankheit sind sie dann in spezifischer Weise verschoben oder verstärkt, aber nicht fundamental andere.[7] Mit der Hilfe der Philosophischen Anthropologie Helmuth Plessners lässt sich die Erfahrung von Krankheit als Erfahrung von Desintegration auf verschiedenen Ebenen verstehen (III.). Abschließend ist zu fragen, was von Plessner aus hinsichtlich des Umgangs mit Krankheit als Desintegrationserfahrung zu sagen ist (IV.). Die Abschnitte I. und II. enthalten eine systematische Rekonstruktion von Plessners Ansatz in den *Stufen*, während in den Abschnitten III. und IV. anschließend an die *Stufen* und an spätere Schriften eigene Überlegungen zur Krankheitserfahrung entfaltet werden.[8]

I. Philosophische Anthropologie: Problem und Programm

Es scheint naheliegend, das Problem von Medizin und Religion in einem ersten Zugriff zu reformulieren als Frage nach dem Verhältnis zwischen dem „äußeren" Körper, der in seiner Physiologie Krankheiten erleidet, und dem

---

[7] Von hier aus lassen sich insbesondere eine Reihe von Distinktheitsproblemen des Krankheitsbegriffes verstehen (siehe dazu Kapitel 3.2). Hier liegt auch ein Grund dafür, nicht von einem pragmatistischen Zugang auszugehen, der „Krisen" voraussetzt, die von einem Normalzustand distinkt zu unterscheiden sind (vgl. SCHLETTE 2015).

[8] Die Forschung zu Helmuth Plessner ist seit der ersten zusammenfassenden Einleitung seines Groninger Schülers Redeker von 1965/66 (deutsch 1993) inzwischen recht breit und ausdifferenziert. Dies ist vor allem der Renaissance philosophischer Anthropologie seit den 1990er Jahren geschuldet (vgl. ROSSINI 2014, 180). Vorher war das Werk Plessners kaum rezipiert worden; Gründe hierfür sind unter anderen das Fehlen einer eindeutigen Schulzuordnung, die Konkurrenz zwischen den Vertretern philosophischer Anthropologie sowie insbesondere das Verdikt Heideggers gegen das Unternehmen philosophischer Anthropologie insgesamt (vgl. HAUCKE 2000, 7f.). So stellt BEAUFORT 2000 fest, die bisherige Forschungstätigkeit habe wesentlich der Aneignung der Werke Plessners gedient (vgl. 13–16; hierzu gehört neben PIETROWICZ 1992 die instruktive, systematisch vorgehende Rekonstruktion der *Stufen* von HAUCKE 2000), und noch 2003 beklagt HARTUNG, Plessner sei bisher nicht angemessen gewürdigt worden (vgl. 115). Seitdem ist einige Aufmerksamkeit in die zeithistorische Verortung Plessners (ALLERT/FISCHER 2014; KÖCHY/MICHELINI 2015) wie auch in die systematische Weiterentwicklung seines Ansatzes (DE MUL 2014) geflossen. Innerhalb der Philosophie ist umstritten, ob Plessner im Kontext der Philosophischen Anthropologie (Joachim Fischer) oder als Solitär (Hans-Peter Krüger) zu interpretieren ist (vgl. ROSSINI 2014, 181f.). Zur Aufnahme Plessners in Soziologie und Ethnologie vgl. KÄMPF 2001, 111–117. Einen guten Überblick über die Literatur zur Plessnerforschung bietet die Internetseite der Helmuth-Plessner-Gesellschaft (helmuth-plessner.de/, 10.5.2016).

Mit Blick auf das Thema Krankheit bzw. Medizin ist das Werk Plessners bisher kaum ausgewertet worden. Einzelne Aspekte finden sich bei LINDEMANN 2002; MANZEI 2003; GAMM et al. 2005; DANZER 2011; unsystematisch LENZ 2012; TOLONE 2014.

„inneren", „seelischen" oder „geistigen" Geschehen religiöser Selbstdeutung,
die sich darauf beziehen will und beziehen muss. Eine solche Problemformu-
lierung stünde, mit Plessner gesprochen, unter cartesianischen Voraussetzungen.[9] Denn sie nähme die Unterscheidung von innen und außen, von psychisch und physisch zum methodischen Fundament, um dann nach einer Beziehung beider zu suchen. Doch diese Prämisse würde das Unternehmen von
Anfang an unmöglich machen.

Unter Cartesianismus versteht Plessner nicht so sehr Descartes' eigene ontologische Separierung des ausgedehnten Seins, der *res extensa*, vom denkenden Sein, der *res cogitans*, als deren methodologische Verallgemeinerung,
die er etwa im Empirismus und Positivismus, aber auch in der Transzendentalphilosophie findet. Cartesianismus ist für Plessner eine philosophiege-
schichtliche Chiffre für die fundamentale Trennung zwischen dem quantitativ
Messbaren und den Naturgesetzen Unterworfenen einerseits und den „qualitativen Daseins- und Erscheinungsweisen der Körper" (St 40) andererseits, in
der letztere dem Subjekt, der Innerlichkeit, dem Bewusstsein zugeschrieben
werden.[10] Diese Verinnerlichung des Qualitativen verdankt sich nach Plessner
historisch der Defensive gegen die Welterklärungsdominanz der Naturwissenschaften; es handelt sich um „ein Verfahren, die Erscheinungen vor der
Auflösung ins ausdehnungshafte Sein, die Qualitäten vor dem Mechanismus
zu retten" (41).[11] Damit wird umgekehrt das Körperliche mit dem Ausgedehnten, Messbaren identifiziert und vollständig dem Reich der Naturwissenschaften zugewiesen. Der Körper wird zum physikalisch-chemisch-biologi-
schen Gegenstand, der auf eine unerklärliche Weise im Kontakt zur Innerlichkeit steht und dort in Form von Qualitäten wie etwa Farbe oder Gestalt
zur Erscheinung kommt.[12] Die *res cogitans* wird zum „Ich Selbst" (50), das
die Bedingung der Möglichkeit von Erscheinung darstellt, aber über seine eigene Sphäre nicht hinausgreifen kann („Satz der Immanenz", 49). Die fundamentale Unterscheidung von Körper und Subjekt an der Grenzlinie von

---

[9] Vgl. LW 6, 37ff.; St 38ff.

[10] Unter diese Chiffre fallen in je unterschiedlicher Weise neben Descartes selbst Kant,
die verschiedenen Spielarten des deutschen Idealismus, der Neukantianismus, insbesondere
Cassirer (vgl. PLESSNER 1963, 243f.), die Existenzphilosophie, insbesondere Heideggers
(St Vf.; PLESSNER 1963, 236; 244f.; 380ff.), aber auch die Theologie (PLESSNER 1963,
237; 355). Zur philosophiegeschichtlichen Selbsteinordnung Plessners vgl. PLESSNER
1961, 149ff.; 235ff. und dazu FISCHER 2000, 266ff.

[11] Zum sozialen Kontext der Industriegesellschaft vgl. PLESSNER 1963, 235ff.

[12] Daraus ergibt sich die ontologische Inferiorität der ausgedehnten Substanz: „Dem
physischen Objekt ist das innerliche Sein vorgelagert, vorgegeben, der erscheinenden Kör-
perwelt das Selbst vorgeschaltet." (St 45) Was erscheint, ist „Inhalt meines Selbst, Be-
wusstseinsinhalt, Vorstellung", daher immer schon „selbstbezogen" (46); das körperliche
Sein erscheint – entgegen der Intention der cogitatio – nicht in seinem Wesen, sondern in
seinem Eigentlichen verdeckt und verfälscht.

ausgedehnt/quantitativ und nicht ausgedehnt/qualitativ führt letztlich auf einen „Weltdualismus" (59) von Außenwelt und Innenwelt, der die Frage nach einer Beziehung beider aporetisch macht. Damit sind „zwei nicht ineinander überführbare *Erfahrungs*stellungen" (51) geschaffen.

Doch wo genau liegt das Problem dieses „*Sprungs* im Ganzen des Seins" (51), wenn doch die „außerordentliche Zweckmäßigkeit und Anschaulichkeit" (39) dieser Unterscheidung außer Zweifel steht? Dies ist hier nicht von allgemeinen ontologischen oder erkenntnistheoretischen Erwägungen aus zu diskutieren. Auch wäre eine generelle Cartesianismuskritik, die mit dem abstrakten Vorwurf operierte, der Einheit bzw. Ganzheit des Menschen nicht gerecht zu werden, im Kontext einer evangelisch-theologischen Arbeit nicht sehr plausibel; arbeitet doch insbesondere die lutherische Theologie ihrerseits gerne mit unaufhebbaren Dichotomien, hinter denen die großen Einheitsfiguren von Welt (geschaffen-gefallen), Mensch (Sünder-Gerechter), Gott (offenbar-verborgen) zurücktreten. Schwerwiegend ist an dieser Stelle hingegen das Argument, dass auch Plessner vorbringt: Die Trennung der beiden Erfahrungsstellungen steht im Gegensatz zum „natürlichen Realismus der naiven Einstellung" (51), der das Verhältnis von Ich und Welt sowie von Ich und Körper anders, verwobener, komplexer erfährt.[13] Nun hat die „naive" Einstellung an sich noch keine philosophische Dignität, die höher zu veranschlagen wäre als das Theorieniveau etwa der Kant'schen Kritiken. Bei der Krankheitserfahrung geht es aber um eben diese Perspektive der „naiven" Einstellung, für deren hochkomplexe Körperverhältnisse eine angemessene Beschreibung gefunden werden muss. Hier wirkt die aufgewiesene Trennung der beiden nicht ineinander überführbaren Erfahrungsstellungen kontraproduktiv, weil sie den Körper nur entweder als Gegenstand einer naturwissenschaftlichen Physiologie oder als qualitative Erscheinung in der Innenwelt eines Subjekts fassen kann, aber die komplexen Verschränkungen zwischen beiden, insofern sie materiale Elemente der Krankheitserfahrung sind, theoretisch nicht rekonstruieren kann. Dies gilt vor allem für die Krankheitserfahrung des Kranken selbst, der sein Befinden mit den ihm mitgeteilten Diagnosen in Verbindung bringt. Das gilt *mutatis mutandis* aber auch für die Art, wie Medizinprofessionelle die Krankheit ihrer Patientinnen und Patienten erfahren. Auch sie verbinden die ihnen kundgegebene bzw. durch leibliche Einfühlung eingenommene Innensicht des Krankseins mit dem biomedizinischen Blick auf den Körper als einen naturgesetzlich beschreibbaren Gegenstand. Das von Plessner namhaft gemachte Grundproblem, dass der Mensch seiner selbst in der Welt der äußeren Erscheinung nicht mehr ansichtig wird,[14] bricht also insbesondere an der Krankheitserfahrung auf.

---

[13] Siehe dazu Kapitel 2.2.
[14] Vgl. HAUCKE 2000, 20; 31.

Dies wird noch deutlicher, wenn der Umgang mit Krankheit, insbesondere in der Medizin, als kulturelles Feld verstanden wird, das eine Geschichte hat. In dieser sind geisthafte und naturhafte Elemente auf sich wandelnde, jeweils aber unentwirrbare Weise ineinander verwoben. Hier gilt, was Plessner allgemein für kulturell-geschichtliche Größen feststellt:

[M]it einem Alternativschema Physisch-Psychisch kann eben niemand historische, soziale, kulturelle Größen erfahrungsmäßig fassen, die aus sinnlichem Stoff, an Psychisches appellierend und mit Psychischem durchtränkt geistig-sinnhaft, wertvoll oder wertlos sind und, an den Sphären der ausgedehnten Natur, der Innerlichkeit partizipierend, aus unwirklichem Sinngehalt bestehen. Staat, Wirtschaft, Sitte, Kunst, Religion, Wissenschaft, Recht –, die komplexen wie die elementaren Größen dieser eigentümlichen Zonen der Kultur und Geschichte verlangen nicht als Konglomerate aus Physischem, Psychischem und vielleicht noch einem Dritten, sondern als ursprüngliche Einheiten begriffen zu werden. (73f.)

Als Erfahrung der natürlichen Einstellung wie auch als kulturelle Größe stellt die Krankheit also das Problem, das Verhältnis von Geistigem und Naturhaftem jenseits eines „cartesianischen" Dualismus anthropologisch neu zu bestimmen. Gesucht ist eine philosophische Anthropologie, die sich intensiv dem „Material" konkreter körperlicher Erfahrung widmet und dabei insbesondere die physische Existenz des Menschen für die Frage nach dem Wesen des Menschen ernstnimmt – unabhängig davon, inwieweit diese Anthropologie sich dann selbst noch einmal in einem transzendentalphilosophischen Rahmen rekonstruieren lässt oder nicht.[15] Eine solche philosophische Anthropologie hat eine doppelte Aufgabe: Zum einen muss sie es leisten, „den Menschen als geistig-sittliche und als natürliche Existenz auf Grund *einer* Erfahrungsstellung zu begreifen" (14), und sie muss zum anderen erklären, warum die Gegenüberstellung zwischen einer dinghaften Äußerlichkeit des Körpers und einer Innerlichkeit des Seelischen und Geistigen nicht nur philosophiegeschichtlich wirksam geworden ist, sondern auch einigen Anhalt an der Erfahrung hat. Sie hat also den „Doppelaspekt von Körperlichkeit und Innerlichkeit" in Gegenständen und Methoden durchaus zu seinem Recht zu bringen und darf ihm keinen unterkomplexen Monismus entgegensetzen; aber sie darf den Dualismus auch nicht auf prinzipieller Ebene festschreiben.[16] Ebendies ist das Programm von Plessners 1928 erstmals erschienenem Hauptwerk *Die Stufen des Organischen und der Mensch*: „Nicht auf die Überwindung des Doppelaspekts als eines (unwidersprechlichen) Phänomens, sondern auf die Beseitigung seiner Fundamentalisierung, seines Einflusses auf die Fragestellung ist es im folgenden abgesehen." (70) Im Folgenden wird dieses Programm, konzentriert auf seinen Beitrag zum Verständnis der Krankheitserfahrung, rekonstruiert.

---

[15] So VÖLMICKE 1994; dagegen HARTUNG 2003, 116. Zu Plessners Beziehung zu Kant vgl. weiterhin REDEKER 1993, 39ff.; 65ff.

[16] Vgl. LW 39 u.ö.; St 76.

Plessner gewinnt sein Programm aus der Kombination von drei Ansätzen zeitgenössischen Philosophierens, die je auf ihre Weise versuchen, die als „Cartesianismus" problematisierte Diastase von Natur und Geist, Materialismus und Idealismus konzeptionell zu unterlaufen: Lebensphilosophie (1.), Hermeneutik (2.) und Phänomenologie (3.). Sie sollen hier nacheinander aus der Sicht Plessners skizziert werden.

(1.) Die intuitionistische *Lebensphilosophie* Henri Bergsons verdankt sich dem Bemühen, mit dem Lebensbegriff eine gemeinsame „Erfahrungsrichtung" (13) für das Natürliche und das Geistige des Menschen aufzuweisen.[17] Das Leben ist diejenige schöpferische Macht, die Sein und Bewusstsein, Natur und Intellekt gleichermaßen durchdringt. Es ist weder adäquat zu erfassen im Rahmen einer Theorie des (Selbst-)Bewusstseins, etwa in der Reflexion auf die Bedingungen der Möglichkeit von Naturerkenntnis (Immanuel Kant), noch als Naturmechanismus, etwa durch die Einordnung der apriorischen Voraussetzungen der Erkenntnis in die Naturgeschichte als Resultate der Evolution (Herbert Spencer).[18] Das Leben erschließt sich nach Bergson allein durch organisch-vitale Intuition der an ihm Teilnehmenden. Plessner kritisiert den Antiintellektualismus Bergsons als unzureichendes Fundament für einen Begriff der Erfahrung wie auch als Suspendierung der Wahrheitsfrage. Aber er übernimmt den Ansatzpunkt beim Begriff des Lebens als einer ersten Verklammerung von Natur und Geist.[19] Auch eine philosophische Anthropologie hat das Leben als Grunddatum zu behandeln: „Den Menschen trägt die lebendige Natur, ihr bleibt er bei aller Vergeistigung verfallen, aus ihr zieht er die Kräfte und Stoffe für jegliche Sublimierung. Deshalb drängt von selbst die Forderung nach einer philosophischen Anthropologie auf die Forderung nach einer philosophischen Biologie, auf eine Lehre von den Wesensgesetzen oder Kategorien des Lebens." (76) Das Problem von Geist und Natur ist mithin nicht durch die Introspektion des Geistes zu lösen. Vielmehr muss „Geist" sukzessive aus dem „Leben" aufgebaut werden (*Stufen des Organischen*), soll der Auflösung der Vernunft in biologische bzw. psychologische Prozesse gewehrt werden.[20]

Für die Entfaltung des Lebensbegriffs muss Plessner den zeitgenössischen biophilosophischen Gegensatz von Vitalismus und Mechanismus unterlaufen, da dieser selbst unter den Bedingungen des cartesianischen Dualismus steht. Der Mechanismus reduziert das Leben allein auf das Quantifizierbare und leugnet einen eigenen Status der Qualitäten. Der Vitalismus hingegen erkennt die „nur anschauungsfähigen Schichten" (109) der Wirklichkeit an, macht

---

[17] Vgl. insbesondere BERGSON 1907.

[18] Vgl. St 6; PLESSNER 1961, 151ff.

[19] Vgl. St 89; HAUCKE 2000, 48. Plessner sieht hier Schelling, Schopenhauer und Nietzsche als Vorgänger (vgl. PLESSNER 1961, 149).

[20] Vgl. FISCHER 2000, 270; HAUCKE 2000, 19ff.; 39–42.

aber den Fehler, die Qualität der Qualitäten auf der falschen, nämlich letztlich empirischen bzw. in die Empirie hineinreichenden Ebene anzusiedeln. Demgegenüber betont Plessner ebenso das Recht naturwissenschaftlicher Reduktion – die lebendigen Körper sind empirisch nicht mehr, als ihre biologische, physikalisch-chemisch reduzible Zusammensetzung zeigt – wie deren Grenze, insofern die Erfahrungsbegriffe der Naturwissenschaften keinen Zugang zu den Qualitäten der Anschauung gewähren. Die Naturgebundenheit des menschlichen Lebens erfordert es mithin, in einer Philosophie des Menschen auch eine nichtreduktive Philosophie der Natur zu entfalten: Nötig ist „eine nicht empirisch restringierte Betrachtung der körperlichen Welt, aus der sich die geistig-menschliche Welt nun einmal aufbaut, von der sie abhängt, mit der sie arbeitet, auf die sie zurückwirkt" (St 26). Dies kann nicht im Modus einer bloßen Übernahme naturwissenschaftlicher Begriffe in die Philosophie geschehen, da diese den cartesianischen Dualismus zu ihrer Voraussetzung haben. Zwar nimmt Plessner in den *Stufen* in breitem Umfang naturwissenschaftliches Wissen seiner Zeit auf, gesteht diesem aber argumentationslogisch nur den Status illustrierender Beispiele zu.[21]

Für den Gang der vorliegenden Arbeit ergeben sich hier Anschlusspunkte an biomedizinische Konzepte von Krankheit einerseits und an theologische Behandlungen des Lebensbegriffs andererseits.[22]

(2.) Über Bergson hinausgehend sieht Plessner eine „neue Lebensphilosophie" in der Entwicklung begriffen, „freilich nicht intuitionistischer und nicht erfahrungsfeindlicher Art, die unter dem Aspekt der Geisteswissenschaften und der Geschichte eine vollkommene Revolution der Begriffe vom Dasein in allen seinen Sphären erzwingt und dadurch den Weg weist, den Menschen als geistig-sittliche und als natürliche Existenz auf Grund *einer* Erfahrungsstellung zu begreifen" (14). Sie entsteht auf der Grundlage der *Hermeneutik* Wilhelm Diltheys.[23] Diese war angetreten, den Geltungsstatus der historischen

---

[21] „Die Untersuchung hält sich dabei strikt im Rahmen der äußeren Anschauung, welche die Operation des Biologen und des Verhaltensforschers fundiert. Wo immer es angezeigt erscheint, theoretische Aussagen der Naturwissenschaft oder, im letzten Kapitel, der Geisteswissenschaften einzubeziehen, tut sie das im exemplifizierenden Sinn. Niemals verwertet sie solche Aussagen zur Stützung ihres Gedankengangs." (XX) Gleichwohl ruht die Plausibilität des Dargestellten durchaus auf zeitgenössischen biologischen bzw. biophilosophischen Theorien, etwa Jacob von Uexkülls (KÖCHY 2015). Da diese überholt sind, sehen Gutmann und Weingarten die Geltung anthropologischer Aussagen Plessners insgesamt gefährdet (GUTMANN/WEINGARTEN 2005, 184). Demgegenüber gilt es m.E., Plessners eigenen Anspruch, sich nicht auf naturwissenschaftliche Theoriebildung zu stützen, ernstzunehmen. Insbesondere ist „Tier" keine biologische Kategorie (gegen a.a.O., 186), ebensowenig wie „Mensch" im Sinne der Gattung Homo Sapiens oder „Leben" in einem biologischen Sinne zu verstehen wäre (vgl. dazu PLESSNER 1973, 388).

[22] Siehe dazu Kapitel 3.2. bzw. 3.4.

[23] Plessner rezipiert Dilthey im Wesentlichen über Georg Misch (vgl. MISCH 1926); dazu PLESSNER, St V; o.J., 322. Zu Mischs Dilthey-Interpretation vgl. auch JUNG 2001, 94f.

und systematischen Kulturwissenschaften zu begründen. Um ein wissenschaftstheoretisches Gegenstück zu Kants Grundlegung der Physik und Mathematik zu erhalten, musste das theoretische Inventar der drei Kritiken Kants um eine Kritik der historischen Vernunft erweitert werden.[24] Diltheys Ansatzpunkt sind die Gegenstände der Geisteswissenschaft in ihrem Ausdruckscharakter. In ihnen wird *Sinn* vernehmlich. Als „Wissenschaft des Ausdrucks, des Ausdrucksverstehens und der Verständnismöglichkeiten" (23) wird die Hermeneutik zur Grundlegungsdisziplin der Geisteswissenschaften und der philosophischen Logik allgemein. Für die Näherbestimmung des Verstehensbegriffs ist wiederum der Begriff des Lebens zentral: Am Ort des Menschen, in seiner gleichermaßen natürlichen wie geistig-geschichtlichen Wirklichkeit, versteht das Leben sich selbst. Das Leben erfasst sich also nicht wie bei Bergson allein durch die Intuition, sondern es versteht sich im Modus menschlicher Erfahrung von Leben in der Fülle seiner Vermögen. Anschauung und Intellekt, Fantasie und Einfühlungsvermögen wirken zusammen; Natürliches und Geistiges sind im Ausdruck und im Verstehen unauflöslich verklammert. In theoretischer wie in vortheoretischer Einstellung versteht der Mensch sich als Lebendiges unter Lebendigem. Diesen Prozess nach den Bedingungen seiner Möglichkeit zu begreifen ist die Aufgabe der philosophischen Hermeneutik.[25] Es ist diese Verschränkung von Lebensphilosophie und Hermeneutik, die Plessner von Dilthey übernimmt, um sie dann allerdings auf umfassendere Weise in den Dienst zu nehmen. Über die Grundlegung der Geisteswissenschaften bei Dilthey hinaus wird die Hermeneutik bei Plessner zur Basis der philosophischen Anthropologie. Diese ruht auf einer Hermeneutik des Lebens, die nicht nur das Sinnlich-Körperliche als Bedingung von Sinn und Bedeutung auffasst, sondern von einem Ausdruckscharakter des Lebens selbst ausgeht. Am Ort des Menschen versteht das Leben sich selbst nicht erst im Modus der Sprache, sondern schon in seiner basalen Expressivität.[26] Doch schon Sprache ist ohne die Berücksichtigung der „leibhaften Sphäre" nicht angemessen zu begreifen. In diesem Sinne gilt: „Hermeneutik fordert eine Lehre vom Menschen mit Haut und Haaren."[27]

Aus der hermeneutischen Grundlegung der philosophischen Anthropologie ergeben sich zwei Konsequenzen. Zum einen gehen bereits in die Naturphilosophie hermeneutische Kategorien ein. Wenn geistiges Leben sich im Medium des Sinns erfasst, wenn es sich also auf Natürliches als einen Aspekt des Lebens – und insofern auf Natürliches überhaupt – immer schon im Medium des Sinnes bezieht, so kommt schon eine philosophische Ontologie der physischen Dinglichkeit nicht ohne den Aufweis sinnhafter Relationen des Ver-

---

[24] Vgl. St 18.

[25] Vgl. St 321 ff. zur Expressivität; PLESSNER 1961, 156 ff.; 88 ff.

[26] Vgl. REDEKER 1993, 38; 63; 163; KRÜGER 2005, 901; 913.

[27] PLESSNER 1961, 158.

weisens, Bezeichnens und Sich-Ausdrückens aus.[28] Hier zeigt sich der umfassende Anspruch einer Hermeneutik, die nicht auf sprachliche Phänomene beschränkt bleibt.[29] Zum anderen erhält die Anthropologie vermöge ihrer hermeneutischen Fundierung einen geschichtlichen Charakter. Prozesse verstehender Selbsterfassung sind immer geschichtlicher Natur. Fragen nach einem übergeschichtlichen Wesen des Menschen laufen von daher ins Leere.[30] „Nicht nur die Menschen wandeln sich, auch das Menschliche verändert sich im Wandel der Zeit. Alle jene schönen Kataloge und Modelle von Anlage Vermögen, Trieben, in die man den Menschen und sein Verhalten einfangen will, […] durchschauen zu wenig […] die Bedingtheit des Verhaltens durch den Sinn, der es zu Leben und Form erweckt." (LW 13)[31] Der Mensch ist durch eine konstitutive Unbestimmtheit, Unergründlichkeit und Offenheit ausgezeichnet. Die Frage der Philosophischen Anthropologie ist nicht, was das Menschliche materialiter ausmacht, sondern was die Bedingungen der Möglichkeit dafür sind, dass der Mensch sich als etwas bzw. als jemanden erfasst. Für die vorliegende Arbeit ist damit der Zugang zu historisch-kulturell situierten Umgangsweisen mit Krankheit eröffnet.

(3.) Wenn die Hermeneutik die Bedingungen der Möglichkeit von Lebenserfahrung zu ihrem Gegenstand hat, darf sie sich nicht auf die wissenschaftliche Selbsterfassung des Lebens im Modus spezialisierter Begriffsbildung beschränken. Sie muss die vermeintlich sichere Grundlage wissenschaftlich-empirischer Begriffe verlassen und sich eines hiervon unabhängigen Zugangs zur vorwissenschaftlichen Anschauung bedienen. Hierfür dient für Plessner die *phänomenologische Deskription.* „[D]ie meine Generation faszinierende

---

[28] Zur Aufklärung der sinnhaften Strukturiertheit sinnlicher Wahrnehmung im Programm einer Ästhesiologie des Geistes vgl. St 33f. So ist schon die Aspektivität hermeneutisch zu charakterisieren: Zwischen Kerngehalt und Eigenschaft besteht eine sinnhafte Relation (St 84). Umgekehrt ist die Möglichkeit von Sinn konstitutiv an die Materialität der Zeichen gebunden (vgl. HAUCKE 2000, 62). Dazu vgl. ARLT 2001, 103.

[29] Zu den hiermit verbundenen Theorieproblemen vgl. GUTMANN 2005, 130f. Diese können im Kontext der vorliegenden Arbeit allerdings dahingestellt bleiben. Für die Beschreibung und Analyse von Krankheitserfahrungen genügt es festzustellen, dass bereits basale Lebensphänomene, die ein Mensch an sich selbst oder an anderen wahrnimmt, durch Sinnbezüge und Sedimente ‚früherer' Sinngebungen charakterisiert sind.

[30] Insbesondere dürfte Diltheys „historische[r] Relativismus" das Gegengift gegen Schelers „platonisierende[] Wesensforschung" darstellen (vgl. St X, Vorw. zur 2. Auflage).

[31] Gleichwohl ist hier die Dimension des Leiblichen in ihrer transhistorischen Faktizität zu berücksichtigen. „Trotzdem formt der Mensch sich nicht nach seinem Bilde, auch nicht nach dem Bilde eines Höheren allein; es bleibt ein Erdenrest zu tragen peinlich. Hier, in den Kollisionen mit seiner Leiblichkeit, erfährt er eine Grenze, die allem geistig-geschichtlichen Wandel trotzt. … Wie, was, worüber gesprochen, gehandelt, gestaltet wird, das wechselt, weil es dem geschichtlich immer auf neue zu erkämpfenden Geist angehört, der Auffassung, der Zielsetzung, der Bewertung. Aber die Weisen des Sprechens, Handelns, Gestaltens … bleiben in allem Wechsel erhalten." (LW 14)

Wirkung der Phänomenologie beruhte", so schreibt Plessner in seiner Selbstdarstellung, „auf der Rehabilitierung der natürlichen Weltansicht durch eine Methode offener Forschung, welche das Vertrauen zum ursprünglichen Erleben in allen Bereichen sich zum Ziel gesetzt hatte".[32] Allerdings verwehrt er der Phänomenologie Husserls jeden Grundlegungsanspruch.[33] Sie ist lediglich Instrument zur Einlösung des Dilthey'schen Programms, denn sie liefert die „Konzeption einer vorerfahrungsmäßigen, strukturanalytischen Beschreibung, die schlechthin universal auf Gegenstände des ‚Meinens' überhaupt anwendbar ist" (St 28). Mit den Phänomenen kommen gerade jene „Schichten der Unmittelbarkeit" (29) in den Blick, die die Einzelwissenschaften herausreduziert haben. Phänomene bilden daher ein Drittes jenseits des „sterile[n] Dualismus von Erfahrungswissenschaft einerseits, Erkenntnistheorie andererseits" (30).

Plessner führt hierfür ein Beispiel aus dem Bereich mimischen und gestischen Ausdrucks an. Die Frage, wie Körperbewegungen mit seelischen Motiven bzw. psychischen Ursachen verbunden sind, ist ein Problem, das sich allein der Bildung naturwissenschaftlicher Erfahrungsbegriffe verdankt. In der naiven Einstellung wird hingegen sofort die sinnhafte Bewegung eines lebendigen Leibes wahrgenommen, dessen Träger weder Körper noch Seele, sondern etwas gegen diesen gedanklichen Unterschied Indifferentes ist. Wer einem anderen Menschen gegenübersteht, schließt nicht erst von dessen äußeren Körperbewegungen auf innere psychische Ursachen, sondern erfasst die Körperbewegungen als Manifestation einer an und für sich sinnhaften Situation. Ähnliches gilt für das Naturverhältnis des Menschen: Die Natur ist für ihn „nicht Erlebnis, sondern durchaus volle Wirklichkeit" (27), „volle, lebensnahe Realität" (28), deren Phänomenalität sich einer empirisch-wissenschaftlichen Erfassung so entzieht wie die Farbqualität einer Wahrnehmung der physikalischen Optik.[34] Die Art und Weise, wie das Leben sich am Ort des Menschen selbst erfasst, lässt sich insbesondere im Modus einer sorgfältigen Phänomenologie der Wahrnehmung aufschließen, von der Plessners Entfaltung der Stufen des Organischen ihren Ausgang nimmt.

Dass die phänomenologische Inanspruchnahme von Unmittelbarkeit gleichwohl problematisch wird, wenn sie mit Annahmen einer präreflexiven Selbst- oder Weltvertrautheit einhergeht, wird im Laufe von Plessners Explikation deutlich.[35] Methodisch beginnt er die Entfaltung der Stufen des Orga-

---

[32] PLESSNER o.J., 309f.

[33] Vgl. St V mit Verweis auf seine Methodenschrift von 1918; vgl. auch PLESSNER 1963, 235f.; 391ff. Dazu REDEKER 1993, 15; 54–57; KRÜGER 2005, 903ff.

[34] Zu diesem klassischen Beispiel vgl. St XXII; 29.

[35] Plessner argumentiert immer wieder gegen die Inanspruchnahme einer ungebrochenen Unmittelbarkeit menschlicher Selbsthabe. Einschlägig ist hier vor allem das anthropologische Grundgesetz von vermittelter Unmittelbarkeit (vgl. St 321ff.) sowie sein Argument gegen Heidegger: Der Auffassung, „daß der Untersuchung außermenschlichen Seins

nischen dementsprechend nicht beim eigenen Leib, sondern ganz auf ‚objektiver' Seite, beim unbelebten Ding der Wahrnehmung. Insgesamt jedoch steht neben der Lebensphilosophie und der Hermeneutik mit der phänomenologischen Methode eine dritte Verklammerung von Physischem und Psychischem zur Verfügung,[36] die insbesondere einen Zugang zur naiven bzw. präreflexiven Weltsicht eröffnet. Dies ist für den Gang der vorliegenden Arbeit insofern von Bedeutung, als phänomenologische Beschreibungen des Krankseins hier ihren Anschluss finden.[37]

II. Der Mensch als Leib im Körper

Das Zentrum der Philosophischen Anthropologie bildet die „Lehre von den Wesensgesetzen der (psychophysisch neutralen) Person", die wiederum eine „Wissenschaft von den Wesensformen der lebendigen Existenz" (St 28) benötigt. In der Überwindung cartesianischer Dualismen gilt es, den Menschen „unter einem Gesichtspunkt" (XI) in den Blick zu nehmen, in dem Körper bzw. Leib und Seele bzw. Geist zugleich zur Anschauung kommen. Für dieses Zugleich von Momenten, die sonst im Perspektiven- oder Weltdualismus nur jeweils einzeln erscheinen, führt Plessner den Begriff des *Doppelaspektes* ein. Der leibkörperlich-geistseelische Doppelaspekt am Ort des Menschen hat dabei Vorläufer bzw. Abschattungen im nichtmenschlichen Leben und sogar im Bereich der unbelebten Dinge. Auch sie erscheinen bereits unter doppelaspektivischen Bedingungen.

Der Begriff des Doppelaspektes ist ein Beispiel für die von Plessner gesuchte Neutralität des Vokabulars gegenüber den Dualismen, die er unterlaufen will. Es gilt, „unter Vermeidung eben jener geschichtlich belasteten Bestimmungen wie Gefühle, Drang, Trieb und Geist einen Leitfaden zu finden und zu erproben, der die Charakterisierung spezieller Erscheinungsweisen belebter Körper möglich macht. Solche Charakterisierung darf weder mit den begrifflichen Instrumenten der Naturwissenschaft noch mit denen der Psycho-

---

eine Existentialanalytik des Menschen notwendig vorhergehen müsse" (St V) setzt er entgegen, der Mensch sei sich keineswegs selbst existentiell der Nächste, sondern es gelte, „daß sich der Mensch in seinem Sein dadurch auszeichnet, *sich weder der Nächste noch der Fernste zu sein*, durch eben diese Exzentrizität seiner Lebensform sich selber als Element in einem Meer des Seins vorzufinden und damit trotz des nichtseinsmäßigen Charakters seiner Existenz in eine Reihe mit allen Dingen dieser Welt zu gehören" (VI). Zu Plessners Existenzialismuskritik vgl. REDEKER 1993, 234f. An anderer Stelle äußert sich Plessner gegen einen „modischen Anticartesianismus", der versucht, den Dualismus von Physischem und Psychischem durch die Behauptung „einer ursprünglichen Problemlosigkeit der menschlichen Seinssituation" (LW 39) zu unterlaufen, wie auch gegen Rousseauisten und Marxisten als „Utopisten der ursprünglichen Natürlichkeit" (PLESSNER 1961, 193).

[36] Vgl. St 73.
[37] Siehe dazu Kapitel 2.2.

logie erfolgen" (XI). Termini wie der der exzentrischen Positionalität, der zu Plessners Markenzeichen geworden ist, verdanken sich der Suche nach solcherart unbelasteten Begriffen.

Plessner verfolgt die Doppelaspektivität durch eine Stufenfolge von unbelebten Dingen (1.), nichtmenschlichem Leben (2.), insbesondere tierischem Leben (3.) und schließlich menschlicher Existenz (4.). Bei diesem Vorgehen in Stufen handelt es sich nicht um eine von biologischen Abstammungs- bzw. Entwicklungslehren geleitete, sondern um eine „logische Analyse" (XX).[38] Diese verwendet ein „quasitranszendentales" Verfahren,[39] das nicht aus reinen Begriffen ein deduktives System entwickelt, sondern darauf zielt, „zu einem Faktum seine inneren ermöglichenden Bedingungen zu finden" (St XX). Was also sind etwa die Bedingungen der Möglichkeit dafür, dass ein Ding als lebendig erscheint?[40] Um das Wesen des Lebendigen zu ermitteln, werden „*zu* der in konkreter Anschauung gegebenen Größe ‚lebendiges physisches Ding' [...] die inneren Bedingungen ihres Stattfindens gesucht" (St 121). In der Explikation dieser Bedingungen zeigt sich auf jeder Stufe ein konstitutiver Mangel, der in der nächsten Stufe überwunden ist; daraus rechtfertigt sich die Stufenfolge. Allerdings ist jeder Mangel einer Stufe erst von dem Standpunkt der höheren Stufe aus erkennbar. So sind die späteren Stufen, insbesondere die Stufe des Menschen, in der Entfaltung der früheren Stufen bereits hintergründig präsent.[41] Dies gilt insbesondere für die Untersuchung der Wahrnehmung unbelebter Dinge, mit der die Analyse beginnt.

(1.) „Jedes in seinem vollen Dingcharakter wahrgenommene Ding erscheint seiner räumlichen Begrenzung entsprechend als kernhaft geordnete Einheit von Eigenschaften." (St 81) In die Wahrnehmung des Dings gehen sinnliche Daten ein; gleichwohl ist das Ding, als Ding wahrgenommen, mehr als die Summe der aktuell wahrgenommenen oder potenziell überhaupt wahrnehmbaren sinnlichen Daten. Es wird wahrgenommen als eines, das sich von unterschiedlichen Seiten aus zeigen kann und in diesem Sinne unterschiedliche Aspekte verbindet. In der Wahrnehmung von einer Seite aus erscheint es als ein Ganzes, das gleichwohl nicht auf ein Mal erscheint, „als ‚tiefes' Kontinuum von Aspekten" (83) und darin als mehr als die Summe dieser Aspekte. Die Aspekte verweisen auf einen Kern, bei dem es sich, wie die philosophische Besinnung zeigt, nicht um die räumliche Mitte handelt, sondern um den „Substanzkern" (86), der die Eigenschaften trägt. Das Ding erscheint mithin nicht nur unter der relativen Divergenz von Innen und Außen im Raum, son-

---

[38] Vgl. PLESSNER o.J., 324f.

[39] KRÜGER 2005, 907. Vgl. dazu REHBERG 2010, 30.

[40] Dabei geht es nicht nur um die im Objekt liegenden Bedingungen (gegen LINDEMANN 2005, 85), sondern im Fortgang der Analyse auch um die subjektseitigen Bedingungen – dann nämlich, wenn der Mensch als exzentrisch positioniertes Lebewesen in den Blick kommt, der eine Welt hat (dem also überhaupt etwas als Ding erscheint).

[41] Vgl. HAUCKE 2000, 30; 49.

dern auch unter der absoluten, nicht durch physische Manipulation umkehrbaren Divergenz von Substanz und Akzidenzien. Schon die Wahrnehmung des Dings steht also unter den Bedingungen des Doppelaspektes. Im Verhältnis des Dings zu seinen Eigenschaften besteht eine charakteristische Zweideutigkeit: Einerseits besteht es in nichts anderem als in seinen Eigenschaften – es *ist* seine Eigenschaften –, andererseits erscheint es als substantieller Träger seiner Eigenschaften: Es *hat* seine Eigenschaften.[42] Indem in der Wahrnehmung ein substantieller Kern in Anspruch genommen wird, verweist – eine hermeneutische Relation! – schon die unbelebte Körperlichkeit über das sinnlich-empirisch Erfahrbare hinaus. Damit ist der Ansatzpunkt für höherstufige Doppelaspekte auf der Stufe des Lebendigen oder des Menschen gegeben.[43]

Plessner nimmt hier wie im Folgenden klassisches ontologisches Vokabular in den Dienst. Allerdings bindet er dieses in seinem epistemischen Status konsequent an die Erscheinung zurück. Ein „Seinsunterschied" ist – „und diesen Satz halte man sich während der Lektüre des Buches ständig vor Augen – kein für sich, sondern nur in seinen Konsequenzen oder seiner Erscheinung erfahrbarer Unterschied" (St 106).[44] Insofern ist schon in der naturphilosophischen Grundlegung der Mensch als Wahrnehmender präsent; das Wesen der Dinge erschließt sich dann aus der Rückfrage nach den Bedingungen der Möglichkeit ihres Erscheinens.

Nun tritt der Doppelaspekt in der Anschauung des unbelebten Dings nicht selbst zutage. Er erschließt sich lediglich der philosophischen Reflexion auf die Anschauung als Voraussetzung dessen, dass überhaupt ein Ding erscheint, liegt aber selbst nicht im Bilde.[45] Dies ändert sich beim lebendigen Ding; es ist, von diesem aus gesehen, der konstitutive Mangel des Unbelebten, der auf das Leben als nächste Stufe führt.

(2.) Das Lebendige zeichnet sich dadurch aus, dass der Doppelaspekt an ihm in die Erscheinung tritt: „Körperliche Dinge der Anschauung, an welchen eine prinzipiell divergente Außen-Innenbeziehung als zu ihrem Sein gehörig gegenständlich auftritt, heißen lebendig." (89) Im Falle des Lebens wird die Divergenz von Substanz und Akzidenzien selbst akzidenziell in dem Sinne, „daß die erscheinende Gesamtheit des Dingkörpers als Außenseite eines *un*aufweisbaren Innern sich darbietet, welches Innere – wohlgemerkt – nicht die Substanz des Dinges ist, sondern mit zu seinen (sonst aufweisbaren) Eigenschaften gehört" (100). Kennzeichnend für das Leben ist mithin nicht nur eine materiale Veränderung der Erscheinung gegenüber dem unbelebten

---

[42] Vgl. St 102.

[43] Die Selbstständigkeit des Dings gegenüber der Gestalt, in der es erscheint, ist dabei eine Vorstufe der Selbstständigkeit des Lebewesens gegenüber seiner Umgebung (vgl. LINDEMANN 2005, 87ff.).

[44] (Im Original teilweise kursiv.) Vgl. dazu HAUKE 2000, 42.

[45] Vgl. St 88.

Ding, sondern auch eine formale Veränderung der Erscheinungsweise eines Dings: Lebendige Dinge erscheinen nicht „kraft des Doppelaspekts, sondern im Doppelaspekt" (89).

Auf welche Weise tritt das unaufweisbare Innere in die Erscheinung? Hier verweist Plessner auf das Phänomen der Grenze.[46] Das unbelebte Ding hat lediglich einen Rand, an dem sein räumliches Innen in sein räumliches Außen übergeht. Innen und Außen sind nicht absolut divergent, sondern können ineinander übergeführt werden, wenn ein Ding umgestülpt oder zerschnitten wird, und so früheres Inneres zum Außen wird und umgekehrt. Für ein Lebewesen ist seine Grenze ebenso ein räumlicher Rand, aber sie ist noch mehr: Sie ist Aspektgrenze, „in welcher der Umschlag zweier wesensmäßig nicht ineinander überführbarer Richtungen erfolgt" (St 102). Das Lebewesen erscheint als ein Ding, dessen Außen und Innen wesensmäßig unterschieden sind. Dabei ist seine Grenze nicht nur eine virtuelle Zwischenfläche zwischen ihm und seiner Umgebung, sondern gehört reell dem Körper selbst an.[47] Denn die Grenze gewährleistet die Selbstständigkeit des Lebewesens gegenüber seiner Umgebung; sie ist eine „Minimalbedingung" (St XX) der Lebendigkeit. Als solche ist sie eine Eigenschaft des lebendigen Körpers selbst: Er *hat* seine Grenze.[48]

Plessner legt Wert darauf, dass eine Grenze als solche empirisch nicht aufweisbar ist. Ein Naturwissenschaftler wird nur physikalische und chemische „Faktoren, auf denen die Begrenzung beruht", sehen, aber nicht die organische Ganzheit eines Lebewesens, das seine Grenze hat.[49] Der Begriff der Begrenzung ist „in seiner visuellen und taktilen Anschaulichkeit zu nehmen"; der damit benannte Sachverhalt lässt sich „nur verstehen, aber nicht zeichnen" (XX). Ein Lebewesen wird wahrgenommen als eines, das von seiner Umgebung abgegrenzt ist und dadurch eine relativ konstante Form, Vereinzelung und Selbstständigkeit gegenüber der Umgebung wahrt.

Vermöge seiner Grenze ist jedoch ein lebendiger Körper nicht nur gegen seine Umgebung abgeschlossen, sondern ebenso ihr gegenüber geöffnet. Indem ihm diese Grenze reell angehört, erscheint dieser doppelte Umgebungsbezug gleichsam als ‚Leistung' des lebendigen Körpers. Plessner ist bemüht, die Beziehung des lebendigen Körpers zu seiner Umgebung zu beschreiben, ohne sich durch die Verwendung von reflexiven Verbformen ein „Selbst" des Lebewesens zu erschleichen. Der lebendige Körper zeichnet sich im Allgemeinen nicht durch eine Selbstbeziehung, aber durch eine „Ihmbeziehung" (130) aus: Er ist „über ihm hinaus" (128), wenn er das Ding, das er ist, in

---

[46] Hier sind, ungenannt, Hegel und Simmel rezipiert (vgl. FISCHER 2000, 272f.).
[47] Vgl. St 103.
[48] Vgl. St XXf., 106.
[49] Zu den übergestalthaften, ganzheitlichen Qualitäten der Organisation von Lebewesen vgl. KÖCHY 2015a; 2015, 33.

Richtung auf seine Umgebung transzendiert, und er ist „ihm entgegen" (ebd.)
bzw. „[i]n ihm hinein" (130), wenn er gegen seine Umgebung abgehoben erscheint.[50] In dieser Doppelung von vitaler Äußerung und Abschließung erscheint er als „gegen seine Umgebung gestellt" (131) oder *gesetzt*.[51] Er zeigt
eine gewisse Eigenständigkeit gegenüber dem, was ihn umgibt. Er ist nicht
mechanisch-fest in die Umgebung eingebunden, sondern erscheint als abgehoben, gelockert, mit einem „Spielraum" (137) versehen, ohne jedoch notwendigerweise als beseelt oder gar personifiziert zu erscheinen. Während der
anorganische Körper lediglich eine Stelle im Raum füllt, „behauptet [das Le-
bewesen] von ihm aus einen Ort" (131): Es ist charakterisiert durch
Positionalität.

Der Begriff der Positionalität – „derjenige Grundzug seines Wesens [...],
welcher einen Körper in seinem Sein zu einem gesetzten macht" (129) – ist
der Grundbegriff für Plessners Philosophie des organischen Lebens. Mit seiner Hilfe kann das menschliche Leben als Teil eines Kontinuums der Lebens-
formen und zugleich in seiner spezifischen Differenz begriffen werden.[52]
Positionalität bezeichnet die Richtungsdivergenz von Außen und Innen, den
Doppelaspekt, der an grenzrealisierenden Lebewesen in die Erscheinung tritt.
Sie ist nicht räumlich, sondern bezeichnet gerade die Differenz zur bloßen
physischen Gestalt; aber damit ist sie konstitutiv auf den Raum bezogen und
insofern *raumhaft*. Mit dem Begriff der Positionalität ist das gesuchte Dritte
gegenüber dem cartesianischen Dualismus gefunden: Die „Sphäre der
Positionalität [... darf] eben dem Unterschied von psychisch und physisch
gegenüber neutral in konvergenter Blickstellung als die beide Seiten des lebendigen Seins umfassende Existenzsphäre gelten" (244).[53] Das Gesetztsein
oder Gestelltsein des Lebewesens gegen seine Umgebung impliziert eine
prinzipielle Innen-Außen-Divergenz, aber keinen leibseelischen Dualismus.

---

[50] Diese gekünstelt erscheinende Redeweise ist gleichwohl nicht unglücklich gewählt.
An die Stelle des Reflexivpronomens als eines direkten Objekts tritt, so interpretiere ich
die Konstruktion, ein Dativus commodi als indirektes Objekt. In seiner grenzregulierten
Absatzbewegung von der Umgebung wendet sich der lebendige Körper nicht auf *sich*
selbst zurück. Was an dieser Grenze geschieht, präziser: was an ihr in Erscheinung tritt,
vermittelt keine *intentio obliqua*, nicht einmal überhaupt eine *intentio*. Nichtsdestotrotz ist
es einerseits dem lebendigen Körper zuzurechnen (er hat seine Grenze) und kommt *ihm*
andererseits zugute (Dativus commodi), indem es ihn von der Umgebung abhebt und ihm
den Spielraum der Raumbehauptung verleiht, den PLESSNER als Positionalität bezeichnet.

[51] Zur Anspielung auf Fichtes Begriff der Setzung vgl. PIETROWICZ 1992, 369f. Bei
Plessner handelt es sich gerade nicht um eine Figur der Selbstsetzung (und damit der Behauptung), sondern gerade umgekehrt um eine Figur des Gesetztseins (und damit der Anforderung, sich zu behaupten).

[52] „Der Charakter der Positionalität ist bei aller Anschaulichkeit weit genug, um die Da-
seinsweisen pflanzlichen, tierischen und menschlichen Lebens als Variable darzustellen,
ohne auf psychologische Kategorien zurückzugreifen." (St XIX). Vgl. St 324f.

[53] Vgl. St 260; PLESSNER o.J., 326.

Den weiten, mit zahlreichen Verweisen auf die zeitgenössische Biologie illustrierten Verästelungen der Plessner'schen Biophilosophie kann hier nicht nachgegangen werden.[54] Zwei Aspekte sind jedoch von unmittelbarer Bedeutung für das Thema der Krankheit: der Prozesscharakter des Lebens und die organische Einheit des Lebewesens. Im Prozess des Lebens kommen das „Über ihm Hinaus" und das „In ihm Hinein" (St 139) des lebendigen Körpers zu einer synthetischen Verbindung: Indem er etwas anderes wird, bleibt er, was er ist. Im Spielraum, den sein Typus zulässt, durchlebt er eine Entwicklung. Das Lebendige *ist* nur im Prozess. Dieser Prozess ist ein Werden eines Beharrenden bzw. ein Beharren eines Werdenden. Als reines Werden, ohne die „Macht des Beharrens" (133), die in der realisierten Grenze selbst liegt, zerstörte sich hingegen das Lebendige selbst und fiele der Vernichtung anheim. Näherhin ist dieser Prozess durch einen Antagonismus von Assimilation und Dissimilation gekennzeichnet, mittels derer ein Lebewesen gegen die „immanente Selbstaufhebung des Lebens" (199) sich, oder besser: *ihm*, erhält.[55] Ohne dass Plessner in den entsprechenden Abschnitten auf das Thema der Krankheit einginge, beschreibt er den Lebensprozess durch wiederkehrende Verweise auf Zerstörung, Vernichtung, Auflösung als einen in sich selbst riskanten Prozess.[56]

Jedenfalls riskant ist die innere Differenzierung des lebendigen Körpers in funktionell bzw. morphologisch spezifizierte Organe. Zwar sind diese unmittelbar lediglich Bausteine, Teile, des Körpers, der aus nichts anderem als aus ihnen besteht. Der Körper *ist* seine Organe. Doch diese Teil-Ganzes-Beziehung ist reicher strukturiert.[57] Denn die Teile erscheinen in einer relativen Eigenständigkeit gegenüber dem Ganzen. Ein Lebewesen hat Blätter oder Beine; es besteht nicht nur aus ihnen, sondern steht ihnen auch gegenüber. Organe, ob für das Überleben entbehrlich oder nicht, erscheinen als vom Körper ablösbar und gleichzeitig ihm zugehörig. In diesem Sinne *hat* das Ganze des Körpers die Organe als Glieder. Durch eine Ablösung verlöre allerdings der Körper unter Umständen sein Leben; die Organe sind Mittel des Ganzen zum Leben. In Funktion und Morphologie stimmen sie so zueinander, dass der Körper als ganzer lebt. Durch diese Mittel-Zweck-Zuordnung ist der Körper als Ganzes in den Teilen repräsentiert; die Ganzheit des Ganzen ist vermittelt durch dessen Vertretung in den Teilen, die ihm als Mittel dienen.[58]

---

[54] Vgl. dazu etwa KÖCHY 2015 und die dort genannte Literatur.

[55] Vgl. St 196–200.

[56] Zu Altern und Tod vgl. St 146ff.

[57] Vgl. St 165ff.

[58] Es handelt sich um ein *„harmonisch äquipotentielles System"* (St 162), wie Plessner im Anschluss an Driesch formuliert. Von hier aus sind Phänomene der Regeneration und Restitution ganzer Organe, also der Selbstheilung, zu verstehen, die eine mechanistische Theorie des Lebewesens nicht erklären kann (vgl. ebd.).

Indem also Organe nicht nur Teile, sondern auch Glieder und als solche Mittel des lebendigen Körpers sind, indem der Körper seine Organe nicht nur *ist*, sondern diese auch *hat*, besteht eine prekäre Beziehung zwischen dem Leben in seiner unmittelbaren Einheit und dem Modus seiner Organisation. „Man sieht wohl gern den physischen Leib des Lebewesens als reines Ausdrucksfeld des dahinströmenden Lebens an. Aber man vergisst dabei die Implikation gegensinnig gerichteter Tendenzen, die in der Grundgesetzlichkeit des Lebens selbst ihren Ursprung haben. Organisation, ob zentralistisch oder dezentralistisch, überwächst das Leben, das doch nur in ihr physisch wird." (171; vgl. 193) Das Lebewesen ist ein Ganzes nur, indem es sich in Einheiten differenziert, die sich ihm gegenüber relativ verselbständigen. In diesem „wesensmäßigen Konflikt zwischen den Organen und dem Organismus" (194) trägt es den Keim der Desintegration bereits in sich.

Dies wird deutlicher, wenn die Doppelaspektivität des lebendigen Körpers von *Über ihm Hinaus* und *Für ihm Sein* mit dessen organischer Struktur zusammengedacht wird. Denn der Kontakt des Körpers mit seiner Umgebung, dessen funktionelle wie morphologische Passung in seine Umwelt und die damit verbundenen Prozesse der Assimilation und Dissimilation sowie der Anpassung sind eben durch die Organe vermittelt. Die Positionalität des lebendigen Körpers ist vermittelt durch die Offenheit seiner Organe gegenüber dem sie umgebenden *Positionsfeld*:

> In seinen Organen geht der lebendige Körper aus ihm heraus und zu ihm zurück, sofern *die Organe offen sind und einen Funktionskreis mit dem bilden, dem sie sich öffnen*. Offen sind die Organe gegenüber dem *Positionsfeld*. So entsteht der *Kreis des Lebens*, dessen eine Hälfte vom Organismus, dessen andere vom Positionsfeld gebildet wird. (191f.)[59]

Die Organe, die die Ganzheit des Ganzen vermitteln, tun dies also nur, indem sie dieses öffnen auf das hin, was es nicht ist, es also zum Teil eines Ganzen machen, das größer ist als es selbst: des Lebenskreises. Indem sie den Organismus an sein Medium „ketten", nehmen sie ihm die Autarkie. Sie müssen „die Macht, welche der lebendige Körper wesenserzwungen von ihm abtat und an sie delegierte, ausüben und damit sich gegen die für sie (unmittelbar) bestehende Einheit wenden" (St 194).[60]

Es ist also die Organisation des Lebens selbst, die dessen unmittelbarer Einheit gefährlich werden kann: zum einen durch die relative Selbstständigkeit der Organe gegenüber dem Ganzen des Körpers und zum anderen durch die Bedürftigkeit und Angewiesenheit auf die Umwelt, die die zum Positions-

---

[59] An dieser Stelle nimmt Plessner Jacob von Uexkülls Theorie des Funktionskreises zwischen Organismus und Umwelt auf (vgl. PLESSNER 1961, 162–164; KÖCHY 2015, 40).

[60] Hierbei handelt es sich um eine Grundfigur Plessners: Eine unmittelbar bestehende Einheit erweist sich gleichzeitig als vermittelt (vgl. St 193). „Ganzheit ist vermittelte Einheit." (St 187) Auf der Stufe des Menschen kommt diese vermittelte Unmittelbarkeit selbst zu Bewusstsein (vgl. St 321ff.).

feld offenen Organe vermitteln. Mit dieser ist die Möglichkeit von „Unstimmigkeiten zwischen Organismus und Umwelt" (201) gegeben. „In dem Feld, das seinen natürlichen Ort enthält, mit ihm und gegen es gestellt, muß der lebendige Körper existieren – zwischen Frieden und Kampf, auf Leben und Tod. Deshalb heißt Leben in Gefahr Sein, heißt Existenz Wagnis." (207) Bereits auf der Stufe des organischen Lebens zeigt sich damit auch die Möglichkeit endogener wie exogener Krankheiten, die die vitale Ganzheit eines Lebewesens bedrohen können.[61] Auch Alterungsprozesse lassen sich von hier aus verstehen: So nimmt im Verlauf des Lebensprozesses die Differenzierung und damit die Spezialisierung der Organe zu. Indem er sich solcherart entfaltet, aktualisiert der Organismus beständig Möglichkeiten. Da er jedoch begrenzt ist, kann dies nicht unendlich fortgeführt werden; in diesem Sinne geht „das Leben an ihm selber zu Grunde" (169; vgl. 199).

(3.) Alles organische Leben steht unter der Aufgabe, die Geschlossenheit des lebendigen Körpers mit der Öffnung gegen die Umgebung in Ausgleich zu bringen. Unbeschadet aller Übergangsformen gibt es zwei Grundtypen des Ausgleichs: Im pflanzlichen Typ dominiert die Öffnung; der Organismus ist seinem Lebenskreis unmittelbar eingegliedert, eher unselbständig, insbesondere zumeist nicht zur Ortsbewegung fähig, organisch eher wenig differenziert und entsprechend durch eine hohe Selbstständigkeit der Einzelteile, die teils auch ohne den Organismus bestehen können („Dividualität", 220), charakterisiert. Die vitale Mitte des Organismus tritt im Falle der Pflanze nicht als bündelndes Zentrum auf.[62] Im tierischen Typ dominiert hingegen die Abgeschlossenheit gegen die Umgebung. Organisch stark differenziert, dem Lebenskreis nur mittelbar eingegliedert und insofern ihm gegenüber in höherem Maße selbstständig, mit stark auf das Ganze bezogenen Einzelteilen, erscheint das Tier gerade als das, was die Pflanze nicht ist: konstitutiv individuell. Der Antagonismus der gegeneinander differenzierten Organe – insbesondere der nun voneinander getrennten sensorischen und motorischen Organisation – wird im Tier dadurch ausgeglichen, dass es ein Zentralorgan besitzt, in dem alle anderen Organe repräsentiert sind, und das seinerseits den Körper in seiner Ganzheit vertritt.[63] Dementsprechend ist der Körper in sich noch einmal vermittelt. Die vitale Mitte des Tieres erscheint von dessen Körper noch einmal abgesetzt, abgehoben, in Distanz; der Körper erscheint von dieser vitalen Mitte abhängig. Plessner entfaltet dies durch eine terminologische Unterscheidung, die in anderer Form auch für den Menschen eine we-

---

[61] Dazu siehe unten, IV.

[62] Zur Mitte des Körpers vgl. St 158; 161; LW 46; zum Verlust der ungeteilten Zentralität des Körpers durch die Organisation vgl. St 171; 193.

[63] Vgl. St 228; 256–258. Für die Zwecke der vorliegenden Rekonstruktion genügt es, das Tier auf der Ebene zentraler Organisation zu betrachten. Plessner unterscheidet hiervon noch einmal das dezentral organisierte Tier (paradigmatisch: die Wirbellosen; vgl. St 245ff.; 252).

sentliche Rolle spielt: Der Körper des Tieres erscheint zugleich als eine von
der vitalen Mitte abhängige Körperzone, als *Leib*.[64] In diesem Sinne *ist* das
Tier sein Körper, aber es *hat* seinen Leib. Es beherrscht ihn, behauptet seinen
Raum aus seiner Mitte heraus. Seine Positionalität ist durch *Zentralität* gekennzeichnet.

In der Absetzung der Mitte vom Leib ist sich das Tier mithin körperlich
selbst gegenwärtig. Als solches steht es seinem Umfeld frontal gegenüber,
merkt, was ihm gegenübertritt (ist also bewusst) und reagiert spontan darauf.
Allerdings ist dem Tier seine vitale Mitte nicht noch einmal selbst gegeben;
von ihr ist es nicht noch einmal abgehoben. Es lebt aus dieser Mitte heraus,
lebt aber nicht *als* Mitte. Es beherrscht seinen Leib, ohne sich dieser Beherrschung selbst gewahr zu werden. Das Haben seines Leibes ist eine echte
Rückbezüglichkeit, ein „Sich" (238); das Haben selbst bleibt aber verborgen.
Das Tier ist kein Ich, das das Haben selbst noch einmal haben könnte. Es geht
im zentrisch-positionalen Lebensvollzug, im Hier und Jetzt auf.

Die Stufenfolge des Organischen führt also auf eine rekursive Struktur.
Dieselbe Figur, die das Organische vom Anorganischen unterschied, wird
noch einmal auf das Organische selbst angewandt. Der lebendige Körper erscheint seiner Umgebung gegenüber abgesetzt, ihr gegenübergestellt, mit einem Spielraum versehen. Im Tier erscheint dieser lebendige Körper nun noch
einmal sich selbst gegenüber abgesetzt, in sich hineingesetzt, sich selbst gegenüber mit einem Spielraum ausgestattet, der sich als Beherrschung des Leibes, Bewusstsein und Spontaneität zeigt. Im Tier ist die vitale Mitte des Lebewesens gleichsam selbst noch einmal lebendig. Diese Figur wird im Übergang zum Menschen ein drittes Mal durchlaufen.

Doch bevor dies nachvollzogen wird, gilt es noch einmal innezuhalten und
sich der Methode zu vergewissern. Es ist zu fragen, ob durch Formeln wie
absetzen, hineinsetzen, Spielraum die ganze Unternehmung nicht in eine kategoriale Schieflage kommt. Wird hier nicht doch im Übergang vom anorganischen Ding zum Tier und weiter zum Menschen mithilfe von Weichformeln
der kategoriale Sprung vom Reich der Natur ins Reich der Freiheit ver-
wischt?[65] Wird nicht der doch erkenntnistheoretisch unaufgebbare Perspektivendualismus Immanuel Kants durch die Nebelkerze der Doppelaspektivität
verunklart? Hier ist es nötig, sich noch einmal vor Augen zu halten, dass kein
Überschritt vom Körper als einem Gegenstand der Naturwissenschaften hin
zu Strukturen des Selbstbewusstseins vollzogen wird.[66] Vielmehr werden das

---

[64] Vgl. St 231, 237.

[65] Dazu vgl. St 242–245. Zu Hegels Kritik, in aristotelisch-aufsteigender Manier komme man beim Menschlichen nicht an, sowie zu Schelers Alternativprogramm, das vom
Geist ausgeht, vgl. GUTMANN/WEINGARTEN 2005, 186f.

[66] So spricht Plessner von der „Unmöglichkeit, überhaupt Ansicht vom Bewußtsein
durch Ansicht von körperlichen Dingen zu gewinnen" – dies wäre ein „unerlaubte[r] und
unvollziehbare[r] Aspektwechsel" (St 8).

Erscheinen unbelebter Dinge und belebter Körper wie auch das menschliche Sein selbst auf die Bedingungen ihrer Möglichkeit befragt. Schon das unbelebte Ding erscheint nicht allein als Gegenstand der Naturwissenschaften, da es bereits eine sinnhafte Relation von Substanz und Eigenschaften aufweist.[67] Ebenso wird der belebte Körper nicht als Naturding wahrgenommen, sondern erscheint in der von Plessner analysierten Weise unter dem Doppelaspekt. Diese Doppelaspektivität der Lebensphänomene ermöglicht dann auch den Erfolg perspektivischer Reduktionen. Dies ändert jedoch nichts daran, dass Lebensphänomene gerade nicht „als Konglomerate physischen und psychischen Seins" (243) zu verstehen sind, also nicht von selbst in eine physische und eine psychische Seite zerfallen bzw. als deren Addition erscheinen, sondern als deren spannungsvolle Einheit, Oszillation, Verschränkung wahrgenommen werden. Die Philosophische Anthropologie ersetzt also weder naturwissenschaftliche noch subjektivitätstheoretische bzw. geistphilosophische Argumente und behauptet auch nicht die Rückführbarkeit der einen auf die anderen.[68] Sie behauptet nur, dass Phänomene des Lebens, und unter ihnen die Erfahrung von Krankheit, als solche nur einer Erfahrungsstellung zugänglich sind, die sich nicht gänzlich auf die eine oder andere Seite schlägt. Dies gilt auch für den Menschen, der im Zentrum von Plessners Programm steht:

Nicht als Objekt einer Wissenschaft, nicht als Subjekt seines Bewusstseins, sondern als Objekt und Subjekt seines Lebens, d.h. so, wie er sich selbst Gegenstand und Zentrum ist. Denn in dieser Eigentümlichkeit: zu existieren –, geht er in die Geschichte ein, welche nur die ausgeführte Weise ist, in der er über sich nachsinnt und von sich weiß. Nicht als Körper (wenn mit Körper die von den Naturwissenschaften objektivierte Schicht gemeint ist), nicht als Seele und Bewußtseinsstrom (wenn es sich hier um das Objekt der Psychologie handeln soll), nicht als das abstrakte Subjekt, für welches die Gesetze der Logik, die Normen der Ethik und Ästhetik gelten, sondern als psychophysisch indifferente oder neutrale Lebenseinheit existiert der Mensch ‚an und für sich'. (31f.)

(4.) Ist das organische Leben gegenüber seiner Umgebung abgesetzt (Positionalität), und ist beim Tier die vitale Mitte noch einmal gegenüber dem Körperleib[69] abgesetzt, sodass dem Tier sowohl sein Medium als auch sein Kör-

---

[67] Siehe dazu Anm. 28.

[68] Geistphilosophisch ließe sich der Stufenaufbau Plessners auch als Phänomenologie des Geistes lesen, da „Geist" bereits in der Ontologie des unbelebten Dings vorausgesetzt wird, insofern diese bei Plessner eine Ontologie des *erscheinenden* Dings ist. Damit ist nicht gesagt, dass Plessner Hegels Programm teilt, wohl aber, dass an der Stelle, an der „das Sein ins Bewußtsein sozusagen umschlägt" (St 243), nicht plötzlich ein *spiritus ex machina* auf die Bühne herabgelassen wird.

[69] WALDENFELS bevorzugt den Begriff des Leibkörpers vor dem des Körperleibes, da der Leib niemals ganz als Etwas aufgefasst werden (also im als rechtsköpfig vorausgesetzten Kompositum nicht als Grundwort zu stehen kommen) dürfe (vgl. 2000, 252). In der vorliegenden Arbeit wird nicht zwischen Körperleib und Leibkörper unterschieden; beide werden als doppelköpfige Komposita (analog zu: „süßsauer") verwendet.

perleib gegeben sind (zentrische Positionalität), so ist beim Menschen diese Mitte noch einmal gegenüber sich selbst abgesetzt, sodass diesem sein Medium, sein Körperleib und das Zentrum seiner Positionalität selbst gegeben sind. Der Mensch erlebt also nicht nur sein Umfeld einerseits und seinen Körperleib andererseits, sondern kann sich zum Zentrum seines Erlebens und damit zu diesem Erleben selbst noch einmal verhalten. Er ist fähig, gleichsam hinter sich zu treten.

Doch von welchem Standpunkt aus tritt er hinter sich? Wird in seiner vitalen Mitte noch einmal eine Mitte der Mitte abgesetzt, eine Mitte zweiter Ordnung, die sich zur Mitte erster Ordnung verhalten könnte, sodass die zentrische Positionalität des Tieres am Ort des Menschen in eine superzentrische Positionalität überginge? Auf diese Weise könnte die Rekursion zentrischer Absetzung ins Unendliche weiter getrieben werden; ein Problem, das als Homunculusproblem bekannt ist.[70] Dies wäre jedoch Plessner zufolge widersinnig, da so der konstitutive Mangel der tierischen Positionalität, nämlich der Umstand, dass dem Tier seine vitale Mitte selbst nicht noch einmal gegeben ist, für die jeweilige Mitte höchster Ordnung gerade nicht überwunden wäre. Dieser Mangel ist nur dann überwunden, wenn die Mitte nicht einem anderen, sondern sich selbst gegeben ist, wenn also das Subjekt des Erlebens sich in echter Reflexivität zu sich selbst verhalten kann. Dieses „Ich" (St 290), das dem Vollzug des Lebens aus der Mitte heraus noch einmal in Zuschauerposition gegenübersteht, ist damit selbst nicht mehr objektivierbar, nicht mehr positional zu verorten. Es blickt gleichsam von nirgendwoher auf das positionale Zentrum. Die Positionalität des Menschen ist *exzentrisch*.[71]

Insgesamt ist ein menschliches Lebewesen dreifach zu seinem Körper positioniert. Erstens *ist* es dieser Körper, ist nicht mehr und nichts anderes als dieser. Zweitens ist es *in* diesem Körper; seine vitale Mitte ist ihm selbst als Innenleben, als Seele gegeben. Und drittens ist es „außer dem Körper als Blickpunkt, von dem aus es beides ist" (293). Diese dreifache, *personale* Positionalität ist für das menschliche Lebewesen charakteristisch: „Dann ist es diesseits und jenseits der Kluft, gebunden im Körper, gebunden in der Seele und zugleich nirgends, ortlos außer aller Bindung in Raum und Zeit und so ist es Mensch." (291)[72]

---

[70] Vgl. dazu ROEPSTORFF/FRITH 2004.

[71] Zum Begriff der exzentrischen Positionalität vgl. FISCHER 2000 und die dort genannte Literatur. Der Begriff erhält seine Prägnanz nicht zuletzt aus dem Gegenüber zum Begriff des *inneren Menschen*, wie er bei Platon und Plotin, bei Paulus (2 Kor 4,16; Röm 7,22), in der neutestamentlichen Pseudepigraphie (Eph 3,16) und in der christlichen Gnosis eine Rolle spielt (vgl. SELLIN 2008, 279–281). Wie es von der exzentrischen Positionalität zu einer inneren Selbsthabe des Menschen kommt, lässt sich mit Plessner erst mithilfe von Prozessen sozialer Vermittlung verstehen (dazu siehe unten, III.).

[72] Hier befindet sich Plessner in der Tradition der Schelling'schen Naturphilosophie. Vgl. dazu BARTH 2014, 218.

Durch seine exzentrische Subjektposition ist dem Menschen das, was er ist, und das, was er nicht ist, noch anders gegeben als dem Tier. Von seiner vitalen Mitte aus hat das Tier den Leib und um diesen Leib herum sein Umfeld: eine konzentrische Struktur. Insofern der Mensch ebenfalls in seinem Leib positioniert ist, hat er teil an dieser konzentrischen Stellung, erlebt seine Welt um sich herum und relativ zu sich. Insofern er darüber hinaus exzentrisch positioniert ist, erlebt er sich selbst gleichsam aus der Vogelperspektive als Ding unter Dingen in einem einheitlichen Raum-Zeit-Kontinuum. Für diesen unaufhebbaren und radikalen Doppelaspekt menschlicher Existenz nimmt Plessner noch einmal die terminologische Differenz von Leib und Körper in Anspruch. Insofern der Mensch in seiner *Außenwelt* zentrisch positioniert ist, ist er *Leib*; insofern er als Ding unter Dingen in einem absoluten Raum existiert, ist er *Körper*.[73] Später wird Plessner es auf die Kurzformel bringen: Der Mensch *ist* sein Leib und er *hat* seinen Körper.[74]

Doch von seiner exzentrischen Position aus ist dem Menschen nicht nur eine Außenwelt gegeben. Er hat auch eine *Innenwelt*, insofern er Distanz zum Zentrum seines vitalen Erlebens einnehmen kann. Damit ist wiederum ein Doppelaspekt gegeben: Einerseits geht er in seinem Erleben auf, durchlebt dessen Impulse und Spontaneität, *ist* Erlebnis; andererseits kann er sein Erleben, dessen Verfasstheit, Prägung, Anlagen und Gesetze selbst noch einmal zum Gegenstand machen, *hat* eine *Seele*. Wiederum ist es ein Doppelaspekt von Selbststellung und Gegenstandsstellung, diesmal nicht zur Außenwelt, sondern zur Innenwelt, der für die menschliche Existenz unhintergehbar ist.

Drittens kann der Mensch der Verfasstheit seiner Positionalität gewahr werden und diese im Allgemeinen von der spezifischen Instanziierung bei

---

[73] Anders als bei Marcel Merleau-Ponty oder Hermann Schmitz ist mithin keine ursprüngliche Leiblichkeit dem sekundären, gar: entfremdeten Distanzphänomen des Körpers gegenübergestellt (vgl. etwa ROTH 2008, 123; populär zum Vorrang des Seins vor dem Haben vgl. FROMM 1976). Man wird aber auch nicht sagen können, dass erst der Körper, dann der Leib käme (so FISCHER 2000, 286). Vielmehr ist von einer konstitutiven Gleichursprünglichkeit und unauflöslichen Verschränkung von Körper und Leib auszugehen.

[74] Vgl. LW 44. Diese Terminologie, die Plessner ohnehin nicht konsequent verwendet, ist im Kontext der *Stufen* eher unglücklich. Zwar entspricht der Leib des Menschen hinsichtlich seiner konzentrischen Stellung (nicht aber hinsichtlich seines Umweltbezuges, vgl. PLESSNER 1961, 184) dem des Tieres; der Körper des Menschen ist jedoch von dem des Tieres fundamental unterschieden, insofern dem Tier sein Körper nicht gegeben ist, während das Körperverhältnis des Menschen Resultat einer Gegenstandsstellung zu sich selbst darstellt. Entsprechend bedeuten Sein und Haben bei Tier und Mensch Unterschiedliches: Wenn der Mensch sein Leib *ist*, ist dies gleichbedeutend damit, dass das Tier seinen Leib *hat*: gemeint ist jeweils die Erlebnisunmittelbarkeit des Bezuges auf eine konzentrisch strukturierte Umgebung. Wenn der Mensch seinen Körper *hat*, ist damit eine Gegenstandsstellung zu sich selbst benannt, die dem Tier aufgrund seines fehlenden Weltbezuges nicht zur Verfügung steht. Die Relation von Sein und Haben ist gleichsam eine Schraubendrehung der Selbstdistanz weitergedreht.

sich selbst unterscheiden. Er sieht sich also genötigt, auch andere Personen für möglich zu halten und deutet versuchsweise andere Dinge, die ihm gegenübertreten, als Personen: Er hat eine *Mitwelt*.[75] So, wie er sich hinsichtlich der Außenwelt als Körper (und Leib) und hinsichtlich der Innenwelt als Seele (und Erlebnis) erfasst, so erfasst er sich hinsichtlich der Mitwelt in seinem geistigen Charakter. Die Sphäre des Geistes ist einerseits neutral gegenüber dem Doppelaspekt von Physischem und Psychischem wie auch gegenüber der Doppelaspektivität in jeder dieser Sphären, die aus der Selbst- und Gegenstandsstellung zu sich resultieren.[76] Allerdings ist sie gerade nicht dasjenige Dritte, in dem alle Gegensätze versöhnt wären, und in dem der Mensch seiner selbst als einer Einheit habhaft werden könnte. Sie ist nichts anderes als die uneinholbare, ungreifbare, material nicht vorstellbare exzentrische Position selbst, die allen Personen gemeinsame Struktur. Sie ist für den Einzelnen nicht die Vermittlung, sondern das Vermittlungsproblem: „Sie ist der Bruch, der Hiatus, das leere Hindurch der Vermittlung" (292). Eine Vermittlung gibt es nur je und je im Vollzug, brüchig und unvollkommen. In diesem Sinne ist die Existenz des Menschen „wahrhaft auf Nichts gestellt" (293).

Mit der exzentrischen Position ist dem Menschen das Grundproblem seiner Lebensführung gestellt. Anders als die Tiere findet er sich nicht nur vor und lebt, sondern muss sich zu seiner Vorfindlichkeit verhalten, muss sich zu dem machen, was er ist. Die Natürlichkeit der Tiere ist ihm durch seine Selbstdistanz unwiederbringlich verloren. Er ist nackt und schämt sich dessen;[77] er ist darauf angewiesen, *sua sponte* künstlich zu erschaffen, was er als gegeben nehmen kann. Er sucht Gleichgewicht, Einklang mit dem Gegebenen, muss aber dieses Gegebene erst selbst schaffen. Als Ortloser hat er keine Heimat; allein in seinen Hervorbringungen, von ihm abgelöst und ihm mit eigenem Gewicht gegenübertretend, kann er sich behausen. Der Lebenskreis des Naturwesens ist bei ihm notwendig durch „Zwischenglieder" (316) unterbrochen. Er bedarf der Kultur, damit ihm etwas mit der Selbstverständlichkeit des Natürlichen Heimat gibt (ohne dadurch allerdings das zu werden, was dem Tier die Umwelt ist):[78] Er steht, so Plessners kulturphilosophische Zentralkategorie, unter dem „Gesetz der natürlichen Künstlichkeit" (St 309).

Mit dem Problem, die leiblich-körperliche und seelisch-erlebnismäßige Doppelaspektivität im Horizont von Mitwelt bzw. Sozialität einerseits, Arbeit und Kultur andererseits im diachronen Prozess einer Lebensführung zu ver-

---

[75] Die Mitwelt ist nicht a priori auf Menschen beschränkt (vgl. LINDEMANN 2005, 95f.).

[76] Vgl. St 292; 305.

[77] Körperlich ist der Mensch vom anthropoiden Tier nicht unterschieden (vgl. St 293; PLESSNER 1961, 164ff.); allenfalls seine Nacktheit ist die organische Entsprechung seiner spezifischen Situation (vgl. St 310; 320). Der Mensch könnte durchaus auch in anderer Körperlichkeit auftreten (vgl. PLESSNER 1963, 246; 358), aber nicht in jeder beliebigen, etwa in der des Reptils (vgl. PLESSNER 1961, 164ff.).

[78] Vgl. PLESSNER 1961, 185ff.

mitteln, ist die grundlegende menschliche Lebensaufgabe formuliert. Der Mensch ist sich selbst immer nur ein prekäres Ganzes. Die Erfahrung von Krankheit, so soll im Folgenden anschließend an Plessner ausgeführt werden, kann dann verstanden werden als spezifische Form des Prekärwerdens bzw. des Scheiterns dieser hochstufigen Vermittlungsaufgabe. Dazu gilt es zunächst zu sammeln, was Plessner selbst – in den *Stufen* und dann auch in anderen Schriften – an Krisen im Körperverhältnis namhaft macht.

III. Krankheit als Erfahrung der Desintegration

Das Leben trägt die Möglichkeit von Krankheit in sich. Der Prozess des Lebens ist riskant. Das Lebewesen ist *über ihm hinaus*, es assimiliert und dissimiliert, ist offen gegenüber dem Lebenskreis, angewiesen auf eine Umwelt, die gleichsam die andere Hälfte der Lebensvorgänge bereitstellen muss. Zwischen ihm und ihr besteht ein labiles Gleichgewicht von Angepasstheit und immer neuer Anpassungsnotwendigkeit. So kann das Umfeld ihm auf vielfache Weise gefährlich werden.[79] Sie kann ihm gegenüber unstimmig sein, ihm das Notwendige verweigern (Mangelerkrankung) oder es Unverträglichem aussetzen (Vergiftung). Unfälle und Kämpfe können das Zusammenspiel von Lebewesen und Positionsfeld misslingen lassen. Das Umfeld kann, wie auch immer, vitales Verhalten unterbinden und so zu Krankheiten führen.[80] Die Integrität des Lebewesens ist mithin dadurch gleichermaßen gewährleistet wie bedroht, dass sie wesentlich durch das Andere seiner selbst, seine Umwelt, vermittelt ist.

Infolge der organischen Differenzierung des Lebewesens besteht zudem ein prekäres Verhältnis zwischen der Einheit des Organismus und der relativen Selbstständigkeit seiner Organe. Um leben zu können, muss das Lebewesen auf ungeteilte Zentralität verzichten,[81] muss es gleichsam hinnehmen, dass die Lebensvorgänge in seinen Organen stattfinden. Damit ist die Möglichkeit gegeben, dass die Vermittlung misslingt, und das Zusammenspiel zwischen dem Ganzen und den Gliedern aus der Balance gerät. So kann sich der Körper potenziell gegen das Lebewesen richten, das er ist.[82]

Dies gilt schon für das organische Leben im Allgemeinen. Auf der Ebene des Tieres nehmen sich solche Prozesse vitaler Desintegration insofern spezifisch aus, als sie die konzentrische Struktur von vitaler Mitte, beherrschtem Leib und Umfeld beeinträchtigen. Der Leib widersetzt sich der Beherrschung, oder anders: der Körper verweigert sich, in bisheriger Weise als Leib *gehabt* zu werden. Solche vitale Desintegration hat auch Auswirkungen auf das Bewusstsein des Tieres. Das Tier empfindet „die gelingende und missglückende

---

[79] Vgl. St 205; 207.
[80] Vgl. LW 204.
[81] Vgl. St 171.
[82] HAUCKE 2000, 81 verweist hier insbesondere auf das Wuchern von Krebszellen.

Bewegung" (St 252); es empfindet Hemmnis, Schwere, Schmerz. Aber das mit einer Krankheit einhergehende Problem der Beherrschung seines Leibes kommt ihm als solches nicht zu Bewusstsein, da es zwar seinen Leib hat, sich aber zu diesem Haben nicht verhält. Das Tier, so ließe sich im Anschluss an Plessners Terminologie sagen, kann krank sein, aber keine Krankheit haben.

Erst der Mensch steht nicht nur im Verhältnis zu seinem Körperleib, sondern verhält sich zu diesem Verhältnis noch einmal. Damit hat die vitale Desintegration – als solches sei die hier interessierende somatische Krankheit, analog zum Tier, versuchsweise gefasst – im Falle des Menschen einen grundsätzlich anderen Status als im Falle des Tieres. Krankheit ist nicht allein das Widerfahrnis missglückender Körperbeherrschung oder negatives Erlebnis – etwa: Schmerz –, sondern es ist ein erlebtes Widerfahrnis, zu dem sich der Mensch in Distanz setzt und sich verhält. Er *hat* diese Krankheit, das heißt: Sie wird ihm zum Problem, gilt ihm etwas, er deutet sie und bezieht sich in der Praxis seiner Lebensführung auf sie. Diese Modi des Sich-Verhaltens zur Krankheit verbinden das Moment des Widerfahrnisses mit dem Moment der Spontaneität. Sie sollen als *Erfahrung* bezeichnet werden.[83] Indem der Mensch sich als Geistwesen zu einem somatischen Geschehen verhält, das mit innerem Erleben verbunden ist, *erfährt* er eine Krankheit.

Dessenungeachtet kann ein Mensch durchaus in animalischer Weise krank sein. Er kann so von einem Schmerz hingenommen sein, dass „jede Distanz zwischen dem Aktsubjekt des Erlebens und dem Subjektskern der ganzen Person verschwindet" (St 296f.).[84] Diese Dominanz des Erlebnisses in der Innenwelt kann die Selbstdistanzierung vollständig einziehen. Im anderen Extrem kann ein Mensch ein Erlebnis in sich gänzlich objektivieren, von sich abspalten, sich begegnen als „der Andere in ihm, sein Gegenbild und vielleicht sein Gegenpol" (St 299). Das Erlebte und Erlittene wird aus der Unmittelbarkeit des Selbstvollzuges abgekoppelt. Nicht ich bin krank, sondern da ist eine Krankheit in mir. Nicht ich leide, sondern ich habe ein Leiden.[85]

---

[83] Es geht insbesondere um einen „hermeneutischen Akt" (PLESSNER 1963, 242), in dem das vitale Geschehen der Krankheit sich der Person erschließt. Dieser Akt ist vom biologischen Geschehen der Krankheit zu unterscheiden. Der hier verwendete Begriff der Erfahrung kann an Plessners Kategorie der Lebenserfahrung anschließen: „Leben versteht Leben, indem es sich erfährt." (PLESSNER 1961, 157) Dabei steht die Lebenserfahrung unter einem Doppelaspekt des Verstehens des Vertrauten einerseits, der Anschauung des Fremden andererseits (vgl. PLESSNER 1953, 93). Es ist gerade der Schmerz, die Erschütterung des Vertrauten, die Wahrnehmung und Verstehen in Gang setzt: „Der Schmerz ist das Auge des Geistes." (PLESSNER 1953, 95) Allerdings verbindet Plessner wie Dilthey mit der Erfahrung einen Geltungswert (vgl. PLESSNER 1953, 98); ein solcher muss für den Begriff der Krankheitserfahrung nicht vorausgesetzt werden (siehe Kapitel 1.3, I., und 2.2).

[84] „Schmerz ist wehrloses Zurückgeworfensein auf den eigenen Körper, so zwar, dass kein Verhältnis mehr zu ihm gefunden wird." (LW 177)

[85] An dieser Stelle wäre auch der Übergang zu seelischen Erkrankungen zu vollziehen.

Dieser Doppelaspekt, das Ineinander von Selbst- und Gegenstandsstellung, bestimmt dabei nicht nur das Verhältnis des Menschen zu seiner Innenwelt, also zum Erlebnisaspekt von Krankheit, sondern auch zu seiner Außenwelt, insbesondere zu seinem Körperleib. Das erstreckt sich von dem Extrem, ganz und gar ein kranker Leib zu sein, hin dazu, dem eigenen kranken Körper als einem Ding unter Dingen gegenüber zu stehen. Beide sind in der realen Krankheitserfahrung ineinander verschränkt. Letzteres, die Gegenstandsstellung zu sich, ist dabei nicht erst ein sekundäres Erzeugnis der Biomedizin und damit eine Entfremdung vom eigentlichen Leibsein,[86] sondern ein wesentliches Charakteristikum des Lebens unter den Bedingungen exzentrischer Positionalität selbst. Freilich stabilisiert die Biomedizin als Kulturtechnik diese Gegenstandsstellung und trägt dazu bei, sie material auszugestalten.[87]

Nebenbei notiert Plessner, dass der innen- und außenweltliche Doppelaspekt „in der Gegebenheit [...] nicht zwangsweise parallel laufend" (St 296) seien. So ist eine dominante Gegenstandsstellung zum eigenen Körper mit einer erlebnismäßigen Selbststellung durchaus verträglich: Ein Mensch kann etwa einen Schmerz vollständig am Ort eines Körperteils lokalisieren (und damit eine eigene Krankheit im Körperding verorten), gleichzeitig aber unfähig sein, sich zur Schmerzempfindung selbst in Distanz zu setzen.[88]

Zusammenfassend lässt sich festhalten: Die fortwährende Bedrohung der vitalen Integration, unter der jedes Leben seinem Wesen nach steht, kann sich insbesondere beim Tier aktualisieren: Es wird krank, empfindet Schmerzen bzw. beherrscht seinen Körper schlechter. Der Mensch hingegen *erfährt* seine Krankheit: Im Horizont kultureller Normen und selbstgesetzter Bewährungsaufgaben wird sie ihm zum Problem einer integrierten Lebensführung. Ihre Deutung und der praktische Umgang mit ihr stehen unter den Spannungen eines doppelaspektivischen Verhältnisses zum eigenen Innenleben wie auch zum eigenen Körperleib. Der Mensch erfährt sich an sein Erleben gebunden

---

[86] So nimmt Plessner gegen Merleau-Ponty Stellung: „*Corps* ist nicht nur Resultat einer Objektivierung, die dinghafte Komponente der Verschränkung [von Körper und Leib, TM] wird in Grenzsituationen des Übermanntwerdens offenbar." (PLESSNER 1973, 397) Zur Skepsis gegenüber Entfremdungstheorien vgl. insbesondere PLESSNER 1969, 363ff.

[87] Zum Körper als Objekt der Physiologie und Medizin vgl. PLESSNER 1969, 356.

[88] Vgl. dazu die Ausführungen Plügges zum Phänomen des Schmerzes (siehe 2.2, II.). Entsprechend unzutreffend ist es, Krankheit bei Plessner in den drei Sphären der Außen-, Innen- und Mitwelt schematisch entsprechend objektiver *disease*, subjektiver *illness* und sozialer *sickness* zu konzipieren (gegen LENZ 2012, 322). Vielmehr handelt es sich bei der Krankheitserfahrung in der Außen-, Innen- und Mitwelt um differenzierte Modi der Selbst- und Gegenstandsstellung zum eigenen Leib bzw. Körper und zum eigenen Erleben sowie zur sozial vermittelten Selbsthabe (dazu siehe unten). All dies gehört bereits in den Reichtum der „subjektiven" Krankheitserfahrung, mithin der *illness* – und es gehört *mutatis mutandis* ebenso zur Erfahrung der Krankheit eines anderen Menschen. Die medizinische *disease* schließt dann an die Gegenstandsstellung zum Körper (und zur Seele) an, ohne allerdings mit dieser zusammenzufallen (2.2., IV.).

und diesem gegenüber; an seinen Körperleib gebunden und diesem gegenüber. Die vitale Desintegration des Lebens nimmt im Falle exzentrischer
Positionalität die Form einer *Erfahrung der Desintegration* an. Die hochstufige Vermittlungsaufgabe, als ganzer Mensch sein Leben zu führen – als leibkörperliche Einheit, als Person unter Personen, als Welt gestaltendes Kulturwesen, im Vertrauen auch auf zukünftige Welt- und Selbstbeherrschung –
wird in einer oder mehreren Hinsichten als unbewältigt erfahren.

Im Folgenden wird Krankheit in diesem Sinne als eine in sich differenzierte Erfahrung der Desintegration betrachtet. Damit ist nicht behauptet, dass die
Erfüllung der menschlichen Vermittlungsaufgabe, als ganzer Mensch sein
Leben zu führen, nur durch Krankheit beeinträchtigt würde, dass es also keine
anderen Erfahrungen der Desintegration gäbe. Das Gegenteil ist der Fall. Zur
Erfahrung einer somatischen Krankheit, um die es hier allein gehen soll, gehört mindestens die Deutung hinzu, dass das eigene Leben als ganzer Mensch
durch eine Beeinträchtigung der animalisch-vitalen Integration des Körperleibes erschwert bzw. verunmöglicht ist.[89] In der Erfahrung einer somatischen
Krankheit verhält sich der Mensch mithin zum eigenen Körperleib als zu einem tierischen. Aus exzentrischer Position artikuliert er – unter den spezifisch menschlichen Bedingungen natürlicher Künstlichkeit, also eines kultu-
rell-technisch vermittelten Weltverhältnisses – den Anspruch auf leiblich-
zentrische Integration. Auf sie weiß er sich auf Gedeih und Verderb angewiesen; und gleichzeitig ist er, schon in diesem Wissen, über sie hinaus.

In den *Stufen* endet Plessner beim Begriff der exzentrischen Positionalität,
führt jedoch keine materiale Anthropologie aus. In späteren Schriften trägt er
dies nach. Daran gilt es anzuschließen, um die Grundstruktur der Krankheitserfahrung als Erfahrung von Desintegration anzureichern.

(1.) Die Komplexität des Verhältnisses des Menschen zu seinem Körper
und dessen Krisen hat Helmuth Plessner insbesondere in seiner 1941 erstmals
erschienenen Schrift *Lachen und Weinen* entfaltet. In dieser Schrift, der diejenige zeitgenössische Anerkennung zuteil wurde, die den *Stufen* versagt
blieb, expliziert er die spezifisch menschliche Aufgabe im Verhältnis zum eigenen Körper, eine Leib-Seele-Einheit, gleichzeitig ein leibhaftes Wesen und
ein Wesen im Körper zu sein, von deren Grenzen her. Wo der Mensch in eine
unbeantwortbare Lage etwa des Nichtverstehens oder der Ohnmacht gerät, in
der er diese Einheit nicht mehr sinnhaft aufrechterhalten kann, wo er die Beherrschung verliert, so bleiben ihm Lachen und Weinen. Als unbeherrscht-
körperliche Verhaltensweisen bringen sie die Unbeantwortbarkeit der Lage
und die leibseelische Desintegration zum Ausdruck. Zugleich zeigen sie als
menschliche Verhaltensweisen noch die Behauptung der Person. „Im Verlust
der Herrschaft über [seinen Körper], im Verzicht auf ein Verhältnis zu ihm

---

[89] Ob dies in biologischer bzw. medizinischer Hinsicht zutreffend ist oder nicht, ist für
die Krankheitserfahrung ohne Belang.

bezeugt der Mensch noch sein souveränes Verständnis des Unverstehbaren, noch seine Macht in der Ohnmacht, noch seine Freiheit und Größe im Zwang." (LW 89) Was das heißt, wird deutlich im Gegenüber zu gewöhnlichen menschlichen Verhaltensweisen wie Sprache, Handlung oder Gebärde. In ihnen fügt sich der menschliche Leib den Intentionen der Person. Der Leib steht der Person als Stoff und Medium der Darstellung zur Verfügung. Im Lachen und Weinen überlässt sich hingegen der Mensch einer körperlichen Eruption, die nicht mehr als kontrolliertes symbolisches Ausdruckshandeln verständlich ist. Anders als Bewusstseinstrübungen oder rein reflektorische Vorgänge wie Schwitzen oder Husten sind sie jedoch als Antworten einer menschlichen Person auf eine bestimmte Lage zu verstehen. Die Person lässt ihren unbeherrschten Körper gleichsam *für sich machen* und erfüllt damit in extremer Form noch die Grundaufgabe der Selbstbemächtigung.

Von Belang ist im Folgenden nicht die reiche Phänomenologie von Lachen und Weinen, die Plessner entfaltet, sondern die Beschreibung der menschlichen Integrationsaufgabe als einer Bemächtigungsaufgabe. „Was immer zu den spezifischen Gaben menschlicher Natur gerechnet sein will, liegt nicht im Rücken menschlicher Freiheit, sondern in ihrem Bereich, dessen sich jeder Einzelne stets von neuem bemächtigen muss, will er ein Mensch sein." (13) Was genau unter Bemächtigung zu verstehen ist, lässt sich mit Hilfe der doppeldeutigen Situation des Menschen, Leib zu sein und einen Körper zu haben, verstehen. Indem der Mensch einen Körper hat, steht dieser ihm als Ding unter Dingen in der Welt zur Verfügung, dessen er sich zur tathaften Umsetzung eigener Intentionen, zum Ausdruck innerer Zustände oder zur Generierung von Wissen über die Welt instrumentell bedienen kann. Bemächtigung setzt also zunächst die Tauglichkeit des Körperdings zu den genannten Zwecken voraus, das zu *haben* sich der Mensch gegenüberstellt. Doch damit nicht genug: Der gegenständliche Körper muss sich auf die Selbststellung des Menschen, ein Leib zu sein, beziehen lassen; er muss sich einverleiben lassen in die „Fügsamkeit" (53) des Leibes, damit sich der Mensch tatsächlich unmittelbar zu sich selbst und zur Welt verhalten kann. Diese Einverleibung, die Aneignung des Instruments Körper in die Selbstidentifikation als Leib erfordert Prozesse der Habitualisierung, des Lernens und Trainierens. Als Kind laufen zu lernen, eine Sportart zu trainieren, Geläufigkeit auf ungewohntem gesellschaftlichem Parkett zu gewinnen: Solche Vorgänge zielen auf Selbstbemächtigung, auf den gelingenden Vollzug personaler Einheit, darauf, vermittelt durch das Instrument des Körpers unmittelbar in der Welt sein zu können. Die Aufgabe der Bemächtigung gilt dabei nicht nur für die Integration motorischer Fähigkeiten zu einer einheitlichen Handlungsfähigkeit, sondern auch für die Integration sensorischer Fähigkeiten zur Einheit der Sinne.[90]

---

[90] Auch die Einheit der Sinne ist nicht metaphysisch zu verstehen, sondern sie ist als Arbeit und Leistung (des Schauspielers), den Körperleib zu beherrschen, zu verstehen (vgl.

Bemächtigung in diesem Sinne ist ein unabgeschlossener Prozess, in dem sich Körperhaben und Leibsein unauflöslich ineinander verschränken[91] und sich die vermittelte Unmittelbarkeit des Verhältnisses zum eigenen Körper und zur Welt fortbildet.[92]

Mit dieser Fassung der Bemächtigungsaufgabe sind gleichzeitig Möglichkeiten des Scheiterns sichtbar, die auf das Thema der Krankheit führen. So mag sich der Körper als instrumentell nicht (mehr) tauglich für einen bestimmten Zweck erweisen.[93] Die Selbstverständlichkeit eines körperlichen Ablaufs mag verloren gehen. Auch mag das, was am Körper vor sich geht, sich nicht mehr auf das „Ichzentrum" (47) beziehen lassen, wenn etwa Körperbewegungen oder die Körpergrenze (beispielsweise im Zurückhalten von Ausscheidungen) nicht mehr kontrolliert werden können. Entsprechendes kann auf sensorischer Seite geschehen, wenn sinnliche Wahrnehmungen nicht mehr integriert werden können oder der Leib selbst als nicht mehr ungebrochen erlebt wird.[94]

In der Terminologie Plessners stellt der Philosoph Andreas Kuhlmann die Erfahrung von Krankheit als Erfahrung des Scheiterns an einer Bemächtigungsaufgabe dar:

Oft kündigt sich eine Erkrankung allein schon dadurch an, dass wir das pure Eigengewicht des Körpers spüren, uns schlapp, schwerfällig, ‚wie zerschlagen' fühlen. Bei Fieber, Übelkeit oder Schwindel werden wir dann schon massiver von Leibesempfindungen bestimmt und beherrscht. Im starken Schmerz schließlich wird der Körper vollends auffällig, aufdringlich, aufsässig. Er nimmt unsere Aufmerksamkeit in Beschlag, lässt den Horizont des Bewusstseins zusammenschrumpfen und fokussiert im Extremfall die Selbstwahrnehmung

---

PLESSNER 1948, dazu PLESSNER o.J., 321). Auf den Lustgewinn gelingender Verleiblichung und die Bedeutung des Leibes als eines Sensoriums weist insbesondere Andreas Kuhlmann hin (vgl. KUHLMANN 2006, 137; 2003, 179).

[91] Zu Plessners Begriff der Verschränkung von Körper und Leib vgl. JÄGER 2005, 113.

[92] Vgl. LW 54f. Zum Ausgleich „zwischen körperlichem Sein und dem Zwang, dieses körperliche Sein zu beherrschen" (PLESSNER 1961, 196) vgl. auch a.a.O., 190; 208. Schon in Hegels Phänomenologie des Geistes erscheint Einheit als Herrschafts- und Machtproblem. „Die Ausbreitung, das Sichverlieren, die Zerrissenheit bezeichnen nicht Zielgestalten, sondern Bewältigungsaufgaben und Steigerungsmittel des Geistes. An ihnen muß der Geist gleichsam seine Muskeln üben, um diese Spannungen schließlich bezwingen zu können." (WELSCH 1993, 173) „Hegel, das bedeutet: maximaler Differenzvorschein bei minimaler Differenzwirklichkeit." (a.a.O., 174) Anders bei Plessner: „Die Einheit [...] ist der Bruch, der Hiatus, das leere Hindurch der Vermittlung, die für den Lebendigen selber dem absoluten Doppelcharakter und Doppelaspekt von Körperleib und Seele gleichkommt, in der er ihn erlebt." (St 292) Hier zeichnet sich die Bewältigungsaufgabe dadurch aus, dass fortwährend Differenz erlebbar ist.

[93] Vgl. dazu Plessners Hinweis auf Aphasien, Ataxien und Apraxien in LW 48.

[94] Auch im hier nicht behandelten Bereich der Psychiatrie ist, etwa von Kurt Goldstein und Maurice Merleau-Ponty, Krankheit als Desintegration bestimmter Funktionen (beispielsweise des Denk- oder Bewegungsvermögens) aufgefasst worden (vgl. dazu WALDENFELS 2000, 141–146).

auf jenes Stück versehrter Physis, das allein von uns übrig geblieben scheint. Dieser ver-kümmerte Selbstbezug erweist sich beim näheren Hinsehen als paradox: Zum einen ist es uns kaum oder nur unter großen Mühen möglich, Abstand von den schmerzhaften Empfin-dungen zu gewinnen; wir gehen ganz und gar in dieser gleichsam zerborstenen Leiblichkeit auf. Zum anderen aber ist uns mehr oder minder deutlich bewusst, dass wir mit diesem Körper gerade nicht mehr identisch sind, dass wir im Gegenteil im starken Schmerz uns selbst in höchstem Maße fremd werden. Die Bühne unseres Bewusstseins wird von schril-len oder grellen oder dumpfen oder pochenden Signalen okkupiert, während sich der Kern unserer Persönlichkeit auf die hintersten Ränge verzogen hat und ohnmächtig registriert, was da ,mit mir' geschieht. Kein Wunder, dass die betroffene Person in dieser Situation versuchen wird, wieder ,Herr im eigenen Haus' zu werden. Der Körper macht ja jetzt nicht mehr unwillkürlich das, was unseren bewussten oder unbewussten Absichten entspricht. Er ist vielmehr eigensinnig und eigenmächtig geworden und hindert uns daran, unser Leben in eigener Regie zu führen.[95]

Umgekehrt können Krisen des Körper-Leib-Verhältnisses auch vom Geist ausgehen. Wenn ein Mensch, ohne dass seine Leibempfindungen bisher affi-ziert gewesen wären, plötzlich die Diagnose erhält, einen malignen Tumor im Körper zu haben, wird der Körper ihm ebenfalls fremd und stellt sich ihm feindlich gegenüber.[96] Grundsätzlich jedoch sind die Widerständigkeit des Körperdings bzw. Krisen des Körper-Leib-Verhältnisses nicht nur ein Cha-rakteristikum von Krankheit. „Kollisionen mit seiner Leiblichkeit" (LW 14) sind für die Existenz des Menschen allgegenwärtig. Umgekehrt aber lassen sich von hier aus Erfahrungen von Krankheit auf einer ersten Ebene dadurch charakterisieren, dass die Widerständigkeit des Körpers bzw. die Krisen des Körper-Leib-Verhältnisses als die Einheit der Person bedrohend oder spren-gend erfahren werden.[97] Daran schließen sich weitere Aspekte der Krank-heitserfahrung an, die im Folgenden entfaltet werden.

(2.) Die menschliche Sozialität wird in den *Stufen* nur am Rande berührt. Mit Plessners erzwungener Emigration und der Rückkehr nach Nachkriegs-deutschland verschieben sich seine Interessen stärker in Richtung Kultursoz-iologie und Sozialphilosophie, sodass das Thema in späteren Texten intensiver behandelt wird.[98] Hier ist insbesondere die Schrift *Conditio humana* von Inte-resse. In ihr stellt Plessner die Personwerdung des Menschen als zweistufigen Prozess der Verkörperung dar:

---

[95] KUHLMANN 2003, 174.

[96] Diesen Hinweis verdanke ich Gerald Hartung. Siehe dazu unten, 2.2, I.

[97] Honneth sieht hier „die persönliche Autonomie des Menschen an die Voraussetzung eines spielerischen Umgangs mit der eigenen Physis gebunden" (HONNETH 2011, 10).

[98] Vgl. PLESSNER o.J. 339; 1948; 1961; 1966. Allerdings spielen sozialphilosophische Fragen bereits in der Schrift *Grenzen der Gemeinschaft* (1924) eine Rolle. Vgl. zur Kultur-soziologie im Anschluss an Plessner REHBERG 2010, 35. Zur Interpretation der Positionalitätstheorie als Theorie personaler Vergesellschaftung vgl. LINDEMANN 2002, 19ff.; 2005; 2009, 61ff. Kritisch zum „soziologischen … Abdriften[] der philosophischen Anthropologie" ROSSINI 2014, 193.

Verkörperung, im wörtlichen wie im übertragenen Sinne. Im wörtlichen Sinne: unsere Existenz als Körper im Körper verwirklicht sich als ein immer erneuter Akt der Inkorporation. Mit ihr schaffen wir den Grund, auf dem wir uns zu dem erheben, woran wir uns zu halten haben: das soziale Gefüge, das uns – nun im übertragenen Sinne – als Jemanden mit Namen und Status inkorporiert. Nur so werden wir Person.[99]

Die oben beschriebene Selbstbemächtigung, das eigene Leibsein und Körperhaben immer neu auszutarieren, bildet die Voraussetzung einer höherstufigen Selbsthabe, die sozial vermittelt ist. Erst durch sie wird der Mensch seiner Personalität wirklich habhaft, indem diese sich als Individualität materialisiert. An sich, so hatte Plessner bereits in den *Stufen* ausgeführt, ist Personalität auf der Ebene der Mitwelt allgemein und nicht individuell verfasst. „In der Mitwelt gibt es nur Einen Menschen" (St 304). Erst durch die Zuweisung eines sozialen Ortes, eines sozialen Status und insbesondere durch das Angesprochenwerden mit einem Namen wird der Einzelne für sich und andere zum Individuum. „Die Namengebung ist das Siegel seiner unteilbaren Einheit."[100] Der Name, so ließe sich im Anschluss an Plessner formulieren, ist die symbolische Formulierung der Aufgabe, eine reale Person zu werden, also im Laufe eines Prozesses sozialer Verkörperung sich und anderen als Jemand vorstellig zu werden.

Der Zentralbegriff, mit dem Plessner solche Prozesse der sozialen Verkörperung entfaltet, ist der der Rolle.[101] Was leibkörperlich existiert, wird zur Person, indem es eine Rolle spielt. Das gilt zunächst, unabhängig von der konkreten Verfasstheit der Gesellschaft, fundamental: Nur in einer Rolle ist ein Individuum überhaupt zu seinem sozialen Verband: Es wird identifiziert, mit einem Namen versehen; es stellt jemanden dar. Auf dieser fundamentalen Relation der Darstellung – ein Lebewesen stellt *etwas* dar, das von ihm selbst und von anderen *als Person* identifiziert wird – ruht alle Sozialität.

Von diesem fundamentalen Rollenbegriff unterscheidet Plessner einen zweiten, *theatralischen* Rollenbegriff. Überall dort, wo soziales Leben sich durch Repräsentation konstituiert, reichert sich die soziale Verkörperung strukturell an. In einer bürgerlichen Honoratiorengesellschaft etwa spielt einer eine Rolle, die soziale Erwartungen erfüllt, aber gleichzeitig erlaubt, den Rollenträger noch einmal von der eingenommenen Rolle zu unterscheiden. So konstituiert sich „das Reservat […] einer sozialen Unberührtheit, einer Zone der Privatheit, der Intimität, der persönlichen Freiheit".[102] Die private Person geht nicht in dem auf, was sie öffentlich darstellt; das Individuum erscheint seinen öffentlichen Maskierungen[103] gegenüber mit einem Überschuss verse-

---

[99] PLESSNER 1961, 196.
[100] PLESSNER 1961, 197.
[101] Vgl. a.a.O., 198ff.
[102] A.a.O., 201.
[103] Zur Person als Maske vgl. PLESSNER 1967, 310.

hen. Personwerdung vollzieht sich unter diesen Bedingungen in einer „Struktur von Doppelgängertum":[104] Ein Mensch hat sich einerseits als Inhaber sozialer Rollen und versucht, sich mit den eigenen Rollen so weit als möglich zu identifizieren.[105] Andererseits hat er sich als ein Selbst des Rollenträgers, der nicht in seinen Rollenfiguren aufgeht. Dieses Selbst im Sinne eines intimen Fürsich verdankt sich dabei gerade der rollenhaften Strukturiertheit von Gesellschaft: Nur wer Rollen spielt, hat sich als einen, der jede Rolle übersteigt. „Nur an dem anderen seiner selbst hat er – sich."[106] Ob und wie allerdings dieses Doppelgängertum kultiviert und wie es normativ besetzt wird – etwa in Gestalt einer frommen „Innerlichkeit"[107] als des eigentlichen Menschseins oder in Gestalt der Bedrohung überschüssigen Selbstseins durch die funktionale Austauschbarkeit und Anonymität des Einzelnen in der Industriegesellschaft[108] –; wie also der Einzelne sich selbst als Individuum *hat*, hängt von der jeweiligen Verfasstheit einer Gesellschaft ab. „Selbstdeutung und Selbsterfahrung gehen über andere und anderes."[109]

Im Kontext einer philosophischen Anthropologie erscheinen Sozialisierungsprozesse mithin als Prozesse der Verkörperung zweiter Ordnung. Wie in der leibkörperlichen Selbstbemächtigung geht es darum, dass der exzentrisch positionierte Mensch einen Ort zu behaupten sucht und dies nur vermittelt durch sein (vitales, kulturelles wie auch soziales) Umfeld kann. Jeweils sucht er, eine Grenze zu wahren und damit die prekäre Balance aufrechtzuerhalten, etwas (leibkörperlich wie auch sozial) zu *sein* und gleichzeitig das, was er ist, zu *haben*, ihm gegenüber also mit einem Spielraum versehen zu sein.[110]

Das Verhältnis zwischen der Verkörperung erster und zweiter Ordnung ist intrikat und führt unmittelbar auf das Thema der Krankheit. So bildet die gelungene leibkörperliche Selbstbemächtigung die Voraussetzung dafür, soziale Rollen erfolgreich zu erfüllen. Eine, etwa aus Krankheitsgründen, verminderte oder verunmöglichte Rollenobservanz ist dabei mit sozialer Exklusion bedroht. „Wer aus der Rolle fällt und zum Spielverderber wird, stört die Gesellschaft und macht sich in ihr unmöglich."[111] Insofern also Krankheit die leib-

---

[104] PLESSNER 1961, 203.

[105] Vgl. PLESSNER 1967, 310. Aneignung geschieht dabei insbesondere im Modus der Gewöhnung (vgl. 312). Zur Interpretation Plessners als Präzisierung von Bourdieus Habituskonzept vgl. JÄGER 2005, 106f.

[106] PLESSNER 1961, 203.

[107] Vgl. PLESSNER 1961, 204.

[108] Vgl. a.a.O., 201f.; PLESSNER 1963, 236.

[109] PLESSNER 1961, 196.

[110] Diese Figur wird von Gesa Lindemann wissenssoziologisch bzw. praxistheoretisch gewendet: Die Person wird als „ou-topisches" Gegenüber, also als eine alle Wissens- und Praxisformen übersteigende, in ihnen konstant bleibende Entität in Anspruch genommen (vgl. LINDEMANN 2002, 74ff.; 429).

[111] PLESSNER 1961, 198.

körperliche Selbstbemächtigung gefährdet, gefährdet sie damit gleichzeitig die soziale Einbindung des Kranken; und damit gefährdet sie auch die sozial vermittelte ,intime' Selbsthabe, also die Gewissheit, mehr zu sein als die eigenen Rollen.[112] Die Krankheitserfahrung als Erfahrung leibkörperlicher Desintegration kann also einhergehen mit Erfahrungen sozialer Desintegration; und diese Erfahrungen sind keineswegs nur auf das ,Außen' des sozialen Wesens Mensch beschränkt.[113] Umgekehrt ist auch eine über andere vermittelte Wiedergewinnung von Selbstbemächtigung und Selbsthabe möglich.[114]

Durch diese gestufte Struktur wirkt das Gefüge sozialer Rollen, verbunden mit der jeweiligen Innerlichkeits-, Privatheits- bzw. Individualitätskultur, auf die Anforderungen leibkörperlicher Bemächtigung zurück. Was erfolgreiches personales Selbstsein und Selbsthaben auf leibkörperlicher Ebene bedeutet, ist abhängig von den in das soziale Rollengefüge eingegossenen Erwartungen. Kanzlerin, Vater von Drillingen, Stubengelehrter oder Fußballspielerin zu sein, stellt jeweils andere Anforderungen an leibkörperliche Bemächtigung. Insofern ist die Rede von der sozialen Verkörperung bei Plessner mehr als eine bloße Metapher (,,im übertragenen Sinne", 196), sondern ein Hinweis auf die ineinander verschränkten und wechselseitig voneinander abhängigen Prozesse der Personwerdung als leibkörperliches Wesen im sozialen Kontext. Entsprechend sind in der Krankheitserfahrung die Erfahrungen leibkörperlicher wie sozialer Desintegration ineinander verschränkt.

Damit betrifft die konstitutive Heimatlosigkeit des Menschen nicht nur sein Sein, sondern auch sein Sollen. Was als glückende, integrierte Lebensführung gilt und was nicht; was an Selbstunterscheidung, Selbstdistanz, Diversität und Fragmentarität noch in das Gesamt einer Lebensführung integrierbar ist und was nicht, ist nicht in einer universal gültigen Formel gelungenen, integrierten Menschseins vorgegeben. Es ist vielmehr kontingente Anforderung, individuell gesetzt, sozial erwartet bzw. kulturell objektiviert.[115] Das hat insbesondere Folgen für eine Formulierung des Gesundheitsbegriffs.[116] Impliziert ist hier jedoch keineswegs ein starker sozialer Konstruktivismus in der Krankheitstheorie, der Krankheit unabhängig von jeder ,Naturbasis' dächte. Denn eine unabdingbare Voraussetzung dafür, dass der Mensch

---

[112] An dieser Stelle ist die insbesondere von Talcott Parsons gestellte Frage relevant, ob es eine spezifische Krankenrolle gibt, die dem Einzelnen die soziale Selbsthabe durch eine explizite Entlastung von anderen Rollenanforderungen sichert. Siehe dazu Kapitel 3.2.

[113] Vgl. dazu die Struktur vermittelter Unmittelbarkeit (St 321ff.).

[114] Siehe dazu unten Teil 6.

[115] In der Schrift *Macht und menschliche Natur* reklamiert Plessner sogar einen „Primat des Politischen für die Wesenserkenntnis des Menschen" (PLESSNER 1931, 200). Vgl. REHBERG 2000, 36; GAMM 2005. Hier ergeben sich Anschlüsse an sozialontologische Ansätze, ohne dass Plessners Theorieansatz jedoch auf diese zurückführbar wäre (vgl. FISCHER 2000, 287).

[116] Dazu siehe Teil 5 dieser Arbeit.

in exzentrischer Positionalität zu sich in Distanz treten kann, ist die zentrische Organisation des Tieres. Dort wo diese vital bedroht ist, ist auch die spezifisch menschliche Lebensführung bedroht. Ohne seine animalische vitale Basis kann der Mensch nicht als Mensch leben.[117]

(3.) In seiner exzentrischen Positionalität ist der Mensch nicht nur ein soziales, sondern auch ein Kulturwesen. Damit ist eine weitere Facette der Krankheitserfahrung gegeben, die mit der leibkörperlichen und der sozialen Desintegration verbunden ist, aufgrund ihrer Bedeutung aber noch einmal eigenständig hervorgehoben werden soll. Aufgrund seiner konstitutiven Nacktheit, Gleichgewichts- und Ortlosigkeit ist der Mensch wie oben dargestellt nicht in einen natürlichen Lebenskreis eingebunden, sondern darauf angewiesen, selbsttätig und mithin künstlich hervorzubringen, worin er sich dann, wenngleich brüchig und vorläufig, beheimaten kann. „[D]er Mensch muss tun, um zu leben. […] Mit der Arbeit sucht der Mensch sich nur das zu verschaffen, was die Natur ihm schuldig bleibt, weil sie ihm die höchste Organisationsform verliehen hat." Kein vorgegebener Wille zur Macht, sondern dieser in seiner exzentrischen Positionalität implizierte „Vollzugszwang", seine Passung in die Welt immer wieder selbst zu schaffen, macht den Menschen zu dem „Leistungswesen" (St 320), das er ist. Wie er als soziales Wesen ein *homo ludens* ist, ist er als Kulturwesen ein *homo faber*, der um sich selbst „eine intermediäre Umgebung künstlichen Charakters",[118] eine Welt der Güter, errichtet.

Die Voraussetzung dafür ist das Vermögen des Menschen, grundsätzlich „alles und jedes, was ihm begegnet, in den Griff zu bekommen und zu manipulieren".[119] Zu den Dingen der Welt und zum eigenen Körper, den er hat, steht der Mensch in einem instrumentellen Verhältnis. Er setzt sie zu selbstgesetzten Zwecken ein: Er handelt. Diese Handlungsfähigkeit ist jedoch beständig bedroht. „Unbehaustheit und planend-gestalterisches Können, das die Dinge im Griff hat, begegnet auf Schritt und Tritt der Chance einer übermächtigen Drohung, den Dingen ausgeliefert zu sein und ihnen zu erliegen."[120] Eine Form, der Übermacht der Dinge zu erliegen, ist die Krankheit. Dort, wo der Körper in geringerem Maße als früher als Instrument zur Verfügung steht, wo er sich gar verselbstständigt und dem Menschen selbst als Teil einer übermächtigen Dingsphäre gegenübertritt, wird der Selbstvollzug tem-

---

[117] Zur Indienstnahme von Körper-/Leibtheorien zum Zweck einer „Begrenzung der historisch-relativistischen Denkformen" vgl. JÄGER 2005, 99. Das ohne einen verkappten Biologismus zu leisten, ist eine große Stärke von Plessners Position. Dies ist auch in Andreas Kuhlmanns Plessner-Interpretation ein zentraler Punkt (siehe oben). Zu stark ist hingegen die Position von SCHLETTE 2015, 19f., der (unter pragmatistischen Voraussetzungen) ein intaktes Körperschema als notwendig für menschliche Freiheit ansieht.

[118] PLESSNER 1965, 279; vgl. PLESSNER 1967, 313.

[119] PLESSNER 1967, 313.

[120] PLESSNER 1961, 212.

porär oder dauerhaft eingeschränkt. Auch in dieser Hinsicht ist die Krankheitserfahrung als Desintegrationserfahrung zu erfassen: als Erfahrung *praktischer* Desintegration der eigenen Handlungsfähigkeit und damit als Erfahrung
kultureller Desintegration, als zerfallende Selbst- und Welthabe durch die
Beschädigung instrumenteller Objektbezüge. Die Passung zwischen Person
und Welt zerfällt. Wer etwa nicht mehr schreiben kann, verliert nicht nur eine
technische Fähigkeit, sondern auch die Möglichkeit, sich im selbst Geschriebenen zu veräußern und sich darin als Person zu vollziehen.[121]

   Ähnlich wie die Sozialität ruht also auch die Kulturalität des Menschen –
hier verstanden als Leben in der Sphäre selbstproduzierter Objektivationen[122]
– auf Voraussetzungen einigermaßen gelingender leibkörperlicher Bemächtigung. Ebenso wirkt nicht nur das Soziale, sondern auch das Kulturelle auf das
leibkörperliche Selbstverhältnis zurück. Denn bei Menschen ergeben sich
zwar wie beim Tier Bedrohungen vitaler Desintegration aus seiner Einbeziehung in das umgebende Milieu. Allerdings ist der geschlossene Lebenskreis
aus einem Organ und seinem Positionsfeld durch kulturelle Zwischenglieder
unterbrochen und damit partiell in den Bereich potenzieller eigener Gestaltung verlegt. Was also dem Menschen zur vitalen Desintegration wird, und
was ihn vor solcher schützt und birgt, ist auch abhängig von der kulturellen,
insbesondere technischen Einkleidung seiner Lebensvollzüge. Zahnprothese,
Rollstuhl und Dialysegerät (und anders auch das implantierte Organ oder das
verpflanzte Gewebe[123]) sind kulturelle Artefakte, die eine Wiedergewinnung
des Körpers als Instrument vermitteln können; und sie können habituell so
angeeignet werden, dass sie Teil einer gelingenden leibkörperlichen Selbstbemächtigung werden.[124] Zudem gilt, dass Krankheit als diagnostiziertes Bemächtigungsversagen selbst eine kulturelle Objektivation darstellt. Was als
leibkörperliche Desintegration erfahren wird und was nicht, steht nicht nur
unter sozialen, sondern auch unter kulturellen Voraussetzungen.

---

[121] Zu Leiblichkeit und Freiheit bzw. Autonomie vgl. SCHLETTE 2015; ILLHARDT 2008,
189–203 sowie, im Anschluss an Plessner, HILT 2008.

[122] Zu Plessner im Kontext der Kulturphilosophie vgl. HARTUNG 2003, v.a. 363.

[123] Zu technischen Erweiterungen und Veränderungen des menschlichen Körpers (und
damit zu Technik als Gestalt der Selbstbemächtigung) im Kontext der Plessner'schen Philosophischen Anthropologie vgl. MANZEI 2003, 238–258. Siehe dazu auch Kapitel 5.5.

[124] Das gilt entsprechend für die Fremdwahrnehmung personalen Lebens, für die technische Apparaturen, etwa in der Intensivmedizin, als „neue expressive Oberflächen" (LIN
DEMANN 2002, 231) fungieren können. Lindemann warnt hier vor einer zu schnellen Entfremdungs- bzw. Verdinglichungskritik. So müsse die Zuwendung zum Monitor nicht sofort als Abkehr vom Patienten gelesen werden, sondern könne auch als Zuwendung zu diesem technisch vermittelten Ausdruck personalen Lebens verstanden werden (vgl. 233f.;
324ff.). Hinsichtlich medizinischer Praktiken unterscheidet Lindemann zwischen dem
Körper als nichtexpressiver Ordnungseinheit (139ff.) und dem Körper als expressivem Gegenüber (225ff.).

(4.) Schließlich lässt sich das Thema der Krankheit auch auf Plessners Entfaltung der Zeitlichkeit lebendigen Seins beziehen. Alles Leben trägt, wie bereits dargestellt, den Charakter eines Prozesses. Bei diesem handelt es sich nicht nur um einen Verlauf in der Zeit, also um einen reinen *Vorgang*, der auch an einem unbelebten Ding ablaufen könnte. Ein Lebewesen hat vielmehr ein eigenes, inneres Verhältnis zur Zeit. Es durchläuft eine Entwicklung und durchlebt dabei die „Schicksalsformen des Lebens" (St 154) von der Jugend, in der es im Modus des Wachstums den von ihm umgrenzten und damit behaupteten Raum erweitert, bis zum Alter, in dem sich die endlichen Möglichkeiten des Lebewesens zunehmend realisiert und so sukzessive erschöpft haben.[125] Den Zeitbezug des Lebens entfaltet Plessner näher mithilfe einer Ontologie der Potenzialität. Das lebendige Sein befindet sich im dauernden Übergang; es ist in gleicher Weise durch seine Aktualität, etwas zu sein, wie durch seine Potenzialität, etwas werden zu können, was es noch nicht ist, gekennzeichnet. Es ist „*seiende* Möglichkeit" (172), „ein im Jetzt stehendes Nochnicht" (173). Damit ist es auf den Zeitmodus der Gegenwart wie auf den der Zukunft bezogen, und zwar so, dass der Bezug zum Modus der Gegenwart abhängig ist vom Bezug zum Modus der Zukunft. Der lebendige Körper ist in der Gegenwart *als* einer, der in die Zukunft übergeht. Ohne Zukunft ist die Gegenwart des Lebens nicht zu denken. Leben ist Weiterleben.[126]

Im Zeitbezug des lebendigen Seins wiederholen sich damit Strukturen seines Raumbezugs. So, wie das Sein des lebendigen Körpers raumhaft „über ihm hinaus" ist, so ist es zeithaft „ihm selber vorweg" (St 177). Wie der lebendige Körper in den Raum gesetzt ist und diesen behauptet, so ist er auch in die Zeit gesetzt und behauptet diese. Dies reichert sich wiederum schrittweise am Ort des Tieres und des Menschen an. Das Tier merkt, wenn sein Übergehen in die Zukunft gefährdet ist, indem der eigene Lebensspielraum eingeengt wird, und es ängstigt sich. Aber es verhält sich nicht zu seinem Zukunftsbezug. Es gehört erst zur exzentrischen Positionalität des Menschen, nicht nur am Zukunftsbezug alles Lebendigen teilzuhaben, sondern sich dazu noch einmal zu verhalten. Der Mensch ist „seinem Vorwegsein vorweg" (319) und kennt deswegen echte Furcht und echte Sorge um die eigene Zukunft. Insbesondere kennt er die Todesfurcht. Ihm selbst und seiner Welt ist der „Stempel der Vergänglichkeit" (341) aufgeprägt.

Es gehört also wiederum zur menschlichen Lebensaufgabe, das eigene Zeitverhältnis in der Balance zu halten. Er erstrebt im Großen „Versöhnung mit dem Schicksal" (342). Im Kleinen aber gehört es zur personalen Selbstbemächtigung, sich die eigenen Vermögen *als* Vermögen, das heißt: als reale

---

[125] Vgl. St 138–154.

[126] Vgl. St 180–184. Dies ist auch der systematische Grund dafür, warum der Tod dem Leben äußerlich ist, auch wenn es auf ihn zuläuft (vgl. St 148ff.). Zur Phänomenologie der Zeitlichkeit vgl. auch FUCHS 2002.

Möglichkeiten zukünftigen Lebens, anzueignen. „Sprechen, Handeln, Gestalten können heißt nicht nur über bestimmte Organe verfügen, sondern über einen Sinn und diese Macht sich zutrauen." (LW 13) Neben der sinnhaften Integration in die eigene Lebensführung gehört zur Aneignung eines Vermögens also das Zutrauen in die mit ihm gegebene „Macht". Dieses habitualisierte Vertrauen in das eigene reale Können, das sich in jedem gelingenden leiblichen Vollzug bestätigt, bezieht sich zunächst auf das einzelne Vermögen, darin aber immer auch auf das Lebenkönnen insgesamt.[127]

Wenn nun in einer Krankheit ein Können beeinträchtigt ist, so ist damit potenziell – nicht zuletzt abhängig von der Länge und Schwere dieser Beeinträchtigung – auch das habitualisierte Zutrauen, grundsätzlich über dieses Vermögen zu verfügen, beschädigt.[128] Die Krankheitserfahrung als Erfahrung reduzierter Potenzialität kann also das *Daseinsvertrauen* beschädigen, das sich im Zutrauen in die vielen einzelnen Vermögen manifestiert und bestätigt. Wenn in schwerer Krankheit zunächst fraglich wird, *etwas* noch zu können, steht die Frage im Hintergrund: Werde ich morgen überhaupt noch können, also: leben? In diesem Sinne gehört die Krankheit potenziell zu den Grenzerfahrungen, die auf das Negative,[129] auf das Versagen des Lebens, auf den Tod verweisen.[130] Krankheit kann also im Anschluss an Plessner noch in einer vierten Hinsicht als Desintegration erfahren werden: als Zerfall des Daseinsvertrauens, als Destabilisierung des Zukunftsbezuges eigener Lebensführung. Gegenwart und Zukunft brechen gleichsam an der Stelle ihres Übergehens auseinander.[131] Dabei ist festzuhalten, dass diese Desintegrationserfahrung nicht allein kognitiv, etwa durch die Mitteilung einer ‚schlechten' Prognose, vermittelt sein muss, sondern als Störung der Zukunftsoffenheit realer Möglichkeit leiblich erlebt werden kann.

IV. Zum Umgang mit Krankheit

Ist Krankheit solcherart in vierfacher Hinsicht als Desintegrationserfahrung verstanden (leibkörperlich, sozial, kulturell-praktisch, temporal), so ist zu fragen, ob die Abwesenheit von Krankheit als Erfahrung des Integriertseins verstanden werden muss. Im Vorgriff auf die Klärung dieser Frage[132] ist noch einmal Plessners Skepsis gegenüber allen Formen unproblematischer, unver-

---

[127] Zur Hoffnung als Gestalt der Zeitbemächtigung siehe Kapitel 5.4.

[128] Der Schmerz zerstört die Vertrautheit mit der eigenen Lebenswelt (so PLESSNER 1953, 95 mit Blick auf die Geisteswissenschaft).

[129] Zum Sinn fürs Negative als Charakteristikum des Menschseins vgl. St 270.

[130] Vgl. PLESSNER 1961, 209f. Damit ist auch gesagt, dass Krankheit nicht *per se*, sondern präzise in dieser Hinsicht als Verweis auf den Tod erfahren wird. Zum Zusammenhang von körperlichem Leiden und Zeiterfahrung vgl. auch BOZZARO 2014, 41ff.

[131] Zur Desintegration in der Zeit vgl. auch LANZERATH 2006, 206.

[132] Siehe dazu Kapitel 2.3 sowie zum Gesundheitsbegriff Kapitel 5.2.

mittelter, ungebrochener Selbsthabe zu notieren, auf die verschiedentlich hingewiesen wurde.[133] Der Mensch, davon ist Plessner überzeugt, wird niemals aus der Entfremdung heimkehren.[134] „Nirgendwo ist der Mensch von Natur zuhause."[135] Wenn der Schmerz die Vertrautheit der Lebenswelt bricht,[136] so war dies keine stabile, rein unmittelbare, ruhende Vertrautheit, sondern eine in prekärer Balance gewonnene, dauerhaft brüchige Vertrautheit. Selbsthabe und Selbstbemächtigung bestehen nur im Vollzug ihrer selbst und sind insofern immer gefährdet.[137] Eine somatische Krankheit wäre dann eine außergewöhnliche Gefährdung personaler Selbsthabe, die auf organische Vitalität zurückgeführt wird. Insbesondere kann also die Erfahrung von Krankheit nicht auf der Hintergrundfolie kontinuierlich erfahrener Stabilität und Integration expliziert werden. In einer Auseinandersetzung mit Sigmund Freud wendet sich Plessner gegen das „Bild von einem mit sich versöhnten Wesen, einer Gesundheit, die den Selbstzerfall nicht nur therapeutisch sondern idealiter nicht kennt".[138]

An dieser Stelle sind vor allem zwei Lebensbereiche von Interesse, denen potenziell die Herstellung erfahrbarer Ganzheit zugeschrieben wird: Medizin (1.) und Religion (2.). Plessner behandelt sie nur am Rande; dies gilt es abschließend zu rekonstruieren.

(1.) In zwei frühen Aufsätzen zum ärztlichen Denken[139] berührt der Arztsohn Plessner den Bereich der Medizin explizit. In ihnen setzt sich Plessner mit dem Vitalismus seines Heidelberger Lehrers Hans Driesch auseinander und plädiert für einen „Vitalismus als praktische Überzeugung",[140] dessen sich der Arzt befleißigen solle, um in seinem Patienten eine Person[141] und nicht nur naturwissenschaftlich Beschreibbares zu sehen.[142] Ein unverkürzter Blick auf Lebensphänomene übersteigt das naturwissenschaftlich zu Erfassende und weist den Arzt nicht nur ans Labor, sondern auch an die „nicht mehr rein physischen, exakt erforschbaren, darum doch immer noch *erforsch-*

---

[133] Siehe hier Anm. 35.

[134] Vgl. nur PLESSNER 1950, 85; 1963, 240; 1965, 278; 281; 1967a, 333; 1969, 365. In Begriffen Hegels gesprochen setzte eine solche Heimkehr den absoluten Geist voraus. Nur so könnte der Geist im Durchgang durch das Andere seiner selbst wirklich zu sich selbst zurückkehren. Doch für Plessner geht es niemals zurück, immer geradeaus (vgl. St 346).

[135] PLESSNER 1965, 278.

[136] Vgl. PLESSNER 1953, 95.

[137] Zur Beziehung von Exzentrizität und Vulnerabilität vgl. auch TOLONE 2014, 166.

[138] PLESSNER 1965, 281.

[139] PLESSNER 1922; 1923.

[140] PLESSNER 1922, 26.

[141] „Person ist diejenige Individualität zu nennen, deren besondere Merkmale in einem *verständlichen* Einheitszusammenhange stehen." (1923, 21)

[142] Im zweiten Aufsatz reagiert Plessner auf Viktor von Weizsäckers Beitrag „Über Gesinnungsvitalismus" (WEIZSÄCKER 1923), in dem dieser den ersten Aufsatz diskutiert (vgl. PLESSNER 1923, 45; 54). Siehe zu Weizsäcker Kapitel 3.5, II.

baren Schichten der menschlichen Person".[143] Dabei unterscheidet Plessner allerdings rein physische Krankheiten von solchen, die nicht allein physische Ursachen haben.

Bei einer Mandelentzündung oder eines [sic] Lues braucht der Arzt diese geistigen Organe [sc. Einfühlungsfähigkeit, Verständnis, Intuition etc., TM] nicht zu aktivieren, denn die Krankheiten sind rein physischer Natur und entsprechend zu heilen. Wo jedoch die Krankheit (bei aller physischen Bedingtheit) auch psychische Bedingtheiten hat, wo die ganze Person davon in Mitleidenschaft gezogen ist und eine ständige Korrelation physischer und psychischer Symptome das Krankheitsbild bestimmt, da muß die Diagnose unter gewisser Zuhilfenahme jener nichtnaturwissenschaftlichen Wahrnehmungsquellen erfolgen, da erfolgt auch die Therapie nur mit ihrer Hilfe.[144]

Vom Standpunkt der *Stufen* aus erscheint dies als Verkürzung. Denn unabhängig von der Frage nach naturwissenschaftlich aufweisbarer Kausalität wäre jede Krankheit als Lebensphänomen, mithin insbesondere unter dem Doppelaspekt von physisch und psychisch zu erfassen. Diese Doppelaspektivität ist unabhängig von dem Erfolg einer perspektivischen Reduktion. Auch wenn die Ursache einer Erkrankung also vollständig durch eine naturgesetzliche Kausalkette ermittelt werden könnte, beträfe diese Krankheit den Kranken unter den Bedingungen der Doppelaspektivität. Entsprechend wäre dem Arzt auch hier das „personale" Sensorium für seine Patienten anzuempfehlen.[145] Gleichzeitig wäre für beide Fälle zu klären, was genau unter einer solchen ‚ganzheitlichen' Wahrnehmung des Patienten in der Medizin zu verstehen ist.

(2.) Nicht auf den ersten, aber auf den zweiten Blick ist auch die religionsphilosophische Pointe, auf die Plessner die *Stufen* zuführt, für das Krankheitsthema relevant. Der Mensch ist in seiner Existenz auf Nichts gestellt, er findet in der Lösung seiner Vermittlungsaufgabe keinen archimedischen Punkt, keinen bleibenden Halt. Wird er dessen gewahr, so wird ihm auch die letzte Haltlosigkeit der „Wirklichkeit – Außenwelt, Innenwelt, Mitwelt –, welche zu seiner Existenz in Wesenskorrelation steht" (St 343), bewusst. Ebenso wie die letzte Einheit seines Lebens von keinem absoluten Punkt aus verbürgt ist, verbürgt nichts die letzte Einheit der Welt insgesamt. Dies ist nach Plessner das Grundproblem der Religion. Will der Mensch an der Einheit der Welt festhalten, braucht er die Idee des Absoluten als des gleichsam der Welt exzentrischen, absolut notwendigen Seins, das diese Einheit verbürgt. Nur von einem solchen Absoluten aus wäre dann auch seiner Halt- und Heimatlosigkeit, Kontingenz und Ersetzbarkeit gewehrt. „Letzte Bindung und Einordnung, den Ort seines Lebens und seines Todes, Geborgenheit, Versöhnung mit dem Schicksal, Deutung der Wirklichkeit, Heimat schenkt nur Religion." (342) Dies ist – mit Kierkegaards berühmter Formel – allerdings nur durch

---

[143] PLESSNER 1923, 51.
[144] A.a.O., 54.
[145] Siehe dazu Kapitel 2.3 sowie 3.5.

einen „Sprung in den Glauben" (ebd.) zu erreichen; allerdings in einen Glauben, gegen den der Mensch selbst in der Einsicht in die Geistigkeit und damit Ortlosigkeit seines Standpunktes mit innerer Notwendigkeit den Zweifel, mehr noch: „die Leugnung des Absoluten, die Auflösung der Welt" (346) kehren muss. Insofern herrscht „absolute Feindschaft" (342) zwischen Kultur und Religion.

Plessner siedelt Religion gleichsam als Gegenspielerin zur Exzentrizität an.[146] Indem sie das Absolute invoziert, verheißt sie eine dauerhafte Lösung für das dem Menschen aufgegebene Vermittlungsproblem. Insbesondere scheint sie die Einheit der Welt und damit auch die Ganzheit menschlichen Lebens zu verbürgen. Von hier aus ergibt sich eine Beziehung zwischen Krankheit als Desintegrationserfahrung, unter der gerade diese Einheit und Ganzheit gefährdet bzw. zerstört erscheint, und Religion, die gerade diese Einheit und Ganzheit zu verbürgen beansprucht. Damit ist für die folgende Arbeit ein wichtiger Pfad gezeigt. Allerdings ist damit sofort auch die Aporie einer zu einfachen Verhältnisbestimmung von Krankheitserfahrung und religiöser Deutung sichtbar: Wäre Religion tatsächlich ihrem eigenen Anspruch nach die Produzentin eines „Definitivum" (St 342), in der auf wundersame Weise das zusammenkommen soll, was in der Lebenserfahrung unter den Bedingungen exzentrischer Positionalität auseinanderfällt, fiele sie mit Plessner notwendig der Religionskritik anheim. Stünde Religion gänzlich auf der Seite von Heimat und Geborgenheit, auf der Seite des Ganzen, Versöhnten, Integrierten, auf der Seite der Einheit von raumzeitlich Körperlichem und Sinn,[147] würde sie sich schon an der ersten tiefergehenden Desintegrationserfahrung als im wahrsten Sinne des Wortes unglaubwürdig erweisen.[148] Doch das ist, das sei im Vorgriff auf das Folgende gesagt, eine deutliche Unterbestimmung von Religion. So plausibel es ist, Religion gerade im Bezug auf Krankheit auf der Ebene der Probleme von Einheit und Ganzheit anzusiedeln, so nötig ist es, Religion im Kern nicht als „ganzheitliches" Gegengift gegen Erfahrungen des Zerfalls und der Fragmentierung zu bestimmen, sondern gerade als denjenigen Sinnhorizont, vor dem das Problem von Ganzheit und Fragmentarität, von Selbsthabe und Selbstentzogenheit, überhaupt erst formulierbar ist. Religion leistet gerade nicht die Schließung des unbestimmten Ganzen, das der Mensch ist und das seine Welt ist. Sie hält vielmehr mit symbolischen Mitteln den Horizont von Ganzheit offen, vor dem der Mensch sich selbst und seine

---

[146] Plessner spricht explizit vom „Gegengewicht" (PLESSNER 1961, 212). Vgl. auch a.a.O., 213 zu Religion und Macht.

[147] Vgl. PLESSNER 1961, 162.

[148] Insgesamt reagiert das Unternehmen Philosophischer Anthropologie gerade auf den Zerfall religiöser Deutungssicherungen (vgl. REHBERG 2010, 26). Vgl. Plessners Bezüge auf den christlichen ordo (PLESSNER 1969, 356) bzw. den Sinn des Kosmos (PLESSNER 1950, 87; 1965, 282f.; 1969, 356) und die Aussage „Anthropologie löst Theologie ab" (PLESSNER 1969, 354). Zu Plessners Religionskritik vgl. auch HAMMER 1990/91.

Welt in Differenz erfassen kann.[149] Religion in diesem Sinne wäre nicht der absolute Feind von Kultur, sondern selbst eine Kultur der Selbstverortung in exzentrischer Positionalität: zwischen Haltlosigkeit und Halt, zwischen Heimat und Freiheit.[150]

V. Ertrag

Mit Plessner ist also das Thema Krankheit nicht primär im Horizont der menschlichen Physis zu verorten, sondern im Kontext der „Grundfigur des menschlichen Daseins im Banne des Körpers" (St 14): als Aspekt des Verhältnisses des Menschen zu seinem Körperleib. Dies umgreift sehr wohl den Körper als Ding unter Dingen, das auch naturwissenschaftlicher Betrachtung zugänglich ist; es umfasst aber darüber hinaus die für den Menschen unaufgebbare Selbstidentifikation mit dem Leib, die in der Doppelaspektivität von Körper und Leib gleichursprünglich neben der Selbstverobjektivierung als Körper steht.

Dabei steht das Thema Krankheit als Aspekt des leiblichen Selbstverhältnisses des Menschen sofort im Medium des Sinnes, des Verstehens bzw. Verstehenwollens sowie des Versuchs, praktisch damit umzugehen. Das heißt nicht, dass Krankheit für einen Menschen sinnvoll sein müsste, gar ein symbolischer Ausdruck für etwas wäre. Doch noch die Konstatierung der Sinnlosigkeit von Krankheit artikuliert einen Sinnanspruch; sie bewegt sich im Medium des Sinnes und ist auf Verstehen ausgerichtet.[151] Der Mensch richtet eine „Minimalforderung nach Rationalität" (LW 188) an seine Welt. „Unbeantwortbare Lagen, in denen der Mensch sich nicht orientieren, zu denen er kein Verhältnis gewinnen, deren Bewandtnis er nicht durchschauen, die er nicht verstehen und nicht nehmen, mit denen er also nichts anfangen kann, sind dem Menschen [...] unerträglich." (189) Eine Krankheit gehört mithin ebenso der körperlichen Sphäre (mit Plessner: der Außenwelt) wie der Sphäre des Sinnes an. In diesem Sinne ist im Folgenden grundsätzlich von *Krankheitserfahrung* die Rede.

---

[149] Religion hat ihren Ort mithin gerade in der Selbsttranszendierung des Lebens, die Plessner stark macht (siehe Kapitel 1.3, I.).

[150] Zum „homo absconditus" vgl. PLESSNER 1969, 357ff. Hier bedient sich Plessner gerade – wenngleich ironisch, vgl. ARLT 2001, 214 – im Repertoire theologischer Figuren der Verborgenheit und Entzogenheit. Zur „Unmöglichkeit, jemals ganz zu werden" vgl. HAUCKE 2000, 172 sowie 100f. Siehe auch Kapitel 3.4, 4.4, 5.4 und 6.4.

[151] Die Schrift *Lachen und Weinen* enthält den Ansatz zu einer Phänomenologie der Widersinnigkeit, die zwischen Mehrsinnigkeit und der Aufhebung sinnhafter Vermittlung unterscheidet (LW 205; vgl. 207f.). Insgesamt bewegt sich menschliches Verhalten „notwendig *auf der Grenze zwischen Sinn und Nicht-Sinn*, einer, wie gesagt, vielfach verschiebbaren Grenze, die den Bereich des Verständlichen vom noch nicht Verständlichen trennt" (210).

Krankheit als zur Erfahrung der Desintegration verstärktes Beherrschungs-
problem im Verhältnis des Menschen zu seinem Körper ist also bei Plessner
als gleichermaßen sinnhaft („geistig", „psychisch") und physisch („gleichgültig", naturwissenschaftlich beschreibbar) verfasst zu verstehen. Genauer handelt es sich bei dem „Sinnhaften" und dem „Naturwissenschaftlichen" der
Krankheit mit Plessner um Projektionen des Grundverhältnisses des kranken
Menschen zu seinem Körper auf den Erklärungsraum psychologischer, kulturwissenschaftlicher oder theologischer Hermeneutiken des Selbstverhältnisses einerseits und von Medizin und Naturwissenschaften andererseits. Die
„Kultur" bzw. der „Sinn" der Krankheit einerseits und die „Natur" der
Krankheit andererseits sind begriffliche Abstraktionen der Erfahrung bzw.
des Phänomens, krank zu sein bzw. eine Krankheit zu haben. Damit können
im Fortgang der Arbeit historisch-kulturwissenschaftliche, kultursoziologi-
sche, sozialontologische wie auch medizinisch-naturwissenschaftliche bzw.
medizintheoretische Aspekte von Krankheit und Kranksein Berücksichtigung
finden, ohne einen Reduktionismus in die eine oder andere Richtung zu verfolgen.[152] Die Divergenz dieser Perspektiven kann somit als sachgemäß,
wenngleich nicht spannungsfrei auszugleichen, rekonstruiert werden. Sie
können nicht zuletzt – in Absehung von ihrer jeweiligen Ontologie – verstanden werden als theoretische Sedimente materialer Erfahrungen von Krankheit. Auch kann damit Krankheit als religiöses Thema präzise zu naturwissenschaftlichen Zugängen in Beziehung gesetzt werden. Mit Plessner geht es
um Krankheit als Deutungsphänomen – aber als solches, dessen Naturbedingungen als deutungsentzogen selbst mitgedeutet werden. Es geht um Krankheit im Medium des Sinnes – aber so, dass das Scheitern der eigenen Sinnerwartung, die Grenzen des Sinnhaften im Medium des Sinnes zugänglich sind.
Damit wird auch die medizingeschichtliche Oszillation zwischen der Objektivierung von Krankheit (in der Zelle, im Organ u.a.) und der Konzentration auf den kranken Menschen verständlich. Hier konnte gezeigt werden, dass
das doppelaspekthafte Körperverhältnis des Menschen von „Leibsein" und
„Körperhaben" sich am Ort des spezifisch verstärkten bzw. verschobenen
Beherrschungsproblems „Krankheit" als Doppelaspekt von Kranksein und
Eine-Krankheit-Haben manifestiert. Eine theologische Voreinstellung in
Richtung „anthropologischer Medizin" und eine pauschale Disqualifizierung
der „Organmedizin"[153] verbieten sich von hier aus. Phänomene des Lebens

---

[152] Zur Unterscheidung von Plessners Zugang zu diesen Ansätzen und zur
„Kombinierbarkeit" mit ihnen vgl. FISCHER 2000, 284–288. Entsprechend sind die Darle-
gungen zur Krankheit, wie sie hier im Anschluss an Plessner entfaltet wurden, immer im
Kontext von Plessners Frage nach der Bedingung der Möglichkeit von Erscheinung zu verstehen. Sie erschließen also lediglich Bedingungen der Möglichkeit von Krankheitserfahrung, können aber zu einer Erklärung von Krankheiten nichts beitragen; dies ist Aufgabe
der Medizin.
[153] Siehe dazu Kapitel 3.5.

erschließen sich nicht allein „von innen", sondern immer auch „von außen", in der Wahrnehmung belebter Dinge.[154]

Für die Zwecke der vorliegenden Arbeit konnte mit Plessner die Erfahrung von Krankheit als vierfache Erfahrung von Desintegration aufgeschlüsselt werden. Dies gilt es im Folgenden anzureichern. Darüber hinaus fanden sich erste Hinweise auf Grundprobleme des Umgangs mit Krankheit: der sozialen Anerkennung Kranker, des Strebens nach Gesundheit sowie der sozial vermittelten Selbstbemächtigung, von der aus der Begriff der Sorge entfaltet werden kann. Der utopische Standort, die Nichtigkeit des reinen Ich und die Notwendigkeit, die personale Einheit eines leibkörperlich-geistigen Wesens im Vollzug zu behaupten, kommen in der Krankheitserfahrung in besonderer Weise zu Bewusstsein. Die Grundprobleme des Umgangs mit Krankheit können von hier aus verstanden werden: Sie entstehen im Kontext verschiedener Vollzugsmodi der Einheit der Person angesichts ihrer Gefährdung. Diese sind darauf ausgerichtet, die Einheit der Person in der Form unterschiedlicher Ganzheiten (der biographischen Erzählung, der personalen Anerkennung, der universalen Restitution, der Sorge für das Individuum) zur Geltung zu bringen. Doch das greift weit voraus. Zunächst gilt es, die Phänomenologie der Krankheitserfahrung, der sich Plessner kaum je gewidmet hat, exemplarisch zu vertiefen.

2.2 Phänomenologische Differenzierung: Krankheit als Befinden, Erleben, Erfahrung (Herbert Plügge)

Der Arzt und philosophische Autodidakt Herbert Plügge (1906–1972) befasst sich in einer Reihe von Aufsätzen in immer neuen Anläufen mit einer phänomenologischen Beschreibung organischer Erkrankungen. Plügge ist habilitierter Internist, arbeitet aber auch zeitweilig in der Heidelberger Neurologischen Klinik Viktor von Weizsäckers. Seit 1952 ist er Direktor der medizinischen Poliklinik in Heidelberg. In diese Zeit fällt auch ein Großteil der in zwei Aufsatzbänden und einer Monographie zusammengefassten Arbeiten.[155]

Plügge bezieht sich in seinen Werken intensiv auf die Arbeiten anderer phänomenologisch bzw. anthropologisch orientierter Mediziner seiner Zeit wie Ludwig Binswanger, Viktor Emil von Gebsattel, Viktor von Weizsäcker, Frederik Buytendijk sowie Alfred Auersperg. Anders als diese ist Plügge aber, trotz seines Intermezzos bei Viktor von Weizsäcker, kaum an Psychiatrie, Psychoanalyse oder Psychologie orientiert, sondern bezieht sich in seinen

---

[154] Zur bleibenden Aktualität der Philosophischen Anthropologie angesichts moderner Biowissenschaften vgl. REHBERG 2010, 46ff.

[155] PLÜGGE 1962; 1967; 1970; postum erschienen PLÜGGE 1985. Zu Plügges Vita vgl. ENGELHARDT 2002.

phänomenologischen Beschreibungen nahezu ausschließlich auf Erkrankungen aus dem Bereich der inneren Medizin.[156] Philosophisch schließt er vor allem an Wilhelm Szilasi, Otto Friedrich Bollnow, Jean Paul Sartre und Maurice Merleau-Ponty, aber auch Helmuth Plessner an, dessen terminologische Unterscheidung von Körper und Leib er, wenngleich nicht durchgängig, aufnimmt.[157] Phänomenologie, Existenzphilosophie, philosophische Anthropologie und anthropologische Medizin bilden also den geistigen Nährboden und liefern die begrifflichen Kategorien, in denen Plügge seine „„vergleichende[] Phänomenologie' organischer Erkrankungen"[158] entfaltet.

Plügges phänomenologische Aufsätze zielen auf zweierlei. Zum einen versucht er als Arzt die Beschreibungsleistungen der Phänomenologie für die ärztliche Praxis fruchtbar zu machen: Was kann die Einsicht in die allgemeinen Sinnstrukturen des menschlichen Leiberlebens leisten für ein besseres Verständnis des Wesens von Krankheiten, der Beziehung zwischen subjektivem Befinden und objektivem Befund sowie des Verhältnisses von Arzt und Patientin? Zum anderen verfolgt er das theoretische Interesse, durch eine differenzierte Beschreibung des Krankseins zu einer allgemeinen Phänomenologie des menschlichen Leibes beizutragen. So oszilliert der Autor zwischen ärztlichem und phänomenologischem Interesse, zwischen Krankengeschichte und philosophischem Referat, zwischen der Anwendung vorgefundener Kategorien phänomenologischer Beschreibung und der induktiven Generalisierung des Beschriebenen in allgemeinen Begriffen. Dieser Zirkel wird in verschiedenen Aufsätzen von unterschiedlichen Startpunkten aus begonnen.

Für das Verständnis von Krankheitserfahrungen im Anschluss an Plessner sind die Arbeiten Plügges aus mehreren Gründen von Bedeutung. Zunächst ist mit dem Focus auf organischen Erkrankungen eine doppelte Offenheit des Autors verbunden. Wie andere phänomenologisch arbeitende Mediziner ist er daran interessiert, gegenüber einer an objektiven Befunden orientierten naturwissenschaftlich geprägten Medizin die subjektiven Erlebnisqualitäten des Krankseins als medizinisch relevant zu rehabilitieren. Gleichzeitig widmet er sich jedoch – gegen eine allzu einfache Kritik an der objektivierenden naturwissenschaftlichen Medizin – gerade der körperlich-objektiven Seite des Krankseins und beschreibt diese als Phänomen. Sich auf den eigenen Körper als auf einen Gegenstand zu beziehen, ist nach Plügge keineswegs nur eine pathologische Entfremdung vom ursprünglichen Leibsein unter dem Einfluss eines naturwissenschaftlich-medizinischen Cartesianismus. Vielmehr gehört die Selbstobjektivierung zu den „normalen" Modi des menschlichen Leibverhältnisses, das sich gleichwohl im Zustand des Krankseins signifikant verändert. Plügge teilt damit, ohne dies deutlich zu machen, eine wesentliche

---

[156] Eine Ausnahme bilden drei frühe Aufsätze (PLÜGGE 1962, 1–50).
[157] Vgl. PLÜGGE 1967, 40, 62. Zu Plessner vgl. auch PLÜGGE 1962, 103; 1967 VIII.
[158] PLÜGGE 1962, 142.

Grundannahme Plessners. Er liefert diejenige Phänomenologie des Körperhabens außerhalb und vor allem innerhalb der Krankheit, die bei Plessner allenfalls angedeutet ist. Dabei ist es nicht relevant, inwiefern die Ausführungen Plügges im Kontext des phänomenologischen Krankheitsdiskurses seiner Zeit als spezifisch oder originell zu gelten haben, sondern allein, inwieweit der „somatische" Blick für eine Phänomenologie der Krankheit fruchtbar ist.

Mit seiner Zwischenstellung zwischen phänomenologischem Anticartesianismus und phänomenologischer Rehabilitation naturwissenschaftlicher Medizin geht einher, dass sich Plügge intensiv um die Relationierung der Beschreibungssprachen der Phänomenologie und der naturwissenschaftlichen Medizin bemüht. Wie verhält sich die Gegenstandsstellung zu sich (Körperhaben) zu der Weise, in der sich eine naturwissenschaftlich geprägte Medizin auf den Körper bezieht? Dies ist für die Klärung des Verhältnisses von Krankheitserfahrung und Krankheitsdiagnose weiterführend.

Schließlich ist Plügges Ansatz relevant, weil er eine je nach Krankheitsbild spezifische, gleichsam *differenzielle* Phänomenologie der Erkrankungen anstrebt. In immer neuen Anläufen und häufigen Selbstkorrekturen müht er sich um präzise Beschreibungen, die sich einer offenkundigen Nähe zu seinen Patientinnen und Patienten verdanken. Mit dem Pathos des nüchternen Klinikers wendet er sich dabei auch gegen allzu harmonistische Beschreibungen des menschlichen Körper- bzw. Leibverhältnisses, die er in der Philosophie wahrnimmt.[159] Es gilt also, Krankheitserfahrungen zunächst in ihrer Differenziertheit und inneren Gebrochenheit zu beschreiben, bevor die Frage nach einem Gemeinsamen dieser Erfahrungen gestellt werden kann.

Im Folgenden werden, ausgehend von Aufsätzen aus den Jahren 1951 bis 1966, wesentliche Pointen von Plügges Ansatz rekonstruiert. Die Rekonstruktion geht systematisch vor: Zunächst wird die allgemeine Sinnstruktur des menschlichen Leibverhältnisses, wie sie sich aus Plügges Beiträgen insgesamt entnehmen lässt, dargestellt (I.), bevor die spezifische Ausformung dieser Struktur in unterschiedlichen Krankheitsformen entfaltet wird (II.). Die allgemeine Sinnstruktur menschlichen Leiberlebens steht dabei zum einen im Verhältnis zur physischen Körperlichkeit, wie sie der naturwissenschaftlich geprägten Medizin zugänglich ist (III.), und zum anderen zur Individualität des Einzelnen, in der das Leiberleben seine je konkrete Gestalt findet (IV.). Im letzten Abschnitt werden die Einsichten Plügges für die Zwecke dieser Arbeit weitergedacht (V.) Die Rekonstruktion verdankt sich dabei Helmuth Plessners „instrumentellem" Interesse an der Phänomenologie: Gefragt sind gute Beschreibungen der Krankheitserfahrungen und moderate Verallgemeinerungen, die diese Beschreibungen auf den Begriff zu bringen versuchen.[160]

---

[159] Vgl. PLÜGGE 1967, 121.
[160] Zur Phänomenologie der Krankheitserfahrung vgl. auch TOOMBS 1992; 2001; ZANER 1981; FUCHS 2008.

I. Die Grundzüge einer Phänomenologie des menschlichen Leibes

Die Grundzüge seiner Phänomenologie des menschlichen Leibes entwickelt Plügge in dem 1955 in der ärztlichen Wochenschrift erschienenen Aufsatz „Über Herzschmerzen. Ein phänomenologischer Versuch".[161] Die Krankheiten des Herzens sind für Plügge, der selbst an einer schweren Herzkrankheit litt, das wichtigste leibphänomenologische Paradigma, da sich an ihnen die Doppelheit von Körperhaben (das Herz als Organ) und Leibsein (das Herz als Zentrum der Person) prägnant entfalten lässt.

Plügge geht von der Fallgeschichte eines 45-jährigen Industriellen aus, der mit scheinbar geringen Beschwerden, einem Schmerz in der Schulter, den er selbst für rheumatisch hält, zu ihm kommt. Nun habe sich zu dem schon länger bestehenden Schmerz hie und da ein Engegefühl in der linken Brust gesellt, daher sei er unsicher geworden und wolle abklären, dass es sich tatsächlich um einen geringfügigen Befund handele. Der Arzt untersucht ihn und diagnostiziert eine Angina pectoris, eine ernste Herzmuskelschädigung. Er eröffnet das dem bis dahin jugendlich und elastisch wirkenden Patienten, und als er ihn zwei Wochen später wiedersieht, wirkt dieser gealtert, vorsichtig, niedergeschlagen, nun tatsächlich herzkrank. Er *spürt* nun sein Herz.[162] In der Analyse der Frage, was aus diesem dynamischen Mann mittleren Alters einen Herzkranken gemacht hat, treten drei Momente zutage, die für eine Phänomenologie des Leibes wichtig sind. Das ist zum einen der Übergang von einem unspezifischen Missempfinden, einem Unwohlsein, hin zu einem lokalisierten Schmerz. Mit dieser Lokalisierung ist die grundlegende Gegenstandsstellung des Patienten zu seinem Leib, genauer: zu einem bestimmten Körperteil, gegeben. Der Patient „hat" nun eine schmerzende Schulter bzw. ein schmerzendes Herz. Zum anderen gehört dazu die Umlokalisation des Schmerzes von der Schulter zum Herzen. Diese Änderung des Ortes ist nicht nur eine der körperlichen Topographie, sondern bildet auch und vor allem den Übergang zwischen zwei unterschiedlichen Formen des Leiberlebens: einmal an der Peripherie, einmal im Zentrum. Die Schulter wird anders erlebt, ist anders gegeben als das Herz. Der Patient *hat* seine Schulter anders als sein Herz. Und zum Dritten ist es die Art und Weise, wie dieser individuelle Patient sich zu seinem, nun vom Arzt als krank diagnostizierten, Herzen verhält, wie er sein Leiberleben in dem Gesamtzusammenhang seiner Lebensführung integriert. Plügge unterscheidet mithin drei Aspekte des Körperlich-Leiblichen, ohne dies konsequent terminologisch durchzuführen:

1. Das „anatomisch-physiologisch definierte[] Substrat Körper",[163] also der somatische Körper, bildet den Gegenstand der naturwissenschaftlich geprägten Medizin. Dieser Körper ist dem Erleben des Patienten nicht zu-

---

[161] PLÜGGE 1962, 51–61.
[162] Vgl. a.a.O., 51f.
[163] A.a.O., 55.

gänglich und insofern auch kein Gegenstand phänomenologischer Beschreibung. Er ist allenfalls Bedingung oder Rahmen des Leiberlebens.

2. Der „phänomenologisch gegebene beseelte Leib" steht im Focus von Plügges Ausführungen. Hiermit sind die der phänomenologischen Beschreibung zugänglichen allgemeinen Sinnstrukturen menschlichen Leiberlebens bezeichnet, also im konkreten Fall die „Art, in der jedermann sein Herz erlebt".[164] Das Leiberleben untergliedert Plügge mit Plessner und anderen in „Körperhaben" und „Leibsein", um deren Verhältnis es ihm vor allem geht.

3. Zum Dritten geht es um das individuelle Leiberleben des einzelnen Patienten im Kontext seiner je eigenen, unverwechselbaren Lebensgeschichte, um die interindividuelle Variabilität innerhalb der phänomenologisch aufweisbaren allgemeinen Sinnstrukturen des Leiberlebens.

Hier ist eine terminologische Schwierigkeit zu bemerken. Wenn Plügge zwischen Körper und Leib unterscheidet, bezeichnet er damit entweder das Gegenüber des somatischen Körpers und des phänomenalen Leibes (1. vs. 2.) oder aber – mit Plessner – innerhalb der Phänomene des Leiberlebens (2.) das Gegenüber zwischen dem Körper, den ich habe, und dem Leib, der ich bin. Die letztere Unterscheidung wird an anderer Stelle wiederum als Gegenüber von Leibsein und Leibhaben wiedergegeben. Im Folgenden wird daher immer dann, wenn Verwechslungsgefahr besteht, zwischen dem somatischen Körper, dem Körper als Phänomen (Gegenstandsstellung: der Körper, den ich habe) und dem Leib (Subjektstellung: der Leib, der ich bin) unterschieden.

Der zweiten Ebene des phänomenologisch beschreibbaren beseelten Leibes gilt nun Plügges eigentliches Interesse. Es ist gerade das Feld der Krankheit, auf dem sich der phänomenale Reichtum und die Grundstrukturen des Leiberlebens zeigen.[165] Wenn ein diffuses Missbefinden übergeht zu einer lokalisierten Beschwerde, wenn etwa ein lokalisierter Schmerz verspürt wird, tritt dem Einzelnen ein Körperteil als Gegenstand gegenüber. Es ist das Herz, das Beschwerden verursacht; der Patient *hat* nun ein Herz. Dieses Haben ist jedoch nicht wie eine Beziehung eines menschlichen Ichs zu einem externen Gegenstand strukturiert. Vielmehr ist in diesem Haben enthalten, dass das schmerzende Körperteil in je spezifischer Weise das eigene ist. Die Beziehung zum Körperteil enthält also neben dem Moment der Objektivierung immer auch das Moment der Identifikation. Ich *habe* nicht nur mein Herz, ich *bin* auch mein Herz. Dieses Verhältnis von Gegenstandsbeziehung und Identifikation ist je nach Körperteil eigentümlich. Ein Schmerz in den Extremitäten wird ‚gegenständlicher' erlebt als ein Schmerz des Herzens. Umgekehrt ist das Moment der Identifikation im Falle des Herzens besonders stark.

---

[164] Ebd.
[165] Vgl. PLÜGGE 1962, 52ff., 76ff., 102ff., 107ff., 160; 1967, 41.

Hierzu kommt ein Zweites: Mit dem identifikatorischen Moment – ich bin mein Herz – ist gleichzeitig eine Beziehung der Angewiesenheit gegeben. In dem Maße, in dem ich mich von meinem Herzen nicht gegenstandshaft distanzieren kann, sondern mich mit ihm identifizieren muss, weiß ich mich von ihm abhängig. Eine Störung des Herzens wird als unmittelbar lebensbedrohlich gewusst. Insofern rekonstruiert Plügge im Anschluss an Gabriel Marcel das Haben des Herzens gleichzeitig als ein *Gehabtwerden*, als eine unauflösbare und potenziell bedrohliche Angewiesenheitsbeziehung.[166] Es ist diese Gleichzeitigkeit von Gegenstandsbeziehung und Identifikation, die die Herzkrankheit als so bedrohlich erleben lässt: Das Herz, mit dem ich mich besonders identifizieren muss, insofern ich mich von ihm in besonders geringem Maße als unabhängig setzen kann, dieses Herz steht mir gleichwohl in Gegenstandsstellung gegenüber. Es scheint „eine Art Eigenleben" zu führen. Das, was in hohem Maße *ich* bin, ist mir „als ein *autonomes,* sich selbst bewegendes, von sich aus klopfendes, beinahe selbstständiges Organ"[167] gegeben. Damit wird deutlich, warum die Herzkrankheit das Paradigma einer Phänomenologie des Leiberlebens darstellt: „Das Herz ist mir gegeben als das unerkennbare Innere meines Selbst, das zwar in besonders engem Verhältnis zu mir steht, dessen relativer Selbstständigkeit aber ich in einem nie ganz bestimmbaren Maße ausgeliefert bin."[168] In der Herzkrankheit wird die fundamentale Zweideutigkeit des menschlichen Leibes in exemplarischer Zuspitzung erlebt.[169] Einerseits ist da der Leib, der ich bin, der im gesunden, ungestörten Zustand gar nicht im eigentlichen Sinn erlebt wird, durch den ich in der Welt bin:[170] der Leib als Subjekt alles Handelnkönnens, der mediale, potenzielle, unbestimmte Leib, den Plügge auch als *tragenden Leib* bezeichnet. Auf der anderen Seite steht der Leib in seiner Dinghaftigkeit, der Gegenstand, der mir im Schmerz oder einer anderen Missempfindung gegenübertritt, der *lastende Leib*.[171] Das schmerzende Herz ist beides zugleich, Bedingung der Möglichkeit meines Zur-Welt-Seins und insofern tragend, Ort der Beschwerde und insofern lastend.

Dabei ist es wichtig, dass sich bei dieser duplizitären Struktur nicht um einen Perspektivendualismus handelt. Es geht nicht um die Gegenüberstellung von objektiver Körperlichkeit in der Dritten-Person-Perspektive und subjektivem Leiberleben in der Ersten-Person-Perspektive. Es geht vielmehr um ein hoch variables Ineinander zweier Momente des Leiberlebens selbst – im Sin-

---

[166] Die Relation von Haben und Gehabtwerden dient ursprünglich Hegel und im Anschluss an ihn Marx zur Analyse menschlicher Eigentumsverhältnisse (vgl. dazu BOLTANSKI/CHIAPELLO 2003, 206f.).

[167] PLÜGGE 1962, 57.

[168] A.a.O., 60.

[169] Vgl. PLÜGGE 1962, 112ff.; 1967, 62ff.

[170] Vgl. PLÜGGE 1962, 83; 1967, 45f.

[171] Vgl. PLÜGGE 1962, 115.

ne Plessners: Doppelaspektivität. Plügge spricht von „*Charakteren*' [...], die, je nach Situation, in der Erscheinung unseres Leibes jeweils vorder- oder hintergründig werden können".[172] Wie sich der phänomenale Körper (der lastende Leib) zum physischen Körper der Medizin verhält, wird noch zu entfalten sein.[173] Doch zunächst gilt es, neben der Herzkrankheit weitere Krankheitsparadigmen wahrzunehmen, um die aufgewiesene Grundstruktur vertieft zu beschreiben und phänomenal anzureichern.

II. Körperverhältnisse bei spezifischen Krankheiten

In seinen Aufsätzen sucht Plügge für jede Krankheit, die er untersucht, das „charakteristische ‚Gemeingefühl' aufzuzeigen, das ganz andere Elemente und Klangcharaktere, ganz andere Weltverhältnisse und ganz andere, neutrale und tangierte Bereiche aufweist"[174] als das Leiberleben anderer Krankheiten. Die am Beispiel der Herzkrankheiten aufgewiesene Grundstruktur von Vergegenständlichung und Identifikation mit dem Leib lässt sich zunächst im Vergleich mit anderen Schmerzempfindungen vertiefen. Der Schmerz ist das zentrale Beispiel des Zusammenhangs zwischen der Lokalisierung einer Missempfindung und einer Vergegenständlichung bzw. Gestaltwerdung des Körpers.

[I]ch identifiziere den Schmerz mit einer Leibstelle, ja, ich setze eigentlich erst den Schmerz und damit die schmerzende Körperpartie. Es entsteht ein Schmerzobjekt, d.h. es entsteht nun erst im eigentlichen Sinn der Schmerz, und es entsteht für mich im besonderen Sinn jetzt erst der erkannte Leib. In diesen dialogischen Akt gestalte ich meinen Leib, mein Leib gliedert sich nun in Teile, in Körperpartien: ich konstituiere eine bestimmte Leibform, die je nach der Art meines erkennenden lokalisierenden Aktes verschieden ist. Gleichzeitig verwandelt sich mein Verhältnis zu meinem Körper: der anwesende, mich beengende und schmerzende Körperteil wird aus mir etwas herausgerückt, aber zugleich quält er mich nun auch; er wird zugleich in vermehrtem Maße mein eigener und mir entfremdet. Die anwesende oder schmerzende Leibstelle bekommt so etwas wie ein Eigenleben, das sich in der Selbstständigkeit des Schmerzes äußert.[175]

Indem das Missempfinden im Schmerz einen Ort erhält, wird der Körper, genauer: ein bestimmter Teil von ihm, prägnant. Der schmerzende Körperteil tritt als unterscheidbare Gestalt vor einen nichtschmerzenden Hintergrund. Gleichzeitig setze ich mich in der Empfindung des Schmerzes dem schmer-

---

[172] PLÜGGE 1967, 62.

[173] Siehe unten, Abschnitt III.

[174] PLÜGGE 1962, 134.

[175] A.a.O., 85f. Plügge verwendet ohne viel Argwohn den von Plessner kritisierten Begriff der Entfremdung. Gleichwohl basieren seine Beschreibungen nicht, so die These der vorliegenden Rekonstruktion, auf der Voraussetzung einer „heilen", ursprünglichen Selbstvertrautheit, einer leiblichen Heimat bei sich selbst. Es genügt, unter Entfremdung von einem Körperteil eine spezifische Form des Körperhabens, der Gegenstandsstellung zum eigenen Körper, zu verstehen (siehe dazu auch Anm. 185).

zenden Körperteil gegenüber. Andererseits ist es eben der Schmerz, den *ich* empfinde, der das Körperteil auf unmissverständliche Weise als meines kennzeichnet. Die Reaktion des Menschen auf die Situation des lokalisierten Schmerzes ist nach Plügge nun die eines Distanzierungversuchs. Ich versuche, mich aus dem schmerzenden Körperteil gleichsam zurückzuziehen, das leibliche Ich von dem schmerzenden Organ zu entfernen. Es kommt zu einer „Entzweiung von Ich und Leib".[176] Die vollständige Entfernung ist aufgrund des gleichzeitig identifikatorischen Momentes des Schmerzes unmöglich, gelingt aber je nach Organ relativ besser oder schlechter. Im Falle des Herzens oder anderer innerer Organe gelingt diese Distanzierung kaum. Ist es hingegen „nur" die Hand, die schmerzt, gelingt die Distanzierung eher, was bis zur Vorstellung einer Amputation reichen kann. Der an einer Extremität lokalisierbare Schmerz ist also einer Wahrnehmung verwandt, indem er *„gegenständlich abbildet"*.[177] Im Falle des Herzens ist der vergegenständlichende Charakter des Schmerzes untergeordnet. Dominant ist seine Einbettung in einem „die ganze Person einnehmenden und sie durchdringenden Gemeingefühl",[178] das Plügge bei Herzinfarktpatienten analysiert.

Doch der Schmerz ist nicht der einzige Fall einer lokalisierbaren und damit zu objektivierenden Missempfindung. Im Falle einer Lebererkrankung kann ein Völlegefühl „den Bauch" als etwas Lastendes, Schweres erleben lassen. Der leberkranke Mensch *hat* einen Bauch, von dem er sich allerdings ebensowenig distanzieren kann wie der Herzkranke von seinem Herzen.[179]

Das andere Extrem zu den fast gegenständlich lokalisierten Missempfindungen stellt das Phänomen der Anosognosie dar.[180] Plügge beschreibt Patienten, denen es nicht gelingt, auch bei manifesten schweren Erkrankungen ihr Missempfinden im Körper zu lokalisieren. Sie berichten von der Mühe der Feldarbeit oder anderer alltäglicher Verrichtungen, nehmen aber keinerlei Veränderungen an ihrem Körper wahr, obwohl diese nicht nur für den geübten ärztlichen Blick offensichtlich sind.[181] Insbesondere jüngere Kinder können bis zu einem gewissen Alter diese Objektivierungsleistung nicht erbringen.[182] Bei Erwachsenen ist es der individuellen Stellungnahme zum eigenen Missempfinden geschuldet, inwieweit dieses an der eigenen Körperlichkeit objektiviert oder nur als ein allgemeines, das eigene Weltverhältnis beeinträchtigendes Missempfinden erlebt wird. Plügge stellt hier den bestän-

---

[176] A.a.O., 66 in der Aufnahme einer Wendung Gebsattels.

[177] Hiervon ist die Schmerzwahrnehmung selbst noch einmal zu unterscheiden: Bei einem Nadelstich in den Finger spürt eine Versuchsperson bis zu einer gewissen Schmerzstärke nicht den Finger, sondern die Nadel als Gegenstand.

[178] A.a.O., 127.

[179] Vgl. a.a.O., 115f.

[180] Vgl. a.a.O., 112ff.

[181] Vgl. a.a.O., 91ff.; 112ff.; 66f.

[182] Vgl. a.a.O., 136ff; 162ff; 1967, 74.

dig auf seinen eigenen Körper konzentrierten Hypochonder auf der einen Seite und den für den eigenen Körper vollständig blinden Anosognosie-Patienten gegenüber.

Diese Variationen und Modi der Vergegenständlichung des Körpers könnten nun phänomenal weiter ausgeführt werden. Das kann an dieser Stelle jedoch unterbleiben; für unsere Zwecke ist es allein wichtig, dass es nach Plügges Analysen sowohl von der Krankheit als auch von der individuellen Stellungnahme zu ihr abhängig ist, inwieweit ein Mensch sich gegenständlich auf seinen Körper bezieht, und in welchem Ausmaß Identifizierungen mit bzw. Distanzierungen von diesem Körpergegenstand erfolgen.

Plügges besonderes Interesse richtet sich auf den Übergang von einem noch nicht lokalisierten Missempfinden hin zur körperlich vergegenständlichten Krankheit. Denn zu schnell schließt sich die naturwissenschaftlich geprägte Medizin an die Objektivierungsaspekte des Leiberlebens an. Sie sucht nach dem „objektiven Befund"[183] und sieht darin ihren eigentlichen Gegenstand. Damit reduziert sie jedoch ihren Zugang zum Patienten und bleibt so unter ihren anamnestischen Möglichkeiten. Daher ist Plügge bemüht, der „Bevorzugung des Objektiven"[184] seitens der naturwissenschaftlich geprägten Medizin eine Theorie des subjektiven Befindens Kranker an die Seite zu stellen, die das subjektive Erleben der Kranken im größeren Umfang für die ärztliche Praxis fruchtbar macht.[185]

Befinden bezeichnet nach Plügge „die Art, wie ich ‚mich fühle'".[186] Die Befindensweisen haben ihren Ort in derjenigen phänomenalen Sphäre, in der zwischen Subjektivem und Objektivem noch nicht geschieden ist. Sie sind ebenso Modi des In-der-Welt-Seins wie der Relation zum eigenen Körper. Der Begriff des Befindens erlaubt es also, jene Situationen in den Blick zu nehmen, in denen der Körper nicht oder noch nicht als kranker hervortritt – in denen also keine oder noch keine krankheitsbezogene Gegenstandsstellung zum eigenen Körper eingenommen wird.[187] Interessant für den Arzt ist dabei

---

[183] PLÜGGE 1962, 73.

[184] A.a.O., 74.

[185] Die Pointe der Objektivierungskritik besteht also nicht darin, dass Objektivierung per se Entfremdung bedeutete, sondern lediglich, dass allein das körperlich Objektivierte in den Blick der Medizin kommt, und sich die Medizin dadurch ohne Not selbst reduziert (siehe dazu auch Anm. 175).

[186] A.a.O., 76. Im Hintergrund steht hier Heideggers Begriff der Befindlichkeit („die Stimmung, das Gestimmtsein", HEIDEGGER 1993, 134). Nach Heidegger erschließt sich dem Dasein in der Befindlichkeit seine Angewiesenheit auf Welt (vgl. 137f.) – einschließlich, so wäre hier zu ergänzen, der eigenen Leiblichkeit.

[187] Das ist im Vergleich mit Plessner ein interessanter Punkt. Mit Plessner wäre darauf zu bestehen, dass eine Gegenstandsstellung zum eigenen Körper auch für das Leibsein unverzichtbar ist. Mit Plügge wäre dann erstens darauf hinzuweisen, dass diese Gegenstandsstellung und ihre Verschränkung mit der Selbststellung in der Regel unproblematisch, unauffällig sind. Zweitens wäre zu ergänzen, dass keineswegs eine *mit dem ärztlichen Blick*

das in irgendeiner Weise beeinträchtigte, negativ erlebte, „gestörte" Befinden. Im ungestörten, „gesunden" Fall ist der Mensch in der Welt, ohne etwas von seinem Körper zu *merken*. Erst wenn der Körper das ungestörte, transparente Weltverhältnis des Menschen stört, tritt ein leibliches Missbefinden hervor, das ihn, falls es anhält oder sich verstärkt, zum Arzt führt. Der Leib tritt als Körper hervor. Er ist nun anwesend[188] und wird auf die eine oder andere Weise gegenständlich. Erst in diesem Moment mag dem Betroffenen bewusst werden, dass auch schon vorher, etwa bevor der Kopf zu schmerzen begann, das eigene Befinden gestört war; auf eine leichte, fast unmerkliche Weise als ein Missbehagen, das das In-der-Welt-Sein eintrübt. Dies mag der „einfach nur gelebte Schmerz"[189] sein, den Plügge mit Sartre als „douleur pure"[190] bezeichnet. Das mag die größere Last der Arbeit sein, die die Bäuerin verspürt; das mag die Veränderung der Raumwahrnehmung sein, die dem Herzkranken Orte in einiger Distanz oder Höhe als unerreichbar fern zeigt; das mögen unlokalisierbare Gefühle der Enge und Beklemmung sein. Doch auch wenn ein Missempfinden schon körperlich verobjektiviert wurde, beschränkt es sich in der Regel nicht nur auf den Körper, sondern geht auch mit einem veränderten Modus des In-der-Welt-Seins einher. Der Leberkranke erlebt nicht nur ein abdominales Völlegefühl, sondern auch eine Verengung seiner Welt, einen reduzierten Aktions- und Wahrnehmungsraum. Er erlebt „ein Gefühl des Versinkens im eigenen Bauch".[191] Plügge legt Wert auf die Feststellung, dass der phänomenologischen Beschreibung die Änderung des Weltverhältnisses nicht als Folge oder Reaktion auf eine veränderte Körperwahrnehmung zu gelten hat, sondern Körper- und Weltverhältnis gleichursprünglich auf dem unterliegenden Missbefinden aufruhen. Innerhalb dieses Missbefindens kann das Körperliche auf je spezifische Weise Gestalt gewinnen; es bleibt aber auch dann eingebettet in eine umfassendere Befindensweise, die auch die Stimmungen und die Farben des Weltverhältnisses einbezieht.

[So sind] wir bei der Wahrnehmung von Hunger, Müdigkeit, Magendruck und so weiter immer in einer jeweils charakteristischen ‚Verfassung' […]. Derartige ‚Verfassungen' nennen wir Befinden. Nur *in* einer solchen ‚Verfassung' erscheinen uns Schmerz, Hunger, Druck und so weiter. Allerdings geht die ‚Verfassung' unter Umständen im Hingelenkt-Sein auf den erscheinenden Schmerz unter. Sie ist als solche dann eben die Modalität meines Hingelenktseins. So erklärt es sich, daß unser Befinden uns oft entgeht.[192]

---

kompatible Gegenstandsstellung zum eigenen Körper, insbesondere also eine Lokalisierung des Missbefindens in der eigenen Physis, impliziert sein muss. Auch der Anosognosie-Patient hat also ein immer auch gegenständliches Körperverhältnis, aber eben entweder unauffällig oder wenigstens nicht an der medizinisch gesehen ‚richtigen' Stelle.

[188] Vgl. PLÜGGE 1962, 79.

[189] A.a.O., 85.

[190] A.a.O., 84.

[191] A.a.O., 82.

[192] A.a.O., 95f.

Ausgehend von diesem Primat des Befindens werden Hypochondrie und Anosognosie präziser verständlich. Hypochondrie lässt sich begreifen als einseitige Projektion des Befindens auf den Körper, in der die Facetten des Befindens in Form von Krankheiten objektiviert werden. Das Körperverhältnis dominiert das Weltverhältnis, ähnlich wie in Fällen schwerer Herz- oder Leberkrankheiten das Weltverhältnis zurücktritt.[193] Hingegen bedeutet Anosognosie die weitgehende Abwesenheit des Körperverhältnisses; das Befinden wird allenfalls als Zustand der Welt objektiviert.[194]

Doch das Körper- und Weltverhältnis können nicht nur einzeln zugunsten des jeweils anderen in den Hintergrund treten; sie können auch gemeinsam zurückgehen. Das geschieht im Falle eines Krankheitsparadigmas, das Plügge in dem Aufsatz „Der Allgemeinzustand des Schwerkranken" von 1956 beschreibt:[195] der schweren, konsumierenden, insbesondere onkologischen Erkrankung. Als dominanten Zug des Befindens eines Krebskranken arbeitet Plügge heraus, dass hier nicht etwa die Welt zugunsten eines gleichsam immer größer werdenden Körpers schrumpft, sondern dass der Kranke sich aus Körper und Welt in gleicher Weise „nach innen"[196] zurückzieht. Das den gesunden Menschen, aber auch jeden Kranken auf spezifische Weise kennzeichnende Oszillieren zwischen Körperhaben und Leibsein („Herumwandern")[197] ist zugunsten einer zunehmenden Reduzierung der Körper- und Weltbeziehungen suspendiert. Der Kranke tritt aus der Identifikation mit seinem Leib ebenso zurück wie aus dem Gegenüber zu seinem Körper als Objekt. Der Körper wird zur Hülle. Gleichzeitig tritt die Welt, insbesondere die soziale Eingebundenheit, zurück.[198] Diese simultane Selbstdissozierung von Körper und Welt findet Plügge auch bei hochbetagten Menschen. Es handelt sich um den dem vollkommen transparenten Leib entgegengesetzten Grenzfall der totalen Verobjektivierung des Körpers.

Ein weiterer spezieller Fall des Körper- und Weltverhältnisses, der Plügge – nicht zuletzt aufgrund seiner hohen Inzidenz in der Nachkriegszeit – beson-

---

[193] Vgl. PLÜGGE 1962, 66f.; 83; 1967, 84.

[194] Entsprechend darf sich der Arzt nicht nur auf den Körper des Patienten konzentrieren. Plügge plädiert für eine ärztliche Ästhetik, die nicht sofort den Körper isoliert, sondern auf das Ganze des Körper- und Weltverhältnisses ausgerichtet ist: Es gilt, die charakteristische „Stimmung" wahrzunehmen, ähnlich wie eine Landschaft wahrgenommen wird (a.a.O., 67f.). Er selbst scheut nicht vor nichtmedizinischen Formen der Beschreibung zurück, etwa wenn er den Leib eines Patienten an diesem wie einen abgetragenen Anzug herabhängen sieht (vgl. a.a.O., 69). Vgl. zum Begriff „Allgemeinzustand" a.a.O., 62f. und zur Analogie von sprachlichen Ausdrücken und Befindensweisen 1967, 107. Zur ärztlichen Ästhetik vgl. auch CASSELL 2004, 193; 199.

[195] PLÜGGE 1962, 62–90; vgl. 1967, 78ff.

[196] PLÜGGE 1962, 69.

[197] A.a.O., 119.

[198] Vgl. PLÜGGE 1962, 68.

ders interessiert, ist das Phänomen des Phantomgliedes nach der Amputation einer Extremität. Der Mensch, dem seine Hand abgenommen wurde, erlebt diese als noch vorhanden. Was auf der Ebene der „quasi dinglichen" Räumlichkeit nicht mehr vorhanden ist, wird auf der Ebene einer „pathischen Räumlichkeit"[199] erlebt. Leiblich erlebte und körperlich geometrische Räumlichkeit fallen insbesondere dann auseinander, wenn dies unter Versuchsbedingungen verschärft wird. Wenn eine Versuchsperson gebeten wird, den eigenen Armstumpf so nah an die Mauer zu halten, dass das erlebte Phantomglied schon in die Mauer eintauchen müsste, reagiert sie mit ärgerlich gefärbter Ratlosigkeit. Hier zerfallen der erlebte Leib und der – in diesem Fall durch visuelle Wahrnehmung objektivierte – Körper. Körperhaben und Leibsein werden hier nicht wie im Falle der Herzkrankheit bedrohlich ineinander erlebt, sondern stehen auf zutiefst irritierende Weise gegeneinander. Der Kranke hat nach Plügges Beobachtungen zwei Möglichkeiten, mit dieser Irritation umzugehen. Er kann entweder versuchen, diesen Widerspruch in einem nach Möglichkeit ungestörten Alltagsvollzug verschwinden zu lassen, oder er kann versuchen, „die beiden vorgefundenen Realitäten (Stumpf und Phantomglied) sauber zu trennen",[200] und sich explizit einmal auf das Eine, einmal auf das andere zu beziehen. Auf diese Weise wird das Ineinander von gelebter Leiblichkeit und vergegenständlichter Körperlichkeit auf reflexiver Ebene in einen Perspektivendualismus überführt.

Im Durchgang durch die verschiedenen somatischen Erkrankungen entwickelt Plügge mithin eine Art negativer Anthropologie[201] der menschlichen Leiblichkeit. Er zeigt ein breites Spektrum an Befindensweisen auf, die unter den Perspektiven von Welt- und Körperverhältnis beschrieben werden können. Die Grundstruktur von Körperhaben und Leibsein tritt dabei in einer Vielzahl von Phänomenen der Selbstunterscheidung, der Selbstvergegenständlichung und Selbstdistanzierung zu Tage. Der Körper kann schlicht anwesend sein, er kann lasten, er kann Raum beanspruchen, er kann dem Schmerz gegenübertreten, und er kann zur bloßen Hülle des Ich werden. Die relative Selbstständigkeit der Organe gegenüber dem positionalen Zentrum, die Plessner allgemein behandelt, kann sich nach Plügge für den Kranken ganz unterschiedlich manifestieren. Die Krankheiten gehen einher mit je charakteristischen Formen leiblicher Selbstbegegnung, die sich, so die abschließend zu entfaltende These (V.), wiederum auf den gemeinsamen Nenner der Desintegrationserfahrung bringen lassen.

Von hier aus ist zu fragen, wie sich die phänomenale Selbstverobjektivierung des Leibes zum Körper zu naturwissenschaftlich-objektivierenden Beschreibungsweisen verhält.

---

[199] PLÜGGE 1967, 60.
[200] A.a.O., 61.
[201] Vgl. THEUNISSEN 1991.

III. Der Körper als Phänomen und als Gegenstand der Medizin

„Seit mehr als einem halben Jahrhundert haben einige Ärzte mit ihren Schülern versucht, sich von der Herrschaft des naturwissenschaftlich definierbaren Körperbegriffs in der Medizin zu befreien, der auf Descartes zurückgeht."[202] Die Entdeckung des Leiblichen in der Medizin, – verbunden mit Namen wie Alfred Auersperg, Frederik Buytendijk, Viktor Emil von Gebsattel und Viktor von Weizsäcker –, liest Plügge als Geschichte der Selbstaufklärung. Ein somatischer Reduktionismus durchschaut die Produktionsbedingungen des physiologischen Körpers nicht, der ein „zurecht gemacht Gegenständliche[s]"[203] ist und als solcher gleichsam künstlich den Dingen der Welt gegenübergesetzt wurde. Nicht dieser Körper ist die grundlegende Entität, sondern, so betont Plügge im Anschluss an Maurice Merleau-Ponty, die fortwährend neu sich vollziehende Begegnung zwischen einem ichhaften Leib und seiner Welt, in der sich beide Relate erst konstituieren. Es ist gerade dieser Ansatz, der der üblicherweise auf die Physiologie des Körpers fokussierten Medizin und ärztlichen Praxis Zugang zu Phänomenen wie den bereits benannten eröffnet. Das nicht eindeutig einem Körperteil, ja nicht einmal dem Körper selbst zuzuordnende Missbefinden; die Gleichzeitigkeit und Verschränkung von Veränderungen im Körper- und Weltverhältnis; die Ambiguität des Leiblichen,[204] das einmal vollkommen transparent, andererseits in körperlicher Widerständigkeit erscheint; oder auch nur die phänomenale Qualität amputierter Glieder: Sie alle werden erst dann verständlich, wenn sich der ärztliche Blick über die Suche nach pathologischen Veränderungen der Körperphysiologie hinaus weitet und sich auf die Leiblichkeit richtet – das heißt auf das, was Körper und Welt als gemeinsame Konstitutionsbedingung zugrundeliegt, und auf deren sich beständig wandelnde, situative und individuelle Realisierungsgestalten.

Diese Bewegung der Befreiung und Selbstaufklärung der Medizin hat nach der Diagnose Plügges jedoch einen blinden Fleck. In dem Bemühen, gegenüber einem naturwissenschaftlich dominierten Begriff des Körpers das Leibliche an das Licht medizinischer Aufmerksamkeit zu bringen, ist nun umgekehrt „der *Körper* schlecht weggekommen".[205] Indem man an die Stelle des physiologischen Körpers den phänomenalen Leib als anthropologisches Fundament setzte und alles Körperliche als davon abgeleitet zu denken lernte, geriet das aus dem Blick, dem nun Plügges Aufmerksamkeit gilt: das Körperliche als Phänomen. Gerade vom Standpunkt des Arztes aus entpuppt es sich als der polemischen Situation geschuldete Abblendung, Attribute des Dinglichen wie Materialität oder geometrische Räumlichkeit lediglich dem natur-

---

[202] PLÜGGE 1967, 34.
[203] A.a.O., 35.
[204] Zu diesem Begriff vgl. PLÜGGE 1967, 37 sowie MERLEAU-PONTY 1966, 107.
[205] PLÜGGE 1967, 37.

wissenschaftlich-abstrakten Körperding zuzuschreiben und sie nicht als Phänomene des Leiblichen zu begreifen.

Plügge entwickelt seine Beschreibung der Phänomene des Körperlichen in einem zweistufigen Argumentationsgang. Zunächst sind es die bereits dargestellten pathologischen Phänomene, in denen das Körperliche als Grenzerlebnis des Leiblichen zutage tritt. Der Körper als Hülle beim Krebskranken, der lastende, schwere Bauch des Leberkranken, die Räumlichkeit des Phantomgliedes in ihrem gehäusehaften Charakter[206] oder auch die empfundene Leblosigkeit eines Gliedes im Falle eines Taubheitsgefühls: Jeweils wird der eigene Leib als etwas Quasi-Dingliches, Materielles erfahren, das die Eigenschaften des Schweren sowie der Ausdehnung, des geometrisch Räumlichen, aufweist.[207] Doch ist, so der zweite Schritt der Argumentation, das Phänomen des Körperlichen im Sinne eines Stofflichen und Ausgedehnten nicht auf Situationen der Krankheit beschränkt, sondern stellt nach Plügges Überzeugung vielmehr „ein Merkmal phänomenaler Leiblichkeit überhaupt"[208] dar. Dies zeigt sich am einfachsten in einer Reihe besonderer Situationen: am kleinen Kind, das seine Füße zunächst als fremde Gegenstände wahrnimmt und sich diese erst im Laufe der Zeit „einverleiben"[209] kann; oder in der Müdigkeit, die mit einer „Wahrnehmung einer eigentümlichen Last und Schwere meiner Glieder und meines Körpers"[210] einhergeht. Dass das, was hier auffällig hervortritt, zur „Grunderfahrung des Leiblichen"[211] gehört, zeigt sich für Plügge wiederum in der Differenz zu einer pathologischen Situation: Wenn Menschen mit Phantomgliedern diese im Vergleich zu ihren gesunden Gliedern als gehäusehaft, leer und formal – also gerade nicht als materiell – empfinden, lässt sich daraus schließen, dass zum Leiberleben selbst eine „Erfahrung von Materialität"[212] gehört. Da diese alles leibliche Erleben begleitet, bleibt sie üblicherweise verborgen und fällt nur in ihrer Steigerung oder Abwesenheit auf; gäbe es sie hingegen nicht, wäre jedenfalls ihre Abwesenheit nicht erlebbar.[213]

Es wäre also zu einfach, die Materialitätserfahrung mit der Krankheitserfahrung in eins zu setzen. Das Körperliche in seinem stofflichen, lastenden,

---

[206] Vgl. dazu a.a.O., 41.

[207] Zur Krankheit als Objektivierungsgeschehen vgl. auch GADAMER 2010, 98f.; 137. Anders als Plügge überführt Gadamer dies jedoch gradlinig in eine Objektivierungskritik an der Medizin (vgl. a.a.O., 12; 135).

[208] PLÜGGE 1967, 42.

[209] A.a.O., 46.

[210] PLÜGGE 1962, 94.

[211] PLÜGGE 1967, 41.

[212] Ebd.

[213] Plügge markiert dies als Selbstkorrektur (a.a.O., 41; vgl. etwa mit PLÜGGE 1962, 97f., wo er die Erfahrung gesunden Wohlbefindens lediglich in der „Frische" möglichen Aktivseinkönnens, im „je peux" Merleau-Pontys, gesucht hatte).

ausgedehnten, mithin: materiellen Charakter (im Gegensatz zum transparenten, lautlosen Leib, der das Weltverhältnis des Ich vermittelt und in der jeweiligen Aktion aufgeht) gehört nicht allein in die Situation der Krankheit, sondern ist grundlegender Bestandteil des Leiberlebens. Das Körperhaben ist also phänomenal reich: Es beinhaltet nicht nur die Gegenstandsstellung zum eigenen Leib als einem Ding unter Dingen, sondern auch das Erleben „dinglicher" Charakteristika wie Materialität, Schwere und geometrischer Räumlichkeit. Dies ausgeblendet zu haben ist ein cartesianischer Restbestand der Phänomenologie, dem gegenüber Plügge mit Bezug auf Gen 2,7 bemerkt: „Wir sind eben nicht nur etwas Geistiges, sondern auch ‚Erdenkloß'."[214] Erfahrungen der Krankheit zeichnen sich darüber hinaus, wie oben dargestellt, dadurch aus, dass das sich in ständiger Bewegung befindliche Verhältnis von Leibsein und Körperhaben in einer krankheitsspezifischen Weise verändert und dadurch für das leibliche Ich „fragwürdig" wird.[215] Im Erleben der Krankheit kann sich die „gewisse ‚Nichtmenschlichkeit'"[216] des menschlichen Körpers, die zum Leiberleben gehört, bis hin zur Dissoziierung, bis zum „Herausverleiben"[217] eines Körperteils steigern.[218]

Damit ist eine neue, positivere Stellung zur naturwissenschaftlich dominierten Medizin eröffnet. Zwar ist die erlebte Materialität des Körperlichen vom Körper im Sinne der Anatomie und Physiologie kategorial zu unterscheiden.[219] Denn der Körper als Gegenstand der Naturwissenschaft verdankt sich einem Prozess der Objektivierung, der Reduktion bzw. „Manipulation",[220] in der die für alles leibliche Erleben konstitutive Sinndimension ausgeblendet wird. Gleichwohl bleibt diese naturwissenschaftlich-medizinische Betrachtungsweise dem leiblichen Erleben gerade aufgrund dessen „materieller" Aspekte nicht vollständig äußerlich. Vielmehr steht sie in Kontinuität zu „den vielfältigen Formen und Graden des Eindringens der phänomenalen Erfahrung des Gegenständlichen in unsere oft nur gelebte und ungebrochene Leiblichkeit".[221] Was physikalisch in den Messgrößen des Gewichts und der geometrisch-räumlichen Ausdehnung gefasst wird, zeigt sich als Grenzbestimmung des Leiblichen, wie es nicht nur in der Krankheit erlebt werden kann. Ebenso schließt die ärztliche Lokalisierung und Isolierung eines Missbefindens in einem kranken Organ an Formen der Selbstdissoziierung von einem Körperteil an, wie sie im Erleben kranker Menschen selbst aufweisbar ist. Wiederum handelt es sich um eine Grenzbestimmung, da die Gegen-

---

[214] PLÜGGE 1967, 42.

[215] Vgl. PLÜGGE 1967, 94.

[216] A.a.O., 46.

[217] A.a.O., 92.

[218] Vgl. a.a.O., 102–104.

[219] In den Worten Plügges: Sie haben „nichts … gemein" (PLÜGGE 1962, 55).

[220] PLÜGGE 1967, 35.

[221] A.a.O., 94.

standsstellung, die der Arzt zum kranken Organ einnimmt, dem Kranken selbst nicht möglich ist, der sich immer auch mit diesem Körper als seinem Körper identifizieren muss. Der eigene Körper kann niemals vollständig zum Ding werden, aber er kann sich diesem gleichsam beliebig annähern. Indem die medizinische Objektivierungsleistung solcherart an das Leiberleben anschließt, kann sie sich als durchaus hilfreich erweisen. Dies nicht nur, indem sie mit therapeutischen Mitteln auf das physiologische Körpersubstrat einwirkt, das wiederum alles leibliche Erleben bedingt, ermöglicht und begrenzt und insofern dessen „Rahmen" und „Spielraum" darstellt.[222] Die medizinische Objektivierungsleistung kann auch, als spezifische Verlängerung leiblichen Erlebens, eine hilfreiche Selbstunterscheidung des Kranken von einem Teil seines Körpers befördern, der als Problem definiert und gleichsam vertrauensvoll in ärztliche Obhut gegeben wird. Es öffnet sich ein Spielraum, sich zur Krankheit eines Körperteils zu verhalten.[223] So kann eine ärztlich induzierte temporäre ‚Selbstverkörperlichung' des Kranken die Heilungserwartung stützen und tröstend wirken.[224] In diesem Sinne ist die Anamnese bereits eine Therapie.[225]

Das medizinische Verständnis von Krankheit, die Krankheitsdiagnose, so ließe sich pointiert sagen, ist eine professionalisierte Extrapolation bestimmter Formen leiblichen Erlebens, die diesem hilfreich sein können, solange ihr reduktiver Charakter bewusst bleibt:

Daß eine solche Reduktion legitim ist, wird heute niemand bezweifeln. Die Fruchtbarkeit dieses Aspektes ist überzeugend. Daß eine solche Reduktion sich aber ständig als Reduktion verstehen muß, daß sie als etwas Einseitiges immer wieder in den umfassenden Bereich des Phänomenalen zurückgeholt werden muß, sollte aus unserer Darstellung hervorgehen.[226]

Der reduktive Charakter der medizinischen Krankheitsdiagnose besteht dabei in der Abstraktion von der Sinndimension des Leiblichen, von der nun die Rede sein soll.

IV. Freiheit und Hoffnung: Der individuelle Leib

„Ich kann meinen Körper nicht haben, ohne ihm zugleich diese oder jene Bedeutung zu geben."[227] Jedes leibliche Erleben und damit jedes Haben eines Körpers vollzieht sich im Medium des Sinnes bzw. der Bedeutung.[228] Den Akt der Bedeutungsverleihung bezeichnet Plügge als „Stellungnahme"[229] zu

---

[222] Vgl. PLÜGGE 1962, 55f.; 64f.; 117; 1967, 44–46; siehe auch Abschnitt IV.

[223] Vgl. a.a.O., 103.

[224] Vgl. PLÜGGE 1967, 93. Dazu siehe Kapitel 3.5.

[225] Vgl. a.a.O., 123.

[226] A.a.O., 64.

[227] PLÜGGE 1962, 59; vgl. 61.

[228] Plügge unterscheidet nicht zwischen Sinn und Bedeutung.

[229] A.a.O., 53, 56, 58f. u.ö.

einer gegebenen Situation. In diesem Sinne ist in der Krankheitserfahrung immer eine Stellungnahme des Patienten enthalten, in der der Kranke seine Situation mit Bedeutung belegt. Dieses Gegenüber von gegebener Situation und verliehener Bedeutung kann Plügge auf verschiedenen Ebenen verorten. Zum einen und grundlegend bezeichnet es den in jeder Form des menschlichen Leibverhältnisses enthaltenen, anthropologisch-allgemeinen Akt der Sinngebung,[230] der etwa im Fall einer in einem Körperteil lokalisierten Schmerzempfindung diesen Körperteil gleichzeitig als den eigenen, zugehörigen, untrennbar auf sich bezogenen und mit einer gewissen Wertigkeit versehenen erleben lässt. „Situation" ist in diesem Fall der physiologisch begründete, aber in seiner Bedeutung noch unbestimmte Schmerz.[231] Wenn dieser etwa dem Herzen zugeordnet wird, wird ihm gleichzeitig ein Sinn beigelegt, indem das Herz als dem eigenen Inneren wesentlicher und näher erlebt wird als eine Hand. Diese primäre Sinngebung versteht Plügge als präreflexiv und, wenigstens in seiner Grundstruktur, als anthropologisch allgemein.

Alternativ kann Plügge auch diese allgemeine „Sinnstruktur"[232] des Leiberlebens mit dem Terminus „Situation" bezeichnen, zu der sich Individuen jeweils unterschiedlich verhalten und der sie Bedeutung geben.[233] Im Sinne der oben benannten drei Hinsichten auf das Körperlich-Leibliche[234] führt die „Bedeutung" einmal vom somatischen Körper zum Leibphänomen und einmal vom allgemeinen zum individuellen Leib. Diese beiden Ebenen lassen sich systematisch so verklammern, dass es *ein* Akt der Verleihung von Bedeutung ist, der auf Ebene der phänomenologischen Beschreibung auf seine allgemeinen Strukturen hin befragt wird und der dort, wo es wie in der ärztlichen Anamnese um den Einzelnen geht, hinsichtlich seiner individuellen Ausformungen thematisiert wird. Dabei ist die Sinngebung im Krankheitsfall nicht durch die physiologische Faktizität der Krankheit determiniert.

Krankheit ist erlebte Situation, in der die Faktizität der kranken Organe und der Störungen der funktionellen Beziehungen als Gegebenheiten der Situation grundsätzlich nur bestimmen, was dem Menschen *möglich* ist. Innerhalb dieser Grenzen dieses Möglichen verhalten wir uns zu unserer eigenen Leiblichkeit, zu unserer Welt, erkennen wir Bedeutungen und geben Bedeutung. Diese Bedeutungen sind das letzten Endes Bestimmende, wenn auch das durch den kranken Körper noch Mögliche und schon Unmögliche uns unter Umständen den Spielraum so beschneiden, daß man fast von einem Zwang sprechen muß, mit dem der kranke Körper unser Verhalten bestimmt. *Grundsätzlich* aber wird mein Verhalten in der Krankheit, mein Wahrnehmen, mein Tun und Leiden, von der Sinnstruktur der Situation bestimmt, in der mein kranker Körper nur ein Teil, ein vorgegebener Rahmen ist.[235]

---

[230] Vgl. a.a.O., 56.

[231] Vgl. a.a.O., 57; 60.

[232] A.a.O., 65.

[233] Vgl. a.a.O., 72.

[234] Siehe Abschnitt I.

[235] A.a.O., 65.

Die Bedeutung des Physiologisch-Faktischen für das leibliche Erleben wird an dieser Stelle modaltheoretisch gefasst: Krankheit im physiologischen Sinn steckt einen Möglichkeitsraum ab, in dem ganz unterschiedliche Krankheitserfahrungen gemacht werden können. Gerade weil das Leibliche keine gegebene Substanz ist, sondern der permanente Vollzug der Vermittlung zwischen Ich, Körper und Welt, ein „Sinngefüge",[236] ist auch der erlebte Körper „nichts endgültig Gefügtes, sondern etwas, das immer wieder vollzogen werden muß, das sich immer noch verwandeln läßt".[237] In aller Erfahrung der Angewiesenheit ist damit ein Freiheitsraum gegeben, in dem sich der Kranke zu seiner Krankheit verhalten kann. Dieser Freiheitsraum ist nicht unbegrenzt, erstens, da eine gegebene physiologische Situation nicht jede Sinngebung zulässt, und zweitens, da in den möglichen Sinngebungen immer Abhängigkeitserfahrungen enthalten sind, insofern der Kranke sich mit seinem kranken Leib identifizieren muss und insofern etwa sein Herz nicht nur hat, sondern dieses auch als etwas erfährt, was *ihn* hat.[238] Aber er bietet doch die Möglichkeit für höherstufige Deutungen des Krankheitsgeschehens, die Plügge an verschiedenen Stellen entfaltet.

Die Grundlage für solche höherstufigen Deutungen ist die bereits beschriebene Objektivierungsleistung: Eine Krankheit muss für eine Patientin in irgendeiner Weise manifest werden, damit diese sich zu ihr über eine rein kreatürliche Betroffenheit hinaus verhalten kann. Sie muss die Objektivität einer Lokalisierung in einem Körperteil (etwa im Schmerz), einer zeitlichen Fixierung in einer Krankheitsepisode (etwa bei einem Anfall) oder in einer wie auch immer gearteten Vorstellung erhalten, in der sich die Patientin der eigenen Krankheit gegenübersetzen kann.

Es ist das *Heraustreten* aus dem rein kreatürlichen Betroffensein, eine Distanzierung vom starren Eingefügtsein in eine Spielart eines In-der-Welt-Lebens, die dann die Möglichkeit mit sich bringt, auf ein Befinden und auf differenzierte leibliche Vorgänge objektivierend zurückzukommen. Erst von dieser exzentrischen Position aus erkennt und hat man dann einen Kopf, der schmerzt, oder einen Bauch, in dem das Völlegefühl ist. Dieser Schritt zur exzentrischen Position, die die Betrachtung und relative Objektivierung der Leiblichkeit erst ermöglicht, *entwirft* den Leib als so und so beschaffene eigene Körperlichkeit, die man ‚hat'.[239]

Indem ein Mensch dergestalt seinen Leib für sich und für andere als Teil einer gemeinsamen Welt „entwirft",[240] wird dieser überhaupt erst eine mensch-

---

[236] A.a.O., 64.

[237] A.a.O., 72.

[238] Siehe dazu oben Abschnitt II.

[239] A.a.O., 103f.

[240] Hier ist Plessners „exzentrische Positionalität" mit Heideggers „Entwurf" verbunden; Plessner würde an dieser Stelle eher von Vollzug bzw. Vermittlung von Personalität sprechen. Der Entwurfsbegriff stellt, wie im unten deutlich wird, das Scharnier zu einer existenzphilosophischen Ethik dar, die von Verfehlung der Verantwortung sprechen kann.

liche Gestalt und insofern „humanisiert".[241] Eine Krankheit kann nun bisherige Entwürfe gefährden und deren Modifikation oder gar Aufgabe zugunsten eines anderen Entwurfs dessen, was es heißt, menschlicher Leib in einer mit anderen Menschen geteilten Welt zu sein, veranlassen. Der neue Entwurf ist dabei keine ungebundene Selbstsetzung. Er steht zum einen im Horizont der bisherigen Geschichte des Kranken und seiner Identität, die durch das „Durchlebte und in die Substanz dieses Kranken Einverleibte"[242] geprägt ist. Zum anderen muss er, auch wenn es gilt, „meine Faktizität [zu] transzendieren",[243] sich doch im Rahmen des physiologisch Möglichen bewegen; bestimmte Krankheiten lassen nur bestimmte „Entwurfsarten"[244] zu. Immer jedoch bleibt ein, gegebenenfalls sehr enger, Spielraum freier Entscheidung und insofern individueller Verantwortung.

Innerhalb dieser durch die Existenzphilosophie Heideggers und Sartres inspirierten Konzeption öffnet sich bei Plügge auch das Thema von Krankheit und Schuld:

> Dieser Rahmen, in dem die Freiheit zu Hause ist, kann vernachlässigt werden und schrumpfen, aber auch durch Genesung oder eigene oder des Arztes Kraft erweitert werden. Ich kann diese Freiheit ausnutzen, auskosten, aber auch unbenutzt lassen, und ich kann diese Freiheit in Richtung auf meinen Leib und in Richtung auf meine Welt schuldhaft verfehlen.[245]

Der Hypochonder fixiert sich auf das Leibliche und verfehlt sich an der Welt; der Anosognosie-Kranke verliert sich an die Welt und verfehlt sich am eigenen Leib.[246] An dieser Stelle wäre zu fragen, in welcher Hinsicht hier von Schuld gesprochen werden kann, wenn die für das Leibliche konstitutive Sinngebung allenfalls „unbewusst oder halbbewusst"[247] erfolgt; doch Plügges Ausführungen sind an dieser Stelle für eine fruchtbare Auseinandersetzung zu wenig systematisch. Für das Folgende notiert sei gleichwohl die Einsicht, dass Krankheit als leibliches Geschehen sich wie alles Leibliche im Medium des Sinnes vollzieht, und dass der kranke Mensch hier, notgedrungen, sinngebend und nicht nur sinnerfassend beteiligt ist.[248] Plügges Aufmerksamkeit auf die Materialität des Körperlichen, auch in phänomenaler Hinsicht, bewahrt ihn gleichzeitig davor, zu naiven Vorstellungen ‚freier' Selbstsetzung das Wort zu reden: „Zuletzt hat immer der Körper recht."[249] Sein Interesse ist

---

[241] A.a.O., 104.
[242] A.a.O., 1967, 123.
[243] A.a.O., 122.
[244] PLÜGGE 1962, 105.
[245] A.a.O., 117.
[246] Vgl. a.a.O., 119 sowie 26; 101.
[247] A.a.O., 65.
[248] Zu dieser Unterscheidung vgl. TILLICH 1923, 233.
[249] PLÜGGE 1967, 121.

insbesondere die Rekonstruktion der Rolle des Arztes, der eben nicht nur physischer Behandler, sondern auch Deutungshelfer ist, wo „im Einzelfall biographische Motivation, krankheitsbedingte Konstellation und freie Entscheidung in einem Entwurf der Leiblichkeit zusammenführen".[250]

Bewegt sich diese, gegebenenfalls ärztlich gestützte, Deutungsarbeit des Kranken hinsichtlich seines Leibes auch im Falle sehr schwerer Erkrankungen immer zwischen den Polen des schicksalhaft körperlich Gegebenen und des im Weltverhältnis Gestaltbaren, so ändert sich dies in der terminalen Phase einer Erkrankung. Für diesen Fall macht Plügge, in religiösem Ton, hochstufige Deutungsleistungen namhaft, die er mit „Frieden" oder „Hoffnung" bezeichnet.

Die Kranken, von denen ich hier spreche, haben mit der fortschreitenden Zerstörung ihres Leibes *Frieden* geschlossen und eine weitgehend endgültige Position in ihrem Leiblich-Sein, im Erfahren ihrer Leiblichkeit, bezogen, die am ehesten eben dadurch charakterisiert werden kann, daß man von einem *Verzicht* auf das Herumwandern-Wollen und -Müssen [zwischen Körper und Welt, TM] oder gar von einer Überwindung dieser Kategorie und der damit gegebenen Gefahren des Sich-Verirren oder Sich-Verstricken [...] spricht.[251]

Wir können immer wieder beobachten, daß diese Patienten gleichzeitig mit dem Aufhören des Fragens und Sorgens ihre illusionäre, auf die Welt gerichtete Hoffnung aufgeben, um so die echte Hoffnung zu gewinnen, die auf Selbstverwirklichung, auf eine innere Existenz ausgeht. [...] Die echte Hoffnung begibt sich alles Illusionären, reinigt sich von allem Welthaften in den Erfahrungen der Verzweiflung, der tödlichen Erkrankung, in der Erfahrung der entschiedenen Bedrohung der eigenen Existenz.[252]

Auch wenn dies nicht weiter ausgeführt wird,[253] so scheint hier doch eine Selbstunterscheidung zweiter Stufe im Blick zu sein: Der Kranke unterscheidet sich nicht im Modus des Entwurfs vom Gegebensein des eigenen Körpers, sondern er unterscheidet sich selbst noch einmal von der Differenz von Entwurf und Gegebenem, die in der terminalen Dominanz des Gegebenen eingezogen zu werden droht. In dieser starken Abhängigkeitserfahrung tritt ein Selbst, eine „innere Existenz" hervor, die immer noch eine Position im „Leiblich-Sein" darstellt, aber das bisherige Körper- und Weltverhältnis transzendiert.[254] Diese zweite Selbstunterscheidung beinhaltet wiederum ein Freiheitsmoment: „Diese Hoffnung [...] verschafft eine innere Selbständigkeit und eine Freiheit vom Symptom, eine Freiheit von der Gefangenschaft der Krankheit, die vor dem Zusammenbruch nicht erlangt werden konnte."[255] Was darunter zu verstehen ist, und was die Bedingungen der Möglichkeit ei-

---

[250] PLÜGGE 1962, 105; vgl. 1967, 123f.

[251] PLÜGGE 1962, 121.

[252] A.a.O., 70f.

[253] Vgl. noch a.a.O., 41–47.

[254] Noch im Suizidversuch wird dies deutlich als „Hoffnung auf eine echte Wirklichkeit der Person, die jenseits der Grenzen des Subjekts liegt" (a.a.O., 46).

[255] A.a.O., 45.

ner solchen Selbstunterscheidung sind, dazu äußert sich Plügge nicht. An dieser Stelle wird im Fortgang der Arbeit die theologische Reflexion ansetzen.[256]

Die Phänomenalität des Körperlichen, die sich im letzten Abschnitt als Grundlage von (und in Kontinuität zu) naturwissenschaftlich-medizinischen Formen der Verobjektivierung des Körpers erwiesen hat, zeigt sich nun auch als Grundlage hochstufiger „geistiger" Figuren der Selbstdeutung und Selbstunterscheidung. Die vielgescholtene „Subjekt-Objekt-Spaltung", etwa im ontologischen Dualismus einer denkenden und einer ausgedehnten Substanz, schließt an Formen leiblichen Erlebens an. Diese reichen vom Schmerz als basaler Objektivierung eines Körperteils über die Transzendierung des körperlich Gegebenen im Entwurf bis hin zur terminalen, für Plügge religiös valenten Selbstunterscheidung von Körper und Welt.

V. Ertrag

Herbert Plügges Ansatz lässt sich in verschiedener Hinsicht kritisieren. Sein Vorgehen ist wenig systematisch; er verbindet ärztliche Beobachtungen, Selbstbeobachtungen, die Auslegung sprachlicher Metaphern, philosophische und literarische Texte, Psychologie und Medizin,[257] Einzelfall und Generalisierung[258] sowie Deskriptives und Präskriptives[259] in oftmals ungeklärter Weise. Plügges Ausführungen sind zu verstehen als ein kontinuierliches Ringen darum, ärztliche und körperleibliche Erfahrungen mit Krankheit im Dialog mit verschiedensten Referenten aus Medizin, Philosophie und Literatur möglichst angemessen zu beschreiben. Seine Stärke liegt vor allem darin, Ansätze der Phänomenologie und der anthropologischen Medizin auf den Bereich der somatischen Erkrankungen hin auszuziehen, zu präzisieren und zu differenzieren. Dies macht seine vergleichende Phänomenologie organischer Erkrankungen für den vorliegenden Zusammenhang in doppelter Weise fruchtbar. Zum einen erlaubt sie, den Begriff der Krankheitserfahrung präziser zu fassen; und zum anderen lässt sie in den differenzierten Beschreibungen nach dem bei aller Verschiedenheit Gemeinsamen in der Erfahrung verschiedener Krankheiten fragen.

Krankheitserfahrungen lassen sich mit Plügge als Teil des breiten Spektrums leiblicher Erfahrungen verstehen. Dieses ist denkbar umfassend: „[D]er Vorgang der leiblichen Erfahrung reicht von der kaum oder gar nicht registrierten amorphen Befindlichkeit bis in den Bereich der von der Reflexion

---

[256] An einer Stelle bezeichnet Plügge diese Hoffnung als *„natürliche Vorform"* christlicher Hoffnung (a.a.O., 49). Zu explizit religiösen Unterscheidungsfiguren äußert sich Plügge nur in Nebenbemerkungen (PLÜGGE 1967, 68; 84). Siehe unten, Kapitel 5.4.

[257] Vgl. nur PLÜGGE 1962, 150; 163.

[258] Vgl. PLÜGGE 1967, 84.

[259] Vgl. zum normativen Unterton seiner Phänomenologie etwa PLÜGGE 1962, 114; 119; 1967, 37; 73; 82.

beherrschten Gestimmtheit."[260] Leibliche Erfahrungen stehen zwischen den
Polen eines formlosen Missbefindens einerseits und eines hochstufig-
reflexiven Körperverhältnisses andererseits. Es ist hilfreich, hier – im Anschluss an Plügge – begrifflich drei Ebenen zu unterscheiden. Auf der unters-
ten Ebene steht das *Befinden*; es handelt sich um formlose, ungerichtete
Stimmungen, die nicht unter der Unterscheidung von Körper und Welt stehen, sondern dieser vorausliegen.[261] Tritt das Befinden unter diese Unterscheidung, wird also ein Missbefinden entweder im eigenen Körper als dessen Beschwerde oder in der Welt als deren Widrigkeit verortet, so lässt sich
von *Erleben* sprechen. Wird nun der Sinn in den Blick genommen, die der
Kranke seinem leiblichen Erleben beilegt, kommt die Unterscheidung zwischen der Situation und der Stellungnahme zur Situation hinzu. Solche Akte
der Sinngebung reichen von Formen präreflexiver, in die Wahrnehmung eingelassener Relevanzzuschreibung wie der, dass das Herz dem eigenen Inneren ‚näher‘ und lebensbedeutsamer ist als die Hand, bis hin zu hochstufigen
Deutungsfiguren eines aufgrund von Krankheit revidierten Entwurfs des eigenen Körper- und Weltverhältnisses. Solches im Medium des Sinnes gefasste Erleben soll im Folgenden als *Erfahrung* bezeichnet werden.[262] Der Vollbegriff der Krankheitserfahrung impliziert also sowohl die leibkörperliche
Verortung wie die sinngebende Stellungnahme.

Die Unterscheidung von Erleben und Erfahrung ist eine relative, die sich
auf einen Vorgang der Sinngebung bezieht. Insbesondere in der deutenden
Stellungnahme verhalte ich mich zu meinem Leib. Dabei wird etwas als Situation, als Gegebenes gesetzt, zu dem Stellung genommen wird. Aber auch das
Gegebene ist ja bereits bedeutsam, verdankt sich also seinerseits einer vorausliegenden Sinngebung etc. In einer Krankheitserfahrung, darauf kommt
es Plügge an, kommt nicht ein physiologischer Zustand lediglich zu Bewusstsein; in ihr ist vielmehr eine solche produktive, durch die Physis nicht vollständig determinierte Sinngebung enthalten. Doch woher, so wäre hier weiter
zu fragen, stammen die Formen und Schemata dieser Sinngebung? Plügge
blickt hier auf der einen Seite auf anthropologisch allgemeine Sinnstrukturen,
auf der anderen Seite auf das Individuum zwischen Schicksal und Entwurf.
Kulturell geprägte Schemata sind kaum je im Blick; ihre Wirksamkeit ist allenfalls dort vorausgesetzt, wo Plügge von dem Nutzen einer ärztlich angelei-
teten medizinischen Selbstverobjektivierung spricht.[263] Hier wäre der Ort, wo,

---

[260] PLÜGGE 1962, 192.

[261] Mit dem Begriff des Befindens ist keine Annahme einer ursprünglichen Welt- und
Selbstvertrautheit verbunden. Zur Zwischenleiblichkeit vgl. MERLEAU-PONTY 1966,
397ff.; WALDENFELS 2000, 284ff.

[262] Plügge selbst macht diese terminologische Unterscheidung nicht.

[263] Zu kulturellen Schemata von Krankheit und Sterben vgl. auch PLÜGGE 1967, 82f.;
zur Bedeutung der Sprache a.a.O., 95ff. Siehe auch PLÜGGE 1962, 60, wo eine ganze Kulturgeschichte des Herzens in Plügges Beschreibung enthalten ist. Sie wird aber nicht als

anschließend an Plessners kulturtheoretische Grundlegung, kulturwissenschaftliche Zugänge zu berücksichtigen sind. Dasselbe gilt für die soziale
Vermittlung „innerlicher" Selbsthabe, die Plessner aufgewiesen hat.[264] Die
aus Plügges Unterscheidungen entnommene Stufigkeit von Befinden, Erleben
und Erfahren als Grundstruktur leiblicher Erfahrung – und damit auch der
Krankheitserfahrung – ist jedenfalls flexibel genug, diese verschiedenen Zugänge aufeinander zu beziehen.

Blickt man zweitens auf die inhaltlichen Beschreibungen der Krankheitserfahrungen, so lassen sich diese auch bei Plügge auf den gemeinsamen Nenner
der Desintegrationserfahrung bringen, aber gegenüber Plessner phänomenal
anreichern. Im Schmerz geht es um die „Entzweiung von Ich und Leib",[265] in
der Herzerkrankung um das Ausgeliefertsein an das potenziell gegen mein eigenes Leben stehende „Eigenleben"[266] des Herzens, in der schweren Krebserkrankung um die Selbstdissoziierung von Körper und Welt, im Falle des
Phantomgliedes um das Auseinanderfallen von erlebtem Leib und wahrge-
nommenem Körper. Der Leib, der ich bin und durch den ich in der Welt bin,
und der Körper, den ich habe, treten im Falle der Krankheit in einer Weise
auseinander, die als Dissoziation, Entzweiung, Zerfallen erfahren wird. Dies
heißt jedoch nun nicht, dass das Leibliche jenseits der Krankheit als Einheit
erfahren würde; auch ohne Krankheit besteht eine „Nicht-Identität von Ich
und Leib",[267] also eine Differenz zwischen phänomenalem Körper und phänomenalen Leib, zwischen denen sich ein beständiges „Herumwandern"[268]
vollzieht. Erst wenn dies auf je spezifische Weise problematisch wird, wird
Zerfall, Entzweiung, Desintegration von Körper und Leib erfahren.

Ein bloßes Missbefinden macht also noch keine Krankheitserfahrung: Die
Erfahrung der Desintegration von Körper und Leib impliziert sowohl die
Verortung des Missbefindens am Ort des Körpers bzw. Leibes als auch ein in
der Sphäre des Sinnes angesiedeltes (als leidvoll erfahrenes)[269] Verhältnis
von mir als Leib zu meinem Körper. Aber umgekehrt gilt: Jede Krankheitserfahrung hat ihren Kern in einem Missbefinden, das auf der Ebene des Erlebens, also dann, wenn die Unterscheidung von Körper und Welt gesetzt ist,
das Körperverhältnis ebenso umgreift wie das Weltverhältnis. Die Krankheitserfahrung beschränkt sich dementsprechend nicht auf das Körperverhältnis. Auch auf der Ebene des Weltverhältnisses werden spezifische Formen

---

solche namhaft gemacht; hier wirkt das Interesse an einer universalen Anthropologie offensichtlich blockierend.

[264] Zur konstitutiven Sozialität des Leiblichen aus phänomenologischer Perspektive vgl.
etwa FISCHER 2014; WALDENFELS 2000, 284ff.; 365ff. Siehe auch hier Kapitel 4.2.

[265] PLÜGGE 1962, 57. Siehe Anm. 176.

[266] Ebd.

[267] PLÜGGE 1967, 91.

[268] PLÜGGE 1962, 119.

[269] Zum Zusammenhang von Krankheit und Leid siehe Kapitel 2.3.

von Desintegration erfahren. Dies gilt etwa im Bereich der Sozialität: Schwerkranke ziehen sich aus ihren sozialen Bezügen zurück, ebenso wie sich etwa die Angehörigen von ihnen zurückziehen.[270] Beides wird als „Entfremdung"[271] wahrgenommen. Auch die eigene Handlungsfähigkeit wird als zerfallend, als ein „Nicht-mehr-Können",[272] erfahren: „Alles klappt nicht mehr."[273] Die Kranke, so ließe sich paraphrasieren, zerfällt mit den Dingen der Welt, die nicht mehr in gewohnter Weise zur Hand sind; und sie zerfällt mit dem Raum der Welt, der nicht mehr zugänglich ist, wo er es früher war.[274] Schließlich verändert sich auch das Weltverhältnis in zeitlicher Hinsicht. Plügge beschreibt, wie Schwerkranke nicht mehr nach der Prognose oder auch nur der Dauer ihres Krankenhausaufenthaltes fragen; sie haben ihre „auf die Welt gerichtete Hoffnung"[275] aufgegeben. Zerbrochen ist an dieser Stelle das Vertrauen, eine Zukunft zu haben. Die Kranke zerfällt mit all dem in der Welt, dessen Fortbestand – im Unterschied zu dem ihren – nicht infrage steht.

Im Anschluss an Plügge lässt sich die Erfahrung von Krankheit mithin wiederum als Erfahrung von Desintegration bestimmen. Die vier bereits im Anschluss an Plessner unterschiedenen Ebenen der leibkörperlichen, sozialen, praktischen (auf Handlungsfähigkeit bezogenen) und temporalen (auf das Daseinsvertrauen bezogenen) Desintegration lassen sich auch hier aufweisen, wobei Plügge getreu seines medizinisch-phänomenologischen Ansatzes andere Schwerpunkte setzt. Insbesondere die leibkörperliche Desintegrationserfahrung wird hochgradig differenziert beschrieben. Doch auch für die anderen Desintegrationserfahrungen gilt: Sie können krankheits-, situations- und individuenspezifisch ganz unterschiedliche Ausformungen annehmen. Auch wenn durch die Ebene des Befindens über das im Anschluss an Plessner Entwickelte hinaus eine Verbindung zwischen körperbezogenen und weltbezogenen Desintegrationserfahrungen deutlich wurde, müssen sie nicht in jedem Fall gemeinsam vorliegen, sondern können sich auch wechselseitig zurückdrängen. Sie erlauben zudem keine trennscharfe Abgrenzung von Krankheit und Nichtkrankheit. Ihre analytische Unterscheidung bildet jedoch eine gute Grundstruktur für den Aufweis religiöser Valenzen von Krankheitserfahrungen, denen sich die vorliegende Arbeit widmet. Sie werden in der Folge weiter zu präzisieren sein.

Auch für den Aufweis dieser religiösen Valenzen bietet Plügge Anschlusspunkte. Unter den Stichworten „Frieden" bzw. „Hoffnung" beschreibt er in

---

[270] Vgl. a.a.O., 68; 1967, 84.

[271] Ebd.

[272] PLÜGGE 1962, 102.

[273] A.a.O., 100.

[274] Umgekehrt beschreibt Plügge im Anschluss an Jean Paul Sartre das Wohlbefinden als „die auf ‚Freiheit' hin angelegte Verfassung des Bewusstseins" (a.a.O., 97).

[275] A.a.O., 70.

erkennbar religiösem Ton Figuren der Selbstunterscheidung, die, insbesondere im terminalen Stadium einer Erkrankung, die Krankheitserfahrung als Desintegrationserfahrung selbst noch einmal transzendieren. Anders als bei Plessner erscheint das Religiöse hier nicht als Gegenspieler zur Personalität des Menschen und den mit ihr gegebenen Aufgaben, die im Stadium der Krankheit spezifisch verschärft sind. Religion, dieser Pfad wird weiter zu verfolgen sein, erscheint hier nicht als Verwalterin der Ganzheit gegenüber der Desintegration, der Einheit gegenüber der Differenz, sondern als Medium für die Selbstunterscheidung im Angesicht der Desintegration, also für die Differenz von Einheit und Differenz.

Die Phänomenologie Plügges bildet schließlich ein Verbindungsglied zwischen der Krankheitserfahrung und der Krankheitsdiagnose einer naturwissenschaftlich orientierten Medizin. Der medizinisch verobjektivierte, physische Körper ist vom erlebten bzw. erfahrenen phänomenalen Körper kategorial unterschieden, insofern ihm gerade das Moment der Sinngebung im Horizont des eigenen Körper- und Weltverhältnisses fehlt. Was in der Krankheit als Körper erfahren wird, was hier aufsässig, lastend, bedrohlich, zerfallend gegenübertritt, ist immer der *eigene* Körper, von dem sich gänzlich zu distanzieren unmöglich ist. Vermöge der ärztlichen Anamnese schließt die Krankheitsdiagnose an die Selbstverobjektivierung als Körper an, vervollständigt diese aber, indem sie den Körper gerade unter Abzug des Identifikationsmoments (und damit der Bedeutung) thematisiert. Diese Abstraktion kann für den Einzelnen (wie für die Medizin) zu einem unangemessenen Reduktionismus führen, wenn sie nicht als solche durchschaut wird. Sie kann aber auch hilfreich sein, insofern sie es dem Kranken erlaubt, sich mindestens zeitweilig so zum eigenen Körper zu verhalten, als wäre es nicht der eigene. Damit schafft sie eine Distanzierungsmöglichkeit, die Plügge als potenziell tröstlich beschreibt. Hier wäre zu fragen, inwieweit diese medizinisch vermittelte Distanz derjenigen religiös valenten Distanz verwandt ist, die Schwerkranke zwischen sich und ihrem Körper erfahren. Jedenfalls ist hier ein Ansatz gegeben, das potenziell problematische wie produktive Wechselverhältnis von Krankheitserfahrung und naturwissenschaftlich orientierter Medizin jenseits eingefahrener Schemata der Cartesianismuskritik zu analysieren.

2.3 Praxisbezogene Entfaltung:
Krankheit als zu linderndes Leiden (Eric Cassell)

Der Begriff des Leidens hat in jüngerer Zeit für die Medizin zunehmend an Bedeutung gewonnen.[276] Insbesondere die Palliativmedizin hat die Linderung des Leidens als ärztliche und pflegerische Kernaufgabe ins Bewusstsein ge-

---

[276] Für einen Überblick vgl. GREEN/PALPANT 2014; BOZZARO 2015.

hoben. Leiden, gar: unerträgliches oder unstillbares Leiden, auf das etwa in Debatten um den ärztlich assistierten Suizid immer wieder verwiesen wird,[277] *soll nicht sein.* Der Begriff des Leidens teilt mit dem Begriff des Schmerzes insbesondere die Momente des Widerfahrnisses und der Negativität;[278] während der Schmerz jedoch zuweilen – etwa als Signal – hinnehmbar erscheint, verbindet sich mit dem Verweis auf Leiden zusätzlich der Appell, dieses zu lindern.[279] Er ist damit nicht zuletzt prädestiniert dafür, patientenseitige Erlebnisqualitäten von Krankheit mit ärztlich-standesethischen Verpflichtungen zu vermitteln.[280] Damit wird die Frage virulent, wer Leiden definiert und im konkreten Fall feststellt. Diese innere Spannung des Leidensbegriffs findet im Gegenüber „subjektiver" und „objektiver" Leidenskonzepte ihren Austrag.[281]

Der Begriff des Leidens verweist mithin auf pragmatische Kontexte des Umgangs mit dem Leiden. Es gilt zu eruieren, inwiefern er darin auch zur Fortbestimmung des Begriffs der Krankheitserfahrung beiträgt. Hierfür bietet sich der Ansatz des US-amerikanischen Internisten Eric Cassell (geboren 1928) an, der Leiden als Bedrohung oder Beschädigung der Integrität einer Person auffasst und die Leidenslinderung – verstanden als Wiederherstellung personaler Ganzheit – als zentrale Aufgabe ärztlichen Handelns benennt. Im Anschluss an Cassell kann, so die These, die Desintegrationserfahrung der (schweren somatischen) Krankheit als Leiden verstanden werden. Damit richtet sich der Blick auf die Ganzheit, die in der Krankheit als desintegriert erfahren und deren Reintegration erstrebt wird: die Person. Was bei Plessner das leere Hindurch der Vermittlung war, ist bei Cassell – gleichsam in der Arbeitstheorie des philosophisch reflektierenden Arztes – ein materiales Konzept (I.). Das hat Konsequenzen für die Arztrolle, auf die Cassells Ausführungen vor allem zielen (II.). Die Analyse dieses Konzeptes zeigt die Chancen, aber auch die Problematik einer solchen Ganzheitsbestimmung in den pragmatischen Kontexten der Medizin. Von hier aus lässt sich ein kategorialer Rahmen für die Untersuchung der Grundprobleme des Umgangs mit Krankheit entwickeln, an dem sich die weitere Untersuchung orientiert (III.). Die ersten beiden Abschnitte dienen also der Rekonstruktion der Schriften Cassells, während der dritte deren Linien konstruktiv weiter auszieht.

---

[277] Vgl. BOZZARO 2015.

[278] Vgl. ANGEHRN 2003, 25–43. Zur Phänomenologie des Schmerzes vgl. GRÜNY 2004.

[279] Allerdings werden die Begriffe Schmerz und Leiden zuweilen synonym verwendet. Nach der Beobachtung von STRANG et al. 2004 ist etwa das Konzept der *total pain* von Cicely Saunders das Resultat einer sukzessiven werkgeschichtlichen Metaphorisierung des Schmerzbegriffs, deren Ergebnis dem Begriff des Leidens bei Eric Cassell nahe kommt. Sie plädieren hier für begriffliche Hygiene, insbesondere für die Ersetzung des Terminus „existenzieller Schmerz" durch „existenzielles Leiden". Das Phänomen einer Lust am Leiden bzw. am Schmerz kann hier unberücksichtigt bleiben.

[280] Zu den Gefahren einer zu unmittelbaren Verbindung vgl. LAURITZEN 2014.

[281] Vgl. EDWARDS 2003; EICHINGER 2015.

I. Vom Körper zur Person: Leiden als Zentralbegriff der Medizin

„[T]he relief of suffering is the fundamental goal of medicine."[282] Mit dieser Zusammenfassung seines Programms beschließt Eric Cassell sein in zwei Auflagen erschienenes Werk *The Nature of Suffering and the Goals of Medicine*. Eine im Unterschied hierzu auf die Behandlung physischer Krankheiten konzentrierte Medizin sieht sich zwei Grundproblemen ausgesetzt: Zum einen kann sie mit ihren Mitteln das Leiden von Patienten oft genug nicht zureichend lindern; und zum anderen verursachen ihre Verfahren nicht selten selbst Leiden. Daher gelte es, das Leiden selbst in den Fokus der Medizin zu rücken, die hierdurch wieder zu einer „humanistic profession again devoted primarily to the well-being of patients" werde und zu den „ideals of physicianship" zurückkehre.[283]

Leiden ist dabei nicht der Zustand eines Körpers, sondern der einer Person. Cassell definiert bereits in einem 1982 veröffentlichten Beitrag: „[S]uffering can be defined as the state of severe distress associated with events that threaten the intactness of the person."[284] Eine Person erleidet im Kern nicht den Schmerz oder eine andere negative Affektion, sondern sie erleidet die drohende – oder aktuale[285] – Desintegration ihrer selbst. Sie erleidet den anstehenden oder sich bereits vollziehenden Verlust ihrer Ganzheit, die über die organische Ganzheit ihres Körpers hinausgeht.[286] Mit der Hinwendung der Medizin zur Linderung des Leidens wechselt also ihr Referenzrahmen von der Physiologie des Körpers hin zur personalen Ganzheit. „To manage the physical symptoms that lead to suffering, doctors must not only ‚think pathophysiology' and ‚think body'; they must ‚think person' as well."[287] Die sich einem cartesianischen Dualismus verdankende Konzentration auf den Körper nimmt sich vor diesem Hintergrund als unangemessene Reduzierung aus: „Not only is the identification of suffering with bodily pain misleading and distorting, for it depersonalizes the sick patient, but it is in itself a source of suffering."[288] Ebensowenig ist allerdings unter „Person" ein unkörperlicher, geistiger Bereich im Sinne von „mind", also lediglich die andere Seite des Dualismus, zu verstehen. Das Personale ist weder vom Körperlichen noch vom Geistigen abzulösen und schon daher mit keinem von beiden identisch.

---

[282] CASSELL 2004, 291.

[283] A.a.O., 15; 28.

[284] CASSELL 1982, 640.

[285] So erweitert Cassell den „threat of disintegration" (ebd.) in einer späteren Definition: „suffering is the distress of whole persons whose intactness is threatened or disintegrating" (CASSELL 2004, 198).

[286] „The wholeness or individuality of suffering extends beyond the confines of the body." (A.a.O., 198)

[287] A.a.O., 286; vgl. 279; 283; 289.

[288] A.a.O., 33.

Was die Ganzheit einer Person bedroht, lässt sich nicht allgemein angeben. Anders als Plessner denkt Cassell eine Person konstitutiv als Individuum. „A person is not an abstract generalisation, as disease is, but is instead a particular individual sick person."[289] Allenfalls können verschiedene Hinsichten, unter denen eine Person als leidensanfälliges Individuum sichtbar wird – die „Topologie" einer Person –, angegeben werden:

> All the aspects of personhood – the lived past, the family's lived past, culture and society, roles, the instrumental dimension, associations and relationships, the body, the unconscious mind, the political being, the secret life, the perceived future, and the transcendent-being dimension – are susceptible to damage and loss.[290]

Jede dieser Hinsichten kann ausschlaggebend sein, wenn eine Person sich durch eine Krankheit in ihrer Intaktheit beschädigt erfährt. Ob also eine Krankheit tatsächlich zum Leiden einer Person führt, ob beispielsweise ein körperlicher Schmerz zum Leid wird, hängt davon ab, welchen Sinn („meaning") die individuelle Person ihrem Schmerz beilegt: welche Signifikanz und Wichtigkeit dieser Schmerz für die Person im Horizont ihrer Individualität hat.[291] Das Leiden verdankt sich also dem hermeneutischen Akt einer Sinngebung an bestimmte Erlebnisse; und der Horizont, in dem das geschieht, ist die Individualität der Person.[292] Damit kann auch nur eine Person wissen, ob sie ‚bloß' Schmerz empfindet oder leidet. „The only way to learn whether suffering is present is to ask the sufferer."[293]

Cassells „Topologie" der Person besteht dabei, material betrachtet, aus einer recht heterogenen Reihung. Ein Teil ihrer Elemente verweist auf das, was *an einer Person* in einer Krankheit zerfallen (und damit die Integrität der Person beschädigen) kann. Dieser Teil kann gelesen werden als skizzenhafte Phänomenologie möglicher Desintegrationserfahrungen der Krankheit. In

---

[289] A.a.O., 146.

[290] A.a.O., 42. Cassell skizziert diese „Topologie" einer Person bereits 1982 (vgl. 641ff.) und erweitert sie später um den Aspekt des Selbstverhältnisses (vgl. CASSELL 2004, 36ff., hier 39).

[291] Vgl. a.a.O., 34; 46; 95. Cassell hält fest, dass sich das Konzept der Person in einem historischen Wandel befindet (vgl. a.a.O., 32). Inwiefern von hier aus auch die Formen des Leidens einem historischen Wandel unterliegen, kann nur vermutet werden. Cassell führt das nicht weiter aus, da sein Fokus auf der Individualität des Leidens liegt.

[292] Zur Reflexivität des Leidens vgl. BOZZARO 2015a, 24f.

[293] CASSELL 2004, 42. Gegen dieses Konzept ist vorgebracht worden, dass Menschen, die bestimmten Bedrängnissen keine Bedeutung für die Intaktheit ihrer eigenen Person beilegen können, also etwa sehr kleine Kinder, nicht leiden können (vgl. EDWARDS 2003, 61). Dieser Einwand wird allerdings erst dann relevant, wenn es um die moralische Bewertung von Schmerz und Leid geht. Hier wäre darauf zu bestehen, dass eine moralische Abstufung der Pflicht zur Schmerzlinderung gegenüber der Pflicht zur Leidenslinderung erst in Bezug auf diejenigen Individuen statthaft ist, bei denen überhaupt Schmerz (einschließlich anderer starker negativer Affektionen) und Leid auseinandertreten können.

Analogie zu dem, was im Anschluss an Plessner entwickelt und im Anschluss an Plügge differenziert wurde, lassen sich leibkörperliche (Körperverhältnis, Umgang mit körperlichen Ausscheidungen etc.), soziale (Rollen; Beziehungen; das geheime Leben einer Person), auf Handlungsfähigkeit bezogene (Funktionieren; politische Partizipation; Durchführbarkeit von Alltagsroutinen) und auf das Daseinsvertrauen bezogene (Hoffnungen; Zukunftsvorstellungen) Aspekte identifizieren. Auf einer anderen Ebene liegen diejenigen Elemente der Topologie, die Cassell nicht selbst als von Desintegration bedroht namhaft macht, sondern an deren Beschaffenheit sich entscheidet, ob und inwieweit eine krankheitsbedingte Affektion oder Einschränkung das Individuum personal desintegriert oder nicht. Dabei handelt es sich um spezifische Wissensbestände und Relevanzen einer Person: ihr Charakter, ihre Erfahrungen in der Vergangenheit, ihre familiären Bindungen und, wiederum, ihre soziale Einbettung sowie ihr kultureller Hintergrund und ihr Transzendenzbezug.[294] Cassell selbst ist an dieser Unterscheidung nicht interessiert; es genügt ihm zu betonen, dass alle diese Aspekte in der an der Person des Patienten orientierten ärztlichen Praxis Berücksichtigung finden sollen.

Für eine Medizin, die auf Leidenslinderung abzielt, ist jedenfalls der Fokus auf den Körper nur einer unter vielen möglichen Ansatzpunkten. Wenn Leiden sich etwa an einer sehr schmerzhaften Erkrankung entzündet, ist es in der Regel sehr wohl angezeigt, den Schmerz als solchen zu behandeln – sei es durch die Beseitigung seiner körperlichen Ursache, sei es durch die medikamentöse Reduktion der Schmerzempfindung. Doch es gibt Situationen, in denen dies nicht ausreicht, da entweder der Schmerz nicht vollständig gestillt werden kann, oder die Stellung des Schmerzes nicht das Leiden beseitigt, da dieses nicht oder nicht hauptsächlich durch den Schmerz, vielleicht nicht einmal durch die aktuelle Erkrankung insgesamt, bedingt ist.[295] Hier gilt es andere, den individuellen Wissensbeständen und Relevanzstrukturen des Patienten entsprechende Methoden der Behandlung anzuwenden. Eine Medizin der Leidensminderung muss daher so weit als möglich den Patienten in seiner gesamten Individualität erfassen, darin erkennen, was ihn in seiner Integrität beschädigen könnte, und dieses Wissen in den Behandlungsplan einbeziehen.

To know in what way others are suffering demands an exhaustive understanding of what makes them the individuals they are – when they feel themselves whole, threatened, or disintegrated as well as their view of the future, the past, others, the environment, and their aims and purposes.[296]

Hier zeichnet sich eine hochgradig anspruchsvolle Rolle des Arztes ab.

---

[294] Vgl. CASSELL 1982, 641–643; 2004, 36–41.

[295] „The suffering will continue after the immediate event – the reconstitution of the person that is required cannot take place – if the sufferer either continues to dwell on the awful happening or fears its return (the two often go hand in hand)." (A.a.O., 56)

[296] A.a.O., 198.

II. Person und Symptom: Die Rolle des Arztes

Mit dem Anspruch, die Patientin so weit als möglich als Person zu verstehen, kommt die Person des Arztes in den Blick. Personales Verstehen ist allein in der personalen, reziproken Begegnung möglich.[297] Damit eine Patientin Vertrauen fasst und von sich preisgibt, was ihre Person und damit ihr Leiden bestimmt, muss auch der Arzt sich als Person öffnen und darf sich nicht beispielsweise durch eine emotionale Unberührbarkeit oder durch technische Sprache schützen.

Because, as understandable as self-protection may be, it renderes useless the tools necessary for the care of the very sick and suffering. It is through the connection with the patient that information flows telling us what the patient is feeling and even what body sensations they are experiencing.[298]

Doch diese personale Begegnung ist nicht nur für das Verstehen des Leidens, sondern auch für den Umgang mit ihm von Bedeutung.

Through the same bond we can provide the bridge over which the suffering person can return from the isolation of suffering. This endangered fragile sick person knows that we can be trusted. He or she starts to become whole again and reconnect with the world through the relationship.[299]

Der Arzt als Person tritt gleichsam in die personale Desintegration seines Gegenübers ein; er wird zur reintegrierenden personalen Außenstütze der Patientin.[300] So bezeichnet es Cassell als zentrale Botschaft des Arztes: „we are in this together".[301]

Damit kommt eine religiöse Konnotation in die Beschreibung der Arztrolle. Der Arzt wird seiner Patientin zum Ich-bin-da, zum Immanuel: „I *promised* that I would not abandon her."[302] An einer Stelle ironisiert Cassell selbst – im Zusammenhang seiner Darstellung des zuhörenden Arztes – diesen religiösen Ton:

Part of listening is learning to be completely open in the presence of the patient. As though there were a door to the inside of you – to your heart or soul, call it what you will – and you consciously opened it so the patient would flow into you. If it has a touchy-feely ‚new age' sound, do not be put off; good clinicians are strange instruments.[303]

Diese Rollenzuschreibung impliziert eine grundsätzlich unbegrenzte Zuständigkeit des Arztes und damit der Medizin; sie ist als Überdehnung und Über-

---

[297] Vgl. a.a.O., 70ff.; 131.

[298] A.a.O., 291.

[299] Ebd.

[300] Allgemein gilt: „people who have lost parts of themselves can be sustained by the personhood of others until their own recovers" (CASSELL 1982, 644).

[301] CASSELL 2004, 280.

[302] A.a.O., 279.

[303] A.a.O., 290.

lastung der Medizin kritisiert worden.[304] So ist Cassell selbst bemüht, die personale Begegnung als Teil der Professionalität des Arztes zu verstehen, von der sich der Arzt selbst noch einmal unterscheiden müsse: „Remember that you are working. It is you the doctor doing and being this way, not the personal you."[305] Zudem sei die Möglichkeit, Leiden zu lindern, nicht unbegrenzt: „Not all suffering can be relieved, no matter how good the care."[306] Nichtsdestotrotz bleibt festzuhalten, dass mit der Refokussierung der Medizin vom körperlichen Befund zum Leiden der Person eine innere Unbegrenztheit der Medizin und insbesondere der Arztrolle einhergeht. Diese ist ohne Frage problematisch; inwiefern sie gleichwohl angemessen oder unvermeidlich ist, und wie mit ihr umgegangen werden kann, wird im Fortgang dieser Arbeit zu erörtern sein.[307]

An dieser Stelle ist zu fragen, welche Funktion die ‚alte', auf den körperlichen Befund fokussierte Medizin an dieser Stelle hat. Cassell stimmt an verschiedenen Stellen in die Diagnose ein, dass der objektivierende Blick die personale Beziehung gerade gefährde. „Once a doctor has described someone, that person has, in some important sense, become an object of medical interest like a specimen in a bottle."[308] Gleichzeitig grenzt er sich von einer Pauschalkritik an naturwissenschaftlich orientierter Medizin deutlich ab:

I must make clear that I do not suggest here – nor in anything I have written – that medicine can progress by emphasising anything in opposition to its scientific aspects. There are no advantages in returning to prescientific medicine; the task is to go forward – to add, to enhance.[309]

Mehr noch: Eine solche Medizin erbringt gerade im vergegenständlichenden Blick Leistungen, die zur Linderung von Leiden beitragen können. Der Grund hierfür liegt – ein Gedanke, der sich bei Plügge in ähnlicher Form findet – in der Konfliktstruktur des Leidens. Im Leiden zerfällt die Person mit sich selbst; sie gerät in einen Selbstkonflikt.[310] In dieser Situation kann die Objektivierung eines Befundes die Person entlasten, indem sie aus dem Selbstkonflikt einen Konflikt zwischen der Person und der Krankheit macht.

[M]aking objective and conceptually separating the thing that seems to be the source of the suffering can help lift its burden from the patient. This is important because to objectify is to provide for joint ownership and sharing of the situation.[311]

---

[304] Vgl. BOZZARO 2015, 102–104.

[305] CASSELL 2004, 290.

[306] A.a.O., 289.

[307] Siehe dazu Kapitel 3.5; 4.5.

[308] A.a.O., 161. Vgl. dazu auch a.a.O., vff., die Aufnahme von Illich (a.a.O., 31) sowie die Hinweise auf die Problematik der *sick role* in a.a.O., 258f.

[309] A.a.O., 167.

[310] Vgl. a.a.O., 55; 60f.; 287.

[311] A.a.O., 287.

Die Krankheitsentität wird zum Teil der gemeinsam geteilten Realität, was die Isolierung des Leidenden überwinden und Akzeptanz fördern kann: „[T]he patient can accept a new reality that includes the illness and the physician who has objectified it.“[312] Zum guten Arzt gehört also nicht nur die personale Empathie, sondern auch die Objektivierung des Krankheitsgeschehens. Insgesamt lässt sich das Arzt-Patient-Verhältnis als fortwährende Verhandlung zwischen Empathie und Objektivität beschreiben.[313]

Doch es ist nicht erst der Arzt in Person, der diese Objektivierungsleistung erbringt. Bereits (potenzielle) Patienten selbst tun dies, wenn sie bestimmte Begebenheiten („happenings“)[314] aus dem Fluss körperlichen Erlebens herausheben, sodass diese bewusst und als selbstständiges Phänomen wahrgenommen werden. Das solcherart Wahrgenommene wird, teils sofort, teils rückblickend in Verbindung mit späteren Wahrnehmungen, mit Bedeutung verbunden: Ein Schmerz oder eine funktionale Einschränkung kann so zum Anzeichen einer möglichen Erkrankung werden: er wird zum Symptom. „[S]ymptoms are perceived occurrences whose explanations come from the domain of illness.“[315] In dieser Interpretation fließen kulturell vorhandene Konzepte von Krankheit in die Selbstwahrnehmung ein. Hier nun ist das Konzept der organbasierten Krankheitsentität („disease“)[316] kulturell leitend. Im Kontext westlicher Medizin sozialisierte Personen nehmen ihren Körper selbst mit klinischem Blick wahr. Sie erbringen quasi-ärztliche Objektivierungsleistungen und tendieren ähnlich wie Ärzte dazu, ihre komplexen personalen Belange für weniger wirklich zu halten als die (vermutete) somatische Krankheit. Man mag das kritisieren;[317] man kann aber auch zunächst einmal feststellen, dass der quasi-ärztliche Blick auf den eigenen Körperleib ein wichtiger Modus der Gegenstandsstellung zu ihm, mit Plessner: des Körperhabens, ist. Ob es sich dabei um Entfremdung durch Selbstverdinglichung oder umgekehrt sogar um ein Medium der personalen Selbsthabe, also um ein Element vermittelter Unmittelbarkeit im Körperverhältnis handelt, wird zu diskutieren sein.[318] Cassells differenzierte Bewertung ärztlicher Objektivierungsleistungen zeigt jedenfalls an, dass auch diese Frage nur differenziert zu beantworten sein dürfte. Das Kriterium, dass Cassell angibt, ist der Beitrag solcher Objektivierung zur Aufrechterhaltung bzw. Wiederherstellung der personalen „Ganzheit“ (Integrität, Intaktheit) des Patienten. Dies gilt es nunmehr zu klären und weiterzuentwickeln. Wie ist diese Ganzheit zu denken?

---

[312] A.a.O., 291.

[313] Vgl. a.a.O., 75.

[314] A.a.O., 93.

[315] Ebd.

[316] A.a.O., 96.

[317] Vgl. a.a.O., 98. Cassell kritisiert dies vom Standpunkt eines krankheitstheoretischen Nominalismus aus (siehe dazu Kapitel 3.2).

[318] Siehe dazu Kapitel 3.5.

III. Verlorene und restituierte Ganzheit: Vom Umgang mit Krankheit

Cassell spricht an verschiedenen Stellen so, als handele es sich bei der Integrität einer Patientin um eine Gegebenheit, die vorhanden sein, verloren gehen und restauriert werden kann: „[S]uffering will continue if the person cannot be made whole again";[319] „suffering occurs when the integrity of the person is lost and cannot be restored",[320] „if […] the person is no longer intact"[321]. Was in der Desintegration der Person in Teile zerfiel, kann, so scheint es, wieder zusammengesetzt werden; was durch einen Verlust unvollständig wurde, kann in anderer Zusammensetzung eine neue Ganzheit formen – „the parts of the person are assembled in a new manner".[322]

Dieses augenscheinlich naiv-substantielle Bild personaler Integrität lässt sich jedoch durch Hinzunahme anderer Textstellen schrittweise vertiefen. Zunächst rückt Cassell diese Integrität aus dem Bereich des substantiellen Gegebenseins heraus und in die epistemische Klammer des Subjektes ein: Patienten „feel themselves whole".[323] Zweitens wird die Integrität der Person fast durchweg nur in ihrer Abwesenheit thematisch. „If they cannot do the things they identify with the fact of their being, they are not whole."[324] „Obviously, one does not suffer merely at the loss of a piece of oneself but instead when intactness cannot be maintained or restored."[325] Gegeben ist Integrität demnach in der Selbstzuschreibung des Patienten und noch dazu in ihrer drohenden oder aktualen Abwesenheit. Die Erfahrung einer personalen Desintegration setzt also nicht voraus, dass der Patient sich vorher als personal integriert gegeben, als Ganzes selbst vorstellig gewesen wäre. Und auch von der Wiederherstellung personaler Integrität könnte (und müsste) nur so lange gesprochen werden, als die Erfahrung von Desintegration vorliegt.[326] Diese ‚schwache‘ Lesart personaler Integrität als nur in ihrer Abwesenheit thematisch und insofern weder vor noch nach der Krankheit – und sei es auch nur für den Patienten – positiv gegeben, hat den Vorteil, ohne einen normativen Begriff materialer personaler Ganzheit auszukommen. Sie erlaubt es, von Erfahrungen der Desintegration zu sprechen, ohne zu behaupten, Personen *seien* integriert oder *erführen sich* üblicherweise so.[327] Diese schwache Lesart

---

[319] CASSELL 1982, 644.

[320] CASSELL 2004, 56.

[321] A.a.O., 15.

[322] A.a.O., 43.

[323] A.a.O., 198.

[324] A.a.O., 40.

[325] A.a.O., 42; vgl. 56.

[326] Dies gilt auch für die Furcht vor künftiger Desintegration: Auch diese setzt keine Erfahrung aktualer (Noch-)Ganzheit voraus, sondern antizipiert lediglich einen Zustand der Desintegration. Lediglich in Bezug auf diesen möglichen *künftigen* Zustand wäre dann auch personale Integration (als eine, die *dann* nicht mehr vorliegen wird) thematisch.

[327] Es wird zu zeigen sein, dass dies tatsächlich nicht der Fall ist (siehe Kapitel 5.2).

soll im Folgenden vertreten werden. Ihr gemäß kann das, was für das Fremd-
verhältnis gilt, auch auf das Selbstverhältnis bezogen werden: „No person,
sick or well, can be known in his or her entirety."[328]

Damit ist jedoch keineswegs aller Bezug auf Ganzheit aus dem Begriff der
Desintegration getilgt. Trivialerweise setzt die Feststellung, etwas sei *nicht*
integriert, einen Begriff des Integriertseins voraus. Wird also im Anschluss an
Plessner, Plügge und Cassell von Krankheitserfahrungen als Desintegrations-
erfahrungen gesprochen, ist Rechenschaft darüber abzulegen, was mit (Des-)
Integration bezeichnet sein soll – von welcher Ganzheit hier also die Rede ist.
Dabei sind logische und pragmatische Aspekte zu betrachten.

Bereits im Anschluss an Plessner konnten innerhalb der Erfahrung von
Desintegration die Aspekte leibkörperlicher, sozialer, praktischer und temporaler Desintegration unterschieden werden; diese Unterscheidung konnte an
der Persontopologie Cassells bewährt werden. In logischer Negation ist hier
jeweils der Gedanke leibkörperlicher, sozialer, pragmatischer und temporaler
Ganzheit mitgedacht. Gedacht ist also an ein personales Leben, das in der
Einheit von Leib und Körper, in ungebrochener sozialer Einbettung, in uneingeschränkter Handlungsfähigkeit und in unzerstörtem Daseinsvertrauen gelebt wird. Damit ist nicht vorausgesetzt, dass ein solches Leben jemals gelebt
worden wäre, noch auch nur, dass es widerspruchsfrei zu denken wäre.[329] Vorausgesetzt ist nur, dass, wenn Krankheit als Desintegration in den genannten
vier Aspekten thematisch wird, ein solches Leben mindestens implizit mit
thematisch geworden ist.

In der Krankheitserfahrung als Desintegrationserfahrung ist also – in einem oder mehreren der genannten Aspekte – eine Ganzheitsdimension personalen Lebens präsent. Was das heißen soll, wird greifbar, wenn diese Ganzheitsdimension nach verschiedenen pragmatischen Kontexten ausdifferenziert
betrachtet wird. Wohl am offensichtlichsten ist sie präsent als das, was als
Überwindung der leidvollen Desintegrationserfahrung *erhofft* wird: die
Überwindung von Krankheit, mithin Heilung, Gesundheit. Gesundheit ist also
derjenige Zustand *universaler Ganzheit der Heilung*, der in der Krankheit erhofft wird und der der kurativen wie der präventiven Medizin als regulatives
Ideal dient. Dass das Erhoffte zugleich das Unrealisierbare ist, macht eine
Aporie des Strebens nach Gesundheit aus.[330]

Doch von Cassell aus ist die Ganzheit personalen Lebens für die Medizin
nicht nur als Gesundheitsideal präsent. Zugleich stellt sie zweitens die Sum-

---

[328] A.a.O., 146; vgl. 148; 287. Anders Ulrich Eibach, der von einer Identität von
Leibsein und Körperhaben und von einer Harmonie zwischen Leib und Umwelt spricht
(vgl. EIBACH 2009, 340).

[329] Schon der Gedanke uneingeschränkter Handlungsfähigkeit ist widersprüchlich (vgl.
etwa SCHLEIERMACHER 1830/31, § 4.3, 27f.)

[330] Siehe dazu unten Teil 5.

me der in der konkreten, täglichen Sorge für den Patienten zu berücksichtigenden Aspekte seiner Individualität dar.[331] Auch als *individuelle Ganzheit
der Sorge* ist sie ein regulatives Ideal der Medizin, das ebenso zielgebend wie
unerreichbar ist. Es gilt, die Patientin situativ dabei zu unterstützen, ihren
Leibkörper nach Möglichkeit zusammenzuhalten, im Alltag hinsichtlich dessen, was als Nächstes anliegt, handlungsfähig zu sein etc. Wichtig ist hier
festzustellen, dass die abstrakte Ganzheit personalen Lebens im pragmatischen Kontext alltäglicher Sorge eine andere Form annimmt als in den mit
,großem' Zeithorizont ausgestatteten Kontexten des Hoffens und des Heilens.
An die Stelle des universalen Abschlussideals der Gesundheit tritt hier das
Ideal einer möglichst umfassenden Orientierung an den situativ-individuellen
Belangen – ein Anspruch, der sich im Terminus einer individualisierten Medizin und Pflege spiegelt.

Ein dritter pragmatischer Kontext, den Cassell besonders betont, ist der aller Heilung und Sorge vorausliegende Kontext des Verstehens einer Krankheitserfahrung. Was eine Krankheit für einen Patienten bedeutet, insbesondere ob und in welcher Hinsicht er unter ihr leidet, ist wiederum nur mit Bezug
auf die Individualität des Patienten zu verstehen. Anders als im pragmatischen Kontext der Sorge ist die Individualität hier jedoch nicht die Zielbestimmung für die Anwendung therapeutischer Maßnahmen auf den Einzelnen, sondern vielmehr das individuelle Ganze einer Lebensgeschichte, in das
die Krankheitserfahrung eingezeichnet werden muss, um überhaupt verstanden (oder als sinnlos charakterisiert) werden zu können. Diese Lebensgeschichte muss näherhin als Geschichte des lebendigen Leibes, als Geschichte
sozialer Bezüge, als selbstgesteuerte und als kontinuierliche Geschichte erzählt werden können. Die Ganzheit personalen Lebens tritt hier mithin in der
Form einer *biographischen Ganzheit des Verstehens* auf.[332] Auch sie setzt ein
(wiederum erkennbar unerreichbares[333]) Ideal frei, nämlich das der Integration der Krankheit in das sinnvolle Ganze der Biographie.

Eine vierte Form nimmt die personale Ganzheit im pragmatischen Kontext
der personalen Begegnung zwischen Ärztin und Patient (und, das wäre zu ergänzen, im Patientenkontakt anderer Medizinprofessioneller) an. Die Ärztin
tritt dem Patienten als Person gegenüber und nimmt ihn wiederum als Person
wahr. Noch bevor die Ganzheit der Person in ihrer Individualität überhaupt
material adressiert werden kann, muss sie in der personalen Begegnung formal vorausgesetzt und insofern *anerkannt* werden: als leibkörperliches Ganzes in aller Beschädigung, als soziales, selbstbestimmtes und auf Zukunft angelegtes Wesen. Eine rein auf den Körper bezogene Interaktion wäre demge-

---

[331] Dies ist, wie oben gezeigt, der vorrangige pragmatische Kontext von Cassells Topologie der Person.

[332] Vgl. zum Verstehen von Ganzheiten CASSELL 2004, 170.

[333] Siehe dazu Kapitel 3.5.

genüber eine Depersonalisierung des Patienten.[334] Mit einem engeren, anerkennungstheoretisch gefassten Personbegriff[335] wäre hier von *personaler
Ganzheit der Anerkennung* zu sprechen. Auch damit ist ein regulatives Ideal
der Medizin benannt, das im deutschsprachigen Kontext üblicherweise unter
dem Terminus der *Würde* des Patienten diskutiert wird.[336]

Was zunächst als in naiver Weise gegebene oder verlorene Integrität des
Patienten erschien, zeigt sich nun als in der Krankheitserfahrung mindestens
implizit mitgedachtes, in verschiedenen pragmatischen Kontexten in unterschiedlicher Form auftretendes Ganzheitsmoment personalen Lebens. Hier
zeigt es sich jeweils als unerreichbar, gleichwohl aber als zielgebend; dabei
zeichnen sich medizinethische Grundprobleme ab, die mit den Begriffen Gesundheit, Würde, Sorge und Krankheitsverstehen angedeutet wurden. Das in
der Krankheitserfahrung implizierte, von ihr gleichsam freigesetzte Ganzheitsmoment führt mithin auf fundamentale Probleme des Umgangs mit Gesundheit und Krankheit.

Bevor diese These weiterverfolgt wird, soll der Blick noch auf zwei Wege
gelenkt werden, in denen die *in praxi* unerreichbare Ganzheit der Person nach
Ansicht Cassells doch zugänglich werden kann: Ästhetik und Religion. Für
den Arzt gibt es ein Mittel, die vielen Informationen über „Teile" des Patienten zu einem „Ganzen" zusammenzufügen: die stimmige Geschichte von diesem Patienten.[337] Die Einheit des Individuums ist dem Arzt (allenfalls) als ästhetische Einheit gegeben, in der sich die Fülle der einzelnen Aspekte zu einem stimmigen Bild fügt. Cassell selbst operiert an verschiedenen Stellen mit
solchen Patientengeschichten, die medizinische Daten, biographische Einzelheiten, Aussagen über den Überzeugungshaushalt einer Person und vieles
mehr zu einem Narrativ verknüpfen.[338] Eine ästhetische Schulung für den
Arzt ist also sinnvoll, damit dieser einen Sinn für Ganzheiten entwickelt. An
dieser Stelle wäre eine Fülle von interessanten Fragen anzuschließen, zu denen sich Cassell allerdings nicht weiter äußert. Wie verhält sich diese personale Gestaltwahrnehmung des Arztes[339] zur Unerreichbarkeit personaler
Ganzheit in den genannten Praxiskontexten? Wird die stimmige Patientenge-
schichte verstanden als Repräsentantin einer anderweitig unerreichbaren
Ganzheit, erhält also symbolischen Charakter? Der Hinweis auf die Ästhetik
führt also insbesondere auf das Problem symbolischer Repräsentation personaler Ganzheit, das es im Folgenden zu vertiefen gilt.[340]

---

[334] Vgl. a.a.O., 33.
[335] Siehe dazu Kapitel 4.2.
[336] Cassell selbst verwendet den Begriff der Würde eher im Sinne personaler Integrität
insgesamt (vgl. CASSELL 2014, 16f.).
[337] Vgl. CASSELL 2004, 189ff.
[338] Vgl. insbesondere CASSELL 2014.
[339] Zu dieser vgl. auch a.a.O., 24.
[340] Siehe dazu Kapitel 3.5.

Der zweite Zugang zur personalen Ganzheit, den Cassell hie und da nennt, aber nie ausführt, ist der der Religion. „Transcendence is probably the most powerful way in which one is restored to wholeness after an injury to person-hood."[341] Durch religiöse, aber auch durch säkulare (Patriotismus!) Transzendenz stellt sich eine Person in einen größeren Sinnkontext. Dies mag dazu führen, dass das früher Desintegrierende nun nicht mehr desintegrierend erscheint: „[S]omeone may be completely indifferent to his or her immediate fate […] through achievement of a sense of complete union with God."[342] Hier sind Bezüge zwischen Religion und Krankheitserfahrung angedeutet, die gerade über die Figur von verlorener Ganzheit und Wiederherstellung auf anderer Ebene verlaufen. Dies gilt es religionstheoretisch zu explizieren und theologisch einzuholen.

IV. Ertrag

Die Ausführungen Eric Cassells sind durchweg praxisimprägniert. Cassell selbst praktiziert sein Berufsleben lang als Arzt und betont den Pragmatismus der Kliniker. Entsprechend flexibel ist ein Theoriegebrauch, der sich von Ivan Illich bis zu Hegel,[343] von der Phänomenologie[344] bis zur Krankheitstheorie erstreckt. Der Sitz im Leben dieser Reflexionen ist die Arbeitstheorie des klinischen Arztes. Ihr dient auch sein Begriff der individuellen Person.

Im Anschluss an Cassell konnten vier Grundprobleme des Umgangs mit Krankheit aufgezeigt werden, die allerdings – diese These soll im Folgenden vertreten werden – weit über das Arzt-Patient-Verhältnis hinaus auch für andere Medizinprofessionelle, Angehörige, kranke Menschen selbst sowie für gesellschaftliche Kommunikation über Krankheit relevant sind. Insofern das Leiden an der Krankheit in der Erfahrung personaler Desintegration besteht, enthalten diese Grundprobleme jeweils einen Bezug auf die Ganzheit der Person. Dieser differenziert sich nach verschiedenen Praxiskontexten aus. Das Problem des Verstehens (Deutens, Benennens, Diagnostizierens etc.) von Krankheit steht im Horizont der biographischen Ganzheit des Patienten. Das Problem der Anerkennung des Kranken hat es mit der (im engeren Sinne) personalen Ganzheit zu tun: Der sich als desintegriert erfährt, hat gleichwohl den Anspruch, als integriert behandelt zu werden. Das Problem der Heilung, das heißt der Wiederherstellung der Gesundheit, richtet sich auf die universale Ganzheit der Person in ihrem Körper- und Weltverhältnis. Schließlich steht das Problem der Sorge, das heißt der umfassenden Berücksichtigung der situativen Belange des Kranken, im Horizont der individuellen Ganzheit der Person, deren Wohl und Wehe es spezifisch zu berücksichtigen gilt.

---

[341] CASSELL 1982, 644; vgl. 2004, 54.

[342] A.a.O., 57.

[343] Zu Hegel vgl. CASSELL 2014, 29.

[344] Hier rezipiert Cassell vor allem Richard Zaner (vgl. CASSELL 2004, 17, 26, 132).

Die Ganzheit der Person in ihren vier ausdifferenzierten Momenten ist allerdings als solche nicht erreichbar: Eine umfassende Anerkennung des Patienten ist in konkreten Beziehungen ebenso wenig realisierbar wie eine universale Herstellung von Gesundheit. In der Wiederherstellung personaler Integration als Zielbestimmung der Medizin zeichnet sich also eine spezifische Überlastung der Medizin ab, die Cassell hinsichtlich seiner normativen Beschreibung der Arztrolle mit Recht zum Vorwurf gemacht worden ist. Wenn die genannten Grundprobleme des Umgangs mit Krankheit jedoch nicht nur für die Medizin gelten, sondern sich auch auf den nichtmedizinischen Umgang mit Krankheit übertragen lassen (etwa: auf das Familiensystem, das Selbstverhältnis des Kranken, die Gesundheitspolitik etc.), sind auch hier Phänomene der Überlastung zu erwarten. Denn der Gedanke personaler Ganzheit tritt hier jeweils als regulative Idee auf, der *in praxi* nur unvollkommen entsprochen werden kann. Wenn nun der Bezug auf die Ganzheit der Person nicht arbiträr ist, sondern aus der Krankheitserfahrung als Erfahrung personaler Desintegration (mit Cassell: aus dem Leiden) selbst resultiert, so lässt sich schließen, dass diese Tendenz zur Überlastung dem Umgang mit Krankheit gleichsam wesensmäßig innewohnt. Sie kann also nicht wegdefiniert werden. Es gilt vielmehr, sie im praktischen Umgang mit Krankheit gleichsam in Schach zu halten; gleichzeitig gilt es jedoch, die Momente personaler Ganzheit im Umgang mit Krankheit zu pflegen, insofern diese ihre normative Kraft legitimerweise innehaben. Der Umgang mit Krankheit steht also allgemein unter der Spannung, sich zu den Momenten personaler Ganzheit in doppelter Weise, kultivierend und in Schach haltend, verhalten zu müssen.

Wie dies geschehen kann, dafür finden sich bei Cassell zwei Spuren. Die Ganzheit der Person kann, wiewohl unerreichbar, ästhetisch präsent gehalten werden; und auch das Feld der Religion verweist auf eine Ganzheit, die auf die beschädigte Ganzheit der Person bezogen werden kann. Dieser Spur folgend gilt es herauszuarbeiten, wie insbesondere religiöse Deutungen und religiöse Praxis dazu dienen können, personale Ganzheit symbolisch so präsent zu halten, dass ihr regulativer Charakter für den Umgang mit Krankheit gepflegt und gleichzeitig der Überlastung gewehrt wird.

2.4 Krankheitserfahrung, Krankheitsumgang, Krankheitswissen

Im Durchgang durch die Philosophische Anthropologie Helmuth Plessners, die differenzielle Phänomenologie der Krankheiten Herbert Plügges sowie die anthropologisch wie phänomenologisch inspirierte Theorie des Leidens Eric Cassells wurden Grundbegriffe für das Studium der religiösen Valenzen der Krankheitserfahrung und des Umgangs mit Krankheit entwickelt.

(1.) Der erste Grundbegriff ist der der *Krankheitserfahrung*. Im Anschluss an Plessner soll Krankheit als diejenige Erfahrung bezeichnet werden, in der sich das Verhältnis des Menschen zu seinem Körperleib auf krisenhafte Weise zuspitzt. Im menschlichen Körperverhältnis verschränken sich die Gegenstandsstellung, einen Körper als Ding unter Dingen zu haben, mit der Selbststellung, ein Leib zu sein. Beides zum Vollzug personaler Existenz zu vermitteln ist diejenige Bemächtigungsaufgabe, die den Menschen immer gestellt ist und die in Grenzsituationen wie denen des Lachens oder Weinens besonders hervortritt. In der Krankheit misslingt diese Bemächtigung in einer oder mehreren Hinsichten, sodass die personale Selbsthabe fraglich wird: Die Erfahrung von Krankheit ist eine Erfahrung personaler Desintegration.

Diese Beschreibung der Krankheitserfahrung ist im Sinne Plessners doppelaspektivisch. Sie liegt der Unterscheidung von Physischem und Sinnhaft-Geistigem voraus. Wird umgekehrt nach dem Physischen und dem Sinnhaften in der Krankheitserfahrung gefragt, so zeigen sich diese unauflöslich ineinander verschränkt. Insbesondere ist eine Krankheitserfahrung immer schon sinnhaft strukturiert; sie ist durch ein Wechselspiel von Verstehenwollen und Verstandenhaben gekennzeichnet. Diese Sphäre des Sinnhaften erstreckt sich, wie im Anschluss an Herbert Plügge gezeigt werden konnte, von Formen präreflexiver, in die Wahrnehmung eingelassener Sinngebung bis hin zu hochstufigen Deutungsfiguren und der emphatischen Frage nach dem „Sinn" von Krankheit. Damit ist keinesfalls behauptet, Krankheit stelle sich für die, die sie am eigenen Leibe oder am Leibe anderer erfahren, im emphatischen Sinne als „sinnvoll" dar. Doch noch die Erfahrung des Sinnwidrigen in der Krankheit setzt voraus, dass die Erfahrung von Krankheit in derjenigen Sphäre des Sinnes angesiedelt ist, in der überhaupt Sinnlosigkeit oder Sinnwidrigkeit konstatiert werden kann.

Den Aspekt der Sinngebung in der Krankheitserfahrung hatte Herbert Plügge als Stellungnahme bezeichnet (ohne damit allerdings sofort eine explizite Selbsterfassung, eine Selbstdeutung „als", zu verbinden). In der Krankheitserfahrung wird Stellung genommen zu etwas, das – für den analysierenden Blick – dieser Stellungnahme vorausliegt. Dieses in der Stellungnahme als gegeben Gesetzte, mit Plügge: die Situation, wurde hier als *Erleben* bezeichnet. In der Krankheitserfahrung, so die Pointe dieser verschieblichen Unterscheidung, wird nicht nur etwas Gegebenes hingenommen, erlebt; vielmehr verhält sich der Kranke zu diesem Erlebten, nimmt Stellung, erfährt das Erlebte.

Ebenfalls der phänomenologischen Deskription verdankt sich die Aufmerksamkeit auf denjenigen Aspekt der Krankheitserfahrung, der im Anschluss an Plügge als *Befinden* bezeichnet wurde. Unterhalb allen gerichteten Erlebens bzw. Erfahrens liegt eine ungerichtete, noch nicht in Körper und Welt unterschiedene Stimmung. In der Krankheitserfahrung lässt sich so ein Missbefinden namhaft machen, in dem die Beschwerlichkeit der Welt und die

Beschwerden des eigenen Leibes ungeschieden ineinanderliegen. Alle darauf aufbauende Krankheitserfahrung ist, mindestens potenziell, ebenso Erfahrung des eigenen Körperleibes wie Welterfahrung.

Dementsprechend ist die Krankheitserfahrung nicht nur die einer *leibkörperlichen* Desintegration. Neben dieser und mit ihr verwoben konnten im Anschluss an Plessner und Plügge auch die Ebenen der *sozialen, praktischen* (auf Handlungsfähigkeit bezogenen) und *temporalen* (auf das Daseinsvertrauen bezogenen) Desintegrationserfahrung identifiziert werden. Diese Liste erhebt nicht den Anspruch, die Krankheitserfahrung zu definieren oder auch nur erschöpfend zu beschreiben. Keine der Desintegrationserfahrungen tritt notwendigerweise bei jeder Krankheit oder nur in Situationen der Krankheit auf. Vielmehr geht es darum, wesentliche, in unterschiedlichen Lebenssituationen kranker Menschen immer wieder auffindbare, miteinander verschränkte Ebenen der Krankheitserfahrung zu benennen.

(2.) Im Anschluss an Eric Cassell konnte die Erfahrung von Krankheit als Leiden verstanden werden: als auf personale Ganzheit bezogene Desintegrationserfahrung. Der Status dieser personalen Ganzheit erwies sich dabei als prekär: Die Ganzheit der Person ist nicht Besitz, nicht Gegebenes, sondern Problem. Dieses Problem ist üblicherweise latent; es tritt in der Erfahrung von Krankheit hervor. Mit Krankheit umzugehen heißt dann (unter anderem), mit diesem manifest gewordenen Problem personaler Ganzheit umzugehen.

Diese Grundstruktur des Umgangs mit Krankheit differenziert sich je nach dem pragmatischen Kontext aus. Vier verschiedene *Grundprobleme des Umgangs mit Krankheit* sind zu unterscheiden. Erstens geht es darum, Krankheit im Horizont der individuellen Lebensgeschichte des Kranken zu verstehen: sie zu benennen, zu diagnostizieren, und sie in die *biographische Ganzheit* der Person einzuschreiben – das Problem des Verstehens von Krankheit. Zweitens geht es darum, dem Anspruch des Kranken Rechnung zu tragen, in seinen bisherigen und in den durch die Krankheit gestifteten neuen Bezügen trotz erfahrener Beschädigungen als *personales Ganzes* anerkannt und behandelt zu werden – das Problem der Würde des Kranken. Drittens wird erhofft und darauf hingearbeitet, den kranken Menschen zu heilen, die Erfahrung leibkörperlicher, sozialer, praktischer und temporaler Desintegration zugunsten einer *universalen Ganzheit* zu überwinden – das Problem der Gesundheit. Und schließlich gilt es, dem Kranken zu helfen, über den Tag zu kommen, ihm eine seiner konkreten Situation, seiner *individuellen Ganzheit* entsprechende Unterstützung angedeihen zu lassen – das Problem der Sorge.

Es wäre ein Missverständnis zu meinen, eine beim nicht kranken Menschen selbstgenügsame Ganzheit personalen Lebens bedürfe im Zustand der Krankheit nun der professionellen (ärztlichen, pflegerischen, psychologischen, sozialarbeiterischen) wie der lebensweltlichen (im sozialen Nahbereich erbrachten) Außenstützung. Mit Plessner ist zu betonen, dass alle Formen personaler Selbsthabe und Lebensführung hochgradig sozial und kulturell vermittelt sind. Schon das Tier bedarf der Umwelt, des Anderen seiner selbst, um als Ganzes leben zu können. Ein Mensch bedarf zudem der sozialen Rollen und der kulturellen Artefakte, um als Mensch zu leben. Andere und Anderes sind immer schon in die eigene Lebensführung als Person verwoben. In der Krankheit ereignet sich nichts spezifisch Neues. Allerdings ändern sich die Formen und Praktiken, in denen Ganzheitsprobleme auftreten und bewältigt werden: so etwa, wenn nun Medizinprofessionelle zu Vermittlungsinstanzen personaler Lebensführung werden.

In jedem der vier Grundprobleme des Umgangs mit Krankheit erweist sich die Herstellung personaler Ganzheit als *in praxi* unmöglich; gleichzeitig erscheint sie als erstrebenswert. Diesen regulativen Charakter entfaltet die Idee personaler Ganzheit auf allen Ebenen, auf denen personale Desintegration in der Krankheit erfahren wird. Das Problem der Würde ist also unterbestimmt, wenn allein der Aspekt der Handlungsfähigkeit (die Ebene der praktischen Desintegration) im Blick ist. Es bedarf ebenso der Anerkennungspraktiken auf leibkörperlicher, sozialer und temporaler Ebene. Auch wird das Problem der Gesundheit reduziert, wenn nur ihr leibkörperlicher Aspekt beachtet wird. Die erhoffte Heilung betrifft ebenso die soziale, praktische und temporale Ebene. Erst in der Kreuzung mit den vier Ebenen der Krankheitserfahrung zeigt sich die Komplexität der Grundprobleme des Krankheitsumgangs.[345]

(3.) Die Erfahrung von Krankheit und der Umgang mit Krankheit stehen schließlich im Kontext konkreter *Wissenssphären*. Alltagsweltliches, literarisches, medizinisches, religiöses oder auch nichtmedizinisch-wissenschaftliches Krankheitswissen prägen die Art, wie Krankheit erfahren und wie mit ihr umgegangen wird. Das lässt sich mit Plessner anthropologisch fundieren. Ein kranker Mensch verhält sich zu seinem Körperleib grundsätzlich ebenso wie ein gesunder: unter dem Doppelaspekt von Leibsein und Körperhaben. Damit tritt auch die Krankheitserfahrung unter den Doppelaspekt, einerseits ein kranker Leib zu sein und andererseits einen kranken Körper zu haben. Die Verschränkung und Oszillation von Selbststellung und Gegenstandsstellung ist mithin nicht krankheitsspezifisch; wohl aber sind es ihre sozialen und kulturellen Formen, wenn etwa die Gegenstandsstellung zum eigenen Körper durch medizinische Diagnostik geformt und intensiviert wird. Allgemein gehen in die zur Krankheitserfahrung gehörige Stellungnahme solche sozialen und kulturellen Deutungsschemata und Praktiken ein. Auch die unmittelbare Erfahrung, krank zu sein, ist also im Plessner'schen Sinne hochgradig vermittelt. Verschiedene Wissenssphären des Krankheitswissens prägen die Art, wie die genannten Grundprobleme des Umgangs mit Krankheit manifest werden. Sie sind jeweils wahrzunehmen, wenn in den folgenden Teilen 3–6 diese Grundprobleme abgeschritten werden.

---

[345] Siehe auch oben Kapitel 1.3, II.

Teil 3

Krankheit verstehen: Die Erfahrung Kranker

Die Erfahrung von Krankheit kommt insbesondere dann zum Ausdruck, wenn von Krankheit erzählt wird. Solche Krankheitserzählungen stehen in unterschiedlichen Kontexten und sind dort jeweils unterschiedlich verfasst. Im Anamnesegespräch wird anders von Krankheit erzählt als im Gespräch mit der besten Freundin; in der Seelsorge anders als in einer als Buch publizierten Krankenbiographie. In allen Fällen bedienen sich solche Erzählungen geprägter Elemente: Medizinische Termini, sprachliche Bilder, rhetorische Topoi, typische Verlaufsgestalten (Mythen) oder Kausalitätsannahmen (Krankheitsmodelle) geben einer Krankheitserzählung Gestalt. Dabei treten die Formen des Ausdrucks nicht sekundär zur Erfahrung hinzu, die dann lediglich in ihnen repräsentiert wäre; vielmehr dienen sie auch als Formen der Erfahrung selbst. Krankheitserzählungen bieten also einen guten Zugang, um die kulturelle Formung von Krankheitserfahrungen zu analysieren. Darüber hinaus verweisen sie auf ein Grundproblem des Umgangs mit Krankheit: Die Desintegrationserfahrung der Krankheit unterbricht den gewohnten Lauf des Lebens. Sie muss, und sei es nur temporär, als Teil der eigenen Biographie verstanden werden können. Krankheit als Disruption drängt auf sinnhafte Integration in ein biographisches Narrativ (3.1).

Zu den kulturellen Deutungsschemata der Krankheitserzählung und -erfahrung gehören medizinische Wissensbestände davon, was Krankheit sei. Auch außerhalb des medizinischen Feldes wird von Krankheit in medizinischer Terminologie, unter Verwendung medizinischer Annahmen und Modelle erzählt. Auch längst überholte medizinische Wissensbestände sind in Form von Commonsense-Überzeugungen über den Umgang mit Krankheit kulturell sedimentiert. Doch die medizinische Rede von Krankheit wäre damit unterbestimmt. Sie steht darüber hinaus unter den Geltungsansprüchen medizinischer Wissenschaftlichkeit; sie soll Gültiges über Krankheitsphänomene und kranke Menschen sagen. Dies hat ein theologischer Rekurs auf medizinische Krankheitsbegriffe zu berücksichtigen. Doch wie genau diese Geltungsansprüche beschaffen sind – ob sie etwa lediglich naturwissenschaftlich-deskriptiver Art sind, oder ob auch normative Voraussetzungen in sie eingehen –, ist medizinphilosophisch umstritten (3.2).

Eine grundlegende Praktik, die Erfahrung von Krankheit zu artikulieren, ist die Klage. Sie bringt die leidvolle Spannung zwischen der Erfahrung einer desintegrierten Wirklichkeit und dem Anspruch, es möge anders sein, zum Ausdruck. In einer Klage, die sich an Gott richtet, wird diese Spannung religiös symbolisiert. Damit ermöglicht es die Klage, sich zum eigenen Leiden an der Krankheit in ein Verhältnis zu setzen – ein Distanzgewinn mit potenziell leidenslindernder Wirkung. Doch die religiöse Klage ist brüchig. Das in die Klagepraxis mindestens implizit eingelassene Wissen, Gott für die Wirklichkeit des Leidens wie auch für die Verheißung, es möge anders sein, in Anspruch nehmen zu können, ist prekär. Gott kann sich unansprechbar zeigen. Dies hat eine theologische Hermeneutik der Klage zu reflektieren (3.3).

Die Frage, inwieweit Gott ansprechbar sei auf die Wirklichkeit der Krankheit, die ist und doch nicht sein soll, führt auf ein theologisches Kernproblem: Wie ist Krankheit als Übel dogmatisch einzuordnen? Die altprotestantische Orthodoxie versteht Krankheit als Straffolge der Sünde. Es ist Friedrich Schleiermacher, der diese Tradition unter den Voraussetzungen einer modernen Religionsphilosophie noch einmal zu rekonstruieren versucht. Dem widerspricht Albrecht Ritschl. Für ihn sind physische Übel nicht erst dann religiös relevant, wenn sie im Modus des Sündenbewusstseins angeeignet werden können. Vielmehr müssen auch unverschuldete Übel theologisch reflektiert werden. Jenseits der Unterscheidung von verschuldetem und unverschuldetem Übel bewegt sich hingegen ein theologisches Krankheitsverständnis, das sich im Anschluss an die Naturphilosophie Albert Schweitzers gewinnen lässt. Krankheit ist eine Gestalt derjenigen Selbstentzweiung des Willens zum Leben, der alle Wirklichkeit unterliegt. In religiöser Einstellung etwa der Klage wird diese Wirklichkeitserfahrung transzendiert auf die Ganzheit eines sinnvollen Lebens hin, das von Gott beansprucht wird. Doch in der Brüchigkeit der Klage bricht das Problem auf, ob eine solche Transzendierung der Wirklichkeitserfahrung gelingen kann. Die theologische Reflexionsgestalt dieses Problems ist die Theodizeefrage. Indem diese als unbeantwortbar einsichtig wird, zeigt sich nicht nur ein Grund für die einleitend benannten Krankheitsverlegenheiten der Theologie; ebenso lässt sich so die Aporetik bestimmter Krankheitserklärungen begreifen, die als *säkulare Theodizeen* verstanden werden können (3.4).

Der theologische Beitrag zum Problem der Krankheitsdeutung besteht also insbesondere darin, die Schwierigkeit, Krankheit biographisch als sinnvoll anzueignen, zu reflektieren – ohne jedoch den Anspruch auf Sinn und die Suche danach zu diffamieren und stillzustellen. Das ist dort relevant, wo die Frage nach dem Sinn von Krankheit in prominenter Weise gestellt wird: in der Sphäre der Religion, aber auch in der Sphäre der Medizin. Dass nicht nur der physiologische Vorgang, sondern auch der biographische Sinn von Krankheit zu den ureigenen Gegenständen ärztlicher Aufmerksamkeit gehört (bzw. gehören sollte), ist die gemeinsame Überzeugung etwa der anthropologischen Medizin Viktor von Weizsäckers wie auch von Ansätzen narrativer Medizin jüngerer Zeit. Die Frage, inwieweit Medizin über ihre in Kapitel 3.2

dargestellten Leistungen der Objektivierung und Naturalisierung von Krankheit hinaus auf dem Feld der Krankheitsdeutungen produktiv werden solle, erweist sich unter den Einsichten des Kapitels 3.1 als eine medizinethische Frage: So ist die Deutung des Leidens relevant für die Art und Weise, wie gelitten wird (3.5).

3.1 Krankheitserzählungen

I. So schön wie hier kanns im Himmel gar nicht sein

Der Regisseur, Aktions- und Installationskünstler Christoph Schlingensief stirbt im August 2010 an einem Adenokarzinom der Lunge. Von der Diagnosestellung im Januar 2008 an führt er Tonbandaufzeichnungen über seine Erfahrungen mit der Krankheit. Er spricht über sein körperliches Befinden, seine Angst, Wut und Hoffnung, seine Interaktionen mit Ärztinnen und Ärzten, Pflegenden, Freundinnen und Mitarbeitern, über sein Verhältnis zu seiner Geliebten und zu seinen Eltern und, katholisch aufgewachsen, immer wieder auch über und zu „Gott, Jesus und Maria". Ein – möglicherweise ausgewähltes und redigiertes[1] – Transkript dieser Tonbandaufzeichnungen lässt er 2009 unter dem Titel *So schön wie hier kanns im Himmel gar nicht sein* als Buch erscheinen. Das Buch, das den Leser mit großer Intensität an der Gedanken- und Gefühlswelt des kranken Autors teilhaben lässt und mehrere Auflagen erlebt, umfasst den Zeitraum von Januar bis Dezember 2008, von der Stellung der Erstdiagnose über die Therapie aus Operation, Chemotherapie und Bestrahlung bis hin zur bevorstehenden Abklärung des Verdachts auf Metastasen im noch verbliebenen Lungenflügel. Im Vorwort charakterisiert Schlingensief Art und Anlass der Veröffentlichung wie folgt:

Dieses Buch ist das Dokument einer Erkrankung, keine Kampfschrift. Zumindest keine Kampfschrift gegen eine Krankheit namens Krebs. Aber vielleicht eine für die Autonomie des Kranken und gegen die Sprachlosigkeit des Sterbens. Meine Gedanken aufzuzeichnen, hat mir jedenfalls sehr geholfen, das Schlimmste, was ich je erlebt habe, zu verarbeiten und mich gegen den Verlust meiner Autonomie zu wehren. Vielleicht hilft es nun auch einigen, diese Aufzeichnungen zu lesen. Denn es geht hier nicht um ein besonderes Schicksal, sondern um eines unter Millionen.[2]

Der Versuch, Krankheit als Thema der Theologie vom Begriff der Krankheitserfahrung aus zu erschließen, kann nicht dabei stehen bleiben, phänome-

---

[1] Andere Versionen dieser Texte sind in künstlerischen Produktionen dieser Zeit verarbeitet, unter anderem in seinem auf der Ruhrtriennale in Duisburg im September 2008 uraufgeführten Oratorium *Eine Kirche der Angst vor dem Fremden in mir*, der Berliner Theaterproduktion *Der Zwischenstand der Dinge* vom November 2008 oder der „ReadyMade-Oper" *Mea Culpa* vom Frühjahr 2009.

[2] SCHLINGENSIEF 2010, 9.

nologische bzw. anthropologische Grundstrukturen von Krankheitserfahrungen aufzuweisen. Es gilt ebenso, Krankheitserfahrungen – wenigstens exemplarisch – in ihren konkreten Artikulationen wahrzunehmen. Denn nur so wird
die Erfahrung von Krankheit in ihrer jeweiligen biographischen, historisch-
kulturellen Kontextualität sichtbar und der theologischen Reflexion zugänglich. Damit ist allerdings kein unmittelbarer Zugang zur Krankheitserfahrung
anderer eröffnet. Zu lesen, was ein kranker Mensch über seine Schmerzempfindungen schreibt, ist etwas kategorial anderes, als Schmerzen zu empfinden. Gleichwohl bleiben, wie zu entfalten ist, die Formen der Artikulation
von Krankheitserfahrung dieser nicht äußerlich. Die Krankheitserfahrung
steht nicht jenseits ihres Ausdrucks in Laut, Geste, Text, Bild oder anderen
Formen; sie ist in ihrem Erfahrungscharakter selbst mitbestimmt durch das
Repertoire an vorhandenen kulturellen Formen und sozialen Erwartungen.[3]
Diese zu reflektieren ist theologisch aus zwei Gründen unabdingbar: Zum einen tritt Krankheit nur als bereits kulturell geformte in einen Kontext religiöser Deutung bzw. Praxis. Zum anderen gehören religiöse Deutungen von
Krankheit selbst zum Repertoire kultureller Formen der Krankheitserfahrung.

Die kulturellen Formen, in denen Krankheit erfahren wird, sind Gegenstand der empirischen Sozial- und Kulturwissenschaften, insbesondere der
Medizinethnologie und Medizinanthropologie, der Medizinsoziologie, aber
auch der Literatur- und Medienwissenschaften. Die Literatur ist in ihrer Menge unüberschaubar und in ihren Forschungsrichtungen hochgradig ausdifferenziert. Für einen exemplarischen Zugriff werden im Folgenden Forschungen zu autobiographischen Krankheitsberichten rezipiert, wie sie mit Christoph Schlingensiefs Buch vorliegen.[4] Solche „Autopathographien"[5] bilden ei-

---

[3] Diese hermeneutische Grundeinsicht ist klassisch formuliert in Wilhelm Diltheys Tri-
as von Erlebnis, Ausdruck und Verstehen (vgl. DILTHEY 1958 und dazu JUNG 2001,88ff.).

[4] Ein religiöser Umgang mit Krankheit geschieht längst nicht immer, aber doch häufig
im Modus des Sprechens von Krankheit, also im Medium des Textes. Dies gilt zumal für
die kirchlichen Handlungsfelder der Predigt und der Seelsorge. Daher bietet sich im Folgenden insbesondere die Untersuchung von autobiografischen Krankheitsberichten an. Andere mögliche Gegenstände wären Zeitschriftenberichte (vgl. z.B. EDWARDS 1994), Blogs
zu Krankheiten (vgl. z.B. HEILFERTY 2009; MCCOSKER/DARCY 2013; KEIM-MALPASS et
al. 2014; ETIENNE 2015; BAZINET 2014, 2015, 2016) oder auch Selbstzeugnisse von Kranken in ihrem gesamten Umfang (vgl. OSTEN 2010). Ein angrenzendes Gebiet sind Studien
zur Krankheit in der Belletristik (vgl. z.B. HENZLER 1990; LUPTON 2003, 54ff.; ENGEL-
HARDT 2004; JAGOW/STEGER 2005; KÄSER/SCHAPPACH 2014; WÜBBEN/ZELLE 2014;
BONDEVIK et al. 2016) und in der Poesie (vgl. RIEDEL 2014). Auch visuelle Artikulationen
von Krankheitserfahrungen (vgl. z.B. LUPTON 2003, 77ff.; FLORESCU 2006; TEMBECK
2008) sind von Belang, insofern gerade das Christentum eine reiche Ikonographie der
Krankheit aufweist (vgl. etwa BRAUNFELS 2012). Zu filmischen Darstellungen vgl.
SCHMIDT 2002, zu Medizin und Theater MOĞUL/SIMON 2013.

[5] Der Terminus Autopathographie ist offenbar mehrfach geprägt worden. Er wird in der
Regel auf Thomas Couser zurückgeführt (vgl. dessen Definition in COUSER 1997, 5), fin-

ne eigene Literaturgattung, die sich insbesondere auf die darin wirksamen kulturellen Formen der Artikulation – und damit auch: der Erfahrung – von Krankheit hin befragen lässt.

Diese Gattung erfreut sich großer Popularität.[6] Autopathographien sind, mit wenigen Ausnahmen, ein Phänomen der zweiten Hälfte des 20. und des beginnenden 21. Jahrhunderts.[7] Es sind vor allem zwei Tendenzen in der soziokulturellen Großwetterlage der letzten Jahrzehnte, die zur enormen Konjunktur dieser Literaturgattung – und dann auch zum wissenschaftlichen Interesse an ihr[8] – beigetragen haben: die steigende Valenz der Patientenperspektive im Krankheitsdiskurs einerseits und die zunehmende Bedeutung des Körpers und seiner Dysfunktionen für die biographische Selbstreflexion andererseits. Hatte die Patientenperspektive auf die eigene Krankheit für die Medizin des 17. und 18. Jahrhunderts – schon aufgrund der begrenzten therapeutischen Möglichkeiten – eine große Rolle im Aufbau einer vertrauensvollen Beziehung zwischen Arzt und Patient gespielt,[9] so änderte sich das durch den Erfolg biomedizinischer Zugänge in Klinik und Labor im 19. und 20. Jahrhundert. Die Generierung objektiver Daten durch technische Diagnostik erweist sich insbesondere in der Therapie von Infektionskrankheiten als dem subjektiven Bericht vom eigenen Befinden überlegen. Dies ändert sich jedoch in den letzten Jahrzehnten, in denen zunehmend chronische und degenerative Erkrankungen sowie Multimorbidität in den Fokus medizinischer Aufmerksamkeit treten. An ihnen zeigen sich Grenzen biomedizinisch-kurativer Ansätze; Fragen der Lebensqualität und der Versorgung bleibend kranker Menschen werden wichtiger.[10] Dem korrespondiert medizinökonomisch eine Verschiebung von der Hightechmedizin und stationären Krankenversorgung hin

---

det sich aber bereits – im Sinne einer Bezeichnung für von Ärzten verfasste Berichte über eigene Krankheiten – 1930 (vgl. Lancet 1930 sowie 1934). Noch 2000 hält sich Jeffrey K. Aronson für den Erfinder des Terminus (vgl. ARONSON 2000, 1599). Gegen diese Bezeichnung wenden sich FRANK 1995, 190f. und REIFFENRATH 2016, 11 mit dem Argument, sie insinuiere fälschlicherweise eine Dominanz des medizinischen Blicks. Trotzdem wird sie hier als eingeführte Gattungsbezeichnung verwendet.

[6] Einen breiten Überblick über die englischsprachige Literatur bietet die Website von Jeffrey Aronson und Rachel Hall-Clifford, sites.google.com/a/patientstales.org/home/home (28.8.2016).

[7] Vgl. HAWKINS 1999, 127f.

[8] Vgl. HYDÉN 1997, 49ff.; KALITZKUS/MATTHIESSEN 2009, 80f.

[9] Vgl. dazu auch DUDEN 1991.

[10] Dieser Wandel im Krankheitsparadigma von der akuten zur chronischen Krankheit ist auch einer der Gründe für die medizinsoziologische Abkehr vom Funktionalismus in Gestalt von Talcott Parsons' Begriff der Krankenrolle. Dieser ist geeignet, die temporäre Entlastung Kranker von sozialen Erwartungen während der als begrenzt gedachten Dauer ihrer Erkrankung auf den Begriff zu bringen (vgl. PARSONS 1951), kann aber die perpetuierte Neujustierung von Erwartungen im Leben mit einer chronischen Erkrankung nicht hinreichend erfassen (vgl. BURY 1982, 168; PIERRET 2003, 6; LUPTON 2003, 6).

zur medizinischen Primärversorgung. Infolgedessen wird auch die Patientenperspektive medizinisch rehabilitiert.[11] Dabei wird auf patientenzentrierte
Ansätze in der Medizin selbst[12] wie auch in der Psychoanalyse[13] zurückgegriffen – ein Trend, der in der programmatischen Grundlegung einer „narrativen Medizin" kulminiert.[14]

Doch die zunehmende Bedeutung der Patientenperspektive im Krankheitsdiskurs verdankt sich nicht allein einer Verschiebung des ärztlichen Interesses oder einer medizinökonomischen Logik. Es sind kranke Menschen selbst,
die ihre Erfahrungen zur Geltung bringen und publizieren.[15] Dabei können sie
aufgrund der gewandelten Medienlandschaft im Gesundheitssektor über Ratgeber oder Internetangebote direkt auf medizinisches Wissen zugreifen und
so einfacher einen eigenen narrativen Zugang zur Krankheit finden.[16] Strukturen der Selbsthilfe, der Selbstmedikation, der Pluralisierung des Gesund-
heitsmarktes sowie der Responsibilisierung von Patienten im Präventionsdiskurs[17] tragen das Ihre dazu bei, dass Patientinnen selbst in die Rolle kommen,
ihre gesundheitliche Versorgung zu steuern. Autopathographien sind oftmals
Logbücher solcher Selbststeuerung, verfasst mit dem Ziel, anderen in ähnlicher Lage zu helfen.[18]

Gleichsam aus der anderen Richtung kommt der zweite Trend, der zur Popularität der Autopathographie beiträgt. So spielt der Körper in der autobiographischen Literatur eine zunehmende Rolle. Die Reflexion auf das eigene
Leben schließt mehr und mehr die Reflexion auf das Leben als Körper (bzw.
Leib) und mit dem Körper ein.[19] Form und Funktion des Körpers werden –
auch jenseits der Diskurse um Ethnizität und Gender – zu konstitutiven Elementen der Identität. Es sind autobiographische Erzählungen, die dieses
„embodiment of the self"[20] zum Ausdruck bringen. Körpererfahrungen, und
damit auch Krankheitserfahrungen, sind damit zum kulturell autorisierten
Gegenstand autobiographischen Schreibens geworden („body writing"[21]). Insofern drängt nicht nur die autobiographische Perspektive in die Medizin,

---

[11] Vgl. BURY 2001, 265–267.

[12] Zu Viktor von Weizsäcker siehe Kapitel 3.5.

[13] Vgl. KLEINMAN 1988, 40–43.

[14] Vgl. CHARON 2006.

[15] Vgl. MAZUREK 2015, 50.

[16] Vgl. BURY 2001, 268.

[17] Zur Präventionsmedizin siehe Kapitel 5.5.

[18] Vgl. HAWKINS 1999. Erving Goffman stellt 1963 für ein breites Spektrum an Stigma-
tisierungsformen fest, „daß stigmatisierte Amerikaner dazu neigen, in einer literarisch definierten Welt zu leben" (GOFFMAN 1963, 37; vgl. 140).

[19] Vgl. SPARKES 2004, 398 und die dort angegebene Literatur.

[20] COUSER 1997, 13. Auch die umgekehrte Richtung gilt: „narratives of somatic dys-
function tend to become life writing to the degree that the writer identifies the self with the
body" (a.a.O., 14).

[21] A.a.O., 294.

sondern – vermittelt durch die konstitutive Rolle des Körperverhältnisses für das Selbstverhältnis – auch die Medizin in die Autobiographie. Autopathographien sind populär, weil sie am Schnittpunkt dieser beiden Tendenzen verortet sind. Die Popularität der Literaturgattung findet ihre Entsprechung im Bereich der Kultur- und Sozialwissenschaften, die sich den Autopathographien in den letzten drei Jahrzehnten mit einiger Energie gewidmet haben. Sie stehen im weiteren Kontext eines *narrative turn* in den Kulturwissenschaften, der das Erzählen nicht nur als Form künstlerischer Produktion, sondern als grundlegenden Modus der Sinngebung versteht.[22]

Im Folgenden werden zunächst Überlegungen der Medizinanthropologie und der Medizinsoziologie zum Zusammenhang zwischen Krankheitserfahrung und ihrer narrativ-biographischen Artikulation dargestellt (II.), bevor literaturwissenschaftliche und soziologische Studien zu den Formen und Typen der Autopathographie in den Blick kommen (III.). Als spezifischer Topos wird die Verbindung von Krankheit und Schuld eingehender betrachtet; gehört diese doch zu den besonders mächtigen (und zugleich besonders problematischen) Formen der biographischen Aneignung von Krankheit (IV.). Im Schlussabschnitt werden diese Einsichten an zwei exemplarischen Autopa-

---

[22] Forschungen zur Narrativität insgesamt sind – mit wiederkehrenden Bezügen insbesondere auf Paul Ricœur, Roland Barthes und Wolfgang Iser (vgl. dazu WAGNER 2002) – Legion. Für eine Übersicht vgl. HERMAN et al. 2005; PHELAN/RABINOWITZ 2005; HERMAN 2007; NÜNNING 2013; STROHMAIER 2013. Für die literaturwissenschaftliche Erzähltheorie, die zunächst vor allem an Strukturen von Erzähltexten, später aber zunehmend an historischen und kulturellen Kontexten des Erzählens interessiert ist, vgl. MARTÍNEZ 2011; HEINEN 2007.

Zu Grundlegungsfragen narrativer Analyse im Kontext der Medizin und der Pflegewissenschaften vgl. etwa SANDELOWSKI 1991; CHARON 2006; zur Verschränkung von Leib und Biographie ALHEIT 1999; FUCHS-HEINRITZ 2009; FISCHER 2014.

Für die Theologie vgl. etwa das Werk von Dietrich Ritschl, der die fundamentale Bedeutung der Narrativität für das menschliche Leben betont (zu seinem „story-Konzept" vgl. RITSCHL 1976) und für die medizinische Ethik ausgewertet hat (vgl. 1986). Stories sind Ritschl zufolge insbesondere „ein Mittel des Ausdrucks und des Verstehens menschlicher Zerbrechlichkeit und Verwundbarkeit" (1976, 35). Zugleich grenzt er sich, indem er auf dem begriffs- und argumentationslogischen Charakter der Theologie besteht, von „narrativen Theologien" ab, die im Erzählen die eigene sprachliche Form der Theologie (und nicht nur ihr „Rohmaterial", RITSCHL 1976) sehen (vgl. 1976, 38ff; 2005, 80; zur narrativen Theologie vgl. THOMKA 2014). Zum Erzählen in der Theologie vgl. DREHSEN 1990 (Religionssoziologie), CORNELIUS 2016 (Exegese), HOFHEINZ et al. 2009 (Ethik), LOUGHLIN 1996, SCHNEIDER-FLUME 2005 (Dogmatik), SANDERS et al. 1983 (Religionspädagogik), EGLI 1995 (Homiletik) sowie SCHLARB 2015 (Seelsorge).

Unter einem Narrativ soll hier bis auf Weiteres ein Text verstanden werden, der Ereignisse in eine zeitliche Ordnung und entsprechende Erfahrungen in einen persönlich wie kulturell plausiblen, kohärenten Zusammenhang bringt (vgl. SANDELOWSKI 1991, 162). Auf Fortbestimmungen bei einzelnen Autorinnen und Autoren wird nötigenfalls hingewiesen (siehe etwa III.).

thographien – an Schlingensiefs Buch sowie an dem 1977 erstmals erschienenen Essay *Mars* von Fritz Zorn – geprüft und geschärft (V.). Diese Texte liegen, zusammen mit einem dritten autopathographischen Werk,[23] auch den Einleitungskapiteln der Teile 4–6 zugrunde. Das nun zu Entfaltende fungiert damit auch als Grundlegung für die Kapitel 4.1, 5.1 und 6.1.

II. Die Erfahrung von Krankheit und das biographische Narrativ

Bevor die Gattung der Autopathographie im engeren Sinne in den Blick genommen werden kann, sind die Beziehungen von Krankheitserfahrung und biographischer Narration auszuloten. In drei Schritten wird die biographische Krankheitserzählung als Zugang zur Krankheitserfahrung erschlossen: Sie wird durch die Krankheitserfahrung veranlasst, die in ihrem disruptiven Charakter in die biographische Reflexion drängt (1.); in ihr schlagen sich die vielfältigen kulturellen Wissensbestände und Deutungsschemata für Krankheit nieder, in denen die Krankheitserfahrung ihre Form erhält (2.); und sie ist doch von der Krankheitserfahrung selbst kategorial zu unterscheiden (3.).

(1.) Zunächst ist an dieser Stelle ein früher, vielfach rezipierter Aufsatz zum Thema der Krankheitserfahrung einschlägig, der von dem Londoner Medizinsoziologen Michael Bury stammt.[24] Auf der Basis von 30 Interviews mit Patientinnen und Patienten, bei denen der Verdacht auf rheumatoide Arthritis besteht, erschließt Bury chronische Krankheit als disruptive Erfahrung (*experience*). Durch die „kritische Situation" (Anthony Giddens) der chronischen Krankheit werden die Strukturen und Wissensbestände alltäglicher Lebensführung zerschlagen. Bisher selbstverständliche Annahmen und Verhaltensweisen gelten nicht mehr; die Grenzziehungen des Commonsense werden durchbrochen.[25] Bury beschreibt diese Erfahrung der Disruption auf denjenigen Ebenen, die in Teil 2 dieser Arbeit als Ebenen der Desintegrationserfahrung namhaft gemacht wurden: auf der körperlichen Ebene als Eintritt in eine „world of pain and suffering",[26] die bisher allenfalls eine entfernte Möglichkeit war; auf der Ebene sozialer Beziehungen als Störung gewohnter Reziprozität und Gegenseitigkeit bis hin zum sozialen Rückzug; auf der Ebene der Handlungsfähigkeit als Verlust der Selbstständigkeit und als wachsende Abhängigkeit von anderen; und auf der Ebene des Daseinsvertrauens als Störung der bisherigen Zukunftserwartungen bis hin zur Erfahrung der Todesgefahr. All dies erleben die meist jüngeren Patienten, die Bury interviewt,

---

[23] Dabei handelt es sich um unter dem Titel *Es wird mir fehlen, das Leben* zusammengestellte, im britischen Original 1997 erschienene Texte von Ruth Picardie (zitiert nach der deutschen Ausgabe PICARDIE 1999).

[24] BURY 1982; zur Bedeutung des Beitrages vgl. PIERRET 2003; LAWTON 2003.

[25] Anschlussfähig sind hier Arbeiten zur Krankheitsdiagnose als Trauma und zur ethnologischen Kategorie der Liminalität der Krankheit (vgl. HOLMBERG 2005, 210f.).

[26] BURY 1982, 169.

als einen Schock, da sie diese Erkrankung bslang allenfalls mit höherem Alter assoziiert hatten.

Doch noch auf einer tieferen Ebene – und, zeitlich betrachtet, in einer späteren Krankheitsphase – stellt die chronische Krankheit nach Bury eine Disruptionserfahrung dar. Die Disruption betrifft nicht nur Alltagswissen und -verhalten, sondern sie betrifft auch umfassende Erklärungssysteme, die Menschen üblicherweise verwenden. Dazu gehören die eigene Biographie oder das Selbstkonzept, die grundlegend neu überdacht werden müssen. Chronische Krankheit als Disruptionserfahrung, so ließe sich an Bury anschließend formulieren, führt als Krise des Alltagswissens und Alltagsverhaltens in die biographische Reflexion. Das bisherige Leben kann nicht mehr so weitergelebt werden; es gilt, sich ein Leben unter neuen (und sich vielleicht progredient verändernden) Bedingungen vorzustellen, ein neues biographisches Narrativ zu entwerfen. Dabei ist es nicht notwendig anzunehmen – wie Bury das zu tun scheint –, dass vor der Erkrankung ein einheitliches, explizites oder mindestens explizierbares, Konzept der eigenen Biographie oder des eigenen Selbst vorgelegen hätte. Es genügt, die Erfahrung der Krankheit zu begreifen als Erfahrung, dass etwas zerbrochen ist und nun, etwa im Modus des biographischen Narrativs, integriert werden muss. Präzise in diesem Sinne, als *auf Integration drängende Erfahrung der Disruption*, soll Krankheit im Folgenden als Desintegrationserfahrung begriffen werden. Krankheitserfahrung setzt keine vergangene Einheitserfahrung voraus; es handelt sich um eine Differenzerfahrung, die sich als Erfahrung verlorener und wiederzugewinnender Einheit auslegt. Mit dem biographischen Narrativ ist denn auch die erste Form gegeben, in der die Disruptionserfahrung der Krankheit auf Integration drängt.[27] Weitere Formen und damit andere Typen der Integration werden in den Teilen 4–6 diskutiert.

Krankheit als Disruptionserfahrung setzt Versuche frei, die eigene Biographie (neu) zu erzählen. Krankheit muss *als eigene* zum Ausdruck gebracht und damit als Teil der eigenen Biographie narrativ integriert werden.[28] Damit ist die erste Verbindung von Krankheitserfahrung und Autopathographie (als spezifischer Form des biographischen Narrativs) benannt. Doch mit welchen Mitteln und aus welchen Quellen kann diese narrative Integration bewerkstelligt werden? Bury verfolgt diese Frage nicht systematisch, aber er befasst sich mit der Bedeutung medizinischen Wissens an dieser Stelle. Gegen den medizinkritischen Vorwurf der Verdinglichung (Medikalisierung) hebt er hervor, dass die im medizinischen Krankheitsbegriff (*disease*) gegebene Möglichkeit, die Krankheitserfahrung zu objektivieren und damit vom eigenen Selbst zu

---

[27] Leiden „zieht ‚Deutungen' an mit einer unwiderstehlichen Gravitationskraft" (STOELLGER 2010, 7).

[28] Ronald Dworkin beschreibt Krankheit als Situation „narrativen Schiffbruchs" und die Erzählung von Krankheit als Reparaturarbeit am Wrack (zitiert nach FRANK 2013, 54).

separieren, eine wichtige kulturelle Ressource ist, um ein Verhältnis zur eigenen Krankheit zu entwickeln[29] – auch wenn diese in Spannung steht zu der gleichzeitig wahrgenommenen Aufgabe, mit der Krankheit leben zu lernen. Medizinisches Wissen stellt sich für die chronisch Kranken zudem als oftmals unsicher und unvollständig dar. Schon von daher bedarf es der Ergänzung durch biographisches Wissen. Dabei trennen Patienten nicht streng zwischen der medizinischen Sprache der Verursachung und der biographischen Sprache der Bedeutung, sondern lassen beide – etwa wenn es um die Vererbung einer Krankheitsdisposition geht – ineinanderfließen oder sogar zusammenfallen. Die Perspektive der „Laien" ist also keineswegs auf ein subjektiv-biographisches Krankheitsverständnis (*illness*) beschränkt, sondern bedient sich durchaus der verobjektivierenden Möglichkeiten medizinischer Fachsprache (*disease*). Insofern plädiert Bury dafür, Medizin als symbolisches System zu verstehen, das einerseits eine Ressource für Verstehen und Verhalten in der Krankheitssituation darstellt, andererseits diese einschränkt, indem sie den Raum der möglichen Bedeutungen von Krankheit beschränkt. Daher gilt es auch in einer theologischen Arbeit, die vom Begriff der Krankheitserfahrung ihren Ausgang nimmt, den Krankheitsbegriff der Medizin näher unter die Lupe zu nehmen.[30]

(2.) Doch das medizinische Wissen ist nur eine von verschiedenen Quellen, aus denen sich eine biographische Bedeutung der Krankheitserfahrung speisen kann. Eine – wenngleich nicht als vollständig beanspruchte – Systematisierung dieser Quellen unternimmt der in Harvard lehrende Psychiater und Medizinanthropologe Arthur Kleinman in seinem 1988 erschienenen Buch *Illness Narratives*. Kleinmans Ansatz ist heuristisch ungemein fruchtbar, empirisch gesättigt und nicht nur für die Ethnologie bzw. Medizinanthropologie einflussreich geworden. Allerdings enthält er von seiner Anlage her begriffliche Unschärfen, die im Blick zu halten sind. Daher werden im Folgenden die theoretische Grundlegung und die materiale Entfaltung von Ebenen des Krankheitssinns etwas ausführlicher dargestellt.

Kleinmans Forschungsinteresse gilt der sozialen und kulturellen Einbettung von Krankheit und Gesundheitsversorgung, die er – ausgehend von eigener Feldforschung in Taiwan und in den USA – kulturvergleichend analysiert. Anders als eine Ethnologie, die sich vor allem für traditionelle Heilweisen indigener Populationen interessiert, will Kleinman Gesundheitssysteme (*health care systems*)[31] auch moderner Gesellschaften in ihrer sozialen Konstruktion untersuchen und entwickelt dafür in mehreren Publikationen einen theoretischen Apparat. Im Zentrum steht der Begriff des Krankheitssinns

---

[29] Zur positiven Wertung der Objektivierung vgl. auch HUNTER 1991 und dazu COUSER 1997, 32.
[30] Siehe dazu Kapitel 3.2.
[31] KLEINMAN 1980, 25f.

(*meaning of illness*)[32] als Inbegriff desjenigen Sinns, der einer Krankheit aus der Perspektive derjenigen, die mit ihr umgehen, in einem gegebenen soziokulturellen Kontext zukommt.[33] Kleinman steht dabei in der Tradition einer verstehenden Soziologie nach Max Weber. Seine wesentlichen theoretischen Gewährsleute sind Alfred Schütz sowie vor allem Peter L. Berger und Thomas Luckmann.[34] Wie alle Wirklichkeit ist auch die Wirklichkeit der Krankheit und der Medizin sozial konstruiert. Um den Sinn von Krankheit zu erfassen, genügt es daher nicht, sich allein an das Wissen der ärztlichen Profession zu halten (die den Konstruktionscharakter ihrer Wirklichkeit selbst nicht reflektiert). Krankheit wird im Medium des Sinnes erfahren im lebensweltlichen, kulturellen und sozialen Kontext; Kranke wie Medizinprofessionelle werden in kulturspezifische Sinngebungen von Krankheit hineinsozialisiert; Krankheitssinn wird in sozialen Interaktionen aktualisiert und justiert; und er wird dann explizit neu verhandelt, wenn ein gewohnter, alltagsweltlicher Umgang mit Krankheit in die Krise gerät. Kultur, verstanden als ein „system of symbolic meanings, norms, and power",[35] formt die Krankheitserfahrung von Grund auf. Bereits die grundlegende Wahrnehmung von Symptomen verdankt sich kultureller Formung.[36]

Kleinmans Medizinanthropologie hat, obwohl oder gerade weil sie kulturvergleichend vorgeht, in der westlichen Biomedizin ihren zentralen Referenzpunkt und ihr Kernproblem. Sie versteht sich als Kritik eines biomedizinischen Reduktionismus, der allein auf Labordaten und biologische Krankheitsursachen blickt und die kulturellen Sinnhorizonte von Krankheit ausblendet. Dieser Reduktionismus sei für die Sozialisation von Ärzten leitend geworden und führe dazu, dass insbesondere chronische Erkrankungen nicht angemessen behandelt werden können, da für diese die Erfahrung der Patientinnen, ihr Leben mit der Krankheit, ausschlaggebend sei. Gleichzeitig wendet sich Kleinman gegen einen kulturalistischen Reduktionismus, der biomedizinische Geltungsansprüche nicht mehr rekonstruieren kann und von einer prinzipiellen Gleichwertigkeit aller Heilmethoden und Medizinkulturen ausgeht.[37] Kleinman ist Arzt genug, um medizinisches Wissen über biologische

---

[32] KLEINMAN 1988, 31. Zur Übersetzung: Kleinmans Begriff *meaning* umfasst nach der in Kapitel 1.3, I. eingeführten Terminologie einerseits den Sinn im weiteren Verständnis einer Relationierung zwischen Krankheit und anderen Erfahrungen oder Deutungsschemata, andererseits Bedeutung als spezifischen Sinn (objektivierter Sinngehalt eines Zeichen, vgl. SCHÜTZ/LUCKMANN 2003, 638).

[33] Vgl. KLEINMAN 1980, 380; 1988, 3ff.

[34] Vgl. SCHÜTZ/LUCKMANN 2003; BERGER/LUCKMANN 1967; vgl. dazu KLEINMAN 1980, 35; 1988, 27. Zur Krankheitserfahrung mit Bezug auf Schütz vgl. auch SANTIAGO-DELEFOSSE/DEL RIO CARRAL 2015.

[35] KLEINMAN 1980, 34.

[36] Vgl. a.a.O., 178; so auch GRUNDMANN 2009.

[37] Vgl. dazu KLEINMAN 1980, 376; vgl. auch BURY 1986.

Krankheitsursachen und -verläufe als gültig anzuerkennen. Er zielt mithin nicht auf eine Rehabilitierung alternativer oder traditioneller Heilweisen, sondern auf eine komplementär gedachte Ergänzung der biomedizinisch orientierten Gesundheitsversorgung und Ausbildung der Medizinprofessionellen um Einsichten zu kulturellen Aspekten der Krankheitserfahrung.

Die Begrifflichkeit, mit der das Verhältnis von Medizinanthropologie und Biomedizin reguliert wird, ist die Unterscheidung zwischen der kulturell geformten, bedeutsamen Erfahrung von Krankheit für den Kranken und sein Umfeld (*illness*) und dem ärztlich-professionell definierten medizinischen Problem (*disease*). Es gelte, so schreibt Kleinman bereits 1978 in einem gemeinsam mit Leon Eisenberg und Byron Good verfassten programmatischen Aufsatz, nicht nur *disease*, sondern auch *illness* zu behandeln und insofern nicht nur Biomedizin, sondern auch Sozialwissenschaften in der Klinik zur Geltung zu bringen.[38] Die Unterscheidung dient also dazu, biomedizinische Geltungsansprüche zugleich anzuerkennen und als ergänzungsbedürftig zu markieren; begriffspolitisch wird – durchaus mit einigem Erfolg – ein Raum für Kultur- und Sozialwissenschaften *in* der Klinik *neben* der Biomedizin reklamiert. Dieser wissenschaftspolitische Hintergrund führt jedoch dazu, dass sich disziplinäre Divergenzen in den Begriffen abbilden und diese zum Schillern bringen.[39] Insbesondere schwankt die Bedeutung von *disease*: Handelt es sich, biomedizinischen Geltungsansprüchen entsprechend, um eine objektive, naturwissenschaftlich-medizinisch beschreibbare Realität, die allenfalls in einem zweiten Schritt, durch kulturelle Bedeutungen geformt, als *illness* erfahren wird?[40] Oder handelt es sich bei der ärztlichen Produktion von *disease* selbst um einen kulturellen Formungsprozess im sozialen Kontext, wie es Kleinmans eigenem Programm entspräche?[41] Sind verschiedene Modelle von *disease* zu unterscheiden, ein biomedizinisches und, mit George Engel, ein biopsychosoziales?[42] Handelt es sich bei der kulturellen und der materiellen Seite des Krankheitsgeschehens gar um ontologisch unterscheidbare Wirklichkeitsbereiche, die wechselseitig aufeinander einwirken?[43] Kleinman gesteht in einem späten Aufsatz seinserseits zu, dass sich die Unterscheidung von *illness* und *disease* selbst noch einem biomedizinischen Reduktionismus

---

[38] KLEINMAN et al. 1978 [Wiederabdruck 2006]; vgl. auch KLEINMAN 1988, 3ff.; HYDÉN 1997, 49.

[39] Zur Kritik der Unterscheidung bei KLEINMAN vgl. auch SHEWDER 1991, 313ff.

[40] So KLEINMAN et al. 1978, 141.

[41] Vgl. KLEINMAN 1988, 51ff. Entsprechend sieht die Soziologin und Kulturwissenschaftlerin Deborah Lupton in einer sozialkonstruktivistischen Konzeption von „Medizin als Kultur" eine gemeinsame Tendenz der jüngeren Medizinsoziologie, -anthropologie, -geschichte und der Cultural Studies. Vgl. LUPTON 2003.

[42] So KLEINMAN 1988, 6 mit ENGEL 1977.

[43] Einen solchen interaktionistischen Dualismus findet SHEWDER 1991, 325 bei Kleinman.

verdanke,[44] hält sie aber weiterhin für fruchtbar, um auf blinde Flecken in der klinischen Wahrnehmung der Krankheitserfahrung hinzuweisen. Letztlich sei der Begriff der Erfahrung, verstanden als „the intersubjective, felt flow of events, bodily processes, and life trajectory which always takes place within a social setting",[45] der Schlüsselbegriff, um der monistischen Reduktion wie auch dem dualistischen Auseinanderfallen von *illness* und *disease* zu wehren.[46] Es wird deutlich, dass Kleinman es nicht für seine Aufgabe hält, die Fülle der epistemologischen und ontologischen Grundsatzfragen zu klären, die sich mit dieser Begriffsdifferenzierung verbinden. Es liegt außerhalb der Möglichkeiten der Medizinanthropologie, ihre eigenen Geltungsansprüche mit denen der Biomedizin zu vermitteln.[47] Insofern soll hier, Kleinman folgend, Krankheitserfahrung im Sinne von *illness* auf ihre kulturelle und soziale Formung hin untersucht werden, ohne zu fragen, was denn das Andere dieser Formung sei. Unter *disease* wird dann, gänzlich innerhalb des kulturalistischen Paradigmas, die ärztlich-professionelle Rede von der Krankheit als Resultat spezifischer, aber ebenso soziokulturell verorteter Formungsprozesse verstanden. Die Frage nach deren Geltungsbedingungen wird hingegen ausgegliedert und in Kapitel 3.2 aus medizinphilosophischer Sicht wieder aufgegriffen. Damit ist ein Rahmen gegeben, innerhalb dessen die fluide und variable Verbindung und Verflechtung verschiedener Formen des Krankheits- bzw. Körperwissens in autobiographischen Krankheitserzählungen analysiert werden kann, ohne medizinisches Expertenwissen als autoritative „große Erzählung" vorauszusetzen.[48]

Vom Sinn (*meaning*) der Krankheit kann nach Kleinman auf vier verschiedenen Ebenen gesprochen werden.[49] Dies ist zunächst der Sinn, den ein Körperphänomen als *Symptom* annimmt. Die Art und Weise, körperliche Beschwerden zu benennen, mit ihnen umzugehen und sie auf Ursachen zurückzuführen, erscheint natürlich gegeben, ist in Wirklichkeit aber abhängig vom impliziten Körperwissen des lokalen kulturellen Systems (bzw. von kulturel-

---

[44] Diese Unterscheidung habe die Objektivierung des Leidens eher noch befördert, als sie zu deren Abbau beigetragen habe. Dabei habe sie das kulturelle Moment der Krankheit fälschlich allein auf der Seite der Laien, nicht aber der Experten verortet und zur Trennung von Physiologie einerseits, innerem Selbst und sozialen Bezügen andererseits beigetragen (vgl. KLEINMAN 2013, 1376).

[45] KLEINMAN/SEEMAN 2000, 234.

[46] Vgl. a.a.O., 232–234.

[47] Selbst der Medizinanthropologe Byron Good, Freund und Kollege Kleinmans in Harvard, der sich intensiv mit epistemologischen Fragen auseinandersetzt, konstatiert, Medizinanthropologie sei ein „Oxymoron" aus den empiristisch-positivistischen Rationalitätsansprüchen der Medizin einerseits und den historischen, kulturalistischen und postkolonialen Zugängen der Anthropologie andererseits (vgl. GOOD 1994, 176).

[48] Vgl. HYDÉN 1997, 49f.

[49] Vgl. KLEINMAN 1988, 10ff.

len Subgruppen). Ein solches *Krankheitsidiom* ist der ethnographischen Analyse zugänglich. In ihm kann auch medizinisches Wissen früherer Zeiten überleben, wie etwa der geläufige Rat, etwas Heißes zu trinken, wenn man eine Erkältung hat, der ursprünglich in der Humoralpathologie gründet. Die Art und Weise, Symptome zu bezeichnen, wirkt dabei auf die Krankheitserfahrung selbst zurück.[50] Ein Sonderfall hiervon ist die ärztliche Diagnosestellung, in der Symptome in Krankheitszeichen übersetzt werden. Auch diese formt die Krankheitserfahrung. So sind andere Erfahrungen insinuiert, wenn jemandem in den USA eine Depression oder in China eine Neurasthenie diagnostiziert wird.[51]

Auf anderer Ebene liegt die *kulturelle Signifikanz* eines Symptoms oder einer Krankheit. Lepra, Pest, Hysterie, Tuberkulose, Krebs oder Aids sind zu unterschiedlichen Zeiten und für unterschiedliche Gesellschaften *bedeutsame* Krankheiten, insofern sie als Metaphern für zentrale Ängste und andere Belange einer Epoche dienen und den von ihnen Betroffenen entsprechende Markierungen (insbesondere Stigmata) auferlegen. Auf dieser Ebene impliziert der Krankheitssinn immer zweierlei: die theoretische Rahmung für die Einordnung der Krankheit und der Kranken („Mythos") sowie praktische Skripte für das Verhalten von und gegenüber Kranken („Ritual"). So bildet er ein machtvolles Gehäuse, ein „Exoskelett"[52] für Patientinnen und Patienten. Besondere Aufmerksamkeit verdienen dabei die kulturell variablen Sinngebungen des *Leidens* an einer Krankheit. Sie antworten auf die Doppelfrage *Warum ich?* und *Was ist zu tun?*, und sind in je spezifischer Weise moralisch oder spirituell verfasst. An dieser Stelle vermag es die westliche Biomedizin nicht, eine gehaltvolle Antwort zu geben (dazu siehe auch IV.).[53]

Eine dritte Ebene bildet jener Sinn, den eine Krankheit für das von ihr betroffene Individuum innerhalb seiner *Lebenswelt* annimmt. Forschungsgeschichtlich hat insbesondere die Freud'sche Psychoanalyse gelehrt, das Leben des Patienten und seine soziale Welt als denjenigen Text zu begreifen, in dessen Kontext das Krankheitssymptom oder die Krankheit als einzelnes Zei-

---

[50] Vgl. a.a.O., 15.

[51] Dazu vgl. KLEINMAN 1986.

[52] KLEINMAN 1988, 22.

[53] Kleinman schließt hier wiederum an Alfred Schütz an (KLEINMAN 1988, 27): Wenn die Commonsense-Perspektive auf die Welt aufgrund einer Lebenskrise nicht mehr ausreicht, werden moralische, religiöse und/oder medizinische Perspektiven auf die Krisenerfahrung eingenommen. Insofern in westlichen Gesellschaften keine allgemeine moralische oder religiöse Interpretation negativer Widerfahrnisse in Geltung steht, besteht Kleinman zufolge eine Tendenz zur Medikalisierung; Medizin wiederum hat jedoch keine Kategorien zur Beschreibung oder gar Begründung des Leidens.

In diesem Zusammenhang versteht Kleinman Plessners Unterscheidung von Leibsein und Körperhaben als Hinweis auf eine *kulturspezifische*, nämlich westliche, Dichotomie von unmittelbarem Erleben und kulturell vermitteltem Selbstverhältnis (vgl. 1988, 26).

chen aus einer Fülle semantischer Möglichkeiten erst ihre eigentliche Bedeutung bekommen. Auch wenn Kleinman die psychoanalytische Suche nach tieferer Bedeutung von Krankheitssymbolen als spekulativen Irrweg verwirft,[54] übernimmt er doch die Einsicht, dass der Sinn einer Krankheit für die Patientin nur innerhalb ihrer persönlichen Biographie und ihrer interpersonalen Kontexte verstanden werden kann. Höchstpersönliche Erfahrungen, Affekte, Kognitionen und die Bedeutungshaushalte der lokalen Sozialstruktur verschmelzen zu einem untrennbaren Ganzen.[55] Der lebensweltliche Krankheitssinn ist gleichermaßen personal wie sozial verfasst.

Auf einer vierten Ebene schließlich liegen diejenigen *expliziten Interpretationen*, die der Kranke und seine Umgebung der Krankheit zuteil werden lassen. In der Unsicherheit einer Krankheitssituation und der Notwendigkeit, Tag für Tag mit ihr umzugehen, entsteht eine Fülle von Fragen, die Antworten verlangen. Diese Antworten speisen sich insbesondere aus expliziten Erklärungsmodellen, die Laien wie Medizinprofessionelle vortragen und in fortgesetzten Verhandlungen miteinander zum Austrag bringen. Im Kontext der Klinik ist diese Ebene des Krankheitssinns nicht allein bestimmt von biomedizinischem Wissen, sondern darüber hinaus beeinflusst von mannigfachen Interessen, kontingenten Situationen sowie von ökonomischen Rahmenbedingungen und organisatorischen Strukturen des Gesundheitswesens.

Ein Resultat dieser Interpretationstätigkeit ist das Krankheitsnarrativ, das von einem Patienten erzählt wird, um die Ereignisse in einen kohärenten Zusammenhang zu bringen. Solche Narrative werden wiederum kulturell geformt durch Plots, zentrale Metaphern und rhetorische Werkzeuge aus dem persönlichen und kulturellen Vorrat des Erzählens. Dabei bleiben Krankheitsnarrative der Krankheitserfahrung nicht äußerlich; sie repräsentieren bzw. reflektieren diese nicht nur. Die erzählerischen Mittel und Modelle formen vielmehr die Krankheitserfahrung selbst, ja, sie generieren diese sogar.[56]

Als reflexive Form der Artikulation von Krankheitserfahrung speist sich das Krankheitsnarrativ (und damit die Autopathographie als dessen publizierte Fassung) aus allen vier Ebenen des Krankheitssinns. Das lokale Idiom des Sprechens über Symptome, die kulturelle Signifikanz der Krankheit, der persönliche und soziale Kontext der Lebenswelt und verschiedene explizite Erklärungsmodelle werden narrativ miteinander verwoben. So werden diejenigen kulturellen Formen sichtbar, in denen die doch höchstpersönliche Krankheitserfahrung des Einzelnen Gestalt gewinnt. Durch sie wird aus der Physiologie von Körperprozessen eine bedeutungsvolle Erfahrung. „In the human context of illness, experience is created out of the dialectic between cultural category and personal signification on the one side, and the brute materiality

---

[54] Vgl. KLEINMAN 1988, 40.
[55] Vgl. a.a.O., 39.
[56] Vgl. a.a.O., 49. Dazu im Einzelnen III.

of disordered biological processes on the other."[57] Auch wenn „Kultur" bei Kleinman zuweilen essenzialistisch konnotiert scheint,[58] ist diese – weder trennscharf noch abgeschlossene – Heuristik kultureller Formen der Krankheitserfahrung nützlich. Mit ihrer Hilfe können kulturelle bzw. soziale Formungen gerade anhand von Krankheitsnarrativen analysiert werden, ohne die Materialität von Körperprozessen und den Widerfahrnischarakter von Krankheiten (ihre „Natur") auszublenden. Kleinmans Vorstellung des Verhältnisses von „Natur" und „Kultur" zeigt sich im Bild einer kulturellen Domestikation natürlicher Widerfahrnisse:

> The point I am making is that the meanings of chronic illness are created by the sick person and his or her circle to make over a wild, disordered *natural* occurrence into a more or less domesticated, mythologized, ritually controlled, therefore *cultural* experience. (48)

Erst durch diese mythische und rituelle Einhegung erhält das „Natürliche", Kontingente diejenigen theoretischen und praktischen Bedeutungen, die es überhaupt zu einer artikulierbaren Erfahrung werden lassen.

Auch Kleinmans Freund und Kollege in Harvard, der Medizinanthropologe Byron Good, widmet sich intensiv dem Zusammenhang zwischen Krankheitserfahrung und Krankheitsnarrativ. Als Schüler Victor Turners und Clifford Geertz' verortet er sich ebenfalls in der Tradition einer an der kulturellen Formierung von Erfahrung interessierten Anthropologie.[59] Phänomenologisch durch Merleau-Ponty informiert, nähert er sich der Krankheitserfahrung ausgehend von der – auch bei Herbert Plügge namhaft gemachten[60] – Einsicht, dass diese in einem der Trennung von Selbst bzw. eigenem Körperleib und Welt vorausliegenden Befinden gründet. Krankheitserfahrung kann mithin methodisch nicht allein am Selbst- bzw. Körperverhältnis, sondern auch am Weltverhältnis aufgesucht werden. Krankheit wird erfahren, so entfaltet Good am Fall eines chronischen Schmerzpatienten, als „unmaking of the world" (Elaine Scarry):[61] als Deformation bzw. Zerfall derjenigen Selbstverständlichkeiten, die die Welt des alltäglichen Lebens charakterisieren. Die Krankheitserzählung ist dann der Versuch, diese zerfallende Welt narrativ zu restituieren; sie ist gleichermaßen Zeugnis von Zerfall und Restitution.[62]

Good entfaltet diese Erfahrung des Weltzerfalls anhand von Alfred Schütz's Charakterisierung der Alltagswelt. So wird die Selbstverständlich-

---

[57] A.a.O., 55.

[58] „Kulturen" werden als abgeschlossene, systematisch strukturierte Bedeutungsräume aufgerufen. Siehe etwa die Rede von „der" westlichen versus „der" chinesischen Kultur (a.a.O., 19ff.). Vgl. aber KLEINMAN/SEEMAN 2000, 234.

[59] Vgl. GOOD 1994, 139. Hierbei schließt Good an Ernst Cassirers Philosophie der symbolischen Formen an (vgl. a.a.O., 65ff.).

[60] Siehe Kapitel 2.2., V.

[61] Vgl. SCARRY 1992.

[62] Vgl. a.a.O., 123ff.

keit eines ungeteilten, in der Welt agierenden Selbst zerstört durch die Erfahrung einer eigenen „agency" der Krankheit. Die Selbstverständlichkeit, in derselben Welt wie die anderen und in einer gemeinsamen ablaufenden Zeit zu leben, zerbricht; der Kranke fühlt sich in eine eigene Welt und andere Zeitabläufe versetzt, was als soziale Exklusion erfahren wird. Ebenso weicht die Selbstverständlichkeit eines hellwachen, aktiven und von einer Ausrichtung auf Ziele geprägten Weltverhältnisses der Erfahrung von Handlungsunfähigkeit. Und schließlich zerbricht die Suspendierung des Zweifels – insbesondere der „grundlegende[n] Sorge",[63] des Bewusstseins eigener Sterblichkeit – angesichts der realen Möglichkeit des Todes.[64] Mit Good und Schütz lässt sich also die Krankheitserfahrung als Erfahrung des Zerfalls alltagsweltlicher Selbstverständlichkeiten – und in diesem Sinne als Desintegrationserfahrung[65] – rekonstruieren. Diese Erfahrung wird im Krankheitsnarrativ zugänglich, indem von ihr die Rede ist. Doch als Ausdruck dieser Erfahrung unternimmt das Krankheitsnarrativ *eodem actu* den Versuch einer Wiederaufrichtung der zerfallenen Welt, im Rahmen dessen die Krankheit als Gegenstand unter anderen, in zeitlichen und sozialen Bezügen, in der Verbindung zur Imagination künftiger möglicher Welten, als moralisches und/oder spirituelles Geschehen namhaft gemacht, symbolisiert, objektiviert und damit geformt wird.[66] Dabei besteht eine tiefe Affinität zwischen Narration und Krankheitserfahrung. Beide sind grundlegend zeitlich strukturiert; beide sind durch multiple, zuweilen inkommensurable Perspektiven, innere Spannungen und Widersprüche gekennzeichnet; beide haben, für die Leserin eines Romans wie für den Kranken während der Krankheit, einen offenen Ausgang; beide sind damit konstitutiv auf Möglichkeit, mögliche Entwicklungen und Ausgänge bezogen. Es ist diese von Good mithilfe von Paul Ricœur und Wolfgang Iser weit ausgezogene Analogie zwischen der narrrativen Synthese und der Krankheitserfahrung, die das Krankheitsnarrativ zum privilegierten Gegenstand einer Anthropologie der Erfahrung macht.[67]

(3.) Bei Kleinman und Good rücken also Krankheitserfahrung und Krankheitsnarrativ eng aneinander. Diese Einsicht steht am Schnittpunkt zweier

---

[63] Schütz 1945, 262.

[64] Vgl. ebd.; Good 1994, 124–127.

[65] Hier lassen sich unschwer die dieser Arbeit zugrundgelegten vier Ebenen der Desintegrationserfahrung (leibkörperliche, soziale, praktische und temporale Ebene) zuordnen.

[66] Vgl. a.a.O., 132ff. In dieser Objektivierung spielt wiederum medizinische Diagnose eine wesentliche Rolle. Schon sie, so führt Good im Anschluss an Charles Taylor aus, bildet damit für die Krankheitserfahrung weniger einen Sachverhalt in der objektiven Welt ab, als sie einen solchen invoziert. Mit Blick auf die Krankheitserfahrung (nicht mit Blick auf medizinische Sachverhalte!) ist Diagnosestellung in den Begriffen John Searles weniger ein repräsentativer als ein deklarativer Sprechakt (vgl. Searle 1971).

[67] Vgl. Good 1994, 143ff.; 166ff. Zu den methodischen Konsequenzen für die Interpretation von Krankheitsnarrativen siehe auch unten, Abschnitt V.

Forschungsinteressen, die seitdem intensiv verfolgt worden sind. Auf der einen Seite steht die kultur- und sozialwissenschaftliche Erforschung von Krankheitsnarrativen selbst, die sich darüber der Krankheitserfahrung und deren kulturellen Formungen nähert (siehe dazu III.). Auf der anderen Seite steht das klinische Interesse, mithilfe der Arbeit an Krankheitsnarrativen die Krankheitserfahrung selbst positiv zu beeinflussen. Die narrative Rekonstruktion des Krankheitsgeschehens und damit auch der Biographie bzw. Lebenswelt der Patientin zu befördern, wird in einer „narrativen Medizin" dezidiert zur ärztlichen Aufgabe (dazu siehe Kapitel 3.5).[68] Bevor beidem weiter nachgegangen wird, sind jedoch einige Kautelen hinsichtlich einer zu engen Verbindung von Krankheitsnarrativen und Krankheitserfahrungen zu berücksichtigen, die wiederum der Medizinsoziologe Michael Bury in einem späteren Aufsatz vorbringt.[69] Krankheitsnarrative dürften, so Bury, nicht ungebrochen als authentische Stimme der Patienten und als direkter Zugriff auf deren subjektive Wahrheit analysiert werden – etwa als Gegengewicht gegen eine wahrgenommene Definitionshoheit der Medizin über die „Wirklichkeit" von Krankheit. Vielmehr gelte es, Krankheitsnarrative kontextuell, mit Blick auf ihre Zwecke, Gebrauchsweisen und situativen Umstände zu interpretieren. Zwischen der Erfahrung und der Kommunikation über Erfahrung sei zu unterscheiden; sonst wäre nicht zuletzt das Unternehmen verstehender Soziologie, aus den Narrativen im Modus der Interpretation die unterliegenden Erfahrungen zu erheben, sinnlos. Entsprechend versteht Bury Narrative als Formen der *Ordnung von Erfahrung*, die zugleich Verbindungen zwischen Körper, Selbst und Gesellschaft herstellen. Auch Bury bestreitet nicht die Bedeutung kultureller Formung für die Krankheitserfahrung, die über die Indienstnahme eines symbolischen Repertoires des Erzählens für das Krankheitsnarrativ vermittelt wird. Aber er betont die methodische Bedeutung der Unterscheidung zwischen Sprache und Gegenstand, die nicht zuletzt im Sprechen selbst vorausgesetzt wird. Damit ist es auch möglich, zwischen verschiedenen Einstellungen des Redens *über* Krankheitserfahrung zu unterscheiden: so der strategischen Einstellung bis hin zur Täuschung, der ärztlich-professionellen Einstellung, etwa in Selbstberichten von „Doktor-Patienten", sowie der sozialwissenschaftlich-rekonstruktiven Einstellung. Insgesamt gilt es also durchaus, mit Kleinman, Good und anderen den Einfluss narrativer Formung auf Krankheitserfahrungen zu berücksichtigen und daher Krankheitserzählungen nicht als lediglich sprachliche Repräsentationen vorsprachlicher Krankheitserfahrungen zu verstehen. Zugleich sind Krankheitserzäh-

---

[68] Vgl. BRODY 1994; COUSER 1997; CHARON 2006, aber auch MUSCHG 1981. Für Kleinman ist die Berücksichtigung der Krankenbiographie noch wesentlich eine Aufgabe, die der Arzt für sich selbst, im Wesentlichen zur Organisation der Versorgung, unternimmt. Vgl. KLEINMAN 1988, 230ff., 236ff.

[69] Vgl. BURY 2001.

lungen nicht als authentisch-unmittelbarer Ausdruck des Erlebten zu interpretieren; vielmehr ist für sie immer auch eine – in Art und Umfang variierende – reflexive Distanz zwischen Erleben und Erzählen konstitutiv, die zu berücksichtigen ist.[70]

III. Kulturelle Formen der Krankheitserzählung

Ist also davon auszugehen, dass Krankheitserzählungen nicht lediglich sprachliche Repräsentationen vorsprachlicher Krankheitserfahrungen sind, sondern vielmehr Krankheitserfahrungen sich selbst (auch) narrativer Formung verdanken, dann richtet sich das Interesse auf die kulturellen Formen solcher narrativen Strukturierung. Diese sind von Autorinnen und Autoren aus der Literaturwissenschaft und der Medizinsoziologie analysiert worden. Drei dieser Ansätze werden im Folgenden exemplarisch dargestellt. Sie analysieren Autopathographien in jeweils unterschiedlichen Hinsichten: mit Blick auf ihre gattungstypischen Erzählstrukturen (1.), ihre körpersoziologischen Bezüge (2.) sowie ihre politisch-diskursive Einbettung (3.).[71]

(1.) Die Literaturwissenschaftlerin Anne Hunsaker Hawkins beschäftigt sich mit in Buchform veröffentlichten Krankheitsberichten aus der Perspektive von Kranken.[72] Sie bezeichnet diese Berichte als Pathographien, klassifiziert sie nach der Intention der Autorinnen und Autoren und unterscheidet dabei vier Typen: *Didaktische Pathographien* sollen anderen in vergleichbaren Situationen helfen. *Zornige (angry) Pathographien* prangern Defizite in der Patientenversorgung an, während *Alternativpathographien* Unzufriedenheit mit traditioneller Medizin dadurch zum Ausdruck bringen, dass sie alternative Heilmethoden beschreiben. *Ökopathographien* hingegen beziehen individuelles Krankheitserleben auf kulturelle, politische oder ökologische Problemlagen.[73] So entstehen Texte, die Komplemente zu Patientenakten bilden. In ihnen geht es Hawkins zufolge wesentlich um eines: um psychische Aufbauarbeit im Sinne einer Restauration bzw. „Heilung der ganzen Person",[74] die durch die Krankheit traumatisiert und verletzt ist. Diese Texte dienen wiederum den Leserinnen und Lesern als Anleitungen für ihre eigene Krankheitserfahrung. Sie geben nicht nur konkrete (anekdotische) Informationen, sondern formen Erwartungen, Haltungen und Annahmen hinsichtlich des Lebens mit der Krankheit.

---

[70] Zum Problem von Erfahrung und Narrativität vgl. auch GOOD 1994, 139ff.; speziell zu Interviewstudien zur Krankheitserfahrung CUTLER et al. 2013.

[71] Dies sind nicht die einzig möglichen Referenzkontexte. Ein weiterer wäre der Strukturwandel der medialen Öffentlichkeit hin zu einer „public intimacy" (vgl. MCCOSKER/ DARCY 2013, 1268ff.).

[72] Vgl. HAWKINS 1999.

[73] Vgl. a.a.O., 128f.; 1999a, 4ff.

[74] HAWKINS 1999, 129.

Dieser Formung gilt nun ihre besondere Aufmerksamkeit. In ihrem 1993 in erster und 1999 in zweiter Auflage erschienenen Buch *Reconstucting Illness. Studies in Pathography* analysiert sie die Formen der Pathographien im Anschluss an Eliade, Lévi-Strauss, van Gennep, Cassirer und andere als *Mythen*. Diese kulturell gegebenen Großstrukturen der Krankheitserzählung konfigurieren die Erfahrung von Krankheit: Sie verbinden sie zu einem Ganzen, schließen den Einelnen an ein Größeres, Umfassenderes an und arbeiten eher mit Analogien denn mit Erklärungen. Mythen in diesem Sinne sind per se weder wahr noch unwahr; sie sind vielmehr die selbst nicht wahrheitsfähigen Formen, in denen Wahres und Falsches zum Ausdruck gebracht wird.[75] Hawkins unterscheidet ideologische Mythen, die an bestimmte historisch-kulturelle Lagen gebunden sind, von archetypischen Mythen, die zu unterschiedlichsten Zeiten und in verschiedenen Gesellschaften lebendig sind. Zu den archetypischen Mythen gehören die Erzählung von Krankheit als Tod und Wiedergeburt, als Kampf[76] sowie als Reise.[77] Unter die ideologischen Mythen ihrer US-amerikanischen Gegenwart rechnet sie die insbesondere in der Inanspruchnahme von Alternativmedizin zum Ausdruck kommende, das ganze Leben umspannende „Healthy-Mindedness",[78] den Gaia-Mythos, der menschliche Krankheiten als Symptome des erkrankten Erdorganismus konzipiert, wie auch, als eine Art Meta-Mythos, den „Mythos der Narrativität"[79] selbst: den Geltungsanspruch einer Krankheitserzählung als eines authentischen, wahren Ausdrucks des subjektiv Erlebten und damit als eines privilegierten Zugangs zur Wirklichkeit von Krankheit, den es zu hören gilt.

In theologischer Hinsicht besonders interessant ist die These, Pathographien hätten christliche Konversionsbiographien früherer Zeiten ersetzt.[80] Hawkins, die als Literaturwissenschaftlerin auch zu Augustin oder John Bunyan geforscht hat, zieht eine Fülle von Parallelen zwischen religiösen Konversions- und Krankheitserzählungen. Beide organisierten eine Biographie unter einem Thema, hätten modellhaften Charakter für die Leserinnen und den Anspruch, universelle Erfahrungen wiederzugeben. Beide zeichneten sich zudem durch eine dreiteilige Zeitstruktur aus – religiös: das Leben als Sünder, die Konversion, das neue Leben; krankheitsbezogen: das Leben vorher, die Erkrankung, das Leben mit bzw. nach der Krankheit. Insbesondere der Mythos von Tod und Wiedergeburt ist für beide gleichermaßen einschlägig;

---

[75] Vgl. HAWKINS 1999a, 14f.; 20; 187. Sie wendet sich dabei explizit gegen Susan Sontag (vgl. a.a.O., 22f.).

[76] Zu militärischen Metaphern der Krankheit vgl. auch LUPTON 2003, 65ff.

[77] Mit diesen Beobachtungen verwandt ist die Einteilung von Krankheitsnarrativen in verschiedene Genres: das heroische, tragische, komische, romantische oder didaktische Narrativ (vgl. dazu BURY 2001, 278–280).

[78] 1999a, 125.

[79] A.a.O., 185.

[80] Vgl. a.a.O., 31.

aber auch die Mythen des Kampfes und der Reise finden sich in beiden Narrativen. Religiöse Bekehrung wie Krankheit werden als Triebkräfte eines fundamentalen personalen Wandels erzählt, in dessen Verlauf sich Überzeugungen, „Werte" und Verhaltensweisen grundsätzlich ändern.[81] Was dabei auf religiöser Seite das falsche Leben des Sünders ist, ist auf der Seite der Krankheit etwa das durch Stress, Erfolgsstreben und Körpervergessenheit gekennzeichnete frühere Leben des Herzpatienten. Wenn diese These – und sei es nur für einen Teil der Krankheitsgeschichten – zutrifft, ist damit eine Verbindung von Krankheit und Schuld bereits auf mythischer Ebene des Krankheitsnarrativs angelegt. Diese gilt es weiter zu untersuchen.[82]

Diese religiöse Substruktur von Krankheitserzählungen muss dabei nicht implizit bleiben.[83] Sie kann auch explizit werden, wenn die Genres der religiösen Biographie und der Pathographie in der *religiösen Pathographie* verschmelzen. Hawkins analysiert diese in Geschichte und Gegenwart und konstatiert dabei eine Verarmung des Genres: Religion und Medizin seien in gegenwärtigen religiösen Pathographien nicht mehr kunstvoll verwoben, sondern stünden vielmehr nebeneinander.[84] Denn die Autorinnen – in der Regel „wiedergeborene" Christinnen – seien bereits vor der Erkrankung konvertiert, könnten also Konversion und Zeitpunkt der Erkrankung nicht als gemeinsame, große Lebenswende verstehen. Daraus wäre zu schließen, dass die religiöse Substruktur von Krankheitserzählungen vor allem in der ‚säkularen' Pathographie ihre prägende Kraft entfalten kann, wo keine explizit religiöse Deutung der Biographie vorliegt. Jedenfalls, so Hawkins, birgt die Nähe von Krankheitserzählungen zu religiösen Biographien die Gefahr religiöser Aufladung der Krankheitserfahrung: „There is danger in endowing the secular and the human with the qualities of the divine and in the expectations that result from this habit."[85]

Insgesamt erlaubt das Konzept des Mythos als kultureller Form der Krankheitserzählung, religiöse Valenzen in Krankheitserfahrungen zu benennen,

---

[81] Vgl. a.a.O., 32ff. Thomas Couser vermutet, dass es gerade solche prämodernen, geschlossenen Plots sind, die Autopathographien für moderne Leserinnen interessant machen (COUSER 1997, 293). Offenbar gilt dies auch für Leser aus der Wissenschaft: Ein wissenschaftliches Säkularisat dieser Konversionsstruktur dürfte vorliegen, wenn Krankheit pädagogisch als „Bildungsereignis" konzipiert wird (vgl. BIENDARRA 2005). Vergleichbar ist auch Victor Turners Konzept der Liminalität, das verschiedentlich zur Analyse der Erfahrung von Krebsüberlebenden herangezogen wurde (vgl. HOLMBERG 2005, 215f.; BLOWS et al. 2012).

[82] Siehe unten, Abschnitt IV.

[83] Zum Problem der Identifikation religiöser Substrukturen in kulturellen Phänomenen vgl. KUBIK-BOLTRES 2016, 262ff.

[84] Vgl. HAWKINS 1999, 47ff.

[85] A.a.O., 49. Davon sind *Narrative religiöser Kompensation* zu unterscheiden, die von kosmischer Tröstung und implizitem Zweck einer Krankheit erzählen (vgl. COUSER 2010, 36–38).

ohne kranken Menschen eine implizite Religiosität zu unterstellen oder die Wahrhaftigkeit ihrer Erzählungen in Zweifel zu ziehen. Es sind kulturell tradierte Erzählformen selbst, denen religiöse Motive biographischer Selbstdeutung eingeschrieben sind.[86] Damit ist allerdings noch nicht erklärt, warum gerade Krankheitserlebnisse eine Affinität zu (ehemals) religiösen Erzählformen haben. Dem wird in den Kapiteln 3.3 und 3.4 weiter nachzugehen sein.

(2.) Aus der Perspektive einer moralisch engagierten Soziologie[87] widmet sich der kanadische Medizinsoziologe Arthur Frank in seinem breit rezipierten, in zwei Auflagen erschienenen Buch *The Wounded Storyteller*[88] einer Typologie von Krankheitsnarrativen. Dabei abstrahiert er noch stärker als Hawkins vom Material konkreter Erzählungen und differenziert Typen von Narrativen, das heißt von sehr allgemeinen „storylines",[89] nach denen Plot und Konfiguration von Krankheitsgeschichten (*stories*) organisiert sind. Er findet drei solcher *storylines*: zunächst das *Restitutionsnarrativ*, das von der Überwindung der Krankheit und der vollständigen Wiederherstellung der Gesundheit erzählt. Es ist das kulturell dominante, insbesondere den Medizinbetrieb bestimmende Narrativ. Hier ist es konzentriert auf therapeutische Aktivität und weist der Patientin eine lediglich passive, dem Arzt untergeordnete Rolle zu. Auf Hoffnung und Zukunft fixiert, wird das Ungeheilte, Abgebrochene, die Sterblichkeit ausgeblendet.[90] Das zweite Narrativ ist das Negativ des ersten: Das *Chaosnarrativ* thematisiert den Verlust von Kontrolle und Souveränität sowie die brachiale Kontingenz des Geschehens. Einen sinnvollen Zusammenhang der Lebensereignisse und damit auch eine lebbare Zukunft kennt es nur als abwesende. Lediglich indem es überhaupt vom Chaos spricht, steht es in einer narrativen Distanz zu ihm.[91] Das dritte ist das *Narrativ der Suche* (*quest narrative*). Es erzählt davon, wie die Kranke ihren eigenen Weg durch ihr Leiden geht, mit der Krankheit zu leben lernt und einen eigenen Stil des Krankseins findet. Dabei ändert sich ihre Persönlichkeit; durch alle Verluste und Gewinne hindurch restituiert sie ihre Handlungsfähigkeit („moral agency", 134), die im Chaosnarrativ zerbrochen und im Restitutionsnarrativ der ärztlichen Dominanz geopfert ist.[92] Innerhalb des Narrativs der Suche können Unternarrative unterschieden werden;[93] auch die

---

[86] Etwas anderes sind explizite religiöse Metaphern für Körperprozesse bzw. medizinische Metaphern für religiöse Erfahrungen, wie sie LUPTON 2003, 60f. für das England des 17. Jahrhunderts analysiert.

[87] Frank spricht von einer „sociology of witness" (2013, 24).

[88] Zitiert wird aus der Auflage von 2013, die textlich bis auf Vor- und Nachwort mit der von 1995 identisch ist.

[89] FRANK 2013, 75.

[90] Vgl. a.a.O., 77ff.

[91] Vgl. a.a.O., 97ff.

[92] Vgl. a.a.O., 115ff.

[93] Vgl. a.a.O., 119ff.

archetypischen Mythen von Hawkins lassen sich als materiale Verlaufsmodelle der Suche hier einordnen. Die drei Narrative können sich abwechseln oder auch vermischen; zusammen gehören sie dem Vorrat kultureller Formen an, in denen Krankheit benannt und erfahren wird.[94]

Frank verbindet diese Typologie mit seiner bereits in einer früheren Veröffentlichung skizzierten Soziologie der Körperlichkeit.[95] Diese ist fundiert im Aufweis einer Reihe von Problemen der Verkörperung, die nicht nur in der Krankheit virulent sind, dort aber „more self-conscious solutions"[96] verlangen: das Problem der Kontrolle von Körperfunktionen, das Problem des Körperverhältnisses (ein Körper sein oder einen Körper haben), das Problem des Verhältnisses zu anderen Körpern sowie das Problem des Begehrens, also der verkörperten Strebungen.[97] Anhand der Art und Weise, wie Individuen mit diesen Verkörperungsproblemen umgehen, unterscheidet Frank vier Grundtypen des Körperverhältnisses: den auf Kontrolle fokussierten *disziplinierten Körper*, den konsumfixierten, begehrenden, aber monadischen *spiegelnden Körper*, den unter anderem durch Selbsthabe statt Selbstsein gekennzeichneten *dominierenden Körper* sowie den in funktionierenden Anerkennungsbeziehungen verorteten *kommunikativen Körper*.[98] Die detaillierte Ausgestaltung dieser Typologie muss hier nicht weiter berücksichtigt werden. Wichtig für das Verständnis von Franks Ansatz ist hingegen eine Pointe: Zwischen den Grundtypen des Körperverhältnisses und den Krankheitsnarrativen bestehen Affinitäten. Unterschiedliche Krankheitsnarrative spiegeln divergierende Körperverhältnisse wider.[99] Jedes Krankheitsnarrativ ist folglich verbunden mit bestimmten Optionen hinsichtlich der Grundprobleme der Verkörperung. So tendiert der kommunikative Körper zum Narrativ der Suche; diesem Narrativ liegt also ein Körperverhältnis zu Grunde, das Kontingenz akzeptiert (Kontrollproblem), sozial dyadisch und nicht monadisch strukturiert ist, Körpersein gegenüber Körperhaben bevorzugt und zu produktiven Formen des Begehrens neigt.[100]

---

[94] Vgl. a.a.O., XIV.

[95] Vgl. FRANK 1991.

[96] FRANK 2013, 29.

[97] Die ersten drei dieser Probleme lassen sich wiederum auf die in dieser Arbeit entwickelten Desintegrationserfahrungen der Krankheit abbilden. Für das Problem des Begehrens gilt dies insofern, als es mit dem Problem der Desintegration des Daseinsvertrauens den (vorhandenen oder problematischen) Zukunftsbezug teilt.

[98] Vgl. a.a.O., 41ff. Sparkes fügt noch den Cyborg als weiteren Körpertyp hinzu (SPARKES 2004, 397f.).

[99] Dieser Ansatz ist in gewisser Hinsicht komplementär zu dem Byron Goods, der Krankheitserzählungen nicht auf die in ihnen zum Ausdruck kommenden Körper-, sondern auf die Weltverhältnisse befragt (siehe dazu II.).

[100] Vgl. FRANK 2013, 52; 115ff. Zum *embodiment* als Beziehung von Selbst- und Körperverhältnis siehe auch oben, Abschnitt I. Vgl. dazu weiterhin FLORESCU 2006 und COUSER 1997, 13, 294.

Nun verdankt sich die dargestellte narrative Typologie keinem rein deskriptiven Interesse. Vielmehr weist sie ein eindeutiges normatives Gefälle
auf, das sich aus dem postkolonialen Zugang Franks speist. Gegenüber der
für die „Moderne" typischen Dominanz medizinischer Expertise sollen in der
„Postmoderne" Menschen zum Gebrauch der eigenen Stimme, zur Erzählung
der eigenen Geschichte ermutigt werden; sie sollen selbst die Verantwortung
für die Bedeutung von Krankheit in ihrem Leben übernehmen. Und sie sollen
Verantwortung für andere übernehmen; sie sollen die Geschichten der anderen anerkennen und bezeugen – eine Aufgabe, die nicht zuletzt der Wissenschaft selbst zukommt.[101] Daher gilt es, das Restitutionsnarrativ zu überwinden, da es die „moderne" ärztliche Dominanz perpetuiert und zudem die
Sterblichkeit negiert. Es ist das Chaosnarrativ, das diese Überwindung leistet;
gleichwohl geht im Chaos auch jene *moral agency* unter, die gerade das
„postmoderne" Telos darstellt. Insofern muss dieses seinerseits zugunsten des
Narrativs der Suche überwunden werden. Entsprechend ist auch der diesem
Narrativ zugeneigte kommunikative Körper mit seiner Lösung der Verkörpe-
rungsprobleme den anderen Körpertypen moralisch überlegen. Frank etabliert
also ein Metanarrativ des *richtigen* Körperverhältnisses und vor allem des
richtigen Erzählens von Krankheit, das von Hoffnungsfixierung und Sterb-
lichkeitsverleugnung über die Wahrnehmung brachialer Kontingenz zur narrativen Selbstrekonstruktion, von Fantasien der Wunscherfüllung über die
Verzweiflung zur Anerkennung der Krankheit führt.[102]

Es ist deutlich, dass sich dieses normative Gefälle negativ auf die analytische Qualität der Typologie auswirkt. Insbesondere zur Heilungshoffnung
Kranker kann Frank sich nur diffamatorisch verhalten. Hoffnung auf Heilung
kann infolge normativer Zwänge nicht als „eigene Stimme" der Kranken,
sondern nur als ärztliche Entmündigung verstanden werden. Dies widerspricht nicht nur der etwa von Good formulierten Einsicht in die konstitutive
Bezogenheit jeder Narration auf das Mögliche, Imaginäre, mittels derer die
vollständige Heilung im Horizont jeder Krankengeschichte präsent sein dürfte.[103] Es stellt darüber hinaus paradoxerweise selbst eine, nun auf der Ebene
der Theoriebildung verortete, Entmündigung Kranker dar.[104] Fruchtbar ist
hingegen die These, in der ärztlichen Rede von Krankheit dominiere ein be-

---

[101] Vgl. FRANK 2013, 6ff.

[102] Vgl. a.a.O., XIVff.; 219. Zur Kritik vgl. auch HYDÉN 1997, 54. Ähnlich operiert das
psychologische Konzept des posttraumatischen Wachstums (vgl. MARTINO/FREDA 2016).

[103] Siehe dazu II.

[104] Frank gesteht dieses negative Verhältnis zur Hoffnung im Nachwort zur zweiten
Auflage selbst ein. Er versucht, die Hoffnung vom weiterhin abzulehnenden Restitutionsnarrativ dadurch zu unterscheiden, dass er eine „intransitive Hoffnung" (FRANK 2013, 205)
ohne ein konkretes Objekt einführt und darauf verweist, dass sich Heilungshoffnungen ohnehin im Verlauf einer chronischen Krankheit ändern. Gleichwohl bleibt es unplausibel,
die transitive, konkrete, materiale Hoffnung theoretisch zu delegitimieren (siehe Teil 5).

stimmtes Narrativ (eben das der Restitution). Auch wenn diese sich in dieser Allgemeinheit nicht halten lassen dürfte, ist doch die Frage nach ärztlichen Krankheitsnarrativen (und deren Verarbeitung in Patientengeschichten) auch für die Analyse von Autopathographien weiterführend. Hilfreich ist es weiterhin, sich am Beispiel Franks die normative Grundierung aller Theoriebildung im Zusammenhang mit Krankheitserzählungen und Krankheitserfahrungen vor Augen zu führen. Immer steht die Frage nach dem *Krankheitstrost* vor Augen; immer ist auch die wissenschaftliche Rede von Krankheit gespeist von der Wirklichkeit oder Möglichkeit eigener Krankheit der Wissenschaftlerin und von ihren eigenen Strategien, damit zu leben. Dies kann explizit werden wie in Franks oder Kleinmans Pathos der Zeugenschaft; oder es kann implizit bleiben. Dies soweit als möglich bewusst zu halten ist eine Aufgabe wissenschaftlicher Redlichkeit.[105]

Interessant ist das normative Gefälle von Franks Typologie auch in theologischer Hinsicht. Es lässt sich so lesen, dass die Struktur der religiösen Konversionserzählung, auf deren Prominenz für Krankheitsgeschichten Hawkins hinweist, für Frank einen normativen Charakter erhält. So gehört es zum großen Narrativ der Suche, dass Kranke in ihrer Krankheit „forms of vocation"[106] entdecken. Gelingt es, eine eigene Geschichte der Krankheit zu erzählen, ist dies „a kind of grace":[107] Der Sinn dieser Geschichte wird als empfangen, nicht als selbst produziert erfahren. Frank schließt hier an Paul Ricœur an, dessen religiös vibrierende Formulierung „becoming the narrator of our own story without becoming the author of our life"[108] ihm zum Leitstern einer narrativen Rettung moralischer *agency* in der Kontingenz der Krankheit wird. Franks Theorie der Krankheitsnarrative hat also eine kaum verhohlen soteriologische Grundstruktur: von der (vergeblichen) Hoffnung auf mundane Rettung über die im Chaosnarrativ als dem Moment der Buße zu Bewusstsein gekommene Erlösungsbedürftigkeit[109] hin zur gnadenhaften Restitution des Selbstverhältnisses. Dieser Befund ist in doppelter Weise theologisch virulent. Zum einen wird deutlich, dass religiöse bzw. theologische Deutungsmuster zum kulturellen Formenbestand nicht nur der Krankheitserfahrung und Krankheitserzählung, sondern auch noch der wissenschaftlichen Theoriebildung zählen. Die theologische Aneignung dieser Theoriebildung als einer sozialwissenschaftlichen Errungenschaft hat das präsent zu halten,

---

[105] Selbstverständlich gilt dies auch für die vorliegende Arbeit, die sich ebenso aus eigenen Krankheitserfahrungen wie aus denen naher Angehöriger speist sowie aus pastoraler Tätigkeit motiviert ist.

[106] FRANK 2013, XVII.

[107] A.a.O., 135.

[108] Nach a.a.O., 176.

[109] So betont Frank: „The truth of the chaotic body is to reveal the hubris of other stories." (FRANK 2013, 114) In religiöse Einstellung öffne sich das Chaosnarrativ hin zum Glauben; so seien die Psalmen paradigmatische Chaosgeschichten (vgl. ebd.).

um nicht im Gestus interdisziplinärer Öffnung lediglich das Eigene zu reim-
portieren. Zum anderen ist hier gleichwohl eine theoretische Affinität mindestens dieser Theorie der Krankheitserfahrung und -narration zur Theologie
zu konstatieren, wozu es wiederum theologisch Stellung zu nehmen gilt.[110]

(3.) Hatten die Literaturwissenschaftlerin Anne Hunsaker Hawkins Krankheitserzählungen im Kontext ihrer literarischen Gattung und der Soziologe
Arthur Frank diese im Kontext einer Soziologie des Körperverhältnisses analysiert, so fügt der Anglist G. Thomas Couser einen dritten wichtigen Kontext
der Analyse hinzu. In seinem 1997 erschienenen Werk *Recovering Bodies.
Illness, Disability, and Life Writing* interessiert er sich nicht nur für die Poe-
tik, sondern auch für die Politik der Krankheit. Sein Augenmerk liegt auf der
kulturellen Autorisierung von Autopathographien: Was darf im (gegenwärtigen, westlichen) Diskurs von Krankheit und Behinderung über das eigene
Körperverhältnis und die eigene Krankheit erzählt werden, und von wem?[111]
Anschließend an Michel Foucaults *Geburt der Klinik* und deren entfrem-
dungstheoretische Lesarten ordnet er die Autopathographien einem Gegen-
diskurs gegen die ärztlich-professionelle Enteignung des Patientenkörpers zu.
Wer eine Autopathographie schreibt, sucht sich den im ärztlichen Blick
verobjektivierten, versachlichten Körper wieder subjektiv anzueignen. Indem
Couser zudem nicht nur Krankheits-, sondern auch Behinderungsdiskurse berücksichtigt, setzt er sich mit den *disability studies* auseinander und lernt von
ihnen für die Analyse von Krankheitsnarrativen. Der emanzipative Charakter
einer Autopathographie richtet sich, so erweitert er seine eigene Kernthese,
nicht nur gegen die ärztliche Definitionshoheit über den eigenen Körper:
„illness narrative then often involves reclaiming one's body from more than
just medical discourse".[112] Vielmehr stehen *illness narratives* im Kontext von
Prozessen sozialer Stigmatisierung körperlicher Dysfunktionen und opponie-

---

[110] Siehe dazu Kapitel 3.4. In der zweiten Auflage erweitert Frank seine Typologie. Er
fügt nun, entsprechend Hawkins' Ökopathographie, das *politische* bzw. *Umweltnarrativ*
hinzu, das die eigene Krankheit auf externe Einflüsse zurückführt. Weiterhin nennt er das
„life-as-normal narrative" (a.a.O., 193ff.), in dem die Krankheitserfahrung verborgen wird,
um der sozialen Isolation vorzubeugen. Dieses Narrativ habe er in der ersten Auflage übersehen bzw. als Verleugnung der Sterblichkeit gebrandmarkt; inzwischen habe er aber seine
Leistung zu schätzen gelernt, auch wenn er nach wie vor seine Probleme sehe (siehe dazu
unten 4.2, I. zur Normalität und Stigmatisierung). Schließlich weist er auf *geborgte Geschichten* hin, die sich an (insbesondere pop-)kulturellen Vorbildern orientieren, sowie auf
gebrochene Geschichten, in denen das, was die Körper von Kranken, die selbst keine Geschichten erzählen können, zum Ausdruck bringen, von anderen verbalisiert wird. Diese
Erweiterung führt Aspekte zusammen, die auf ganz unterschiedlichen Ebenen liegen, und
ist daher wenig systematisch; gleichwohl beinhaltet sie wichtige Gesichtspunkte für die
Analyse von Krankheitserzählungen und bricht zudem das normative Gefälle der ursprünglichen Typologie.
[111] Vgl. COUSER 1997, 12ff.
[112] A.a.O., 35.

ren gegen diese. Sie sind also zu vergleichen mit anderen identitätspolitschen Narrativen, die auf Destigmatisierung (etwa von Ethnie, Geschlecht etc.) zielen.[113] So analysiert Couser unter anderem eine Vielzahl von englischsprachigen Autopathographien zu Brustkrebserkrankungen in ihrem Bezug zur Frauenbewegung, attestiert ihnen aber auch eine Affinität zu *slave narratives*.[114] Das Motiv, die eigene Narbe zu zeigen, ist – gerade gegenüber der Aufforderung, die Erwartung weiblicher Intaktheit etwa durch Brustrekonstruktion zu erfüllen – ein politisches: „to invalidate the discourse of women's invalidity".[115] Es ist mithin Cousers Leistung, das Erbe einer kritischen Medizinsoziologie bzw. Medizinanthropologie[116] für die Analyse von Autopathographien fruchtbar zu machen. Vermittelt über die Beziehung von Krankheitsnarrativen und Krankheitserfahrungen ist aus seinen Einsichten insbesondere zu folgern, dass die Bedeutung von Stigmatisierung für die Erfahrung von Krankheit eingehend zu berücksichtigen ist.[117]

IV. Krankheit zwischen Widerfahrnis und Schuld

Durch das Erzählen von Geschichten wird nackte Kontingenz zur Erfahrung. Damit prägen die kulturell vorgefundenen Formen und materialen Versatzstücke des Erzählens die Erfahrung von Grund auf. Auch das medizinische Professionswissen mitsamt seinen populärwissenschaftlichen Abschattungen gehören zu diesen sinngenerierenden und damit erfahrungskonstitutiven Ressourcen. Dieses Professionswissen ist in aller Regel mit einer spezifischen narrativen Logik verbunden: Seine Erzählungen ordnen Ereignisse in der kausalen Abfolge von Ursache und Wirkung. Dies ist allerdings keineswegs hinreichend, um ein biographisch bedeutsames Krankheitsnarrativ zu erzählen: Zu unsicher und unvollständig ist, gerade im Fall chronischer Krankheit, das medizinische Wissen, um ein komplettes Narrativ zu tragen.[118] Zu sehr sind zudem biographische Narrative nach der Logik des Handelns, also der Setzung von Zielen und ihrer Verwirklichung oder Verfehlung, strukturiert. Neben der kausalen gehört also die teleologische Logik konstitutiv zum Krankheitsnarrativ. Und neben den mechanischen Elementen einer Kausalreihe gehören Handlungssubjekte oder auch funktional verstandene soziale Strukturen zum Material der Krankheitserzählung und damit zur Krankheitserfahrung. Krankheitserfahrungen sind in diesem Sinne potenziell *moralisch*.

---

[113] Vgl. a.a.O., 8; 268ff. Demgegenüber ist darauf hingewiesen worden, dass das Schreiben von Patienten nicht immer emanzipativ sein muss, sondern auch repressive Diskurse reproduzieren kann (vgl. OSTEN 2010, 7–13).

[114] Vgl. COUSER 1997, 37f.

[115] A.a.O., 78. Vgl. dazu auch DESHAZER 2013 zu Brustkrebserkrankungen.

[116] Dazu vgl. LUPTON 2004, 8ff.

[117] Siehe dazu Teil 4 dieser Arbeit.

[118] Vgl. BURY 1982.

Dies gilt es historisch (1.) und systematisch (2.) näher zu betrachten, wobei auch die Kritik an moralischen Krankheitsdeutungen in den Blick zu nehmen ist (3.).

(1.) Die Formen moralischer Krankheitsgeschichten haben jeweils ihren sozialen Träger, ihren historischen Ort und ihre Geschichte. Jens Lachmund und Gunnar Stollberg untersuchen in ihrem Buch *Patientenwelten* Erzählungen von Krankheit in Autobiographien um 1800. Sie finden diese geprägt von einem Mäßigkeitsdiskurs:

[Dieser] stellt Krankheit und Gesundheit als Balance des Lebens unmittelbar in die Verantwortung des betreffenden Individuums. Krankheit wird damit prinzipiell als selbstverschuldet angesehen. Sie ist nicht ein von außen kommendes Schicksal, sondern die Folge von Fehlern in der eigenen Lebensführung.[119]

Dieser Mäßigkeitsdiskurs wurzelt in der hippokratisch-galenischen Tradition der Humoralpathologie, die lehrte, das Gleichgewicht der Säfte und körperlichen Elemente durch eine maßvolle Lebensführung zu erhalten oder wiederherzustellen. Vermittelt durch zeitgenössische Schriften wie die Hufelandsche *Makrobiotik*, ist seine Logik dem aufgeklärten Bürgertum, das in Mentalität und Leitbildern auf individuelle Disziplin und Selbstkontrolle ausgerichtet ist, gleichsam in Fleisch und Blut übergegangen.[120] Die moralische Qualifizierung einer maßvollen Lebensführung ist auch dem gegenwärtigen westlichen Gesundheitsdiskurs nicht unbekannt. Aus der historischen Distanz heraustretend gilt es daher zu fragen, welche Rolle „Moral" in jüngeren Autopathographien spielt.

(2.) In einem zusammenfassenden Beitrag über Forschung zu Krankheitsnarrativen unterscheidet Michael Bury verschiedene narrative Formen, denen jeweils Komponenten der Krankheitserfahrung entsprechen.[121] Auf der einen Seite stehen die „kontingenten Narrative",[122] in denen es um Krankheitsereignisse und Symptome, ihre Abfolge, ihre ursächliche Verbindung, ihre Wirkung auf Körper, Selbst und andere wie auch um den Umgang mit alldem geht. In sie gehen verschiedene kulturelle Krankheitskonzepte ein, insbesondere jene zunehmende Vertrautheit mit medizinischem Fachwissen, auf die Bury bereits 1982 hingewiesen hatte. Die naturgesetzlich-kausale Verursachung ist also nur eine, wenngleich paradigmatische Form für die narrative (Er-)Fassung von Krankheit als kontingentes Widerfahrnis. Hiervon unterscheidet Bury die „moralischen Narrative",[123] die die Verbindung zwischen dem Personalen und dem Sozialen unter evaluativen Gesichtspunkten thematisieren. Sie handeln etwa von politisch-sozialen Umständen als Krankheits-

---

[119] LACHMUND/STOLLBERG 1995, 40.

[120] Vgl. a.a.O., 37–41.

[121] Vgl. BURY 2001, 268ff.

[122] A.a.O., 268.

[123] A.a.O., 274.

auslösern oder rechnen die Schuld an der Krankheit der Kranken selbst zu. Damit verwandt sind solche Narrative, die Gesundheit im Kontext von Präventionsimperativen als einen tugendhaften Zustand konzipieren. Auch Narrative von Krankheit als Anlass und Aufgabe aktiver Selbstentwicklung, mithin von „erfolgreichem Kranksein", zählt Bury zu den moralischen Krankheitsnarrativen. Diese können religiöse Motive beinhalten, etwa das der christlich getönten Vorstellung einer Erlösung durch Leiden, wie Bury sie noch in Kleinmans Pathos von der „Zeugenschaft" des Leidens findet.[124] Schuldhafte Verursachung, tugendhafte Gegenwehr, positive Selbstgestaltung: Es gehört potenziell zum Krankheitsnarrativ, dass Kranke sich und/oder ihr soziales Umfeld als in die Entstehung und Entwicklung ihrer Krankheit einbezogen, verwickelt, verstrickt verstehen. Auf verschiedene Weisen kann Krankheit in diesem Sinne zur moralischen Erfahrung werden.

Dies soll an einem Beispiel näher untersucht werden. In einer Interviewstudie untersucht der britische Medizinsoziologe Gareth Williams, wie an rheumatoider Arthritis Erkrankte angesichts der biographischen Disruption der chronischen Krankheit „narrative Rekonstruktion" betreiben.[125] Insbesondere interessiert er sich dafür, was man ihm, angeregt durch die Frage „Warum, denken Sie, haben Sie Arthritis?", über den Ursprung (*genesis*) der eigenen Erkrankung erzählt. Hier findet er eine fluide Mischung aus kausalen, teleologischen und funktionalen Anteilen der Erklärung, mittels derer seine Interviewpartnerinnen einen legitimen und bedeutsamen Platz für die Krankheit im eigenen Leben zu finden versuchen und dabei Körper, Selbst und Gesellschaft koppeln. Die Ausbeutungserfahrung des Chemiearbeiters Bill oder der Stress der Lehrerin und Mutter Gill treten dabei neben Vorstellungen von genetischer Vererbung oder vom Verschleiß der Körpermaschine. Mit ihrer Hilfe transzendieren die Interviewten die Partikularität des eigenen Schicksals durch Verweis auf einen größeren, moralisch bzw. politisch konnotierten Kontext (soziale Ungleichheit; Weiblichkeit). Während Bill sich darin gänzlich als Opfer externer Umstände präsentiert, zeigt Gill sich selbst in das Entstehen der Krankheit involviert, indem sie den als Krankheitsursprung namhaft gemachten Stress als selbstauferlegt darstellt. Interessant ist dabei, dass sie nicht einfach ein Narrativ personaler Verschuldung an die Stelle kausalmechanischer Verursachung setzt (und entsprechende Schuldgefühle zum Ausdruck bringt), sondern beide Erklärungstypen nebeneinander stehen lassen kann:

It's the old Adam, we've all got to be ill. No … well, I don't know, certainly things like osteoarthrosis, you're bound to get worn out parts, like cars … Mind you, I sometimes wonder whether arthritis is self-inflicted … Not consciously. You know, your own body

---

[124] Zur religiösen Deutung von Krankheitsschuld vgl. die empirische Studie MURKEN/MÜLLER 2007.

[125] Vgl. WILLIAMS 1984.

says, ‚right, shut up, sit down, and do nothing‘. I feel very strongly about myself that this happened to me, that one part of my head said, ‚if you won't put the brakes on, I will‘.[126]

Offenbar sind, mindestens in dieser Interviewsituation, die Kohärenzanforderungen an das Krankheitsnarrativ nicht so hoch, als dass die Erklärungstypen „selbstauferlegt" und „extern verursacht" bzw. „conditio humana" – und letztere noch einmal religiös (der alte Adam), einmal mechanisch (das abgenutzte Auto) semantisiert – nicht kombiniert werden könnten.[127] Mehr noch: Mit dem alten Adam wird der christliche Erbsündentopos invoziert, der beide Erklärungstypen ineinander verschränkt.[128] Deutlich wird jedenfalls, dass die Topoi des eigenen und fremden Verschuldens oder auch der politisch-strukturellen Gründe neben der naturgesetzlich-kausalen Verursachung mögliche Elemente von Narrativen über den Ursprung von Krankheit darstellen.

(3.) Auf moralische Töne in der Rede von Krankheit hat insbesondere Susan Sontag in ihrem berühmten Essay *Illness as Metaphor* hingewiesen.[129] Der 1978 erschienene Aufsatz beinhaltet im Kern eine differenzielle Metaphernanalyse von Tuberkulose und Krebs als den paradigmatischen Erkrankungen des 19. bzw. des 20. Jahrhunderts. Luzide zeichnet die selbst krebskranke Autorin nach, wie beide Erkrankungen Zeitsignaturen tragen: Tuberkulose wird romantisch verstanden als Krankheit des Künstlers, seiner Traurigkeit, inneren Selbstauszehrung, Kreativität und seines Lebens als Bohemien; Krebs als kapitalistisch-expansive Krankheit, als unkontrollierte Ausdehnung, als eine Pathologie der unreguliert ausbrechenden Energie. Im Sinne von Kleinmans kulturellem *Sinn* von Krankheit bilden beide Krankheiten einen Mythos, der von den zentralen Belangen und Ängsten seiner Epoche erzählt. Beide Mythen machen dabei, und hier setzt Sontags eigentliches Interesse ein, aus der Krankheit eine Krankheit des Individuums. An der Krankheit kommt das Spezifische des Individuums zum Ausdruck. „Tatsächlich ist die Romantisierung der Tb das erste weitverbreitete Beispiel für diese entschieden moderne Aktivität, aus dem Selbst ein Image zu machen."[130] Der Krebs folgt – etwa im zeitgenössischen psychosomatischen Schrifttum – hierin der Tuberkulose auf seine Weise nach. Er wird verstanden als Ausdruck eines „verlorenen, sich selbst hassenden, gefühlsarmen Wesens, der heutigen Krebspersönlichkeit".[131] Die Energie, die ein solcher Charakter durch Unterdrückung von Gefühlen in sich aufstaut, bricht sich in den unkontrollierten Wucherungen des Krebses Bahn. Die in der romantischen Deutung der Tu-

---

[126] A.a.O., 191.
[127] Vgl. BURY 2001, 275.
[128] Siehe dazu Kapitel 3.4.
[129] Hier zitiert nach der deutschen Übersetzung von Karin Kersten und Caroline Neubaur (SONTAG 2005).
[130] A.a.O., 28.
[131] A.a.O., 48.

berkulose initiierte und auf den Krebs übertragene Ansicht, eine Krankheit sei Ausdruck und damit Wirkung einer bestimmten Persönlichkeit, stellt für Sontag ein Säkularisat der christlichen Vorstellung dar, Krankheit sei ein göttliches Strafgericht über den Menschen.[132] Aus religiös gestützter Moral wird Psychosomatik.[133] Diese ist nicht weniger moralisch, insofern sie das Individuum für seine Krankheit verantwortlich macht: in der Zuschreibung der Verursachung, vor allem aber in der Forderung, die eigene Heilung etwa durch Arbeit am eigenen Gefühlshaushalt selbst herbeizuführen.

Susan Sontag bleibt jedoch nicht bei der Beschreibung stehen. Ihr Essay ist eine Kampfschrift gegen die Metaphern und Mythen der Krankheit und damit im Kern ein Pamphlet gegen moralische Sinnzuschreibungen an Krankheit.

> Zeigen will ich, daß Krankheit *keine* Metapher ist und daß die ehrlichste Weise, sich mit ihr auseinanderzusetzen – und die gesündeste Weise, krank zu sein –, darin besteht, sich so weit wie möglich von metaphorischem Denken zu lösen, ihm größtmöglichen Widerstand entgegenzusetzen.[134]

Sontags Konzept der Metapher ruht dabei auf der Unterscheidung zwischen metaphorischer und eigentlicher, wörtlicher Bedeutung. Krankheit hat eine eigentliche „Realität", die in aufklärerischem Interesse gegenüber uneigentlichen, verstellenden Sinnzuschreibungen zur Geltung zu bringen ist.[135] Diese Realität besteht in nichts anderem als physischen Ursache-Wirkungsketten, die allein durch Biomedizin zu begreifen sind.[136] In dem Maße, in dem sich diese Einsicht verbreitet, wird es gelingen, sich vom Ballast metaphorischer Moralisierung zu befreien.

Sowohl die zugrunde liegende Metapherntheorie als auch der biomedizinische Reduktionismus Sontags sind vielfach und mit Recht kritisiert worden.[137] Krankheit ist – außerhalb des Labors, aber auch darin[138] – nicht jenseits der *meanings* (Kleinman) zu haben, in denen über sie gesprochen wird; sich aller zeitbedingten, kulturellen Formungen („Metaphern", „Bilder", „Mythen") zu entledigen, würde heißen, gar nicht mehr über sie sprechen zu können. Doch solche Kritik trifft eine zentrale Einsicht Sontags nicht: „Nichts ist strafender, als einer Krankheit eine Bedeutung zu verleihen – da diese Bedeutung unausweichlich eine moralische ist."[139] In dem Moment, in

---

[132] Vgl. a.a.O., 36; 39.

[133] Psychologie lässt sich in diesem Sinne als „sublimierte[r] Spiritismus" (a.a.O., 49) verstehen, als säkulare Behauptung des Primates des Geistigen vor der Materie.

[134] A.a.O., 9.

[135] A.a.O., 49. Das gilt auch für die Verwendung von Krankheit als Metapher für soziale Missstände (siehe dazu Kapitel 1.1 zur Metaphorisierung von Krankheiten in Predigten).

[136] Vgl. a.a.O., 53; 73.

[137] Vgl. nur HENZLER 1990, 26ff.; LUPTON 2003, 61f.; ANZ 2005.

[138] Zur kulturellen Formung des wissenschaftlichen Wissens vgl. KNORR CETINA 2002.

[139] A.a.O., 51.

dem Krankheit, in welcher Weise auch immer, zu einem Individuum in Beziehung gesetzt wird – zu seiner Persönlichkeit, seiner Lebensführung, seiner Biographie, seinem sozialen Kontext –, steht sie in einem Sinnhorizont, der durch Wünsche, Ziele, Selbstansprüche, Vorstellungen von einem guten Leben und vieles mehr geprägt und insofern moralisch ist.[140] In dem Moment also, in dem ein kontingentes physisches Geschehen als eigene Krankheit erfahren bzw. narrativ angeeignet wird, ist Moral im Spiel. Das heißt nicht, dass ein Krankheitsnarrativ dem Kranken grundsätzlich Schuld an der eigenen Krankheit zuspräche oder Krankheitserfahrung grundsätzlich mit Schuldbewusstsein verbunden wäre. Die Selbstzurechnung von Krankheit als Schuld ist vielmehr eine extreme Form einer allgemeinen (und daher unentrinnbaren) Moralität von Krankheitsnarrativen.[141] Noch das Chaosnarrativ im Sinne Franks kann auf vielfältige Weise moralisch konnotiert sein: etwa als Ausdruck des Unverdienten, des schlechthin Bösen, der heroischen Akzeptanz oder der Bewältigungsforderung.[142]

Sontag kritisiert die Folgen solcher moralischen Sinnzuschreibungen: Sie können dem Individuum zuschreiben, Träger eines schlechthin Bösen zu sein, und es damit beschämen oder gar dämonisieren;[143] sie können ihm die Last der Verantwortung für die eigene Krankheit und deren Heilung aufbürden.[144] All dies erhöht das Leid der Leidenden ungebührlich. Es gibt also gute moralische Gründe, den Moralismus des Krankheitssinns zu verurteilen. Wenn nun aber Sontags eigener Ausweg, die Reklamation eines biomedizinischen Deutungsmonopols über die Krankheit, sich als nicht gangbar erweist, gilt es andere Strategien zu finden, mit der das Moralische in der Krankheitserfahrung und im Krankheitsnarrativ in Schach gehalten werden kann, ohne die Aneignung der eigenen Krankheit bzw. des kranken Körperleibs zu verhindern. Es ist also zu fragen, welche kulturellen Ressourcen vorhanden sind, mit deren Hilfe dies geleistet werden kann.

Für Krankheitsnarrative lassen sich solche Entlastungen einerseits auf struktureller, andererseits auf materialer Ebene finden. Der oben angeführte Interviewausschnitt aus der Studie von Williams weist darauf hin, dass schon

---

[140] Vgl. dazu KLEINMAN 1997, 327.

[141] Eine analoge Beobachtung macht Susan Sontag in ihrem Text: Das Leiden anderer betrachten (vgl. SONTAG 2003, 49), in dem sie die Ikonographie des Leidens in der Malerei untersucht und hier ebenso eine Tendenz zur Bevorzugung menschlich oder göttlich verursachten Leidens vor dem naturhaft-kontingenten Leiden feststellt. Es wird also das Böse vor dem sinnlosen Übel bevorzugt.

[142] So formuliert Thomas Fuchs: „Krankheiten können wertvolle Signale und Anstöße zu einer neu balancierten Lebensführung geben. […] Es ist gefährlich für den Menschen, wenn er Krankheit und Leiden gänzlich zu verdrängen und zu beseitigen sucht." (FUCHS 2002, 16)

[143] Zum Patienten als Feind vgl. auch COUSER 1997, 45.

[144] Vgl. a.a.O., 51.

die narrative Struktur einer Krankengeschichte selbst insofern Entlastung bieten kann, als sie von der Feststellung des definitiven Sinns einer Krankheit dispensiert. Erzählungen können in ihrem zeitlichen Fluss Widersprüchliches nebeneinander stehenlassen; sie können Möglichkeiten andeuten und wieder verwerfen. Im Essay *Der Erzähler* von 1936 sieht der Philosoph Walter Benjamin den Erzähler nicht in der Tradition des modernen Historikers, der erklären muss, sondern in der Tradition des mittelalterlichen Chronisten, der die berichteten Ereignisse selbstverständlich als Ausdruck eines göttlichen Heilsplans verstehen kann, ohne diesen Heilsplan selbst, also die letztgültige Einordnung des Berichteten, benennen zu müssen. So ist die Erzählung nach Benjamin von der Fixierung einer finalen Bedeutung entlastet, ohne die Voraussetzung, dass das Erzählte sinnvoll sei, aufgeben zu müssen.[145]

Eine zweite Ressource liegt in der reflexiven Struktur des Krankheitsnarrativs. Insbesondere in der Autopathographie hat die Autorin die Möglichkeit, die Verbindung von Krankheit und Moral explizit zu thematisieren. So ist die Frage nach der eigenen Schuld an der Krankheit in Aneignung und Abstoßung ein explizites Thema in vielen jüngeren Autopathographien.[146]

Zu den materialen Ressourcen gehört, wie bei Susan Sontag, die biomedizinische Erzählung von Krankheit selbst. Der Hinweis auf ein unpersönliches, naturgesetzlich ablaufendes Ursache-Wirkung-Verhältnis als Erklärung der eigenen Krankheit kann individuell als moralische Entlastung von eigener Verantwortung bedeutsam werden.[147]

Dass darüber hinaus auch religiöse Deutungen nicht nur eine kulturelle Ressource der Moralisierung, sondern ebenso der Entmoralisierung von Krankheit darstellen, gehört zu den Kernthesen dieser Arbeit. Hierfür sei an dieser Stelle, noch einmal im Rekurs auf die Studie von Williams, ein Indiz angeführt. Einer Interviewpartnerin ist es gelungen, für sich die Suche nach Erklärung für ihre Krankheit mithilfe ihres religiösen Weltbilds stillzustellen. Nach dem Ursprung der eigenen Erkrankung zu fragen, ist für sie überflüssig, da allein Gott diesen kenne. Die Aufgabe narrativer Rekonstruktion der eigenen Lebensgeschichte kann sie suspendieren mit Verweis auf jenen externen, im Verborgenen operierenden Autor.[148] Die Funktion, die Benjamin der narrativen Struktur zuschreibt, erfüllt hier das materiale religiöse Symbol.

---

[145] Vgl. BENJAMIN 1936/37, 423f. So bestimmen Ingolf Dalferth und Philipp Stoellger „die Erzählung [als] eine genuine Form der Kontingenz wahrenden Kontingenzkultur" (DALFERTH/STOELLGER 2000, 21, im Original zum Teil kursiv). In eine ähnliche Richtung geht Paul Ricœurs Diktum, die eigene Lebensgeschichte zu erzählen, ohne ihr Autor zu sein (siehe dazu oben III.).

[146] Vgl. dazu etwa KLEBER 2003, 109ff. sowie unten V.

[147] Gleichwohl gibt es auch moralisch belastende naturwissenschaftliche Narrative, etwa im verhaltenspräventiven Appell oder im Hinweis auf eine epigenetische Wirkung der eigenen Lebensführung.

[148] Vgl. WILLIAMS 1984, 192ff.

Insgesamt ist, schon im Blick auf die theologische Diskussion, ein Doppeltes festzuhalten. Zum einen haben Krankheitsnarrative und Krankheitserfahrungen mit Bury und Sontag eine auf Kontingenz bezogene und eine moralisch-subjektbezogene Ebene. Theologisch klingt hier die doppelte Verortung des Übels in Schöpfungs- und Sündenlehre an. Zum zweiten finden sich Hinweise auf die Möglichkeit einer religiösen Entlastung von der Aufgabe, der Krankheit eine Bedeutung im Kontext der eigenen Biographie zuzuweisen. Beidem wird in Kapitel 3.4 aus theologischer Sicht nachgegangen.

V. Erzählte Desintegration: Exemplarische Krankheitserzählungen

Medizinanthropologie, -soziologie und Literaturwissenschaften haben, wie in den Abschnitten II.-IV. gezeigt, eine Fülle von Auswertungshinsichten für das Studium von Autopathographien als Ausdruck und Formung von Krankheitserfahrungen entwickelt. Dabei haben sich Hinweise auf religiöse Strukturen und Topoi[149] ergeben, die zum kulturellen Formenvorrat der Autopathographie gehören. Hierzu gehören Hawkins' Hinweis auf die konversionsbiographische Struktur von Krankheitserzählungen oder der insbesondere von Sontag betonte Themenkomplex moralischer Sinnzuschreibungen an Krankheit, die sie als Säkularisate christlicher Vorstellungen von der Krankheit als Sündenstrafe deutet. Diese, aber längst nicht nur diese sind für die theologische Reflexion von Krankheitserfahrungen von Belang.

Um jedoch nicht nur auf der Ebene der sekundären Aufarbeitung von Autopathographien stehenzubleiben, sondern diese selbst exemplarisch zur Kenntnis zu nehmen, sollen die dargestellten Einsichten anhand von Christoph Schlingensiefs Krankentagebuch (1.-3.) und Fritz Zorns autopathographischem Essay (4.) konkretisiert und geschärft werden.[150] Ziel ist dabei nicht die beflissene Subsumtion der Texte unter die dargestellten Einteilungsschemata, sondern die materiale Erschließung der theologisch valenten Grundprobleme von Krankheit anhand der Texte.[151] Im Durchgang durch Schlingensiefs Tagebuch werden zunächst Materialien zur Krankheit als Desintegrationserfahrung in den Blick genommen (1.), bevor das Problem der biographischen Aneignung der Krankheit (2.) sowie der Gebrauch religiöser Semantiken bzw. die expliziten Referenzen auf religiöse Themen dargestellt

---

[149] Die Qualifikation als religiös steht hier nicht vor einem ausgewiesenen religionstheoretischen Hintergrund, sondern soll hier lediglich auf diejenigen christentumsgeschichtlichen Analogien bzw. Vorläufer hinweisen, die die Autorinnen namhaft machen.

[150] Alternativ zu dieser Lesart ist es lohnend, Schlingensiefs Text im Kontext seines künstlerischen Werkes zu analysieren. Dies muss hier aus Gründen der Konzentration weitgehend unterbleiben (siehe aber Kapitel 4.3).

[151] Wie einleitend betont (siehe Kapitel 1.3) ist dieses Vorgehen Teil eines hermeneutischen Zirkels: Was an den dargestellten Erfahrungen theologisch valent ist, wird erst im Zuge der in den folgenden Kapiteln entfalteten theologischen Reflexion deutlich werden.

werden (3.). Damit sind die theologisch interessanten Textteile längst nicht erschöpft; weitere Ausschnitte werden in den Kapiteln 4.1, 5.1 und 6.1 aufgenommen.[152]

(1.) Schlingensief findet eindrückliche Beschreibungen für die Erfahrung einer Desintegration von Körperobjekt und Leibsein. Seine Krebsdiagnose bezieht er nach eigener Aussage zunächst ganz auf das Körperobjekt:

Nach der ersten Auswertung sagte [der Radiologe, TM], das sei zu hoher Wahrscheinlichkeit ein Tumor. Und er hat noch einen zweiten entdeckt. Die Leber und das Skelett seien aber okay. Um Gewissheit zu haben, müsse man noch punktieren. Ich habe das eigentlich alles sehr kühl aufgenommen. Das war für mich heute der Stichtag. Ergebnis ist: Tumor.[153]

Der Tumor als Teil des Körperobjekts hat aber nicht allein die Qualität eines Dings, sondern tritt als quasipersonales Agens gegenüber.

Da drinnen lebt ein unangenehmer Zeitgenosse. Ein Dreckskerl.[154]

Doch dieses zerstörerische Gegenüber ist Teil des eigenen Leibes, wie Schlingensief angesichts seiner Fluchttendenzen realisiert:

Und da werde ich aggressiv, denn ich kann ja nicht abhauen, ich kann vor allem vor mir selbst nicht abhauen, ich kann mich nicht wegschließen und sagen, ich wache etwas später auf, dann ist alles wieder gut.[155]

Diese Erfahrung leibkörperlicher Desintegration benennt Schlingensief nach seiner Operation, in der ihm die halbe Lunge entfernt wurde, mit dem Terminus des Teilens. In einer Assoziationskette, angestoßen durch den Wunsch, seine Krankheitserfahrung mit anderen zu teilen, bekommt dieser Terminus für ihn tiefere Bedeutung:

Aber vielleicht gibt es noch ein anderes Teilen: In sich selbst etwas teilen zu müssen, um überleben zu können. So habe ich die Sache noch gar nicht gesehen. Das heißt: Ich habe nur noch die rechte Hälfte meiner Lunge, links ist alles weg. Ich habe also etwas teilen müssen, damit ich überhaupt überlebe. [...] Man redet ja auch von Zellteilung, die findet im Körper ununterbrochen statt und ist notwendig, damit das Leben weitergehen kann. Aber es gibt eben auch Zellen, die sich falsch herum teilen, oder zu oft, oder eben nicht mit der Information wie die umliegenden Zellverbände, was weiß ich. Dann redet man ja von einer Tumorzelle oder von einem Karzinom, von einem Ding, das nicht in den Körper gehört. Das heißt auch die Teilungen im eigenen Körper können zum Tod führen. Schon verrückt, was einem plötzlich alles einfällt...[156]

---

[152] Methodisch wird eine narrative Analyse das Ganze der Erzählung berücksichtigen (vgl. BURY 2001, 281). Aufgrund der Aufteilung des Materials auf die vier Grundprobleme des Umgangs mit Krankheit wird in der Darstellung das Ganze erst im Laufe des Durchgangs durch die Kapitel 3.1, 4.1, 5.1 und 6.1 greifbar.

[153] SCHLINGENSIEF 2010, 22.

[154] Ebd.

[155] A.a.O., 40.

[156] A.a.O., 104f.

Teilungen, Differenzierungen gehören – gesprochen im biomedizinischen Vokabular, von dem der Autor sich gleichzeitig distanziert (zweimal: „man redet ja von…") – fundamental zum Leben hinzu; sie sind dessen Möglichkeitsbedingung. Doch diese Teilungen können sich gegen das Leben selbst richten. Der Therapieversuch besteht wiederum in der Teilung: sich selbst zu teilen und sich von dem zu trennen, was sich im eigenen Körper gegen diesen richtet. Die Desintegration von Körper und Leib wiederholt sich mithin auf der Ebene der Therapie, in der ein Stück des Körpers entfernt wird, um den Körper zu retten, damit aber ein Stück der leiblichen Lebensfähigkeit verloren gegeben werden muss („aber nachher habe ich nur noch einen halben Atem, beim Ficken pfeif ich aus dem Mund oder was weiß ich was").[157]

Auch die Erfahrung sozialer Desintegration bringt Schlingensief eindrücklich zum Ausdruck.

Heute Morgen ist Aino [Schlingensiefs Lebensgefährtin, TM] wieder zur Probe gefahren. Und natürlich habe ich sie mal wieder gebeten, sie solle bleiben, weil das jetzt die letzten Tage seien, an denen man noch einen Funken von Normalität hat. Klar weiß ich, dass das nicht stimmt, aber man könnte wenigstens so tun, als ob alles normal wäre. Doch sie geht eben zur Probe. Ich verstehe das alles nicht. Natürlich gibt Aino sich Mühe, rast durch die Gegend und versucht, das alles hinzukriegen. Ich würde ja wahrscheinlich auch so reagieren, ja, mein Schatz, ich liebe dich, muss jetzt aber zur Deutschen Oper, wir haben heute technische Einrichtung, um vier Uhr bin ich wieder da. Das ist eben so. Das ist eben diese Form von Realismus, wenn Mutter einen Bienenstich isst statt niederzuknien und mit Kerzen rumzufummeln. Oder eben wenn Aino sagt, sie geht zur Probe… Ach, ich weiß auch nicht, ich bin einfach enttäuscht, dass ich hier jetzt wieder alleine rumsitze.[158]

Die soziale Desintegration ist ein Aspekt der Trennung[159] zwischen der Welt des hospitalisierten Kranken und der Alltagswelt der anderen, die Byron Good im Anschluss an Alfred Schütz analysiert hatte.[160] Diese vollzieht sich im Zeitregime, aber auch in den Belangen und Interessen, wie Schlingensief resigniert feststellt.

Man schafft es nicht, ununterbrochen bei jemandem zu sitzen, der nicht mehr am normalen Leben teilnehmen kann.[161]

Sie [die Kranken, TM] wissen, dass im Kern niemand wirklich wissen will, wie es ihnen geht.[162]

Ein besonders wichtiges Thema ist für Schlingensief die praktische, auf Handlungsfähigkeit bezogene Desintegrationserfahrung. Bereits im Vorwort

---

[157] A.a.O., 25.
[158] A.a.O., 38.
[159] „Wie eine Trennung kommt mir das alles vor. Eine Trennung von der Normalität." (A.a.O., 39)
[160] Siehe oben, Abschnitt III.
[161] A.a.O., 28.
[162] A.a.O., 104.

bezeichnet er den Widerstand gegen den Verlust der eigenen „Autonomie"[163] infolge der Krankheit als ein Kernthema des Buches. Er erfährt seine Krankheit als Verlust der Möglichkeit, das eigene Leben selbstbestimmt zu führen:

Ich bin entsetzt! Meine Freiheit ist weg. Ich bin meiner Freiheit beraubt.[164]

Dieses Gefühl, so radikal meiner Freiheit beraubt zu sein, habe ich noch nie gespürt. Ich habe immer die Freiheit gehabt, die Welt zu zitieren, über die Welt zu weinen, sie lächerlich zu machen oder auch einfach nur langweilig zu finden. Und ich habe diese Freiheiten ja auch genutzt bis zum Abwinken. Jetzt geht das eben nicht mehr, und das macht Angst.[165]

Schließlich thematisiert Schlingensief immer wieder die Zerstörung eines selbstverständlichen Daseinsvertrauens durch die Krankheit.

Irgendwann sind wir dann gemeinsam Pizza essen gegangen. Auch das war eigentlich sehr schön, aber auf dem Weg zum Lokal kam plötzlich der Gedanken hoch, dass es vorbei ist. Vielleicht nicht, dass es vorbei ist, aber dass das ein Gang durch eine Landschaft ist, die mir nicht mehr zur Verfügung steht. Dass ich mit meinen Leuten vielleicht nie mehr unbeschwert Pläne schmieden und Spaß haben kann.[166]

Die Unbeschwertheit, die eigene Zukunft planend in Anspruch zu nehmen, kommt dabei erst infolge der Erfahrung ihres Zerfalls zu Bewusstsein. Das Alltagsleben vollzieht sich in dieser Hinsicht im Modus der Bewusstlosigkeit:

Aber die wirkliche Spannung zwischen dem Leben, in dem wir uns alle aufhalten, und dem Bewusstsein, dass jede Sekunde eigentlich die letzte sein könnte – die kapiert ja keiner oder die hält keiner aus. Also findet alles unter völliger Bewusstlosigkeit statt.[167]

Die Krankheit stellt sich infolgedessen als, wiewohl unerwünschter, Zugewinn an Endlichkeitsbewusstsein heraus:

[D]u hast herausbekommen, dass du zerstörbar bist.[168]

Schlingensief verbalisiert den Zerfall des Daseinsvertrauens zugleich als kognitive Einsicht, als emotionalen Zustand und als Aspekt des Körperverhältnisses. Jeweils steht der Versuch, im Laufe der Zeit Daseinsvertrauen wiederzugewinnen, unter der Bedingung seiner bleibenden Fraglichkeit:

Ich denke also gar nicht nur negativ. Sonst hätte ich mich ja auch gar nicht operieren lassen. Es ist beides gleichzeitig da, der Optimismus und der Pessimismus, der Mut und die Angst. Das ist jetzt erst mal so. Das heißt, ich bin sauber, das Zeug ist weg. Und das heißt, ich bin unsauber, weil vielleicht noch irgendwelche Reste von diesem Monster herumschwimmen. Und das heißt, der Dämon ist noch da.[169]

---

[163] A.a.O., 9.
[164] A.a.O., 46.
[165] A.a.O., 74.
[166] A.a.O., 29; vgl. 30, 59.
[167] A.a.O., 110.
[168] A.a.O., 50.
[169] A.a.O., 101.

Auf allen vier Ebenen wird also eine Erfahrung von Desintegration namhaft
gemacht: Die gegenwärtige Körperlichkeit, das aktuelle Fühlen und Denken
wird verbalisiert auf der Kontrastfolie eines Zustandes von Einheit, der verloren ist: der ganze, noch ungeteilte Körperleib, der jetzt gegen sich selbst getreten ist; die mit anderen geteilte soziale Normalität der Alltagswelt, von der
sich die eigene Welt nun abgespalten hat; die radikal-ungeteilte Freiheit der
eigenen Lebensführung, der nun harte Abhängigkeiten entgegenstehen; der
unbeschwerte Ausgriff auf die eigene Zukunft. Es hieße diese Einheitsbilder
grundsätzlich misszuverstehen, unterstellte man Schlingensief, behaupten zu
wollen, er hätte sein früheres Leben tatsächlich in einer unproblematischen
Einheit der Leiblichkeit, der Sozialität, der Freiheit und der Unbeschwertheit
verbracht. Vielmehr gebraucht Schlingensief diese Einheitsbilder, um seine
gegenwärtige Krankheitserfahrung zum Ausdruck zu bringen. Artikuliert
wird nicht die Wirklichkeit von Einheit, sondern die Wirklichkeit von Differenz, die als zerfallene Einheit erfahren wird. In diesem Sinne verbalisiert
Schlingensief seine Krankheitserfahrung als Desintegrationserfahrung.

(2.) Als Anlass dafür, seine Krankengeschichte zu erzählen und zu publizieren, nennt Schlingensief im Vorwort seines Buches seinen Versuch, sich
zur Krankheit ins Verhältnis zu setzen, und den Wunsch, die Ergebnisse dieses Versuchs mögen auch anderen in ähnlicher Situation hilfreich sein.[170]

> Ich habe erlebt, wie wichtig es ist, den Geschockten und aus der Bahn Geworfenen zurück
> ins Leben zu begleiten, […] ihm zu helfen, seine Ängste auszusprechen und diese – in wel-
> cher Form auch immer – zu modellieren. Die Erkrankung vor sich zu stellen, sie und sich
> selbst von außen zu betrachten – dieser ganzheitliche Blick ist wichtig und hilfreich.[171]

In immer neuen Anläufen versucht er, das disruptive Ereignis der Krankheit
(„Totalcrash", 110) reflexiv einzuholen und seine Bedeutung für das eigene
Leben zu verstehen.

> Ich sollte mich also beruhigen. Ich sage nicht, dass ich ab jetzt der Starke bin, der sich
> niemals aufregt. Das klappt sowieso nicht. Aber ich muss darüber nachdenken, was eigent-
> lich passiert ist, was das für ein Crash für mich war.[172]

Dazu ist er bemüht, eine Gegenstandsstellung zu sich und zur eigenen Krankheit einzunehmen („[d]ie Erkrankung vor sich zu stellen"). Schlingensief findet sich dabei zuweilen in der Rolle des Theaterzuschauers.[173] Sich selbst von
außen zu beobachten dient ihm als Strategie der Entlastung, eine Distanzierung vom unmittelbaren Befinden und dem mit der Krankheit verbundenen

---

[170] Ebenso berichtet er selbst, dass die Geschichten anderer ihm selbst als Modell gedient hätten – so die Johannes Pauls II., Lance Armstrongs und Peter Zadeks (vgl. a.a.O.,
241; 252; 135).

[171] A.a.O., 9f.

[172] A.a.O., 111.

[173] Vgl. a.a.O., 25.

Gefühlschaos. In diesem Zusammenhang nimmt er auch dankbar die Objektivierungsleistungen der Ärzte als beruhigend in Anspruch.[174] An anderer Stelle ist der Blick auf das eigene ganze Leben Teil eines bilanzierenden Zurück-
tretens.[175] Die Operation der Selbstbeobachtung wird dann komplexer, wenn
sie explizit als Blick *anderer* auf sich selbst vorgestellt wird. So beschreibt
Schlingensief sich als Akteur auf einer Bühne, der den Blicken und Reaktionen der anderen ausgesetzt ist.[176] Anders als die ‚intime' Selbstreflexion ist
diese Selbstvergegenwärtigung im Blick der imaginierten Zuschauerinnen
keineswegs entlastend. Vielmehr ist der vorgestellte Blick der anderen potenziell wahrer (und damit möglicherweise belastender) als das immer auch von
Wunschvorstellungen geprägte ‚intime' Selbstverhältnis.[177]

> Vor allem habe ich Angst vor dem Moment, wenn ich nach der OP aufwache und alle um
> mich herumstehen und gucken. […] Da werde ich in deren Blicken die Wahrheit sehen, die
> Wahrheit, dass der selbstherrliche, unsterbliche Typ da reduziert ist auf das, was kurz vor
> Asche ist. Und das macht mir Angst, weil ich diesen Einbruch des Realen ja noch nie er-
> lebt habe, weil es ja keine Fiktion mehr ist, kein Schauspiel, bei dem ich den Zuschauern
> einen Herzinfarkt vorspiele.[178]

Im Blick der anderen wird der eigene Zustand real. Dies gilt insbesondere für
die mit besonderer Autorität ausgestatteten Blicke: den ärztlichen oder den
technisch-objektivierten Blick. So beschreibt Schlingensief die Überwindung,
die es ihn kostet, ein Röntgenbild anzusehen, das seinen Brustraum mit der
nun halbierten Lunge zeigt.[179]

Die Vorstellung des Krankheitsgeschehens auf einer Bühne bleibt dabei
nicht nur ein Gedankenspiel. Schlingensief verarbeitet seine Krankheit tatsächlich in verschiedenen Theaterproduktionen.[180] Schon diese spielen aber
mit den Grenzen der Gegenstandsstellung zu sich selbst: Schlingensief

---

[174] Vgl. a.a.O., 34.

[175] Vgl. a.a.O., 31f.; 41.

[176] Vgl. a.a.O., 49. An solchen Operationen der Gegenstandsstellung zu sich zeigt sich,
dass die Frage, ob das Ich hier der Autor selbst oder eben doch die literarische Figur eines
Ich-Erzählers ist, nicht mit einem einfachen Ja oder Nein zu beantworten ist. Vielmehr zeigen sich verschiedene Optionen der Selbstfiguralisierung und damit gegebenenfalls auch
der ästhetischen Distanz zu sich, die sich bei Schlingensief darüber hinaus noch nahezu
bruchlos von der Autopathographie in die theatralische Umsetzung ziehen. Zur ästhetischen Distanz vgl. auch RIEDEL 2014, 325.

[177] Selbstverständlich ist auch die ‚intime' Selbstreflexion sozial geprägt und insofern
immer auch als Blick der anderen zu verstehen. Dennoch sind im Bild des „Ich sehe mich
auf der Bühne" zwei mögliche Identifikationen und damit zwei verschiedene Gegenstands-
stellungen zu sich selbst enthalten: die Identifikation mit dem Zuschauer, der den Schauspieler sieht, und die Identifikation mit dem Schauspieler, der sich in den Blicken der Zuschauer selbst sieht. Zum Bild der Bühne vgl. auch PLESSNER 1948; GOFFMAN 1959.

[178] SCHLINGENSIEF 2010, 75.

[179] Vgl. a.a.O., 181f.

[180] Dazu siehe oben, Anm. 1 sowie unten Kapitel 4.1.

schreibt kein Theaterstück über sich, in dem dann ein anderer seine Rolle einnähme, sondern spielt sich selbst, teils sichtlich von der Krankheit gezeichnet. Die Mischung aus Theater und Präsentation eines ‚echten' Schicksals irritiert die Kritikerinnen.[181] Im vorliegenden Zusammenhang lässt sie sich aber verstehen als künstlerischer Kommentar auf den inszenatorischen Charakter einer Autopathographie und damit auf die Grenzen einer Gegenstandsstellung zur eigenen Krankheit.

Die Schwierigkeiten der Objektivierung von Krankheit thematisiert Schlingensief auch anhand der Frage, ob ein allgemeiner Begriff der Krankheit berechtigt ist.[182]

Zum Beispiel dieser Satz, dass es keine Krankheit gibt.[183] Das ist ein schöner Satz. Denn wenn man von Krankheit spricht, ist das ja gleich so eine komische Auszeichnung, so etwas Besonderes. […] Da ist es doch besser zu sagen: es gibt keine Krankheit. Ich will das als Zustand betrachten, als Zustand, der ein bisschen unfreundlich ist, weil ich blöde Schmerzen haben werde und ich mich nicht mehr so leicht kratzen kann. Aber es gibt keine Krankheit. Schluss! Ist einfach ein Unfall. So als wäre ich bei einem Ritterspiel in eine Lanze gerast. Aber das ist natürlich auch nur eine Hilfskonstruktion.[184]

Insgesamt zeigt sich der angestrebte „ganzheitliche"[185] Blick auf sich selbst, der reflexive Distanz zum eigenen Zustand verspricht, als nur begrenzt realisierbar.

Die Freiheit des Einzelnen besteht wahrscheinlich darin, über sich selbst nachdenken zu dürfen. Aber das fällt schwer, weil man dafür seine Höhle verlassen müsste. Das ist aber kaum möglich. Man kann schwer über sich nachdenken, weil man nicht aus sich raustreten kann. Man kommt irgendwie nicht auf Distanz.[186]

Das Ganze des Selbst, seine Gestalt, ist für den, der es selbst ist, nicht zu erfassen. Dies gilt gerade für den Zustand der Krankheit:

Sich selbst im Fallen zu begreifen […] ist schwer.[187]

Die biographische Aneignung oszilliert mithin zwischen dieser Beobachtungsperspektive und der erstpersonalen Perspektive, zwischen dem Haben der Krankheit und dem Kranksein. Es ist die von Plessner aufgewiesene Grundstruktur von Subjekt- und Gegenstandsstellung im Körperverhältnis,

---

[181] Vgl. MARCUS 2008; PETER 2008; LAAGES 2009; ähnlich zu seinem Buch MÜLLER 2010.

[182] Zur Diskussion um den allgemeinen Begriff der Krankheit siehe Kapitel 3.2.

[183] Diesen Gedanken übernimmt Schlingensief von Joseph Beuys (vgl. SCHLINGENSIEF 2010, 75). Allgemein zu Schlingensiefs intensiver und lebenslanger Auseinandersetzung mit Joseph Beuys vgl. MÜHLEMANN 2011.

[184] SCHLINGENSIEF 2010, 80.

[185] A.a.O., 10.

[186] A.a.O., 92.

[187] A.a.O., 41.

die sich im Krankheitsnarrativ auf der Ebene der Krankheitserfahrung insgesamt wiederholt (und sich dort mit Komplexität anreichert). Die Spannung zwischen den Perspektiven der dritten und der ersten Person – und damit auch: zwischen der Perspektive Gesunder und der Perspektive Kranker – erweist sich als unauflösbar.

Der biographischen Aneignung dient dabei, wie von Hawkins beschrieben, die Struktur der Konversionserzählung. Die Diagnose oder auch die Krankheit insgesamt einschließlich ihrer vorgestellten Überwindung teilen das Leben in ein Vorher und ein Nachher. Dies wird verstanden als qualitative Entwicklung: der eigenen Arbeit, der sozialen Bezüge, des Selbst- und Weltverhältnisses.[188]

Wenn ich nach der OP wieder aufwache, dann beginnt ein anderes Leben.[189]
Vielleicht erreiche ich ja jetzt eine neue Entwicklungsstufe. Nach der Erschütterung, dass alles zu Ende sein soll, nach der Distanzierung von der Welt, die ich unter dem Motto ‚Ich nehme daran nicht mehr teil' aufgebaut habe, gewinne ich dieser Distanz nämlich gerade etwas Positives ab. Denn ich kann sie ja auch in eine Bereitschaft transformieren, besser hinzuhören und hinzuschauen.[190]

So kann Schlingensief in aphoristischer Sentenz sogar vom „Tumor als Berufung" sprechen.[191] Dabei bleibt die Konversionsdeutung nicht unwidersprochen. Sie wird erprobt („vielleicht")[192] und immer wieder relativiert oder widerrufen.[193]

Die Erzählung der Konversion trägt Konnotationen der Schuld. Dies gilt nicht nur motivgeschichtlich (früher war ich ein Sünder), sondern auch strukturell: Wenn das neu Erreichte qualitativ besser als das Vorherige war, stellt sich das Vorherige als Versäumnis der eigenen Lebensführung dar.

Aber das Schlimme ist, dass ich die guten, die wichtigen Momente oft nicht richtig genießen konnte, dass ich nicht kapiert habe, was das gerade für ein Glück ist.[194]

Doch die Möglichkeit von Schuld scheint noch an anderer Stelle auf. Zur biographischen Aneignung der Krankheit gehört für Schlingensief auch die Frage nach ihrer Ursache und der eigenen Beteiligung daran.

Heute habe ich vor allen Dingen darüber nachgedacht, was bei mir der Anlass war, warum ich Krebs bekommen habe. So etwas zu überlegen, einen Grund zu suchen, ist natürlich auch schwierig, aber ich bin inzwischen der festen Überzeugung, dass ich genau in der

---

[188] Vgl. a.a.O., 32 (Arbeit); 253 (Sozialbezüge); 102f.; 148; 177f. (Selbst- und Weltverhältnis).

[189] A.a.O., 59; vgl. 50.

[190] A.a.O., 222.

[191] A.a.O., 26; vgl. 37; 44. Die biographische Konversion der Krankheit ist dabei für Schlingensief auch eine explizit religiöse (siehe dazu unten, Abschnitt 3.).

[192] A.a.O., 222.

[193] Vgl. a.a.O., 47, 50f., 52f., 62, 192.

[194] A.a.O., 41.

Bayreuth-Zeit eine Grenze in meinem Leben überschritten habe. [...I]ch glaube inzwischen, dass es sich [bei Richard Wagners *Parsifal*, den Schlingensief 2004 in Bayreuth inszeniert hat, TM] tatsächlich um Todesmusik handelt, um gefährliche Musik, die nicht das Leben, sondern das Sterben feiert. Das ist Giftzeugs, was der Wagner da verspritzt hat.[195]

Auch diese Deutung wird auf die Probe gestellt. In Diskussionen mit seiner Lebensgefährtin beharrt Schlingensief zunächst auf der ursächlichen Verbindung zwischen seiner Bayreuther Tätigkeit und seiner jetzigen Erkrankung, da diese retrospektiv wie prospektiv eigene Handlungsfähigkeit verbürgt.

Ich bin wirklich davon überzeugt, dass der Krebs bei mir mit Bayreuth zu tun hat. Kein Papa oder sonst wer, nein, es ist kein anderer, auch kein Objekt, ich bin es selbst gewesen, der diesen dunklen Kanal geöffnet hat. Ich habe ein Tor geöffnet, das ich niemals hätte öffnen dürfen. Und ich habe es jetzt dafür ganz schön dicke bekommen. Sonst hätte ich es wahrscheinlich nicht kapiert. Jetzt weiß ich aber, dass ich das Tor zulassen muss.[196]

An anderer Stelle nimmt er diese Deutung, nun in explizit religiösem Kontext in einem am Karfreitag gesprochenen Text, zurück.

Aber wenn jemand leidet, heißt es gleich: Da hat sich also Gott für ihn eine Prüfung ausgedacht. Oder: Aha, der hat wohl Schuld auf sich geladen und muss sich mehr mit Gott auseinandersetzen. Das ist doch bescheuert. [...] Aino schrie mich gestern an: ‚Hör auf mit dieser Schuld- und Bestrafungsscheiße und mit der ganzen Bayreuth-Rechnerei. [...]' Sie hat absolut recht. Das Gottesprinzip ist im Laufe der Jahrhunderte zu einem Prinzip der Schuld und des Leidens verkommen.[197]

Die Möglichkeiten einer religiösen Einhegung der Kontingenz der Welt sind also – nicht nur in der Deutung von Leid als göttlicher Strafe – begrenzt.

Das Leben ist nicht schlüssig. Das ist einfach mal ganz klar festzustellen. [...] Das ist ein unschlüssiges Leben hier, das genau aus dieser Unsicherheit seine Kraft bezieht.[198]

So führt er auch den Umgang seines Vaters mit dessen Krankheit, der für ihn durchweg ein negatives Modell darstellt, probehalber auf eine religiöse Schuldneurose zurück.

Auch mit meinem Vater konnte ich Frieden schließen, weil ich in diesem Moment akzeptieren konnte, dass er während seiner Krankheit nun mal keine Lebensfreude mehr entwickeln konnte. Eigentlich wollte auch er das Leben genießen, [...] aber er wusste eben irgendwann nicht mehr, wie er das anstellen sollte, [...] vielleicht auch, weil er so deformiert war von diesem christlichen Schuld- und Strafebrimborium.[199]

---

[195] A.a.O., 171. Diese Deutung ist vorgebahnt durch eine Interview-Aussage Schlingensiefs während seiner Zeit in Bayreuth: „Ich bin der festen Überzeugung, dass ich nach ‚Parsifal' Krebs kriege, wie Heiner Müller." (Der Tagesspiegel, 19.7.2004, www.tagesspiegel.de/kultur/ich-bin-die-musik/532642. html, 22.8.2016).

[196] A.a.O., 173.

[197] A.a.O., 210f.

[198] A.a.O., 65.

[199] A.a.O., 40.

Auch die Frage nach eigener Verursachung und schuldhafter Zurechnung der Krankheit erfährt also verschiedene Antworten, die nebeneinander stehenbleiben. Wiederum erlaubt die narrative Struktur die Erprobung von Deutungen, ohne diese in eine geschlossene, letztgültige Erklärung überführen zu müssen. Schlingensief beharrt aber darauf, diese Frage für sich offen zu halten – gegen deren mechanistische („Der Dreck ist raus, Feierabend.")[200] oder agnostische („Für manches gibt's gar keinen Grund.")[201] Suspendierung. Dabei sind es insbesondere religiöse Semantiken, in deren Aneignung und Abstoßung er diese Frage diskutiert.

(3.) Dies führt auf die explizit religiösen Themen, die – vom Vorwort an[202] – einen durchgehenden Strang in Schlingensiefs Autopathographie bilden. Über den Abend vor der Untersuchung, die den Tumorverdacht abklären soll, berichtet er:

> Gestern Abend habe ich noch gebetet. Das habe ich ewig nicht mehr gemacht. Wobei mir vor allem dieses leise Sprechen, das Flüstern mit den Händen vor dem Gesicht, gutgetan hat, so wie nach dem Empfang der Hostie, wenn man bei sich ist und den eigenen Atem hört und spürt. Ich habe mir selbst zugehört, die Angst in meiner Stimme gehört. Einen Moment zu haben, wo nicht alles schon wieder auf der Bühne oder auch im Leben ausgesprochen ist, so eine Grenze, eine Hemmung zu spüren, ist ganz wichtig und richtig.[203]

Das Gebet vor der Diagnose erscheint hier als intime Selbstbegegnung in der Kontemplation der Unsicherheit der eigenen Zukunft. Vermutlich auf dieselbe Situation kommt er einige Zeit später noch einmal zurück:

> Bin tatsächlich ein wenig in der Stimmung, die ich vor ein paar Tagen in der Kapelle erlebt habe. Da habe ich geredet, ganz leise vor mich hin geredet, obwohl niemand anderes da war. Habe gefragt, wie ich wieder Kontakt herstellen kann und wie ich begreifen kann, dass das jetzt ein Bestandteil von Leben ist. Und ich habe mich dafür entschuldigt, dass ich mir dabei schon wieder selbst zugehört habe. Nach einer Zeit hat mir irgendjemand einfach die Stimme abgeschaltet. Ich bin ganz still geworden und habe hochgeguckt, da hing das Kreuz, und in dem Moment hatte ich ein warmes, wunderbares, wohliges Gefühl. Ich war plötzlich jemand, der sagt: Halt einfach die Klappe, sei still, es ist gut, es ist gut.[204]

Diese – bei aller saloppen Semantik hochpräzise formulierte – Passage beschreibt das Gebet als eine Praxis zwischen Selbstbegegnung und Selbsttranszendierung. Das leise Reden in der Kapelle vor dem Kreuz ist klar als Gebetshaltung markiert; gleichwohl ist „niemand anderes da". Als er sich für das bloße Selbstgespräch entschuldigt, tritt implizit (als Adressat der Entschuldigung) und explizit („irgendjemand") ein anderes Subjekt in die Beschreibung. Der beschriebene Moment der Erfüllung ist ein Moment der emp-

---

[200] A.a.O., 172.

[201] A.a.O., 173.

[202] Vgl. a.a.O., 10f.

[203] A.a.O., 18.

[204] A.a.O., 24.

fangenen Suspendierung des kreisenden Selbstgesprächs. Den erlösenden Zuspruch (es ist gut) gibt sich der Beter dann wieder selbst; gleichwohl als ein im Erlebnis der Selbstüberschreitung verändertes Subjekt („Ich war plötzlich jemand, der sagt"). Diese komplexe Struktur gilt es in Kapitel 3.3 weiter zu analysieren. An dieser Stelle ist zu notieren, dass Schlingensief Wert darauf legt, seine mit der Krankheitsdrohung neu begonnene religiöse Suche als ein selbsttätiges, nicht-heteronomes Unternehmen verstehen zu können:

Meine Beziehung zu Gott hat sich jedenfalls aufgrund der extremen Situation verändert. Man wundert sich, wie schnell das geht: Man hat sich von der Kirche abgewendet, und plötzlich ist man wieder da. Aber ich bin eigentlich gar nicht bei der Kirche. Mit diesem ganzen Brimborium kann ich nichts anfangen, mit dieser ganzen aufgeblasenen Veranstaltung, die glaubt, sie könne mir bei meiner eigenen Unfähigkeit, autonom zu werden, helfen, indem sie mir Traumschlösser baut oder Leidenswege beschreibt, die ich gehen muss, damit ich endlich zu mir finde. Das ist es nicht. Sondern ich will mehr wissen über Jesus, mehr wissen über den Gedanken Gottes und über das Prinzip Leben, zu dem auch das Sterben gehört, das Sterben, zu dem auch das Leben gehört. Darüber nachgedacht zu haben, ist eigentlich schon das Größte, was in diesen zehn Tagen passieren konnte.[205]

Die Auseinandersetzung mit Gott erscheint hier als ein kritisches Unternehmen, das gleichzeitig Formen religiöser Institutionalisierung, ihre Wissensbestände und Erwartungen als heteronom ablehnen und sich dem Gottesgedanken eigenständig nähern kann. Zu dem beschriebenen religiösen Erfüllungsmoment kommen dabei jedoch bald Erfahrungen der Gottesferne, die Schlingensief teils im Du der Klage, teils in reflektierender Sprache zum Ausdruck bringt.

Warum wird das alles [die vielen positiven Momente im eigenen Leben, TM] jetzt kaputt gemacht? Warum? Mit wem rede ich da eigentlich? Du sagst ja doch nix. Jetzt wird alles dezimiert, die ganzen Schlingensiefs werden ausgerottet. Und vorher noch geviertelt und gegrillt. Ich bin sehr, sehr enttäuscht und traurig. Der anfängliche Schub zu Jesus und Gott geht eher wieder weg. Vielleicht kommt er wieder, wenn man ganz am Arsch ist. Aber das finde ich auch sehr, sehr schade.[206]

In einer Stimmung von Wut und Resignation steigert Schlingensief dies zu einer großen Klage,[207] die vor allem eine Kirchenkritik ist („Ich glaube, [Gott,] dein größtes Versäumnis ist dein Vertriebsnetz.").[208] Doch auch diese endet mit der eingestandenen Unfähigkeit, von Gott und Kirche zu lassen.

Lieber Gott, ich würde so gerne sagen, dass ich auf dich und deine Leute scheiße. Aber das schaffe ich nicht. Noch nicht. Kann nur sagen, lasst mich einfach in Frieden.[209]

---

[205] A.a.O., 20f.
[206] A.a.O., 47.
[207] Vgl. a.a.O., 50–57.
[208] A.a.O., 53.
[209] A.a.O., 56f.

Zu den theologischen Themen, die Schlingensief bearbeitet, gehört dabei zu-
vorderst das Thema des Leidens. Zuweilen tut er dies in einer Stimmung des
Einverständnisses und der Ergebung:

Man muss vor allem aufpassen, dass man nicht immer den anderen die Schuld gibt. Dazu
gehört auch Gott. Es ist ja klar, dass manchmal Sachen passieren, bei denen man sich fragt,
wie er das zulassen konnte, was daran sinnvoll sein soll. Natürlich ist alles sinnvoll. Aber
nur, weil alles zusammengehört.[210]

An anderer Stelle artikuliert er – wiederum im Gestus der Klage – die Empfindung einer tiefen Obszönität des Leidens.

Es gibt zu viele Fehlkonstruktionen, an denen zu tausend Millionen Prozent niemand auf
der Erde schuld ist und die auch niemand beheben kann: Es gibt Genschäden, es gibt Unfälle, es gibt Naturkatastrophen, es gibt alles Mögliche. Das kann man doch nicht akzeptieren. Was sollen all die Leute in Afrika sagen? Und all die Eltern, die bei irgendwelchen
Katastrophen ihre Kinder verloren haben? Ein Haus stürzt ein, alle sind tot, nur die Mutter
hat überlebt. Was für ein Wahnsinn! Was für ein Schmerz! Mein Gott, was für gigantische
Kraftwerke von Leiden fliegen hier rum, das ist doch unglaublich! Da muss man doch auf
deren Bitten mal hören, da kann man doch nicht einfach nur die Mutter Gottes als leuch-
tende Christbaumfigur runterschicken, da muss man doch ganz anders rangehen.[211]

In der Möglichkeit, die Frage nach dem Sinn des Leidens zu reflektieren,
sieht Schlingensief denn auch explizit eine, wenngleich prekäre, Leistung religiöser Symbole.

Bei Jesus liegen die Dinge schon komplizierter. Er ist derjenige, der das Leidwesen in die
Welt gebracht hat, jedenfalls für die christliche Religion. Nicht das Rechtswesen oder das
Geldwesen, sondern das Leidwesen. Was das ist, ist schwer zu beschreiben, und deshalb ist
auch Jesus schwer zu beschreiben. Man kann über das Bild seines Leidens vieles denken.
Man kann denken, dass diese drei Stunden am Kreuz doch lächerlich sind im Vergleich zu
den Millionen, die vor ihm und nach ihm viel schlimmeres Leid erfahren mussten. Das habe ich in meiner Wut hier ja auch mal lauthals verkündet. Aber das Wesen des Leids, wann
Leiden überhaupt beginnt, wie man es aus eigener Kraft überwindet, ob das Leiden vielleicht auch etwas Sinnvolles in die Welt trägt, es also eine Funktion hat – das sind Fragen,
die man anhand seiner Geschichte diskutieren kann. Aber das ist schwer zu erklären, da
hake ich immer wieder.[212]

Insgesamt durchzieht die Auseinandersetzung mit dem eigenen Glauben und
der christlichen Tradition der Leidensdeutung die Aufzeichnungen Schlingensiefs von Anfang bis Ende. Das setzt sich in den künstlerischen Produktionen, die Schlingensief, teils unter Verwendung dieser Texte, auf die Bühne
bringt, in gesteigerter Weise fort. In der Produktion *Eine Kirche der Angst
vor dem Fremden in mir*, die in Form einer Messe gestaltet ist, tritt er selbst
als jesuanische Figur auf und spendet in einer eucharistischen Szene sein

---

[210] A.a.O., 85.
[211] A.a.O., 249.
[212] A.a.O., 128.

Fleisch und Blut.[213] Hier wie auch in seiner Autopathographie spielt die Chiffre der Autonomie eine zentrale Rolle: als Reklamation personaler Integrität und Handlungsfähigkeit in den Abhängigkeitserfahrungen der Krankheit wie auch als gegenüber den heteronomen Zumutungen der Tradition emanzipierte Religiosität. Dies durch ein Modell der *Ablösung* von Religion durch „Kunst und Selbstbestimmung"[214] zu vereindeutigen, ist demgegenüber eine säkularisierungstheoretisch geleitete Verengung. Vielmehr scheinen die immer wieder probehalber herangezogenen religiösen Deutungen mindestens die Funktion von *Transportdeutungen* zu haben, die Reflexionen stimulieren, weiterführen oder auch – etwa in der Frage nach dem Sinn des Leidens – Symbole für die Aporetik von Reflexionen bereitstellen. Das gilt es theologisch aufzunehmen.[215]

(4.) Die Fragen nach Ursache, Schuld und Sinn sowie nach Religion im Kontext der Krankheit sind Gegenstand vieler „westlicher" Autopathographien. Um der Schärfung durch Kontrast willen werden abschließend einige Passagen zu diesen Themen aus einer zweiten Autopathographie dargestellt. Es handelt sich um das Buch *Mars* von Fritz Angst, das unter dem Pseudonym Fritz Zorn 1977 erstmals erscheint. Der Autor ist ein Schweizer Gymnasiallehrer aus wohlhabendem Hause, der mit 30 Jahren an Krebs erkrankt und daraufhin über seine Krankheit und sein Leben innerhalb weniger Monate drei Essays verfasst. Mit einem Vorwort des Schriftstellers Adolf Muschg erscheinen diese postum, aber noch mit Kenntnis des Sterbenden, der auf die Veröffentlichung gedrängt hatte.[216]

In den Kategorien von Hawkins ist Zorns Autopathographie über weite Strecken durch den Mythos des Kampfes strukturiert.[217] Hierauf weisen schon der auf den römischen Kriegsgott bezogene Titel[218] und die Wahl des Pseudonyms, aber auch die leitenden Metaphern und der Schlusssatz („Ich erkläre mich als im Zustand des totalen Krieges.")[219] hin. Das Leiden an der Krankheit ist Kampf, Krieg, Zerstörung, Niederlage, Vernichtetwerden, Zerbrechen. Die Metapher des Kampfes impliziert dabei die Subjektstelle des Feindes, die üblicherweise durch die Krankheit selbst ausgefüllt wird. Zorn jedoch füllt diese explizit anders:

Ich habe es nicht geschafft, die Niederlage ist eingetreten, der Krieg ist verloren. Krieg gegen wen eigentlich? Wer sind denn meine Feinde? Das ist schwer zu sagen, obwohl es eine

---

[213] Dazu siehe Kapitel 4.3.

[214] So vertreten bei MÜHLEMANN 2011, 130 mit Bezug auf Schlingensiefs künstlerischen Umgang mit seiner Krebserkrankung.

[215] Siehe dazu Kapitel 3.3 und 3.4.

[216] Hier zitiert nach der Ausgabe ZORN 1979.

[217] Auch der Mythos von Tod und Auferstehung bzw. Wiedergeburt spielt eine Rolle (vgl. a.a.O., 132, 135f.; 144f.; 153).

[218] Vgl. dazu a.a.O., 157f.

[219] A.a.O., 225.

Menge Wörter dafür gibt: meine Eltern, meine Familie, das Milieu, in dem ich aufgewachsen bin, die bürgerliche Gesellschaft, die Schweiz, das System. Von allem dem ist ein bisschen in dem enthalten, was ich als das mir feindliche Prinzip bezeichnen möchte, wenn auch kein einziges dieser Wörter die ganze Wahrheit aussagt.[220]

Die Ursache seiner Krankheit findet Zorn in den Strukturen seiner sozialen Umgebung. Diese als kanzerogene Faktoren zu benennen und anzuklagen, ist die zentrale Pointe seines Textes. Zuvörderst gehört zu ihnen die repressive Harmonie seines wohlsituierten Elternhauses am Zürichsee:

Ich bin aufgewachsen innerhalb einer so vollkommen harmonischen Welt, daß selbst den ausgepichtesten Harmoniker darob noch das große Grausen packen könnte. Die Atmosphäre meines Elternhauses war prohibitiv harmonisch. Ich meine damit, daß bei uns zu Hause alles durchaus harmonisch zu sein hatte, daß alles gar nicht anders als harmonisch sein konnte, ja, daß es den Begriff oder die Möglichkeit des Unharmonischen gar nicht gab.[221]
    Ich *durfte* es nicht merken, daß die Welt nicht vollkommen war [...].[222]

Dieses Herkunftsmilieu, das ihn nicht lehrte, mit Leiden umzugehen, ist für Zorn die Ursache für seine eigene neurotische Struktur, die wiederum zu seinem Krebs geführt hat.

Das ganze angestaute Leid, das ich jahrelang in mich hineingefressen hatte, ließ sich auf einmal nicht mehr in meinem Inneren komprimieren; es explodierte aufgrund seines Überdruckes und zerstörte bei dieser Explosion den Körper.[223].

Zorn nimmt also – vielleicht im Kontext seiner Psychotherapie[224] – die populäre Theorie der neurotischen Krebspersönlichkeit auf, gegen die Susan Sontag so vehement plädiert,[225] und schließt diese mit der Vorstellung einer gesellschaftlichen Verursachung von Persönlichkeitsstrukturen zusammen. Kontingent ist also nicht die Krankheit, denn sie ist Resultat der Persönlichkeitsstruktur; und kontingent ist auch noch nicht diese Persönlichkeitsstruktur, denn sie wiederum ist Resultat der sozialen Strukturen.[226] Nichtsdestotrotz kann Zorn sich das Ergebnis dieser Verursachungskette als eigenes Versagen zuschreiben:

---

[220] A.a.O., 175f.

[221] A.a.O., 27f.; vgl. 41.

[222] A.a.O., 43.

[223] A.a.O., 132.

[224] Vgl. a.a.O., 141.

[225] Vgl. a.a.O., 44; 135; 140; 142; 145; 152. Zu dieser Vorstellung in Literatur und Autopathographie der siebziger und achtziger Jahre vgl. auch RICKER-ABDERHALDEN 1987, 477. Beispielhaft für den zeitgenössischen Versuch eines Nachweises zwischen biographisch erlernten psychosozialen Dispositionen und Krebsentstehung vgl. GROSSARTH-MATICEK 1979.

[226] Allenfalls der extreme Umfang der soziogenen Persönlichkeitsschädigung und damit der tatsächliche Ausbruch der Krankheit sind kontingent (vgl. ZORN 1979, 44). An anderer Stelle erscheinen Charakter, Milieu und Gesellschaft auch als möglicherweise zusammenwirkende Faktoren (vgl. a.a.O., 142f.).

Es ist mir nicht mehr gelungen, etwas aus dem zu machen, was man aus mir gemacht hat. Man hat etwas aus mir gemacht, man hat mich kaputt gemacht; aber die von Sartre geforderte Überwindung dieses ‚Kaputt' ist mir nicht mehr gelungen.[227]

An anderer Stelle bezeichnet Zorn seine Krankheit explizit als Strafe – wiewohl in ironischer Weise als Strafe für Observanz, nicht für Devianz:

Ich war mein ganzes Leben lang lieb und brav, und deshalb habe ich auch Krebs bekommen. Das ist auch ganz richtig so. Ich finde, jedermann, der sein ganzes Leben lang lieb und brav gewesen ist, verdient nichts anderes, als daß er Krebs bekommt. Es ist nur die gerechte Strafe dafür.[228]

Zugleich erscheint der Krebs als externer Aggressor, der nicht zum Selbst gehört, sondern gleichsam ein Agent des feindlichen Außen ist:

Wie ich glaube, bin ich ja nicht selbst der Krebs, der mich auffrißt, sondern meine Familie, mein Herkommen, ein Erbe in mir ist es, das mich auffrißt.[229]

Die Desintegrationserfahrung der Krankheit, der Zerfall von Subjektstellung und Gegenstandsstellung, steigert sich mithin in ein Zugleich zweier sich wechselseitig ausschließender, jeweils totalisierender Krankheitsdeutungen: des eigenen, totalen Versagens und Verschuldens einerseits sowie der gänzlichen Fremdverursachung und damit des Fremdverschuldens andererseits.

Wiederum sind es religiöse Semantiken und Reflexionsformen, die an dieser Stelle herangezogen werden. Zorn arbeitet sich – ohne jeden positiven Bezug[230] – an seinem Herkunftschristentum ab. Allerdings tut er dies nicht allein im Modus einer reflektierenden Religionskritik, sondern vor allem mithilfe invertierter religiöser Semantiken und Narrative. So stilisiert er sich zum Anti-Hiob, der Trost und Versöhnung mit Gott verweigert.[231] Was bleibt, ist, die Abwesenheit der Erlösung für das eigene Leben zu konstatieren:

Wenn ich mich frage, ob es denn für mich wirklich kein Glück, keinen Trost und keine Erlösung gibt, so kann ich der Antwort auf diese Frage nicht ausweichen; sie lautet: Nein. Diese Dinge hat mir das Leben nicht gewährt. Aber zwei Dinge hat es mir gebracht: Klarheit, die Fähigkeit, die Katastrophe meines Lebens klar zu erkennen, zu verstehen und mir nichts mehr vorzumachen. Und zweitens die Stärke, die Wahrheit dieser Erkenntnis zu ertragen. Mein Leben ist die Hölle; ich weiß es, und ich stehe dieser Tatsache ohne Verschleierungsmanöver gegenüber.[232]

---

[227] A.a.O., 176; vgl. 67; 92; 130; 141; 165.

[228] A.a.O., 135.

[229] A.a.O., 156.

[230] Vgl. a.a.O., 74; 149; 173; 217.

[231] Vgl. a.a.O., 166f.

[232] A.a.O., 179. Hier liegt ein Chaosnarrativ im Sinne Franks vor (siehe oben, III.). Zum Pathos der Offenheit in der literarischen Auseinandersetzung mit Krankheit seit den 1970er Jahren vgl. RICKER-ABDERHALDEN 1987, 477. Das Motiv der Befreiung aus einem Verblendungszusammenhang erinnert an Nietzsches *Antichrist*en (vgl. NIETZSCHE 1888, 167).

Nicht im Modus der an Gott gerichteten Klage, wohl aber in der Fantasie einer Rache an Gott artikuliert Zorn seine enttäuschte Erwartung nach Sinn und Glück:

Ich verstehe es, daß die gequälte Menschheit Gott ununterbrochen ans Kreuz schlägt, und ich weiß auch, warum; aus Wut über das, was Gott der Welt angetan hat, schlägt ihn die Menschheit ununterbrochen ans Kreuz. Ich glaube, auch ich bin einer von denen, die Gott ununterbrochen kreuzigen, weil sie ihn hassen und wollen, daß er ununterbrochen stirbt.[233]

Diese Rache entwirft Zorn in der Vision eines mythologischen Kampfes zwischen ihm selbst und Gott, in dem er selbst als Leidender einerseits von Gott geschlagen ist, andererseits aber selbst die kranke Stelle in Gottes Organismus bildet:

Ich bin das Karzinom Gottes. […] Und so sehe ich mich den Nerv in Gottes Körper so treffen, daß auch er, genau wie ich, nachts nicht schlafen kann und sich schreiend und brüllend in seinem Bett herumwälzt.[234]

Am Schluss seines Essays wird Gott für Zorn die Vokabel für dasjenige „Totale",[235] das gegen ihn gerichtet ist und ihn vernichten wird. Gegen dieses Totale gibt es nur die Hoffnung auf etwas, das sich diesem Totum entzieht: die eigene Rebellion, oder in mythologischer Rede gesprochen: die satanische Überwindung Gottes als Erlösung.[236] In diesen Mythologemen versucht Zorn sich von seiner überwältigenden Ohnmachtserfahrung und gleichzeitig von der repressiven Harmonie seines Elternhauses zu distanzieren. Gegen das Totale des fremdverschuldeten Unglücks bleibt nur die Hoffnung auf etwas, dass diesem Totalen entzogen ist: die Rebellion gegen Gott.

Dabei hat Zorn eine kulturgeschichtliche Theorie für seine Verwendung religiöser Symbole:

Ich bin kein Freund der christlichen Religion, verwende aber oft Begriffe aus ihrem Wortschatz, wenn ich von religiösen Problemen spreche, weil ich glaube, daß diese Begriffe mir und meinen Mitmenschen besser vertraut sind als Begriffe aus anderen möglichen Religionen. Einerlei, ob man hierzulande nun für oder gegen die christliche Religion eingestellt ist, so ist man doch in ihrem Bannkreis aufgewachsen und kann somit alle religiöse Problemstellung der Welt am besten innerhalb des christlichen Wortschatzes erfassen, nicht zuletzt auch im emotionalen Bereich.[237]

Wie Schlingensief dienen Theologumena und religiöse Semantiken auch Zorn, wenn auch in anderer Ausrichtung, als Mittel, sich zur eigenen Krankheit zu verhalten. Sie werden insbesondere im Umfeld der Frage nach dem Woher und Warum der Krankheit aufgerufen. Schlingensief wie Zorn ver-

---

[233] ZORN 1979, 218.
[234] A.a.O., 219.
[235] A.a.O., 222.
[236] Vgl. a.a.O., 189; 224.
[237] A.a.O., 217.

wenden diese Begriffe und Semantiken in aller Regel nicht ungebrochen. Sie kennzeichnen ihre Verwendung selbst als tentativ, flüchtig, uneinheitlich (Schlingensief) oder auch als reflektierte Selbstmythologisierung (Zorn). Dabei entsteht keine einheitliche, kohärente religiöse Deutung der eigenen Krankheit; die genannten Deutungen sind vielmehr an bestimmten narrativen Stationen angesiedelt. Sie werden angeeignet und wieder verlassen. Zudem werden sie reflektiert: Der Gebrauch religiöser Symbole ist bei beiden Autoren verbunden mit einer expliziten Theorie dieses Gebrauchs.[238]

Als Fazit ist festzuhalten, dass Autopathographien bei schweren und chronischen Krankheiten sich dem Versuch verdanken, die eigene Krankheitserfahrung in Worte zu fassen und sie damit gleichzeitig als Teil des eigenen Lebens, der eigenen Biographie, der eigenen Welt zu verstehen. Die narrative Rekonstruktion ist dabei in mehrfacher Hinsicht unabgeschlossen: Die Geschichte hat kein Happy End, da der Ausgang immer offen ist, solange der Mensch noch lebt;[239] die zerfallene Selbstverständlichkeit der Alltagswelt ist narrativ nicht wiederzugewinnen, da sie bleibend unter der Möglichkeit einer neuen Krankheitskrise steht; die Intaktheit der Person ist immer gefährdet;[240] Deutungskonflikte und Perspektivdifferenzen bleiben bestehen; das Krankheitsnarrativ und damit die eigene Biographie schließen sich nicht zu einer sinnhaften Ganzheit.[241] Eine Möglichkeit, diese bleibende Offenheit zum Ausdruck zu bringen, besteht in der Verwendung religiöser Symbole, etwa in der Frage nach einer göttlichen Verursachung des Leidens und der damit verbundenen Theodizeefrage. Wenn Krankheit als Desintegration erfahren wird, so steht damit die Frage nach einer Wiederherstellung von Einheit im Raum. Diese Einheit kann auf ganz unterschiedlichen Ebenen thematisch werden; hier ist es die Ganzheit des sinnhaften biographischen Narrativs, in das nun auch die Erfahrung der Krankheit eingebettet wird. Diese Ganzheit ist nun im (widersprüchlichen, sich entwickelnden, unabgeschlossenen) Narrativ selbst nicht zu erreichen. Religiöse Praktiken (dazu 3.3) und religiöse Symbole (dazu 3.4) haben im Kontext von Krankheitserfahrungen unter anderem die Funktion, eben diese Einheit und die Unmöglichkeit ihrer Realisierung aufzunehmen.

Noch eine weitere Leistung religiöser Symbole hat sich angedeutet. Der – grundsätzlich unabgeschlossene – Suchprozess nach der Bedeutung von

---

[238] Das gilt selbstverständlich nicht für alle autobiographischen Zugänge zum Thema Krankheit. So bedienen sich etwa GRÜN/FIJEN 2008 weitgehend ungebrochen eines christlich-religiösen bzw. theologischen Symbolmaterials.

[239] Zur *on-going story*, die nicht vollständig erzählt werden kann, vgl. auch RITSCHL 1976, 30.

[240] Vgl. FRANK 2013, 175f.

[241] Vgl. dazu das Konzept der *sustained liminality* von Krebs-Überlebenden (BLOWS et al. 2012). BEDORF 2010, 126 konstatiert analog für den Begriff der Identität, dass diese immer als Stillstellung von Prozessen der Identifizierung zu verstehen sei.

Krankheit im eigenen Leben findet immer auch im moralischen Raum statt. Als solcher ist er, wie Susan Sontag zeigt, hochgradig problematisch. Wie die Autopathographien Schlingensiefs und Zorns je auf ihre Weise verdeutlichen, können religiöse Topoi eine moralische Krankheitsdeutung unheilvoll befördern, aber auch dazu dienen, moralische Krankheitsdeutungen in Schach zu halten (dazu 3.3 und 3.4).

Bevor dies weiter entwickelt werden kann, ist zunächst die Perspektive zu wechseln. Innerhalb der Krankheitsnarrative, so ist deutlich geworden, spielen medizinprofessionelle Erklärungen und Deutungen eine herausragende Rolle. Diese können jedoch nicht allein als narratives Material behandelt werden. Sie werden in der Regel mit dem Anspruch auf objektive, von subjektiven Zuschreibungen freie Geltung vorgetragen und als solche von Patienten aufgenommen. Anhand der Anthropologie der Erfahrung Arthur Kleinmans wurde deutlich, dass diese Geltungsansprüche nicht bruchlos in den kulturalistischen Theorierahmen integriert werden können. Um nicht der Gefahr einer kulturalistischen Verkürzung zu erliegen, ist daher zunächst die medizinphilosophische Theoriebildung zum Krankheitsbegriff zu rezipieren.

3.2 Referenztheorien: Der Krankheitsbegriff der Medizin

Was ist Krankheit? Was ist die Bedeutung der Aussage, ein Mensch sei krank? Es liegt nicht unbedingt nahe, sich mit dieser Frage an die Medizin zu wenden, sofern diese unter einem naturwissenschaftlichen Paradigma operiert. Naturwissenschaften explizieren in der Regel ihre Leitbegriffe nicht. Von denen, die im Kontext der Physik Naturgesetze formulieren, ist ebensowenig Aufschluss über den Naturbegriff zu erwarten wie von denjenigen, die sich in der Biologie der Erforschung von Lebewesen widmen, über den Lebensbegriff. Entsprechend attestiert Wolfgang Wieland der Medizin hinsichtlich ihrer Grundbegriffe wie „Krankheit" oder „Diagnose" eine „gewisse Gleichgültigkeit gegenüber Grundlagenfragen".[242] So vermisst man in einschlägigen medizinischen Handbüchern der Gegenwart gehaltvolle Formulierungen eines allgemeinen Krankheitsbegriffs.[243] Diese Zurückhaltung wird unterschiedlich gewertet. Während die einen sie begrüßen, da die Medizin und insbesondere die ärztliche Praxis es nicht mit Krankheit im Allgemeinen, sondern lediglich mit einzelnen Krankheiten – oder überhaupt nicht mit Krankheiten, sondern nur mit kranken Menschen – zu tun habe,[244] stufen an-

---

[242] WIELAND 1975, 27. Vgl. auch JASPERS 1965, 652.

[243] Vgl. HOFFMANN-LAROCHE AG 2010, 1050; Pschyrembel 1990, 900; Pschyrembel online (www.pschyrembel.de/krankheit//list/, 18.4.2017); dazu LANZERATH 2000, 15.

[244] Vgl. GOTTSCHICK 1963, wieder in: ROTHSCHUH 1975, 343–379, 355; CURTIUS 1959, 17; WIELAND 1975, 25–27.

dere dies als Reflexionsdefizit der wissenschaftlichen Medizin ein.[245] Entsprechend gibt es eine umfängliche medizinphilosophische Debatte darüber, wie der Gebrauch des Wortes „krank" bzw. „Krankheit" in der Medizin begrifflich zu rekonstruieren sei, wie also Mediziner faktisch von Krankheit sprechen oder von Krankheit sprechen sollten. Diese wird im Folgenden unter der Frage, was sie für die theologische Befassung mit dem Thema Krankheit austrägt, exemplarisch ausgewertet.

Die Bemühungen um den Krankheitsbegriff haben eine lange Geschichte.[246] Sie wurden im 20. Jahrhundert noch einmal deutlich intensiviert. In der ersten Hälfte des Jahrhunderts wurden am Ort des Krankheitsbegriffs vor allem das Recht und die Grenzen einer naturwissenschaftlichen Orientierung der Medizin diskutiert. Dies geschah vor dem Hintergrund eines Wandels des Krankheitsparadigmas: Waren es um 1900 vor allem Infektionskrankheiten, in deren Bekämpfung eine naturwissenschaftlich orientierte Medizin große Erfolge verzeichnen konnte, so traten nun vor allem die sogenannten Volkskrankheiten in den Fokus des Interesses. Nicht mehr der einzelne, kausal wirksame und entsprechend zu bekämpfende Krankheitserreger, sondern ein kompliziertes Geflecht aus Umweltfaktoren und individueller Disposition wurde nun zum Gegenstand der Medizin. Zudem kam, unter dem Einfluss der Psychoanalyse, der kranke Mensch nicht mehr nur als physischer Mechanismus, Agglomeration chemischer Reaktionen oder als Organismus im Sinne der Biologie in den Blick. Seelische und geistige Prozesse wurden als wichtige Faktoren für die Entstehung, den Verlauf und die Behandlung von Krankheiten namhaft gemacht. So schien auch ein allgemeiner Krankheitsbegriff nicht mehr unabhängig von der Frage nach dem „Sinn des Krankseins"[247] formuliert werden zu können. In der Auseinandersetzung bildeten sich Positionen naturwissenschaftlich orientierter und psychosomatischer Krankheitsbegriffe heraus, die nach 1945 in teils veränderten Debattenkontexten aktualisiert wurden. Wesentliche, auch für die heutige Debatte nach wie vor grundlegende Beiträge wurden dabei in den 1970er Jahren verfasst. Sie stehen im Zentrum der folgenden Rekonstruktion. Ihr historischer Kontext ist vor allem in zwei zeitgenössischen Auseinandersetzungen zu suchen, in denen theoretische Verständigungsprozesse und gesellschaftspolitische Debatten eng ineinandergreifen. Zum einen handelt es sich um die Bewegung der Antipsychiatrie und die damit verbundene Frage, inwieweit es psychische Krankheiten überhaupt gebe.[248] Das andere ist die Debatte darum, ob es sich bei Homosexualität um eine Krankheit handelt.[249] In beiden Fällen steht das Problem im

---

[245] Vgl. ROTHSCHUH 1978, XIII; SADEGH-ZADEH 1977.
[246] Vgl. ROTHSCHUH 1975; SCHIPPERGES 1999 mit umfangreichen Literaturhinweisen.
[247] KOCH 1923, 127.
[248] Vgl. SZASZ 1961; FOUCAULT 1961.
[249] Vgl. etwa ITALIAANDER 1969.

Zentrum, ob und inwieweit eine Krankheit gegebenenfalls auch gegen die Selbsteinschätzung der Betroffenen legitimerweise zugeschrieben werden kann, oder ob es sich bei der Zuschreibung einer Krankheit immer auch um die Pathologisierung gesellschaftlich unerwünschten Verhaltens handelt. Allgemeiner: Enthält die Aussage, jemand sei krank, gesellschaftliche und/oder individuelle Wertvorstellungen, oder lässt sie sich davon unabhängig rekonstruieren? Entlang dieser Alternative lassen sich idealtypisch naturalistische und normativistische Positionen unterscheiden.[250] Die Auseinandersetzung um diese beschränkt sich dabei nicht auf die pathologische Valenz seelischer Zustände und sexueller Präferenzen, auf die sie sich zunächst konzentriert, sondern erstreckt sich in der Folgezeit auch auf somatische Erkrankungen. Hier verbindet sie sich mit weiteren gesellschaftlichen Debatten, in deren Zentrum ebenfalls der Krankheitsbegriff steht. Die ökonomisch grundierte Frage, wofür das Medizinsystem zuständig sei, insbesondere inwieweit es nicht nur mit der Reparatur von Defektzuständen, sondern auch mit der Förderung positiver Gesundheit oder gar mit der Vervollkommnung menschlicher Fähigkeiten befasst sein solle, ist dabei ebenso im Blick wie der Anspruch alternativer Medizinsysteme, auch ohne den Rekurs auf naturwissenschaftliche Beschreibungen eine wirksame – und von der Solidargemeinschaft zu finanzierende – Diagnose, Prognose, Therapie und Prävention anzubieten.

Die in den 1970er Jahren entwickelten Positionen haben in der Folge einige Differenzierungen und Erweiterungen erfahren. Auch diese werden im Folgenden wahrgenommen. Ihr historischer Horizont sind zum einen die sich verschärfenden Fragen nach einer Expansion des Gesundheitswesens in der „Gesundheitsgesellschaft" (Prävention, Anti-Aging, Enhancement), zum zweiten die im Gefolge der Neurowissenschaften vorgetragenen erweiterten Geltungsansprüche naturalistischer Erklärungen auch für psychische Störungen sowie drittens und teilweise gegenläufig die zunehmende „Patientenorientierung"[251] in der Medizin, wie sie unter den Stichworten „Patientenwille", „Patientenwunsch" und „Lebensqualität" nicht nur in der Palliativmedizin Fuß gefasst hat. So haben sowohl naturalistische als auch normativistische Positionen neuen Wind unter die Flügel bekommen; und beide sehen sich genötigt, ihre Beziehung zu gesundheitsökonomischen Fragen zu explizieren.

Damit ist der historische Hintergrund der im Folgenden zu rekonstruierenden Positionen abgesteckt. Zuerst werden eine naturalistische (I.) und eine normativistische (II.) Schlüsselposition der 1970er Jahre dargestellt, bevor spätere Differenzierungen und Ergänzungen zur Sprache kommen (III.) und der Ertrag für die vorliegende Arbeit festgehalten wird (IV.). Das Ziel kann dabei nicht eine umfassende Einführung in die gegenwärtige Medizinphilosophie

---

[250] Vgl. SCHRAMME 2000, 97–113.
[251] Vgl. SCHARFFENORTH et al. 1990.

sein. Im Zentrum stehen vielmehr drei Themenkreise, die für eine theologische Thematisierung von Krankheit ausschlaggebend sind:

(1.) Erstens sind medizinphilosophische Krankheitsbegriffe für die Theologie insofern interessant, als sie im Zusammenhang mit der Krankheitserfahrung stehen. Dieser Zusammenhang ist potenziell ein doppelter: Zum einen dürften die Krankheitsbegriffe in ihrer Genese selbst auf paradigmatische Krankheitserfahrungen zurückgehen. Es ist davon auszugehen (und im Folgenden plausibel zu machen), dass in die Formulierung eines naturalistischen Krankheitsbegriffs andere Krankheitserfahrungen eingegangen sind als in die Formulierung eines normativistischen, und dass im letzteren Fall noch einmal unterschieden werden kann zwischen Krankheitsdefinitionen, die auf dem Merkmal der Handlungsfähigkeit aufbauen, und solchen, die Merkmale wie Schmerz oder Missbefinden explizit einbeziehen. Insbesondere ist zu vermuten, dass Krankheitsbegriffe jeweils spezifische Relationierungen von Leib und Körper (siehe Kapitel 2) voraussetzen und andere ausschließen. Zum anderen ist davon auszugehen, dass Krankheitsbegriffe umgekehrt – vermittelt über den Sprachgebrauch von Ärzten und Medizinratgebern – selbst wiederum in die Krankheitserfahrung eingehen, insofern sie geprägte Schemata darstellen, in denen Kranksein gedeutet wird. Sie prägen Erfahrungen, die Menschen mit ihrem Leib bzw. mit ihrem Körper machen. Krankheitsbegriffe und Krankheitserfahrungen stehen also in einem Wechselverhältnis. Insofern ist es für die theologische Befassung mit Krankheitserfahrungen von Belang, inwieweit die verschiedenen Krankheitsbegriffe als Abschattungen solcher Erfahrungen gelesen werden können – näherhin: inwieweit die Bruchlinien des theoretischen Feldes „Krankheit" auf entsprechende Spannungen und Bruchlinien innerhalb von Krankheitserfahrungen verweisen und umgekehrt.

Das gilt insbesondere für die in Kapitel 2 behandelte Phänomenalität des Körpers. Können naturalistische Krankheitsbegriffe verstanden werden vor dem Hintergrund des Umstandes, dass das menschliche Leibverhältnis immer auch gegenstandshaft konstituiert ist? Besteht ein Kontinuum der Beschreibungsformen vom elementaren Körpererleben bis hin zu hoch abstrakten Krankheitsbegriffen, wie es sich bei Herbert Plügge bereits andeutete?[252] Was bedeutet es umgekehrt für das eigene Leibverhältnis, wenn Menschen lernen, sich in der Arztpraxis als ein Stück „Natur" vorstellig zu werden? Diese Fragen weisen über die Medizinphilosophie hinaus, begründen im vorliegenden Kontext aber das Interesse an medizinphilosophischen Krankheitsbegriffen.

(2.) Das zweite Interesse ist ein ethisches: Eine Standardfrage in der Auseinandersetzung zwischen naturalistischen und normativistischen Krankheitstheorien ist es, inwieweit Krankheitsbegriffe „wertgeladen" sind, also bestimmte normative oder evaluative Voraussetzungen haben. Dies ist vor allem dann relevant, wenn ein Krankheitsbegriff legitimatorisch eingesetzt wird,

---

[252] Siehe oben, 2.2.

etwa um das Recht oder die Pflicht zu ärztlicher oder staatlicher Intervention zu rechtfertigen. Inwieweit reproduziert das mithilfe des Krankheitsbegriffs gewonnene ethische Urteil lediglich diejenigen moralischen Überzeugungen, die in die Formulierung des Krankheitsbegriffs schon eingeflossen sind? Allgemeiner verweist das ethische Interesse auf die verschiedenen pragmatischen Kontexte, in denen der Krankheitsbegriff verwendet wird. Es ist mitnichten selbstverständlich, ob in der theoretischen Pathologie, in nosologischen Klassifikationssystemen, in der Beziehung von Arzt und Patient, im Sozialversicherungsrecht, im Arztrecht, im Arbeitsrecht, in der Medizinethik, in der ärztlichen Standesethik oder in anderen Zusammenhängen ein einheitlicher, übergreifender Krankheitsbegriff verwendet wird, oder ob hier jeweils verschiedene, gar inkommensurable Krankheitsbegriffe zu Grunde liegen.

Mindestens ebenso wie für den Begriff der Krankheit gilt dies für den Begriff der Gesundheit. Er scheint in verschiedenen Kontexten als universale Legitimationsformel, als Leitnorm oder auch nur als Bild eines utopischen Vollendungszustandes zu stehen zu kommen.[253] Insofern wird auch ein Augenmerk auf die Formulierung des Gesundheitsbegriffs im Kontext von Krankheitstheorien zu richten sein.

(3.) Das dritte Interesse am Krankheitsbegriff im Horizont einer theologischen Abhandlung ist ein wissenschaftstheoretisches. Wenn theologische Aussagen über Krankheit gemacht werden, so ist es unabdingbar, diese in ihrem Geltungsanspruch von medizinischen Aussagen sorgfältig zu unterscheiden. Dabei geht es nicht nur um das Verhältnis der Disziplinen Theologie und Medizin. Beim Begriff der Krankheit handelt es sich um einen metatheoretischen Begriff, auf den verschiedenste wissenschaftliche Disziplinen zugreifen. Im Verhältnis von normativistischen und naturalistischen Krankheitsbegriffen wird immer auch der Geltungsanspruch von Naturwissenschaften auf der einen Seite und Geistes- und Sozialwissenschaften auf der anderen verhandelt. Dabei genügt es nicht festzustellen, der Krankheitsbegriff sei „multidimensional".[254] Vielmehr vermittelt ein Krankheitsbegriff bestimmte begriffliche Anschlüsse zwischen den Disziplinen und unterbindet andere. Krankheitsbegriffe relationieren auf spezifische Weise „Natur", „Gesellschaft" und „Individuum". Damit setzen sie auch die Beschreibungen und Kategorien der hier engagierten Disziplinen in ein konkretes Verhältnis. Auf die Grundoptionen für solche Verhältnisbestimmungen kommt es an, wenn Theologie sich ihrerseits auf verschiedene disziplinäre Beschreibungen bezieht. Der Gegenstand der Auseinandersetzung um naturalistische Krankheitsbegriffe ist auf dieser Ebene weniger der Körper als die Objektivität (natur-)wissenschaftlicher Aussagen über ihn.

---

[253] Siehe dazu Teil 5 dieser Arbeit.
[254] Vgl. ENGELHARDT 1975, 52.

Im Folgenden geht es also nicht um medizinische Erkenntnisse zu einzelnen Krankheiten, deren Ätiologie, Prävention und mögliche Behandlung. Es geht nicht um einzelne Krankheitsmodelle und auch nicht um nosologische Klassifikationssysteme insgesamt. Vielmehr geht es um die dabei jeweils vorausgesetzten, in der Praxis zumeist nicht explizierten Krankheitsbegriffe. Am Beginn steht der Krankheitsbegriff von Christopher Boorse, der – in Aneignung und Abstoßung – seit den 1970er Jahren einen zentralen Referenzpunkt der krankheitstheoretischen Debatte bildet.

I. Naturalistische Krankheitstheorie (Christopher Boorse)

Ein Lebewesen ist gesund, wenn sein Organismus normal funktioniert, das heißt, wenn dessen biologische Funktionsfähigkeit nicht allzu sehr hinter der für seine Spezies, sein Geschlecht und sein Alter im statistischen Sinne typischen Funktionalität zurückbleibt. Funktioniert er hingegen schlechter als normal, so ist er krank. Dies ist der Kern der Biostatistischen Theorie, die Christopher Boorse zwischen 1975 und 1977 in einer Reihe von Aufsätzen darlegt.[255] Boorse beansprucht, mit seiner Krankheitstheorie die übliche medizinische Verwendungsweise von „Krankheit", wie sie sich in der AMA-Nomenklatur,[256] aber auch in einschlägigen medizinischen Lehrbüchern und Zeitschriftenbeiträgen findet, rekonstruieren zu können. Der Verwendungskontext, auf den sein Krankheitsbegriff zielt, ist folglich der des theoretischen Urteils, ob es sich bei einem körperlichen Zustand um eine Krankheit handelt. Davon werden evaluative Urteile, ob Körperzustände wünschenswert sind, ebenso unterschieden wie die praktische Frage, ob sie behandelbar sind. Die Prädikate „ist krank", „ist wünschenswert" und „ist behandelbar" sind extensional unabhängig; so kann eine Krankheit durchaus erwünscht sein wie etwa eine lebensrettende Kuhpockeninfektion in Zeiten einer Pockenepidemie.[257] Boorse interessiert sich also für Krankheit im Sinne von *disease* und nicht für Erkrankung (*illness*) in Sinne eines subjektiv beeinträchtigenden, unerwünschten und behandlungsbedürftigen Zustands.[258] Diese konzeptionelle Weichenstellung unterscheidet Boorse' Zugang von normativistischen Ansätzen (siehe II.).

Wenn Gesundheit in der „normalen Funktionsfähigkeit", dem „typischen *modus operandi* der internen physiologischen Maschinerie einer Spezies"[259]

---

[255] Vgl. BOORSE 1975, 1976, 1977. Maßgeblich ist der Beitrag von 1977, da er das Konzept in Gänze stringent darlegt. Die späteren Verteidigungen und Differenzierungen können hier außer Betracht bleiben.

[256] Dabei handelt es sich um das nosologische Klassifikationssystem der Amerikanischen Medizinischen Gesellschaft: American Medical Association 1961.

[257] Vgl. BOORSE 1977, 67f.; 78; 97.

[258] Vgl. a.a.O., 78.

[259] A.a.O., 76.

besteht, und Krankheit den Fall des Zurückbleibens hinter dieser normalen Funktionalität bezeichnet, so sind die beiden Bestimmungsstücke der Normalität (1.) und der Funktionalität (2.) genauer auszuweisen, bevor einige Konsequenzen des Ansatzes zusammengefasst werden (3.).

(1.) Normalität denkt Boorse in einem rein quantitativen, d.h. statistischen Sinne. Wenn ein Organismus, gemessen an ebenso aufgebauten Organismen, nicht allzu weit hinter der typischen Funktionalität zurückbleibt, soll er als gesund gelten. Vorausgesetzt für diese Statistik ist eine Grundgesamtheit, an der der Einzelne gemessen wird. Eine solche Grundgesamtheit – Boorse spricht hier von einer Referenzklasse – bildet die Gesamtheit derjenigen Organismen, die in dem Sinne einheitlich aufgebaut sind, dass sie dasselbe „Funktionsdesign"[260] aufweisen. Die funktionalen Systeme von Mitgliedern dieser Referenzklasse sind in einer typischen Weise verfasst, hierarchisch strukturiert und miteinander verzahnt. Auch wenn einzelne Mitglieder also Funktionsausfälle oder Defizite aufweisen, so lässt sich doch über alle Mitglieder hinweg eine typische Struktur funktionaler Prozesse aufzeigen. Das Konzept des Funktionsdesigns erlaubt es Boorse, nicht nur verschiedene biologische Spezies als Referenzklassen zu unterscheiden – ein Frosch ist gesund, wenn seine funktionalen Systeme nicht viel schlechter funktionieren, als sie dies bei dieser Froschspezies typischerweise tun –, sondern auch innerhalb von Spezies noch verschiedene Referenzklassen zu differenzieren. So sind verschiedene Geschlechter funktional unterschiedlich aufgebaut, und altersspezifische Funktionsdesigns können unterschieden werden (als altersspezifische Funktionsmerkmale nennt Boorse etwa das Knochenwachstum und den Eisprung). Insbesondere die Unterscheidung zwischen alterstypischen Veränderungen und Krankheiten erhält dadurch eine theoretische Grundlage. Polymorphismen wie Blutgruppe oder Augenfarbe generieren hingegen keine neuen Referenzklassen. Sie werden disjunktiv behandelt: Es ist normal für einen Menschen, blaue *oder* grüne *oder* andersfarbige Augen zu haben.

Innerhalb einer Referenzklasse denkt Boorse die Funktionalität als verteilt entsprechend der gaußschen Normalverteilung.[261] Um den Mittelwert der typischen Funktionalität herum gruppieren sich die meisten Exemplare der Spezies; von stark abweichender Funktionalität sind umso weniger Exemplare betroffen, je größer diese Abweichung ist. Starke Abweichungen nach unten, also eine stark beeinträchtigte Funktionsfähigkeit eines organischen Funktionssystems, bilden das Kriterium für das Vorliegen einer Krankheit. Eine stark abweichende Funktionsfähigkeit nach oben, also eine hohe funktionale Vortrefflichkeit, bezeichnet Boorse umgekehrt als positive Gesundheit (dazu siehe unten). Der Grenzwert zwischen Normalität und Krankheit (und entsprechend zwischen Normalität und positiver Gesundheit) ist dabei kon-

---

[260] Vgl. a.a.O., 88.
[261] Vgl. 1987, 370.

ventionell bestimmt; dies hält Boorse aber nicht für das Einfallstor des Evaluativen in eine ansonsten naturalistische Theorie, sondern lediglich für eine
„akademische Frage, da die meisten Krankheiten funktionale Defizite mit
sich bringen, die jedem vernünftigen Standard zufolge ungewöhnlich sind".[262]

Infolge seines statistischen Begriffs von Normalität stößt Boorse jedoch
auf das Problem, bestimmte Zustände, die allgemein als Krankheiten gelten,
aber den überwiegenden Teil einer Spezies betreffen, wie etwa Karies, nicht
als Krankheit qualifizieren zu können. Für diese „universellen Krankheiten"
führt er eine Zusatzklausel ein: Wenn die Funktionsfähigkeit eines Teilsystems durch Umwelterreger eingeschränkt ist, soll dies auch dann als Krankheit bezeichnet werden, wenn diese Einschränkung bei den meisten Mitgliedern der Spezies auftritt. Der Begriff der Krankheit soll sich, so die Vorstellung, lediglich auf die „inhärenten Mängel des Organismus"[263] beziehen.

(2.) Auch der Begriff der Funktion kann Boorse zufolge wertfrei bestimmt
werden. Boorse vertritt einen dispositionalen Funktionsbegriff: Eine Funktion
zu erfüllen heißt, einen Beitrag zu einem Ziel zu leisten. Um welches Ziel es
sich dabei handelt, lässt sich durch Rekurs auf die Biologie bestimmen. Im
evolutionstheoretischen Kontext erscheinen Organismen als durch eine Mit-
tel-Zweck-Hierarchie strukturiert: Hämoglobin bindet Sauerstoff, was unter
anderem dazu dient, dem Herzmuskel Sauerstoff zur Verfügung zu stellen,
was dazu dient, dass dieser sich kontrahieren kann, was dazu dient, dass das
Herz pumpen kann, was dem Überleben des Organismus dient usw. Das
höchste Ziel dieser teleologischen Kette wird dabei in unterschiedlichen For-
schungsbereichen der Biologie unterschiedlich gefasst: das Überleben des Individuums, seine Reproduktion, das Überleben der Spezies, das ökologische
Gleichgewicht etc. Ist ein solches Ziel einmal gewählt, ist die Frage ob ein
bestimmter Prozess eine auf dieses Ziel gerichtete Funktion erfüllt, eine Sache empirischer Kausalerklärung, die keine Wertungen enthält. Aber liegt eine Wertung in der Wahl des Ziels? Für den Gesundheits- und Krankheitsbegriff legt Boorse die im Kontext der Physiologie interessierenden Ziele des
Überlebens des Organismus und der Reproduktion zu Grunde. Der Willkür-
verdacht bezüglich dieser Annahme[264] lässt sich, so legt Boorse es nahe,
durch den Hinweis darauf ausräumen, dass die verschiedenen biologischen
Zielbestimmungen sich ihrerseits einigermaßen glatt in eine Mittel-Zweck-
Hierarchie einordnen lassen: „Ein Großteil des Verhaltens von Organismen
trägt zugleich zum Überleben des Individuums, zu seinem Fortpflanzungser-
folg, zum Überleben der Spezies sowie der Gene, zum ökologischen Gleichgewicht usw. bei."[265] Hinsichtlich der meisten physiologischen Prozesse, so

---

[262] 1977, 90.
[263] 1977, 102.
[264] Vgl. dazu SCHRAMME 2000, 130.
[265] BOORSE 1977, 86.

ist daraus zu schließen, kennt die Biologie keine Zielkonflikte etwa zwischen den physiologischen Zielen eines Organismus und den ökologischen Zielen der Biosphäre.

(3.) Die Pointe des Biostatistischen Modells von Christopher Boorse liegt also darin, an den entscheidenden ‚wertungsverdächtigen' Stellen in der Bestimmung des Krankheitsbegriffs biologische und mathematische Kategorien einzuführen. Dazu gehören die biologische Klassifikation der Lebewesen in Spezies, die in der Einteilung der Referenzklassen für statistische Mittelwertbildung vorausgesetzt werden muss, sowie ein biologischer Funktionsbegriff, der mit dem Überleben und der Reproduktionsfähigkeit eines Organismus eine gleichsam objektive Norm zur Verfügung hat, mit deren Hilfe die Begriffe Krankheit und Gesundheit bestimmt werden können.[266] Von sozialen Konventionen kann dabei – bis auf als unwesentlich gekennzeichnete konventionelle Reste – ebenso abgesehen werden wie von dem, was die (menschlichen) Individuen selbst als Lebensziele setzen. Die Grenze zwischen wissenschaftlicher Objektivität und sozialen bzw. individuellen Wertungsfragen ist exakt am Übergang vom theoretischen Begriff der Krankheit zum praktischen Begriff der (behandlungsbedürftigen) Erkrankung gezogen.[267]

Die Biostatistische Theorie enthält mindestens dem Anspruch nach auch ein objektives Kriterium, das zwischen Krankheit und Alter unterscheiden lässt: Funktionsnormen werden altersspezifisch bestimmt. Eine Krankheit liegt bei einer körperlichen Funktionseinschränkung in vorgerücktem Lebensalter nur dann vor, wenn diese hinter dem für die jeweilige Altersgruppe Normalen deutlich zurückbleibt. Ebenso lässt sich zwischen Therapie als der Wiederherstellung von normaler Gesundheit und dem Enhancement als der Herstellung funktionaler Vortrefflichkeit unterscheiden. Boorse' Gesundheitsbegriff ist aufgrund der statistischen Mittelwertbildung in gewisser Hinsicht ein bescheidenes Ideal. Zwar dürfte umfassende Gesundheit im Sinne einer typischen Funktionalität aller Teilsysteme eines Organismus wohl bei keinem einzelnen Exemplar einer Spezies vollständig erreicht sein. Jenseits dieses utopischen Moments sperrt sich der Gesundheitsbegriff aber gegen eine weitergehende Idealisierung, insofern nur funktionale Durchschnittlichkeit verlangt wird. Ein gesundes Individuum muss nicht die kognitiven Fähigkeiten Albert Einsteins und die Muskelkraft Arnold Schwarzeneggers haben; es genügt, wenn es sich andersherum verhält. Positive Gesundheit im Sinne vollkommener Funktionalität, so Boorse' wesentliches Argument, lässt sich nicht mehr sinnvoll bestimmen, weil die verschiedenen Optimierungen ein-

---

[266] Indem sowohl die Referenzklassen als auch die normale Funktionsfähigkeit innerhalb einer Referenzklasse statistisch bestimmt wird, besteht an dieser Stelle der Verdacht einer zirkulären Definition (siehe auch III.).

[267] Später hat Boorse diese Grenze noch einmal anders gezogen (vgl. SCHRAMME 2000, 124f.). Das kann im Folgenden unberücksichtigt bleiben.

zelner Teilfunktionen zueinander im Verhältnis von Zielkonflikten stehen. Ein Mensch kann nicht die funktionale Vortrefflichkeit eines Gewichthebers und die eines Skispringers gleichzeitig erreichen. Nur die normale, nicht aber die positive Gesundheit stellt insofern ein unabhängig von individuellen Präferenzen angebbares Ideal dar.

II. Normativistische Krankheitstheorie (H. Tristram Engelhardt Jr.)

Der Krankheitsbegriff verdankt sich dem Versuch, die phänomenale Vielfalt unerwünschter Körperzustände zu verstehen, indem im pragmatischen Interesse wiederkehrende Muster von Anzeichen und Symptomen identifiziert und zu möglichen Ursachen in Beziehung gesetzt werden. Dies geschieht, um die unerwünschten Zustände erklären und beherrschen zu können. Krankheiten haben ihre Wirklichkeit als Erklärungsmuster in lebenspraktischen bzw. medizinpraktischen Kontexten. Auf diese Kernsätze ist die normativistische Krankheitstheorie von Tristram Engelhardt zu bringen. Sie stammt ebenfalls aus der Mitte der 1970er Jahre und ist später weiter ausgeführt worden.[268] Engelhardt entfaltet seine Theorie dabei nicht als Rekonstruktion bestehender nosologischer Klassifikationen, sondern stellt sie in den Kontext der theoretischen Verständigung über Krankheit im Allgemeinen (1.). Vor diesem Hintergrund entfaltet er seinen Krankheitsbegriff (2.) sowie einen Gesundheitsbegriff, der mehr bezeichnet als die Negation von Krankheit (3.).

(1.) In der Geschichte der Krankheitsbegriffe macht Engelhardt wie andere auch zwei wesentliche konzeptionelle Stränge aus. Auf der einen Seite stehen ontologische Ansätze, die Krankheiten im noch zu präzisierenden Sinne als reale Entitäten verstehen; auf der anderen Seite physiologische Ansätze, für die der Krankheitsbegriff je individuelle Störungen des funktionalen Gefüges, das den Körper ausmacht, bezeichnet.[269] Für Ontologen wie Paracelsus, William Harvey oder die modernen Bakteriologen steht hinter der Krankheit ein reales Ding, ein Parasit oder ein Erreger. Andere wie Francois Boissier de Sauvages und Philippe Pinel gehen eher begriffsrealistisch von gegebenen, unveränderlichen Krankheitstypen aus, die sich in individuellen Krankheitsfällen mehr oder weniger vollständig instanziieren. In beiden Fällen ist vorausgesetzt, dass jeder Krankheitsentität eine spezifische Form der Behand-

---

[268] Vgl. ENGELHARDT 1975; 1996.

[269] Zu dieser Unterscheidung vgl. NORDENFELT 1995, 151ff. Zum Sachproblem, insbesondere zum ontologischen Krankheitsbegriff, vgl. WIELAND 1975, 101ff.; LANZERATH 2000, 92ff. ROTHSCHUH 1978, 15ff. zieht hingegen die wesentliche Linie zwischen naturalistischen und supranaturalistischen Krankheitskonzepten, um auch dämonologische, theologische, astrologische und magische Krankheitskonzepte einbeziehen zu können. Hinzu kommen psychologisch-soziale und empirische Krankheitskonzepte. Die von Engelhardt zusammengefassten ontologischen Konzepte subsummiert er dabei unter andere Typen von Krankheitskonzepten.

lung entspricht. Die Leistung ontologischer Krankheitstheorien liegt dabei gerade in dem typisierenden und abstrahierenden Blick, zu dem sie anleiten. Erfahrungen aus einer Vielzahl von Krankheitsverläufen können durch die Vorstellung der dahinter stehenden Krankheitsentität verknüpft und auf neue „Fälle" übertragen werden.

Physiologische oder funktionalistische Krankheitstheorien begreifen Krankheit hingegen von einem allgemeinen System physiologischer Gesetze aus, denen gemäß Körperprozesse ablaufen. Wenn die Ordnung dieser Prozesse gestört ist, kommt es zu einer Krankheit, die ihr Wesen darin hat, eben jene spezifische Störung bei diesem konkreten Individuum zu sein. Der Begriffsrealismus der Ontologen ist damit verlassen; die Individualität des konkreten Auftretens von Krankheit betont. Damit werden nosologische Klassifikationssysteme nicht unmöglich, solange der nominalistische Status ihrer Begriffe durchschaut wird. Als geschichtliches Paradigma für diese Krankheitsauffassung kann die Humoralpathologie gelten, die Lehre von den vier Körpersäften und den Störungen ihres Gleichgewichts, die von der Antike bis ins 18. Jahrhundert die abendländische Medizin bestimmte. Die Leistung physiologischer Ansätze besteht vor allem darin, nicht nach singulären Ätiologien für einzelne Krankheiten zu suchen, sondern komplexe Ursachengeflechte in Betracht ziehen zu können. Engelhardt sieht nun die geschichtliche Bewegung der Krankheitsbegriffe, die in der Neuzeit von physiologischen zu ontologischen Theorien verlaufen war, in der Gegenwart auf die physiologische Seite zurückschwingen und ordnet auch seinen eigenen Krankheitsbegriff auf dieser Seite ein. Es gilt, Krankheit nicht nur *multifaktoriell* zu verstehen, also komplizierte Gefüge von ineinandergreifenden Krankheitsursachen zu berücksichtigen, sondern den Krankheitsbegriff auch *multidimensional* anzulegen, also in Untersuchungen zu Krankheitsentstehung und -beherrschung Elemente unterschiedlicher Ebenen bzw. Kontexte zu berücksichtigen. Das heißt konkret, etwa Genetik, Physiologie, Psychologie oder Soziologie einzubeziehen.[270]

Theoriegenerierende Vorstellung für den Krankheitsbegriff, den Engelhardt als den gegenwärtig dominanten sieht (und ihn auch selbst normativ vertritt), ist die epidemiologische Krankheitsstudie, etwa zu Herz-Kreislauf-Erkrankungen.[271] Eine solche Studie besteht im Kern aus einer „Muster-Muster-Analyse".[272] Auf der einen Seite steht ein bestimmtes Muster von Anzeichen und Symptomen, das erklärt und medizinisch beherrscht werden soll. Auf der anderen Seite stehen Variablen, die für mögliche Ursachen der gewählten Konstellation von Anzeichen und Symptomen stehen. Dies können genetische, metabolische, psychische, soziale oder andere Variablen sein. Das

---

[270] Vgl. ENGELHARDT 1975, 44–52.
[271] Vgl. 1975, 53–54.
[272] Vgl. a.a.O., 54.

Ergebnis der Studie, ihre Aussagekraft, besteht dann in der Angabe einer Korrelation zwischen dem Muster der Anzeichen und Symptome, also der messbaren Erscheinungsweise von „Krankheit" auf der einen Seite mit einem spezifischen Muster von Ursachenvariablen auf der anderen Seite. Der Begriff von Krankheit bezieht also eine „Erscheinungsform" auf eine „zugrunde liegende nomologische Substruktur",[273] ein Phänomen auf einen unterliegenden Gesetzeszusammenhang. Die Pointe ist nun, dass auf beiden Seiten, in die Auswahl der als Krankheit verstandenen Konstellation von Anzeichen und Symptomen wie auch in die Auswahl der möglichen Ursachenvariablen, normative Setzungen eingehen, die damit konstitutiv für den Krankheitsbegriff sind. Welche körperlichen Zustände mit einem Krankheitswert belegt, also als aktuale Symptome oder vorauslaufende Anzeichen einer Krankheit interpretiert werden, ist das Ergebnis von Urteilen, die diese Zustände als unerwünscht und behandlungsbedürftig kennzeichnen. Das können nicht nur Zustände manifesten Missbefindens (*illness*) sein; auch (noch) symptomlose Zustände wie ein Tumor in frühem Stadium können einem Unwerturteil unterfallen. In der Kennzeichnung als behandlungsbedürftig steht die Krankheit sofort im Kontext sozialer Rollen wie der des Kranken und der des Arztes, ist also untrennbar mit entsprechenden Verhaltenserwartungen verbunden. In dieser konstitutiven Kopplung an individuelle bzw. sozial allgemeine Unwerturteile und an damit einhergehende Verhaltenserwartungen hat, so macht Engelhardt deutlich, der Krankheitsbegriff eine offene Grenze hin zur Moral. Klassische Beispiele des 19. Jahrhunderts wie die Masturbation oder die Drapetomanie (die ‚krankhafte' Fluchtneigung eines Sklaven) zeigen, dass dem moralischen oder politischen Missbrauch der Medizin mit den Mitteln des Krankheitsbegriffs kein Einhalt geboten werden kann. Darauf wird zurückzukommen sein.

Doch nicht nur auf der Ebene des Krankheitswerts bestimmter Zustände und Verhaltensweisen wird der Krankheitsbegriff durch normative Setzungen mitkonstituiert. Dies gilt auch auf der Seite der Ursachenvariablen. Welche Dimensionen möglicher Ursachen für eine Krankheit überhaupt in Betracht gezogen werden, ob also genetische, psychische, soziale oder andere Ursachen in die Untersuchung einer Krankheit eingehen, verdankt sich den Interessen der beteiligten Forschenden. Die Genetikerin und der Psychologe werden die Anzeichen und Symptome mit jeweils anderen Ursachenvariablen korrelieren und insofern unterschiedliche Krankheitsmodelle erhalten. Es ist eine Scheinfrage, ob es sich bei einer Krankheit um eine somatische oder um eine psychische Krankheit handelt; es geht vielmehr um die Vorentscheidung, bestimmte körperliche Zustände und Verhaltensweisen auf physiologische oder psychologische Ursachenvariablen zurückzuführen, also die entsprechende Erscheinung als somatische oder als psychische Krankheit zu untersu-

---

[273] Ebd.

chen. „Alle Krankheiten können sowohl als medizinische wie auch als psychologische Krankheiten aufgefasst werden."[274] In der Entscheidung, welche Dimensionen einer Krankheit als mögliche Ursachenzusammenhänge in Betracht gezogen werden, geht es also nicht um richtig oder falsch. Es geht letztlich darum, welcher Ursachentyp im Versuch, die Krankheit zu beherrschen, beeinflusst werden soll, und welche Umstände als gegeben gesetzt werden. Im Hintergrund biochemischer Krankheitsmodelle steht die Intention, Krankheiten insbesondere durch pharmakologische Intervention zu bekämpfen, während sozialmedizinische Studien, die dieselben Symptome auf den Bildungsstand oder den ökonomischen Status der Kranken zurückführen, sich der Bereitschaft verdanken, Krankheiten durch sozialpolitische Maßnahmen zu bekämpfen. Die Kontexte möglicher Intervention gehen also konstitutiv in den Krankheitsbegriff mit ein.

Das Urteil, etwas sei eine Krankheit, ist nach Engelhardt also kein theoretisches Urteil im Sinne Boorse', das unabhängig von normativen Setzungen und pragmatischen Kontexten gefällt werden könnte, sondern ruht gerade auf diesen auf. Die krankheitstheoretisch relevante Beschreibungssprache ist damit nicht die aus Biologie und Statistik zusammengesetzte Rede von normaler Funktion, wie Boorse sie als autoritativ für den Krankheitsbegriff setzt, sondern es ist die Sprache – oder es sind die Sprachen – der im Interesse an der Krankheit mitgesetzten Handlungskontexte. Das Pragma der Rede von der Krankheit ist für Engelhardt grundsätzlich deren Erklärung, Vorhersage und therapeutische Beherrschung; welche Mittel hierfür aber überhaupt als einsetzbar gedacht werden, ist eine Festlegung, von der dann auch die Modellbildung abhängt. Es ist zu betonen, dass Engelhardt dabei keinen radikalen Konstruktivismus vertritt, demzufolge es keine wissenschaftlich objektivierbaren Sachverhalte im Krankheitsgeschehen gäbe. Die nomologischen Substrukturen von Krankheit, also die epidemiologisch aufgewiesenen Korrelationen und die daraufhin im Krankheitsmodell enthaltenen Ursache-Wirkungsbeziehungen, bilden eine „aitiologische[] Matrix",[275] die wissenschaftlicher Überprüfung fähig ist. In diesem Sinne hat Engelhardts Krankheitsbegriff durchaus realistische Anteile. Die Leistung seiner Theorie besteht vielmehr gerade – ebenso wie bei Boorse – darin, zwischen normativen Setzungen und nomologischen Objektivitätsansprüchen präzise unterscheiden zu können. Diese Grenze verläuft bei ihm nicht zwischen einem objektiv-theoretischen Krankheitsbegriff und den praktischen Fragen nach Unerwünschtheit und Behandelbarkeit, sondern zwischen Korrelationen von Variablen bzw. nomologischen Beziehungen zwischen Ursachen und Wirkungen auf der einen Seite und der Zuweisung von Krankheitswert zu einem körperlichen Zustand sowie der Wahl der pragmatischen Kontexte, in denen von

---

[274] A.a.O., 54.
[275] A.a.O., 51.

Krankheit gesprochen werden soll, auf der anderen Seite. In diesem Sinne steht der Krankheitsbegriff von Anfang an im Kontext pragmatischer Urteile.[276]

Offen bleibt dabei allerdings das Verhältnis der beiden Logiken, die Engelhardt für die Rückführung von Anzeichen und Symptomen auf verschiedene Ursachen namhaft macht. Auf der einen Seite ist das die Logik des multifaktoriellen Krankheitsbegriffs, der komplexe Gefüge verschiedener, ineinandergreifender Ursachen berücksichtigt. Davon zu unterscheiden ist die multidimensionale Struktur von Krankheit, die verschiedene „Dimensionen – genetische, infektiöse, metabolische, psychologische und soziale" berücksichtigt, die ebenso „ein Ursachengeflecht"[277] bilden sollen, die sich aber teils auf „unterscheidbare Ebenen des menschlichen Verstehens"[278] beziehen, also mit inkommensurablen Beschreibungssprachen einhergehen. Die Logik ineinander verschränkter Faktoren und die Logik divergierender Perspektiven sind nicht ausgeglichen.

(3.) Wie bereits angesprochen betont Engelhardt, dass Krankheitsurteile, wie die Geschichte der Krankheitsbegriffe zeigt, eine teils verhängnisvolle Offenheit gegenüber moralischen Urteilen haben. So wären valide Studien denkbar, die die Wirksamkeit pharmazeutischer Intervention bei krankhafter Fluchtneigung von Sklaven belegen. Boorse würde die Krankheitszuschreibung an dieser Stelle abweisen mit dem Hinweis darauf, dass kein Defizit gegenüber der typischen Funktionalität eines menschlichen Organismus des entsprechenden Geschlechts und Alters vorliegt. Engelhardt kann das nicht. Die normative Unterscheidungsfähigkeit, die seinem Krankheitsbegriff fehlt, führt er durch den Gesundheitsbegriff ein. Gesundheit, so definiert er, „bedeutet, von den Zwängen psychologischer und physiologischer Kräfte frei zu sein".[279] Der so bestimmte Gesundheitsbegriff soll nun, so die normative Setzung Engelhardts, das Telos der Medizin angeben. Medizin ist also dann legitim, wenn sie der „Emanzipation des Individuums von den Einschränkungen sonst unkontrollierbarer psychologischer und physiologischer Kräfte"[280] dient. Wenn sie das nicht tut, sondern in Dienst genommen wird, eine soziale Institution wie die Sklaverei zu stabilisieren, ist dies als Missbrauch der Medizin zu qualifizieren. Gesundheit ist also nicht, wie bei Boorse, das Negativ zu Krankheit, sondern bezeichnet das ethische Ideal, das notwendig ist, die inhärente Normativität von Krankheitsurteilen zu kontrollieren. So kann Engelhardt nüchtern zugestehen, dass der Krankheitsbegriff auf moralischen Ur-

---

[276] ENGELHARDT schließt hier an Charles Peirce' pragmatistischen Wahrheitsbegriff an, der die Bedeutung einer gedanklichen Konzeption durch das Gesamt der Konsequenzen konstituiert sieht, die aus der Wahrheit dieser Konzeption folgen würden. Vgl. a.a.O., 58.

[277] A.a.O., 52.

[278] A.a.O., 55.

[279] A.a.O., 61.

[280] Ebd.

teilen und sozialen Erwartungen aufruht,[281] weil er den Gesundheitsbegriff als unabhängiges Korrektiv zur Verfügung hält, um von Missbrauch der Medizin sprechen zu können. Engelhardt selbst bezeichnet seinen Gesundheitsbegriff als nichtmoralisch in dem Sinne, dass er nicht auf bestimmte Voraussetzungen des guten Lebens gegründet ist, sondern auf eine psychische und physische Freiheit, sein Leben nach eigenen Vorstellungen zu gestalten, abzielt.[282]

Bevor die Bedeutung der beiden Krankheitstheorien im Kontext der vorliegenden Arbeit diskutiert werden kann, werden im folgenden Abschnitt einige jüngere Modifikationen und Vermittlungen der normativistischen und naturalistischen Ansätze dargestellt, um ein umfassenderes Bild von der krankheitstheoretischen Debatte zu zeichnen.

III. Modifikationen und Differenzierungen

Zwischen der naturalistischen Position Christopher Boorse' und der normativistischen Position Tristram Engelhardts liegt ein weites Feld an Krankheitsbegriffen, die sich entweder als Modifikationen eines der beiden Ansätze verstehen lassen (1., 2.) oder als Zwischenpositionen und Hybridisierungen auftreten (3.). Im Folgenden wurde eine exemplarische Auswahl getroffen; sie dient dazu, das Feld im Hinblick auf die einleitend genannten interessierenden Punkte und die dafür wichtigen Theoriealternativen auszuleuchten.

(1.) Modifikationen des naturalistischen Krankheitsbegriffs reagieren auf Kritik am Ansatz von Christopher Boorse, wie sie sich an den beiden zentralen Versatzstücken seiner Theorie entzündet: am biologisch fundierten Funktionsbegriff und an der statistischen Normenbildung. Bereits der Begriff der Funktion enthalte ein implizites normatives Moment, so argumentiert Peter McLaughlin in einem luziden Beitrag.[283] In der Rede von Dysfunktionen oder von verminderter Funktionalität ist vorausgesetzt, was sich nicht von selbst versteht: Wieso sollen Dinge, die Funktionen haben, diese auch ausführen? McLaughlin macht drei verschiedene mögliche Quellen versteckter Normativität in der Analyse von Funktionen namhaft. Dies ist zum einen die Kategorie von Mittel und Zweck: Hier wird die Wirkung von etwas als Mittel zu einem Zweck betrachtet. Im Falle von Naturzwecken führt dies zu der auch bei Boorse beschriebenen Mittel-Zweck-Kaskade, die sofort zur Frage nach dem höchsten, normgebenden Zweck nach sich zieht. Der funktionale bzw. instrumentelle Regress muss beendet werden. Dies kann – hier folgt McLaughlin Immanuel Kant[284] – nur geschehen, indem ein diesen Regress aufhaltender Endzweck im Wohl eines Subjekts verortet wird: Nur ein solcher Zweck hat

---

[281] Vgl. dazu auch den Begriff der Medikalisierung (ILLICH 1995; BAUCH 1996; LANZERATH 2008; EICHINGER 2012; FISCHER 2013). Siehe dazu 3.5, I. und 5.5, II.

[282] Vgl. ebd.

[283] MCLAUGHLIN 2013.

[284] Vgl. KANT 1793, § 63, B 279–284.

die nötige Absolutheit, die ihn nicht mehr als bloßes Instrument zu einem noch höheren Zweck verstehen lässt. Die Normativität einer Funktion kann also erstens als aus einem „Subjekthaften"[285] fließend gedacht werden. Eine zweite mögliche Normquelle ergibt sich aus den Kategorien von Teil und Ganzem. In diesem Fall wird ein Ding, das eine Funktion erfüllt, als Teil eines größeren Systems gedacht, zu dessen Leistung es beiträgt. Auch diese Teil-Relation kann iteriert werden, und auch sie verweist auf ein Abschlussglied, ein letztes System, als dessen Teile alle Funktionsträger auf niedrigeren Ebenen gedacht werden. Dieses System kann den Regress nur stoppen, wenn es nicht nur als Aggregat seiner Teilsysteme, sondern als ein Ganzes in sich selbst gedacht wird: als ein Organismus. Die Auszeichnung von Organismen als Ganzheit stellt also eine weitere Quelle verdeckter Normativität im Funktionsbegriff dar. Entsprechendes gilt schließlich für die Kategorie von Type und Token. Wenn ein Individuum als Token, als Instanziierung eines Typus, verstanden wird, dann ist mit der Angabe des Typus selbst schon ein Maß gegeben, an dem das Individuum gemessen werden kann: Es instanziiert diesen Typus besser oder schlechter. Hier liegt die Quelle der Normativität im Funktionsbegriff mithin im Typischen des Typus.

In der Boorse'schen Theorie spielen alle drei Normquellen eine Rolle. Die Normativität des Typus weist Boorse selbst als statistische aus (dazu siehe unten). Die Zweck-Mittel- bzw. Teil-Ganzes-Kaskade bricht Boorse beim einzelnen Organismus ab, legt aber nahe, dass diese mit ähnlichem Ergebnis auch zu höheren zwecktragenden Ganzheiten wie der Spezies oder der Biosphäre weitergeführt werden könnte. Damit bleibt die Normativität, die im Abbruch des funktionalen Regresses liegt, verborgen. Dem entgehen normativistische Theorien, die den Regress jeweils bei einem Subjekt abbrechen.

Genau an dieser Stelle setzt eine naturalistische Kritik an Boorse ein, die der Evolutionsbiologe Randolph Nesse formuliert hat.[286] Die Biologie, so lässt sich Nesses Standpunkt reformulieren, stellt gerade keinen einheitlichen Referenzrahmen für die Formulierung derjenigen Ziele bereit, auf die hin physiologische Prozesse als Funktionen begriffen werden können. So kann zwar die Ebene des einzelnen Organismus gewählt und etwa gefragt werden, wie es mit der Funktionalität seiner Teilsysteme in Bezug auf dessen Überleben und Reproduktionserfolg beschaffen ist. Im evolutionsbiologischen Rahmen sind es jedoch nicht die einzelnen Organismen, sondern deren Gene, die als zwecktragend gedacht werden müssen. Die Evolution selektiert einzelne Organismen nicht nach deren Überlebensfähigkeit, sondern danach, wie effizient sie ihre eigenen Gene zu reproduzieren vermögen. Das individuelle Überleben ist dann nur insofern relevant, als es zu dieser genetischen Gesamtfitness beiträgt, indem das Lebewesen seine Reproduktionsphase über-

---

[285] MCLAUGHLIN 2013, 176.
[286] Vgl. NESSE 2001.

haupt erlebt oder als Eltern- oder Großelternteil zum Reproduktionserfolg seiner Kinder und Enkel beiträgt, die die eigenen Gene tragen.[287] Nicht einmal die individuelle Reproduktivität ist dementsprechend ein Optimierungsziel der Evolution. Unter bestimmten Umständen kann der Verzicht auf eigene Reproduktion zugunsten der Reproduktionserfolge der eigenen Verwandtschaft für die genetische Gesamtfitness funktional sein. Ein funktionales Defizit oder funktionale Vortrefflichkeit können also, entsprechend der Einsicht McLaughlins, nur relativ zur gewählten zwecktragenden Einheit festgestellt werden. Ob dies die Gene, das Individuum oder ein wie auch immer geartetes Kollektiv sind, spielt im biologischen Kontext eine erhebliche Rolle.[288] Aus der weitesten verfügbaren biologischen Perspektive, der des evolutionären Prozesses insgesamt, sind es jedenfalls nicht die von Boorse angegebenen Ziele des Überlebens und der Reproduktionsfähigkeit des Organismus, die relevant wären. Vielmehr lässt sich von hier aus „objektiv"[289] zwischen dem Normalen und dem Pathologischen unterscheiden, indem gefragt wird, inwieweit die Verfasstheit eines körperlichen Mechanismus die genetische Gesamtfitness befördert oder dieser gerade abträglich ist. Insofern sind etwa Alterungsprozesse nicht dysfunktional, soweit sie auf eine genetische Ausstattung zurückgehen, die in der für die Gesamtfitness entscheidenden früheren Lebensphase zielführend ist. Wohl aber können bestimmte Alterungserscheinungen wie etwa Alzheimer oder Linsentrübungen des Auges als krankhaft verstanden werden, weil sie die Fähigkeit, die eigenen Enkel zu fördern, – und damit potenziell die genetische Gesamtfitness – mindern.

Mögliche Einwände gegen diesen Standpunkt sind Legion; so kann gefragt werden, woher wiederum die dem evolutionären Gesamtprozess zugeschriebene Normativität rührt, oder warum nicht diejenigen Prozesse kulturell-biologischer Koevolution betrachtet werden, die die Rahmenbedingungen für die genetische Gesamtfitness gegenüber früheren naturgeschichtlichen Epochen massiv verändert haben. Doch es genügt hier festzustellen, dass schon innerhalb des naturalistischen Standpunkts die Probleme einer Normativität des Natürlichen offensichtlich werden.

Auch gegen die statistische Fassung eines „typischen" Funktionsdesigns und einer „typischen" Funktionalität eines physiologischen Vorgangs ist Einspruch erhoben worden. Bereits die 1943 erschienene Habilitationsschrift des Philosophen Georges Canguilhem, *Versuch über einige Probleme, das Normale und das Pathologische betreffend*,[290] macht deutlich, dass die Unterscheidung des Normalen und des Pathologischen nicht als rein quantitative

---

[287] Vgl. a.a.O., 164.

[288] Zur Bedeutung der Unterscheidung verschiedener Funktionalitätsebenen in der Biologie für die Krankheitstheorie vgl. auch HUCKLENBROICH 2013.

[289] NESSE 2001, 164.

[290] CANGUILHEM 1943.

Abweichung gedacht werden kann. In Auseinandersetzung mit physiologischen Krankheitstheorien des 19. Jahrhunderts zeigt Canguilhem, dass die in der Charakterisierung eines Zustandes als pathologisch enthaltene Qualifikation nicht auf dessen quantitative Verfasstheit zurückgeführt werden kann. Entweder ist der physiologische Zustand selbst für das Individuum qualitativ ausgezeichnet, dann geht dies über eine rein quantitative Charakterisierung hinaus; oder der Zustand ist tatsächlich nur als eine quantitative Abweichung beschrieben, dann ist auch keine Werthaltigkeit für den Einzelnen daraus abzuleiten. Eine konsequente Naturalisierung im Sinne einer Reduktion des Körperlichen auf das Messbare kann daher keinen Begriff des Pathologischen mehr entwickeln. Dieses Argument lässt sich nicht nur gegen Boorse, sondern in modifizierter Form auch gegen Nesse wenden: In einem konsequent evolutionsbiologischen Rahmen dürfte kein Zustand eines Organismus als pathologisch auszuzeichnen sein, weil niemals ausgeschlossen werden kann, dass sich dieser für das Ganze als funktional erweist – und sei es auch nur als Nebenwirkung derjenigen genetischen Mutationen, die um der Erreichung höherer Gesamtfitnessraten willen notgedrungen auch evolutionäre Sackgassen produzieren müssen.

Bei grundlegender Sympathie für Boorse' Ansatz konzediert auch der Philosoph Thomas Schramme die Schwierigkeit, das typische Funktionsdesign einer Spezies (bzw. einer durch Alter und Geschlecht bestimmten Untergruppe) statistisch herzuleiten. Dies hält er aber auch im naturalistischen Rahmen für überwindbar: In dem Maße, in dem die funktionalen Interdependenzen der einzelnen Teilsysteme von Organismen durchschaut werden, kann die statistische Herleitung von typischen Funktionen ersetzt werden durch Kausalerklärungen, die die Notwendigkeit von Prozessen niederer Ebene für Prozesse höherer Ebene belegen und insofern die wesentlichen Funktionen eines Organismus auszuzeichnen erlauben, ohne hierfür eine statistische Herleitung zu benötigen.[291]

(2.) Auch auf normativistischer Seite gibt es eine Reihe von Ansätzen, die sich als Modifikationen der Engelhardt'schen Grundposition verstehen lassen. Die wesentlichen Theorieoptionen beziehen sich hierbei einerseits auf die Frage, ob und wie sich die im Krankheitsbegriff und im Gesundheitsbegriff enthaltenen normativen Setzungen präzisieren lassen, und andererseits auf die behaupteten Funktionen, die der Krankheitsbegriff in verschiedenen praktischen Kontexten hat. Wie Engelhardt legt auch Lennart Nordenfelt einen ethisch begründeten Gesundheitsbegriff zu Grunde. Gesundheit – und abgeleitet davon auch Krankheit – sind nicht wie bei Boorse Zustände des Organismus, sondern Zustände des Menschen als Person. Eine Person soll dann gesund heißen, wenn sie fähig ist, diejenigen Ziele zu erreichen, die für sie wesentlich sind. Engelhardts Bestimmung der Freiheit von psychischen

---

[291] Vgl. SCHRAMME 2000, 131.

und physischen Zwängen wird hier also dahingehend präzisiert, dass eine Person von spezifischen Handlungen nicht abgehalten sein darf, nämlich von solchen, die auf ihre vitalen Ziele ausgerichtet sind.[292] Für das Konzept der vitalen oder wesentlichen Ziele diskutiert Nordenfelt zwei verschiedene Möglichkeiten: Wesentliche Ziele sind entweder die Grundbedürfnisse des Menschen oder die selbst gesetzten Ziele der Lebensführung. Er verwirft beide Theorien und formuliert eine Zwischenlösung: Wesentliche Ziele sind diejenigen, deren Erfüllung notwendig und insgesamt hinreichend ist für das minimale Glück der Person.[293] Gesundheit ist die Fähigkeit einer Person, „unter Standardbedingungen",[294] das heißt, unter Voraussetzung der kulturell üblichen Rahmenbedingungen menschlicher Existenz, dieses minimale Glück zu erreichen. Eine Krankheit liegt dann vor, „wenn mindestens ein Organ von einem Zustand oder Prozess betroffen ist, der dazu neigt, die Gesundheit dieser Person zu beeinträchtigen".[295] Mit diesem hier nicht weiter zu entfaltenden Konzept liefert Nordenfelt nicht nur eine handlungs- bzw. gütertheoretische Präzisierung des Gesundheitsbegriffs, sondern importiert diese auch in den Krankheitsbegriff selbst. Wie bei Engelhardt ist das Krankheitsprädikat an subjektive wie kulturelle Normsetzungen gebunden, die in die Bestimmung der wesentlichen Ziele wie der Standardbedingungen eingehen. Anders als Engelhardt beansprucht Nordenfelt jedoch, einen einheitlichen gütertheoretischen Rahmen für den Krankheitsbegriff errichten zu können.

Damit ist ein Theorietyp gegeben, innerhalb dessen viele Schattierungen bestehen, je nachdem, welche Gütertheorie zugrunde gelegt wird. Dabei liegt es zum einen nahe, Krankheit und Gesundheit direkt an diejenigen Ziele zu binden, die eine individuelle Person sich selbst setzt. Eine solche Theorie wird etwa von Caroline Whitbeck vertreten.[296] Für den Gesundheitsbegriff geht diese Ansicht bereits auf Friedrich Nietzsche zurück:

> Denn eine Gesundheit an sich giebt es nicht, und alle Versuche, ein Ding derart zu definiren, sind kläglich missraten. Es kommt auf dein Ziel, deinen Horizont, deine Kräfte, deine Antriebe, deine Irrtümer und namentlich auf die Ideale und Phantasmen deiner Seele an, um zu bestimmen, *was* selbst für deinen *Leib* Gesundheit zu bedeuten habe. Somit giebt es unzählige Gesundheiten des Leibes [...].[297]

Auf der anderen Seite stehen Ansätze, die im Gegenüber zu den Objektivität beanspruchenden naturalistischen Krankheitstheorien versuchen, auch auf normativistischer Seite Objektivität dadurch zu erzielen, dass der Krankheitsbegriff auf der Grundlage einer objektiven Gütertheorie formuliert wird. Dies

---

[292] Vgl. NORDENFELT 1995, XV; 53–96; 2007, 227.

[293] NORDENFELT 1995, XV.

[294] NORDENFELT 2007, 227.

[295] A.a.O., 228.

[296] Vgl. WHITBECK 1981, 221.

[297] NIETZSCHE 1882, Nr. 120, 155.

gilt insbesondere für den Ansatz von Danner Clouser, Culver und Gert, die
für ihren Begriff des Gebrechens („malady"), der Krankheiten, Erkrankungen
und Verletzungen zusammenfasst, unter Verwendung einer Liste von interkulturell und intersubjektiv gültigen Grundübeln formulieren:

> Eine Person hat genau dann ein Gebrechen, wenn sie aufgrund eines Zustands, der weder
> in einer rationalen Überzeugung noch in einem solchen Wunsch besteht, ein Übel (Tod,
> Schmerz, Behinderung, Einschränkung der Freiheit bzw. von Möglichkeiten oder der Ver-
> lust von Freude) erleidet oder ein erhöhtes entsprechendes Risiko besteht und keine separa-
> te aufrechterhaltende Ursache vorliegt.[298]

Ähnlich unternimmt Monika Bobbert „die Konstruktion eines inhaltlich gefüllten und gleichzeitig moralisch verallgemeinerbaren Krankheitsbegriffs
mittels einer Güterlehre"[299] unter Anschluss an die Ethik von Alain Gewirth.
Hier ist die ethische Grundfrage berührt, inwieweit objektive materiale Gütertheorien begründbar sind. Diese ermäßigt sich zwar im krankheitstheoretischen Rahmen etwas, insofern hier nur behauptet sein muss, die entsprechende Liste der Güter oder Übel sei notwendig und hinreichend, um den Krankheitsbegriff zu begründen; darüber hinaus wären weitere, dann nicht mehr
verallgemeinerbare Lebensziele namhaft zu machen, deren Erreichbarkeit
aber für die Bestimmung des Krankheits- und Gesundheitsbegriffs nicht mehr
als Kriterium herangezogen werden soll. An dieser Stelle wird gleichwohl
zwischen den Handlungskontexten der theoretischen Pathologie, der politischen Diskussion um eine Leistungsbegrenzung im Gesundheitswesen und
der ärztlichen Versorgung individueller Patienten zu unterscheiden sein.[300]
   Auf eine wesentliche Theoriealternative innerhalb dieses Typs von Krankheitstheorien sei noch hingewiesen. Auf der einen Seite stehen Ansätze, die
wie Nordenfelt die Handlungsfähigkeit ins Zentrum der Krankheitstheorie
stellen. Auf der anderen Seite werden auch solche Güter und Übel einbezogen, die nicht direkt auf Handlungen des Patienten bezogen sind. Dazu gehört
insbesondere die Freiheit von Schmerz und Leid. Es ist m.E. plausibel, mit
Danner Clouser et. al. den Begriff der Krankheit an das subjektive Erleben
Kranker anzuschließen, indem etwa dem Erleiden von Schmerzen oder Ängsten auch dann ein Krankheitswert beigelegt wird, wenn die individuelle
Handlungsfähigkeit nicht affiziert ist.
   An anderer Stelle setzt ein Beitrag Urban Wiesings ein.[301] In denjenigen
praktischen Kontexten, auf die die normativ gefüllten Krankheitsbegriffe ab-
zielen, sei der Krankheitsbegriff bei Lichte besehen verzichtbar. Die Medizin
als praktische Wissenschaft brauche keine allgemeine Definition von Krankheit. Wenn die Frage im Raum steht: „Welche Menschen in welchem Zustand

---

[298] DANNER CLOUSER et al. 1981, 131.
[299] BOBBERT 2000, 418.
[300] Siehe dazu Kapitel 6.5.
[301] WIESING 1998.

soll ein Arzt verändern?", so könne die Antwort darauf ohne Bezug auf den Krankheitsbegriff lauten: „Ein Mensch soll durch ärztliches Tun verändert werden, wenn er es will und wenn für ihn mit einem Nutzen zu rechnen ist."[302] Ähnlich wie in der Theorie subjektiver Ziele bei Caroline Whitbeck und anderen ist medizinisches Handeln also auch bei Wiesing an die jeweiligen eigenen Zielsetzungen eines Individuums geknüpft. Diese normative Position soll, so Wiesings Pointe, nicht hinter einem allgemeinen Krankheitsbegriff versteckt werden. Wiesing stützt dies durch die Beobachtung, dass der Krankheitsbegriff in vielen praktischen Verwendungskontexten auch tatsächlich keine entscheidende Rolle spielt. Ob eine Krankheit vorliegt oder nicht, ist weder im Versicherungswesen, im Strafrecht, im Arbeitsrecht noch in der Legitimation ärztlichen Handelns das entscheidende Kriterium. Eine Person kann eindeutig krank sein, und doch zahlt die Krankenversicherung nicht (Zahnersatz), es wird nicht auf Schuldunfähigkeit erkannt, es erfolgt keine Suspendierung von Arbeitnehmerpflichten. Umgekehrt hat sich sowohl die Zuständigkeit der Krankenversicherung (Schwangerschaftsabbruch) als auch die Legitimation ärztlichen Handelns (Schönheitschirurgie) auf Bereiche ausgedehnt, die nach breitem Konsens nicht als Krankheit gelten.[303] Auch eine rein naturwissenschaftlich konzipierte Physiologie und Pathologie, die nur Veränderungen, aber keine „guten" oder „schlechten" Zustände feststellt, müsste auf den Krankheitsbegriff verzichten. Der Verzicht auf einen Krankheitsbegriff würde dessen kryptonormative Gehalte offenlegen und es erlauben, die relevanten ethischen Fragestellungen offen und direkt zu adressieren. Ein Verzicht auf den Krankheitsbegriff dürfte allerdings kaum allgemein zustimmungsfähig sein, schon weil die Bestimmung einzelner Krankheitseinheiten, wie Kazem Sadegh-Zadeh gezeigt hat,[304] einen allgemeinen Krankheitsbegriff logisch voraussetzt. Die Unterscheidung von Krankheitseinheiten dürfte aber, wenn auch nicht in allen Fällen,[305] so doch in der Regel ein sinnvolles Instrument zur Selektion von Informationen in der ärztlichen Praxis sein. Interessant an Wiesings Position ist aber die Beobachtung, dass sowohl der Versuch einer rein naturwissenschaftlichen Krankheitstheorie als auch der Ansatz einer konsequent an den subjektiven Zielsetzungen von Personen orientierten Krankheitstheorie beide konsequenterweise auf die Auflösung des Krankheitsbegriffs hinauslaufen. Das heißt umgekehrt, dass der Krankheitsbegriff immer als eine naturwissenschaftliche wie ethische Aspekte verbindende Mischkategorie angelegt sein muss.

---

[302] A.a.O., 88.

[303] Ähnliche Argumente haben BOORSE dazu geführt, seinen Krankheitsbegriff von praktischen Verwendungskontexten abzukoppeln (siehe oben, I.).

[304] Vgl. SADEGH-ZADEH 1977.

[305] So weist Wolfgang Wieland darauf hin, dass etwa in der Intensiv- und Notfallmedizin klinische Daten direkt in ärztliche Handlungsanweisungen übersetzt werden, ohne dass dies durch eine Krankheitsdiagnose vermittelt wäre (vgl. WIELAND 1975, 140).

(3.) Vor diesem Hintergrund sind Ansätze interessant, die dezidiert als Verbindung oder Hybridisierung naturalistischer und normativistischer Positionen konzipiert sind. Jerome Wakefield, der eine Professur für die konzeptionellen Grundlagen der Psychiatrie innehat, hat eine Theorie psychischer Störungen entwickelt, die er auch für somatische Krankheiten für anwendbar hält. Sein von ihm selbst so genannter hybrider Ansatz konzipiert eine Störung als „schädliche Dysfunktion",[306] also als Vorliegen eines organischen Funktionsdefizits, das rein biologisch bestimmt wird, aber zusätzlich einen Schaden für das Individuum darstellen muss, indem es dessen Wohlergehen einschränkt. Diese Einschränkung des Wohlergehens, die an den Maßstäben der jeweiligen Kultur gemessen wird, ist aus mehreren Gründen ein notwendiges Kriterium für das Vorliegen einer Störung: Zum einen haben sich die relevanten Körperfunktionen unter anderen Selektionsbedingungen herausgebildet, als heute vorliegen. Eine biologische Dysfunktion wie etwa eine verminderte männliche Aggressivität kann nicht mehr als Störung qualifiziert werden. Zweitens stimmt das evolutionäre Selektionskriterium der reproduktiven Fitness nicht mit kulturellen Maßstäben darüber überein, was als Störung gewertet werden soll und was nicht. Kleine Einschränkungen der reproduktiven Fitness beeinträchtigen das Wohlergehen einer Person in der Regel nicht; insofern wäre es unangemessen, sie als Störung zu bezeichnen. Der normativ-deskriptive Doppelaspekt von Krankheit ist auch der Grund dafür, warum bestimmte Krankheitszuschreibungen wie etwa die der Homosexualität bleibend umstritten sind: Sie resultieren aus unterschiedlichen „Wertvorstellungen";[307] die Möglichkeit einer Einigung sieht Wakefield nur auf der biologischen Seite, also im Aspekt der Dysfunktion, gegeben.

Ähnlich verknüpft auch Thomas Schramme normativistische und naturalistische Aspekte im Krankheitsbegriff. Allerdings beansprucht er nicht wie Wakefield, einen einheitlichen, Krankheit, Erkrankungen und Verletzungen in gleicher Weise umfassenden Krankheitsbegriff aufzurichten, sondern unterscheidet wiederum zwischen verschiedenen Verwendungskontexten. In drei verschiedenen Kontexten werden jeweils unterschiedliche Krankheitsbegriffe verwendet, sodass sich die Konflikte zwischen normativistischen und naturalistischen Krankheitstheorien als Scheinkonflikte entlarven lassen: Im medizinisch-theoretischen Kontext der Pathologie gilt ein naturwissenschaftlicher Krankheitsbegriff, dessen entscheidendes Merkmal die Störung natürlicher Funktionsfähigkeiten ist. Im medizinisch-praktischen Kontext ärztlichen Handelns geht es hingegen um spezifische Einschränkungen der individuellen Handlungsfähigkeit. Hier ist Krankheit wesentlich als Übel qualifiziert; dieser Krankheitsbegriff kann also nur normativistisch rekonstruiert werden. Ähnlich und doch noch einmal anders verhält es sich im juristischen Kontext,

---

[306] WAKEFIELD 1992, 243.
[307] A.a.O., 262.

wo ein Mensch aufgrund bestimmter sozialer Normen als krank bezeichnet und etwa von seiner Arbeitspflicht entlastet wird. Dieser Krankheitsbegriff bezieht sich nicht auf die Interessen und Zielsetzungen des Einzelnen, sondern auf die sozial zugewiesene Krankenrolle. Auch dies ist also ein normativer Krankheitsbegriff, der von der naturalistischen Bestimmung des medizinisch-theoretischen Kontextes zunächst einmal unabhängig ist. Schramme belässt es jedoch nicht bei dem konzeptionellen Pluralismus der Krankheitsbegriffe. Er formuliert vielmehr eine Vorrangregel: Die medizinisch-theoretische Bestimmung des Krankheitsbegriffs soll insofern Vorrang vor den praktischen Krankheitsbegriffen genießen, als auch in praktischer Hinsicht nur solche Verfassungen als Übel sollen gelten können, die auch im theoretischen Sinne pathologisch sind.[308] Für die praktischen Verwendungen soll nach Schramme also dieselbe *und*-Verknüpfung zwischen normativen und naturwissenschaftlichen Krankheitsbestimmungen, also zwischen Übel/Schaden und Dysfunktion, vorliegen wie bei Wakefield im Begriff der Störung. In wünschenswerter Klarheit weist Schramme darauf hin, dass die Vorrangregel selbst wieder normativer Natur ist: Sie ist im Interesse einer Begrenzung ärztlichen Handelns in einem auf Expansion angelegten Gesundheitswesen formuliert. Durch seine Vorrangfunktion, die er für die praktischen Krankheitsbegriffe hat, wird der theoretische Krankheitsbegriff seinerseits jedoch nicht selbst wertgeladen – die Pragmatik wirkt nicht auf die Semantik zurück.[309]

Auch der Mediziner Peter Hucklenbroich verbindet naturalistische und normativistische Merkmale im Krankheitsbegriff, allerdings so, dass er zwischen ihnen keine *und*-, sondern eine *oder*-Verknüpfung etabliert. Wie Schramme geht er von einem unhintergehbaren Bedeutungspluralismus aus:

Es ist sehr wahrscheinlich nicht möglich, einen Bedeutungskern von ,krank' und ,Krankheit' zu identifizieren, der allen genannten Verwendungsweisen dieser Bezeichnungen [lebensweltlich, in der Arbeitswelt, im Sozialrecht, im Versicherungswesen, in verschiedenen Medizinsystemen, TM] im Sinne eines gemeinsamen Definiens zu Grunde liegt.[310]

In dieser Situation beansprucht Hucklenbroich wie Boorse, den theoretischen Krankheitsbegriff einer „wissenschaftlich-medizinischen Krankheitslehre"[311] zu rekonstruieren. Er erstellt eine Liste von fünf Krankheitskriterien, von denen jedes einzelne hinreichend für das Vorliegen einer Krankheit ist (*oder*-Verknüpfung). Zu diesen gehören die Verkürzung der natürlichen Lebenserwartung, die Unfähigkeit zur biologischen Reproduktion, aber eben auch Schmerzen, Leiden oder Beschwerden, die bestimmte Schwellen über-

---

[308] Vgl. SCHRAMME 2013, 101.

[309] Dazu vgl. auch HOFFMANN 2013, der seinerseits Schrammes Bedeutungspluralismus kritisiert und beansprucht, dass auch ein medizinisch-praktischer Krankheitsbegriff auf semantischer Ebene wertfrei zu bestimmen sei.

[310] HUCKLENBROICH 2012, 139.

[311] Ebd.

schreiten, sowie der Verlust oder die Einschränkung von zum sozialen Zusammenleben notwendigen Fähigkeiten. Die letzten beiden Kriterien können in ihrer Ausformung kulturabhängig sein. Als fünftes tritt das Risiko des Eintretens einer nach einem der anderen vier Kriterien bestimmten Krankheit hinzu.[312] Die Pointe einer solchen *oder*-Verknüpfung liegt darin, dass sie insbesondere auch solche Zustände subjektiv empfundenen Leids als krankhaft qualifizieren kann, die sich nicht auf die Überlebens- oder Reproduktionsfähigkeit auswirken. Hier ergeben sich spezifische Abgrenzungsprobleme zu anderen Leiderfahrungen, die nicht als pathologisch qualifiziert werden sollen, weil es sich um „normale" Reaktionen oder Stimmungsschwankungen handelt. „Diese Differenzierung und damit die *Objektivierung* subjektiv empfundener Beschwerden kann häufig erst im Rahmen klinischer Empirie und pathophysiologisch-psychopathologischer Detailforschung erreicht werden und bedarf dann beim Beurteiler fachlich-medizinischer Kenntnisse."[313] Diese Schwierigkeit dürfte der Grund für naturalistische Ansätzen sein, auf das Leidenskriterium ganz zu verzichten, und für Schramme und Wakefield, es zusätzlich an biologisch aufweisbare Befunde zu binden. Es ist aber zweifelhaft, ob ein Krankheitsbegriff glaubwürdig ist, der von der Qualität des Leidens als eines eigenständigen Kriteriums absieht.

IV. Krankheitserfahrung und Krankheitstheorie

Das in den vorangegangenen Abschnitten ausgebreitete Feld der Krankheitsbegriffe gilt es nun im Hinblick auf die eingangs genannten drei interessierenden Themenkreise hin auszuwerten (1.-3.). Ein eigenes Augenmerk verdienen die gleichsam *indirekten* Leistungen naturalistischer Krankheitsbegriffe in der Erschließung von Krankheitserfahrungen (4.).

(1.) Erstens erweist es sich tatsächlich als weiterführend, die Krankheitsbegriffe auf die ihnen zugrundeliegenden bzw. durch sie mitgeformten Krankheitserfahrungen zu befragen. Hier wäre es nun ein Missverständnis, lediglich die von den Autoren so bezeichneten medizinisch-praktischen Krankheitsbegriffe, die also die ärztliche Praxis in der Begegnung mit Patienten anleiten sollen, für relevant zu halten. Demgegenüber ist zu betonen, dass auch der theoretische Krankheitsbegriff im Sinne von Christopher Boorse oder Peter Hucklenbroich potenziell an Selbstdeutungen kranker Menschen anschließt. Denn auch er verweist auf eine Praxis: nämlich auf die Praxis medizinischen Erklärens innerhalb der ärztlichen Tätigkeit. Eine Ärztin hat gelernt, die theoretische Pathologie als Grundlage ihres Handelns zu begreifen. Wenn der Patient mit der Wahrnehmung „Mit mir stimmt etwas nicht" zu ihr kommt, wird sie in der Regel versuchen, ihm zu erklären, was denn mit ihm

---

[312] Vgl. HUCKLENBROICH, 2012, 145; 2013, 45.
[313] A.a.O., 147.

nicht stimmt. Es ist der theoretische Krankheitsbegriff, der mindestens beansprucht anzugeben, was in dieser Praxissituation eine gültige Erklärung ist und was nicht. Hier und in den vielen paraärztlichen Medizinbegegnungen des Patienten, der sich auch in der gedruckten oder im Internet verfügbaren Ratgeberliteratur informiert, koppeln der theoretische Krankheitsbegriff und die entsprechenden Krankheitsmodelle an die Selbstdeutung des Patienten.

Nun operieren die unterschiedlichen Krankheitsbegriffe mit divergierenden medizinischen Ontologien, das heißt mit unterschiedlichen Vorstellungen davon, was das Wesen des Krankheitsgeschehens ist.[314] Einem naturalistischen Krankheitsbegriff folgend, wird die Ärztin den Patienten als Organismus thematisieren, der Defizite gegenüber seinen natürlichen Funktionieren aufweist. Sie begibt sich (und der Patient mit ihr) in eine Gegenstandsstellung zum kranken Leibkörper. Der Patient wird sich als Körper vorstellig, und dies in einer spezifischen, biologische und statistische Rationalität (im Falle Christopher Boorse') einbeziehenden Art und Weise. Die relevanten Zieldimensionen ärztlichen Handelns sind auf dieser Ebene angelegt: Es geht um die Reparatur organischer Funktionssysteme. Insbesondere diagnostische Praktiken unterfüttern diese Art der Gegenstandsstellung mit Plausibilität: Bildgebende Verfahren vermitteln den drittpersönlichen Blick auf sich selbst,[315] und die allgegenwärtigen Praktiken des Messens, Wiegens und Zählens, verbunden mit der Feststellung von „Auffälligem", also der Abweichung vom statistischen Normalmaß,[316] stellen Schemata für die Deutung von Körpererfahrungen bereit.

Auch Engelhardts Krankheitsbegriff findet in diesem Sinne Entsprechungen in der ärztlichen Praxis des medizinischen Erklärens. Das Nebeneinander verschiedener Beschreibungssprachen für das Krankheitsgeschehen gehört zur Realität medizinischer Begegnungen. Patienten konsultieren Ärzte verschiedener Disziplinen, daneben gegebenenfalls auch Heilpraktiker, die weitere medizinische Ontologien ins Feld führen. Das bei Engelhardt auf theoretischer Ebene nicht vollständig vermittelte Verhältnis von perspektivischen Beschreibungsebenen einerseits und der Verschränkung verschiedener Krankheitsursachen andererseits entspricht dann recht präzise derjenigen Art und Weise, in der Patienten im Kontext eines hochausdifferenzierten Medizinwesens ihre Krankheit und damit ihren Leibkörper erklärt bekommen. Dies gilt insbesondere für das Nebeneinander von organismischen und personalen Kategorien in der Beschreibung von Krankheit. Der Patient, der erfährt, dass in seinem Körper eine chronische Entzündung abläuft, die durch den Stress, den er als Person erfährt, befördert wird, wird in dieser Erklärung gleichzeitig als Körper und als Leib thematisch.

---

[314] Zum Begriff der medizinischen Ontologie vgl. auch Moos 2015.

[315] Vgl. dazu Duden 1991a, 43ff.; 79ff.; 2002, 11ff.

[316] Vgl. Mol 2008.

Insgesamt spricht also einiges dafür, Verbindungen zwischen den Bruchlinien des krankheitstheoretischen Feldes und der Vielfalt der Krankheitserfahrungen zu ziehen. Vermittelt über die ärztliche Praxis medizinischen Erklärens (und ebenso über Praktiken medizinischer Forschung) stehen beide in einem Verhältnis der Wechselwirkung. Damit soll nicht behauptet sein, dass das eine durch das andere vollständig oder auch nur hauptsächlich bestimmt wäre. Krankheitstheorien speisen sich zusätzlich aus philosophischen wie naturwissenschaftlichen Rationalitäten, während Krankheitserfahrungen das subjektive Befinden und Erleben zu ihrer Quelle haben. Behauptet werden soll nur, dass Krankheitserfahrungen und Krankheitstheorien einem beziehungsreichen Kontinuum von Gegenstands- und Subjektstellungen im menschlichen Leib-/Körperverhältnis angehören. Auf theoretischer Seite gehören diesem Kontinuum nicht nur die jeweils aktuell diskutierten Krankheitsbegriffe und -modelle an; vielmehr sind auch historische Schematisierungen in gegenwärtigen Krankheitserfahrungen präsent.[317]

(2.) Zweitens war einleitend in ethischer Perspektive gefragt worden, in welcher Hinsicht der Krankheitsbegriff selbst bereits normative Implikationen habe, also „wertgeladen" sei. Das Stichwort ist in der Debatte eingeführt, aber unglücklich, insofern unter ihm verschiedene Arten möglicher normativer Implikationen im Krankheitsbegriff diskutiert werden, die es zu unterscheiden gilt:

Auf der einen Seite geht es um die Frage, inwieweit der Begriff konstitutiv durch individuelle Vorstellungen guten Lebens mitbestimmt wird. Dies wird zumeist für den Begriff der Erkrankung (*illness*) zugestanden, für den Krankheitsbegriff im Sinne von *disease* aber seitens der naturalistischen ebenso wie seitens derjenigen normativistischen Ansätze abgewiesen, die objektive Gütertheorien zu Grunde legen.

Ähnliches gilt für die Frage nach der Präsenz „gesellschaftlicher" bzw. „kultureller" Normen im Krankheitsbegriff. Naturalisten wie Boorse und Schramme weisen diese für den theoretischen Krankheitsbegriff ab, und auch objektive Normativisten wie Danner Clouser et al. beanspruchen, einen kulturinvarianten Krankheitsbegriff formulieren zu können.

Die dritte Ebene normativer Implikationen im Krankheitsbegriff soll hier als ethische bezeichnet sein. Inwieweit gehören ein Unwerturteil (Krankheit soll nicht sein) und eine Interventionsaufforderung (Kranken muss man helfen) konstitutiv zum Krankheitsbegriff, und inwieweit ist er mindestens auf semantischer Ebene davon unabhängig? Hier verläuft die Grenzlinie recht präzise zwischen naturalistischen und normativistischen (einschließlich der Vermittlungs-) Positionen. Fragt man weiter, inwieweit der Krankheitsbegriff nicht nur normative Elemente enthält, sondern sich wesentlich ethischer Theoriebildung verdankt, verlaufen die Fronten wiederum anders: Normativisten

---

[317] Siehe oben, 3.1, II.

wie Nordenfelt, Bobbert oder Danner Clouser et al. sprechen für eine ethische Begründung des Krankheitsbegriffs, während Engelhardt eine solche nur für den Gesundheitsbegriff unternimmt, aber keine geschlossene ethische Formulierung für den Krankheitsbegriff vorschlägt, da er auf dessen konstitutive Bezogenheit auf den jeweiligen Verwendungskontext abstellt. Hierin liegt m.E. die große Stärke seiner Krankheitstheorie: Der Gesundheitsbegriff ist in seiner Idealität ethisch reformulierbar, während der Krankheitsbegriff als kontextrelativer keine ethische Deduktion erlaubt.

Eine weitere Ebene möglicher „Wertgeladenheit" liegt in denjenigen Voraussetzungen, die im theoretischen Zuschnitt selbst enthalten sind. Schon der biologische Funktionsbegriff ist in seinem Gehalt relativ zur betrachteten Abschlussganzheit verfasst, wie Peter McLaughlin gezeigt hat. Die in Betracht gezogenen Krankheitsursachen verdanken sich Forschungsinteressen (und damit indirekt auch der sozialen Interventionsbereitschaft), so Tristram Engelhardt. Es ist wiederum Engelhardts Verdienst, dies nicht als fundamentalen, sondern als spezifischen Einwand gegen naturalistische Objektivitätsansprüche zu richten: Nicht die wissenschaftliche Objektivierbarkeit der Ergebnisse guter medizinischer Studien ist hiermit angezweifelt, sondern lediglich die Alternativlosigkeit der Fragestellungen selbst.

Im Horizont des Attributs „wertgeladen" steht die Frage, in welcher Hinsicht der Krankheitsbegriff objektiv bestimmt werden kann, oder allgemeiner: in welcher Hinsicht auf intersubjektive Verständigung über die Zuschreibung „krank" oder „nicht krank" zu hoffen ist. Es fällt auf, dass diejenigen Autoren, die den Naturalismus betonen, wie etwa Boorse oder Schramme, dies in einem moralischen bzw. politischen Interesse tun: Der objektive Krankheitsbegriff soll gerade dazu verhelfen, das expansive Gesundheitswesen einzudämmen, indem er eine Verständigung darüber erlaubt, was „wirklich" eine Krankheit ist.[318] Verständigung, so die unausgesprochene Prämisse, ist vor allem oder ausschließlich im Hinblick auf naturwissenschaftliche Fakten möglich. Hinsichtlich Moral und Politik ist ein Wertdezisionismus vorausgesetzt, der jedenfalls nicht auf rationale Verständigung hoffen lässt. Dies gilt auch für die hybride Theorie von Wakefield, der normative Anteile des Krankheitsbegriffs zugesteht, aber über sie keine Verständigung erhofft. Auf der anderen Seite des Spektrums stehen hier die objektiven Gütertheorien, die die Möglichkeit der Verständigung auch auf ethischer Ebene voraussetzen. Die Krankheitsbegriffe unterscheiden sich also auch nach Art der unterliegenden Kommunikations- bzw. Konflikttheorien.

Insgesamt kann jedenfalls als Resultat des Durchgangs durch die Krankheitsbegriffe gelten, dass „Krankheit" eine normativ-deskriptive Mischkate-

---

[318] Insbesondere auf die Unterscheidbarkeit von Therapie und Enhancement stellen Boorse und Schramme ab, während Normativisten wie Urban Wiesing und Bettina Schöne-Seifert (vgl. SCHÖNE-SEIFERT 2005, 186) hier keine prinzipielle Grenzen ziehen können.

gorie ist. Dabei ist die Lokalisierung normativer Implikationen im Krankheitsbegriff von hohem ethischen Belang; dies wird insbesondere an den in
der Literatur immer wieder diskutierten Paradigmen von Schwangerschaft,
Homosexualität, Drapetomanie und dem weiten Feld der hier nicht weiter
diskutierten psychischen Erkrankungen deutlich.

(3.) Drittens werden in den Krankheitsbegriffen Erklärungsansprüche verschiedener wissenschaftlicher Disziplinen verwaltet. Ob allein die Biologie
(Nesse), Biologie und Statistik (Boorse), eine objektive Güterethik (Danner
Clouser et al.) oder eine Kombination von ihnen die Abgrenzung von krank
und gesund bestimmen, ob psychologische, soziologische, kulturwissenschaftliche und deskriptiv-ethische Studien zu individuellen und kulturellen
Werten und Normen hierfür von Belang sind oder nicht, wird durch den jeweiligen Krankheitsbegriff zugewiesen. Das wird insbesondere an den teleologischen Aspekten der Krankheitsbegriffe deutlich. Krankheit und/oder Gesundheit haben es mit Zielen zu tun, die erreicht oder nicht erreicht werden.
Ob dies Ziele des Organismus, der Spezies, der Biosphäre, eines typischen
Vertreters einer Kultur, eines Menschen im Allgemeinen oder einer individuellen Person sind, inwieweit solche Ziele im Verhältnis von Mittel und
Zweck zueinander stehen, und inwieweit es Zielkonflikte gibt, wird in den
unterschiedlichen Krankheitsbegriffen je spezifisch bestimmt. Die Gruppe der
Disziplinen, die mit am Tisch sitzen, wenn es um Krankheit und Gesundheit
geht, ist unterschiedlich zusammengesetzt, über das gesamte Feld der Krankheitstheorien hinweg aber kaum begrenzt. Damit verbunden ist die Frage, wer
die Deutungshoheit über das Vorliegen einer Krankheit hat: die physiologische Pathologin, die sich als Naturwissenschaftlerin versteht; der Arzt, der
die notwendige Objektivierung subjektiver Beschwerden vornimmt; die Patientin in ihrem subjektiven Missbefinden; eine Gesellschaft in ihren normativen Erwartungen an den Einzelnen und in ihrer Definition von Ausnahmetat-
beständen? Der Blick über die Krankheitstheorien zeigt wiederum, dass die
geläufige Unterscheidung von *illness* als subjektiv leidvoller Erkrankung,
disease als objektiver Krankheit und *sickness* als zugewiesener Krankenrolle
allenfalls als ein heuristischer Erstzugang taugt.[319] Denn die entscheidenden
theoretischen Bruchlinien zwischen den Krankheitsbegriffen beziehen sich
zum einen auf die Bezüge und Verflechtungen zwischen den drei Aspekten
von Krankheit, also etwa auf die Frage, wie viel *illness* und wie viel *sickness*
in der *disease* präsent sind. Zum anderen beziehen sie sich auf innere Differenzierungen etwa von *disease*: Ist ein rein biologischer Krankheitsbegriff
denkbar (Nesse), und wenn nicht (Wiesing), welche Rolle spielt die Biologie
für einen medizinischen Krankheitsbegriff?[320] Solche Fragen stellen sich heute wieder neu, wenn etwa unter dem Stichwort „Systemmedizin" der Versuch

---

[319] Dazu siehe oben, 3.1, II.
[320] Vgl. dazu die instruktive historische Studie von WIESING 1995.

unternommen wird, Krankheiten vor dem Hintergrund einer umfassenden informationstechnischen Integration lebenswissenschaftlichen Wissens neu zu konzipieren.[321] In diesem Zusammenhang ist auch der Anspruch der jeweiligen Krankheitsbegriffe von Bedeutung, entweder den medizinischen Sprachgebrauch (oder auch nur einen Teil des medizinischen Sprachgebrauchs) lediglich zu rekonstruieren (Boorse, Hucklenbroich), oder auch zur Revision des Sprachgebrauchs beizutragen, wenn es um die Unterscheidung von Sach- und Wertungsfragen geht (Wakefield; Wiesing).

Jedenfalls ist es für eine theologische Rezeption nicht ausreichend, die medizinische Rede von Krankheit ausschließlich unter dem Gesichtspunkt kultureller Formung in den Blick zu nehmen, wie dies in Kapitel 3.1 geschehen ist.[322] Für einen Anschluss an das Selbstverständnis der Medizin gilt es, auch deren naturwissenschaftlichen Geltungsanspruch zu rekonstruieren, wie dies sowohl naturalistische als auch, in engerem Umfang, normativistische Theorien tun.[323] Dies ist unabdingbar für die Diskussion eigener (theologischer) Geltungsansprüche[324] ebenso wie für die Diskussion medizinethischer Fragen, aber es ist auch unabdingbar für einen Vollbegriff der Krankheitserfahrung. Denn als Patientinnen und Patienten werden die Kranken mit diesen Geltungsansprüchen konfrontiert: Sie erfahren ihren eigenen Körper als ein Stück „Natur" im naturwissenschaftlichen Sinne. Inwieweit das die Krankheitserfahrung prägt, ist abschließend zu entfalten.

(4.) Die Befassung mit Krankheitstheorien im Kontext der vorliegenden Arbeit ist mit einem erheblichen Bias behaftet. Indem die Krankheitserfahrung als Ausgangspunkt genommen wurde, ist ein Votum für einen krankheitstheoretischen Naturalismus kaum zu erwarten. So erscheint es wenig überraschend, dass normativistische Argumente, allen voran aus dem Ansatz

---

[321] Vgl. Bundesministerium für Bildung und Forschung 2012.

[322] Ein solcher kulturalistischer Reduktionismus (Matthias Jung spricht hier von einem *„hermeneutizistischen Fehlschluss"*, JUNG 2012, 136) wäre der irreduziblen – wie auch immer vermittelten – Differenz von Natur und Kultur ebenso unangemessen wie der naturalistische Reduktionismus, der Kultur als Emergenzphänomen zu erklären suchte (vgl. dazu auch STOELLGER 2010, 21–23).

[323] Der Aufweis des Vorhandenseins kultureller Formen – wie etwa des von Susan Sontag namhaft gemachten „Mythos" von Krankheit als Ausdruck der Persönlichkeitsstruktur – sagt noch nichts darüber aus, inwieweit medizinische Studien, die diesen Mythos zu stützen scheinen, wissenschaftliche Geltung beanspruchen können oder nicht (vgl. etwa Studien zur Krankheitsneigung des sogenannten *Repressers*, eines Persönlichkeitstyps mit Tendenz zur Verdrängung: MUND/MITTE 2012, 640). Es ist die Leistung der normativistischen Krankheitstheorie Engelhardts, dem medizinischen Geltungsanspruch einen exakten Ort zuzuweisen und gleichzeitig kulturelle bzw. soziale Kontingenzen im Krankheitsbegriff benennen zu können. Selbst Naturalisten wie Boorse oder Schramme gestehen solche Kontingenz für praktische Krankheitsbegriffe zu, nehmen aber den theoretischen davon aus.

[324] So ist zu fragen, ob und inwieweit theologische Medizinkritik im Raum theologischer Aussagen verbleibt oder diesen überschreitet. Siehe dazu Kapitel 3.5.

Engelhardts, sich im vorliegenden Kontext am ehesten als anschlussfähig erwiesen haben. Dementsprechend erscheinen die subjektive Qualität des Leidens, die verschiedenen Ebenen normativer Implikationen sowie die Erklärungsleistungen entsprechender nichtbiologischer Disziplinen für den Krankheitsbegriff (und für den in ihm vorausgesetzten Umfang möglicher Krankheitsmodelle) konstitutiv, während ein konsequenter Naturalismus als gezielte Ausblendung dieser Aspekte und als ein insofern mindestens für die Fragestellung dieser Arbeit unzureichender Zugang gewertet werden muss. Dennoch oder gerade deswegen soll abschließend noch einmal hervorgehoben werden, inwieweit insbesondere der Naturalismus zur Rekonstruktion der Krankheitserfahrung und der Praxis im Umgang mit Krankheit, etwa der Begegnung von Arzt und Patient, aufschlussreich ist. Der Naturalismus ist geeignet, so die These, gerade diejenigen Aspekte der Krankheitserfahrung hervorzuheben, in denen der Mensch sich selbst als ein Stück „Natur" deutet. In der Selbstdeutung als „Natur" ist ein differenzierter und in sich spannungsvoller Modus der Gegenstandsstellung zu sich selbst, mithin der Erfahrung, einen Körper zu haben, gegeben. Dieser umfasst unter anderem:

1. „Natur" erscheint zunächst als ein Sachzusammenhang, der jenseits von biographischen und sozialen Sinndimensionen besteht.[325]
2. „Natur" erscheint als Gegenstand, als etwas Objektivierbares, Messbares, gegebenenfalls Lokalisiertes.
3. Als Gegenstand kann „Natur" als Fremdes, als Fremdkörper in mir erscheinen, der in den Leib, der ich bin, eingedrungen ist und die Krankheit herbeigeführt hat oder sie selbst darstellt.
4. „Natur" erscheint als Gesetzen unterworfen, die nur partiellen oder gar keinen Anhalt in lebensweltlichen Evidenzen haben. Als solches erscheint „Natur" als Gegenstand von Expertenwissen sowie als ein Zeichensystem, das nur der geschulte Experte lesen kann.[326]
5. Als über das Erfahrbare hinausgehend kann „Natur" als Bereich erscheinen, der sich weit über das subjektive Unwohlsein hinaus erstreckt, das Anlass war, einen Arzt aufzusuchen. „Natur" umfasst die Kategorie des Potenziellen: Sie birgt Gefährdungen und Risiken, die noch gar nicht manifest gewesen sein müssen, um Anspruch auf Aufmerksamkeit erheben zu können. In diesem Sinne ist eine Entwicklung in den Krankheitsbegriffen festzustellen, bereits dem Risiko einer Erkrankung selbst Krankheitswert zuzuschreiben.[327]

---

[325] In der marxistisch inspirierten Medizinsoziologie ist dies als Entfremdung von Körper und sozialem Selbst kritisiert worden (vgl. WALLACH BOLOGH 1981).

[326] Zur Szientifizierung vgl. FUCHS 2006, 38. Das gipfelt im Phänomen des asymptomatischen Kranken (vgl. BAUER 2017, 78); siehe auch 2.2, I.

[327] Vgl. etwa HUCKLENBROICH 2012, der das Risiko explizit als Kriterium für Krankheit einführt, gegen BOORSE 1977, der dies noch abgelehnt hat.

6. Im Anschluss daran erscheint „Natur" auch als individuelle Verfasstheit, als spezifische Disposition und Konstitution, die sich als ungünstig erweisen kann.[328]

7. Als eine Risiken und Gefährdungen unterworfene „Natur" erscheint diese zudem als ein Zerbrechliches, Gefährdetes, gegebenenfalls als in Todesgefahr Befindliches. Der Körper, den ich habe, kann als Naturorganismus zerstört werden. Meine biologische Verfasstheit ist nicht unbedingt zu meinem Nutzen.[329]

8. Weiterhin kann „Natur" als Quelle von Normen erscheinen, indem mein Körper Anspruch auf eine bestimmte Lebensführung und Compliance erhebt. Mein Körper selbst hat natürliche Grundbedürfnisse, er wünscht und fordert, goutiert das eine und lehnt das andere ab.[330]

9. Als Sachzusammenhang und Gegenstand, insbesondere von Expertenwissen, ist „Natur" Bezugspunkt der Verhandlung und Verständigung: Als ein Stück „Natur" werden meine Probleme mit dem Körper, den ich habe, vom Arzt ernst genommen, vom Arbeitgeber mit Suspendierung meiner Pflichten beantwortet, seitens der Krankenkasse als Finanzierungsgrund und auch darüber hinaus als Legitimation für den Abruf weiterer sozialstaatlicher Leistungen akzeptiert.

In diesen vor allem in naturalistische Krankheitsbegriffe eingegangenen und dort wieder reproduzierten Formationen von „Natur" stehen Schemata bereit, mittels derer der Körper als Phänomen gedeutet werden kann. Die in der Phänomenalität des Körpers eingenommene Gegenstandsstellung zu sich selbst wird insbesondere mit solchen „Natur"-Schemata in konkrete Vorstellungen überführt und geformt; sie wird bestimmbar, kommunizierbar und legitimationsfähig. Als „Natur" wächst das Körperphänomen zudem über sich hinaus: Es wird ausgezogen ins Verborgene, verlängert in den unsichtbaren Bereich des aktual nicht Erlebten. Als „Natur" kann sich der Körper viel mächtiger dem Leib, der ich bin, entgegenstellen; er kann mein soziales Leben affizieren, indem er in seiner individuellen Verfasstheit Normen für meine Lebensführung in sich trägt, die spezifische Observanz verlangen; er kann meine Handlungsfähigkeit beeinträchtigen, indem er als defektes Instrument erscheint; und er kann als Gefährdetes auch mein Daseinsvertrauen beeinträchtigen.[331] „Natur", so wie sie der krankheitstheoretische Naturalismus konzipiert, fungiert in dieser Hinsicht als ein Bündel von Deutungsschemata, die vor allem im ärztlichen Erklären und in populärer Medizinliteratur angeboten und durch medizinische Praktiken in ihrer Plausibilität gestützt werden.

---

[328] Zur Vereinzelungsleistung des Krankheitsbegriffs siehe Kapitel 3.5., I.

[329] Vgl. SCHRAMME 2012, 16.

[330] Dazu vgl. das Konzept des evaluativen Organismus nach CANGUILHEM 1943.

[331] Aus solchen Motiven speist sich auch der schillernde Terminus des „new materialism". Zur Debatte vgl. GOLL/KEIL/TELIOS 2013.

Nicht zuletzt aber ist es die brachiale Härte und Kontingenz vieler Krankheitserfahrungen, die auf „Natur" rekurrierende Deutungsmuster plausibilisieren. Unabhängig davon, wie diese Deutungen beurteilt werden (etwa als
sachangemessen oder auch als Entfremdung von einem als ursprünglich kon-
zipierten Leibsein),[332] gilt doch: Es ist der Wert naturalistischer Krankheitsbegriffe, diese Präsenz von „Natur" in der medizinischen Praxis und in der
Krankheitserfahrung allgemein deutlich hervorzuheben.[333] Nun treten die naturalistischen Krankheitstheorien in der Regel dazu an, lediglich den theore-
tisch-medizinischen Gebrauch des Krankheitsbegriffs zu rekonstruieren. Es
ist ein paradoxer Befund, dass ihre diesbezügliche Tauglichkeit zweifelhaft
erscheint, dass sie aber, gegen den Strich gelesen, als Beschreibungen eines
breiten Spektrums von Krankheitserfahrungen deskriptive Kraft besitzen.

3.3 Religiöse Praxis der Artikulation: Klage

I. Religion als Praxis

Krankheitserfahrung, so ist in Kapitel 3.1 entfaltet worden, ist nicht allein ein
physischer Vorgang, sondern dessen kulturelle Formung, mittels derer das
bloß Kontingente subjektiv und intersubjektiv bedeutsam wird. Die kulturelle
Formung geschieht, so Arthur Kleinman, in zweierlei Weise: im *Mythos*, also
im Modus der Interpretation von körperlichen und sprachlichen Zeichen sowie in deren sinnvoller Verknüpfung bis hin zum expliziten Erklärungsmo-
dell oder zum Krankheitsnarrativ; und im *Ritus*, in durch kulturelle Skripte
vorgegebenen Praktiken des Umgangs mit kranken Menschen und kranken
Körpern.[334] Solche Mythen und Riten haben spezifische soziale Orte. In der
Begegnung mit Medizinprofessionellen kommen andere Mythen und andere
Praktiken zum Zuge als im sozialen Nahbereich, in der Verhandlung mit
Krankenkassen bzw. staatlichen Behörden oder im religiösen Feld. In Kapitel 3.2 wurde die medizinische Rede von Krankheit philosophisch reflektiert
und dabei nicht nur ihr Geltungsanspruch, sondern auch ihre mythologische
Leistung aufgezeigt. Sich selbst als ein Stück „Natur" vorstellig zu werden ist
ein prägnanter Ausdruck und damit eine spezifische Formung von Krankheitserfahrungen.[335]

---

[332] Zur Medikalisierungs- und Entfremdungskritik siehe Kapitel 3.5.

[333] Theologisch gesprochen ist „Natur" damit teils ein funktionales Äquivalent
dämonologischer Krankheitsdeutungen (insbesondere 1.-4.; 9.; zu diesen vgl. WEISSEN-
RIEDER/ETZELMÜLLER 2010, 16), teils hat sie funktionale Affinitäten zur hamartiologischen Krankheitsdeutung (Krankheit als Unordnung in mir; siehe Kapitel 3.4).

[334] Vgl. KLEINMAN 1988, 48.

[335] Die rituelle Funktion medizinischer Praktiken konnte (etwa am Beispiel bildgeben-
der Verfahren) nur angedeutet werden. Zu weiteren Aspekten siehe 3.5, 4.5, 5.5 und 6.5.

Nun soll das Feld der Medizin zunächst zugunsten der religiösen Sphäre verlassen werden. Bevor in Kapitel 3.4 religiöse Deutungen (mit Kleinman: Mythen) von Krankheit theologisch reflektiert werden, sollen zunächst christlich-religiöse Praktiken des Umgangs mit Krankheit in den Blick genommen werden. Dabei wird, entsprechend der Ausrichtung des Teils 3, auf Praktiken des Ausdrucks und der biographischen Aneignung von Krankheit fokussiert. Hier bietet sich ein Typus von Praktiken an, auf den bereits in den Autopathographien Schlingensiefs und Zorns rekurriert wurde: die religiöse Grundpraktik des Ausdrucks von eigenem Leiden im christlich-jüdischen Kontext schlechthin, die Klage. In der Reflexion dieser Praxis bedarf es, ähnlich wie in der Behandlung der Krankheitstheorien, einer Doppelperspektive. Einerseits werden religiöse Praktiken als kulturelle Formen und hier in ihrem funktionalen Beitrag zur Prägung von Krankheitserfahrungen analysiert; andererseits haben sie ein inneres Geltungsmoment, das in der funktionalen Perspektive nicht aufgeht. Religiöse Praktiken und Mythen formen nicht nur die Krankheitserfahrung, sondern werden, mindestens von religiösen Praktikanten, herangezogen im Bewusstsein, etwas *Gutes*, *Richtiges*, *Angemessenes*, *Passendes* zu tun oder zu sagen. Ohne dieses Geltungsvertrauen würden religiöse Praktiken und Mythen ihre kulturelle Formungsleistung genauso wenig erbringen wie medizinische. Es gilt also, dieses innere Geltungsmoment seinerseits theologisch zu rekonstruieren.

Mit der Betonung dieses Geltungsmoments ist eine praxistheoretische These verbunden. Die Pointe des *practical turn* der Sozial- und Kulturwissenschaften ist es, Praktiken zunächst als habitualisierte körperliche Vollzüge in den Blick zu nehmen, ohne diese sogleich handlungstheoretisch oder strukturalistisch einzuhegen. Praktiken sind weder per se Handlungen, also durch bewusste Zwecksetzung und Mittelwahl eines Subjekts bestimmt, noch sind sie auf unpersönliche soziale Strukturen bzw. Grammatiken zurückzuführen, die gleichsam hinter dem Rücken von Akteuren ihre Wirkung entfalten. In Praktiken ist vielmehr implizites Wissen („knowing how") eingelassen, das am Modell gelernt und im täglichen Vollzug adaptiert wird. Erst im Krisenfall wird dieses implizite Wissen explizit, es wird Gegenstand der Reflexion und der Auseinandersetzung.[336] Religiöse Praktiken – hier zunächst ohne weitere religionstheoretische Bestimmung verstanden als Praktiken im Kontext der religiösen Sphäre: Gebet, Liturgie, Predigt, Seelsorge etc. – befinden sich in der westlichen Moderne nun, so die hier vertretene These, gleichsam im Zustand der Dauerkrise. Sie sind kaum je gänzlich selbstverständlich, das heißt kaum je allein von implizitem Wissen getragen.[337] Anders als etwa

---

[336] Vgl. dazu RECKWITZ 2003 sowie hier Kapitel 6.2, II. Gerhard Marcel Martin unterscheidet hier zwischen impliziter und expliziter Theologie (vgl. MARTIN 2005, 8ff.; 38ff.).

[337] Zur Begründungserwartung an die Kirchenmitgliedschaft vgl. die fünfte Kirchenmitgliedschaftsuntersuchung der EKD (Evangelische Kirche in Deutschland 2014, 17).

Praktiken der Begrüßung und Verabschiedung sind sie vielmehr in aller Regel begleitet von dem Bewusstsein, potenziell problematische Praxis zu sein. Wer an einem Gottesdienst teilnimmt und darauf angesprochen wird, erwacht nicht erst aus einem impliziten Schlummer und muss mühsam reflektieren, warum es richtig, legitim und angemessen ist, dies zu tun. Vielmehr liegt eine Rechtfertigung parat, die er sich immer wieder auch selber sagt. So sind religiöse Praktiken in der Moderne – nicht nur bei Religionsprofessionellen – zumeist vom Bewusstsein ihrer Geltung und deren möglicher Bestreitung begleitet. Religiöse Praxis führt theologische Reflexion mit sich.[338]

II. Die lindernde Klage (Jochen Schmidt)

In seiner 2011 veröffentlichten Habilitationsschrift analysiert der Systematische Theologe Jochen Schmidt die Klage als religiöse Praxis.[339] Klage ist, so die Grundthese des Buches, eine Form des Selbstausdrucks, der Leiden lindert. Schmidt nimmt seinen Ausgangspunkt bei einem Phänomen, das er *reflexives Leiden* nennt: „ein Erleben kritisch gewordener Kohärenz",[340] in der die Passung von Selbst und Welt, die Balance von Identität und Exzentrizität, der Zusammenhalt der Zeitdimensionen des Daseins zerfallen. Der Leidende erlebt sich zudem aus dem Sinnkontinuum der Sprache herausgefallen; er kann sein Leiden nicht mehr mit den allgemeinen sprachlichen Mitteln zum Ausdruck bringen. Jeweils erfährt sich das leidende Subjekt von einer vorgängigen, selbstverständlichen Zusammengehörigkeit bzw. Eingepasstheit in Welt, Zeit, Sprache getrennt. Daran wird es sich selbst thematisch: das Leiden ist reflexiv. Insbesondere führen die Störung der Zeiterfahrung und die Sprachlosigkeit dazu, dass der Leidende seine Geschichte nicht mehr in einem kohärenten Zusammenhang erzählen kann.[341] Indem dergestalt die kon-

---

[338] Vgl. dazu etwa KORSCH 2004, 386. Damit ist nicht gesagt, dass nicht auch religiöse Praxis in vielen Einzelvollzügen gänzlich von implizitem Wissen getragen ist. Keine Gottesdienstbesucherin dürfte in der Lage sein, über alle Einzelheiten ihrer Vollzüge explizit Auskunft zu geben – wohl aber darüber, warum es legitim ist, dass sie am heutigen Sonntag im Gottesdienst sitzt. Es wäre also verkürzt, religiöse Praxis gänzlich im Raum der expliziten Deutungen anzusiedeln (so SCHMIDT 2011, 4); aber es wäre ebenso verkürzt, diese ohne ihr begleitendes Reflexionsmoment zu konzipieren.

[339] A.a.O.

[340] A.a.O., 21.

[341] Schmidts Analyse des reflexiven Leidens als kritisch gewordener Kohärenz ist der in dieser Arbeit vertretenen Konzeption der Krankheitserfahrung als Desintegrationserfahrung verwandt. Dies ist angesichts gemeinsamer Referenzen auf Phänomenologie und philosophische Anthropologie nicht überraschend. Der wesentliche Unterschied ist die kategoriale Fassung: Bei Schmidt sind es Formen der kohärenten Relation, Passung und Balance, hier Formen der Einheit bzw. Ganzheit, als die das im Leiden bzw. in der Krankheitserfahrung Verlorene ausgelegt wird. Beides schließt sich nicht aus; so gehen die hier namhaft gemachten Desintegrationserfahrungen durchaus mit dem Erleben des zerrissenen Zusam-

struktive Selbsterzählung verwehrt ist, fällt auch die Möglichkeit, im symbolisierenden Ausdruck Abstand vom eigenen Leiden zu nehmen, dahin. Es ist nun gerade die Klage, die nach Schmidt in der Situation reflexiven Leidens einen gelingenden Selbstausdruck bildet und damit diejenige Distanz herstellt, die nicht zur Heilung, aber zur Linderung des Leidens führt.[342]

Schmidt gewinnt seine Theologie des Leidens in Auseinandersetzung mit Arthur Schopenhauers Plädoyer für eine radikale Abwendung von der leidbehafteten Welt einerseits und Emanuel Levinas' Forderung, sich dem Leiden am Anderen radikal auszusetzen, andererseits. Zum Gewährsmann für eine Mittelposition zwischen Vermeidung und Affirmation des Leidens wird ihm Augustin, in dessen *Confessiones* er beides ineinander verwoben findet: die Distanznahme vom Leiden durch die „Flucht vor der Zeit"[343] wie auch die Perpetuierung der Klage im Modus der Selbstanklage. Diese Zweisträngigkeit findet Schmidt in der späteren Theologie, etwa bei Tauler und beim frühen Luther, reduziert. Sie verlassen den Strang einer Bewältigung des Leidens zugunsten einer „Leidensaffirmation".[344] Im Leiden wird der gefallene Mensch seiner selbst ansichtig; je tiefer das Leid, desto näher ist der Mensch an der Gnade. Solche rhetorischen Inversionen des Negativen ins Positive findet und kritisiert Schmidt auch in der modernen Theologie in vielfacher Form.[345] So wird die Klage dialektisch zum Lob umgedeutet; sie wird mit der Erwartung versehen, dass sie am tiefsten Punkt des Negativen ins Positive umschlagen werde. Gegen diese Auffassung von einer Klage, die das Moment ihrer Überwindung immer schon in sich selbst trägt, opponiert Schmidt. „Theologie kann allerdings nicht ausschließlich aus der Perspektive des Rückblicks operieren, sondern muss die Perspektive jener Klagenden einbeziehen können, deren Klage tatsächlich nichts anderes als Klage ist."[346] Klage ist der Selbstausdruck eines leidenden Menschen, an dessen Leiden tatsächlich nichts Gutes ist. Es ist allein der Ausdruck selbst, der Linderung des Leidens (nicht aber seine Aufhebung) bewirkt.

---

menhangs, des Passungsverlustes oder der Dysbalance einher. Umgekehrt spricht Schmidt an verschiedenen Stellen von Desintegration oder gestörter Integration (vgl. a.a.O., 6; 14). Die Pointe der Rekonstruktion von Krankheitserfahrung als Desintegrationserfahrung liegt – über die Erfahrung eines Passungsverlustes hinaus – darin, dass in der Krankheitserfahrung Vorstellungen verlorener und wiederzuerlangender Ganzheit (näherhin: der biographischen Selbsthabe, der personalen Anerkennung, der Heilung und der individuellen Sorge) mitgesetzt sind, die zum einen die religiöse Valenz von Krankheitserfahrungen bedingen und zum anderen eine Velzahl von auch ethisch relevanten Konsequenzen für den Umgang mit Krankheit aufweisen.

[342] Vgl. a.a.O., 1–24; 163f.

[343] A.a.O., 168.

[344] A.a.O., 83.

[345] Vgl. a.a.O., 106–111.

[346] A.a.O., 109.

Den leidenslindernden Effekt des Selbstausdrucks sieht Schmidt in zwei Aspekten der Klage begründet. Insofern Klage mehr ist als der unartikulierte Schrei, nämlich gestalteter Ausdruck, eröffnet sie erstens dem Klagenden die Möglichkeit, sich selbst zuzuhören.[347] Dabei entsteht zwischen der eigenen Ausdrucksintention und den sprachlichen Ausdrucksgestalten, die immer einen „Überschuss an Sinn"[348] in sich tragen, eine produktive Spannung. Ein Raum „der ästhetischen Arbeit an der Deutung des eigenen Lebens und Leidens"[349] öffnet sich; eine reflexive Distanz zu sich und zur eigenen Lage wird gewonnen. Der zweite leidenslindernde Aspekt der Klage ist ihr Moment der Inszenierung bzw. der Performanz. Indem der Klagende sich selbst „aufführt",[350] erprobt er Möglichkeiten seiner selbst. So öffnet sich ein Raum, in dem das eigene Leiden – und sei es eben nur im Ausdruck seiner selbst – als gestaltbar erscheint. In der Klage erfährt sich der Leidende als deutend und gestaltend; die drückende Totalidentifikation mit der eigenen Lage oder der gänzliche Zerfall mit ihr werden überführt in die Arbeit am Sinn und der Gestaltung dieser Lage.

Als religiöse Praxis ist die Klage, wie Schmidt anhand der Klagelieder des Einzelnen im Psalter deutlich macht, dadurch bestimmt, dass sie sich an eine letztverantwortliche Instanz richtet. Damit ist jedoch nicht dem Leiden ein letzter Sinn gegeben, die Deutungsarbeit suspendiert und die Klage in Lob verwandelt. Vielmehr sind im religiösen Horizont Möglichkeiten der Distanzgewinnung im Modus der Klage in spezifischer Weise gegeben. Die Letztverantwortlichkeit für das eigene Leiden wird Gott überlassen; der alltagsweltliche Handlungsdruck sistiert; die Klage darf reiner Selbstausdruck sein. Das Gottesverhältnis ist in der Klage durch die deutungsproduktive Differenz zwischen Leidenserfahrung und Glückserwartung gekennzeichnet, indem der verborgene Gott beim offenbaren verklagt wird. Auch bietet die religiöse Tradition geprägte Sprachformen, die ein Repertoire für den Ausdruck des Leidens im Horizont einer letztverantwortlichen Instanz bieten und Gott – „noch im Eindruck seiner radikalen Abwesenheit"[351] – ansprechbar machen.

Jochen Schmidts Theorie und Theologie der Klage steht im Kontext einer verstärkten theologischen Bemühung um das Phänomen der Klage in den letzten Jahrzehnten.[352] Diese reagieren ihrerseits auf die Bestreitung einer Legitimität der Klage etwa bei Karl Barth oder Paul Ricœur.[353] Schmidts Leis-

---

[347] Näher am Schrei, etwa bei Plessners Weinen, verortet Rebekka Klein die Klage (vgl. KLEIN 2008, 25).

[348] A.a.O., 140.

[349] A.a.O., 172.

[350] A.a.O., 152.

[351] A.a.O., 175. Vgl. die Klage Christi am Kreuz Mk 15,33; Mt 27,46.

[352] Vgl. nur die Beiträge in EBNER et al. 2001 sowie OTTMAR FUCHS 1982; GOTTHARD FUCHS 1996; THOMAS/KARLE 2009, 18f.

[353] Vgl. zu Barth etwa WÜTHRICH 2008, 70; zu Ricœur WELZ 2008, 121ff.

tung ist es, die Klage als religiöse Praxis des Ausdrucks von Leiden zu verstehen und zu rehabilitieren, ohne diese in die Teleologie eines Umschlags ins Gotteslob einzuzeichnen. Im Horizont des Gottesverhältnisses ist die Differenzerfahrung des Leidens nicht ‚immer schon' überwunden. Klage hat vielmehr ihre religiöse Dignität allein darin, Ausdruck des Leidens zu sein.

Mit Schmidt lassen sich die in Kapitel 3.2 erörterten Autopathographien als eine besondere Form der Klage verstehen: als sprachliche Ausdrucksgestalten des Leidens, mittels derer die Autorinnen und Autoren in eine reflexive Distanz zu ihrer Situation treten. Dabei eignen sie sich tradierte Formen des Ausdrucks an, erproben diese, verwerfen diese wieder. Die Arbeit am biographischen Narrativ invertiert nicht die Desintegrationserfahrungen des Krankseins zugunsten einer Erfahrung von Einheit (heilt diese also nicht), sondern überführt sie in einen Raum möglicher Selbstdeutungen und Selbstgestaltungen. Am Beispiel von Schlingensiefs Text wurde deutlich, wie eine solche Distanz im kontinuierlichen Sich-Abarbeiten an den Desintegrationserfahrungen gewonnen wird.[354] Erst in dieser Distanz, die durch die reflektierte Artikulation von Krankheitserfahrung entsteht, ist die biographische Aneignung möglich: Benötigt diese doch gerade jene Möglichkeit, sich zu sich selbst und zur eigenen Lage verhalten zu können, die durch die Krankheitserfahrung – mit Schmidt als Erfahrung reflektierten Leidens verstanden – verstellt zu werden droht. Nicht erst in der Frage nach einem Sinn von Krankheit im emphatischen Sinne, sondern bereits in der „klagenden" Artikulation von Leid beginnt die (Wieder-)Gewinnung der in den Krankheitserfahrungen zerbrochenen biographischen Erzählung.

III. Die brüchige Klage (Christoph Schlingensief)

Es lohnt sich genauer zu betrachten, was geschieht, wenn die Autopathographie sich dezidiert religiöser Semantiken bedient oder gar selbst zur Anrede Gottes wird. Bei aller Vorsicht, die Klage nicht theologisch ins Positive umzudeuten, ordnet Schmidt die Klage als religiöse Praxis bereits soteriologisch ein. Im Selbstausdruck setzt sich die Klagende zur Differenzerfahrung des Leidens selbst noch einmal in Differenz. In der Figur, sich zur Differenz in Differenz zu setzen und dies wiederum religiös als verdankt zu deuten,[355] ist bereits die Grundstruktur der Rechtfertigungslehre gegeben, wie sie in Kapitel 4.4 entfaltet wird. Christoph Schlingensiefs Erzählung von seinem Gebet in der Kapelle[356] ist ein gutes Beispiel für eine solche soteriologisch valente Selbstdistanz und Selbstverwandlung, die im (klagenden?) Gebet erfahren wird. Auch die von Schmidt namhaft gemachte Figur, den verborgenen Gott beim offenbaren Gott zu verklagen, findet sich bei Schlingensief mehr-

---

[354] Siehe oben, Kapitel 3.2, V. (1.).
[355] Vgl. SCHMIDT 2011, 174f.
[356] Siehe oben, Kapitel 3.2, V. (3.).

fach.[357] Andererseits finden sich auch Anhaltspunkte für eine religiöse Praxis der Klage, die noch unterhalb der genannten soteriologischen Grundstruktur angesiedelt ist. Auf sie hinzuweisen erscheint sinnvoll, um die religiöse Klagepraxis in ihrem ganzen Umfang in den Blick zu nehmen.

> Warum wird das alles jetzt kaputt gemacht? Warum? Mit wem rede ich da eigentlich? Du sagst ja doch nix.

>> Jetzt wird alles dezimiert, die ganzen Schingensiefs werden ausgerottet. Und vorher noch geviertelt und gegrillt. Ich bin sehr, sehr enttäuscht und traurig. Der anfängliche Schub zu Jesus und Gott geht eher wieder weg. Vielleicht kommt er wieder, wenn man ganz am Arsch ist. Aber das finde ich auch sehr, sehr schade. […]

> Und das, lieber Gott, ist die größte Enttäuschung. Dass du ein Glückskind einfach so zertrittst, du bist jedenfalls gerade dabei, das zu tun. Und all die anderen Leute, die an dich glauben, zertrittst du auch, zum Beispiel die, die nach Lourdes laufen und dennoch nicht geheilt werden.

>> Pure Ignoranz ist das. Gott sagt einfach, was du da machst, interessiert mich nicht, ist mir egal. Ich lege mich über dich, ich fresse mich in dich rein, ich missbrauche dich für meine Sachen, ich bringe dich einfach um die Ecke. Ist ihm völlig egal, wer ich bin, was ich mache. […]

> Lieber Gott, ich würde so gerne sagen, dass ich auf dich und deine Leute scheiße. Aber das schaffe ich nicht. Noch nicht. Kann nur sagen, lasst mich einfach in Frieden.[358]

Schlingensiefs Text, der biblische Motive verwendet,[359] oszilliert mehrfach zwischen der Klage, die sich an ein göttliches Du wendet und dieses für das Leiden verantwortlich macht, und dem (im obigen Zitat eingerückten) Kommentar, der über Gott oder über die eigene Gottesbeziehung reflektiert. Die Anrede an einen Gott, der doch nicht antwortet, ist prekär; die Verbindung reißt gleichsam immer wieder ab, und das Selbstgespräch nimmt ihre Stelle ein. Diese Situation gilt es selbst noch theologisch als religiöse Praxis zu deuten. Denn hier ist nicht nur die Negativität der Krankheitserfahrung ins Gottesverhältnis selbst eingetragen, sodass Gott wie bei Schmidt bleibend unter der Differenz von offenbar und verborgen angesprochen wird. Vielmehr verbirgt sich Gott auch gegenüber dem Versuch, ihn als abwesenden anzusprechen: Die Klage reißt ab. Es ist gerade die unterhalb der Differenzen von offenbar und verborgen, anwesend und abwesend rangierende Einheit Gottes, die hier prekär wird. Schmidt setzt diese Einheit im Begriff der religiösen Praxis als einer solchen, die sich an *eine* letztverantwortliche Instanz richtet, definitorisch voraus; in Schlingensiefs religiöser Praxis wird jedoch gerade darum gerungen. Gottes Verborgenheit und Abwesenheit wird in der Klage

---

[357] Siehe ebd.

[358] SCHLINGENSIEF 2010, 47; 51f.; 56f. (Einrückungen: TM).

[359] Gott zertritt Menschen: so in Jes 22,5; Klgl 1,15; Hi 40,12 u.ö. Zur Gleichgültigkeit Gottes gegenüber dem menschlichen Schicksal vgl. Hi 9.

radikal als Unansprechbarkeit erfahren, was die Klage selbst zerreißt. Der Riss zwischen Gottes Offenbarsein und Gottes Verborgensein wird nicht durch die Einheit der religiösen Praxis der Klage überwunden. Dennoch wird auch das noch in Formen der religiösen Tradition, und immer wieder zurückkehrend zur Haltung der Klage, zum Ausdruck gebracht.[360] Daher, so sei hier vorgeschlagen, soll die religiöse Praxis der Klage verstanden werden als eine, die Differenz und Negativität nicht nur in ihrem Inhalt, sondern auch in der Brüchigkeit ihrer Form zum Ausdruck bringt. Sie ist eine Praxis reflexiven Distanzgewinns, die die Gefährdung dieser Distanz, die Möglichkeit eines ‚Rückfalls‘ in die Unmittelbarkeit des Leidens, an sich selbst erfährt (und dies im Falle Schlingensiefs sogleich biographisch bzw. theologisch reflektiert). Wenn die Klage solcherart mitsamt ihres eigenen Außen theologisch begriffen wird, der abwesende Gott eben nicht sofort in seiner Ansprechbarkeit doch wieder anwesend ist, wird auch der Abstand zu soteriologischen Figuren größer. Die Pointe der religiösen Klage ist dann nicht sofort die Stabilisierung und Spezifizierung des Distanzgewinns zum eigenen Leiden (mit letztlich doch soteriologischer Qualität), sondern bereits der Ausdruck der Brüchigkeit dieser Distanz unter mundanen Bedingungen. Klage ist dann konsequent als Ausdruck von Erlösungsbedürftigkeit verstanden.

IV. Die verstummte Klage (Robert Gernhardt)

Die prekäre Klage als Ausdruck der Brüchigkeit lindernder Distanz: Hierfür hat der Dichter Robert Gernhardt, 2006 an Krebs verstorben, einen starken künstlerischen Ausdruck gefunden. Sein Gedicht *Geh aus mein Herz oder Robert Gernhardt liest Paul Gerhardt während der Chemotherapie*[361] ist eine Kontrafaktur von Paul Gerhardts *Geh aus mein Herz und suche Freud* von 1653. Was im Titel mithilfe der klanglichen Nähe von „Gernhardt" und „Gerhardt" angedeutet ist, bestimmt das gesamte Gedicht: Gernhardt gestaltet die ersten acht Strophen des barocken Vorbilds in identischem Versmaß, teilweise identischen Passagen und durchweg großer phonetischer Nähe um. Diese Umgestaltung ist der Sache nach eine Inversion: Aus Gerhardts Freud wird Gernhardts Leid.

Geh aus mein Herz und suche Leid
in dieser lieben Sommerszeit
an deines Gottes Gaben.
Schau an der schönen Gifte Zier
und siehe, wie sie hier und mir
sich aufgereiht haben.

---

[360] Für Fritz Zorn ist die Haltung der Klage vollends uneinnehmbar; doch auch dies wird noch in religiösen Figuren artikuliert (siehe 3.1, V., 4).

[361] GERNHARDT 2014, 939f.

Die Bäume stehen voller Laub.
Noch bin ich Fleisch, wann werd ich Staub?
Ein Bett ist meine Bleibe.
Oxaliplatin, Navoban,
die schauen mich erwartend an:
Dem rücken wir zuleibe.

Die Lerche schwingt sich in die Luft.
Der Kranke bleibt in seiner Kluft
Und zählt die dunklen Stunden.
Die hochbezahlte Medizin
tropft aus der Flasch' und rinnt in ihn.
Im Licht gehen die Gesunden.

Nach wie vor steht die Welt in Blüte, doch sie ist kein Korrelat eines inneren Zustandes mehr, sondern nur noch eine Kontrastfolie. Von einer unberührt sprühenden Natur hebt sich das eigene Leid nur noch umso finsterer ab. Selbsterfahrung und Welterfahrung befinden sich nicht, wie bei Gerhardt, in Harmonie zueinander, sondern sind entkoppelt. Das lyrische Ich ist schmerzhaft isoliert von einer Welt, die sich nicht um es kümmert, und zu der es den Kontakt verloren hat. Was ihm von Gott gegeben ist und es anstelle des Schalls der Nachtigall erfüllt, sind vergiftete, den Leib angreifende, teuer erkaufte Gaben: die Chemotherapie. So wird das Loblied Paul Gerhardts zum düsteren Klagelied. Mehr noch: Der theologischen Erwartung, die Klage möge sich zum Lob aufschwingen, gegen die auch Jochen Schmidt opponiert, wird für diese Klage in der siebten Strophe explizit widersprochen. Das gefallene Loblied kann nicht mehr zurück:

Der Weizen wächset mit Gewalt.
Ich aber fühl mich dürr und alt,
das Weh verschlägt mirs Loben
des, der so überflüssig labt
und mit so manchem Gut begabt:
Des hohen Herrn da oben.

Nicht, dass Gott nicht gäbe; nicht, dass die Welt nicht schön wäre und so manches Gut enthielte; aber ihre Schönheit und ihre Güter bedeuten für den, der Gift empfängt, nichts mehr. Insofern geht Robert Gernhardts lyrische Inversion des Lobs zur Klage einen anderen Weg als Fritz Zorns Inversion religiöser Motive vom Hiob zum Anti-Hiob und von der Verehrung Gottes hin zur Apotheose des Satans.[362] Während Zorn bis zur letzten Zeile seines Essays mit Gott kämpft, ist Gernhardt bereits über den Zorn hinaus. Sein Lied mündet in der achten Strophe in resignative Müdigkeit:

---

[362] Siehe oben, 3.1, IV. (4.).

Ich selber möchte nichts als ruhn.
Des großen Gottes großes Tun
Ist für mich schlicht Getue.
Ich schweige still, wo alles singt
und lasse ihn, da Zorn nichts bringt,
nun meinerseits in Ruhe.

Damit endet seine Klage, bevor sie eigentlich begonnen hätte: dort nämlich, wo sie sich auf Gottes Verheißung bezogen und schließlich im Du an Gott gewandt hätte, wie dies Paul Gerhardt ab der neunten bzw. elften Strophe tut.[363] Gerhardt werden die irdischen Gärten nun zum Vorschein des himmlischen Gartens, der ewigen Seligkeit und ihres Vorläufers, einer blühenden, in Gott verwurzelten Glaubensfestigkeit, um die er Gott in direkter Anrede bittet. Der krebskranke Gernhardt hingegen ist verstummt; er schweigt die letzten sieben Strophen lang. Die Klage, ihre Suche nach Sinn und Gestaltbarkeit, ihr Distanzgewinn, lohnt die Mühe nicht. Die tradierte religiöse Form, die sich zunächst immerhin noch invertieren ließ, taugt nun nicht einmal mehr dazu. Sie entgleitet dem, der klagen wollte.

Nun ist Robert Gernhardts Gedicht mit dieser Innenbewegung des lyrischen Ich nicht erschöpft. Denn im Gedicht verhält sich das lyrische Ich – und in eins damit der Autor[364] – noch einmal zur Resignation seiner Sinn- und Glückserwartung. Die wortgewaltige Kontrafaktur, die zu lesen ohne die heitere Melodie August Harders zu hören schier unmöglich ist, mutet ihrerseits als ein Erzeugnis grimmigen Zorns an. Als eine Art Meta-Klage reflektiert sie eine Leidenserfahrung, die noch die traditionellen Formen der Sinn- und Glückserwartung kennt und in ihnen die eigenen Erwartungen wiedererkennt, die aber nicht mehr die Zuversicht und Energie aufbringt, diese im Wortsinne einzuklagen. Christoph Schlingensiefs Klage bricht ab und geht in die theologische Reflexion über; Robert Gernhardts Klage beginnt garnicht erst, sondern reflektiert die Unerreichbarkeit der Klage und ihrer lindernden Distanz in poetischer Form.[365]

---

[363] Strophe 9: „Ach, denk ich, bist du hier so schön/ und läßt du's uns so lieblich gehn/ auf dieser armen Erden: was will doch wohl nach dieser Welt/ dort in dem reichen Himmelszelt/ und güldnem Schlosse werden!" Strophe 11: „O wär ich da! O stünd ich schon,/ ach süßer Gott, vor deinem Thron […]." (Evangelisches Gesangbuch o.J., Lied 503, 884.)

[364] Zur Aufhebung der Differenz von lyrischem und Autor-Ich vgl. RIEDEL 2014, 325.

[365] Wolfgang Riedel interpretiert das Gedicht im Kontext des Werkes Gernhardts insgesamt. Waren die frühen Krankengedichte auf Distanzgewinn durch ästhetisches Spiel aus, so sieht Riedel Gernhardt nun auf dem Weg zu seinen Sterbegedichten, in denen ein neuer Ton herrscht: „Der Distanzblick des Geistes auf den kranken Organismus wandelt sich so in den Sterbegedichten zu einem Blick der Empathie, der Nähe, ja der Solidarität, auf den sterbenden Gefährten." (RIEDEL 2014, 343) Auf diesem Weg liegt die radikale Absage an religiöse Tröstungen und damit die Verwerfung der christlichen Bilderwelt in *Geh aus mein Herz und suche Leid*. Es gibt, so ist im Anschluss an Riedel zu betonen, ein Verstummen der Klage, das sich nicht allein resignativ in die Unmöglichkeit der Distanz fügt,

Es wäre zu kurz gegriffen, die bei Schlingensief wie bei Gernhardt zum Ausdruck kommende Brüchigkeit oder Unerreichbarkeit der Klage allein säkularisierungstheoretisch zu verstehen – so, als stünden einer religionsfern gewordenen Welt die tradierten Formen und Gewissheiten religiöser Klagepraxis schlicht nicht mehr zur Verfügung. Das Motiv der Säkularisierung ist bei beiden enthalten, bei Gernhardt etwa in der Kontrafaktur selbst, die die religiöse Inbrunst Paul Gerhardts nur noch ironisch zitieren kann. Doch nicht nur das Fremdwerden der religiösen Formen, sondern auch das Leiden selbst arbeitet dem Distanzgewinn in der Klage entgegen. Müdigkeit, Isolation, verlorene Hoffnung, Sprachverlust: Es sind die Kohärenzstörungen (Schmidt) bzw. Desintegrationserfahrungen der Krankheit selbst, an denen die Klage zu scheitern droht.[366]

V. Klage als prekärer Distanzgewinn

Die Klage, insbesondere die religiöse Klage, artikuliert und formt damit die Krankheitserfahrung. Das Leiden wird in ihr als Unerträgliches „bewahrt".[367] Ebenso bewahrt wird der Wunsch, die Erwartung, der Anspruch, dass es anders sein möge. Diese Spannung zwischen desintegrierter Wirklichkeit und Integrationsanspruch erhält in der religiösen Klage ihre denkbar dichteste Gestalt. Denn diese stellt beide vor Gott als, mit Schmidt gesprochen, letztverantwortliche Instanz. Dabei wird die Spannung als Differenz im göttlichen Gegenüber manifest, wenn der *deus absconditus* beim *deus revelatus* verklagt wird. Klage ist mithin diejenige kulturelle Form, in der Krankheit in der Spannung aus Wirklichkeit der Desintegration und Anspruch auf Integration erfahren wird, und zwar in einer Weise, dass sich die Kranke zu dieser Spannung noch einmal ins Verhältnis setzt. In der Klage (und in vergleichbaren Formen der Artikulation der Krankheitserfahrung) wird mithin Krankheit erst eigentlich *als Desintegration erfahren*: als Zerrissen-, Zerfallensein, das im Gegenüber zu einem Zustand des gewünschten und beanspruchten Integriertseins steht. Dieser Zustand muss in der Klage nicht ausgemalt werden, sondern kann unbestimmt bleiben.[368] Aber er ist impliziert, wenn das leidende

---

sondern durch die Distanz hindurchgegangen ist und nun, in einer neuen Einwohnung im kranken Leib, auf diese verzichtet. Allerdings fehlt dieser Gestus der Einstimmung im hier betrachteten Gedicht m.E. noch ganz.

[366] In diesen Zusammenhang gehört das Diktum des Payne in Büchners Dantons Tod: „Schafft das Unvollkommne weg, dann allein könnt ihr Gott demonstrieren; Spinoza hat es versucht. Man kann das Böse leugnen, aber nicht den Schmerz; nur der Verstand kann Gott beweisen, das Gefühl empört sich dagegen. Merke dir es, Anaxagoras: warum leide ich? Das ist der Fels des Atheismus. Das leiseste Zucken des Schmerzes, und rege es sich nur in einem Atom, macht einen Riß in der Schöpfung von oben bis unten." (BÜCHNER 1835, 3. Akt, 1. Szene.)

[367] SCHMIDT 2011, 174.

[368] Vermutlich liegt die Kraft der Klage gerade in dieser Unbestimmtheit.

Subjekt sich in der Klage im Gegenüber von aktual leidendem Ich und potenziell nicht leidendem Ich erfährt.

So wird das Leiden nicht nur als eines, das nicht sein soll, unmittelbar erlebt, sondern in den Ausdrucksgestalten der Klage reflektiert und erfahren. Doch diese reflexive Distanz zeigt sich als brüchig, wenn die Form der Klage selbst an der Spannung zerbricht und die Klage verstummt, wenn der abwesende Gott zum unansprechbaren wird.[369] Das Leiden selbst droht den Distanzgewinn der Klage zu überwältigen.

Mithin liegt die religiöse Dignität der Klage gerade nicht in ihrer Ausrichtung auf die „Annahme" der Krankheit,[370] sondern umgekehrt in der Artikulation der fundamentalen normativen Spannung in der Krankheitserfahrung und dem Deutungs- und Gestaltungsraum, der sich in dieser Artikulation öffnet. Dieser Raum verdankt sich dem Wechselspiel zwischen den gegebenen sprachlichen Ausdrucksgestalten und der subjektiven Intention der Klage. Dieses ist mit Jochen Schmidt insbesondere bei geprägten religiösen Ausdrucksgestalten fruchtbar, an denen sich die Beterin abarbeitet. Als Ort dieses Wechselspiels steht die Klage in einer Kontinuität mit weiteren religiösen Praktiken der Artikulation von Krankheit, etwa der Seelsorge oder der Predigt. Auch sie halten geprägte Ausdrucksgestalten vor und bringen diese in ein produktives Wechselverhältnis zum individuellen Erleben. Dabei finden sie nicht allein im religiösen Selbstverhältnis statt, also in der Selbst- und Gottesbeziehung, sondern darüber hinaus in sozialen Ich-Du- und Ich-Er-Relationen. Es wäre fruchtbar, muss hier aber aus Gründen der Konzentration unterbleiben, zum einen die sozialen Räume der Artikulation von Krankheit eingehender zu untersuchen[371] und zum anderen diese Erkenntnisse auf die Klage an Gott zurückzuübertragen, die als religiöse Praxis ihre eigene Sozialität hat.[372]

---

[369] Vgl. POLKE 2008, 11 zur Klage als religiöser Kontingenzverschärfung.

[370] So etwa in der Teleologie Arthur Franks (siehe oben, 3.1, III.) oder bei KLEIN 2008, 33; LAMMER 2014, 550 („Theologisch gesprochen nimmt, wer glaubt, das von Gott geschenkte Leben in seiner geschöpflichen Begrenztheit an"). Ulrich Eibach bestimmt die Annahme einer Krankheit als Distanznahme (vgl. EIBACH 2009, 352), meint dabei aber eine Distanz, die Momente der Einstimmung, Angstfreiheit und Hoffnung enthält. Demgegenüber ist Distanz hier voraussetzungsärmer gedacht.

[371] Vgl. zur Seelsorge aus der Fülle der Literatur PRESSEL 1962; KLESSMANN 2008; BULLARD-WERNER 2009, 557–562; LAMMER 2014. Zur Predigt zu Kranken und über Krankheit vgl. BOHREN 1993, 327ff.; FENDT 1970, 74–77; DAIBER 1999; THIEDE 2008; ENGEMANN 2011, 310–315; EDEL 2011. Insbesondere zur Klage als Zugang zu einer Homiletik der biblischen Wundergeschichten vgl. BORMANN 2008; zum Arztgespräch als Paradigma der Predigt vgl. HEYMEL 2006.

[372] Es würde also gelten, die Klage – auch des Einzelnen – stärker als bei Schmidt als soziale Praxis zu analysieren. In einer Studie zu Liturgien von Heilungsgottesdiensten im liberalen nordamerikanischen Protestantismus findet Andrea Bieler kaum je Gelegenheiten zur Klage oder zur Artikulation göttlicher Abwesenheit (vgl. BIELER 2010, 322f.).

Jedenfalls gilt es, die religiöse Klage im Anschluss an weltliche Formen der Klage zu begreifen. Klage ist eine Praxis des reflexiven Distanzgewinns, die sich mit anderen Praktiken reflexiven Distanzgewinns abwechseln kann: mit der theologischen Reflexion über Gott, der biographischen Reflexion über das eigene Gottesverhältnis, aber auch mit säkularen Praktiken. Zu den säkularen Praktiken des reflexiven Distanzgewinns zählt insbesondere die medizinische Rede über den eigenen Körper. Während Schmidt diese lediglich im Sprachspiel der *scientific community* verortet,[373] wurde in den Kapiteln 3.1 und 3.2 deutlich, dass sie auch außerhalb dessen eine kulturelle Ressource der Formung und des Ausdrucks von Krankheitserfahrungen darstellt. Näherhin hat sich gezeigt, dass sie Leistungen erbringt, die Schmidt der religiösen Klage zuordnet: die Sprachgewähr durch das Vorhalten geprägter Formen, den Rekurs auf eine letztverantwortliche Instanz („Natur"), die Justierung des menschlichen Gestaltungsraums. Gerade angesichts theologischer Kritik an der Verobjektivierung und Entfremdung des Kranken durch den ärztlichen Blick (siehe dazu Kapitel 3.5) gilt es also, beide Formen des Distanzgewinns in ihrem Verhältnis zu reflektieren. Es muss deutlich werden, worin der Unterschied besteht zwischen einer Praxis, die Gott als Woher des Distanzierungsvermögens in Anspruch nimmt, und einer Praxis, die dasselbe für eine naturwissenschaftlich verstandene Natur tut. Mit einer solchen theologischen Hermeneutik religiöser Praxis der Artikulation von Krankheit verbinden sich gewichtige dogmatische Probleme.

So gehört es zum impliziten Wissen der religiösen Praxis der Klage, dass Gott überhaupt auf das Leiden und dessen Überwindung angesprochen werden kann. Dies versteht sich theologisch jedoch keineswegs von selbst, wie ein kurzer Blick auf Protologie und Soteriologie zeigt. Schöpfungstheologisch wird die Ansprechbarkeit Gottes in Sachen des Leids klassisch unter dem Stichwort der Theodizee diskutiert. Wie ist diejenige Letztverantwortlichkeit Gottes auch in Sachen des physischen Übels – des traditionellen *malum physicum* – zu verstehen, auf der die Klage bestehen muss, um sich nicht an einen Unzuständigen zu wenden? Drohen Versuche, die Theodizeefrage, und sei es nur im seelsorglichen Kontext, zu beantworten, gleichzeitig die Legitimität der Klage zu untergraben?[374] Auf der Seite der Soteriologie ist wiederum nicht klar, inwieweit der ganze soteriologische Apparat des Christentums, der mindestens in protestantischer Tradition im Kern auf Sünde bzw. Schuld zielt,[375] überhaupt auf Fragen des Leids angewandt werden kann.

---

[373] Vgl. a.a.O., 17–21.

[374] Der Theologe Matthias Wüthrich führt das von ihm konstatierte Reflexionsdefizit der Systematischen Theologie hinsichtlich der Klage auf das Problem der Theodizee zurück (vgl. WÜTHRICH 2008, 58). Vgl. auch BAYER 2001, 289–301.

[375] Vgl. POLKE 2008, 13; 19. Für eine auf das Thema Schuld reduzierte Theologie der Klage vgl. WALSER 2015, 215–217.

Wie lassen sich Sinn- und Heilserwartungen angesichts des Leidens formulieren? Ist eine Erlösung von den Übeln theologisch denkbar?[376] Eine theologische Hermeneutik der Klage sieht sich also sofort vor der dogmatischen Frage, wie das Übel schöpfungstheologisch wie soteriologisch zu verstehen ist.

Doch auch die Frage der Schuld ist, wie gezeigt wurde, der Krankheitserfahrung selbst nicht äußerlich. Im biographischen Narrativ findet sich die Kranke in vielfacher Hinsicht in ihre Krankheit verstrickt; das Bewusstsein dieser Verstrickung kann dabei auch die Form des Schuldbewusstseins annehmen. So kann die Klage über das Leid zur Selbstanklage über die eigene Schuld an diesem Leiden werden. Damit ändert sich der Charakter der Klage grundlegend. Die tragende Spannung ist nicht mehr die zwischen der Wirklichkeit des Leidens und dem Anspruch, dass Leiden nicht sein soll. Vielmehr tritt nun der Wirklichkeit der Schuld an der Krankheit der Anspruch gegenüber, dass diese Schuld nicht sein soll. Damit verliefe zwar ab jetzt die Behandlung des Krankheitsproblems in vertrauten dogmatischen Bahnen von Schuld und Vergebung; allerdings ist die Krankheitserfahrung, die solcherart religiös artikuliert wird, eben eine andere als die Erfahrung unverschuldeter Krankheit. Zwei konträre Gefahren zeichnen sich hier ab: Auf der einen Seite steht die Gefahr einer religiösen Schuldneurose, indem die Krankheit gänzlich in die eigene Verschuldung übernommen wird;[377] auf der anderen Seite die Gefahr, das Bewusstsein eigenen Verstricktseins zu bagatellisieren, das Kranke – bis hin zur Selbstzuschreibung moralischer Schuld – haben können.[378] Die Beziehung von Leid und Schuld ist also für eine Hermeneutik der Klage wie überhaupt der religiösen Artikulation von Krankheit grundlegend. Sie ist Thema des nächsten Kapitels.

3.4 Theologischer Topos: Krankheit als Übel

Eine theologische Reflexion der Krankheitserfahrung ist, so der Vorschlag des letzten Kapitels, anzulegen als theologische Hermeneutik der Krankenklage. In der Praxis der Klage kommt die Erfahrung von Krankheit zum Ausdruck. Kranksein wird artikuliert als Leiden; die Krankheit als Zustand der Desintegration, der nicht sein soll, mithin als ein Übel. Die religiöse Klage

---

[376] Dietrich Korsch unterscheidet typologisch zwei zentrale Probleme der Religionen: Leid und Schuld. Das Christentum sieht er deutlich auf der Seite der Schuld angesiedelt (vgl. KORSCH 2004, 397). Jochen Schmidt hingegen deutet eine Soteriologie des Leidens mindestens an (siehe oben, II.). Vgl. auch BAUER 2008, 44; 53, der Leid und Schuld im Interesse einer Klage, die auch Schuld thematisieren kann, als „Lesarten" anthropologischer Differenzerfahrung verstehen will.

[377] Christoph Schlingensief arbeitet sich in eindrücklicher Weise an diesem Problem ab (siehe oben, 3.2, V., 3.).

[378] Zur Schuldverlegenheit in der Klinikseelsorge vgl. MOOS 2016; RENTZ 2016, 303.

richtet sich an Gott, den sie in doppelter Weise in Anspruch nimmt: Gott wird
angesprochen als letztverantwortlich für die Verfasstheit der Wirklichkeit wie
als Garant des Anspruches, Leiden und Übel mögen überwunden sein. Die
normative Spannung zwischen Desintegrationserfahrung und Integrationsanspruch wird somit gleichzeitig offen- und zusammengehalten. Im Wechselspiel zwischen geprägten Formen und subjektiver Intention des Ausdrucks
eröffnet die Praxis der Klage einen Raum reflexiver Distanz im und zum eigenen Leiden. Dieser ist jedoch prekär, insofern die Klage selbst eine brüchige Praxis ist. Gott kann sich nicht nur als abwesend, sondern auch als
unansprechbar erweisen. Die Frage, ob und in welcher Hinsicht also Gott auf
das Leiden am Kranksein ansprechbar ist – und damit: wie das Übel der
Krankheit theologisch einzuordnen ist –, stellt also ein Kernproblem theologischer Reflexion der Krankheitserfahrung dar.

Nun ist die Lehre vom Übel ein Stiefkind der evangelischen Dogmatik.[379]
Wie das, was menschliches Leben in seiner Entfaltung hemmt, was dem Angestrebten zuwiderläuft, was als Negatives erlitten wird, theologisch zu verstehen sei, diese Frage hat in der protestantischen Lehrtradition keinen eigenen, festen Ort gefunden. Das Übel ist den theologischen Großlexika keinen
und den Stichwortverzeichnissen selbst dicker Dogmatiken nur selten einen
Eintrag wert. Hier ist schon ein terminologisches Problem zu konstatieren.
רָעָה, κακόν, πονηρόν, *malum*: In den Referenzsprachen der Dogmatik ist das
Üble zumeist mit der Konnotation des Bösen versehen.[380] Damit erhält das
Übel eine Subjektstelle eingeschrieben, ein personales Woher, auf dessen
Verfehlung die Lebenshemmung zurückzuführen ist. Das Übel tritt sofort in
den Konnotationsraum der Schuld; ein Zusammenhang, den die Dogmatik
dann lehrmäßig durchgestaltet hat.

Entsprechend der konnotativen Nähe von Übel und Schuld haben die Übel
ihren stabilsten dogmatischen Ort in der Hamartiologie. Der Gedanke Augustins, dass die Krankheit eine Folge der sündhaften Abkehr der Menschheit
von Gottes Willen ist, ist bei den Reformatoren Allgemeingut.[381] Der Tod ist
der Sünde Sold (Röm 6,23); er und mit ihm die leiblichen Übel sind etwa
ausweislich der ApCA Strafen, zu denen die Menschen als Sünder verurteilt
sind.[382] In der Folge wird die Beurteilung der leiblichen Übel als Sündenstrafen zum festen Lehrbestand der altprotestantischen Orthodoxie. So ordnet etwa Hollaz die Übel in ein differenziertes Tableau von Sündenstrafen ein und
unterscheidet hier insbesondere die Wegnahme von „bona animae, corporis et

---

[379] Die folgenden Abschnitte bis einschließlich II. sind eine überarbeitete Version von
Moos 2015a.
[380] Vgl. Hygen 1981, 9.
[381] Vgl. Klein 2009, 274ff.
[382] Vgl. die Apologie der Confessio Augustana II: Bekenntnisschriften der evangelisch-
lutherischen Kirche 1998, 156,47–157,48.

fortunae" einerseits und die positive Auferlegung von „dolores animae et corpori",[383] also privative (*sive damni*) und positive (*sive sensus*) Strafen. Diese Übel haben zwei Urheber: den Menschen in seiner Sündenschuld und Gott als den Richter, der sie als Strafe auferlegt. Davon werden jedoch diejenigen Übel unterschieden, die der versöhnte Gott den bekehrten Sündern zufügt. Anders als die Sündenstrafen dienen sie nicht der Demonstration göttlicher Gerechtigkeit und der Affirmation des Gesetzes, sondern vielmehr der Prüfung und Verbesserung der Menschen. Diese „Medizinalübel"[384] haben nur noch einen Urheber, nämlich Gott selbst; gleichwohl sind auch sie auf menschliche Sündenschuld bezogen. Sie resultieren aus ihrer Möglichkeit, deren Verwirklichung sie präventiv zu verhindern suchen. Hier wie da ist das Übel also hamartiologisch eingeordnet.

Neben die hamartiologische tritt die schöpfungstheologische Einordnung der Übel. Wie sind die Erfahrungen mundaner Lebenshemmungen zu vereinbaren mit der Überzeugung, dass die Schöpfung gut und Gott ein gütiger Schöpfer ist? Die Antwort der altprotestantischen Orthodoxie ist eine durchgebildete Lehre von der Vorsehung (*providentia*) Gottes, in der der Schöpfer die geschaffene Welt erhält, in ihr mitwirkt und sie regiert. Alles, was im Weltlauf als Übel auftritt, ist hingeordnet auf einen dreifachen Endzweck: die Ehre des Schöpfers, das Gut der Welt und das Heil der Menschen.[385] In diesem von weisheitlichen Motiven geprägten Lehrzusammenhang erscheint der Tod weniger als Übel denn als von Gott bemessene Endlichkeit geschöpflichen Lebens.[386] Das Übel als solches wird für die Providenzlehre wiederum thematisch als *malum morale*, als sündhaft-böses Handeln der Menschen.[387] Hier wie dort ist es der göttliche *concursus*, der neben die Kräfte der Natur bzw. das Handeln des Menschen tritt und diese auf das göttliche Telos hin einhegt, ohne Gott zum alleinigen Urheber zu machen. An dieser Stelle integriert die Providenzlehre wiederum den gesamten hamartiologisch-soteriologischen Vorstellungskreis, der das Übel auf die Sünde zurückführt. Die Theoriealternative einer im Kontext der Schöpfungsvorstellung verbleibenden Behandlung des Übels hat unter aufgeklärten Bedingungen dann ihren Ort in der Theodizeefrage gefunden. In Leibniz' klassischer Erörterung wird das physische Übel ohne Rekurs auf sittliche Verfehlungen des Menschen verstanden als notwendiges Implikat einer optimalen Verfasstheit der Welt.[388] Die Theologie hat seither zumeist nicht nur die Antwort, sondern schon die Frage als unzulässige metaphysische Spekulation abgewiesen.[389] Nicht ab-

---

[383] Vgl. HOLLAZ 1707, Teil 2, Kapitel 2, Frage 20, 86.

[384] A.a.O., Frage 19, 85.

[385] Vgl. a.a.O., Teil 1, Kapitel 6, Frage 19, 657; vgl. auch 614.

[386] Vgl. a.a.O., Frage 8, 622–628.

[387] Vgl. a.a.O., Frage 21–24, 658–662.

[388] Vgl. LEIBNIZ 1710.

[389] Zur Theodizee in der Theologie vgl. TRILLHAAS 1980, 172–176. Siehe unten, IV.

weisen konnte sie jedoch die Voraussetzungen, unter denen die Frage steht: zum einen, die Rede von Gott vor dem Forum der Vernunft ausweisen zu müssen, und zum anderen, die Vorstellung eines unabhängigen, nach eigenen Gesetzen ablaufenden Naturzusammenhangs als für das moderne Weltverhältnis prägend anzuerkennen. Unter diesen Voraussetzungen spitzt sich die Frage, inwieweit „natürliche" Übel dennoch im Horizont menschlicher Schuld verstanden werden können, noch einmal zu.

Die dogmatische Verortung des physischen Übels – und damit: der Krankheit – wird im vorliegenden Kapitel in vier Schritten verhandelt. Mit den Positionen Friedrich Schleiermachers (1.), Albrecht Ritschls (2.) und Albert Schweitzers (3.) werden drei moderne Ansätze dargestellt, die in je unterschiedlicher Art und Weise versuchen, auch dem naturwissenschaftlichen Wissen ihrer Zeit sowie der Erfahrung, in einer naturwissenschaftlich-technisch geprägten Welt zu leben, Rechnung zu tragen. Die Diskussion ihrer Positionen führt auf eine Neubestimmung der Theodizeefrage als desjenigen theologischen Topos, in dem das Problem des „Sinns" von Krankheit in religiöser Vertiefung zum Ausdruck kommt (4.).

I. Das Übel als Straffolge der Sünde (Friedrich Schleiermacher)

Die Welt ist ein Ort des Übels, und das Übel ist eine Straffolge der Sünde. Die Entfaltung dieser Sätze aus dem Kernbestand altprotestantischer Dogmatik bildet den Kern von Schleiermachers Lehre vom Übel. Damit ist zugleich deren Einordnung in die Gesamtarchitektur seiner Dogmatik gegeben.[390] Die Lehre vom Übel ist im Kern derjenige Teil der Hamartiologie, der sich gemäß der Dreiteilung dogmatischer Sätze nicht direkt auf die Beschreibung der frommen Gemütszustände oder auf Eigenschaften und Handlungsweisen Gottes, sondern auf die Beschaffenheit der Welt bezieht.[391] Das Übel, so lässt sich abgekürzt sagen, ist die Weltgestalt der Sünde. Die hamartiologische Entfaltung des Begriffs steht jedoch, entsprechend der Architektur der Glaubenslehre, in direktem Zusammenhang zu schöpfungstheologischen, christologisch-soteriologischen und eschatologischen Bestimmungen. Die folgende Rekonstruktion beginnt und endet mit der Hamartiologie (1., 4.) und verfolgt dabei auch die genannten Bezüge in die anderen Lehrstücke hinein (2., 3.).

(1.) Übel, so die Grundbestimmung Schleiermachers, sind „Zustände [...], welche ein anhaltendes, sich regelmäßig erneuerndes Bewusstsein von Lebenshemmung mit sich führen".[392] Übel sind Weltzustände, die mit einer gewissen Persistenz als negativ erlebt werden. Was diese Zustände allerdings zu Übeln macht, ist nicht der Affekt der Unlust, den sie im sinnlichen Selbstbewusstsein hervorrufen, sondern die Hemmung, die das geistige Leben des

---

[390] Diese ist ausführlich dargestellt bei Wenz 2004, 493–524.

[391] Vgl. Schleiermacher 1830/31, § 30.

[392] A.a.O., § 48, Bd. I, 243.

Menschen insgesamt ausgehend von ihnen erfährt. Zustände wie der einer Krankheit sind nicht übel als solche; sie sind es nur insofern, als sie das geistige Leben beeinträchtigen. Die erste wichtige Unterscheidung in der Lehre vom Übel ist also diejenige zwischen einer bloßen „Hemmung des sinnlichen Lebens"[393] einerseits und einer Hemmung des geistigen Lebens im Vollsinne andererseits. Nur denjenigen Weltzustand, auf den eine geistige Lebenshemmung zurückgeführt wird, bezeichnet Schleiermacher als Übel. Nur in diesem Fall ist ein mundanes Negativerlebnis überhaupt ein Problem der Dogmatik.

Um das Übel näher zu bestimmen, ist das doppelte Verhältnis des Subjekts zu dem Anderen in der Welt zu berücksichtigen, wie es im Bewusstsein, in der Welt zu sein, gesetzt ist: das der Empfänglichkeit einerseits und der Selbsttätigkeit andererseits.[394] Aufgrund des teleologischen Charakters der christlichen Frömmigkeit[395] steht das geistige Leben für die christliche Glaubenslehre unter einem Primat der Selbsttätigkeit, in der die Welt Organ und Darstellungsmittel des Geistes werden soll. Leidentliche Zustände sind dann vornehmlich als Reize zur Entwicklung des Geistes und seiner zukünftigen Selbsttätigkeit dienlich.[396] Näherhin besteht die Lebenshemmung des Übels darin, die geistige Selbsttätigkeit zu gefährden: Übel sind „dadurch Übel, daß sie entweder die Fülle der Reizmittel vermindern, durch welche die Entwicklung des Menschen gefördert wird, oder indem sie die Bildsamkeit der Welt durch den Menschen beschränken; jene sind die Übel der Dürftigkeit und des Mangels, dieses sind die Übel des Drucks und des Widerstandes".[397] Im Übel wird die Welt als derart defizient oder widerständig erfahren, dass sich dies in ein geistig-selbsttätiges Leben nicht mehr integrieren lässt. Damit ist jedoch nur das Phänomen näher beschrieben; es ist noch nicht verständlich gemacht, wann Mangel oder Gegendruck die Selbsttätigkeit des Geistes beeinträchtigen, anstatt diese, wie es zu erwarten wäre, allererst anzustacheln.

Die Bedingung, unter der eine sinnliche Lebenshemmung das geistige Leben des Menschen zu affizieren in der Lage ist, ist nach Schleiermacher die Sünde. Der Begriff der Sünde bezeichnet eine bestimmte Relation zwischen dem sinnlichen Selbstbewusstsein und dem Gottesbewusstsein. Das Gottesbewusstsein tritt hier nicht in „absolute[r] Leichtigkeit" zu jeder der zeitlich veränderlichen Bewusstseinstatsachen hinzu, sodass sich die „selige Gleichmäßigkeit einer stetigen Obergewalt des Gottesbewusstseins"[398] ergäbe, nach der das fromme Bewusstsein strebt. Vielmehr zeichnet sich das Sündenbewusstsein dadurch aus, dass „das in einem Gemütszustand mitgesetzte oder

---

[393] A.a.O., § 75.1, 413.

[394] Vgl. a.a.O., § 4.2, 26.

[395] Vgl. a.a.O., § 9.1, 61.

[396] Vgl. a.a.O., § 59.1, 314.

[397] A.a.O., § 76.2, 313f.

[398] A.a.O., § 62, 341; 343.

irgendwie hinzutretende Gottesbewusstsein unser Selbstbewusstsein als Unlust bestimmt".[399] Zwischen Gottesbewusstsein und sinnlichem Selbstbewusstsein besteht ein antagonistisches Verhältnis, in traditionellen Termini:
ein „Widerstreit des Fleisches gegen den Geist".[400] Sünde in diesem Sinne ist
die Voraussetzung dafür, dass der Mensch sein geistiges Leben durch Zustände in der Welt gehemmt erfährt: Das Übel ist eine Folge der Sünde.

Um diesen Zusammenhang aufzuklären, führt Schleiermacher die zweite
wichtige Unterscheidung seiner Lehre vom Übel ein: die des natürlichen und
des geselligen Übels.[401] Sie unterscheiden sich darin, dass am Zustandekom-
men geselliger Übel menschliche Tätigkeit beteiligt ist, während natürliche
Übel davon unabhängig sind. Beide gehen auf unterschiedliche Weise aus der
Sünde hervor. Gesellige Übel sind in der Sünde „unmittelbar gegründet".[402]
In einer Welt ohne Sünde wäre in allen Menschen das Gottesbewusstsein beständig leitend. Der Einzelne hätte das Gattungsbewusstsein vollständig in
sein Selbstbewusstsein aufgenommen,[403] sodass insbesondere „jeder jede Tätigkeit des anderen nur mitwollen könnte".[404] Mit der Sünde ist hingegen eine
„Unfähigkeit zum Guten"[405] gesetzt, in der die Tätigkeiten der Menschen in
ein antagonistisches Verhältnis treten: Was einem nützt, wird zur Hemmung
des anderen. Die geselligen Übel sind also ein Resultat der antagonistischen
Sozialbeziehungen, die bei einer beständigen Leitung aller durch das Gottesbewusstsein ausgeschlossen wären. Sie sind unmittelbare Folgen der Sünde.

Im Fall der natürlichen Übel verhält sich dies anders. Schleiermacher weist
die Auffassung zurück, die Sünde habe auf magische Art und Weise die Welt
so verändert, dass diese nun *an sich* so verfasst sei, Lebenshemmungen her-
vorzurufen. Der Naturzusammenhang einer sündlosen Welt unterscheidet sich
nicht von dem einer Welt, in der die Sünde das Gottesbewusstsein der Menschen beeinträchtigt. Allerdings verändert die Sünde das Weltverhältnis der
Menschen derart, dass natürliche Abläufe als Hemmungen des geistigen Lebens erfahren werden. Zwar hielte die Welt auch ohne Sünde Negativerfahrungen wie etwa Sterblichkeit, Krankheit oder Altersschwäche bereit. Aber
das geistige Leben wäre durch eine solche „Hemmung des leiblichen und
zeitlichen Daseins"[406] nicht beeinträchtigt, da das Gottesbewusstsein davon
nicht affiziert wäre. Das fromme Bewusstsein wäre unvermindert in der Lage,

---

[399] A.a.O., § 66, 355.

[400] Ebd. Zur Sündenlehre bei Schleiermacher vgl. auch WENZ 2013, 159–179.

[401] Vgl. SCHLEIERMACHER 1830/31, § 75.2, Bd. I, 413. Schleiermacher führt diese Unterscheidung zunächst als disjunkt ein, ergänzt später jedoch, dass es sich bei konkreten
Übeln um Mischformen aus beiden „Elementen" (a.a.O., § 75.2, 413) handeln kann.

[402] A.a.O., § 76.2, 416.

[403] Vgl. a.a.O., § 60.2, 323.

[404] A.a.O., § 75.1, 413.

[405] A.a.O., § 70, 369.

[406] A.a.O., § 75.1, 412.

diese Negativerfahrungen „vollkommen ebenso in die schlechthinnige Abhängigkeit von Gott zu stellen wie diejenigen, welche eine Lebensförderung ausdrücken".[407] Aufgrund dieser Integrationskraft des Gottesbewusstseins erwiesen sich „auch die stärksten Mißverhältnisse dieser Art" nicht als Gefährdung des geistigen Lebens, sondern gerade als „Reizmittel für die Entfaltung des Geistes".[408] Krankheit und Tod wären in einer sündlosen Welt also gleichermaßen existent; sie wären auch Gegenstand des frommen Bewusstseins, aber nicht dessen Problem. Denn die Zusammenstimmung solcher Negativerfahrungen mit einem leicht und stetig hervortretenden Gottesbewusstsein wäre ohne die Sünde nicht nur prinzipiell im religiösen Bewusstsein mitgesetzt, sondern würde das Bewusstsein auch in Konkreten bestimmen.

(2.) Diese prinzipielle Zusammenstimmung entfaltet Schleiermacher im ersten Teil seiner Glaubenslehre. An dieser Stelle kommen die schöpfungstheologischen Aspekte der Lehre von den Übeln zum Tragen. Es gehört zum Bewusstsein der schlechthinnigen Abhängigkeit, dass der Einzelne nicht nur sich selbst, sondern auch all das, mit dem er im Verhältnis der Wechselbeziehung, also der relativen Freiheit und relativen Abhängigkeit steht, in die schlechthinnige Abhängigkeit mit hineinnimmt.[409] Das Bewusstsein, ein Teil der Welt zu sein bzw. in einen allgemeinen Naturzusammenhang gestellt und mit diesem von Gott schlechthin abhängig zu sein zu sein, gehört zum frommen Bewusstsein hinzu. Daraus folgt insbesondere, dass das Gottesbewusstsein grundsätzlich mit sinnlichen Eindrücken jedweder Qualität vereinbar ist. Ob der Einzelne sich in einem konkreten Bewusstseinsmoment in sinnlicher Hinsicht als gehemmt oder gefördert erfährt, affiziert das Weltverhältnis des religiösen Bewusstseins inhaltlich, aber nicht strukturell. Immer noch weiß es sich hineingestellt in einen Naturzusammenhang, der durch relative Freiheit und Abhängigkeit geprägt, als Ganzes aber von Gott geordnet ist. Mehr noch: Vom Gottesbewusstsein her stellt sich dieser Naturzusammenhang in der Wechselbeziehung seiner Elemente so dar, dass nichts in ihm im absoluten Sinne ein Gut oder ein Übel ist. Was hier und jetzt für den einen ein Übel darstellt, mag dann und dort für den anderen ein Gut bedingen. Indem der Naturzusammenhang insgesamt als von Gott abhängig gesetzt wird, ist also zum einen das Gute wie das Üble in gleicher Weise von Gott her verstanden. Zum anderen ist ausgeschlossen, dass Gott ein Übel als solches bestimmt habe.[410] Das Gottesbewusstsein ist also grundsätzlich „kompossibel"[411] mit jeglicher Welterfahrung, wie negativ auch immer. Dies bezeichnet Schleiermacher als die ursprüngliche Vollkommenheit der Welt.

---

[407] A.a.O., § 48, 242.
[408] A.a.O., § 76.2, 416.
[409] Vgl. a.a.O., § 34, 180–182.
[410] Vgl. a.a.O., § 48, 244–249.
[411] A.a.O., § 57, 307.

Im Gottesbewusstsein ist also diejenige Ganzheitsperspektive gegeben, unter der auch leidvolle Welterfahrungen in das Gesamt des geistig-selbsttätigen Lebens integriert werden können. Diese Ganzheit transzendiert den sinnlichen Gegensatz von Glück und Leid und kann daher von sinnlichen Eindrücken prinzipiell nicht desintegriert werden. Wenn umgekehrt ein Weltzustand als Übel erfahren wird, also die Einheit des Welt- und Selbstverhältnisses sprengt, die das geistig-selbsttätige Leben benötigt, so war die Ganzheitsperspektive in diesem Moment nicht hinreichend wirksam, das Gottesbewusstsein gehemmt. Niemals folgt aus dem Übel das gehemmte Gottesbewusstsein, also die Sünde, sondern es ist vielmehr umgekehrt: Es ist das gehemmte Gottesbewusstsein, aufgrund dessen die Negativerfahrungen erst eine das geistige Leben desintegrierende Qualität erhalten.

Schleiermachers elegante Antwort auf die Frage der Theodizee versucht nicht, das Leid oder das Böse als notwendige Vorbedingung des Guten oder als von Gott geordnetes Mittel der sittlichen Erziehung zu verstehen. Derartige Spekulation wäre dogmatisch ungehörig. Es genügt ihm zu zeigen, dass mundane Negativerfahrungen positiv mit dem Gottesbewusstsein kompatibel sind. Im religiösen Blick aufs Ganze werden nicht einmal mehr die Sterblichkeit und die mit ihr einhergehenden Erfahrungen der Krankheit und der Schwäche als Lebenshemmungen erfahren, da das, „was dem leitenden und bestimmenden höheren Bewusstsein nicht mehr dienen kann, auch nicht gewollt wird".[412] Schleiermacher muss den Erfahrungen des Leidens, sei es durch Krankheit und Tod, sei es durch die Tätigkeit anderer, ihre negative Qualität nicht absprechen; es genügt ihm, das sinnlich oder sittlich Negative als prinzipiell in das Gottes-, Welt- und Selbstverhältnis integrierbar zu erweisen. Glück oder auch Schmerzfreiheit ist für Frömmigkeit nicht nötig.[413]

(3.) Aus diesem Grund kann es für Schleiermacher auch kein christliches Anliegen sein, Erlösung im Sinne einer „Befreiung vom Übel" zu konzipieren.[414] Gegenstand der Erlösung ist die Sünde, die es zu überwinden gilt; mit ihr wird – vermöge der sukzessiven Einübung in die Ganzheitsperspektive des Gottesbewusstseins im von Christus gestifteten neuen Gesamtleben – auch das Übel als Übel verschwinden. Das hat auch Auswirkungen für die Praxis des Gebetes: Sie steht unter dem Ziel „der reinen, alle Wünsche ausschließenden Ergebung",[415] die das öffentliche und in zunehmendem Maße auch das private Gebet bestimmen soll.[416] Auch das Leiden Christi hat keinen

---

[412] A.a.O., § 75.1, 412.

[413] Vgl. dazu auch a.a.O., § 5.4, 38.

[414] A.a.O., § 76.1, 415. Dies wäre die Option einer ästhetischen Frömmigkeit bzw. eines Naturglaubens (vgl. dazu a.a.O., § 9.1).

[415] A.a.O., § 148.3, Bd. II, 384.

[416] Was das bedeutet, hat Schleiermacher in der Predigt für seinen verstorbenen Sohn Nathanael exemplarisch ausgeführt; vgl. dazu WENZ 2004, 523f. Zum Bittgebet im Kontext der Theodizeefrage vgl. WERBICK 2001.

soteriologischen Eigenwert, sondern ist Implikat (und Darstellung) seiner erlösenden Tätigkeit.[417] Erst in eschatologischer Perspektive, im Kontext des
Lehrstücks von der Auferstehung des Fleisches,[418] wird die Überwindung
auch der sinnlichen Hemmungen, also des materialen Substrats der natürlichen Übel, ein Gegenstand der – hier allerdings geltungsmäßig depoten-
zierten – kirchlichen Lehre.

(4.) Ist solcherart das natürliche wie das gesellige Übel als Folge der Sünde erwiesen, so bleibt noch zu bestimmen, in welchem Sinn es als Strafe bezeichnet werden kann. Im Sündenbewusstsein ist ein Doppeltes enthalten:
„Wir sind uns der Sünde bewußt teils als in uns selbst gegründet, teils als ihren Grund jenseit[s] unseres eigenen Daseins habend."[419]) Einerseits weiß das
Sündenbewusstsein sich infolge einer jenseits des eigenen Daseins begründeten Sündhaftigkeit als zum Guten unfähig;[420] andererseits ist jede einzelne
Sünde Resultat eigener Selbsttätigkeit. Auch wenn der Einzelne seine Sünde
also durch den überindividuellen Zusammenhang allgemeiner Sündhaftigkeit
mitbedingt weiß, ist er sich ihrer doch als eigener Schuld (und darin als eines
schuldhaften Beitrags zur allgemeinen Sündhaftigkeit) bewusst. Die Erbsünde
ist eine kollektive Habitusformation, in die der Einzelne gleichsam hineinge-
boren wird, zu der er aber mit seinem Tun selbst beiträgt. Sie ist mithin „Ge-
samttat und Gesamtschuld des menschlichen Geschlechtes".[421] Beides ist nun
für das Verständnis des Übels als Straffolge der Sünde relevant. Indem das
fromme Selbstbewusstsein sich in freier, schuldhafter Tat in die Sünde verwickelt weiß und sich zudem des Übels als einer Folge der Sünde bewusst ist,
führt es den Zusammenhang von Sünde und Übel „auf die schlechthin lebendige göttliche Ursächlichkeit zurück[]",[422] sieht also das Übel als gottgeord-
nete Strafe der Sünde an. Aufgrund des kollektiven Charakters der Sünde besteht nun aber keine Korrespondenz zwischen dem Umfang des Übels, das
einem Einzelnen zuteil wird, und seiner Sünde. Eine solche besteht allenfalls
auf der Ebene der Menschheit insgesamt (bzw. auf der Ebene einer abgeschlossen für sich lebenden „Lebensgenossenschaft").[423] Für den Einzelnen
gilt also die quantitative Vergeltungslogik des Tun-Ergehen-Zusammenhangs
nicht. Er erleidet das Übel als Folge der Sündhaftigkeit der Gemeinschaft, der

---

[417] Vgl. SCHLEIERMACHER 1830/31, § 104.4, Bd. II, 131. Hingegen legt er Wert auf die
Feststellung, dass Christus in leiblicher Hinsicht gesund war. Nur in gesundem Zustand
konnte sein Leib als Organ der Vereinigung des Göttlichen mit der menschlichen Natur
hinreichend tüchtig sein und so den bleibenden Einfluss seines Willens vermitteln (vgl.
a.a.O., § 98.2, 81).

[418] Vgl. a.a.O., § 161, 423ff.

[419] A.a.O., § 69, Bd. I, 366.

[420] Vgl. a.a.O., § 70, 369.

[421] A.a.O., § 71, 374.

[422] A.a.O., § 76.1, 415.

[423] A.a.O., § 77.1, 418.

er angehört, und ist sich in dieser Hinsicht Gottes Gerechtigkeit bewusst.[424] Dennoch kann er, da er sich der eigenen Mitschuld an eben dieser allgemeinen Sündhaftigkeit bewusst ist, sich das Übel als Straffolge der Sünde religiös selbst zurechnen.[425]

Im Kern ruht Schleiermachers Lehre vom Übel auf einer zentralen Voraussetzung: Keine Leidenserfahrung kann so dominant sein, dass sie per se das geistig-selbsttätige Leben hemmen könnte, also an sich selbst ein Übel wäre. Dies wäre erst dann der Fall, wenn die relative Abhängigkeit mundaner Verhältnisse sich zu einer schlechthinnigen Abhängigkeit totalisierte, also alles Freiheitsbewusstsein austilgte.[426] Dies kann jedoch nicht geschehen: Gegenüber jedem Weltgegenstand, so stark er auch die Empfänglichkeit affizieren möge, ist noch eine Selbsttätigkeit möglich, auch wenn diese „sich auf ein unmerklich Kleines beschränken kann".[427] Ein totaler Verlust der Freiheit in Leidenserfahrungen ist mithin ausgeschlossen.[428] Dieses optimistische Welt- bzw. Naturbild erhält seine theoretische Plausibilisierung durch die Leibniz-Newtonsche Infinitesimalrechnung, auf die Schleiermacher auch an anderer Stelle anspielt.[429] Der Unterschied zwischen einer schlechthinnigen Abhängigkeit ($f=0$) und einer relativen Abhängigkeit ($f>0$) mag beliebig klein sein und ist doch von entscheidender Bedeutung. An ihm hängt, dass der Mensch sich auch in stärksten Passivitätserfahrungen als frei zu verstehen hat, also einerseits anerkennen muss, dass die sinnliche Hemmung per se kein freiheits-

---

[424] Vgl. a.a.O., § 84.2, 453. Dies gilt nicht nur für gesellige, sondern auch für natürliche Übel: Die Erbsünde hat die Gestalt eines kulturell vermittelten Weltverhältnisses; sie ist nicht nur ein Habitus der Bösartigkeit, sondern in gewisser Weise auch ein Habitus der Wahrnehmung bzw. der Deutung, in dem die sinnliche Hemmung als Lebenshemmung erfahren wird.

[425] „Strafe" ist das Übel damit weder im pädagogischen Sinn eines Besserungsmittels (da das Sinnliche des Übels nicht geeignet wäre, das Gottesbewusstsein zu kräftigen) noch im rechtlichen Sinn einer Vergeltung (da das Unrecht der Sünde nicht als Abweichung gegen eine gesetzte Norm messbar ist), sondern im „abwehrenden oder einschreckenden" Sinne (a.a.O., § 84.3, 455), den jeweiligen Übersteigerungen des Sinnlichen zu wehren.

[426] „Ohne alles Freiheitsgefühl aber wäre ein schlechthinniges Abhängigkeitsgefühl nicht möglich." (A.a.O., § 4, 28).

[427] A.a.O., § 4.2, 27.

[428] Eine Ausnahme wäre allenfalls in „denjenigen Zuständen menschlicher Zerrüttung" zu suchen, „wo die geistigen Funktionen unter die Potenz der Krankheit gestellt sind, sodass aus Mangel an Freiheit die Zurechnung aufhört" (§ 81.2, 435), also auch von Sünde nicht gesprochen werden kann. In diesem Fall wäre die Freiheit aber nicht das Opfer einer Abhängigkeitserfahrung geworden, sondern das Opfer einer psychischen Zerstörung des Weltbewusstseins, das allen Freiheits- und Abhängigkeitserfahrungen zu Grunde liegt: die „tierartig verworrene" Stufe des Selbstbewusstseins (§ 5.1, 33).

[429] Vgl. etwa den „Wert des Unendlichkleinen" (§ 62.1, 341). Zur Rolle der Mathematik bei Schleiermacher vgl. MÄDLER 1997, 199–295; BUSCH 2008, 265–268. Zur Infinitesimalrechnung im Kontext der Theodizee vgl. auch LEIBNIZ 1710, Teil I, § 19, S. 109f. („Beinah-Nichts").

vernichtendes Übel ist, und sich andererseits einen eigenen Beitrag zum Gesamtzusammenhang der Sünde zurechnen muss, die ihm erst das Übel zum Übel macht. Ob diese infinitesimale Unterscheidung allerdings das Gewicht der auf sie gestützten theologischen Aussagen tragen kann, ob insbesondere die fromme Selbstzurechnung des Übels als Sündenstrafe unabhängig von den Phänomenen plausibel ist, ist fraglich. An dieser Stelle setzt Albrecht Ritschls Einspruch ein.

II. Das Übel als Problem religiös gegründeter Humanität (Albrecht Ritschl)

Der Begriff des Übels, so statuiert Ritschl gleich zu Beginn des diesem Thema gewidmeten Abschnittes seines Hauptwerks *Rechtfertigung und Versöhnung*, „hat an und für sich keine religiöse Beziehung".[430] Nicht die Abhängigkeit von Gott ist im Blick, wenn vom Übel die Rede ist, sondern die menschliche Freiheit, Zwecke zu setzen und entsprechende Mittel zu wählen. So „bedeutet das Uebel den ganzen Umfang möglicher Hemmungen unserer Zweckthätigkeit". Je nach Ursache dieser Hemmung können unterschiedliche Arten des Übels klassifiziert werden. Entweder resultiert sie *allein* aus „mechanischen Ursachen", also aus dem gesetzlich geordneten Naturlauf, oder sie ist durch Willensbestimmung mitbedingt. Schleiermachers Unterscheidung von natürlichem und geselligem Übel lehnt Ritschl aus drei Gründen ab: Zum einen stehen beide Relate nicht auf derselben Ebene, da jedes Übel ein „Naturereigniß"[431] ist, und die spezifische Differenz nur darin liegen kann, ob willentliche Zwecksetzungen in dessen Ursachenkette zu berücksichtigen sind oder nicht.[432] Zum anderen ist die Unterscheidung nicht vollständig, da gesellige, von anderen absichtlich herbeigeführte Übel nur ein Teil der willentlich mitbedingten Übel sind. Hinzu treten neben dem Willen der anderen der eigene Wille und neben die Absicht der breite Bereich der Fahrlässigkeit, also der nicht intendierten Nebenfolgen. Drittens vermischt Schleiermachers Unterscheidung die ursächliche und die sittliche Betrachtungsweise des Übels: Denn auch das rein naturursächliche Übel kann in sittlicher Hinsicht verschuldet sein, wenn es durch pflichtwidrige Unterlassung nicht abgewendet wurde. Umgekehrt kann das absichtlich oder fahrlässig herbeigeführte Übel sittlich unverschuldet sein, wenn es sich einer Berufspflicht verdankt, wenn etwa die eigene Gesundheit im Kriegsdienst aufs Spiel gesetzt wurde. Das phänomenale Spektrum der Übel ist also differenzierter zu betrachten, als es Leibniz' Unterscheidung von *malum physicum* und *malum morale* und deren Aufnahme bei Schleiermacher erlaubt.

---

[430] Vgl. RITSCHL 1882/83, Bd. III, 326.

[431] A.a.O., 327.

[432] Ritschl vollzieht den kantischen Zweiweltenschnitt zwischen dem Reich der Natur und dem Reich der Freiheit nicht mit, sondern geht von einem Nebeneinander von Natur- und Willenskausalität aus.

In keinem Fall ist der Begriff des Übels notwendig auf die religiöse Selbstbeurteilung zu beziehen. Zwar stimmt Ritschl mit Schleiermacher darin überein, dass es nicht an der Qualität sinnlicher Affektion liegt, ob ein Ereignis einem Einzelnen zum Übel wird oder nicht. Ein körperliches Leiden mag den einen in der Ausübung seiner Freiheit hemmen, den anderen „durch Gewohnheit oder durch Anstrengung des Willens" nicht. Dies ist jedoch nicht per se mit der Sünde in Verbindung zu bringen, sondern zunächst schlicht mit dem jeweiligen Spektrum sittlicher Zwecke des Einzelnen:

> Allein in der Beurtheilung eines nicht verschuldeten Brandes oder einer Wasserfluth, welche unser Eigenthum zerstört, als eines Uebels wirkt weder die Sünde noch die Vergleichung mit der ursprünglichen Vollkommenheit der Menschen, sondern die Voraussetzung, dass ich des Eigenthums nicht blos zur Erhaltung des Lebens, sondern auch zu einer gemeinnützigen Thätigkeit in meinem Berufe bedarf.[433]

Ein Übel ist also primär ein sittliches Problem, also im Gestaltungsraum menschlicher Freiheit situiert. Damit es auf die Sünde bezogen werden kann, muss Weiteres hinzukommen.[434]

Hatte Schleiermacher die Übel in vollem Umfang als Straffolgen der Sünde verstanden, so drängt Ritschl auf extensionale Beschränkung. Er betont, „daß das specifisch religiöse Schuldgefühl dazu gehört, wenn ein Uebel, das uns trifft, als göttliche Strafe beurtheilt werden soll".[435] Es bedarf also der religiösen Selbstzurechnung einer das Übel verursachenden Tat als einer, die „im Widerspruch gegen das göttliche Sittengesetz gestanden hat";[436] aus dieser motiviert sich dann die Deutung, ein aus dieser Tat folgendes Übel als Strafe zu verstehen. Noch das bloße Bewusstsein einer sittlichen Verfehlung reicht hierfür nicht aus.[437] Die religiöse Selbstzurechnung des Übels verdankt sich einem Perspektivwechsel: Nicht die sittliche Freiheit des Einzelnen, sondern „das Ganze der sittlichen Weltordnung"[438] und damit der „Endzweck, welchen Gott in der Welt verwirklichen will",[439] ist der Bezugsrahmen, in dem das Sittliche religiös relevant wird. Dies kann jedoch nicht von außen angemutet werden. Nur der betroffene Einzelne kann sich eine erfahrene Freiheitshemmung als Straffolge eigener Tat oder als Straffolge des Gesamtzusammenhangs der Sünde, an dem er schuldhaft Anteil hat, zurechnen. Er kann dies aber nicht bei einem anderen Individuum oder einer Gruppe von anderen tun, und er kann somit auch nicht legitimerweise den Gesamtumfang aller Übel als göttlich-vergeltende Sündenstrafe am ganzen Geschlecht ver-

---

[433] A.a.O., 328.
[434] Zur prinzipiellen Unabhängigkeit von Sittlichkeit und Religion vgl. a.a.O., 34f.
[435] A.a.O., 330.
[436] A.a.O., 331.
[437] Vgl. a.a.O., 329.
[438] A.a.O., 31.
[439] A.a.O., 55.

stehen.[440] Die generelle Deutung aller Naturhemmnisse menschlicher Freiheit als göttlicher Sündenstrafen ist nach Ritschl schlichtweg religiös unplausibel.[441] Nicht nur die Beurteilung eines Ereignisses als Übel, sondern auch seine religiöse Qualifikation als Strafe der Sünde hat ihren Ort allein im sittlich-religiösen Selbstverhältnis des Einzelnen. Fremdzuschreibungen sind im Christentum – in Überwindung vorchristlicher Ansichten – unstatthaft.

Diese Position gewinnt Ritschl unmittelbar aus seinem theologischen Grundansatz: „[A]lle theologischen Sätze haben ihren Zweck in der Deutung der Erscheinung des christlichen Lebens." Die theologische Bestimmung der Rechtfertigung als Sündenvergebung, also als Erlass der göttlichen Strafen, setzt eine entsprechende „Bethätigung des Selbstbewußtseins"[442] voraus. Notwendig hierfür ist, „daß von dem Theil der Sünder, welcher zur Versöhnung gelangt, vorher die Uebel als Strafen durch das Schuldbewusstsein anerkannt werden".[443] Rechtfertigung und Versöhnung realisieren sich im religiösen Selbstbewusstsein; also muss auch die Rede vom Übel als Sündenstrafe eine entsprechende religiöse Selbstdeutung voraussetzen, will sie nicht unglaubwürdig sein. Hier hat Ritschl die pastorale Praxis vor Augen:

> Wenn der durch die Dogmatik übel berathene pastorale Eifer es unternimmt, [Naturkatastrophen oder Kriege, TM] als Anlässe zu Strafpredigten an die Gemeinde zu benutzen, so erregt er berechtigte Erbitterung, und begiebt sich unter das Urteil Jesu: ‚Wenn ihr nicht Euren Sinn ändert, so werdet ihr ebenso umkommen.'[444]

Doch schlechte Theologie führt nicht allein zu unglaubwürdiger pastoraler Praxis. Sie kann auch direkt zu einem religiösen Problem führen. Die von Schleiermacher in Aufnahme der „hergebrachten Dogmatik"[445] vorgenommene Qualifizierung aller wirklichen Übel als Strafen der Sünde verdankt sich ihrerseits einem religiösen Interesse, nämlich dem der soteriologischen Integration des Übels.[446] Nur dann, wenn der feste Zusammenhang von Übel und Sünde festgestellt ist, kann das Übel auch zum Gegenstand der Soteriologie

---

[440] Damit fällt die „behauptete Deckung zwischen Uebel überhaupt und Sündenstrafe" (a.a.O., 331) dahin. Als Fremddeutung kommt nach Ritschl allenfalls der Begriff der Erziehungsstrafe in Betracht (vgl. a.a.O., 332).

[441] Vgl. a.a.O., 331f. Ritschl nimmt hier unter anderem die Kritik der Aufklärungstheologie auf. An anderer Stelle zitiert er die Forderung Johann Gottlieb Toellners nach subjektiver Plausibilität des Sünde-Strafe-Zusammenhangs: „daß diejenigen Uebel Strafen sind, bei denen es dem Sünder und auch Anderen *einleuchten* wird, daß ihn solche wegen seiner Sünden treffen" (RITSCHL 1882/83, Bd. I, 401, Hervorhebung TM).

[442] RITSCHL 1882/83, Bd. III, 46.

[443] A.a.O., 47.

[444] A.a.O., 331f.

[445] A.a.O., 332.

[446] Im dogmengeschichtlichen Kontext stellt Ritschl fest, „daß die Gleichsetzung von Sündenvergebung und Straferlaß ursprünglich auf die Beseitigung der Übel berechnet ist" (a.a.O., 41).

werden. Im Stande der Erlösung bzw. Versöhnung soll das Übel nicht mehr dieselbe lebens- bzw. freiheitshemmende Wirkung haben wie im Stande der Sünde. Das hat nun aber die religiös fatale Konsequenz, „daß man sein Gemüth quält, alle Uebel sich als Strafe zuzurechnen, um nicht neben dem Bewußtsein der Versöhnung ein weit ausgedehntes Gebiet der Unfreiheit gelten zu lassen".[447] Der Wunsch nach soteriologischer Integration des Übels führt in den Exzess des religiösen Schuldbewusstseins. Wenn Aussicht auf religiöse Bewältigung eines Übels nur bei dessen Übernahme als durch eigenen, tathaften Anteil am Gesamtzusammenhang der Sünde verschuldet besteht, sieht das religiöse Bewusstsein sich zu unplausiblen und belastenden Deutungen genötigt.[448]

Dies gilt insbesondere für das Verhängnis des Todes: Es muss gesagt werden können, dass dem Tod für den versöhnten Menschen der Stachel gezogen ist: dass also „das Sterben jedem Einzelnen zwar schwer genug erscheinen wird, aber nicht mehr als das reine Gegentheil des zweckvollen Lebens, in welchem man seinen Werth empfindet".[449] (334). Deswegen den Tod aber als Folge der Sünde zu bezeichnen, ist trotz apostolischen Rückhalts als theologischer Satz falsch oder sinnlos: sinnlos dann, wenn der Tod als Folge einer prähistorischen Übertretung Adams verstanden werden soll, da sich das religiöse Bewusstsein für reine Kausalerklärungen nicht interessiert;[450] und falsch dann, wenn die Endlichkeit des eigenen Lebens als Straffolge eigener Schuld verstanden werden soll. Denn dann müsste die bleibende Sterblichkeit der Versöhnten als Konsequenz eines persistierenden Verdammungsurteiles Gottes gewertet werden, was die Gewissheit der Versöhnung zweifelhaft machen würde.

Doch auch dort, wo ein religiöses Schuldgefühl vorhanden ist, ist der Gedanke der Sündenstrafe mit Vorsicht zu behandeln. Denn mit ihr droht eine juridische Verzerrung des Gottesverhältnisses. „Die Religion aber ist keine Rechtsgemeinschaft zwischen den Menschen und Gott."[451] Von Recht kann in ihr nur im Blick auf die „persönliche Eigenthümlichkeit [des Menschen] gegenüber Gott"[452] die Rede sein; andere Konnotationen wie Vergeltung, Bezug auf äußere Handlungen, Gegensatz von Recht und Pflicht etc. führen in die Irre. Zudem ist die Schuld ihrem Wesen nach nicht der richterlich-objektiv festgestellte Grund für eine von ihr unterschiedene Strafe. Als „ungelöstes Schuldgefühl", als Bewusstsein von der „Verminderung des Rechtes der Gotteskindschaft", das in verschiedenen Schweregraden auftreten kann, stellt sie

---

[447] A.a.O., 332.

[448] Zum psychologischen Interesse Ritschls vgl. KANTZENBACH 1978, 104; 110.

[449] RITSCHL 1882/83, Bd. III, 334.

[450] Vgl. a.a.O., 335; 341. Anders mit Tribut an Röm 5,12 RITSCHL 1881, § 41, 58.

[451] RITSCHL 1882/83, Bd. III, 337. Zu diesem Grundmotiv vgl. auch a.a.O., 52; 59; 67; RITSCHL 1882/83, Bd. I, 400 und RITSCHL 1881, § 18, 30f.; § 42, 59.

[452] A.a.O., 338.

selbst vielmehr die eigentliche Strafe dar, „wozu sich alle äußeren Strafübel nur als untergeordnete Umstände verhalten".[453] Ins religiöse Schuldbewusstsein übernommen erhält das Übel damit den Charakter eines Hinweiszeichens auf die Verfasstheit des Gottesverhältnisses selbst; hierin, und nicht im freiheitshemmenden Charakter des Übels, besteht das religiöse Problem.

Religiöser Schuldexzess, Gewissheitsproblem, juridische Verzerrung des Gottesverhältnisses: Die angemessene dogmatische Verortung des Übels steht bei Ritschl nicht zuletzt in seelsorglichem Interesse. Wenn die fatale Nötigung, das religiöse Schuldbewusstsein exzessiv auszudehnen, um für den Stand der Versöhnung „eine sichere und freie Haltung gegen alle Übel des Lebens"[454] reklamieren zu können, überwunden werden soll, muss ihre theologische Voraussetzung aufgegeben werden: die soteriologische Konzentration auf die Sünde und ihre Folgeprobleme.

Dieses dogmatische Vorurtheil [dass alle Übel vergeltende Strafen Gottes seien, TM], welchem sich zu entziehen auch Schleiermacher nicht vermocht hat, beruht darauf, daß der Versöhnung in der hergebrachten Dogmatik ein zu enger Spielraum beigemessen wird. [...] Allein die Versöhnung ist nicht blos der Grund der Befreiung von der Schuld der Sünde und von den in irgendeiner Weise verschuldeten Uebeln, sondern auch der Grund der Befreiung von der Welt und der Grund der geistigen und sittlichen Beherrschung der Welt. Man erreicht durch die Versöhnung auch eine Veränderung der Selbstbeurtheilung und der Stimmung sowie der ganzen Haltung des Charakters in Beziehung auf die unverschuldeten Uebel [...].[455]

Eine differenziertere Betrachtung der Übel als eines religiösen Problems und eine differenziertere soteriologische Einbettung entsprechen einander.[456] Auf der einen Seite stehen diejenigen Übel, die Einzelne für sich oder die Gemeinschaft, der sie angehören, als Straffolgen eigener Sünde deuten. Ihnen korrespondiert die in der Versöhnung realisierte Rechtfertigung des Sünders, das wiedergewonnene Recht der Gottesnähe. Im Bewusstsein der Versöhnung erscheinen die Übel dann allenfalls als „Erziehungsstrafen".[457] Auf der anderen Seite stehen diejenigen Übel, die nicht plausibel („erfahrungsmäßig")[458] als Straffolgen der Sünde qualifiziert werden können, die aber, wie paradigmatisch der Tod, die im göttlichen Endzweck der Welt intendierte Herrschaft des Geistes über die Natur, das höchste Gut des Reiches Gottes, als zweifelhaft erscheinen lassen. Ihnen korrespondiert das in der Versöhnung mitgesetzte neue Weltverhältnis, die „Stimmung" des Glaubens an die göttliche

---

[453] A.a.O., 339f.

[454] A.a.O., 332.

[455] A.a.O., 332f.

[456] Die Bedeutung des Themas Übel für die Soteriologie wird schon daran deutlich, dass Ritschl seine Rechtfertigungslehre vor allem in Auseinandersetzung mit der altprotestantisch-orthodoxen Lehre vom Übel entwickelt (vgl. a.a.O., 38–51).

[457] A.a.O., 332; 337.

[458] A.a.O., 322.

Vorsehung.[459] Dieser erkennt die bestehende Abhängigkeit des Geistes von seinen Naturbedingungen an und weiß dennoch um die unbedingte Höherwertigkeit des Geistigen, seine „Freiheit über die Welt überhaupt".[460] In dieser Stimmung des religiös-sittlichen Optimismus werden Freiheitshemmnisse als weniger übel erfahren, als Anreize der Charakterbildung verstanden oder auch nur in Geduld „unter die göttliche Vorsehung subsumirt".[461] Diese kann kultiviert werden: Vor allem in der Darstellung der christlichen Tugend der Geduld entfaltet Ritschl ein Spektrum religiöser Umgangsweisen mit dem Übel, die im Kern Figuren der religiösen Behauptung von Freiheit angesichts deren Gefährdung sind. Sie finden ihre praktische Bewährung und habituelle Festigung unter anderem im Gebet.[462]

Im Zentrum steht mithin der Vorsehungsglaube als das Weltverhältnis des versöhnten Menschen, der sich in Gott gegründet und darin dem ihn stets bedrohenden Naturzusammenhang gegenüber sittlich überlegen weiß. Dieser ist in doppelter Weise eine „Antwort" auf Erfahrungen des Übels: Die in Form des religiösen Schuldbewusstseins angeeigneten Übel versteht er als Sündenstrafen, also als Folge dessen, dass der Grund eigener Freiheit, die eigene Gottesnähe, fraglich war (und in der Versöhnung wiederhergestellt ist).[463] In den übrigen Übeln weiß er seine Freiheit konkret bedroht und entwickelt im Bewusstsein der Versöhnung eine Kultur des Umgangs mit mundanen Widrigkeiten. Auch diese zweite Klasse von Übeln ist potenziell religiös valent, insofern mit ihnen der Beitrag des Einzelnen zur Versittlichung der Welt insgesamt, zum Reich Gottes, fraglich wird. Hier geht es um die täglichen Bewährungsproben menschlicher Freiheit gegenüber einer potenziell übermächtigen Natur.[464] Gegenüber diesen kontingenten Weltwidrigkeiten gilt es, die eigene Freiheit im Vollzug religiös zu behaupten.[465] Damit nimmt Ritschl ei-

---

[459] A.a.O., 578.

[460] A.a.O., 567; vgl. 575.

[461] A.a.O., 582. Zeitweilige Schwankungen dieser Stimmung, etwa in Form von „momentaner Ungeduld im Leiden", sind dabei hamartiologisch zurückhaltend zu behandeln und nicht gleich als „Erscheinungen des sündigen Egoismus" zu qualifizieren. Wenn die Natürlichkeit des Menschen auf diese Weise gegen seine religiöse Absicht unerwartet widerstrebt, handelt es sich vielmehr um „Erscheinungen von Versuchung" (a.a.O., 606).

[462] Vgl. a.a.O., 580–587; 600. Zu ihnen gehört auch die Selbstunterscheidung in Leib und Geist (vgl. a.a.O., 336), die Ritschl von Paulus übernimmt, und die mit einem cartesischen Dualismus nichts zu tun hat.

[463] Vgl. WENZ 2013, 158.

[464] Vgl. RITSCHL 1881, § 60, 82.

[465] Mit Blick auf die von Ritschl namhaft gemachten zwei Brennpunkten der Ellipse des Christentums, einerseits Erlösungsreligion, andererseits auf das Reich Gottes als Endzweck bezogen zu sein (dazu vgl. ROHLS 1997, 774) lässt sich die erste Klasse der Übel auf die Erlösung, die zweite auf das Reich Gottes beziehen. In den Titularbegriffen von Ritschls Hauptwerk verweist die erste Klasse der Übel auf die Rechtfertigung als die Bedingung der Möglichkeit von Freiheit, die zweite auf die Versöhnung als deren Verwirklichung. Es ist

ne religiöse Entdramatisierung des Übels vor, die eine differenzierte theologische Hermeneutik der Phänomene erlaubt. Sowohl das religiöse Schuldbewusstsein, in das ein Übel hineingenommen wird, als auch die Hemmungswirkung unverschuldeter Übel sind phänomenal abgestuft. Entsprechend differenziert müssen pastorale Praxis und religiöse Übung verfasst sein.[466]

Wie Schleiermacher reagiert auch Ritschl in seiner Behandlung der Übel auf spezifisch moderne Diskussionslagen. So sind beide um die Kompatibilität mit naturwissenschaftlichen Auffassungen eines in sich geschlossenen, gesetzmäßigen Naturzusammenhangs bemüht, den ein Sünden strafender Gott nicht einfach willkürlich durchbricht. Diese Einsicht in einen Naturzusammenhang wird aber ganz unterschiedlich gewertet: Für Schleiermacher kann sich das fromme Subjekt in ihm gerade als ein Teil des Ganzen anschaulich werden. Ritschl sieht den Einzelnen ein halbes Jahrhundert später einem übermächtigen Naturzusammenhang gegenüber, der seine sittliche Selbstbestimmung gefährdet. Diese Linie fortsetzend, schreibt Ernst Troeltsch gegen die „kirchliche Lehre" vom Übel als Sündenstrafe:

Diese kirchliche Th[eologie] und der hierbei verwendete Begriff der Freiheit ist nun freilich völlig unhaltbar. Denn die Kirchenlehre sieht nicht die Unermesslichkeit der Welt in Zeit und Raum [...] und empfindet daher nicht den Druck des kolossalen quantitativen Missverhältnisses von geistigem Leben und ungeistigem Stoff; sie empfindet bei ihrem verkürzten Geschichtsbild ebenso wenig die Massenhaftigkeit und Verschwendung der Menschenkräfte und die Spärlichkeit der Annäherungen an das geistige Ziel. Sie empfindet Tod und Leiden nicht als die Aeußerung der allgemeinen Gesetze der Natur und des Lebens und lässt das Uebel willkürlich aus Strafverhängung folgen statt aus inneren Notwendigkeiten der physischen und psychologischen Weltgesetze.[467]

Damit sind die Plausibilitätsbedingungen bezeichnet, unter denen eine Theologie des Übels noch in der Gegenwart steht.[468] Es ist Albert Schweitzer, rund

---

das Interesse an der Verwirklichungsdimension religiös gegründeter Humanität, aufgrund dessen Ritschl den Begriff des Übels gegenüber Schleiermacher erweitert. Wenn es um Verwirklichung geht, sind auch solche Übel theologisch zu berücksichtigen, die dieses religiös-sittliche Weltverhältnis in seinen konkreten Vollzügen gefährden, auf die bezogen aber kein religiöses Schuldbewusstsein vorliegt oder sich auch nur plausibel einklagen ließe. Ritschl kann mithin die Lehre vom Übel von der Hamartiologie abkoppeln und doch das Übel als religiöses Thema beibehalten, da er das Band zwischen Hamartiologie und Soteriologie lockert. Zwar steht die Rechtfertigung als Sündenvergebung im Zentrum der Soteriologie; ihre Verwirklichung in der „Versöhnung mit Gott und der Welt" (RITSCHL 1882/83, Bd. III, 334) geht aber phänomenal deutlich über das hinaus, was in Form eines religiösen Schuldbewusstseins angeeignet werden kann.

[466] Über Ritschl hinaus wäre zu fragen, ob es nicht Phänomene einer Totalisierung von Leiderfahrungen gibt, die theologisch aufgenommen werden müssen. In diese Richtung verstehe ich auch die Einlassung von HAUSCHILDT 2001, 127–131.

[467] TROELTSCH 1931, 1104.

[468] Zum theologischen Problem des Leidens im Horizont moderner Naturwissenschaften vgl. auch EVERS 2001.

ein Jahrhundert nach Schleiermacher und rund ein halbes Jahrhundert nach Ritschl geboren, der unter dem Druck einer naturwissenschaftlich geprägten Weltanschauung nicht nur Schleiermachers Optimismus eines erkennbar sinnvollen Weltzusammenhanges gänzlich aufgibt, sondern auch Ritschls Optimismus einer religiös gestützten Versittlichung der Welt mindestens als gefährdet ansieht.

III. Das Übel als Selbstzerspaltung des Lebenswillens (Albert Schweitzer)

Albert Schweitzers Kulturphilosophie, in der er seinen berühmten Begriff der Ehrfurcht vor dem Leben entfaltet,[469] ist theologisch vornehmlich im Kontext ökologischer Ethik rezipiert worden.[470] Im Folgenden wird die These vertreten, dass sie einen Begriff des Übels enthält, der sich – gerade unter den genannten modernen Plausibilitätsbedingungen – zum Element einer gegenwartstauglichen theologischen Hermeneutik der Krankheitserfahrung weiterbilden lässt. Das Übel hat für Schweitzer seine Wurzel in der antagonistischen Antriebsstruktur der kreatürlichen Welt. Der Wille zum Leben, der Menschen, nichtmenschliche Lebewesen und sogar geordnete anorganische Gebilde wie Kristalle an- und der Vollendung zutreibt, verbindet diese einerseits, richtet sie andererseits aber in destruktiver Weise gegeneinander. Diese rätselhafte Selbstzerspaltung des Willens zum Leben ist die grundlegende Daseinsbedingung des Menschen; und sie bestimmt seine Frömmigkeit. Krankheit lässt sich dann in Verallgemeinerung dieses Ansatzes als religiöses Problem und infolgedessen als theologisches Thema explizieren.

Damit ist die methodische Vorentscheidung gefällt, den Autor der Kulturphilosophie dezidiert als Theologen zu lesen. Das erscheint schon deswegen gerechtfertigt, weil Schweitzer grundlegende Einsichten seiner – ab 1900 erarbeiteten, auf wesentlichen Vorarbeiten während des Ersten Weltkrieges ruhenden, aber erst 1923 veröffentlichten – Kulturphilosophie erstmals auf der Kanzel vorträgt. Die im Jahr 1919 als Vikar in St. Nicolai in Straßburg gehaltenen Predigten[471] werden ebenso berücksichtigt wie der unvollendete, postum veröffentlichte dritte Teil der Kulturphilosophie.[472] Nach einer Einführung in die Anlage der Kulturphilosophie (1.)[473] werden die naturphilosophischen (2.) und theologischen (3.) Pointen der Selbstzerspaltung des Lebenswillens entfaltet. Die für das Thema der Krankheit notwendigen Verallgemeinerungen werden in jedem Abschnitt vorgenommen.

---

[469] Zitiert nach den Gesammelten Werken, Bd. 2 (SCHWEITZER 1974a, kurz GW 2).

[470] Vgl. dazu ALTNER 1991.

[471] Zitiert nach der Ausgabe SCHWEITZER 1974.

[472] Zitiert nach den Werken aus dem Nachlass (SCHWEITZER 1999; 2000).

[473] Die Anlage der Kulturphilosophie ist mehrfach ausführlich dargestellt worden (vgl. GROOS 1974; GRÄßER 1979; KÖRTNER 1997, 114ff.; MÜLLER 2007, KOWARSCH 2010), sodass hier ein knapper Abriss genügt, der die wesentlichen Begriffe bereitstellt.

(1.) „Wir stehen im Zeichen des Niedergangs der Kultur. Der Krieg hat diese Situation nicht geschaffen. Er selber ist nur eine Erscheinung davon."[474] Mit diesen Worten beginnt Schweitzer seine Kulturphilosophie. In der Zeit nach dem Weltkrieg hält er sich nicht damit auf, den Niedergang der Kultur, also des materiellen und geistigen Fortschritts,[475] phänomenal zu beschreiben. Ihm genügt, seine Ursache festzustellen: eine fundamentale Ziellosigkeit im Denken der Zeit. Es fehle eine Weltanschauung, mithin die zu einem kohärenten Begriff geführte ethische Reflexivität in der Kultur, die allein dem Denken und Tun einer Zeit Richtung geben könnte.[476] Der fundamentale Fehler abendländischen Denkens nach der Aufklärung bestehe darin, eine solche Weltanschauung aus einer „Deutung" oder „Anschauung"[477] der Welt, also dem Inbegriff dessen, was von der Welt erkannt werden kann, abzuleiten. Ein solches Vorgehen sei aus zwei Gründen zum Scheitern verurteilt: Zum einen ist die abendländische Weltanschauungsproduktion – mit Ausnahmen bei Spinoza und Schopenhauer – optimistisch verfasst, also auf Lebensbejahung gerichtet;[478] eine solche optimistische Weltanschauung finde jedoch keinen Anhalt in der erkennbaren Wirklichkeit der Welt, die vielmehr notwendig in den Pessimismus führe. Zum anderen vermöge eine solche theoretische, gar „metaphysische"[479] Anschauung der Welt nicht die Triebkräfte der Menschen zu erreichen, was nötig wäre, um „verbrauchte Ideen wieder unverbraucht zu machen"[480] und so die Kultur zu erneuern. Daher müsse eine Weltanschauung gerade diese Triebkräfte in denkerisch durchgeklärter Form aufnehmen. Sie habe zu fragen, welche dem Leben Sinn verleihende Strebungen der Mensch bereits in sich vorfindet; sie müsse mithin in einer „Lebensanschauung"[481] gründen. Der Inbegriff dieser Triebkräfte und damit der Zentralbegriff einer solchen Lebensanschauung ist für Schweitzer der *Wille zum Leben*: derjenige grundlegende „Trieb zum Wirken",[482] der allem menschlichen Tun als dessen Movens unterliegt und der es weitertreibt auf Vollendung hin.[483] Diese entelechische Antriebsstruktur vermag der Mensch jedoch nicht nur an sich selbst

---

[474] GW 2, 23.

[475] Schweitzer entfaltet seinen normativen Kulturbegriff in GW 2, 45ff.

[476] Der Begriff der Weltanschauung ist der „Inbegriff der Gedanken, die die Gesellschaft und der einzelne über Wesen und Zweck der Welt und Überstellung und Bestimmung der Menschheit und des Menschen in ihr sich bewegen. Was bedeuten die Gesellschaft, in der ich lebe, und ich selber in der Welt? Was wollen wir in ihr? Was erhoffen wir in ihr?" (GW 2, 76)

[477] GW 2, 334; 339.

[478] Vgl. GW 2, 85ff.; 360f.

[479] GW 2, 100. Nicht die Spekulation, sondern das „elementare" Philosophieren vermag dies zu leisten (vgl. ebd.; 340 u.ö.).

[480] GW 2, 69.

[481] GW 2, 339.

[482] GW 2, 91.

[483] Vgl. GW 2, 346.

zu erleben, sondern auch in den Erscheinungen der Welt um sich herum: „„Ich bin Leben, das leben will, inmitten von Leben, das leben will.‟‟[484] Diese Übertragung des an sich selbst Erlebten auf die gesamte Erscheinungswelt findet dabei wiederum nicht im Modus des theoretischen Analogieschlusses statt, sondern in einem das Erkenntnis- und Willensvermögen, das Denken und Erleben, die Vernunft und das Herz[485] umgreifenden *Erfassen*. Der eigene und der fremde Lebenswille zeigen sich darin als Erscheinungen des einen, universalen Willens zum Leben. Damit ist eine Gesinnung verbunden, die Schweitzer auf den Begriff der *Ehrfurcht vor dem Leben* bringt.[486] So ist die lebensanschaulich gegründete Weltanschauung gefunden, die die niedergehende Kultur ethisch neu auszurichten vermag.[487]

(2.) Die so gefasste Weltanschauung zeichnet sich durch eine irreduzible Dualität aus.[488] Auf der einen Seite steht die Universalität des Willens zum Leben und die Ehrfurcht, die diesem noch in der kleinsten und vermeintlich unbedeutendsten Erscheinung entgegengebracht wird, und in der das menschliche Leben seinen Sinn und sein Ziel findet. Auf der anderen Seite steht die theoretische Welterkenntnis, die hiervon nichts weiß. Im kosmischen Maßstab kann sie keinen Sinn des menschlichen Lebens entdecken, das für sie vielmehr eine räumlich wie zeitlich marginale Erscheinung ist. Auch kann sie keinen Zweck des Weltenlaufs erkennen. Wohl kennt sie Naturzwecke in der Entstehung und dem Erhalt von Leben. Aber diese bleiben bloß partikular; sie vereinen sich nicht zu einem Gesamtzweck.

Leben mit Leben zu einem Gesamtleben zusammenlaufen zu lassen, unternimmt sie [die Natur, TM] nicht. Sie ist wunderbar schöpferische und zugleich sinnlos zerstörende Kraft. Ratlos stehen wir ihr gegenüber. Sinnvolles in Sinnlosem, Sinnloses in Sinnvollem: dies ist das Wesen des Universums.[489]

Der Wille zum Leben steht in seinen einzelnen Erscheinungen antagonistisch gegeneinander: „Die Welt ist das grausige Schauspiel der Selbstentzweiung des Willens zum Leben. Ein Dasein setzt sich auf Kosten des anderen durch, eines zerstört das andere.‟[490] Auch in Krankheiten sieht der Arzt den selbstentzweiten Lebenswillen am Werk:

Die Natur ist schön und großartig, von außen betrachtet, aber in ihrem Buche zu lesen, ist schaurig. Und ihre Grausamkeit ist so sinnlos! Einmal atmet ein Kind Tuberkelbazillen ein.

---

[484] GW 2, 377. Zum Anschluss an Schopenhauer vgl. GÜNZLER 1996, 69.

[485] Vgl. SCHWEITZER 1974, 18–22.

[486] GW 2, 108; 375ff.

[487] „Das denknotwendige, einen Inhalt habende, sich mit der Wirklichkeit stetig, lebendig und sachlich auseinandersetzende Grundprinzip des Ethischen lautet: Hingebung an Leben aus Ehrfurcht vor dem Leben.“ (GW 2, 374)

[488] Vgl. GW 2, 335–340.

[489] GW 2, 336. Vgl. SCHWEITZER 1999, 39ff.

[490] GW 2, 381. Vgl. GW 5 (SCHWEITZER 1974b), 157; SCHWEITZER 1999, 44.

Es wächst heran, gedeiht, aber Leiden und früher Tod sitzen in ihm, weil diese niedersten Wesen sich in seinen edelsten Organen vermehren.[491]

In diese Selbstentzweiung ist auch der Mensch, selbst bei bestem Wollen, einbezogen. Wenn er unachtsam oder gezielt anderes Leben vernichtet, um selbst leben zu können, wird er etwa zum „Massenmörder der Bakterien".[492]

Es ist Schweitzers Pathos, in einer „Naturphilosophie, die die Welt so läßt, wie sie ist",[493] diese in sich gespaltene Wirklichkeit der Welt vorbehaltlos zu benennen, auch wenn sie nicht nur rätselhaft, sondern zudem „ein schmerzvolles Erlebnis unseres Denkens"[494] ist. Näherhin hat dieser Schmerz eine doppelte Ursache: Zum einen resultiert er aus dem Mitgefühl mit dem Leiden der anderen Wesen, deren Leben gehemmt oder vernichtet wird. Die Forderung nach Ehrfurcht vor dem Leben, die der Mensch an sich selbst gestellt sieht, wird in der Natur ubiquitär verletzt.[495] Zum anderen resultiert der Schmerz aus der erlebten Einsicht, dass es gerade jener Ehrfurcht gebietende Lebenswille ist, der Leiden und Lebensminderung verursacht. Es ist das Leben selbst, das in seiner besten Potenz, seinem inneren Streben nach Vollendung, beständig gegen sich steht.

Nun zielt Schweitzers Naturphilosophie auf eine Ethik und hat damit in der Regel den tätigen, kaum je den leidenden Menschen als Subjekt im Blick. Krank sind die anderen; die Adressaten seiner Kulturphilosophie wie seiner Predigten sind ihnen gegenüber zu Mitleid und Hingabe aufgerufen.[496] Insofern bedeutet es einen Wechsel der Perspektive, die Selbstzerspaltenheit des Lebens als Deutung nicht des moralischen Subjekts, sondern des kranken Menschen zu entfalten. Gleichwohl finden sich hierzu Anknüpfungspunkte bei Schweitzer. So dienen Infektionskrankheiten im oben zitierten Predigtabschnitt gerade als Paradigma dafür, wie sich Lebenswille gegen Lebenswille stellt. Dies verwundert insofern nicht, als hier ein direkter Antagonismus von Lebewesen – Bakterien bzw. Protozoen versus befallener Organismus – vorliegt, die als Erscheinungen des Lebenswillens vorgestellt werden können. An anderer Stelle zieht Schweitzer das auch auf Teile von Lebewesen aus: So stellt er fest, „daß wir in der Zelle eine Lebensindividualität entdeckt haben, in deren Fähigkeiten der Betätigung und des Erleidens wir die Elemente unserer Vitalität wiederfinden".[497] Diese Einsicht, die Schweitzer m.W. nicht wei-

---

[491] SCHWEITZER 1974, 27f.

[492] GW 2, 387.

[493] GW 2, 374. In diesem Ansinnen sieht er sich in der Nachfolge Goethes; vgl. GW 2, 261f.; GW 5, 470f.

[494] GW 2, 339.

[495] Dies ist für Schweitzer eine ästhetische Erfahrung: „Die Schönheit der Natur verdunkelt sich durch das Leiden, das sie [die Menschen, TM] allenthalben darin entdecken." (GW 2, 344)

[496] Vgl. SCHWEITZER 1974, 32; GW 2, 393f.

[497] GW 2, 406.

ter entwickelt, impliziert, dass auch innerorganische zelluläre Antagonismen als Manifestationen des zerspaltenen Lebenswillens namhaft gemacht werden können. Es liegt insofern nahe, auch Autoimmun- oder Tumorerkrankungen in dieser Weise zu verstehen. Und auch unterhalb und jenseits der Zelle können mit Schweitzer noch Ordnungsstrukturen wie etwa funktionale Teilsysteme der Zelle, Stoffwechselkreisläufe und Ähnliches benannt werden, die sich als zweckhaft beschreiben lassen, insofern Anteil an den Strebungen des Lebendigen haben und dabei sich auch gegen den menschlichen Organismus richten können. Die Pointe ist also, dass sich auf diese Weise viele, wenn nicht alle schwerwiegenden organischen Erkrankungen mit Schweitzer als Erscheinungen eines in sich zerspaltenen Lebenswillens deuten lassen.[498]

Was ist damit gewonnen? Im vorliegenden Kontext kann es nicht das Interesse sein, eine kohärente Naturphilosophie der Krankheit zu konstruieren, zumal eine solche an den Erblasten der Kulturphilosophie Schweitzers trüge.[499] Es ist lediglich zu fragen, ob ein solcher Ansatz zu einer theologischen Hermeneutik von Krankheitserfahrungen beitragen kann; ob er also erstens die Grundstruktur von Krankheitserfahrungen angemessen wiedergibt, und zweitens deren religiöse Valenz aufzuklären hilft.

So wäre Krankheit grundsätzlich als Bedrohung oder Hemmung des Lebenswillens verstanden: als Beeinträchtigung jenes Antriebs, der das Leben ausmacht und der – in Ehrfurcht vor dem eigenen Leben – als wertvoll, erhaltungs- und förderungswürdig erlebt wird. Diese Bedrohung oder Hemmung kann als fortschreitend, sich entwickelnd, zielgerichtet und in diesem Sinne selbst als lebensförmig – als Erscheinungsform eines Lebenswillens – erfahren werden. Je nach Krankheitsmodell kann die Krankheit dem eigenen Leben gar quasi-akteurshaft, quasi-intentional gegenübertreten. Das wäre zum einen anschlussfähig an den Mythos vom Kampf gegen die Krankheit,[500] zum anderen an die oben angeführten pathophysiologischen Erklärungen von Krankheit, insofern sie zu kulturellen Formen der Krankheitserfahrung geworden sind. Sprechend hierfür ist Schlingensiefs Bemerkung nach der Krebsdiagnose: „Da drinnen lebt ein unangenehmer Zeitgenosse. Ein Dreckskerl."[501] Vor allem aber würde die Hemmung als eine solche erfahren, die

---

[498] So ist der krankheitstheoretische Grundbegriff der Funktion, wie Peter McLaughlin gezeigt hat, immer auf eine Ganzheit bezogen (siehe oben, Kapitel 3.2), die mit Albert Schweitzer als Erscheinung des Lebenswillens verstanden werden kann. Siehe auch Kapitel 2.1 zur relativen Selbstständigkeit der Organe nach Plessner.

[499] Zur Kritik an der Kulturphilosophie vgl. etwa GÜNZLER 1996, 156ff., der insbesondere auf Fragen der Haltbarkeit seiner Ethikbegründung abstellt. Da hier keine Ethik entwickelt wird, kann das unberücksichtigt bleiben.

[500] Siehe oben, 3.1.

[501] SCHLINGENSIEF 2010, 22. Anschlussfähig ist hier Karl Barths Deutung von Krankheit als einem „wirklichen Widerpart" (BARTH 1951, 416). Zu Barths gebrochener Rezeption von Schweitzer vgl. a.a.O., 366f.

dem eigenen Leben nicht gänzlich von außerhalb gegenüberträte. Vielmehr käme sie aus dem eigenen Lebensumfeld (etwa als „Ansteckung"), aus dem eigenen Körper oder aus einem seiner Teile. Insbesondere im letzteren Falle zeigte sich Krankheit im doppelten Sinne als Fleisch vom eigenen Fleisch: als den eigenen leiblich-lebendigen Strebungen gleichgeartetes, im selben Körper loziertes, durchaus in sich funktionales, aber entgegengesetztes und insofern potenziell fatales Lebensstreben. Die Erfahrung leibkörperlicher Desintegration wäre damit spezifiziert als Erfahrung eines inneren Antagonismus der eigenen lebendigen Strebungen. Ähnlich ließen sich auch die anderen Ebenen der Erfahrung von Krankheit als Desintegration auf den mit sich selbst entzweiten Lebenswillen beziehen. Die soziale Desintegration wäre konkretisiert als Erfahrung von Antagonismen zwischen dem eigenen Lebenswillen und dem der anderen. Ihre ‚normalen' Strebungen, die gestern noch den eigenen analog waren, laufen dem eigenen Lebenwollen unter den Bedingungen der Krankheit quer, nehmen etwa die Gestalt der Vernachlässigung an.[502] Eine Einstimmung in ihren Willen ist damit nicht mehr möglich. Entsprechendes gälte für die Desintegration der Handlungsfähigkeit, in der die eigene Freiheit unter den entgegenlaufenden Hemmungen zerfällt, und für die Desintegration des Daseinsvertrauens, in der dem eigenen Lebenswillen selbst der Grund entzogen erscheint: Die Zukunft gehört anderem Lebenswillen.

Die anthropologisch und phänomenologisch aufgewiesenen Desintegrationserfahrungen lassen sich mithin in einer von Albert Schweitzer ausgehenden Hermeneutik der Krankheitserfahrung als Gestalten *einer* Desintegrationserfahrung verstehen: der Erfahrung einer in sich gespaltenen und gegen sich selbst gewendeten Antriebsstruktur des Lebens, die am Ort des eigenen Leibes, des sozialen Umfeldes, des Handlungsvermögens und des Daseinsvertrauens je unterschiedliche Gestalt annimmt. Es sei nicht behauptet, alle Krankheitserfahrung ließe sich über diesen Leisten schlagen. Für diejenige Krankheitserfahrung jedoch, die dadurch angemessen oder näherungsweise beschrieben ist, lässt sich nun nach deren religiöser Valenz fragen.

(3.) Schweitzer versteht seine Ethik der Ehrfurcht vor dem Leben als denknotwendig[503] und keiner Stützung durch den Glauben bedürftig.[504] Entsprechend präsentiert er sich in mehreren Selbstaussagen dezidiert nicht als Theologen, sondern als Philosophen.[505] Andererseits entfaltet er seine Ethik mithilfe einer Fülle von religiösen und theologischen Semantiken[506] und kann sie zudem ganz im Modus der Predigt vortragen.[507] Es ließe sich eine förmli-

---

[502] Vgl. wiederum Schlingensief; siehe oben, Kapitel 3.1 V. (1.).

[503] Vgl. GW 2, 341.

[504] Vgl. SCHWEITZER 1999, 432.

[505] Vgl. SCHWEITZER 1994, 23.

[506] Vgl. nur die biblischen Anspielungen in GW 2, 347 (Baum an Wasserbächen), 395 (Leben behalten und verlieren), 392 (Torheit), 382 (Anderssein als die Welt) u.ö.

[507] Vgl. SCHWEITZER 1974.

che Übersetzungstabelle zwischen philosophischen und religiös-theologi-
schen Termini anlegen: So ist Ehrfurcht vor dem Leben nichts anderes als
wahre Frömmigkeit[508] oder auch Liebe,[509] Gott der universelle Wille zum Leben.[510] Es ist der schillernde Begriff der Mystik, in dem das Ineinander von
Philosophie und Theologie kulminiert. Mystik, die „geistige Hingebung an
den geheimnisvollen unendlichen Willen [...], der im Universum in die Erscheinung tritt"[511] ist nach Schweitzer einerseits denknotwendig,[512] andererseits führt sie zur Religion.[513] Im vorliegenden Kontext ist es lediglich von
Interesse zu untersuchen, worin denn für Schweitzer das religiöse Moment
der Ehrfurcht vor dem Leben besteht – das dann der Theologie zu denken gäbe, unabhängig davon, ob es philosophischer Argumentation zugänglich ist
oder nicht. Dieses religiöse Moment kann am besten am Ort von Schweitzers
Rede von Gott bzw. vom unendlichen Geist aufgesucht werden.

> Gott ist die Kraft, die alles erhält. Warum ist der Gott, der sich in der Natur offenbart, die
> Verneinung von allem, was wir als sittlich empfinden, warum zugleich sinnvoll Leben auf-
> bauende und sinnlos Leben zerstörende Kraft? Wie bringen wir Gott, die Naturkraft, in
> eins mit Gott, dem sittlichen Willen, dem Gott der Liebe, wie wir ihn uns vorstellen müs-
> sen, wenn wir uns zu höherem Wissen vom Leben, zur Ehrfurcht vor dem Leben, zum Mit-
> erleben und Mitleiden erhoben haben?[514]
>
> In der Natur tritt uns der unendliche Geist als rätselhaft schöpferische Kraft entgegen.
> In unserem Willen zum Leben erlebt er sich in uns als welt- und lebensbejahendes und als
> ethisches Wollen.[515]

Schweitzer macht hier mithilfe des Gottesgedankens zwei Erfahrungen namhaft: einerseits das „denkende[] Erleben"[516] eines universalen Willens zum
Leben, also der fundamentalen Identität der eigenen inneren Strebungen mit
denen aller lebendigen Erscheinungen. Diese eigene Teilhabe an der universalen, kosmischen Gerichtetheit impliziert, wenn sie sich über sich selbst
denkerisch klar geworden ist, den unbedingten ethischen Willen, die Antago-

---

[508] Vgl. GW 2, 347.

[509] Vgl. GW 2, 380.

[510] Vgl. SCHWEITZER 1994, 23 und dazu GW 2, 109; 349 mit 369.

[511] GW 2, 109.

[512] Vgl. GW 2, 84.

[513] Vgl. GW 2, 416. Es ist diskutiert worden, ob im zuweilen predigtartigen Stil
Schweitzers theologische Voraussetzungen in die argumentativen Lücken des philosophi-
schen Gedankengangs eintreten (vgl. GROOS 1974, 518f.; 522ff.; GRÄßER 1979, 260ff.;
KÖRTNER 1997, 124ff.; KOWARSCH 2010, 110ff.). Diese Frage muss hier nicht weiter ver-
folgt werden, zumal ihre Formulierung eine spezifische Bestimmung des Verhältnisses von
Philosophie und Theologie voraussetzt, die ihrerseits anzufragen wäre. Vgl. dazu nur
Gräßers gelungene Formulierung von der Predigt Schweitzers als eines andächtigen Denkens (1979, 240).

[514] SCHWEITZER 1974, 29f.

[515] GW 2, 107.

[516] GW 2, 84.

nismen erscheinenden Lebenswillens in der Hingabe an anderes Leben zu überwinden. Die andere Erfahrung ist die eines Urgrundes allen Lebens, der sich in den Lebensvorgängen schöpferisch wie zerstörerisch manifestiert. Beide Erfahrungen sind durch eine Ganzheitsperspektive charakterisiert, durch ein geradezu Schleiermacher'sches „Anschauen des Universums",[517] in der das Einzelne als Teil eines Ganzen „erschaut" wird. Beide verdanken sich der Transzendierung eines menschlichen Vermögens: Am Ort des Willens wird im eigenen, partikularen Wollen ein universaler Lebenswille, am Ort des Erkennens in der einzelnen Lebenserscheinung ein „universelles Sein"[518] erschaut. Mit dieser „mystischen" Bewegung vom Partikularen zum Ganzen ist zugleich die schmerzhafte Erfahrung eines Risses verbunden. Der universale Lebenswille zeigt sich in sich selbst zerspalten; und der Urgrund allen Seins zeigt sich gleichermaßen schöpferisch wie zerstörerisch. Das Ganze erscheint in partikulare Einheiten fragmentiert. Die Partikularität der Erscheinungen, von denen aus das Ganze erschaut werden konnte, kommt jetzt erst eigentlich zu Bewusstsein. Die „mystische" Erfahrung – denn es handelt sich letztlich um eine einzige, in der Erkennen und Wille, äußeres und inneres Erschauen, zusammenwirken[519] – ist durch eine unaufhebbare Dialektik von Ganzheit und Partikularität gekennzeichnet.

Am Ort der Rede von Gott lässt sich die religiöse Valenz von Schweitzers Kulturphilosophie theoretisch einholen. Dies soll hier im Anschluss an die Religionstheorie Ulrich Barths geschehen, der Religion als „Deutung von Erfahrungen im Horizont der Idee des Unbedingten"[520] bestimmt. Religion ist nach Barth nicht als eigener Sektor von Erfahrung im Unterschied zu „weltlichen" Erfahrungen zu begreifen, sondern als Erfahrung zweiter Stufe, die mundan Erlebtes in einer spezifischen Weise deutet.[521] Die Idee des Unbedingten, die für das religiöse Bewusstsein konstitutiv ist, findet – wie Barth im Anschluss an Kants Kategorien der Synthesis des Verstandes entfaltet – in mehrfacher Hinsicht Anwendung auf die Sphäre der Erfahrung. Das religiöse Bewusstsein deutet Erfahrung unter den Leitdifferenzen von Endlichkeit und Unendlichkeit, Partikularität und Ganzheit, Zeitlichkeit und Ewigkeit sowie Kontingenz und Notwendigkeit.[522] Religion lebt mithin in der Spannung von Unbedingtem und Bedingtem. Indem das religiöse Bewusstsein die Wirklichkeit etwa unter der Perspektive von Ganzheit deutet, wird die Ganzheitsdimension des Wirklichen ebenso wie dessen partikularer Charakter thematisch.[523] Das empirische Bewusstsein bestimmt die Realität seiner Gegenstän-

---

[517] SCHLEIERMACHER 1799, 52.
[518] GW 2, 83.
[519] Vgl. GW 2, 83.
[520] BARTH 1996, 10; vgl. 2002, 70.
[521] Zur Erfahrung mit der Erfahung vgl. JÜNGEL 1977, 40f.
[522] Vgl. BARTH 1996, 12f. sowie GRÄB 2008, 33f.
[523] Vgl. BARTH 1996, 15.

de immer nur partikular, indem es nur bestimmte Merkmale berücksichtigt
und so aus dem unendlichen Verweisungszusammenhang einzelne Momente
herausgreift. Der „reale[n] Ganzheit"[524] aller möglichen Bestimmtheitsmo-
mente wird es hingegen nicht habhaft. Diese Ganzheit – und in eins damit die
Partikularität des Vorfindlichen – zu thematisieren, ist gerade eine Transzen-
dierungsleistung des religiösen Bewusstseins.[525]

Es ist eben diese Transzendierungsbewegung, die zuvor bei Albert
Schweitzer identifiziert werden konnte. Die reale Ganzheit des Lebenszu-
sammenhangs, die dem Erkennen verschlossen ist, wird erst in der „mystischen", mithin: religiösen Transzendierung der Erscheinungswelt thematisch.
In dieser Transzendierung, im Horizont der Idee des Unbedingten, wird
gleichzeitig die Partikularität alles Lebendigen bewusst. Schweitzer entfaltet
seine Ethik der Ehrfurcht vor dem Leben anhand der Grundspannung zwischen einer realen Ganzheit des Lebens, die dem Menschen mit unbedingtem
Anspruch gegenübertritt, und der im Lichte dieser Ganzheit als schmerzhaft
empfundenen Partikularität alles Lebendigen.

Wenn es nun, wie oben ausgeführt, Krankheitserfahrungen gibt, die als
spezifische Ausformungen dieser Grundspannung verstanden werden können,
so ist damit ein religiöses Moment dieser Krankheitserfahrungen benannt.
Krankheit als in sich gespaltenen und gegen sich selbst gewendeten Lebens-
zusammenhang zu deuten heißt, auf eine solche über-empirische Ganzheit
auszugreifen, in deren Horizont der eigene Leib, die Gemeinschaft mit anderen, das praktische Weltverhältnis und die Zeitlichkeit des eigenen Daseins
als un-ganz, der Ganzheit entbehrend, thematisch werden. Krankheit als Desintegrationserfahrung kann in diesem Sinne zur religiösen Erfahrung werden:
dann nämlich, wenn die Ganzheit, die als Negativ des eigenen Zustands aufgerufen wird, als eine solche bewusst wird, die nicht nur das empirisch Vorfindliche, sondern auch das Realisierbare übersteigt. Es ist die Grundthese
dieser Arbeit, dass die in der Krankheitserfahrung (aber nicht nur in ihr) auf-
gerufenen Ganzheiten – die sinnhafte Ganzheit der eigenen Biographie, die
personale Ganzheit der Anerkennung (Würde), die universale Ganzheit der
Heilung (Gesundheit) und die individuelle Ganzheit der Sorge – jeweils
durch ein solches Unbedingtheitsmoment charakterisiert sind. Die Affinität
von Krankheitserfahrung und Religion findet damit ihre religionstheoretische
Begründung.

---

[524] A.a.O., 12.
[525] Zur Ganzheit als Kategorie des religiösen Bewusstseins vgl. auch DIERKEN 2014,
1ff., der Religion als „Kommunikation von Ganzheits- und Kontrafaktizitätsbewusstsein"
(14) konzipiert. Vgl. weiterhin LUTHER 1992 zu Ganzheit und Fragment; PANNENBERG
1973, 314; 335 zur Sinntotalität der Wirklichkeit; ZARNOW 2010, 344ff. zur Ganzheit des
Selbst; GERHARDT 2016, 23 zum entzogenen Ganzen des Sinns sowie a.a.O., 27 zum Ganzen der Person.

IV. Krankheit vor Gott

Der Ertrag des Durchgangs durch drei moderne Konzepte einer theologischen Verortung des Übels lässt sich mit Blick auf das Übel der Krankheit unter drei Leitfragen zusammenfassen. Wie verhält sich eine theologische Reflexion der Krankheit zum naturwissenschaftlich-medizinischen Krankheitswissen (1.)? Worin besteht die religiöse Relevanz der Krankheit (2.)? Was ist für eine theologische Hermeneutik der Artikulation von Krankheit zu lernen – insbesondere hinsichtlich des Zusammenhangs von Krankheit und Schuld (3.), aber auch hinsichtlich der prekären Ansprechbarkeit Gottes (4.)?

(1.) Alle drei Theologen teilen Kants Herauslösung der Religion aus dem empirischen Erkenntnisvermögen. Theologie erhebt keine naturwissenschaftlichen Geltungsansprüche; Religion ist mit naturwissenschaftlichem Wissen vereinbar; bei den Auseinandersetzungen etwa zwischen Schöpfungslehre und Evolutionstheorie, wie sie sich durch das 19. Jahrhundert bis heute ziehen, handelt es sich unter diesen Voraussetzungen um Scheingefechte.[526] Allerdings unterscheiden sich die drei Autoren in der Einschätzung dessen, welche Bedeutung das naturwissenschaftliche Wissen für das fromme Bewusstsein hat. Schleiermacher kann sich in seiner Schöpfungslehre positiv auf naturwissenschaftliche Weltbeschreibungen beziehen. Im Bewusstsein, in einen allgemeinen, wechselwirkenden Naturzusammenhang gestellt zu sein, wird das religionskonstitutive Gefühl schlechthinniger Abhängigkeit auf die ganze Natur ausgedehnt. Die naturwissenschaftlich beschriebene Welt ist die einer harmonischen Ordnung. So, wie die Naturwissenschaft keine positive und negative Qualifikation von Naturereignissen kennt, ist auch das religiöse Bewusstsein mundanen Negativitätserfahrungen gegenüber prinzipiell indifferent. Diese romantische Grundstimmung positiver Kompatibilität von Religion und naturwissenschaftlichem Weltwissen weicht bei Ritschl einer bürgerlichen Arbeitsbeziehung. Die Natur der Naturwissenschaften ist das Rohmaterial der Versittlichung, das eigenen, sittlich wie religiös irrelevanten Kausalgesetzen unterliegt; diese Natur gilt es zu beherrschen, dem Endzweck des Reiches Gottes dienstbar zu machen. Dabei ist sie widerständig, potenziell übermächtig, der Freiheit des sittlich-religiösen Individuums gefährlich, das sich gegen sie behaupten muss. Für Schweitzer schließlich ist die Natur der Naturwissenschaften in vieler Hinsicht harmonisch, erhebend, schöpferisch; zugleich ist sie jedoch Schauplatz grauenhaften und sinnlosen Kampfes ums Dasein. Gegenüber Ritschl wird das naturwissenschaftliche Weltwissen damit religiös wieder bedeutsamer, allerdings in umgekehrter Hinsicht wie bei Schleiermacher: nicht mehr als Aufweis einer harmonischen Ordnung, sondern als Entdeckungskontext derjenigen fundamentalen Entzweiung des Lebens, an der sich alle Frömmigkeit abzuarbeiten hat.

---

[526] Vgl. dazu BARTH 1995.

Dieser Stimmung entspricht jeweils die theologische Stellung zum physischen Übel und damit auch zur Krankheit: von der Betonung der prinzipiellen Nichtexistenz des Übels über die differenzierte Phänomenologie der Freiheitshemmnisse bis hin zur Fokussierung als religiöses Kernproblem. Vor allem aber sind damit, jenseits der konkreten theologiegeschichtlichen Verortung, drei mögliche Konstellationen zwischen medizinischer und religiöser Krankheitsdeutung gegeben: von Schleiermacher aus die Affirmation der Vorstellung eines geordneten Naturzusammenhanges, zu dem es sich religiös nur ins richtige Verhältnis zu setzen gilt; von Ritschl aus die materiale Irrelevanz, aber zweckdienliche Indienstnahme naturwissenschaftlich-medizinischen Wissens mit dem Ziel einer Unterstellung des Physischen unter die Herrschaft des sittlich-religiösen Subjekts; und von Schweitzer aus die religiöse Deutung von medizinischem Wissen als Hinweis auf die inneren Antagonismen des Lebens. Dem technischen Verhältnis zu naturwissenschaftlich-medizinischem Wissen im Gefolge von Ritschl steht bei Schleiermacher und Schweitzer jeweils eine – mit Schweitzer gesprochen: optimistische bzw. pessimistische – Naturphilosophie gegenüber, die religiöser Deutung fähig ist. Eine theologische Hermeneutik der Krankheitserfahrung wird alle drei Konstellationen als mögliche im Blick haben.

Schweitzers Naturphilosophie hat dabei die Stärke, mithilfe des an Schopenhauer angelehnten Willensbegriffs Subjektivität von Anfang an als leibliche zu konzipieren.[527] Von diesem Ansatz ausgehend konnte die allgemeine Struktur der Krankheitserfahrung als Desintegrationserfahrung spezifiziert werden: Krankheit kann sich darstellen als sich selbst feindlich gewordenes Leben, als Antagonismus lebendiger Antriebe und Strebungen. Die im Anschluss an Plessner und Plügge namhaft gemachten vier Ebenen der Desintegration – leiblich, sozial, praktisch und zeitlich – lassen sich so als Ausformungen jener Selbstzerspaltenheit des Lebens begreifen.

(2.) Die religiöse Relevanz der Krankheit stellt sich bei den drei Autoren entsprechend unterschiedlich dar. Krankheit wird bei Schleiermacher grundsätzlich als Teil des von Gott geordneten Naturzusammenhanges verstanden. Die religiöse Norm ist die alle Glückserwartungen suspendierende Ergebung. Tritt Krankheit hingegen als Übel ins fromme Bewusstsein, ist dies Zeichen der Sünde. Krankheit als Übel ist Anzeige und Folge eines defizienten Gottesbewusstseins, an dem sich der Einzelne mitschuldig weiß: Die üble Krankheit erfährt das fromme Bewusstsein als Sündenstrafe. Ritschl kritisiert dies und unterscheidet zwei Möglichkeiten religiöser Deutung des Übels: Zwar respektiert er die fromme Deutung eines Übels als Sündenstrafe, aber nur in der Selbstzurechnung des betroffenen Einzelnen im Modus eines religiösen Schuldbewusstseins. Das unverschuldete Übel kann hingegen in anderer Weise ein religiöses Problem darstellen: Es kann die sittliche Zwecktätigkeit so

---

[527] Vgl. GÜNZLER 1996, 78.

hemmen, dass die Versittlichung der Welt als göttlicher Endzweck zweifelhaft wird. Im Übel kann die Welt dem sittlich-religiösen Subjekt feindlich werden. Übertragen auf die Krankheit hieße das, angesichts der Erfahrung einer Überwältigung durch namenlose Vorgänge, in der eigene Freiheitsspielräume nicht mehr sichtbar sind, ein sinnvolles Leben nicht mehr für möglich zu halten. Bei Schweitzer ist die Welt noch feindlicher geworden; das Leiden der Kreatur ist ubiquitär. Dieses Übel wird in religiöser Bewusstseinsstellung gedeutet als Selbstentzweiung des universalen Willens zum Leben. Damit ist ein theologischer Begriff des Übels gewonnen, der jenseits der Unterscheidung von verschuldet und unverschuldet liegt.[528] Krankheitserfahrung lässt sich auf dieser Linie dann als religiöse Erfahrung begreifen, wenn bzw. insofern sie als Erfahrung der Desintegration auf eine Ganzheit ausgreift, die den Gegenstandsbereich des empirischen Bewusstseins, das Vorfindliche ebenso wie das Realisierbare, überschreitet.[529]

Damit ist nicht behauptet, dass Krankheitserfahrung grundsätzlich eine religiöse Erfahrung sei. Ein Knochenbruch wird als leibkörperliche Desintegration erfahren – ein Teil des Körpers tritt für eine Zeit aus dem Bereich des leiblich Unproblematischen heraus und widersetzt sich seiner gewohnten Indienstnahme. Gleichwohl ist die in der Vorstellung der Überwindung der Desintegration mitgesetzte Ganzheit wesentlich im Bereich des empirischen Bewusstseins angesiedelt: der Schmerz möge nachlassen, das gebrochene Glied möge wieder zusammenwachsen und in die leibliche Unauffälligkeit zurücktreten. Allerdings sei die These vertreten, dass mindestens im Falle schwerer somatischer Erkrankungen in der Krankheitserfahrung auf Ganzheiten ausgegriffen wird, die durch Unbedingtheitsmomente charakterisiert sind. Zu diesen gehören der biographische Sinn, die personale Würde, die Gesund-

---

[528] Die Beziehung von Übel und Schuld bei Schweitzer ist komplex. Der Mensch ist als „unschuldig Schuldige[r]" (SCHWEITZER 1974, 31) in die Selbstentzweiung des Lebenswillens einbezogen. Seine Verantwortung ist prinzipiell unendlich (GW 2, 374; 390) und durch nichts zu relativieren (GW 2, 387; SCHWEITZER 1994, 85). Hat er dies einmal erfasst, „sucht er den Weg, der ihn am wenigsten in Schuld hineinführt" (GW 2, 398). Der Begriff der Schuld bei Schweitzer ist dabei wesentlich prospektiv, auf zukünftige Verschuldung ausgerichtet; und er ist eskalativ, insofern sich der vor dem Leben Ehrfürchtige seiner beständigen schuldhaften Teilhabe an der Selbstentzweiung des Lebens bewusst ist. Schuld ist einerseits auf subjektive Intention bezogen, insofern ihre Vermeidung gewollt wird; andererseits ist sie von dieser unabhängig, als auch bei bester Intention Schuld unvermeidlich ist.

[529] Auch Schleiermacher und Ritschl hatten das physische Übel religiös in eine dominante Ganzheitsperspektive eingerückt. Für Schleiermacher war es die Ganzheit des Naturzusammenhanges, in der sich das Übel als prinzipiell nichtexistent erweist. Für Ritschl war es die Ganzheit des Reiches Gottes, also der umfassende Zweckhorizont menschlichen Strebens, vor dem er das unverschuldete Übel als religiöses Problem zurückgewinnt. Schweitzers universaler Wille zum Leben ist gerade so strukturiert, dass er das Ganze der Natur und das Ganze der Strebungen und Zwecke umgreift.

heit und die individuelle Sorge. Sie erheben einerseits Anspruch auf Wirklichkeit bzw. Verwirklichung im Modus des biographischen Narrativs, der Anerkennung, der Heilung bzw. der Fürsorge; sie übersteigen aber prinzipiell das empirisch Realisierbare. Dies hat in je spezifischer Weise Auswirkungen auf den individuellen wie gesellschaftlichen Umgang mit Krankheit. Eine theologische Hermeneutik der Krankheitserfahrung hat diese Unbedingtheitsmomente zum Gegenstand; sie stellt die Reflexionsinstrumente der Theologie insbesondere dazu zur Verfügung, um Aporien der Krankheitserfahrung und des Umgangs mit Krankheit zu verstehen und, sofern möglich, zu bearbeiten.

(3.) In dieser Perspektive weist bereits das hier ventilierte Grundproblem der Artikulation von Krankheitserfahrung ein Unbedingtheitsmoment auf. Indem die Krankheitserfahrung als Desintegrationserfahrung im biographischen Erzählen artikuliert wird, ist sie auf die Ganzheit eines sinnhaften biographischen Narrativs bezogen. Diese Ganzheit umgreift die kontingenten Widerfahrnisse der Krankheit wie das eigene Tun, Wirklichkeit und Imagination, Wünsche, Erwartungen und Ziele, sie umgreift das leibliche Erleben, die sozialen Beziehungen, das praktische Weltverhältnis wie die zeitliche Erstreckung des Lebens. Eine solche sinnhafte Ganzheit der Lebenserzählung ist allerdings, wie bereits in Kapitel 3.1, V. gezeigt wurde, unrealisierbar; sie bleibt unvollendetes Projekt, uneingeholter Anspruch.

Zwar gehört es zu den Strukturmerkmalen des biographischen Narrativs, hier flexibel zu sein. Dessen temporale Struktur erlaubt tentative Deutungen, Revisionen, Unklarheiten, Inkohärenzen und Brüche. Dennoch setzt das biographische Erzählen die Zuversicht voraus, das eigene Leben im Kontext der eigenen Welt sinnhaft zum Ausdruck bringen zu können. Diese Zuversicht kann allerdings, darauf hat insbesondere Jochen Schmidt hingewiesen, im schweren Leiden zerbrechen. Der Kranken verschlägt es die Sprache. Die Krankheit wird als brachiales Faktum erfahren, das sich nicht als Teil des eigenen Lebens erzählen lässt. In dieser Situation kann die Klage Sprachgewähr und Distanzgewinn bieten, Deutungs- und Gestaltungsräume öffnen und so leidenslindernd wirken. Die religiöse Klage macht darüber hinaus Gott letztverantwortlich: für die erlittene Wirklichkeit wie dafür, dass es anders sein soll. Sie bringt, so das Ergebnis von Kapitel 3.3, die Desintegrationserfahrung der Krankheit zum Ausdruck im Gegenüber zu einem Integrationsanspruch, auf den das göttliche Gegenüber behaftet wird.[530]

---

[530] An dieser Stelle geht es um mehr und um anderes als um die Kontingenz der Krankheit, das heißt, ihre Nichtnotwendigkeit, ihr Einbrechen aus heiterem Himmel. Das biographische Narrativ kann, darauf hat Walter Benjamin hingewiesen (siehe oben, 3.1, IV.), mit Kontingenzen grundsätzlich umgehen („Stell Dir vor, was mir dann passiert ist!"). Vielmehr geht es an dieser Stelle insbesondere um die Sinnwidrigkeit des Leidens, das für den Leidenden jenseits dessen liegen kann, was als lebbares Leben vorstellbar ist und erzählt werden kann. Zur Religion als Kontingenzbewältigungspraxis vgl. LÜBBE 1998.

Dies kann nun im Horizont des vorliegenden Kapitels weiter entfaltet werden. Die Fragmentarität des eigenen Lebenssinns, die sich narrativ nicht integrieren lässt, wird in der an Gott adressierten Klage transzendiert auf einen unbedingten Sinn hin: auf die Gott zugeschriebene und von Gott beanspruchte Sinnhaftigkeit der Wirklichkeit. Das heißt nicht, dass in der religiösen Klage oder einer vergleichbaren religiösen Praxis einer als sinnlos erfahrenen Wirklichkeit nun ein wie auch immer gearteter „höherer" Sinn beigelegt würde. Vielmehr ist hier gerade die anhand der „Mystik" Albert Schweitzers entfaltete Dialektik von Unbedingtem und Bedingtem einschlägig. Im Ausgriff auf die Ganzheit eines sinnvollen Lebens kommt gerade das Fragmentarische dieses Lebens zu Bewusstsein: Das Unerträgliche wird nicht überspielt, sondern bewahrt. In diesem Sinne ist die religiöse Klage nicht nur (aber auch) Kritik an der unerträglichen und sinnlosen Wirklichkeit, sondern auch Kritik an vorschnellen, unhaltbaren Sinnzuschreibungen.[531]

Damit ist auch ein Ansatzpunkt für eine theologische Kritik der Krankheitsschuld gegeben. Denn der Topos der Schuld und der abgeleitete Topos einer zur Krankheit neigenden Persönlichkeit[532] gehören zu den machtvollsten Formen der Sinnzuschreibung an Krankheit. Doch im religiösen Bewusstsein von der Fragmentarität des Lebens wird schmerzhaft deutlich, dass es mit der sinnstiftenden Kraft auch dieser Topoi nicht weit her ist. Der Rekurs auf eine „Krebspersönlichkeit" verschiebt die Frage *Warum ich?* lediglich von *Warum bin ich krank?* auf *Warum habe ich diese Persönlichkeit?* Ähnlich macht der Verweis auf die eigene Mitursächlichkeit für eine Krankheit diese noch nicht zu einem sinnvollen Teil des eigenen Lebens; auch impliziert er nicht, das Leiden an der Krankheit sei *angemessen*. Umgekehrt ist nicht behauptet, dass das Bewusstsein der Fragmentarität des eigenen Lebenssinns per se alle Fragen nach einem Sinn von Krankheit stillstellte oder auch nur stillstellen könnte.[533] Die Klage wird weiterhin mit allem Recht an Gott gerichtet. Aber sie mag eine gesunde Skepsis gegenüber dem Geflecht von Erklärungen und Deutungen stützen, von denen Krankheiten und kranke Menschen umgeben sind. Anstelle eines radikalen Ikonoklasmus öffnete sich so ein Raum für eine spärliche, bedarfsweise kuratierte Wechselausstellung. Was eine solche Diätetik der Sinn-Bilder von Krankheit für den Umgang mit medizinischen Krankheitserklärungen austrägt, wird im folgenden Kapitel zu fragen sein.

Von hier aus fällt auch ein kritischer Blick auf die theologische Lehrtradition einer Relation von Krankheit und Sünde. Schleiermacher nimmt den klassischen Topos von der Krankheit als Strafe der Sünde auf. Seine Leistung

---

[531] Zur „tyranny of meaning" vgl. KLEINMAN 1997, 317ff.; ähnlich HEDINGER 1972; JOSUTTIS 1974; FISCHER 2011.

[532] Vgl. dazu 3.1, IV.

[533] Eine solche Entlastung von eigenen Ganzheitswünschen wäre theologisch als Rechtfertigung zu rekonstruieren (vgl. ZARNOW 2010, 361). Dazu siehe Kapitel 4.4.

ist es, diesen zu reformulieren, ohne eine physische Ursächlichkeit zu behaupten. Sünde, die die Krankheit zum Übel macht, ist kein Teil des Ursache-Wirkungszusammenhangs der Natur, sondern ein kulturell habitualisiertes gehemmtes Gottesbewusstsein. An Schleiermacher anschließend wäre zu fragen, wo und inwiefern die Erfahrung einer Lebenshemmung in der Krankheit sich solchen kulturellen Wahrnehmungs- und Deutungsmustern verdankt, die religiös als rückgekoppelte Unheilszusammenhänge verstanden werden können: wo der Einzelne etwa an einem übersteigerten Ideal autarker Lebensführung scheitert.[534] Gleichwohl ist mit Ritschl darauf hinzuweisen, dass eine solche religiöse Schuldkultur im Umgang mit mundanen Negativerfahrungen sorgfältig zu begrenzen ist. Krankheit ist auch als unverschuldetes Übel religiös relevant: dann nämlich, wenn ein sinnvolles – für Ritschl: ein sittlich-zwecktätiges, auf den Endzweck des Reiches Gottes ausgerichtetes – Leben nicht mehr möglich erscheint. Der sinnsprengenden Erfahrung einer Krankheit wird man theologisch nicht mit dem pauschalen Verweis auf Strukturen der Selbstverstrickung gerecht. Umgekehrt ist die Kritik des universalen Konnex von Krankheit und Schuld – und die damit verbundene Kritik an der Norm der frommen Ergebung in die Krankheit – angesichts der Geschichte der christlichen Krankheitsdeutung eine veritable theologische Aufgabe.[535] An dieser Stelle ist Albrecht Ritschls Option, das unverschuldete Krankheitsübel aus der Hamartiologie herauszulösen, ein wertvolles Instrument theologischer Kritik an der Selbstzuschreibung von Schuld. Krankheit muss nicht als Sünde namhaft gemacht werden, um die Frage nach einer „versöhnten" Lebensführung stellen zu können.

Wenn dies gesagt ist, kann ein Zweites gesagt werden. In der Diskussion der Krankheitserzählungen wurde gezeigt, dass diese immer auch in einem moralischen Raum spielen. Krankheit ist nicht nur auf der Ebene des Faktischen angesiedelt, sondern berührt auch die der Ideale, Ziele und Wünsche.[536] Ritschls Reklamation der unverschuldeten Krankheit ruht auf einer sauberen Trennung beider Ebenen im Gefolge von Kants Unterscheidung des Reichs der Natur und des Reichs der Freiheit. Beide Ebenen rücken aber in der Krankheitserfahrung unter Umständen nahe aneinander und narrativ ineinander.[537] Es ist die Leistung Albert Schweitzers, mit dem Begriff des Willens zum Leben eine Kategorie präsentiert zu haben, die beide Ebenen – für die religiöse Deutung von Krankheit – verbindet. In diesem Sinne ist dieser Begriff offen für ein Verständnis von Krankheit als Resultat antagonistischer

---

[534] So deutet Fritz Zorn seine Krankheit (siehe oben, Kapitel 3.1, V., 4.).

[535] Zu den Gefahren religiöser Schuldfixierung vgl. auch CLAUSSEN 2005 mit Verweis auf William James sowie BISER 1987, 20ff. unter dem Stichwort einer „therapeutischen Theologie".

[536] Siehe Kapitel 3.1, IV. (3.).

[537] Siehe Kapitel 3.1, IV. (2.).

subpersonaler Lebensprozesse, das ohne personale Verstrickung in die Krankheit auskommt. Aber er ist auch offen für eine Krankheitsdeutung, die die eigenen Strebungen und Antriebe in das Krankheitsgeschehen verwickelt sieht. Dies kann sich längst nicht nur auf eine eigene Mitursächlichkeit an der Entstehung der Krankheit beziehen; es wird spätestens dann relevant, wenn die eigene Beteiligung an der Behandlung gefordert ist und sich hier die Frage nach Versäumnissen, Irrtümern und Fehlern stellt. Ein kranker Mensch kann sich auf viele verschiedene Weisen unterhalb der emphatischen Selbstzuschreibung moralischer Schuld in das Geschehen seiner Krankheit verwickelt sehen. Das kann mit Schweitzer theologisch aufgenommen werden. So ist Krankheit weder generell im Raum des selbst Mitverschuldeten angesiedelt, noch muss die Frage nach Verstrickung oder gar nach Schuld im Kontext von Krankheit generell als theologisch illegitim abgewiesen werden.[538] Subjektive Krankheitsdeutungen sind hier vielgestaltig und wandelbar. Insofern bedarf es auch differenzierter theologischen Kategorien, gerade um etwa in der Seelsorge ‚schwierige' Deutungen aufzunehmen. Was dann zum befreienden Wort wird – die Kritik an der Selbstzuschreibung von Krankheitsschuld oder auch die Zusage der Vergebung – ist Sache seelsorglichen Gespürs, vor allem aber Sache des Geistes.[539]

(4.) Nun ruht Schweitzers Ansatz auf einer zentralen Voraussetzung: Gott wird in Anspruch genommen für die Wirklichkeit in ihrer Verfasstheit wie für das in ihr angelegte Streben nach Vollendung. In traditionellen Gottesprädikaten formuliert, ist Gott zugleich als der Allmächtige wie als der Allgütige angesprochen. Genau das unternimmt die Klage, wenn sie den verborgenen Gott beim offenbaren verklagt: wenn sie Gott als Urgrund der leidhaften, in sich zerspaltenen, desintegrierten Wirklichkeit darauf behaftet, sich als gütiger Gott zu erkennen gegeben zu haben. Mit den Prädikaten der Allmacht und der Allgüte kommt angesichts leidvoller Welterfahrung eine Spannung in den Gottesgedanken, die die Neuzeit als Problem der Theodizee notiert hat. Wie kann der allmächtige und gütige Gott angesichts des Leids in der Welt vor dem Gerichtshof der Vernunft gerechtfertigt werden? Gar nicht, so donnerte zum Abschluss des „Jahrhundert[s] der Theodizee"[540] Immanuel Kant. Es ist unmöglich, den Zusammenhang zwischen dem moralisch Guten und der Erfahrungswelt zu erkennen.[541] Allerdings ist mit der Unmöglichkeit der Antwort die Frage nicht stillgestellt. Was der Erkenntnis prinzipiell verschlossen

---

[538] Im Kontext seiner Behandlung der Theodizee spricht Dietz Lange von einem antinomisch-komplementären Verhältnis zwischen der „Sinnfrage" und der „Schuldfrage": Sie könnten nicht aufeinander reduziert werden, seien aber „notwendig" aufeinander bezogen. Auch wenn dem Menschen ein Schicksal ohne erkennbaren Sinn widerfahre, rechne er noch in der Ablehnung eigener Schuld mit deren Möglichkeit (LANGE 2001, 535).

[539] Vgl. dazu MOOS 2016 zum Umgang mit Schuld in der Klinik.

[540] GEYER 1982.

[541] Vgl. KANT 1791.

ist, wird vom religiösen Bewusstsein in der Klage zusammengebracht. Kants ethikotheologischer Ausweg, sich im Glauben ganz an den Gott der Vernunft zu halten, ist der Klage als Artikulation der Krankheitserfahrung verschlossen, will diese sich nicht an einen Unzuständigen richten.[542] Auch der konträre Weg, Gott als Urgrund einer leidvollen Wirklichkeit anzusprechen, ohne ihn auf dem Anspruch zu behaften, Leid und Schmerz sollten nicht sein – mithin: jeden positiven Sinnanspruch an die Wirklichkeit aufzugeben –, entzöge der Klage ihren Grund. Allerdings wäre es zu einfach, in der religiösen Praxis der Klage gleichsam die performative Antwort auf die Theodizeefrage erkennen zu wollen. Wie an Schlingensiefs Passagen der Klage deutlich wurde, ist die Wirklichkeitserfahrung und Wirklichkeitsanspruch zusammenhaltende Anrede Gottes prekär; Schlingensief wechselt mehrfach zwischen der Klage und reflektierenden Passagen, die die Ansprechbarkeit Gottes in beiden Hinsichten problematisieren. Somit erweist sich die Theodizeefrage als Reflexion auf die Brüchigkeit der Klage selbst. Anders gewendet: Wenn in der religiösen Artikulation von Krankheit die erfahrene Desintegration zwischen der Bestimmtheit allen Lebens, sich in Richtung seiner Vollendung zu entwickeln, und der faktischen Fragmentarität und wechselseitigen Destruktion lebendiger Strebungen zum Ausdruck gebracht wird, so reflektiert die Theodizeefrage eben diese Desintegration am Ort des Gottesgedankens. Gott droht in der Krankheitserfahrung unansprechbar zu werden.[543]

Insgesamt hat die Theodizeefrage also die Möglichkeit einer religiösen Artikulation der Krankheitserfahrung selbst zum Gegenstand. Es wäre daher apologetisch wie seelsorglich entlastend, sie überzeugend beantworten zu können.[544] Allerdings müsste eine Antwort versuchen zu zeigen, dass jene Desintegration zwischen der Wirklichkeit des Leidens und dem Anspruch, nicht leiden zu müssen, mindestens auf theoretischer Ebene überbrückt werden kann. Sie müsste damit die Desintegration, die in der Krankheit erfahren wird, als prinzipiell nicht bestehend oder in einer höheren Integration aufgehoben enthüllen.[545] Damit würde sie die religiöse Artikulation der Krank-

---

[542] So im wesentlichen die Option von Hans Jonas, die Allmacht Gottes zugunsten der Güte Gottes aufzugeben (vgl. JONAS 1987, 46ff.).

[543] Trillhaas versteht die Theodizeefrage als eine illegitime metaphysische Objektivierung einer Glaubensauffassung, die die menschliche Kompetenz überschreite (vgl. TRILLHAAS 1980, 175). Die hier gegebene Rekonstruktion zielt hingegen auf ein Problem des religiösen Bewusstseins selbst. Noch der theoretisierende Charakter der Theodizeefrage (vgl. EIBACH 1991a, 54ff.) zeigt sich so als sachgemäß: Das religiöse Bewusstsein, das eine Krise der Ansprechbarkeit Gottes – symbolisch gesprochen: die Abwendung Gottes – erfährt, sieht sich aus der Anrede Gottes in die Reflexion gedrängt.

[544] Schon Leibniz' Theodizee von 1710 zielte darauf, Einwände gegen die Güte und Allmacht Gottes um der Frömmigkeit willen zu widerlegen (LEIBNIZ 1710, 99f.).

[545] Dies hieße, einen Doketismus der Krankheit zu vertreten (vgl. dazu ETZELMÜLLER 2009, 168f.). Vgl. auch EIBACH 1991a, 31f.

heitserfahrung, deren Möglichkeit sie begründen sollte, gerade dadurch konterkarieren, dass sie die Krankheitserfahrung als uneigentlich erwiese. In der Theodizeefrage zeigt sich mithin ein möglicher Grund für die einleitend entfalteten Krankheitsverlegenheiten der Theologie: Die Erfahrung der Krankheit führt auf eine Frage, die in einem grundsätzlichen Sinne theologisch unbeantwortbar ist, da die Antwort selbst das Problem verstellt.[546]

Die so gewonnene Einsicht über den Zusammenhang von religiöser Klage und Theodizeefrage lässt sich auch auf die Klage im Allgemeinen übertragen. Mit „Theodizee" wäre dann eine bestimmte Klasse erklärender Krankheitsdeutungen (Krankheitsmodelle) bezeichnet, die darauf zielen, die Klage über die Krankheit stillzustellen. Näher betrachtet finden die klassischen Typen philosophischer und theologischer Theodizee ihre Analogien in allgemeinen Krankheitsdeutungen.[547] Philosophische und theologische Theodizeen lassen sich grob in zwei Gruppen einteilen. Die erste Gruppe weist die Frage selbst ab, indem Gott insbesondere für die Wirklichkeit der Erfahrungswelt für unzuständig erklärt wird: durch Verweis auf die Herkunft des Übels aus dem bösen Handeln der Menschen, auf die Machtlosigkeit Gottes (Hans Jonas) oder auf die allen moralischen Ansprüchen gegenüber indifferente, technischentzauberte Welt bzw. Natur. Dem korrespondieren Krankheitsdeutungen, die Krankheit auf eigene oder fremde Schuld zurückführen und die Klage zur Selbst- oder Fremdanklage machen, oder solche, die alle Sinnansprüche an das Geschehen der Krankheit prinzipiell abweisen und damit der Klage den Boden entziehen.[548] Die zweite Gruppe philosophischer und theologischer Theodizeen beantwortet die Frage durch den Verweis auf ein größeres Ganzes, in dem sich das einzelne Übel dann doch als sinnvoll verstehen lässt: auf eine größere Weltharmonie, angesichts derer sich das Übel als Teil eines großen Guten erweist;[549] auf den notwendigen Kontrast von Üblem und Gutem; auf die funktionale Einordnung des Übels als Mittel zu einem höheren Zweck (etwa der evolutionären Höherentwicklung); auf das Übel als notwendiges Durchgangsstadium der Geschichte.[550] Auch hier sind Analogien zu Krankheitsmodellen leicht zu ziehen, die wiederum eine die Klage stillstellende Funktion haben: die Vermutung, die Krankheit werde „schon ihr Gutes haben"; die Interpretation von Krankheit als Zeichen und Botschaft für die

---

[546] Das am Ort der Gotteslehre zu entfalten, würde den Fokus dieser Arbeit sprengen.

[547] Zur Einteilung philosophischer Theodizeen vgl. KANT 1791; OELMÜLLER/ADRIAANSE 1990; GÖRGEN 2013, 298ff.; zu den religiösen bzw. theologischen Theodizeen WEBER 1980, 314ff.; LANGE 2001, 526ff.

[548] Vgl. für den Schmerz etwa SCARRY 1992, 26, anders GRÜNY 2014, 102f.

[549] Zu naturalistischen Legitimierungen schlechter Endlichkeit vgl. SCHAEDE 2010, 48.

[550] Unter den theologischen Theodizeen lässt sich noch eine dritte Gruppe namhaft machen, die auf Gottes Mitleiden in Christus verweist. Hier wird das Verhältnis von Gott und Leiden noch einmal anders im religiösen Symbolkosmos verortet. Damit ist ein soteriologischer Kontext berührt (siehe Teil 4 dieser Arbeit).

Kranke, als Gelegenheit der Läuterung bzw. als Möglichkeit, an ihr zu wachsen.[551] Diese Erklärungsmodelle erkennen den für die Klage grundlegenden Integrationsanspruch an die desintegrierte Wirklichkeit an. Gleichzeitig versuchen sie, den normativen Graben von Anspruch und Wirklichkeit zu schließen, indem sie den Anspruch in oder trotz der Wirklichkeit erfüllt sehen, und erweisen damit die Klage als unberechtigt.

Das Feld der Krankheitsdeutung ist also voll von säkularen Theodizeen. Diese können entweder selbst von Kranken vorgebracht werden als sinnhafte Integration der Krankheit in die eigene Biographie und damit auch als Bekundung überwundener Klage. Werden sie aber von anderen gegenüber klagenden Kranken vorgebracht, partizipieren sie an den Aporien philosophischer und theologischer Theodizeen. Im Gerichtsmodell gesprochen: Entweder lassen sie die Klage nicht zur Verhandlung zu (erste Gruppe), oder sie lassen sie zu, weisen sie dann aber ab (zweite Gruppe). In jedem Fall zielen sie auf eine Stillstellung der Klage. Allgemeiner: Es gibt Krankheitsmodelle bzw. -deutungen, die als säkulare Theodizeen fungieren und als solche die Artikulation von Krankheitserfahrungen erschweren. Solche säkularen Theodizeen stehen in der Regel nicht im luftleeren Raum, sondern haben institutionelle Orte und soziale Träger. Sie gilt es im folgenden Kapitel exemplarisch wahrzunehmen und so die Leistungskraft einer theologischen Hermeneutik der (Artikulation von) Krankheitserfahrung zu erproben.

3.5 Zur Ethik der Krankheitsdeutungen

Krankheitserfahrungen sind gleichermaßen in der Sphäre des Leibkörperlichen wie in der Sphäre des Sinnhaften angesiedelt. Leibkörperliches und Sinnhaftes sind in ihnen auf unentwirrbare Weise verbunden; oder präziser umgekehrt: Der kranke Körper einerseits und der emphatische Sinn einer Krankheit andererseits markieren die durch spezifische reflexive Bewusstseinsstellungen gekennzeichneten Pole eines Kontinuums von Erfahrungen. An diesen Polen erscheint getrennt, was in der Krankheitserfahrung im Allgemeinen ineinander liegt. Erst diese Trennung verführt dazu, Krankheitserfahrungen als Sinnzuschreibungen an per se sinnlose physische Prozesse zu verstehen. Demgegenüber zeigen sich aus der Perspektive der philosophi-

---

[551] So etwa in „Laienpsychosomatiken" (KLEINMAN 1995, 164ff.; vgl. KARLE 2009, 550; kulturgeschichtlich zu diesem Motiv ENGELHARDT 2010, 12f.). Dagegen in unübertroffener Prägnanz Robert Gernhardt: „DIAGNOSE KREBS oder ALLES WIRD GUT// Erst kam der berühmte/ Schuß vor den Bug./ Zuvor war ich dumm, /hernach war ich klug.// Dann folgte der klassische/ Schlag ins Kontor./ Darauf war ich klüger,/ als jemals zuvor.// Undenkbar, daß solch einem/ blitzklugen Mann/ noch irgendein Tod/ etwas anhaben kann." (GERNHARDT 2014, 876)

schen Anthropologie (2.1), der Phänomenologie (2.2) wie auch der Kulturanthropologie (3.1) Krankheitserfahrungen als immer schon sinnhafte körperleibliche Erlebnisse, die dann gleichwohl noch einmal gedeutet werden können. Damit ist nicht gesagt, dass der in der Deutung von Krankheitserfahrung
bereits „vorgefundene" Sinn anthropologisch-allgemein wäre; vielmehr verdankt sich dieser kulturellen Formen, die ihrerseits zum Teil habitualisierte
Sedimente expliziter Krankheitsmodelle oder -deutungen sind. Zudem ist die
Unterscheidung zwischen „vorgefundenem" Sinn und Deutung selbst nicht
festgezogen, sondern verschieblich. Jede explizite Frage nach dem Sinn von
Krankheit steht in einem uneinholbaren Horizont von als unproblematisch vo-
rausgesetztem Sinn.[552]

Auch wenn also die expliziten Krankheitsmodelle und Krankheitsdeutungen niemals das Gesamt der in Krankheitserfahrungen eingelassenen Bedeutungen erfassen und reflektieren können, ist doch der Streit um Deutungen
nicht irrelevant für die Art und Weise, wie Krankheit erfahren wird. Denn
Krankheitsdeutungen können sich kulturell sedimentieren und Krankheitserfahrungen in ihrer Tiefe prägen; umgekehrt können sie in Krankheitserfahrungen eingelassene Bedeutungen problematisieren und dadurch verflüssigen.
Wenn der Streit um die Deutungen des Leidens relevant ist für die Art und
Weise, wie gelitten wird, so hat dies moralische Implikationen. Krankheitsdeutungen und -modelle werden zu einem Thema der Ethik.

Dies ist in jüngerer Zeit unter dem Gesichtspunkt der kulturellen und religiösen Pluralität in der Gesundheitsversorgung verstärkt reflektiert worden.
Unter pluralen Bedingungen treten Sinngebungen von Krankheit zunehmend
aus dem Bereich des Selbstverständlichen heraus und werden problematisch.
Der Bedarf an Reflexion darüber, was Krankheit bedeutet und bedeuten soll,
und wie richtige und gute Praktiken im Umgang mit Krankheit beschaffen
sein sollen, wächst.[553]

So ist der Streit um Krankheitsdeutungen immer als ethische Auseinandersetzung geführt worden. Ein guter Teil der Medizinkritik des 20. Jahrhunderts
ist im Modus der Kritik an naturwissenschaftlichen Krankheitsdeutungen
vorgetragen worden (I.). Komplementär dazu verhalten sich Ansätze, die die
Krankheitsdeutung in einem umfassenden, die Biographie einer Patientin insgesamt einbeziehenden Sinne zur ärztlichen Aufgabe machen (II.). Vom
Standpunkt theologischer Ethik aus sind hier die in Kapitel 3.4 entfalteten
Einsichten in die Aporien der Krankheitsdeutung zu berücksichtigen. Insgesamt werden Umrisse einer Ethik der Krankheitsdeutung sichtbar, die sich

---

[552] Zum Fraglosen und Unproblematischen vgl. SCHÜTZ/LUCKMANN 2003, 36.

[553] Dabei droht die Gefahr einer Religionisierung von Differenz, wenn etwa gefragt
wird, was Krankheit für „den Islam" oder „das Christentum" bedeute. Vgl. aus der Fülle
der Literatur SCHICKTANZ et al. 2003; KÖRTNER et al. 2005; KÖRTNER 2006; KÖRTNER et
al. 2009; PEINTINGER 2011; İLKILIÇ et al. 2014; İLKILIÇ 2017.

zwischen dem Respekt für die individuelle Suche nach dem Sinn von Krankheit, der Frage nach den förderlichen institutionellen Rahmenbedingungen für eine solche Suche und der Reflexion der Aporien der Krankheitsdeutung aufspannt. Eine solche Ethik lässt sich unter der Leitvorstellung einer *Diätetik des Krankheitssinns* entfalten (III.).

I. Medizinkritik als Deutungskritik

Während der letzten Generationen hat das ärztliche Monopol über das Gesundheitswesen sich unkontrolliert ausgedehnt und unser Recht an unserem eigenen Körper beschnitten. Den Ärzten hat die Gesellschaft das ausschließliche Recht übertragen, zu bestimmen, was Krankheit ist, wer krank ist oder sein darf und was für ihn getan werden soll. Abweichung ist heute nur dann ‚legitim‘, wenn sie eine medizinische Interpretation und Intervention verdient und letztlich rechtfertigt. Die Verpflichtung der Gesellschaft, allen Bürgern die Produkte der Medizin in nahezu unbegrenztem Maß zur Verfügung zu stellen, droht die Umwelt und die kulturellen Bedingungen zu zerstören, die der Mensch braucht, um ein Leben dauernder autonomer Gesundheit zu führen.[554]

(1.) Die 1975 erstmals erschienene Streitschrift *Die Nemesis der Medizin. Die Kritik der Medikalisierung des Lebens* des katholischen Theologen, Philosophen und Publizisten Ivan Illich (1926–2002) bündelt eine Vielzahl medizinkritischer Motive des 20. Jahrhunderts in spezifischer Zuspitzung. Die Institutionalisierung moderner Medizin ist, so die Grundthese des Buches, gemessen an ihrem Zweck kontraproduktiv.[555] Anstatt Leiden zu lindern, befördert sie es. Diese „Iatrogenesis" des Leidens vollzieht sich nach Illich auf dreierlei Weise: klinisch, indem die moderne Medizin *de facto* der Gesundheit schadet;[556] sozial, indem sie die sozialen Beziehungen zerstört, die für einen guten Umgang mit Leiden notwendig sind;[557] und kulturell, indem sie zur Erosion kultureller Ressourcen der Leidensbewältigung beiträgt.[558] Dieser dritte Kanal der „Iatrogenesis" ist im vorliegenden Zusammenhang interessant, insofern Illich seine Medizinkritik hier als *Deutungskritik* vorträgt.

Illichs Gesellschaftskritik erhält ihre Prägnanz durch die dichotome Gegenüberstellung von „traditionellen Kulturen" und „technische[r] Zivilisation".[559] Erstere sind „Systeme von Sinnbedeutungen",[560] innerhalb derer der

---

[554] ILLICH 1995, 12.

[555] Moderne, durch technischen Fortschritt, Expertenkultur und ökonomische Monopole gekennzeichnete Institutionen erweisen sich durchweg als zweckwidrig: Diese Kontraproduktivitätsthese ist das Zentrum von Illichs Gesellschaftskritik. Sie wird an anderer Stelle ebenso auf den Bereich der Mobilität, auf das Bildungswesen oder auf den Brief- und Nachrichtenverkehr angewandt (vgl. a.a.O., 11; DUDEN 2003, 13).

[556] Vgl. ILLICH 1995, 17ff.

[557] Vgl. a.a.O., 31ff.

[558] Vgl. a.a.O., 91ff.

[559] A.a.O., 96.

[560] A.a.O., 94.

Einzelne Leiden als sinnhaft erfahren und so ertragen kann. Näherhin stellen Kulturen vier verschiedene „Subprogramme"[561] für den Umgang etwa mit Schmerzempfindungen bereit: erstens verbale und gestische Formen des Ausdrucks der Empfindung; zweitens Drogen zur Linderung, eingebettet in Rituale ihrer Anwendung; drittens Mythen der Begründung für den Schmerz; und viertens Vorbilder für einen würdevollen Umgang mit ihm. Diese vier kulturellen Ressourcen sind Elemente einer kulturspezifischen „Kunst zu leiden", die in einer traditionellen Kultur jedem Einzelnen zu Gebote stehen.[562] Die Medizin der technischen Zivilisation stützt sich demgegenüber auf ein einziges Element, die technische Bewältigung, und lässt die übrigen verkümmern. Indem sie den Schmerz als physischen Zustand sowie das Leiden als Krankheit objektiviert und quantifiziert,[563] löst sie Schmerz und Leiden aus dem kulturellen Sinnkontext heraus. Damit bleibt auf theoretischer Ebene die Frage nach Wesen, Grund und Ziel des Schmerzes unbeantwortet;[564] und auf praktischer Ebene verschwindet die Möglichkeit, einen selbstverantworteten Umgang mit dem eigenen Leiden zu finden. „Die Medizin-Zivilisation aber verwandelt den Schmerz in eine technische Frage und beraubt das Leiden seiner wesentlich persönlichen Bedeutung."[565] Der Leidende fällt theoretisch wie praktisch in die Abhängigkeit von ärztlichen Experten, die die technische Abtötung des Schmerzes versprechen. Durch dieses Versprechen entsteht erst das Problem, das die Medizin zu lösen vorgibt: „Kultur macht den Schmerz erträglich, indem sie ihn als Notwendigkeit interpretiert; nur als heilbar aufgefasster Schmerz ist unerträglich."[566] Illich geht also davon aus, dass die Erfahrung von Schmerz sich im Laufe der Geschichte grundlegend wandelt. Die vermeintlich unmittelbare Affektion des Schmerzes wird zum Gegenstand der Geschichtsschreibung.[567]

Die Erosion kultureller Ressourcen, die den Einzelnen entmündigt, steht nicht nur im Interesse einer medizinischen Elite, die mit ihrer Hilfe die Individuen zu Hilfeempfängern und Konsumenten macht. Vom medizinischen Verständnis von Krankheit profitiert die herrschende Klasse insgesamt. Denn indem leidentliche Zustände als sinnlose, reparativer Intervention bedürftige Krankheiten aufgefasst werden, verlieren diese ihre Indexfunktion für gesellschaftliche Missstände. Nicht der „Defekt in der Lebensweise",[568] sondern die defizitäre Physis des Individuums erscheint jetzt als Ursache der Beschädigungen. Damit ist eine perfide Umverteilung von Schuld verbunden: Die

---

[561] A.a.O., 103. Zu kybernetischen Semantiken bei Illich vgl. Duden 2003, 13.

[562] Illich 1995, 104.

[563] Vgl. a.a.O., 97; 101; 114; 116f.

[564] Vgl. a.a.O., 101; 105; 123.

[565] A.a.O., 94. Illich bezieht sich hier auf Viktor von Weizsäcker.

[566] A.a.O., 94; vgl. 98.

[567] Vgl. a.a.O., 97ff. Ebensolches gilt für den Krankheitsbegriff (vgl. a.a.O., 119f.).

[568] A.a.O., 121.

mangelnde Passung zwischen Individuum und gesellschaftlicher Umwelt, die in der Krankheit zum Ausdruck kommt, wird nun ganz dem Individuum als körperliche Abnormität zugeschrieben.[569] Der Einzelne wird damit einerseits für politisch unschuldig erklärt, obwohl er doch die verfehlte Lebensweise politisch stützt; andererseits wird er für seinen Zustand an einer Stelle verantwortlich gemacht, wo er sie selbst vermeintlich nicht beeinflussen kann: am Ort seines Körpers. Der medizinische Krankheitsbegriff ist damit Reflex wie Instrument der Klassenherrschaft.[570]

Die Herauslösung körperlicher Befunde aus kulturellen Sinnkontexten und ihre Indienstnahme zur Herrschaftsstabilisierung ist zwar ein Produkt der industriellen Moderne;[571] ideell ruht sie nach Illich jedoch auf Descartes' ontologischer Trennung von Körpermaschine und immaterieller Seele.[572] Damit konnte an die Stelle lebendiger Körpererfahrung ein Gegenüber von beobachtender, registrierender Seele und potenziell defektem Körper treten. Descartes' ontologischer Dualismus ist gleichsam jene Urspaltung, die sich im Gefolge der Etablierung moderner medizinischer Institutionen in der Erfahrungswelt der Einzelnen sedimentiert und diesen so die Möglichkeit sinnvollen Leidens raubt.

Ivan Illichs Pamphlet verwebt medizinkritische Motive aus Phänomenologie, Psychoanalyse, Psychosomatik, Antipsychiatrie und Ethnomedizin mit Foucaults Wissensarchäologie und marxistischer Gesellschaftstheorie. So heterogen diese Ansätze sind, so widersprüchlich ist ihre Kombination. Insbesondere ist Illichs Leitvorstellung des von medizinischen Experten unabhängigen, vollständig für seine Gesundheit verantwortlichen Individuums[573] offenbar moderner, als es dem Autor bewusst ist.[574] Zugleich ist sein an traditionalen Gemeinschaften orientiertes Ideal sinnhafter kultureller Einbettung des Leidens mit Recht als utopischer Romantizismus kritisiert worden.[575] Interessant ist jedoch die Zuspitzung von moderner Krankheitserfahrung als Deutungsproblem. Hier wird ein Unbehagen artikuliert, das auch jenseits der Illich'schen Voraussetzungen auf den Begriff gebracht werden kann. Die naturwissenschaftliche Krankheitsdeutung zeigt, wenn nach dem Sinn von Krankheit für den Einzelnen gefragt ist, eine spezifische Kombination aus Sinn und Sinnlosigkeit. Krankheit als physisches Geschehen, das Ursachen

---

[569] Illich erweitert hier die zeitgenössische Psychiatriekritik auf Krankheiten insgesamt (vgl. a.a.O., 120f.).

[570] Vgl. a.a.O., 122f.

[571] Illich lehnt sich hier „frei" an Michel Foucaults Geburt der Klinik an (a.a.O., 111).

[572] Vgl. a.a.O., 107; 115. An dieser Stelle bezieht sich Illich auf Herbert Plügge (vgl. a.a.O., 108, Anm. 51).

[573] Vgl. a.a.O., 199ff.

[574] Siehe dazu Kapitel 5 zum Gesundheitsbegriff.

[575] Vgl. WALLACH BOLOGH 1981, 194. Ähnlich Axel Honneth gegen Georg Lukács (vgl. HONNETH 2005, 126f.).

und nicht Gründen folgt, zeigt sich als *eo ipso* biographisch kontingent. Gerade indem sie im naturwissenschaftlichen Kontext verstanden (erklärt) wird, ist sie in den von Illich als „kulturell" bezeichneten Kontexten unverständlich. Zugespitzt: Je sinnvoller sie für die nach naturgesetzlicher Erklärung suchende Ärztin wird, desto sinnloser wird sie für den nach biographischem Verstehen suchenden Kranken. Andererseits wird sie im Körper des Individuums lokalisiert und damit als Defekt des Einzelnen verstanden. Diese Vereinzelungsleistung des Krankheitsbegriffs[576] steht in Spannung zur Erklärung von Krankheit im Rahmen eines überindividuellen Naturzusammenhangs.[577] Wird eine endogene Erkrankung festgestellt, sieht sich das Individuum, das sich mit seinem Leib identisch weiß, ursächlich in ein unintendiertes Geschehen verwickelt. Die Deutung der Krankheit als Schuld ließe sich von hier aus verstehen als Versuch, den kategorialen Widerspruch zwischen Individualität und naturgesetzlicher Ursächlichkeit so aufzulösen, dass sich das Individuum gleichsam nachträglich zum Subjekt der Krankheit macht.

Die in der modernen Medizin leitende naturwissenschaftliche Krankheitsdeutung lässt sich also als intrikate Verbindung von Sinnstiftung und Sinnentzug verstehen. Illichs aporetisches Ideal des gesundheitsautonomen Menschen in unversehrter vormoderner Kultur fungiert als rückprojiziertes Negativ dieses spröden Verhältnisses moderner Medizin zum Krankheitssinn. Auf diese Weise wird eine auf die Gegenwart bezogene Problemwahrnehmung in ein verfallsgeschichtliches Schema der Enteignung oder Entfremdung eingezeichnet. So unplausibel bei Illich der heile Urzustand und damit die Verfallsgeschichte sind, so bedenkenswert ist doch der Aufweis des modernen Sinnproblems „Krankheit" selbst.

(2.) Ähnlich wie Illich diagnostiziert die marxistische Medizinsoziologin Roselyn Wallach Bologh eine Krise der westlichen Medizin.[578] Sie konstatiert eine Entfremdung zwischen Körper und sozialem Selbst, für die sie zwei mögliche Erklärungen angibt: zum einen das westliche Krankheitskonzept und die damit verbundenen Praktiken der Medizin; zum anderen die Kontrolle medizinischen Wissens durch die Profession der Mediziner. Die Patientenrolle ist dadurch charakterisiert, dass sich die medizinische Profession als Vermittlungsinstanz zwischen Selbst und Körper der Patientin etabliert und damit die Entfremdung herbeigeführt hat. Das Ärztin-Patient Verhältnis ist als Herrschaftsverhältnis zu verstehen, was eine Vielzahl negativer Konsequenzen wie Autonomieverlust, Ausbeutung und Kommunikationsversagen

---

[576] Dazu vgl. SAMERSKI 2010.

[577] Damit wird deutlich, dass, wie auch in Kapitel 3.1 und 3.2 gezeigt, naturwissenschaftliche Krankheitsdeutung nicht außerhalb von „Kultur" operiert, sondern selbst kulturelle Formen, Rituale, Mythen und Vorbilder kennt. Anderenfalls könnte sie gar nicht im Sinne Illichs als ideologisches Herrschaftsinstrument dienen.

[578] Vgl. WALLACH BOLOGH 1981.

zeitigt. Darüber hinaus verschleiert die Entfremdung zwischen Körper und sozialem Selbst den Einfluss gesellschaftlicher Faktoren wie Klassenzugehörigkeit oder Beschäftigungsstatus auf die Krankheit. Anders als Illich will Wallach Bologh aber nicht mit einem ‚romantischen‘ Ideal verlorener unmittelbarer Einheit von Selbst und Körper operieren. Sie versteht die Einheit von Selbst und Körper als eine historische, die im Durchgang durch medizinische Vermittlung und Entfremdung zu erringen ist. Für die Kranken gilt es, sich das medizinische Wissen, das die ärztliche Profession als Privatbesitz reklamiert, wieder anzueignen. Wallach Bologh propagiert damit letztlich ein Bildungsprogramm, das die konstatierte Entfremdung von Selbst und Körper überwinden soll.

Das Problem einer solchen Analyse liegt auf der Hand. Mit marxistischem Instrumentarium wird eine große Linie gezogen, die die Situation Kranker in Analogie zur Ausbeutung der Arbeiterklasse analysiert. Diese große Linie und die aus ihr resultierende Medizinkritik sind weitgehend unbehelligt von mikrosoziologischen, medizinanthropologischen oder historischen Untersuchungen zur Wirklichkeit von Arzt-Patientin-Verhältnissen.[579] Im vorliegenden Kontext ist der Begriff der Entfremdung daher allenfalls als semantisches Angebot zu begreifen, um die Erfahrung von Patientinnen und Patienten zu rekonstruieren. Entfremdung wäre dann das Resultat einer sozialen bzw. kulturellen Vermittlung des Körperverhältnisses, die nicht in eine vermittelte Unmittelbarkeit im Sinne Plessners eingeht, sondern als bleibend *befremdlich* erfahren wird. Dies mag etwa die Situation nach einer Krebsdiagnose gut beschreiben, bei der das leibliche Befinden, gesund zu sein, und das Wissen über den Körper, lebensbedrohlich erkrankt zu sein, sich diametral gegenüberstehen. Hier rückt das medizinische Professionswissen den Körper weit vom Leib ab und stellt der Patientin die Aufgabe, sich den Körper wieder anzueignen. Der Begriff der Entfremdung bezeichnete dann weder den Status eines Patienten angesichts medizinischer Professionalisierung im Allgemeinen noch die Folge einer technisch-apparativen Vermittlung des Körperverhältnisses, sondern eine spezifische Krankheitserfahrung – nämlich eine solche, in der leibkörperliche Desintegration als Resultat medizinisch-professionellen Krankheitswissens erfahren wird.[580]

---

[579] Gleichwohl ist die gesellschaftstheoretische Perspektive auf dem Zusammenhang von Krankheit und sozialer Ungleichheit unverzichtbar (vgl. LUPTON 2003. 8ff.), wie sie heute etwa in der Forschung zu *vital inequalities* eingenommen wird (vgl. etwa THERBORN 2012 mit weiteren Nachweisen).

[580] Daran anschließend wäre zu fragen, inwieweit die Verfasstheit des medizinischen Krankheitswissens solche Erfahrungen der Entfremdung ermöglicht bzw. befördert. Hier sind die in Kapitel 3.2 IV. (4.) namhaft gemachten Aspekte eines medizinisch vermittelten Körperverhältnisses, sich selbst als ein Stück Natur vorstellig zu werden, einschlägig: Natur ist das aller biographischer Sinnerwartung gegenüber Kontingente und nur Expertinnen Zugängliche.

(3.) Inspiriert von Illich, aber stark empirisch orientiert, hat sich die Historikerin Barbara Duden dem Wandel des Körperverhältnisses in der Neuzeit gewidmet. Der Referenzpunkt ihrer Medizinkritik ist nicht Illichs idealisierte traditionelle „Kultur". Sie bezieht sich vielmehr auf einen spezifischen historischen Ort und analysiert die Protokolle eines Eisenacher Arztes, die dieser um 1730 über seine Interaktionen mit Patientinnen angefertigt hat.[581] In diesen findet Duden einen Reichtum hochdifferenzierter Beschreibungen der Frauen über das, was in ihnen vorging, und eine Kunst des Zuhörens auf der Seite des Arztes, der sich in die Empfindungen der Patientinnen hineinversetzt und diese für seine Behandlungen als maßgeblich gelten lässt. Dem stellt sie gegenwärtige Kommunikationen zwischen Arzt und Patientin, etwa in der genetischen Beratung, gegenüber, in denen nicht mehr die lebendige Körperempfindung und der biographische Kontext der Patientin, sondern nur noch technisch verwertbare Einzeldaten Berücksichtigung finden.[582] Damit verarmt nicht nur das Arztgespräch zur „Geschwätzigkeit",[583] die es der Patientin verunmöglicht, von sich zu sprechen, sondern es dringt auch der objektivierende Denkstil des medizinisch-wissenschaftlichen Denkkollektivs, vermittelt über die Massenmedien, in das Laien- und Alltagswissen und damit schließlich in das Körpererleben der Menschen ein.[584] Am Beispiel von Darstellungen ungeborener Kinder entfaltet Duden, wie sich das erfahrungsoffene Emblem des kommenden Kindes in frühneuzeitlichen Darstellungen zu einer technisch visualisierten Abbildung des Embryos oder Fötus und damit die Wahrnehmung des „Schwangergehens" zu einer objektivierten „Schwangerschaft" gewandelt hat.[585] Das Spezifische moderner Medizin ist dabei nicht schon das Vorhandensein medizinisch-objektivierender Lehrmeinungen über körperliche Vorgänge, sondern die seit dem 18. Jahrhundert vollzogene sukzessive Verdrängung eigensinniger somatischer Wahrnehmungen durch medizinisches Wissen.[586] Medizinische Terminologie und apparative Visualisierung sind nach Duden zu den dominanten kulturellen Formen somatischer Wahrnehmung geworden. Auch sie schreibt dies als Verfallsgeschichte der Entfremdung, der „Vernichtung von leibhaftigem Sinn".[587]

Dieser körperhistorische Blick liefert eine Fülle feiner Beobachtungen[588] und schließt die Großdiagnosen Illichs und Wallach Bologhs mit historischem Material zusammen. Dort allerdings, wo diese Körperhistorie kritisch

---

[581] Vgl. DUDEN 1991.

[582] Vgl. DUDEN 2013.

[583] A.a.O., 105.

[584] Duden rezipiert hier die Wissenschaftstheorie Ludwik Flecks; vgl. FLECK 1980.

[585] Vgl. DUDEN 1991a, 43ff.; 79ff.; 2002, 11ff.

[586] Vgl. DUDEN 2002, 18.

[587] DUDEN 2002, 12. So stellt sie fest, dass sich ihre Studentinnen als „Systeme" erlebten (vgl. DUDEN 1991a, 56).

[588] Vgl. auch SCHLUMBOHM 2012.

wird, wo sie also Zustände der Gegenwart vom Standpunkt historischer Distanz aus kritisiert,[589] wird sie zu einer Art halbiertem Kulturalismus. Der wissenschaftlich-technisch vermittelten Körperwahrnehmung der Gegenwart wird eine vermeintlich unmittelbare Körpererfahrung barocker Frauen gegenübergestellt, deren kulturelle Formung nicht noch einmal reflektiert wird. Illichs heiler Urzustand erhält so einen konkreten historischen Ort in der Vormoderne. Er wird zum Fundament einer Entfremdungsdiagnose, die, anders als bei Wallach Bologh, Entfremdung nicht mehr (auch) auf der Ebene der Erfahrungen kranker Menschen ansiedelt, sondern allein auf der Ebene gesellschaftstheoretischer Analyse. Duden sieht gleichsam Wallach Bologhs Ziel einer Aneignung medizinisch vermittelten Körperwissens in das eigene Körperverhältnis als bereits erreicht an – und findet gerade darin das Problem. Die wahre Entfremdung besteht darin, dass kein Bewusstsein von Entfremdung besteht. Duden kritisiert eine medizinisch vermittelte Unmittelbarkeit des Körperverhältnisses vom Standpunkt einer historisch verorteten, vermeintlich unvermittelten Unmittelbarkeit des Körperverhältnisses aus.

Von diesem Problem unberührt ist allerdings eine wichtige Stoßrichtung von Dudens Ansatz, nämlich ihr metaethischer Einspruch in zeitgenössische medizinethische Debatten.[590] Insbesondere für die Diskussion um den Schwangerschaftsabbruch zeigt sie, dass medizinische Deutungen unreflektiert in vermeintlich neutrale Beschreibungen etwa des werdenden „Lebens" eingehen. Wenn Philosophen, Theologinnen oder säkulare Ethiker vom werdenden Leben sprechen, wenden sie die in diesem Begriff implizierte Entkopplung von leiblicher Wahrnehmung und Körper bzw. von Biographie und Körper ins Normative. An dieser Stelle weist Duden als Historikerin auf die historische Kontingenz eines medizinisch vermittelten Körperverständnisses und Körperverhältnisses hin, die zu übersehen bedeutet, sich der normativen Prämissen der Argumentation nicht bewusst zu sein. Medizinische Deutungen des Körpers werden hier als ethisches Problem erkennbar, ohne dass auf ein seinerseits normatives Gegenbild somatosensorischer Unvermitteltheit zurückgegriffen werden müsste.

Als Fazit dieses exemplarischen Gangs durch die Kritik an medizinisch-naturwissenschaftlichen Krankheitsdeutungen lässt sich folgendes festhalten: Für das Bedürfnis nach einer sinnhaften Integration von Krankheit in die eigene Biographie können medizinisch-naturwissenschaftliche Krankheitsdeutungen in doppelter Weise ein Problem darstellen: Entweder werden sie schon auf der Ebene des Körperverhältnisses als dauerhaft befremdlich, da professionell und apparativ vermittelt, wahrgenommen; oder sie gehen in die vermittelte Unmittelbarkeit des eigenen Körperverhältnisses ein, verhalten sich dann aber aufgrund ihrer inneren Struktur (sich als ein Stück Natur vorstellig wer-

---

[589] Dazu DUDEN 2002, 47f.
[590] Vgl. zum Folgenden DUDEN 1991a.

den) gerade spröde gegenüber biographischer Sinngebung. Diesen Deutungs-
problemen ist den dargestellten Ansätzen zufolge unterschiedlich zu begegnen: metaethisch durch die Reflexion der Abhängigkeit ethischer Beschreibungsformen von medizinischen Deutungen (Duden), institutionell durch eine
generelle Zurückdrängung der Medizin aus dem Leben leidender Menschen
(Illich) oder umgekehrt durch die Aneignung medizinischen Wissens durch
diese (Wallach Bologh). Will man nicht Illichs antiinstitutionellen Affekt reproduzieren, schließt sich hier die Frage an, inwiefern die problematische
Vermittlung von medizinischem Krankheitswissen und biographischem Sinn
selbst ihren Ort innerhalb der modernen Medizin, näherhin: im Verhältnis
von Ärztin und Patient, haben sollte.

II. Biographische Krankheitsdeutung als ärztliche Aufgabe

(1.) *„Nichts Organisches hat keinen Sinn; nichts Psychisches hat keinen
Leib.“*[591] Es ist eine zentrale Pointe der medizinischen Anthropologie des
„Arztphilosoph[en]“[592] Viktor von Weizsäcker, dass das Geschehen von
Krankheit und Gesundheit sich jenseits der Alternative von Physischem und
Psychischem, Natürlichem und Moralischem abspielt. Das Gegenüber des
Arztes in der Grundsituation der Medizin ist nicht ein wissenschaftlich zu er-
kennender Körper, sondern ein Mensch in Not, der den Arzt um Hilfe bit-
tet.[593] Diesen Menschen in Not hat der Arzt zu verstehen, als „Du“,[594] in dessen *„geistbestimmte[r] Wirklichkeit“.*[595] Krankheit ist erst als Krankheit dieses Menschen, im Kontext seiner individuellen Biographie und seiner
Involviertheit in die zeitgenössische Geschichte zu verstehen und zu behandeln. Das Modell für dieses Krankheitsverständnis ist die psychologische
Theorie der Neurosen im Gefolge Sigmund Freuds. Es sind biographisch situierte Konflikte, die in der Krankheit ihre Kulmination, ihre Krise und ihr Lö-
sungsangebot finden. Dies überträgt von Weizsäcker nun – erklärtermaßen im
Modus der bislang noch unbewiesenen, aber eben auch unwiderlegten Hypothese – auch auf das Gebiet der endogenen psychischen Störungen und ebenso auf das der „sogenannten organischen Krankheiten“.[596] Für sie alle „ist ei-

---

[591] WEIZSÄCKER 1933, 314.

[592] BENZENHÖFER 2007.

[593] Vgl. WEIZSÄCKER 1926, 12ff. Im Folgenden werden aus dem umfangreichen Werk
Viktor von Weizsäckers vor allem die frühen Aufsätze zur medizinischen Anthropologie
aus der Zwischenkriegszeit berücksichtigt. Zur medizinischen Anthropologie Viktor von
Weizsäckers insgesamt vgl. auch GAHL 2014 sowie die Beiträge in JACOBI/JANZ 2003;
GAHL et al. 2008; theologisch vgl. KOSTKA 2000; LINK 2003; ETZELMÜLLER 2009.

[594] WEIZSÄCKER 1926, 26. Der Anklang an Martin Buber ist nicht zufällig; Weizsäcker
veröffentlicht seinen Aufsatz *Der Arzt und der Kranke* 1926 in der mit Buber gemeinsam
herausgegebenen Zeitschrift *Die Kreatur*.

[595] WEIZSÄCKER 1928, 63.

[596] WEIZSÄCKER 1933, 283.

ne Entstehung anzunehmen, welche in die psychophysische Lebensgeschichte
des Menschen zurückführt – nicht nur in die Wirkungsbereiche chemischer
oder physikalischer Gesetze".[597] Auch etwa die Innere Medizin hat sich also
der biographischen Methode der medizinischen Anthropologie zu bedienen.
Auch für sie stellt der zu findende biographische Krankheitssinn die maßgebliche regulative Idee für das Verhältnis von Arzt und Patient dar – auch dann,
wenn sich dies, wie Weizsäcker zugesteht, *in praxi* nicht selten als schwierig
erweist: „[E]s gehört Mut dazu, die bestimmte Erwartung eines Krankheitssinns und den Glauben an eine solche Therapie festzuhalten."[598] Nichtsdestotrotz ist es auch hier „nötig, daß man das Schicksal eines Menschen in allen
seinen Beziehungen zur Umwelt und allen seinen Verkettungen in der Geschichte betrachtet".[599]

Weizsäcker unterscheidet zwischen einer „äußeren oder naturwissenschaftlichen Krankengeschichte" und einer *„eigentlichen* Krankengeschichte", die
sich „hinter dem Naturvorgang, der mit den Mitteln objektiver Erkenntnis
wissenschaftlich erfasst und (auch vom Kranken) gegenständlich gedacht
wird" abspielt.[600] Nicht an das „Theoretisch-, sondern an das Biographisch-
Wirkliche"[601] hat der Arzt sich zu halten, um den Schlüssel zum Umgang mit
der Krankheit zu finden. Denn dieses ist nicht nur der maßgebliche Kontext
des Krankheitsverstehens im Sinne einer biographischen Ätiologie der
Krankheit; erst in ihrem Rahmen erhält auch die ärztliche Behandlung ihr
Ziel: „[D]er Sinn der Behandlung ist nicht, den Tod zu verhindern, sondern
die Erfüllung des Lebens mit seiner Bestimmung zu ermöglichen".[602] Nicht
nur der Begriff der Krankheit, sondern auch der der Gesundheit – definiert als
„Möglichkeit, menschliche Bestimmung zu erfüllen"[603] – erhält also seine
materiale Füllung erst im Kontext der Biographie.

Die Annäherung an die eigentliche Krankengeschichte in der personalen
Begegnung mit dem Kranken dient dabei nicht nur den Zwecken der Anamnese und der Findung des Therapieziels. Sie ist bereits selbst Therapie. So
hätte mancher rein somatisch behandelte Kranke Weizsäcker zufolge doch
nicht selten „einen Wissenden, einen Doktor nötig gehabt, der ihm anstatt
ihm sein Leiden wegnehmen zu wollen, zuerst einmal das rechte Wort gesagt
und den rechten Namen genannt hätte".[604] Auch Nichtwissen kann Leiden bedeuten; und dementsprechend kann Wissen Linderung bewirken. In diesem
Sinne gilt: „Unsere Krankheiten haben etwas mit unseren Wahrheiten zu

---

[597] A.a.O., 314.
[598] A.a.O., 297.
[599] WEIZSÄCKER 1928, 52.
[600] A.a.O., 58.
[601] WEIZSÄCKER 1926, 24.
[602] WEIZSÄCKER 1933, 279.
[603] A.a.O., 339.
[604] WEIZSÄCKER 1928, 57.

schaffen."[605] In der Begegnung mit dem Arzt kann der Kranke der Wahrheit bzw. der Unwahrheit in seiner Lebensgeschichte auf die Spur kommen, was seine Not lindern kann. Gleichwohl ist dies für den Kranken nicht unbedingt angenehm; bedeutet es doch, dass er mit seinem ganzen, gelebten wie ungelebten Leben mit einer Krankheit in Verbindung gebracht wird, für die er doch lieber unpersönliche Körpervorgänge verantwortlich machen würde.[606] Weizsäcker notiert denn auch einen erheblichen Widerstand organisch Kranker gegen die psychologische Deutung ihrer Krankheit, was für ihn auf eine psychische Funktion der vom Kranken erlebten „Ich-Fremdheit"[607] der Krankheit deutet. Nicht nur naturwissenschaftlich orientierte Ärzte, sondern auch Kranke selbst sträuben sich also gegen die biographische Kontextualisierung von Krankheit, was, so konstatiert er 1948, zum bisherigen Misserfolg der anthropologischen Medizin beigetragen hat.[608]

Mit der Einsicht, „daß ich meine Krankheit nicht nur bekomme und habe, sondern auch mache und gestalte; daß ich mein Leiden nicht nur dulde und fortwünsche, sondern auch brauche und will",[609] steht eine moralische Frage im Raum: Ist der Kranke, der solcherart an seiner Krankheit beteiligt ist, an dieser auch schuld? Hier betont Weizsäcker den nichtmoralischen Charakter der Medizin. Ihre Aufgabe ist es nicht, zu richten, sondern in der Not zu helfen. „Der Ersatz des Wortes Sünde oder Schuld durch das Wort Krankheit ist die Form, welche die Barmherzigkeit in der Medizin annimmt."[610] Jede moralisch-inquisitorische Haltung des Arztes verbietet sich.[611] Sein Handeln darf sich – entsprechend dem oben entfalteten Gesundheitsbegriff – an keiner, also auch keiner moralischen, materialen Zielbestimmung orientieren, die jenseits der Linderung der Not des Kranken läge. *„Wir haben nicht Menschen zu bilden, sondern zu ermöglichen."*[612]

Der entscheidende Bewährungszusammenhang für die biographisch-hermeneutische Tätigkeit des Arztes ist mithin die „Weggenossenschaft"[613] zwischen Arzt und Patientin. Alle ärztliche Suche nach dem Sinn der Krankheit steht unter dem Vorbehalt der Ratifizierung durch die Patientin: „Der ‚Sinn der Krankheit' ist nur vom Kranken aus realisierbar, vom Arzt aus darf er nicht gefordert werden. Dem Kranken darf dieser Sinn *nur* ein Heil, dem

---

[605] A.a.O., 55.

[606] Vgl. WEIZSÄCKER 1933, 313; 1948, 278.

[607] WEIZSÄCKER 1948, 275. Diese gehört selbst zur Krankengeschichte und ist insofern „ein Stück Natur" (1933, 296).

[608] Vgl. WEIZSÄCKER 1948, 275.

[609] A.a.O., 280.

[610] A.a.O., 273.

[611] Vgl. WEIZSÄCKER 1933, 279f.

[612] A.a.O., 302. In diesem Zusammenhang stellt sich das Problem der Rolle des Arztes in der Sozialmedizin. Dazu vgl. BENZENHÖFER 2007, 87ff.

[613] WEIZSÄCKER 1928, 58.

Arzt *nur* eine Not sein."[614] Entsprechend vorsichtig hat der Arzt zu verfahren, wissend, dass seine Einsicht immer nur vorläufig und unbeweisbar ist und nicht andemonstriert werden kann.[615] So kann er den Krankheitssinn auch nicht aus einer „spezialistischen Erklärung"[616] ableiten, die der Kranke dann nicht als den Sinn der eigenen Krankheit übernehmen könnte.[617] In diesem Zusammenhang kritisiert Weizsäcker psychopathologische Erklärungen als „Sinnenteignung für den Kranken".[618] Es ist auch damit zu rechnen, dass der Sinn einer Krankheit verborgen bleibt.[619] Doch wie kann der Arzt in dieser tentativen Hermeneutik des Krankheitssinns angesichts der Unabgeschlossenheit und Individualität der einzelnen Lebensgeschichte überhaupt jemals hoffen, den Sinn einer Krankheit zu verstehen? Hier macht Weizsäcker eine wesentliche methodische Voraussetzung. Der Arzt interessiert sich nicht für die individuelle Biographie in allen kontingenten Einzelzügen, sondern für das Typische an dieser Biographie. „Es ist das Biographische also hier ein zugleich Typisches, eine Art von Mythos, der gegenüber der zufälligen und individuellen Biographie die gleichsam ewige Biographie beschreibt."[620] Gerade das ist zu erheben, was am individuellen Leben „kollektiv, allgemeingültig, natur- und seelengesetzlich ist".[621] Dabei ist dieses Typische nicht allzu vielfältig; es bezieht sich mit hoher Wahrscheinlichkeit auf einen von sechs Zusammenhängen: „*Sexus, Familie, Beruf, Geld, Politik und Religion*".[622] In diesen Lebensbereichen sind diejenigen typischen Geschichten angesiedelt, die sich im individuellen Leben der Patienten je und je konflikthaft und krankhaft instanziieren. Die Ganzheit des Krankheitssinns ist für Weizsäcker also nicht die Ganzheit der individuellen Biographie, sondern die Ganzheit der Gestalt eines solchen „Mythos" in seiner konflikthaften Konstellation und seinem Verlauf. In dieser, letztlich auf Sigmund Freuds Verfahren der Psychoanalyse zurückgehenden Prämisse unterscheidet sich Weizsäcker deutlich vom nun vorzustellenden Ansatz einer narrativen Medizin.[623]

---

[614] A.a.O., 66.

[615] Weizsäcker wendet sich explizit gegen ganzheitliche Auffassungen in der Medizin, insofern der Mensch eben kein fertiges Ganzes sei (vgl. WEIZSÄCKER 1986, 144).

[616] WEIZSÄCKER 1933, 280.

[617] Auch ein Symbolismus der Organe, der die „*spezifische seelische Bedeutung* der einzelnen Organgebiete" aufschlüsseln könnte, kommt über allgemeinste Aussagen wie zur Relation von Kopf und Verstand nicht hinaus (a.a.O., 313). Zum Versuch, somatische Ausdrucksfelder von Neurosen systematisch aufzuschlüsseln vgl. WEIZSÄCKER 1954, 120.

[618] WEIZSÄCKER 1933, 304.

[619] WEIZSÄCKER 1988, 548; 579 u.ö. Nicht gedacht ist allerdings, dass eine Krankheit *tatsächlich* sinnlos sein könnte; dazu vgl. ETZELMÜLLER 2009, 172–174.

[620] WEIZSÄCKER 1926, 25.

[621] WEIZSÄCKER 1928, 59; vgl. 1933, 279.

[622] WEIZSÄCKER 1933, 297.

[623] Dietrich Rössler hat Weizsäckers Fallbeschreibungen eingehend untersucht und findet Biographie bei ihm ungeschichtlich gedacht. Wie Sigmund Freud sei er letztlich an all-

(2.) Auch die Literaturwissenschaftlerin und Ärztin Rita Charon macht, 80 Jahre nach Viktor von Weizsäcker, die Biographie des Patienten zum zentralen Gegenstand der Medizin. Um die Not des Patienten zu verstehen, gilt es ihr zufolge, die Brüche zu überwinden, die in der Gesundheitsversorgung zwischen Medizinprofessionellen und Kranken bestehen. Krankheit bedeutet für den, der sie hat, etwas ganz anderes als für seine Ärztin. Er versteht Krankheit im Kontext seiner Lebenswelt und Biographie; sie diese als biologisches Phänomen. Er sucht nach Ursachen mithilfe von kulturell, religiös oder auch familiär überlieferten Kausalitätsannahmen; sie ist an der wissenschaftlichen Ätiologie der Krankheit interessiert. Für sie gehört Sterblichkeit im statistischen Sinn von Überlebenswahrscheinlichkeiten ganz selbstverständlich zur Krankheit; für ihn ist sie undenkbar, da es um sein eigenes und einziges Leben geht. Schließlich ist für ihn Krankheit mit Scham, Angst und Schuld besetzt; das mag auch für sie, wenngleich ganz anders, gelten, wenn sie sich etwa schämt, nicht heilen zu können.[624] Diese unterschiedlichen Zugänge zur Krankheit erweisen sich als dysfunktional: für den Aufbau einer vertrauensvollen, durch Anerkennung bestimmten Beziehung zwischen Ärztin und Patient wie auch für die individuelle Anpassung der Therapie und für den Heilungserfolg. Das Mittel, den Bruch zwischen Patienten und Medizinprofessionellen zu überwinden, ist die Integration narrativer Kompetenz in die Medizin: die Etablierung einer *narrativen Medizin*.[625]

In der Auseinandersetzung mit strukturalistischen und poststrukturalistischen Literaturtheorien[626] sowie mit Ansätzen narrativer Ethik[627] entwickelt Charon ein Konzept der Narrativität in der Medizin und eine zugehörige narrative Methodik für die ärztliche Praxis, die die genannten Brüche überwinden soll. Narrative weisen eine eigene Logik auf, Erfahrung zu organisieren und zu verstehen, die eine Affinität zu einem gelingenden Umgang mit Krankheit aufweist.[628] Sie sind grundlegend temporal strukturiert und führen ein Wissen um die Endlichkeit der Zeit mit sich; sie können Kausalität und Kontingenz nebeneinander stehenlassen und insofern nichtreduktiv mit Unsicherheit und Ungewissheit umgehen; sie generieren eine intersubjektiv geteilte Welt und helfen, Isolation zu überwinden; und sie konstituieren Verpflichtungsverhältnisse, indem sich die Hörenden zu einer Antwort aufgefordert sehen.[629] Vor allem aber sind sie singulär: Sie bringen gegenüber einer mit all-

---

gemeinen Strukturen menschlicher Existenz interessiert. Erst Weizsäckers Kollege in Heidelberg, Richard Siebeck, denke Biographie individuell. Vgl. RÖSSLER 1959, 200; 203.

[624] Vgl. CHARON 2006, 17ff.

[625] Vgl. a.a.O., vii.

[626] Vgl. a.a.O., 65ff.; 107ff.

[627] Vgl. a.a.O., 55ff.; 203ff.

[628] Vgl. a.a.O., 41.

[629] Vgl. zu den moralischen Implikationen des Erzählens von Krankheit auch KLEINMAN 1999; 2013.

gemeinen Krankheitsbegriffen und statistischer Evidenz operierenden Medizin die Einzigartigkeit des individuellen Lebens zur Geltung.[630]

Aufgrund dieser inhärenten Leistungen von Narrativen gilt es für die Ärztin, den Erzählungen des Patienten Raum zu geben, und zwar deutlich über den Umfang einer klassischen, auf die Gewinnung verwertbarer medizinischer Daten ausgerichteten Anamnese hinaus. Es geht darum, „[to] try to see the whole picture“:[631] darum, die Not des Patienten in ihrer ganzen Wahrheit zu verstehen und das Leiden *benennen* zu können. Was es allerdings zu verstehen und zu benennen gibt, konzipiert Charon anders als Weizsäcker. Das Ziel der biographischen Aufmerksamkeit der Ärztin ist nicht die *hinter* der individuellen Biographie liegende typische Konfliktkonstellation, sondern es ist die Krankengeschichte in ihrer Individualität. Diese ist zudem nicht im (gelebten und ungelebten) Leben des Patienten bereits vorhanden und wird von der Ärztin lediglich aufgedeckt; vielmehr befinden sich beide, Ärztin und Patient, im unabgeschlossenen Prozess einer „shared creation of meaning",[632] in dem über den Sinn und den Umgang mit der Krankheit verhandelt wird. Dabei mag durchaus etwas zu Tage treten, dessen sich der Patient bislang nicht bewusst war. Allerdings geschieht dies nicht im Modus der „mythisch"-abstraktiven Ermittlung einer Geschichte hinter der Geschichte, sondern im Modus der Einbeziehung weiterer Bedeutungsebenen des Patientennarrativs über dessen propositionalen Gehalt hinaus. Hierzu gehören körpersprachliche Signale, aber auch Aspekte der ästhetischen Formung des Erzähltextes, die sich einem ärztlichen *close reading* zeigen.[633]

Rita Charon hat ihr Konzept der narrativen Medizin so weit konkretisiert und operationalisiert, dass es in die medizinische Ausbildung integriert werden konnte. Eine zentrale Rolle spielt dabei eine spezifische ärztliche Aufzeichnungspraxis, die Führung einer *Parallel Chart*.[634] Um der Aufmerksamkeitslenkung durch die hoch formalisierte Patientendokumentation zu entgehen, propagiert sie eine zweite, in nichttechnischer Sprache abgefasste Dokumentation, in der biographische Erzählungen des Patienten und die eigenen (ärztlichen) Gedanken und Gefühle dazu notiert werden. Mit ihrer Hilfe sollen sich die angehenden Ärzte bewusst machen, was ihre Patientinnen erleiden und wie sie selbst emotional und auch biographisch in deren Leidensgeschichten verstrickt sind. Die Beispiele solcher Paralleldokumentationen, die Charon präsentiert, sind beeindruckende Zeugnisse der Sensibilität und des *Committments* werdender Medizinprofessioneller.

---

[630] Vgl. CHARON 2006, 39ff. Zur Affinität von Krankheitserfahrung und Narration siehe auch Kapitel 3.1.

[631] A.a.O., 10.

[632] A.a.O., 10. Vgl. auch BRODY 1994 zur Cokreation des Krankheitssinns durch Arzt und Patientin.

[633] Vgl. CHARON 2006, 107ff.

[634] Vgl. a.a.O., 155ff.

Anders als bei Weizsäcker, der durch Rekurs auf das Typische einer Krankenbiographie vom Individuellen abstrahiert und zugleich eine narrative Ge-
staltschließung vornimmt, sind bei Charon potenziell alle Elemente des unendlichen Verweisungszusammenhangs einer individuellen Krankengeschichte relevant. Es gibt keine Grenze für das, was zwischen Ärztin und Patient
thematisch werden darf; und es gibt keinen Katalog gültiger Geschichten, der
den Bereich des möglicherweise medizinisch Bedeutsamen beschränkte. Das
hat eine Konsequenz, die sich vor allem in den von Charon präsentierten Bei-
spielgeschichten zeigt: Es gibt keine Grenze für ärztliche Interventionen. So
berichtet sie etwa, wie sie einer Patientin durch ein (sachlich unzutreffendes)
Attest eine Wohnung verschafft und einem anderen Patienten die Gebühr für
ein Fitnessstudio bezahlt, die dieser sich nicht leisten kann.[635] Diese Interventionen stehen jeweils in einem nachvollziehbaren Zusammenhang mit dem
Krankheitsleiden der Patienten und haben nach ihrer Aussage zur Linderung
beigetragen; es handelt sich gleichsam um therapeutische Interventionen.
In dem Maße, in dem das Leiden der Person – durchaus im Sinne Erik
Cassells[636] – insgesamt zum Gegenstand der Medizin wird, wird Medizin potenziell zu einer unbegrenzten Praxis zwischenmenschlicher Kompensation
und Korrektur. Die Ärztin tut, was eine Freundin täte: Die ärztliche Professionalisierung verliert ihre verpflichtungsbegrenzende Funktion.[637]
Denkt man dies konsequent weiter, liegen Utopie und Dystopie nahe bei-
einander. Doch es wäre zu einfach, aus dystopischer Extrapolation ein Argument gegen narrative Medizin zu generieren. So wäre übersehen, dass diese
sich als Korrektur einer naturwissenschaftlich-reduktionistischen und tech-
nisch-instrumentellen Engführung ärztlicher Professionalität versteht. Im
Blick ist nicht die Totalisierung, sondern die Erweiterung allzu begrenzter
Verpflichtungsverhältnisse.[638] Gleichwohl zeigt sich hier wiederum das
Ganzheitsproblem: Der Versuch, der Ganzheit der Biographie in der medizinischen Praxis Rechnung zu tragen, führt potenziell zu einer Überdehnung
oder Überlastung dieser Praxis. Charon rekurriert mehrfach auf dieses Problem, wenn sie Bedenken diskutiert, narrative Medizin führe zu ausschweifen-
den Erzählungen der Patienten und sprenge damit die ärztlichen Zeitressourcen. Zu dieser möglichen anamnestischen Überdehnung kommt, wie oben gezeigt, eine therapeutische. Hier wie dort gilt es, das Ganzheitsmoment der
Frage nach dem Krankheitssinn in geeigneter Weise in Schach zu halten.

---

[635] Vgl. a.a.O., 7f.; 191f.

[636] Siehe oben, Kapitel 2.3.

[637] Vgl. a.a.O., 227ff. Arthur Frank kritisiert hier den Verbleib von Charons narrativer
Medizin im Schema der Therapie (vgl. FRANK 2013, 155f.).

[638] Zur Ethik der Einbindung biographischer Narrative in die Medizin vgl. BRODY 1994;
COUSER 1997; FREADMAN 2011; FRANK 2013, 137ff.; MAIO 2015. Einem über das individuelle Arzt-Patient-Verhältnis hinausgehenden Ansatz verdankt sich das Projekt
www.krankheitserfahrungen.de (28.9.2016)

III. Krankheitsdeutungen und die Diätetik des Sinns

Die von Helmut Plessner namhaft gemachte hochstufige Vermittlungsaufgabe, als ganzer Mensch sein Leben zu führen, verschärft sich unter der Desintegrationserfahrung von Krankheit. In der Frage nach dem „Sinn" von Krankheit wird die Frage nach Überwindung der Desintegration am Ort der Biographie gestellt. Wie kann die Krankheit sinnvoll in ein biographisches Narrativ integriert werden? Die in diesem Kapitel rekonstruierten Positionen haben gemeinsam, dass sie das biographische Sinnproblem von Krankheit als ethisches Problem fassen. Dies gilt zunächst für die medizinkritischen Positionen des Abschnitts I.: Nach Ivan Illich dient der medizinische Krankheitsbegriff zwar dazu, den Einzelnen auf seiner Krankheit zu behaften, schneidet ihn aber gleichzeitig von den kulturellen Sinnressourcen ab, die er für eine Kunst des Leidens benötigen würde. Daraus leitet Illich die Forderung ab, die professionelle Medizin so weit als möglich aus dem individuellen Umgang mit Leiden zu verdrängen. Roselyn Wallach Bologh teilt die Diagnose einer Entfremdung des menschlichen Körperverhältnisses durch die wissenschaftliche Medizin, optiert aber für eine andere Therapie. Sie fordert, das bisher als Privateigentum der medizinischen Profession behandelte Medizinwissen in das Gemeineigentum aller zu überführen, damit das Selbst sich den medizinisch objektivierten Körper als solchen aneignen könne. Barbara Duden hingegen konstatiert ein medizinisch entfremdetes Körperverhältnis, das den Einzelnen kaum mehr zu Bewusstsein kommt. Sie plädiert für eine Wiederverflüssigung des medizinisch vermittelten zugunsten eines unvermittelt-sinnlichen Körperverhältnisses. Auch die Positionen des Abschnittes II., die die professionelle Medizin um den biographischen Sinn erweitern wollen, haben jeweils eine ethische Pointe. Viktor von Weizsäcker wie Rita Charon fordern eine grundlegend personale, also nicht auf den objektivierten Körper, sondern auf das menschliche Gegenüber gerichtete Haltung der Ärztin gegenüber dem Patienten. Die Biographie des Kranken ist selbst Gegenstand ärztlicher Aufmerksamkeit und maßgeblicher Kontext für Diagnose *und* Therapie.[639] Dem grundlegenden Problem, dass die Biographie des Anderen niemals vollständig zu erfassen ist, begegnen beide unterschiedlich: Weizsäcker behandelt den Sinn der Krankheit in der eigentlichen Lebensgeschichte der Patientin nicht als individuell, sondern im Rahmen eines begrenzten Kataloges typischer biographischer Problemkonstellationen. Charon hingegen versteht Lebensgeschichte als individuell und sucht dieser durch eine fortgesetzte ärztliche Aufzeichnungspraxis gerecht zu werden.[640]

---

[639] Der biographische Sinn einer Krankheit ist nicht nur relevant für die Diagnosestellung. Vielmehr ist für Weizsäcker wie für Charon die Patientenbiographie bleibender Kontext allen ärztlichen Handelns. Zum Problem der Diagnose vgl. WIELAND 1975, 17; TSOUYOPOULOS 1986; zur Semiotik der Diagnose vgl. KLEINMAN 1988, 16; KLEBER 2003, 13.

[640] Dazwischen liegt Cassells ästhetische Einheit der Person (siehe 2.3, III.).

Alle Positionen laborieren damit am Ganzheitsproblem biographischer Sinngebung. Biographie ist niemals im Ganzen zu verstehen. Der unendliche Verweisungszusammenhang biographischer Bezüge ist schon für die Einzelne selbst, umso mehr für andere unauslotbar.[641] Zudem ist die Biographie eines lebendigen Menschen unabgeschlossen, jedes biographische Narrativ permanenter Revision bedürftig. Illich versucht, dieses Problem durch Rückprojektion in eine heile Vergangenheit, in den geschlossenen und überschaubaren Sinnkosmos einer idealen traditionalen „Kultur" zu lösen, Weizsäcker durch eine Typik relevanter Lebenskonstellationen. Wallach Bologh verortet die Ganzheit als historisch vermittelte Einheit in der Zukunft, Charon als niemals erreichte Zielperspektive ärztlicher Narration. Dabei haben Weizsäcker und Charon, die die biographische Synthese als medizinisch-professionelle Aufgabe verorten, ein Gespür dafür, dass diese nicht nur letztlich unerreichbar ist, sondern auch die Gefahr birgt, den Patienten gleichsam festzuschreiben und damit freiheitsfeindlich zu wirken. Beide betonen daher die Notwendigkeit permanenter Offenheit und Revisionsbereitschaft auf ärztlicher Seite.

Inwieweit also kann und sollte der biographische Krankheitssinn Gegenstand der Medizin und des Arzt-Patientin-Verhältnisses sein? Die dargestellten Positionen lassen sich als Teil eines Kontinuums verstehen, das von einer gänzlich sinnfreien, naturwissenschaftlich-objektiven Medizin zu einer potenziell alle Sinnbezüge der Patientenbiographie einbeziehenden Medizin reicht. Beide Pole zeigten sich als gefährlich: der erste als mögliche Beförderung eines entfremdeten Körperverhältnisses, der zweite als mögliche Überdehnung des medizinischen Feldes. Zwischen einer ungedeckten „Sehnsucht nach Sinn"[642] einerseits und einer „Tyrannei des Sinns"[643] andererseits erscheint eine kluge *Diätetik des Krankheitssinns* angezeigt,[644] deren Elemente – in Zusammenfassung einiger Ergebnisse von Teil 3 – abschließend aufgezeigt werden sollen. Dabei ist noch einmal auf den Ausgangspunkt der dargestellten Medizinkritik sowie der medizinreformerischen Ansätze einer anthropologischen oder narrativen Medizin zurückzukommen: auf die naturwissenschaftlich-objektivierende Krankheitsdeutung moderner Medizin.

---

[641] Zur Entzogenheit der ganzen Biographie vgl. das „story"-Konzept Dietrich Ritschls (RITSCHL 1976 sowie insbesondere 1986, 208; 2005, 81).

[642] BERGER 1994.

[643] KLEINMAN 1997, 317ff.

[644] Mit diesem Terminus schließe ich an Odo Marquards „Diätetik der Sinnerwartung" (MARQUARD 1986) an, ohne dessen Programm der Ersetzung der direkten Sinnintention durch den ungefragten Sinn des täglichen Lebensvollzuges zu folgen. Denn dieser steht in der Krankheit gerade infrage. Gunther Wenz zeigt sich skeptisch gegenüber Marquards Begriff und fordert demgegenüber eine „‚Theologie der Klage'" (2013, 337) ein. In der Argumentation der vorliegenden Arbeit wäre demgegenüber zu betonen, dass eine Theologie der Klage angesichts der beständigen Versuchung einer ‚theodizeeförmigen' Schließung der Klage den Gedanken einer Diätetik des Sinns benötigt.

(1.) Erstens ist an den guten Sinn solcher medizinischer Objektivierung zu erinnern. Es ist insbesondere Karl Jaspers gewesen, der gegen Viktor von Weizsäcker auf Objektivierung als Bedingung der Möglichkeit jeglicher wissenschaftlicher Erkenntnis und damit allen begründeten ärztlichen Handelns hingewiesen hat.[645] Solche objektive Erkenntnis kann sich immer nur auf das Einzelne, niemals auf das Ganze richten. Hingegen sieht Jaspers in Weizsäckers „Einführung des Subjekts in die Medizin" die Tendenz, den Menschen als Ganzes zum Gegenstand der Medizin zu machen und ihn dadurch gerade wieder zu verobjektivieren. Jaspers leugnet nicht, dass die Ärztin-Patient-Beziehung einen personalen Charakter hat, der über wissenschaftliche Erkenntnis weit hinausgeht, und dass hier ärztlicherseits auch nichtexplizite oder nichtexplizierbare Bestandteile der Erfahrung – die ärztliche Kunst – zum Tragen kommen. Aber er versteht den Anspruch des Arztes, die Wahrheit eines Lebens zur Sprache zu bringen, als ungebührliche Vermengung einer personalen, sinnverstehenden Ich-Du-Beziehung, die die Freiheit des Gegenübers ˈanerkennt, und einer distanzierend-erklärenden Erkenntnishaltung. Dies führe fälschlicherweise dazu, die „Freiheit als etwas Daseiendes zu behandeln, das man erkennen könnte in Forschungen und mit dem man rechnen könnte, wie mit einem gekannten Kausalfaktor".[646] Der auf das Typische einer eigentlichen Lebensgeschichte nach Weizsäcker oder auf die ästhetischen Gestaltungsmittel des Narrativs nach Charon achtende Arzt steht, so lässt sich Jaspers Kritik reformulieren, immer noch in einer objektiv-distanzierten Haltung zu seiner Patientin. Indem er aber zugleich beansprucht, ihr als personalem Gegenüber gerecht zu werden, tendiert er dazu, nicht allein die Heilung einer Krankheit, sondern die „Wiederherstellung des ganzen Menschen"[647] zum Ziel ärztlichen Handelns zu machen – eine universale Entgrenzung der Medizin, die den Arzt und den Psychologen letztlich an die Stelle des Priesters rückt.[648] Stattdessen plädiert Jaspers dafür, die Beziehung von Arzt und Patientin als eine personale Beziehung zu gestalten, in der das Personale nicht selbst zum Gegenstand wird: als ein „Verhältnis[] zweier Vernunftwesen, die einmütig einen leiblichen Naturvorgang behandeln".[649] Die Objektivierung der Krankheit als eines physiologischen Prozesses steht also im Zentrum der Medizin – im Dienste der Schärfung medizinischer Geltungsansprüche eben-

---

[645] Vgl. JASPERS 1953, 24ff. Jaspers bezieht sich hierbei allerdings nicht nur auf Weizsäcker, sondern auf ein Bündel von Strömungen aus Psychoanalyse, Psychotherapie und Psychosomatik, die er gemeinsam kritisiert, ohne sie zu unterscheiden. Zum historischen Kontext der Schrift Jaspers' in den Auseinandersetzungen um eine Klinik für psychosomatische Medizin in Heidelberg nach dem Ende des Zweiten Weltkriegs vgl. GRECO 2009, 38–41; BENZENHÖFER 2007, 184–202.

[646] A.a.O., 28f. (Interpunktion sic).

[647] A.a.O., 32.

[648] Vgl. a.a.O., 33.

[649] A.a.O., 20.

so wie der Begrenzung ärztlichen Handelns. Eben dieses doppelte, erkenntnistheoretische wie medizinethische bzw. gesundheitspolitische Interesse
trägt, wie in Kapitel 3.2 gezeigt, noch die naturalistischen Krankheitstheorien
seit den 1970er Jahren.

Dazu kommt ein Zweites. Die naturwissenschaftliche Objektivierung von
Krankheit steht nicht grundsätzlich biographischer Sinngebung entgegen, wie
Illich dies voraussetzt. Vielmehr kann sie, wie in den Kapiteln 3.1 und 3.2
dargestellt wurde, auch als wesentliches Element in diese Sinngebung eingehen. Die Krankengeschichte kann als Geschichte eines Ich in einem beschädigten Körper erzählt werden. Diese Gegenstandsstellung zum eigenen Körper und die Verortung der Krankheit in diesem Körperding bilden einen Modus, zum eigenen Leiden Distanz zu gewinnen und sich zu ihm zu verhalten.
Ähnlich wie im Falle der in Kapitel 3.3 behandelten Klage ist diese reflexive
Stellung zum eigenen Leiden zunächst einmal achtenswert und gerade nicht –
als Entfremdung vom eigenen Körper (Wallach Bologh; Duden) oder als psychischer Mechanismus der Selbstexkulpation (Weizsäcker) – per se überwindungsbedürftig. Wohl kann sie negative Konsequenzen zeitigen: wenn sie etwa, wie im Abschnitt II. ausgeführt, der Erfahrung *leidvoller* Entfremdung
vom eigenen Körper Vorschub leistet,[650] oder wenn sie in einen verzweifelten
medizinischen Exzess führt, weil sie die leibliche Selbsthabe auf den medizinischen Umgang mit der eigenen Physis reduziert. Als Element biographischer Sinngebung sind naturwissenschaftliche Krankheitsdeutungen jedoch
nicht prinzipiell, sondern je und je pragmatisch zu kritisieren.

An der Schnittstelle von biographischer Sinngebung und politischem Diskurs liegt drittens das Plädoyer Andreas Kuhlmanns für eine Objektivierung
von Krankheit und Behinderung.[651] Kuhlmann setzt sich mit kulturalistischen
Positionen von Krankheit und Behinderung als sozialen Konstrukten oder
kulturellen Artefakten auseinander und verteidigt ihnen gegenüber ein Verständnis von Krankheit und Behinderung als objektiver Versehrtheit und Abweichung von der Normalität. Er streitet gegen die radikal medizinkritische
Sicht „vieler Behindertensprecher und -fürsprecher" und ebenso die „in
Deutschland verbreitete rigoristische Medizinkritik", die medizinische Maßnahmen als Korrektur und Normalisierungsversuche ablehnen.[652] „Abgesehen
aber von den Verhaltenskonventionen gibt es durchaus eine physische *Nor-*

---

[650] Diese Entfremdungserfahrung wird sich allerdngs nicht endgültig überwinden lassen,
da die Spaltung zwischen erlebtem Leib und medizinisch objektivierten Körper letztlich
nur die medizinische Repräsentation der leibkörperlichen Desintegrationserfahrung ist,
durch die die Krankheit charakterisiert ist (siehe oben, Kapitel 2.2).

[651] Vgl. KUHLMANN 2003, 175ff.

[652] A.a.O., 176; KUHLMANN 2001, 55. Zu dieser Debatte vgl. weiterhin KUHLMANN
2005 sowie u.a. KEUPP 1979; ROLF 1999; SOHN 1999; Deutsches Hygiene-Museum 2001;
ROBERTSON-VON TROTHA 2003; LINGENAUBER 2003; FISCHER-SEIDEL 2004; NEUMANN
2005; BREIDBACH 2005; DEDERICH 2007; WALDSCHMIDT 2007; SEELMEYER 2008.

malität, deren *Normativität* nicht auf sozialen Mechanismen basiert."[653] Insofern ist Schmerz, so die titelgebende Einsicht seines Beitrages, „Grenze der
Kultur": Er markiert eine „Grenze der kulturwissenschaftlichen Erörterung"
.[654] Es liegt, so verstehe ich diese Einrede, im Erlebnisgehalt des Leidens
selbst, dass Leid nicht sein und, wo möglich, verhindert werden soll.[655] Die
Objektivierung von Krankheit und Behinderung dient Kuhlmann mithin als
Strategie der Kontingenzverschärfung um der Anerkennung dieses Erlebnis-
gehaltes und der politischen Forderung nach Abhilfe willen. Eine
kulturalistische Dekonstruktion dieses Objektivitätscharakters[656] stellt für ihn
damit das dar, was in Kapitel 3.4 als säkulare Theodizee bezeichnet worden
ist: den Versuch, die sinnsprengende Kraft des Leidens im Modus theoretischer Reflexion zum Verschwinden zu bringen und so die Klage der Leidenden stillzustellen. Dagegen ist ihm die naturwissenschaftliche Objektivierung
von Krankheit und Behinderung eine Verbündete, indem sie gerade die biographische bzw. kulturelle Kontingenz des Erlittenen zum Ausdruck bringt.

(2.) In einer Diätetik des Sinnes hat die naturwissenschaftliche Objektivierung von Krankheit mithin einiges sinnbegrenzende Potenzial. Gleichwohl
kann das Ärztin-Patient-Verhältnis der Frage nach dem Sinn der Krankheit
nicht entgehen. Schon die Formung der Krankheitsentitäten selbst enthält,
folgt man den in Kapitel 3.2 entfalteten normativistischen Krankheitstheorien, gesellschaftliche bzw. kulturelle – mithin potenziell biographisch *sinnvolle* – Unwerturteile und Behandlungsprioritäten. Diese finden ihre Verlän-

---

[653] KUHLMANN 2003, 177. Gleichwohl ist diese Normalität, sofern sie vorgestellt, begriffen, artikuliert wird, sofort kulturell geprägt. Hier wird man in der Beschreibung sorgfältig sein müssen.

[654] A.a.O., 179. Kuhlmann entfaltet dies im Rekurs auf Helmut Plessner: „Mit dem Begriff der ‚exzentrischen Positionalität' hat Helmuth Plessner auf unübertroffen prägnante
Weise zum Ausdruck gebracht, dass Menschen zugleich von ihrer Leiblichkeit bestimmt
werden, ihren ‚Leib' aber – genauer gesagt: ihren ‚Körper' – ihrerseits auch zu formieren
genötigt sind. Sie können überhaupt nur überleben, wenn sie ihre Physis aktiv mit Deutungen durchdringen und ihr Verhalten an Ziel- und Zwecksetzungen ausrichten. Da diese
Selbstformation niemals ausschließlich aus einem gänzlich individuellen, originären Re-
servoir wird schöpfen können, wird das, was die Einzelnen ‚aus sich selbst machen', immer davon mitbestimmt werden, wie sich die jeweilige Gesellschaft über die menschliche
Physis und über körperliche Behinderung oder Versehrtheit verständigt. *Dass* aber Personen die Erfahrung machen, dass sie nicht nur einen Körper ‚haben', sondern ein Leib
‚sind', wird man kaum als ‚diskursiven Effekt' begreifen können. Ebenso wenig wird man
sagen können, nachhaltig negative Erfahrungen mit physischer Beeinträchtigung bestünden
aus *nichts anderem* als jenen abwertenden Deutungsmustern, die den Betroffenen von außen aufgenötigt werden." (Ebd.)

[655] In diesem Zusammenhang kann Kuhlmann sogar von einem „‚Recht auf Normalität'" sprechen als der „Notwendigkeit […], auch Behinderten eine Entwicklung zu ermöglichen, die den Erwartungen, die ein *jeder* mit Hinblick auf seinen Lebensweg hegen darf,
möglichst nahe kommen" (KUHLMANN 2005, 50).

[656] Für eine solche vgl. etwa DAVIS 1999.

gerung in denjenigen kulturellen Krankheitsmetaphern, die Susan Sontag beklagt. Wer eine Krebsdiagnose erhält, bekommt damit nicht nur eine Nachricht über einen physiologischen Vorgang im eigenen Körper, sondern muss sich plötzlich zu einer Fülle von Wissensbeständen und Deutungsschemata dessen, was es heiße, krebskrank zu sein, verhalten. Darunter sind nicht zuletzt Fragen der Schuld an der Krankheit: an deren Genese, vor allem aber an deren Verlauf, da der Patient in schwerer und chronischer Krankheit unter der permanenten Forderung nach Compliance und der Möglichkeit, an dieser zu versagen, steht. Biographischer Sinn ist also dem Ärztin-Patient-Verhältnis nicht extern, sondern bereits vielfach impliziert, bevor die Biographie des Patienten im engeren Sinne überhaupt zur Sprache kommt.

Dabei ist es wichtig, die Frage nach dem biographischen Sinn von Krankheit nicht zu verengen auf die emphatische *Warum ich?*-Frage.[657] Sie berührt vielmehr alle Ebenen, auf denen Krankheit als Desintegration erfahren wird. Es gilt, angesichts leibkörperlicher Desintegrationserfahrung erzählen zu können von meinem Leibkörper, meinem Leben in ihm und als er, seiner Schönheit und Feindseligkeit, Robustheit und Hinfälligkeit, von Schmerz und Wohlgefühl, von Zerfall und Wieder-Einwohnung. Angesichts der Erfahrung sozialer Desintegration gilt es erzählen zu können von Leben mit den anderen, von den Blicken der anderen auf die Bühne der eigenen Krankheit,[658] von Stigma und Hilfe. In praktischer Desintegrationserfahrung gilt es erzählen zu können vom Leben in der Welt, vom Lenken und Gelenktwerden, von mühsam errungener Freiheit und von Abhängigkeit, auch von eigener Verstrickung, Schuld und Unschuld am eigenen Wohl und Wehe. Schließlich gilt es angesichts temporaler Desintegrationserfahrung erzählen zu können von der Zukunft, von Plänen und Hoffnung, von Angst und knapper werdender Zeit, von Anfängen und Abbrüchen. Jeweils geht es darum, die erfahrene Desintegration als Ereignis in die eigene Lebensgeschichte einzubinden; und es geht darum, das, was auseinanderfiel, zumindest noch in den Zusammenhang einer Erzählung zu bringen.[659] Der Blick auf die eine, große, emphatische Sinnfrage des *Warum ich?* verstellt eher die Vielzahl der Hinsichten, in denen Krankheit zum biographischen Sinnproblem wird.[660]

In allen diesen Hinsichten steht also die Frage nach dem biographischen Sinn von Krankheit im Raum, konkret: in den Räumen der Arztpraxen und

---

[657] Zu dieser Frage vgl. WEIHER 2014, 267ff.

[658] Dazu siehe oben, Kapitel 3.1, V. sowie unten 4.1., II.

[659] „Aber ich will dann sehen können, dass die Ereignisse meines Lebens zusammenhängen." (SCHLINGENSIEF 2010, 32) Zum damit gestellten Problem einer Kohärenz biomedizinischer und lebensweltlicher Überzeugungssysteme vgl. WETTRECK 2004.

[660] Diese verschiedenen Ebenen des biographischen Sinnproblems verhalten sich zur „großen" Sinnfrage nicht wie Teile zum Ganzen. Vielmehr geht es auf jeder Ebene um ein Ganzes, insofern auf jeder Ebene eine Desintegration erfahren wird. Die Spannung von Sinn und Sinnentzogenheit des Ganzen findet sich also potentiell auf jeder Ebene.

Kliniken. Sie im Modus der naturwissenschaftlichen Objektivierung von Krankheit generell abzuweisen (und gegebenenfalls an andere klinische oder außerklinische Professionen, an Seelsorge, Psychologie, Sozialarbeit etc. zu delegieren), kann Resultat einer impliziten oder expliziten Übereinkunft von Arzt und Patientin sein. Es kann aber auch schlicht ein Kommunikationsfehler sein, wenn der Arzt sich hinter objektiven Befunden und therapeutischen Praktiken verschanzt und auf der Ebene personalen Verstehens nicht ansprechbar ist. An dieser Stelle hat die von Charon betriebene Kultivierung personalen Verstehens im Modus der Ausbildung narrativer Kompetenz bei Ärztinnen und Ärzten ihr Recht. Gerade das Narrativ hat als Kommunikationsform den Vorteil der reduzierten Sinnerwartung, der Widerspruchstoleranz, der Entwicklungsfähigkeit. Es trägt der Frage nach Sinn ebenso wie der Entzogenheit des ‚ganzen' Sinns Rechnung. Gleichwohl steht es gleichsam in der Gefahr der Sklerose; es kann das Leben des Kranken auf einen ‚Mythos' festlegen, der eindeutig und einleuchtend ist und so im schlechten Sinn zur säkularen Theodizee wird. Es gilt also, in der geteilten Sinnproduktion von Arzt und Patient immer auch die letzte Entzogenheit des Sinnes präsent zu halten.[661]

Solches nun ist, wie in Kapitel 3.3 und 3.4 gezeigt, eine Leistung religiöser Kommunikation. Sie vermag es, zugleich das Ganze des Sinnes als entzogen symbolisch zu repräsentieren und Praktiken der Sinnsuche bereitzuhalten.[662] Damit ist eine erste Form religiöser Rationalität im Umgang mit Krankheit

---

[661] Auf andere Weise sehen KALITZKUS/MATTHIESSEN 2009 die Arzt-Patient-Beziehung von ultimativer Sinnfindung entlastet: Sie unterscheiden das zwischen Arzt und Patient „cokreierte" Narrativ vom eigenen Narrativ des Patienten, dass dieser unter dem Einfluss der medizinischen Begegnung, aber nicht determiniert durch diese, fortschreibt (vgl. aa.O., 82). Hiermit wird die entdifferenzierende Ausrichtung der narrativen Medizin in ein differenzierungstheoretisches Modell – nach dem Modell der Unterscheidung von Medizinsystem und Lebenswelt – zurückgeführt. Inwieweit eine solche Analyse zutrifft, gälte es durch empirische Studien weiter zu untersuchen.

[662] Dies ist ein klassisches Thema der Seelsorgetheorie. Albrecht Grözinger spricht hier von der Rekonstruktion der Lebensgeschichte (vgl. GRÖZINGER 1986). Vgl. auch LUTHER 1992. Pointiert schreibt Johannes Fischer: „Das Spezifische religiöser Deutungen und Praktiken liegt eher darin, dass sie es ermöglichen, mit Sinnlosigkeit zu leben." (FISCHER 2011, 53). Vgl. auch DREHSEN 1990, 45; RÖSSLER 1993, 88; KARLE 2009a.
Eine eschatologische Struktur biographischen Sinns findet sich in einem Tagebucheintrag bei Christoph Schlingensief: „Die meisten Leute wollen [am Ende ihres Lebens, TM] nach Hause, ich will eben weggehen. Und zwar möglichst an einen Ort in Afrika. Und ich erhoffe mir, mich dort als Person in ihrer ganzen Absurdität irgendwie zusammenführen zu können. Als Bild stelle ich mir eine Art Auffanggefäß vor. Eine Arche, meinte Alexander Kluge am Telefon: Alles, was wichtig ist, wird gesammelt und in einem Kasten zusammengeführt. Das ist eigentlich trivial, wirkt vielleicht auch lächerlich und anmaßend. Aber ich glaube, der Gedanke, sich am Ende irgendwie zu sammeln, zusammenzusammeln, bedeutet etwas sehr Schönes." (SCHLINGENSIEF 2010, 63)

identifiziert. Nun steht längst nicht in jeder Beziehung zwischen Ärztin und Patient die Möglichkeit explizit religiöser Kommunikation offen. Die Frage, ob sich deren Leistungen auch in den säkularen oder interreligiösen Kontext übertragen lassen, wird in Kapitel 6.3 unter dem Stichwort Spiritual Care diskutiert. Bis dahin sei jedenfalls die Einsicht in die Verwobenheit von Sinn und Sinnlosigkeit, Sinnstiftung und Sinnentzug als theologischer Beitrag zu einer Diätetik des Krankheitssinns und damit zu einer Ethik ärztlicher Kommunikation festgehalten.

Im vorliegenden Kapitel weithin ausgeblendet wurde der Aspekt der Anerkennung des Krankheitsnarrativs. Eine Erzählung von Krankheit ist in einem doppelten Sinne auf Anerkennung ausgerichtet. Zum einen geht sie mit dem Anspruch auf expressive Geltung einher; sie will also anerkannt werden als authentische Aussage über die eigene Erfahrung. Zum anderen wird im Krankheitsnarrativ immer auch die Frage nach der Anerkennung der Person der Kranken verhandelt. Hier stellt sich ein neues Ganzheitsproblem: Wie verhält sich die Fragmentarität aller erzählbaren Biographie, also die Entzogenheit des *ganzen* biographischen Sinns, zu der mitverhandelten Frage nach der Anerkennung der *ganzen* Person, die zumeist mit dem Stichwort der Würde der Patientin markiert wird? Das ist Gegenstand des folgenden Teils.

Teil 4

Die Person anerkennen: Die Würde Kranker

In der Krankheit steht die Anerkennung der Person auf dem Spiel. Wer körperlich nicht mehr in der Lage ist, die Erwartungen der anderen und die eigenen Erwartungen zu erfüllen, droht aus dem mühsam balancierten Gefüge derjenigen Rollen, in denen er sein bisheriges Leben gelebt hat, herauszufallen. Eine körperliche Krankheit, die mehr ist als nur die einwöchige akute Erkältung oder das gebrochene Bein, wird zur sozialen Abweichung. Sie kann als Stigma wirken; und sie kann die, die sie zu tragen hat, mit Scham erfüllen. Auf dem Spiel steht dabei ein Doppeltes: Zum einen wird die Anerkennung der Person in ihrer materialen Bestimmtheit prekär. Wer lange arbeitsunfähig geschrieben ist, gar aufgrund chronischer Krankheit seinen Arbeitsplatz verliert oder familiäre und freundschaftliche Erwartungen nicht mehr erfüllt, spielt nicht mehr auf den Bühnen, auf denen er zuvor Anerkennung erfuhr. Zum anderen ist die grundlegende Zuerkennung des Personstatus, die Anerkennung als Jemand, bedroht: In Autopathographien berichten Kranke, sich nicht mehr als vollgültige Personen behandelt zu finden (4.1).

Mit Krankheit umzugehen heißt also, mit einem potenziellen Anerkennungsproblem umgehen zu müssen. Zu dessen Erschließung sind sozialpsychologische und soziologische Theorien des Stigmas, der Scham und der Anerkennung hilfreich. Mit ihrer Hilfe wird deutlich, dass der soziale Ausnahmetatbestand der Krankheit eine Verdichtung bzw. Steigerung von Grundphänomenen des Sozialen darstellt. Im Zentrum steht hierbei das Problem des Zurückbleibens hinter sozialen Normen. Von hier aus lassen sich Strategien des Umgangs mit Krankheit als Adaptionen derjenigen Strategien verstehen, mit denen üblicherweise soziale Anerkennungsverhältnisse bei Normabweichungen reguliert werden (4.2).

Auch eine Reihe von religiösen Praktiken lassen sich im Kontext sozialer Anerkennungsverhältnisse verstehen. Rituale wie die Bestattung oder die Segnung Kranker stellen sich in dieser Perspektive als Inszenierungen personaler Anerkennung dar, in denen mit in Szene gesetzt wird, dass solche Anerkennung (nicht nur) im Umfeld von Krankheit und Tod brüchig ist. Wo sie gelingen, sind sie sowohl Anerkennungspraxis als auch ein performativer Kommentar auf die Gefährdung von Anerkennungsverhältnissen (4.3).

Dies verallgemeinernd lässt sich eine theologische Hermeneutik der Krankheit als eines Problems personaler Anerkennung entfalten. Im Anschluss an die Rechtfertigungstheologie Paul Tillichs zeigen sich Konturen einer *Rechtfertigung der Versehrten.* Die Wieder-ins-Recht-Setzung derer, die in ihrer Krankheit hinter sozialen Normen zurückbleiben, sich beschämt und stigmatisiert finden, ist, so die hier vertretene These, als weitere Instanziierung derjenigen soteriologischen Struktur zu begreifen, die der Rechtfertigung des Sünders und der Zweiflerin zu Grunde liegt. Die Rechtfertigung der Versehrten ist zu verstehen als Transzendierung der in der Krankheit prekären und beschädigten Anerkennungsverhältnisse. In ihnen scheint die unbedingte Anerkennungswürdigkeit der ganzen Person auf. Diese drängt auf Realisierung, lässt sich aber niemals vollständig realisieren, sondern allenfalls symbolisieren. So schließt der hier vorgeschlagene Begriff einer Rechtfertigung der Versehrten an den theologiegeschichtlichen Strang einer anerkennungstheoretischen Reformulierung der Rechtfertigungslehre an (4.4).

Wenn personale Anerkennung solcherart als unbedingt zu denken, aber nur bedingt zu realisieren ist, wirft dies ein Licht auf medizinethische Grundprobleme der Patientenwürde, die abschließend mit Blick auf das Verhältnis von Ärztin und Patient diskutiert werden. Die Anerkennung des Patienten als Person impliziert den Respekt vor seiner Autonomie, ist aber nicht darauf zu reduzieren. Ausgehend von den in Teil 2 entfalteten vier Ebenen der Krankheitserfahrung als Desintegrationserfahrung zeigt sich ein Bedarf an Anerkennungspraktiken, die über die Ebene der Handlungsfähigkeit hinausgehen und sich auf die leibkörperliche, soziale und temporale Ebene erstrecken. Darüber hinaus kann der Ort des Vertrauens im Arzt-Patientin-Verhältnis anerkennungstheoretisch entfaltet werden: als Unterstellung einer unbedingten Anerkennungsintention des Gegenübers in und trotz aller Bedingtheit der Anerkennung (4.5).

Insgesamt wird in diesem Teil ein anderer Ganzheitstyp als in Teil 3 verhandelt. Ging es dort um das materiale Ganze einer sinnvollen Biographie, das in seiner Ungebrochenheit auf dem Spiel steht, so geht es nun um die Ganzheit der Person, die in ihrer Leiblichkeit, Sozialität, Handlungsfähigkeit und Zukunftsoffenheit anerkannt bzw. gewürdigt zu werden beansprucht. Damit ist ein Begriff der Person verbunden, der einen Teilaspekt des in Teil 2 im Anschluss an Plessner entwickelten Personbegriffs bezeichnet. Stand „Person" dort für die menschliche Integrationsaufgabe schlechthin, so bezieht sich die Würde der Person, wie sie im vorliegenden Teil entwickelt wird, auf das genannte Anerkennungsproblem als Element dieser Integrationsaufgabe. Die hier diskutierte personale Ganzheit steht neben der biographischen Ganzheit (Teil 3), der universalen Ganzheit (Teil 5) und der individuellen Ganzheit (Teil 6), deren jede einen Teilaspekt der „personalen" Integrationsaufgabe nach Plessner bezeichnet.[1]

---

[1] Dazu siehe auch Kapitel 7.1.

4.1 Krankheitserzählungen

Es sind vor allem zwei in Krankheitserzählungen immer wiederkehrende Motive, die auf das Thema der Anerkennung kranker Menschen hinführen. Zum einen wird Krankheit als Kränkung beschrieben (I.), zum anderen in verschiedener Weise die eigene Person aus dem Blick der anderen betrachtet (II.). Dabei wird berichtet von Strategien, die Kränkung der Krankheit und die Scham des Angeblicktwerdens zu überwinden (III.). In diesem Zusammenhang werden auch religiöse Semantiken verwendet (IV.). Wie in Kapitel 3.1, V. werden exemplarisch die Autopathographien Fritz Zorns und Christoph Schlingensiefs zu Grunde gelegt; hinzu kommen als dritte Referenz Texte der französischen Journalistin Ruth Picardie, in denen diese ihre Brustkrebserkrankung reflektiert.[2] Wiederum ist mit der Auswertung kein repräsentativer Anspruch verbunden; vielmehr geht es darum, die für die spätere theoretische Rekonstruktion grundlegenden Motive einzuführen.

I. Krankheit als Kränkung

(1.) Ein wiederkehrendes Motiv der Krankheitsnarrative ist die Erfahrung von Krankheit als Kränkung. Christoph Schlingensief artikuliert dies als Beleidigung seiner selbst durch den Tumor:

> Gestern ging ja gar nix mehr. Da war ich schon nicht mehr da, da war ich auf der Flucht. Ist wahrscheinlich blöd, aber ich fühle mich von diesem Ding in meinem Körper gerade extrem beleidigt und massiv bedroht.[3]

Ruth Picardie verbindet das Motiv der Kränkung mit einem Vorblick auf ihre eigene Beerdigung:

> Wenn ich anfange dahinzusiechen, warum könnte ich nicht meine Beerdigung haben, bevor ich sterbe? Ich würde zu gerne dabeisein und mir die Grabreden anhören und anschließend die Gelegenheit wahrnehmen, ihnen allen persönlich zu danken. Dann würde ich mich davon machen, um zu sterben, und versprechen, mein Handy auszuschalten.
> Ist es nicht der absolute Hohn, feststellen zu müssen, daß etwas so Schönes und phantastisch Talentiertes und Einzigartiges wie ich oder Du irgend so einem Klumpen in ihrer Funktion gestörter Plasmakügelchen oder Kalziumkonzentrate ausgeliefert ist? Zellen, Knochen, Seetangfetzen, die im Blut wabern.[4]

Die Krankheit verletzt den eigenen Anerkennungsanspruch. Amorphe Kleinteile weisen einen Defekt auf, und dieser Defekt bedroht jenes große Ding,

---

[2] Es handelt sich um Zeitungskolumnen und E-Mails, die erst nach dem Tod der Autorin zusammengestellt wurden, aber in ihrer thematischen Kontinuität und Geschlossenheit einen den anderen beiden Werken vergleichbaren Charakter haben (PICARDIE 1999).

[3] SCHLINGENSIEF 2010, 74. Ähnlich im Interview mit dem Tagesspiegel, 9.9.2008 (in www.kirche-der-angst.de/presse/tagesspiegel.html, 24.4.2017).

[4] PICARDIE 1999, 37.

dessen Teile sie sind: den eigenen Körper. Dieses große Ding hat personale Qualitäten: es ist schön, talentiert und einzigartig. Ganz anders die Kleinteile: Sie sind nicht schön, sondern unförmige Klumpen, Seetangfetzen; sie sind nicht talentiert, sondern erfüllen allenfalls untergeordnete Funktionen, und nun sind sie defekt; sie sind nicht individuell, sondern treten – Plasmakügelchen, Zellen – haufenweise auf. Die personalen Qualitäten des Ich und die Dingqualitäten der bedrohlichen Kleinteile sind nicht einfach gegensätzlich, sondern inkommensurabel. Hier wird nicht ein Talentiertes durch ein Untalentiertes angegriffen, sondern durch etwas, das sich jenseits des Gegensatzes von talentiert und untalentiert befindet. Eine Zelle als talentiert zu bezeichnen, ist Unsinn; und ein Plasmakügelchen kann mindestens nicht in demselben Sinne schön sein wie eine Person. Die Kränkung durch die Krankheit besteht hier darin, dass eine Person nicht als Person, sondern *als Ding* angegriffen und bedroht wird. Dem stellt Picardie mithilfe der Imagination der selbst erlebten Beerdigung ihren Anspruch auf Anerkennung als Person gegenüber. In Grabreden werden gerade jene personalen Qualitäten zur Sprache gebracht, denen gegenüber die defekten Kleinteile des kranken Körpers gänzlich respektlos sind.[5]

Die Erfahrung von Krankheit wurde oben als Desintegrationserfahrung auf vier Ebenen beschrieben.[6] Auf der leibkörperlichen Ebene erhält diese Desintegrationserfahrung nun eine spezifische, *kränkende* Bestimmtheit. Leib und Körper zerfallen nicht einfach, sodass ihre personale Einheit gefährdet wäre. Vielmehr findet der Mensch, der leibseiend und körperhabend den Anspruch erhebt, als Person zu leben, sich als Ding fundamental bedroht. Die lebensbedrohliche Erkrankung missachtet gleichsam die exzentrische Positionalität des Menschen, indem sie sich rein auf der Ebene des Körperdings abspielt, und es doch für den Menschen um alles geht. Der Körper totalisiert sich in der Krankheit; er droht das Gesamt der Person in Beschlag zu nehmen und mit sich zu reißen.[7] In der leibkörperlichen Desintegrationserfahrung steht also potenziell die (Selbst-)Anerkennung als Person auf dem Spiel.

(2.) Dies gilt ebenso für die anderen Ebenen der Desintegrationserfahrung der Krankheit. Wie schnell es auf der Ebene sozialer Desintegration um personale Anerkennung gehen kann, zeigt eine Erzählung Christoph Schlingensiefs über sein Gespräch mit dem Chirurgen, der ihn operieren soll.

Professor Kaiser war auch schon da. Ich hatte mit ihm ja so ein schreckliches, unpersönliches Gespräch. Ging nur um Messer hier, Messer da. Da fragt man sich: Will er mich ope-

---

[5] Zu religiösen Praktiken symbolischer Anerkennung siehe Kapitel 4.3, I.

[6] Siehe dazu Teil 2.

[7] Bei solchen ontologisierenden Beschreibungen handelt es sich um abgekürzte Redeweise. Gemeint hier und an entsprechenden Stellen, dass sich etwas *in* der Krankheitserfahrung *für* den kranken Menschen so darstellt, nicht aber, dass es sich ‚realiter' zwischen seienden Entitäten „Person" und „Körper" abspielte.

rieren oder will er mich schlachten? [...] Man ist da sicher auch zu empfindlich, ist ja klar. Deswegen hatte ich versucht, mir einzureden, dass diese Chirurgen eben Profis sind, dass ich den Mechaniker in meiner Autowerkstatt ja auch nicht sympathisch finden muss. Aber das hat nicht richtig funktioniert. Mein Körper ist halt kein Auto, und man braucht irgendeinen Draht zu dem, der da drin rumschneidet.[8]

Ausgangspunkt ist wiederum die Verortung des Krankheitsgeschehens auf der Ebene des Körperdings. Wie der Angriff des Tumors findet dessen operative Entfernung im Körper statt. Als der Chirurg die Technik dieses Eingriffs darstellt, findet Schlingensief sich nur als Körper, nicht aber als Person berücksichtigt. Wie ein Automechaniker thematisiert der Arzt in Schlingensiefs Wahrnehmung lediglich Interventionen in einen nichtpersonalen Mechanismus. Der zu Operierende hingegen muss sich mit diesem Ding identifizieren. So klagt er eine personale Beziehung zum Operateur („Draht") ein, die über einen sachlich-technischen Informationsaustausch hinausgeht. Bevor er das Ding, das er ist, in die Hände des anderen gibt, muss er sich vergewissern, dass dieser ihn als Person anerkennt.

In anderer Weise berichtet Ruth Picardie von der Reduzierung ihrer Sozialbeziehungen infolge der Krankheit.

Ich bin's leid, jedermanns Lieblingskrüppel zu sein – Du kannst Dir nicht vorstellen, wie viele Bekannte plötzlich deine besten Freunde sein wollen und meinen, sie hätten ein Anrecht darauf, regelmäßig und in allen Einzelheiten über deinen emotionalen/physiologischen Zustand informiert zu werden.[9]

Picardie findet sich hier zwar nicht auf ein Körperding reduziert, insofern ihr Umfeld auch Interesse an ihrer emotionalen Befindlichkeit – mit Plessner: an ihrer Seele als Gegenstand – zeigt. Sie sieht sich aber verletzt durch einen Krankheitsvoyeurismus, der personale Nähe sucht, ohne ihren Anspruch zu respektieren, mehr als nur eine Kranke, mithin: eine Person im Vollsinne, zu sein. Doch auch sie selbst sieht sich in der Gefahr, sich durch eine Fixierung auf die eigene Krankheit zu reduzieren:

Nichts will ich weniger, als 23 (statt 22) Stunden am Tag mit Gedanken an Krebs zu verbringen. Ich will, daß das Leben so normal wie möglich weitergeht.[10]

(3.) Auch auf der Ebene der praktischen Desintegrationserfahrung geht es um die Anerkennung als – hier: handlungsfähige und selbstbestimmte – Person. Christoph Schlingensief, für den das Thema „Autonomie"[11] eine große Rolle

---

[8] SCHLINGENSIEF 2010, 77f.

[9] PICARDIE 1999, 35. Für sich selber stellt sie fest: „Warum all dies Interesse an kranken Menschen? Ich hab die Erfahrung gemacht, daß ich möglichst großen Abstand zu ihnen halten möchte." (114f.) Zu den Erwartungen an die Rolle eines „Krüppels" vgl. GOFFMAN 1963, 137.

[10] PICARDIE 1999, 33. Zum Motiv der wiederzugewinnenden Normalität siehe 4.2, I.

[11] So gleich zu Beginn (SCHLINGENSIEF 2010, 9); vgl. weiterhin a.a.O., 62f.; 92; 249f.

spielt, bringt die Ohnmachtserfahrungen der Krankheit direkt mit mangelnder personaler Anerkennung zusammen:

Fürchterlich! Wenn man diese Betroffenenforen im Internet liest, wird einem ganz schlecht, da wird man sofort noch schlimmer krank. Und man merkt, was für eine Hilflosigkeit in diesem Gesundheitssystem steckt. Das muss mal laut und deutlich gesagt werden, was da für eine Hilflosigkeit, eine Unfähigkeit herrscht. Weil die Menschen nicht nur allein gelassen werden mit ihren Ängsten, sondern auch statisch gemacht werden in ihrer Verzweiflung. Sie bekommen mitgeteilt, dass sie krank sind, und geraten dann in einen Prozess, der sie völlig entmündigt. Nicht die Krankheit ist das Leiden, sondern der Kranke leidet, weil er nicht fähig ist zu reagieren, weil er nicht die Möglichkeiten hat, mitzumachen. Er ist dem System ausgeliefert, weil niemand in diesem System bereit ist, ernsthaft mit ihm zu sprechen. Klar: Diagnose, Prognose, Therapie, es wird beinhart aufgeklärt, aber wirklich miteinander gesprochen wird nicht. Dabei könnte man allein dadurch helfen, dass man mit den Menschen spricht, zu Gedanken animiert oder nach Ängsten und Wünschen fragt. Dann wäre der Kranke wieder am Prozess beteiligt, dann wäre er aus dieser Statik befreit, die einem die Krankheit aufzuzwingen versucht.[12]

Die Hilflosigkeit der Kranken ist in dieser Lesart eine direkte Folge der Kommunikation im Gesundheitswesen, die nur körperbezogene Sachverhalte, nicht aber Belange der Person (Gedanken, Ängste, Wünsche) zum Gegenstand hat. Die Passage ist vor allem deswegen interessant, weil die medizinethisch zentrale Praxis personaler Anerkennung, die Einwilligung nach Aufklärung (*informed consent*), vorausgesetzt, aber als nicht zureichend angesehen wird. Für Schlingensief genügt es nicht, als Patient über Interventionen in das Ding, das er ist, informiert zu werden und mitentscheiden zu dürfen. Vielmehr beansprucht er, in der Kommunikation selbst als Person repräsentiert zu sein. Personale Anerkennung setzt Praktiken der Selbstbestimmung voraus, die mehr sind als Bestimmung über ein Ding.

(4.) Schließlich lässt sich auch auf Ebene des desintegrierten Daseinsvertrauens ein Problem personaler Anerkennung aufzeigen. Der Verlust der Selbstverständlichkeit, auch morgen noch da zu sein, kann als Verlust des personalen Anspruchs auf die eigene Zukunft, das eigene weitere Leben, erfahren werden. *Ex negativo*, vom Standpunkt ihrer Überwindung aus, macht wiederum Christoph Schlingensief diese Erfahrung namhaft. Bevor er sich einer weiteren Untersuchung seiner Metastasen unterzieht, hält er fest:

Und ich weiß jetzt, es geht nicht nur um ein paar Stunden und Tage, sondern es geht um ein ganzes Leben. Und dieses Leben, sei es auch noch so kurz, beinhaltet den Zweifel und das Glück, das Wissen und das Unwissen. Und es ist nichts Fatalistisches und nichts Peinliches, es ist auch nichts Niederträchtiges oder Berechnendes – es ist einfach ein ganzes Leben. Und dieses ganzes Leben werde ich jetzt in der Röhre auf medizinische Art und Weise abhandeln, aber in mir und in Aino, in unserer ganzen Situation, wird es noch ganz anders seine Kraft entfalten.[13]

---

[12] A.a.O., 87f.
[13] A.a.O., 254. Weitere Aspekte dieses Zitates werden in 6.1 ausgewertet.

Die Zukunft kommt in doppelter Perspektive in den Blick: als medizinische Prognose, ausgehend vom im Magnetresonanztomographen („Röhre") abgebildeten Körperzustand, bezogen auf die physikalische Zeit (Stunden und Tage); und als „ganzes Leben", gelebt in personalen Beziehungen (ich und Aino) und Erfahrungen (Zweifel und Glück). Es ist dieser personale Anspruch auf die Zukunft, der hier als dem Rechnen in Überlebenswahrscheinlichkeiten abgerungen dargestellt ist. Er ist verletzt, wenn ein Kranker für sich oder andere plötzlich als Mensch mit begrenzter Zukunft erscheint.

Auf allen vier Ebenen der Desintegrationserfahrung kann also Krankheit als Kränkung auftreten: als Missachtung des Anspruchs auf Anerkennung als Person.[14] Was hier unter „Person" zu verstehen ist, gilt es im Folgenden zu entfalten.[15] An dieser Stelle sei jedenfalls festgehalten, dass es sich wiederum um eine Ganzheitskategorie handelt, insofern sie jeweils gegen Reduktionismen in Stellung gebracht wird. Gegen die Reduktion darauf, Körper zu sein, oder darauf, krank zu sein, steht der Anspruch, als *ganze* Person angesehen zu werden (schön, talentiert, einzigartig; mit Gedanken, Wünschen und Ängsten) und ein *ganzes* Leben zu führen.

II. Der Blick der anderen

Bereits in Kapitel 3.1 wurde das Motiv des Blickes der anderen auf die eigene Krankheit thematisiert.[16] Was dort als Möglichkeit des Distanzgewinns im Modus der Selbstvergegenständlichung entfaltet wurde, zeigt sich im vorliegenden Kontext noch einmal neu: als Zugang zur eigenen Person.

Vor allem habe ich Angst vor dem Moment, wenn ich nach der OP aufwache und alle um mich herumstehen und gucken. Wahrscheinlich ist mir dann alles scheißegal, weil es nur darum geht, Luft zu schnappen und irgendwie über die nächste Runde zu kommen. Aber ich frage mich, was das für ein Blick sein wird, wenn die Leute einen dann anstarren. Da werde ich in deren Blicken die Wahrheit sehen, die Wahrheit, dass der selbstherrliche, unsterbliche Typ da reduziert ist auf das, was kurz vor Asche ist.[17]

Die Wahrheit über die eigene Person offenbart sich im Blick der anderen. In ihren Augen zeigt sich die eigene Schwäche, die Diskrepanz zwischen dem eigenen Anspruch an sich selbst („der selbstherrliche, unsterbliche Typ da") und der eigenen verletzten, todesnahen Wirklichkeit. In der Krankheit erhalten die Blicke der anderen, die früher einmal vielleicht voll Anerkennung waren, entlarvenden Charakter. Es liegt nahe, sich schamvoll vor ihnen zu verstecken. Schlingensief thematisiert das *ex negativo*:

---

[14] Mangels einer geläufigen deutschsprachigen Verneinung von „Anerkennung" wird im Folgenden der Terminus der Missachtung für die Versagung von Anerkennung verwendet. Zum Begriff der Achtung vgl. MISGELD 1971.

[15] Siehe Kapitel 4.2.

[16] Siehe Kapitel 3.1, V. (2.).

[17] A.a.O., 75.

Scheiß doch auf dieses ganze Absicherungsgetue, dieses Verstecken vor den anderen! Diese meterdicken Verbände, die sich die Leute um ihre Wunden wickeln, können mir doch gestohlen bleiben. Ich will in dem Zustand, in dem ich jetzt bin, jemand anderem begegnen und sagen: Schauen Sie, hören Sie![18]

An dieser Stelle sind es zwei biographische Motive, die bei Schlingensief eine Rolle spielen. Das eine ist die Begegnung mit Joseph Beuys' 1976 erstmals in München gezeigter Installation *Zeige deine Wunde*, die dieser nach einer eigenen schweren Krankheitserfahrung anfertigte.[19] Sie enthält eine Reihe von Doppelobjekten, unter anderem zwei Leichenbahren und zwei Schultafeln, beschriftet mit dem Titel der Installation. Schlingensief hatte schon in früheren Arbeiten darauf Bezug genommen.[20] Nach Ausbruch der Krankheit stellt er mit expliziter Referenz auf Beuys sein Oratorium *Eine Kirche der Angst vor dem Fremden in mir* unter das Motto „Wer seine Wunde zeigt wird geheilt."[21] Das zweite Motiv ist der Gestus des Regisseurs, der Verletztes, Kaputtes, Unheiles auf die Bühne bringt und damit offen zeigt, worüber andere lieber hinwegsehen wollen. In diesem Gestus imaginiert Schlingensief, nun auch das eigene Sterben gezielt als für andere sichtbar zu inszenieren:

Wenn ich mir meinen Tod als Bild vorstelle, sehe ich mich eigentlich immer auf der Bühne, während ich den eigenen Tod als Stück inszeniere: Einer sitzt in seinem Stuhl, die Sterne sind zum Greifen nah, es zirpt, es ist heiß und er stirbt. Das ist alles, kein religiöses Brimborium, es dauert eine Stunde oder zwei, das Publikum weiß nicht, was das soll, viele machen sich schon vor dem Ende auf den Weg nach Hause, und trotzdem: Das ist im Moment für mich das schönste Bild überhaupt. Zurzeit habe ich am meisten Angst davor, nicht im eigenen Bild sterben zu dürfen, irgendwelche Fremdbildern ausgeliefert zu werden. Man will als Lebender eben immer noch Herr der Situation bleiben und sagen: Die Musik läuft, solange wie ich will, und wenn sie ausgeht, bin ich tot. Dann habe ich einen schönen Tod gehabt, und das war's dann.[22]

Wenn der Blick der anderen die Wahrheit über die eigene Verletzlichkeit und Todesnähe offenbart, so besteht die hier imaginierte – und später in seinen Krankheitswerken in abgeschwächter Form realisierte – Strategie darin, das

---

[18] A.a.O., 243.

[19] Die Installation befindet sich heute im Lehnbachhaus in München. Zu Schlingensiefs Verhältnis zu Beuys vgl. MÜHLEMANN 2011, insbesondere 95ff. Vgl. auch SCHLINGENSIEF 2010, 243: „Ich kann meine Krankheit, meine Todesangst natürlich auch verschweigen, das will ich aber nicht. Ich will über Krankheit, Sterben und Tod sprechen. Gegen diese Ächtungskultur ansprechen, die den Kranken Redeverbot erteilt. Ich gieße eine soziale Plastik aus meiner Krankheit: und ich arbeite am erweiterten Krankenbegriff. Es geht nicht darum den Leidensbeauftragten zu geben, es geht ganz einfach ums Zeigen."

[20] Vgl. ebd.

[21] Programmheft zur Uraufführung am 21.9.2008 in Duisburg (www.kirche-der-angst.de, 5.4.2017).

[22] SCHLINGENSIEF 2010, 73.

Schauen der anderen wenigstens noch selbst zu gestalten. Der personale Anspruch, sein Leben zu führen, realisiert sich in terminaler Lage darin, gleichsam im eigenen Stück zu sterben.

Auch Ruth Picardie imaginiert ihre letzte Lebenszeit als visuelle Selbstinszenierung. So schlägt sie ihrem an Aids erkrankten Freund Jamie vor:

Sollen wir einen albernen Film machen, den man nach unserem Tod auf BBC2 zeigen kann? Überbelichtet und schwarzweiß, damit wir toll aussehen, jede Menge Zeitlupen-Gerenne am Strand und Tom Cruise und Nicole Kidman, die unsere E-Mail-Korrespondenz rezitieren.[23]

Ihr Sterben stellt sie sich dann nicht im Film, sondern im Standbild vor:

Sollte mir wohl möglich sein, von daheim aus die Reise in die Andere Welt anzutreten, auf attraktive Weise an Tröpfe, Sauerstoffgerät usw. angeschlossen und eingerahmt von den Kindern, die links und rechts vom Bett traurig, aber wunderschön posieren, und ich habe (endlich) schicke zwanzig Kilo abgenommen.[24]

Während Schlingensief sich die Inszenierung des eigenen Sterbens als Tabubruch vorstellt, der mindestens das Publikum verstören wird, so reflektiert Picardie eine Populärkultur, die auch für Sterben und Tod ästhetische Schemata zur Verfügung stellt. Doch auch sie teilt Schlingensiefs Diagnose einer „Ächtungskultur",[25] die das Sprechen über Krankheit, Verletzlichkeit und Todesnähe erschwert. So berichtet sie vom Kinofilm *Evita* über die an Brustkrebs verstorbene Evita Peron:

Das K-Wort wird nicht einmal erwähnt. Das große Unaussprechliche.[26]

Für Fritz Zorn, der ein knappes Vierteljahrhundert vor Picardie schreibt, ist das Schweigen über die Krankheit bzw. die Abwendung des Blickes von der Krankheit zentrales Thema der Gesellschaftskritik.

Man wagt der Tatsache, dass man traurig ist, nicht ins Angesicht zu sehen, weil man ‚die Ruhe stört', wenn man leidet [...]. Zuerst wird man von einer emotional degenerierten Gesellschaft abgemurkst, und dann wird man totgeschwiegen.[27]

Gegenüber der repressiven sozialen Erwartung, Leiden zu verdrängen, ist die Anerkennung des Leidens konstitutiv für die Anerkennung der Person. Dazu ist es auch für Zorn nicht nur erforderlich, das Leiden selbst anzuerkennen – „Das Leid ist an mir ergangen; das ist eine Tatsache, und ich anerkenne sie."[28] –, sondern dieses Leid auch den Blicken der anderen auszusetzen.

---

[23] PICARDIE 1999, 27.
[24] A.a.O., 63.
[25] SCHLINGENSIEF 2010, 243.
[26] PICARDIE 1999, 13.
[27] ZORN 1979, 210.
[28] Ebd. Zum doppelten Begriff der Anerkennung (Anerkennung einer Person; Anerkennung eines Urteils) vgl. MENNE 1971; FISCHER 2013; KESSLER et al. 2013.

Insgesamt ist der Blick der anderen auf die Krankheit – bzw. der Blick auf sich selbst aus den Augen der anderen – durch eine grundlegende Doppeldeutigkeit gekennzeichnet. Auf der einen Seite ist er neugierig, vergegenständlichend, entlarvend; er entblößt die Wirklichkeit des kranken Körpers vor den Ansprüchen der Person. Auf der anderen Seite ist er mit dem Angebot des Wegsehens verbunden: bereit, sich zum Komplizen desjenigen zu machen, der seine Wunde verbergen will. Doch der vermeintliche Schutz der Person durch Abwendung des entblößenden Blickes stellt sich für Schlingensief und Picardie wie auch für Zorn gerade als Missachtung des kranken Menschen dar („Ächtungskultur"). Ohne die Blicke der anderen, ohne die Anerkennung der Versehrtheit keine Anerkennung der Person.[29] Hier deutet sich ein komplexes Verhältnis von Scham und Anerkennung an, das es im Folgenden zu entfalten gilt.

III. Strategien der Reklamation von Würde

In allen drei Autopathographien wird die – und sei es verbale – Veröffentlichung der eigenen Versehrtheit mithin zur Strategie, die beschädigte personale Anerkennung zu restituieren. Schlingensiefs Zeigen der Wunde widerspricht dabei nicht nur der als repressiv wahrgenommenen Erwartung, die eigene Versehrtheit zu verbergen.[30] Sie dient auch der Wiedergewinnung der

---

[29] Den Zusammenhang von Krankheit und Blickwendung thematisiert Robert Gernhardt in poetischer Verdichtung: „STRATEGIEN// Die Krankheit greift den Menschen an:/ Hierhin. Dahin./ Bis er's nicht mehr mit ansehn kann:/ Dies hierhin. Dies dahin./ Bis sich nicht mehr ansehn kann:/ Nicht hierhin. Nicht dahin./ Bis begreift: Bin abgetan./ Bin hier hin. Geh dahin." (GERNHARDT 2014, 947)

[30] Eine emblematische Zuspitzung und gleichzeitig eine Interpretation im religiösen Kontext (siehe dazu Abschnitt IV.) erfährt das „Zeigen" der Wunde in einem Kunstwerk Schlingensiefs, das Teil der Bühneninstallation seines auf der Ruhrtriennale in Duisburg am 21.9.2008 uraufgeführten Oratoriums *Die Kirche der Angst vor dem Fremden in mir* war und 2011 auf der Biennale in Venedig noch einmal gezeigt wurde. Es handelt sich um die schematische Nachbildung einer Monstranz, in dessen Schauglas keine Hostie, sondern ein verkleinertes Röntgenbild enthalten ist (vgl. www.1fmediaproject.net/new/wp-content /uploads/2011/06/Mon stranz.jpg, 5.4.2017). Auf dem Röntgenbild ist ein Thorax zu sehen, aus dem der linke Lungenflügel entfernt ist. Das Bild der operativ halbierten Lunge wird zum Emblem für die Versehrung des Künstlers. Aus der technischen Welt der Klinik wird es übertragen in die religiös-ästhetische Welt der Theaterbühne sowie in die unbegrenzte Öffentlichkeit des Internets (vgl. www.kirche-der-angst.de, 5.4.2017). Die unsichtbar-innere, dann technisch sichtbar gemachte Wunde wird in einer Geste der Selbststigmatisierung zum sichtbaren Mal. Eine Scham-Situation wird hergestellt: Die Blicke aller fallen auf die Beschädigung des einen. Insofern ist die Monstranz ein Schlüssel zur *Kirche der Angst* insgesamt, da sie die Rezeptionssituation des Werkes an einem Element des Werkes zur Darstellung bringt. Der Künstler bringt das ihn Beschämende auf die Bühne und setzt es den Blicken aller aus; die Zuschauerinnen und Zuschauer stellen eben jenen Blick zur Verfügung, vor dem die Scham entsteht. Aber, anders als in der Urszene Sartres, ertappen

eigenen Person als eines ästhetisch-gestaltenden Subjekts. Dabei bleibt bei Schlingensief die Ausstellung der eigenen Versehrtheit immer Bestandteil einer Strategie der Auflehnung *gegen* ein sich totalisierendes Leiden. Bei Fritz Zorn hingegen wird das Leiden selbst zu einem paradoxen Modus der Restaurierung von Selbstanerkennung. Er formuliert das Ziel,

herauszufinden, welcher letzte kleine Teil meines Ichs *nicht* von meiner Vergangenheit vergiftet worden ist, zu welchem Teil meines Ichs ich mich bekennen kann, ohne mich voll Hass und Abscheu davon abwenden zu müssen.[31]

Dieser Teil ist, so gibt er selbst zur Antwort, das Leidende an ihm:

Die Krebsgeschwüre schmerzen bekanntlich für sich genommen nicht; was schmerzt, sind die an sich gesunden Organe, die durch die Krebsgeschwüre zusammengedrückt werden. Ich glaube, dasselbe trifft auch für die seelische Krankheit zu: überall, wo es weh tut, bin ich es. Das Erbe meiner Eltern in mir ist wie ein riesengroßes Krebsgeschwür; alles was darunter leidet, mein Elend und meine Qual und meine Verzweiflung, das bin ich. Ich bin nicht nur *wie* meine Eltern, ich bin auch *anders* als meine Eltern: meine Individualität besteht aus dem Leid, das ich empfinde.[32]

Für den, der sich selbst in nichts mehr anerkennen kann, liegt allein in dem von außen verschuldeten Leiden etwas Anerkennenswertes, weil nur dieses ihn von denen unterscheidet, die es ihm zugefügt haben. Indem er das Leiden erlebt, erlebt er sich; und indem er es nach außen trägt, zeigt er seine Person als Substrat des Leidens.[33] In paradoxer Weise wird so die Selbststigmatisierung, also das offene Zeigen der Wunde, zur symbolischen Präsentation des nicht vollständig negierten Selbst.

Anders arbeitet Ruth Picardie an der Stabilisierung bzw. Wiedergewinnung ihrer für sich und andere anerkennungsfähigen Person. Ihre diesbezüglichen Strategien fasst sie unter dem ironischen Label „Konsum-Therapie"[34] zusammen und schreibt in ihrer Zeitungskolumne:

Dank dieser höchst ausgeklügelten, nur mäßig teuren und weitgehend nebenwirkungsfreien Behandlungsmethode (Warnung: Meine Kreditkarte wurde heute morgen gesperrt) habe

---

sie Schlingensief nicht dabei, verwundet zu sein, sondern finden sich ihrerseits der Selbstpräsentation seiner Wunde ausgesetzt. Sie finden sich gezwungen zu beschämen und bekommen diesen Zwang in der Monstranz direkt vors Auge gestellt, sodass sie sich dazu verhalten müssen. Wenn sie versuchen, sich diesem Zwang zu entwinden, finden sie sich nicht nur als Teil des Beschämungsmechanismus, sondern werden zum Teil der „Schamrevolutionen" (HUIZING 2013, 90; vgl. 2016), die Christoph Schlingensief in seinem Krankheitswerk betreibt (vgl. dazu auch die Website www.geschockte-patienten.de, 5.4.2017; SCHLINGENSIEF 2010, 9–11; 243). Zur Monstranz im Kontext der eucharistischen Frömmigkeit des hohen Mittelalters vgl. HEINZ 1993.

[31] ZORN 1979, 177.

[32] A.a.O., 177f. (Groß- und Kleinschreibung sic.)

[33] Vgl. a.a.O., 179, 206, 210.

[34] PICARDIE 1999, 122.

ich gegenwärtig fast keine Schmerzen! Meine Symptome bestehen in einem leicht ge-
schwollenen Hirn, aber ich hoffe, daß der heutige Lunch (Bagels mit Räucherlachs, Chips
und eine Extraportion French Dressing) eine positive Wirkung zeitigt. Das andere Problem
– meine vergrößerte Leber – hat sich vermutlich erledigt durch meinen anschließenden
Kaufrausch bei Whistles (blauer Rock, lilafarbenes Hemd). Auch wenn das elende Organ
nicht schrumpfen sollte, der clevere diagonale Schnitt kaschiert die meisten Krebsknoten.
Schöpft also Hoffnung, all ihr Mitkrüppel. Mein bartloses Buch ‚Krebsfrei durch Shop-
ping' kommt bald auf den Markt.[35]

In der ironischen Kodierung des Konsums als Therapie reagiert Ruth Picardie
auf die soziale Erwartung, sich in ihrer schweren Krankheit ganz auf ihr Leiden und dessen Überwindung zu konzentrieren. Diese Erwartung, die Fritz
Zorn paradox übererfüllt, indem er angibt, sich ausschließlich im Leiden als
Individuum gegenwärtig zu sein, unterläuft sie durch eine „Therapie", die
nicht heilt (und damit ebenso wirksam ist wie andere ihr angebotene Heilverfahren),[36] aber geeignet ist, eine bejahende Beziehung zu sich selbst trotz der
Krankheit zu stabilisieren und zu artikulieren. Diese „Therapie" lässt sich
verstehen als gegen die Desintegrationserfahrungen der Krankheit gerichtet:
Gegen die Desintegration des Leibkörpers richtet sich die Wiedergewinnung
der Erlebnisfähigkeit des Leibes durch gutes Essen;[37] gegen die soziale Desintegration die Gestaltung ihres sozialen Leibes durch Mode und Kosmetik;[38]
gegen die Desintegration der Handlungsfähigkeit die Selbststilisierung als
souverän konsumierendes Subjekt; und gegen die Desintegration des Daseinsvertrauens der Erwerb teurer, auf einen längeren zukünftigen Gebrauch
verweisender Produkte.

Dabei handelt es sich offensichtlich um lustvolle Tätigkeiten, denen kein
externer Zweck unterstellt werden muss. Allerdings kommuniziert Picardie
über diese regelmäßig, in ihrer Zeitungskolumne ebenso wie in E-Mails an ihre Freundinnen und Freunde. Sie verbindet mit diesen Tätigkeiten mithin
selbst eine Botschaft. Diese kann im vorliegenden Kontext verstanden werden
als Reklamation ihrer vollständigen und vollgültigen Personalität, ihres personalen Anerkennungsanspruchs, ihrer Würde, neben und in ihrer Krankheit.
Das geschieht, stilistisch durch Ironie und Sarkasmus unterstützt, auf gebrochene Weise: Reklamiert wird Integration im Wissen um Desintegration; der
Schnitt des Kleidungsstücks verbirgt die Krebsknoten eben nur und tut dies
nicht einmal vollständig. In den folgenden Kapiteln gilt es zu entwickeln, inwiefern Praktiken der Reklamation personaler Würde und des Respekts für
personale Würde immer ein solches gebrochenes, uneigentliches Moment in
sich tragen.[39]

---

[35] A.a.O., 123f.
[36] Vgl. dazu a.a.O., 119ff.
[37] Kleber interpretiert das als Cyborgisierung des Körpers (vgl. KLEBER 2003, 173).
[38] Dazu siehe auch Kapitel 4.5, II. (2.).
[39] Siehe dazu insbesondere Kapitel 4.5.

IV. Religion und Person

In Christoph Schlingensiefs Autopathographie findet sich eine Reformulierung des Anerkennungsproblems der Krankheit mithilfe religiöser Semantiken. Bereits im Vorwort verbindet er menschliche Selbstachtung und -anerkennung mit Gottes Liebe *sola gratia*:

> Die Liebe Gottes manifestiert sich vor allem in der Liebe zu uns selbst! In der Fähigkeit, sich selbst in seiner Eigenart lieben zu dürfen, und nicht nur in dem, was wir uns ständig an- und umhängen, um zu beweisen, dass wir wertvoll, klug, hübsch, erfolgreich sind. Nein! Wir sind ganz einfach wunderbar.[40]

Entsprechend artikuliert er die Kränkung, die seine Krankheit für ihn darstellt, als Verlust göttlicher Anerkennung der eigenen Person:

> Und das, lieber Gott, ist die größte Enttäuschung. Dass du ein Glückskind einfach so zertrittst, du bist jedenfalls gerade dabei, das zu tun. Und all die anderen Leute, die an dich glauben, zertrittst du auch, zum Beispiel die, die nach Lourdes laufen und dennoch nicht geheilt werden. Pure Ignoranz ist das. Gott sagt einfach, was du da machst, interessiert mich nicht, ist mir egal. Ich lege mich über dich, ich fresse mich in dich rein, ich missbrauche dich für meine Sachen, ich bringe dich einfach um die Ecke. Ist ihm völlig egal, wer ich bin, was ich mache.[41]

Ignoranz, Missbrauch, Instrumentalisierung, Gleichgültigkeit: Schlingensief sieht sich einer Vielzahl von Formen göttlicher Missachtung ausgesetzt. Indem Gott seine Gnade abzog und ihn der Vernichtung aussetzte, versagte er ihm die Anerkennung.[42] Derart gekränkt, erprobt Schlingensief zwei Reaktionen: zum einen die Aufgabe der eigenen Person, zum anderen deren Behauptung gegen die göttliche Missachtung.

> Ich bin zutiefst verletzt in meinem Gottvertrauen, in meiner Liebe zum Leben, zur Natur – ich will mich nur noch betrunken unter den Sternenhimmel von Afrika setzen und mich auflösen.[43]
>
> Jesus ist [...] nicht da. Und Gott ist auch nicht da. Und Mutter Maria ist auch nicht da. Es ist alles ganz kalt. Es ist keiner mehr da. Alles ist tot. Und es ist gut so, dass es so ist. Ich will wenigstens einmal ganz alleine sein. Ich habe das Recht dazu! Das Recht habe ich! Allein sein...[44]

---

[40] SCHLINGENSIEF 2010, 10f. Zum Problem der Selbstachtung vgl. auch a.a.O., 95: „Warum konnte ich mich und meine Sachen nicht einfach mögen, egal, was die anderen gesagt haben?" Theoriegeschichtlich ist der Begriff der Anerkennung eng mit dem der Liebe verbunden (siehe dazu Kapitel 4.2, III.).

[41] A.a.O., 51f.

[42] „Ich dachte, dass ich im Kern beschützt sei. Von Gottes Gnade behütet, belohnt mit Tausenden von Möglichkeiten, gesegnet mit einem langen Leben, mit vielen, vielen Dingen, Bildern, Fragen, Antworten, Fragen, die sich aus Antworten ergeben." (A.a.O., 51)

[43] A.a.O., 52.

[44] A.a.O., 71. Zur Rebellion gegen Gott als personale Selbstbehauptung vgl. auch ZORN 1979, 166f.; 222ff.

Nicht gegen Gott, aber gegen die angesonnene Flucht in die Religion behauptet Ruth Picardie ihre Person:

Einige Leute haben, glaube ich, den Eindruck, daß Krüppel ihnen dabei behilflich sein können, in den Himmel zu kommen, und zu denen gehört meine spätberufene ehemalige Lehrerin, die mir diese Woche ein Buch schickte mit ,wahren Lebensgeschichten von Christen, die sämtlich Tragödien der einen oder anderen Art erleben mußten [...] und die alle Hoffnung aus ihrem Leid geschöpft haben, weil sie wußten, daß Gott zuallererst gelitten hat'. In einem beigelegten Brief forderte sie mich in aller Dringlichkeit auf, ich möge in dieser so schwierigen Zeit dem Frieden Gottes Eingang in mein Herz gewähren. Ihr kann ich nur sagen, bedaure, Miss, aber ich war diejenige, die ,666' in die Pulte geschnitzt hat, ich bin noch immer Halbjüdin (bedauerlicherweise die falsche Hälfte), und es dräut auch keine Bekehrung auf dem Totenbett [...].[45]

In der Kränkung der Krankheit geht es darum, dass die eigene Person wieder ins Recht gesetzt wird. Diese Aufgabe steht selbstständig neben der Bemühung um Heilung und lässt sich, so wird an den Autopathographien von Schlingensief und Picardie deutlich, mithilfe religiöser Semantik formulieren. Bei Schlingensief scheint zudem an einer Stelle der Topos der Rechtfertigung allein aus Gnade durch. Er ist geeignet, das personaler Anerkennung eignende Unbedingtheitsmoment theologisch auf den Begriff zu bringen (siehe dazu Kapitel 4.3 und 4.4). Doch zunächst gilt es, die Begriffe der Anerkennung, der Person und der Scham in Aufnahme sozialwissenschaftlicher Theoriebildung präzise zu formulieren.

4.2 Referenztheorien: Krankheit und Anerkennung der Person

Krankheit kann in verschiedener Weise als Problem personaler Anerkennung erfahren werden. Wer erstens nicht mehr das Gewohnte leisten kann und daher die Erwartungen anderer enttäuscht, dem bleibt die mit der Erfüllung sozialer Rollen verbundene Anerkennung versagt. Entsprechendes gilt zweitens für die, die sich nicht in hinreichender Gelassenheit und Selbstdistanz zum eigenen Schicksal verhält und somit den Eindruck einer souveränen Person nicht aufrechterhalten kann. Anerkennung kann drittens durch schwindende leibliche Selbstkontrolle – Zentriertheit im Sinne Plessners – verloren gehen. Wer die eigenen Ausscheidungen, Körpergerüche oder Bewegungen nicht mehr in erwarteter Weise unter Kontrolle hat, findet sich beschämt. Viertens müssen sich die bisher genannten Anerkennungsprobleme nicht allein auf aktuale körperleibliche Zustände beziehen; auch dann, wenn der Verlust anerkennungswürdiger Personalität für die nahe oder ferne Zukunft befürchtet wird, manifestiert sich Krankheit als Problem der Anerkennung. Schließlich können fünftens medizinische Prozeduren im Umfeld von Krankheit mit der

---

[45] PICARDIE 1999, 116.

Erfahrung versagter Anerkennung einhergehen, wenn die Personhaftigkeit des Leibes hinter der Dinghaftigkeit des Körpers zu verschwinden droht.

Im Folgenden wird die Erfahrung von Krankheit als Problem personaler Anerkennung theoretisch erschlossen. Dies geschieht in drei Stufen, die sich durch zunehmende Abstraktheit und Allgemeinheit auszeichnen. Zunächst werden Krankheitserfahrungen im Anschluss an Erving Goffman als Erfahrungen der Stigmatisierung rekonstruiert. In diesen steht Personalität in Form der Überzeugung, ein *ganz normaler Mensch* zu sein, auf dem Spiel (I.). Wer durch Krankheit stigmatisiert ist, schämt sich dafür. Doch nicht alle Krankheitsscham bezieht sich auf Erfahrungen der Stigmatisierung. Die Analyse der Scham eröffnet einen umfassenderen Bereich von Situationen, in denen sich ein kranker Mensch in seiner Personalität gefährdet findet (II.). Noch einmal umfassender hinsichtlich der zugrunde liegenden Phänomene ist schließlich die anerkennungstheoretische Analyse von Krankheitserfahrungen. Diese ermöglicht zudem den Übergang zur theologischen Reflexion: Die im Anerkennungsproblem der Krankheit bedrohte Personalität lässt sich verstehen als dasjenige Unbedingtheitsmoment des Personseins, das in konkreten sozialen Anerkennungsbeziehungen vorausgesetzt ist, aber dort niemals realisiert wird. In der Krankheit wird somit die konstitutive Bedingtheit und Begrenztheit von Anerkennungsverhältnissen in spezifischer Zuspitzung erfahren (III.). Entsprechend wird hier auch die Frage nach der Wiederherstellung beschädigter Anerkennungsverhältnisse besonders virulent (IV.).

Damit sind die begrifflichen Instrumente für eine theologische Behandlung des Themas der Anerkennung in der Krankheit in den anschließenden Kapiteln bereitgelegt: Die Unbedingtheit der Person und die Bedingtheit ihrer Anerkennung werden in religiösen Praktiken der Anerkennung in Szene gesetzt (siehe Kapitel 4.3) und in einer anerkennungstheoretisch reformulierten Rechtfertigungslehre theologisch reflektiert (4.4).

I. Das Stigma und die prekäre Normalität Kranker

Wer krank wird, droht hinter den sozialen Erwartungen, die an ihn gestellt werden, zurückzubleiben. Er entspricht – offen sichtbar oder verborgen – nicht mehr der Charakterisierung, die seinesgleichen üblicherweise zugeschrieben wird. Er ist sozial diskreditiert oder mindestens von Diskreditierung bedroht. Krankheit ist – potenziell – ein Stigma.

Das Werk *Stigma. Über Techniken der Bewältigung beschädigter Identität* (1963) des Soziologen Erving Goffman (1922–1982) bildet bis heute einen Referenzpunkt soziologischer und sozialpsychologischer Beschreibung von Stigmatisierung.[46] Das gilt auch für Arbeiten zu Krankheit als Stigma.[47] Im

---

[46] GOFFMAN 1963.
[47] Vgl. BARBARIN 1986; KLEINMAN 1988, 158ff.; MACDONALD 1988; COUSER 1997; KLEINMAN/HALL-CLIFFORD 2009; NITTEL 2014 mit weiteren Nachweisen.

vorliegenden Kontext ist Goffmans Ansatz insofern anschlussfähig, als er sich in der Tradition des symbolischen Interaktionismus für die Konstitution, Interpretation und Verhandlung von Sinn in sozialen Interaktionen interessiert.[48] Sein besonderes Interesse gilt dabei dem *Selbst* der Interaktanten, ihrer sozialen Signifikanz, die in dramaturgisch strukturierten Interaktionen der Selbstdarstellung generiert, erhalten und modifiziert wird. Dieses Selbst ist dauerhaft prekär; der Einzelne droht beständig, aus der Rolle zu fallen, das Gesicht zu verlieren, die an ihn gerichteten Erwartungen der anderen zu enttäuschen, die er selbst mit generiert hat. Insofern bedient er sich einer Vielzahl von Strategien, den Eindruck, den die anderen von ihm haben, zu optimieren, zu stabilisieren und zu reparieren.[49]

In *Stigma* adressiert Goffman dieses Thema gleichsam vom Rand aus. Er nimmt diejenigen in den Blick, die den Erwartungen der anderen nicht entsprechen können, weil sie „in unerwünschter Weise anders [sind], als wir es antizipiert hatten".[50] Ein Stigma ist das Zurückbleiben hinter einer Norm. Die Norm ist näherhin das Spektrum an Erwartungen, die einem Individuum entgegengebracht werden: seine „virtuale soziale Identität". Von ihr weicht das, was das Individuum tatsächlich auf der sozialen Bühne einlösen kann, seine „aktuale soziale Identität",[51] in einer Weise ab, die als negativ beurteilt wird. Ein Stigma trägt, wer sich nicht als der bewähren kann, der er sein sollte. Mit dieser formalen Grundbestimmung ist eine Flexibilität des Stigmabegriffs gegeben, die sich insbesondere in der Erschließung von Krankheitserfahrungen bewährt. Diese Flexibilität liegt zum einen in der Situierung der Norm zwischen Allgemeinheit und Individualität. Die Norm ist Goffman zufolge zumeist nicht allgemein, insofern ein Stigma nicht erst dann vorliegt, wenn ein Individuum von einer an alle gerichteten Erwartung abweicht, aber sie ist auch nicht rein individuell, da Erwartungen grundsätzlich einen stereotypen Charakter haben. Die im Stigma enttäuschten normativen Erwartungen beziehen sich auf eine „Personenkategorie",[52] der das Individuum von seinem Gegenüber zugerechnet wird. Insofern bemisst sich die stigmatisierende Wirkung einer somatischen Krankheit nicht allein an allgemeinen Erwartungen an die Morphologie oder Funktionalität eines menschlichen Organismus,[53] sondern an spezifischen Körperstereotypen, die aus identitären Zuschreibungen („Basketballprofi", „Hartz-IV-Empfängerin") erwachsen.

Zum anderen ist Goffmans Begriff des Stigmas insofern flexibel, als er für verschiedene Kategorien normativer Erwartungen offen ist. Goffman unter-

---

[48] Vgl. VESTER 2010, 20–22.
[49] Vgl. GOFFMAN 1959.
[50] GOFFMAN 1963, 13.
[51] A.a.O., 10 (im Original kursiv).
[52] A.a.O., 10.
[53] So in naturalistischen Krankheitstheorien (siehe Kapitel 3.2).

scheidet – für den nordamerikanischen Kontext der 1960er Jahre[54] – drei Grundtypen des Stigmas: körperliche Stigmata, etwa physische Deformationen; charakterliche Stigmata wie Kriminalität, Sucht, Homosexualität, Suizidalität oder auch Arbeitslosigkeit, die als Willensschwäche verstanden wird; oder abstammungsbezogene Stigmata wie ethnische Zugehörigkeit.[55] Insbesondere unterläuft Goffman mit dieser Liste möglicher Stigmata die Unterscheidung von moralischen und nichtmoralischen Normabweichungen. Wird also Krankheit als Stigma beschrieben, ist damit noch nicht entschieden, ob die Kranke die an sie gestellten Identitätserwartungen lediglich in körperlicher oder auch in moralischer Hinsicht unterläuft.[56] Anders gesagt: Für die Analyse der Stigmatisierung ist es zunächst zweitrangig, ob die Stigmatisierte für ihre Unzulänglichkeit verantwortlich gemacht wird oder nicht. In jedem Fall sind die Normen, an denen das stigmatisierte Individuum scheitert, für dieses nicht in dem Sinne heteronom, dass sie lediglich von außen herangetragen würden. Es handelt sich vielmehr um ihm „aus der Gesellschaft im Großen einverleibte[] Standards". Stigmata sind damit für die, die sie tragen, potenziell schambesetzt und mit „Selbsthass und Selbsterniedrigung"[57] auch dann verbunden, wenn keine „Normalen"[58] anwesend sind.

Näherhin analysiert Goffman verschiedene Situationen, in denen Stigmatisierte mit Normalen interagieren. Wer davon ausgehen kann, dass das eigene Stigma vom Gegenüber nicht oder nicht sofort bemerkt wird, übt sich insbesondere in Strategien der Informationskontrolle. Er ist bemüht, diskreditierende Daten seiner persönlichen (biographischen) Identität zu verbergen[59] oder über das Vorliegen aktualer Gebrechen hinwegzutäuschen. Auch die selektive Information von bestimmten Anderen im vertraulichen Gespräch gehört hierzu. Diesbezügliche Strategien können sehr komplex sein, wodurch Stigmaträger gezwungen sind, alltägliche, bei anderen routinierte Interaktionen mit hochgradiger Bewusstheit und Aufmerksamkeit zu absolvieren.

Anders verhält es sich, wenn ein Stigma ohnehin offen zutage liegt oder bereits offenbart ist. In solchen Situationen wird die Aufgabe der Selbstprä-

---

[54] GOFFMAN setzt diese Normen als gegeben, ohne noch einmal nach deren Erklärung – etwa im Sinne ihrer gesellschaftlichen Funktion – zu fragen (vgl. a.a.O., 171).

[55] Interessanterweise zählt GOFFMAN auch die Religion hierzu, was wohl daraus resultiert, dass sein paradigmatisches Stereotyp dieser Kategorie die Zugehörigkeit zum Judentum ist (vgl. a.a.O., 13).

[56] Siehe dazu Kapitel 3.4.

[57] A.a.O., 16.

[58] A.a.O., 13.

[59] Goffman versteht persönliche Identität in einem kriminologischen Sinne: Es handelt sich um die an ein identifizierbares Individuum angelagerten lebensgeschichtlichen Daten („das Individuum ist eine Ganzheit, über die eine Akte hergestellt werden kann", a.a.O., 81). Diese bilden eine einschränkende Randbedingung für seine Selbstdarstellung, also für die Verhandlung seiner sozialen Identität (vgl. a.a.O., 73ff.).

sentation strukturell komplexer. Denn nun richtet sich die Aufmerksamkeit darauf, wie sich die Stigmatisierte vor anderen zu ihrer Normabweichung verhält. Um das zu beschreiben, führt Goffman den Begriff der Ich-Identität ein. Darunter versteht er „das subjektive Empfinden seiner eigenen Situation und seiner eigenen Kontinuität und Eigenart, das ein Individuum allmählich als ein Resultat seiner verschiedenen sozialen Erfahrungen erwirbt".[60] Diese Ich-Identität ist möbliert mit eben den Versatzstücken sozialen Sinns, aus denen sich auch die soziale Identität speist; sie kann aber inhaltlich von dieser abweichen. Dabei ist sie nicht lediglich ein inneres Für-sich; vielmehr ist es wiederum eine Aufgabe der Selbstpräsentation, sich als von allen spezifischen Rollenerfordernissen und -erfüllungen der sozialen Identität noch einmal unterschiedenes Ich darzustellen. An die Ich-Identität Stigmatisierter werden dabei verschiedene, teils widersprüchliche Anforderungen gestellt. So mögen Vertreter von Selbsthilfegruppen fordern, der Stigmatisierte solle sich offensiv zu seinem Stigma und damit zur Gruppe von Seinesgleichen bekennen, um zur Destigmatisierung des gemeinsamen Andersseins beizutragen. Neben solchen politischen Forderungen, eine das Stigma affirmierende oder sogar verschärfende Ich-Identität auszubilden, stehen Erwartungen bzw. Ratschläge, sich in Interaktionen mit Normalen als ein Ich zu präsentieren, das die stigmatische Spannung abzumildern hilft. Dazu möge die Stigmatisierte einerseits intensiv trainieren, so weit als möglich die Standards der Normalen zu erfüllen. Andererseits möge sie den Eindruck vermeiden, ihr Anderssein zu leugnen und gänzlich normal sein zu wollen. Sie soll in heiterer, spielerischer Gelassenheit zu ihrem Stigma stehen und sich insofern als *authentisch* präsentieren.

In schmerzhafter Klarheit beschreibt Goffman die stillschweigende Übereinkunft, die im Horizont solcher Erwartungen zwischen Stigmatisierten und Normalen entsteht. Die Stigmatisierten verzichten darauf, sich als bitter, zornig oder selbstmitleidig zu präsentieren und die anderen so mit einer abweichenden Befindlichkeit zu behelligen. Ferner helfen sie den Normalen über ihre Unsicherheiten im Umgang mit dem Stigma hinweg, indem sie deren grobe Ablehnung oder unbeholfene Zuwendung taktvoll aufnehmen und in die Leichtigkeit einer gelungenen Interaktion überführen. Sie schonen also die Normalen, indem sie sich fühlen und präsentieren, als seien sie „trotz des Anscheins im Grunde ein vollkommen menschliches Wesen".[61] Sie gleichen die Abnormität ihrer sozialen Identität dadurch aus, dass sie eine umso vollkommener *normale*, den gegebenen Authentizitätsstandards entsprechende Ich-Identität ausbilden und zur Darstellung bringen. Im Gegenzug dazu sehen die Normalen über den Defekt hinweg und tun so, als akzeptierten sie die Stigmatisierten als ganz normale Menschen. Dieser Deal steht jedoch unter

---

[60] A.a.O., 132. Zum Begriff der Identität bei Goffman vgl. ZARNOW 2010, 220–239.
[61] A.a.O., 145.

der Bedingung, dass die Stigmatisierten die „*Schein-Akzeptierung*" nicht für bare Münze nehmen und einfordern, tatsächlich als vollständig normal akzeptiert zu werden. Wenn das geschieht, und sie den Normalen über deren enge Toleranzschwellen hinaus zu nahe treten, werden diese sich alsbald zurückziehen und die gewährte Normalitätsprätention revozieren. Wenn ein stigmatisiertes Individuum also als ganz normaler Mensch akzeptiert werden will, wird es, so konstatiert Goffman nüchtern, mehr als eine solche begrenzte, bedingte und dauerhaft prekäre „Schein-Normalität"[62] nicht erwarten können.

In der soziologischen Perspektive Goffmans ist der die Ich-Identität regierende Achtungsanspruch, ein ganz normaler Mensch zu sein und als solcher akzeptiert werden zu wollen, selbst ein historisch kontingentes Faktum.

> Die Vorstellung vom ‚normalen menschlichen Wesen' mag ihre Quelle in der medizinischen Einstellung zur Menschheit haben oder in der Tendenz von in großem Ausmaß bürokratischen Organisationen wie dem Nationalstaat, alle Mitglieder in gewisser Hinsicht als gleich zu behandeln. Was immer ihre Ursprünge sein mögen, scheint sie die grundlegende Bildlichkeit abzugeben, in der Laien sich gemeinhin begreifen.[63]

Bei dem Topos vom normalen Menschen handelt es sich mithin um eine kulturelle Abstraktionsleistung, die in derselben Weise verinnerlicht ist wie die Vielfalt der auf spezifische Personenkategorien bezogenen Erwartungen. Erst in einer Gesellschaft, in der sich ein universaler Begriff von Menschheit topisch sedimentiert hat,[64] entsteht die ganze moderne Dynamik der Stigmatisierung: Das Individuum, das an einer konkreten Norm scheitert und sich demzufolge von anderen und von sich selbst missachtet findet, hat doch gelernt, sich als Mensch unter Menschen zu fühlen, und erhebt insofern an sich selbst und an andere den Anspruch, ihn unabhängig von der eigenen Verfasstheit zu achten.[65] In der Stigma-Situation der Missachtung wird mithin der kulturell vorgehaltene Achtungsanspruch virulent. Dieser ist jedoch nur in konkreten, empirischen Interaktionen einzulösen, die sich wiederum durch eine spezifische Gebrochenheit auszeichnen. Entlastungsinteressierte Akzeptanzbereitschaft und Präsenthalten des Inakzeptablen stehen in ihnen nebeneinander und verbinden sich zur Als-ob-Akzeptanz. Empirisch realisiert sich der *normale Mensch* im Modus einer begrenzten, bedingten und nur mäßig belastbaren Zuerkennung von Schein-Normalität. Dieser prekäre Zustand ist

---

[62] A.a.O., 152 (im Original kursiv).

[63] A.a.O., 16, Anm. 10.

[64] Vgl. dazu auch JOAS 2011 zur Genealogie der Menschenrechte.

[65] Christopher Zarnow transzendentalisiert (und enthistorisiert) in seiner Rekonstruktion von *Stigma* die Allgemeinheit des Achtungsanspruchs, wenn er als dessen Begründung notiert, das Individuum wisse sich „*als Ich* doch immer schon von allen seinen empirischen Selbstzuschreibungen unterschieden" (ZARNOW 2010, 225). Mit Goffman wäre zu betonen, dass ein „Laie", der sich nicht beständig auf die Bedingungen der Möglichkeit seiner Identität befragt, sich als solches nur weiß, wenn hierfür – gleichsam als kulturelles Apriori – auch ein kultureller Topos zur Verfügung steht.

dabei allerdings recht stabil, da er von beiden Seiten, den Stigmatisierten und den Normalen, zumeist stillschweigend gestützt wird. Damit ratifizieren und stabilisieren beide diejenige Identitätsnorm, die das Stigma erst zu einem solchen macht.[66]

Wenn Krankheitserfahrungen als Erfahrungen der Stigmatisierung verstanden werden, erschließen sich eine Reihe von Phänomenen, wie sie in den Autopathographien beschrieben wurden. Krankheit kann zum Stigma werden, wenn sie mit einer Abweichung von – auf den sozialen Status und zugeschriebene Persönlichkeitsmerkmale bezogenen – normativen sozialen Erwartungen einhergeht. Diese können sich etwa auf eine *wohlgeformte* Morphologie des Körpers oder auf eine *angemessene* Körperbeherrschung und Leistungsfähigkeit richten. Mit der krankheitsbedingten Abweichung von dieser Norm ist ein Unwerturteil verbunden, das auch moralische Konnotationen tragen kann. Dieses Unwerturteil ist sozialer Natur: In ihm verschränken sich Selbst- und Fremdbeurteilung bis hin zur Missachtung. Der Kranke selbst hat die Norm leiblich internalisiert: Unter dem Blick der anderen schämt er sich für die mit seiner Krankheit einhergehende Defizienz.

Der von Goffman beschriebene Deal der Schein-Normalität lässt sich ebenfalls zur Analyse von Krankheitserfahrungen heranziehen. Zunächst wird damit die Prominenz des Themas *Normalität* im Umfeld von Krankheit verständlich. Im Wunsch eines kranken Menschen nach Normalität drückt sich nicht allein das Streben aus, trotz der Disruption der Krankheit das eigene Leben so weit als möglich *wie bisher* weiterleben zu können. Normalität ist darüber hinaus auch eine starke soziale Repräsentation von Würde: Wer als ganz normaler Mensch gilt, ist als Person geachtet. So gelesen verliert der Wunsch kranker Menschen nach Normalität etwas von seiner tragischen Verfasstheit: Er bezieht sich nicht nur auf das – abhängig von der Krankheit möglicherweise weithin unwiederbringlich verlorene – frühere Leben, sondern auf ein gegenwärtiges Leben, das durch von Anerkennung getragene Interaktionen geprägt sein soll. Der Wunsch nach Normalität ist mithin auch der Wunsch nach Anerkennung.

Nach Goffman ist Normalität für Stigmatisierte allenfalls im Modus der Zuerkennung von Schein-Normalität zu haben. Diese ist begrenzt und bedingt. Sie ist zum einen verbunden mit der Erwartung an Kranke, sich in gelassener Distanz zu ihrer Krankheit zu verhalten. Das im Krankheitsdiskurs präsente Ideal der *Annahme* einer Krankheit[67] zeigt sich so als Folge des Wunsches der nicht Kranken, nicht zu sehr mit den Befindlichkeiten Kranker

---

[66] Zum Thema der Normalität bzw. Normalisierung vgl. auch CANGUILHEM 1943; KEUPP 1979; ROLF 1999; SOHN 1999; BURY 2001, 272; KUHLMANN 2003; LINGENAUBER 2003; GELHAUS 2008; LANZERATH 2008; SEELMEYER 2008; WALDENFELS 2008; FRANK 2013, 196; RENDTORFF/JOX 2014, 234f.

[67] Vgl. etwa GADAMER 2010. Siehe auch unten Kapitel 5.5.

behelligt zu werden. Zum anderen wird Normalität gewährt im Austausch gegen das Bemühen, sich so normal wie möglich zu präsentieren, also gerade nicht die Krankheit in den Vordergrund zu stellen. Die „Ächtungskultur",[68] die das Sprechen über Krankheit erschwert, kann so verstanden werden als Habitualisierung einer im Goffman'schen Sinne gewährten und eingeforderten Schein-Normalität, in der Achtung gegen Thematisierungsverzicht getauscht wird.

Normativ ist an dieser Stelle zu betonen, dass die Übereinkunft der Schein-Normalität nicht pauschal als negativ zu beurteilen ist. Vielmehr bietet sie gerade die Möglichkeit von Interaktionen, in denen auch schwerkranke Menschen nicht auf ihre Krankheit reduziert werden.[69] Gleichwohl bringen Schlingensief, Picardie und Zorn ein Unbehagen an der angebotenen Übereinkunft zum Ausdruck, das sich von Goffman aus darstellt als Folge der Einsicht in den Mechanismus des Deals: im Austausch gegen Normalität zur Stabilisierung der sozialen Erwartungen beizutragen, durch die die Krankheit erst zum Stigma wurde; Akzeptanz zu erhalten unter der Bedingung, die eigene Inakzeptabilität zu akzeptieren. Unter Joseph Beuys' Formel „Zeige deine Wunde" kündigt Schlingensief die Übereinkunft auf und wechselt zu einer anderen von Goffman beschriebenen Umgangsweise mit dem Stigma: zur öffentlichen Selbststigmatisierung mit dem Ziel der Destigmatisierung.[70]

Insgesamt ist Krankheit von Goffman aus als Problem der Akzeptanz der Person zu begreifen. Wenn Krankheit für einen Menschen ein Stigma ist, steht seine Akzeptanz – durch sich selbst wie durch andere – infrage. Solange sie sich verbergen lässt, erfordert sie Informationskontrolle, die nur um den Preis erhöhter Aufmerksamkeit in Interaktionen zu haben ist. Ist sie nicht mehr zu verbergen, kann sich der Kranke nur in bedingter und begrenzter Weise akzeptiert wissen. Der Akzeptanz als *ganz normaler Mensch*, auf die er aus ist, kann er sich nie vollständig und unbedingt sicher sein.[71]

Ob aber Krankheit zum Stigma wird, hängt nicht nur von der Personkategorie des Kranken ab, sondern ist auch historisch und kulturell kontingent. Hier sind erhebliche Prozesse des Wandels zu beobachten.[72] Behauptet ist also nicht, dass Krankheit immer als Stigma erfahren wird; behauptet ist lediglich, dass sich viele Krankheitserfahrungen mit dem Begriff des Stigmas aufschließen lassen, und dass in ihnen das Problem personaler Selbst- und Fremdachtung in verschärfter Weise auftritt.[73]

---

[68] SCHLINGENSIEF 2010, 243.

[69] Siehe dazu Kapitel 4.5.

[70] Vgl. zur Destigmatisierung und Deviktimisierung COUSER 1997, 8; 281; 289.

[71] Dies gilt durchaus allgemein für soziale Interaktionen (vgl. GOFFMAN 1959), wird aber in der Situation des Stigmas in verstärkter Weise bewusst und problematisch.

[72] Vgl. MCCOSKER/DARCY 2013, 1279; für das Mittelalter SOLOMON 1986.

[73] Die stigmatheoretische Perspektive auf Krankheit hat sich auch empirisch als fruchtbar erwiesen. Als Beispiel sei die Untersuchung von Familiensystemen kranker Menschen

II. Scham als Gefühl gefährdeten Personseins

Im Kontext von Goffmans Theorie des Stigmas erschien die Scham als Gefühl der Abweichung von einer einverleibten Norm, die im Blick der anderen
körperlich spürbar wird. Allgemein sind Kranke verstärkt den Blicken anderer ausgesetzt. Ärztliche Diagnostik nimmt den Kranken in Augenschein,
sucht nach sichtbaren Krankheitszeichen. Das vertraute Umfeld nimmt auch
subtile Änderungen des leiblichen Habitus, der Körperspannung und -haltung
wahr: „Du siehst krank aus." Die Blicke der anderen spiegeln die eigene Verwundung und Schwäche; und auch der eigene Blick in den Spiegel lässt keinen Zweifel daran, dass offen zutage liegt, wie es steht. Unter den Blicken
der anderen kann sich die Kranke reduziert, entwürdigt, als Ding eher denn
als Person fühlen: Sie schämt sich.

Seit dem späten 19. Jahrhundert ist die Scham Gegenstand theoretischen
Interesses, das sich in den letzten Jahrzehnten intensiviert hat.[74] Als soziales
Gefühl[75] dient sie als Paradigma für die Verleiblichung des Sozialen bzw.
Kulturellen;[76] als „Wächterin" der menschlichen Würde weist sie auf die materiale Verfasstheit menschlicher Achtungsansprüche;[77] als Moment moralischer Subjektivität findet sie das Interesse der Ethik;[78] am Ort potenziell beschämender Situationen in Medizin und Pflege ist sie Gegenstand pflegewissenschaftlicher und medizinsoziologischer Reflexion;[79] und in der Theologie
steht sie insbesondere für die Aufmerksamkeit auf Formen negativer Selbstverhältnisse, die nicht unter Schuld verrechnet werden können.[80] Im Folgenden werden grundlegende Aspekte der Scham entfaltet, insofern diese dazu
beitragen, Krankheit als Problem von Personalität aufzuklären. Die These ist
dabei, dass Menschen sich für ihre Krankheit schämen, wenn sie ihren Status
als vollgültige Person unter Personen gefährdet bzw. herabgesetzt sehen.

---

genannt. Das Stigma der Krankheit färbt einerseits auf andere Familienmitglieder ab, die es
stellvertretend tragen. In diesem Sinne ist das Stigma nicht nur eine individuelle, sondern
auch eine kollektive Erfahrung. Andererseits finden auch innerhalb des Familiensystems
Stigmatisierungsprozesse statt (vgl. BARBARIN 1986). Weiterhin können gegenwärtige
Forschungen zum Abjekten als Fortsetzung stigmatheoretischer Ansätze gelesen werden
(vgl. GILLEARD/HIGGS 2011; VILLALOBOS MENDOZA 2012; RIZQ 2013).

[74] Vgl. nach den frühen Arbeiten SIMMEL 1901 und SCHELER 1913 aus jüngerer Zeit für
die Soziologie NECKEL 1991; 2009; für die Psychologie MARKS 2009; 2010; für die Philosophie DEMMERLING 2009; FUCHS 2000, 140ff.; MAJER 2013; BREUN 2014; für die Pädagogik SCHÄFER/THOMPSON 2009; GRÖNING 2014; für die Ethnologie LOTTER 2012; für
die Theologie BAMMEL 2005; WELZ 2014; FECHTNER 2015; HUIZING 2016.

[75] Zur Sozialität der Scham vgl. LANDWEER 1999; DEMMERLING 2009.

[76] Vgl. auch die Debatte um Scham- und Schuldkulturen (dazu jüngst SCHULZE 2016).

[77] WURMSER 1993, 150; vgl. MARKS 2010.

[78] Vgl. LOTTER 2012, 69ff.; 317ff.; HUIZING 2013; 2016.

[79] Vgl. IMMENSCHUH/MARKS 2014; HENSLIN/BIGGS 2007.

[80] Vgl. SLENCZKA 2015, 242–245.

(1.) Bereits bei Helmut Plessner war die Scham als Indikator prekären Personseins in Erscheinung getreten.[81] In ihr wird das Individuum seiner „Ersetzbarkeit und Vertretbarkeit"[82] gewahr. Die Scham weist nach Plessner durch alle Individualität hindurch zurück auf die substanzlose Leere der Person. Als Person weiß sich das Individuum mit allen anderen Personen identisch, also durch sie ersetzbar und von ihnen nicht sicher abgegrenzt. In der Scham wird das Individuum darauf verwiesen, dass sein Jemandsein und alle individuelle Bestimmtheit nur brüchige und immer unsichere Resultate sozialer Darstellungsvollzüge sind, angewiesen auf natürliche, kulturelle und soziale Außenstützen, hingegen an sich selbst nackt.[83] Die dünne und verletzliche Hülle sozialen Personseins wird auf die ortlose und bedürftige Blöße der Person hin durchsichtig.

Anschließend an Thomas Fuchs interpretiert der Philosoph Richard Breun Plessners Begriff der Scham in Analogie zu dessen Werk *Lachen und Weinen*. Das schamhafte Erröten ist keine rein unwillkürliche Körperreaktion wie Husten oder Niesen; ihm eignet ähnlich wie dem Lachen und dem Weinen ein Antwortcharakter, in dem der Körper in einer Situation, in der sich das personale Leibsein desavouiert hat, für dieses eintritt und noch im Scheitern des personalen Vollzuges die Person symbolisch zum Ausdruck bringt.[84]

Ähnlich wie Plessner sieht der Soziologe Sighard Neckel den Ursprung der Scham in der riskanten Verfasstheit sozialen Personseins: „Das Ganze der Person, ihr innerer Wesenskern, steht zur Debatte […]." Wer sich schämt, verliert „die subjektive Sicherheit […], als die Person, die man für andere ist, unter anderen gefahrlos leben zu können".[85] Damit geht ein Bewusstsein des Wertverlusts einher; der sich Schämende verliert die Selbstachtung. Näherhin sind es bei Neckel drei Momente des Personseins, die in der Scham auf dem Spiel stehen: die „Kohärenz als Akteur", also die eigene Handlungsfähigkeit; die „Akzeptanz als Mitmensch", also die Stellung im sozialen Gefüge; und die „Integrität als Person",[86] insbesondere durch eine Reduzierung auf ein bloß körperliches Dasein. Damit ist im Zusammenhang der vorliegenden Arbeit unmittelbar der Bezug auf Erfahrungen von Krankheit gegeben. So korrespondieren die drei Personmomente Neckels mit drei Ebenen der Desintegrationserfahrung von Krankheit: die leibkörperliche Desintegration affiziert die Integrität als Person, die soziale Desintegration die Akzeptanz als Mitmensch und die praktische (auf Handlungsfähigkeit bezogene) Desintegration die Kohärenz als Akteur.

---

[81] Siehe oben, Kapitel 2.1, II.
[82] PLESSNER 1928, 344.
[83] Vgl. a.a.O., 310.
[84] Vgl. BREUN 2014, 148.
[85] NECKEL 2009, 106.
[86] A.a.O., 107.

Von Plessner und Neckel aus wird mithin verständlich, warum die Krankheitserfahrung potenziell schambesetzt ist: Sie gefährdet diejenigen Vollzüge, mittels derer sich ein Individuum als Person unter Personen darstellt und behauptet. Eine schwere Krankheit kann erfahren werden als beschämendes Scheitern an der Aufgabe, eine ganze Person zu sein. Hier schließt sich die Frage an, ob auch die vierte (temporale) Ebene der Desintegrationserfahrung mit Scham verbunden sein kann. Das erscheint vor allem von Plessner her unmittelbar plausibel: Der Verlust des Daseinsvertrauens, auch morgen noch hier zu sein, verweist seinerseits auf die Bedürftigkeit der Person, in diesem Fall auf ihre Naturgrundlage, die sich einer auf Kontinuität und Verlässlichkeit ausgerichteten, *personalen* Bemächtigung entzieht.[87]

(2.) Welches sind die Anlässe, in denen Scham ausgelöst wird? Der Philosoph Christoph Demmerling bestimmt Scham als ein Gefühl der Verletzung bindungskräftiger und allgemeiner Normen.[88] Verletzungen von Normen können demnach Scham auslösen, wenn zwei Bedingungen erfüllt sind: Zum einen muss sich ein Individuum die Norm zu eigen gemacht haben, sie also als für sich gültig anerkennen (Bindungskraft). Zum anderen muss es annehmen, dass auch andere die Norm für bindend halten, da sonst der in der Schamsituation eingenommene Blick der anderen auf es selbst nichts Relevantes zu Tage förderte (Allgemeinheit). Der Begriff der Norm ist dabei in einem weiten Sinne zu verstehen: Demmerling subsummiert darunter konventionelle *Standards*, etwa Kleiderordnungen, *Ideale*, etwa die Ästhetik eines schönen Körpers, und *Normen im engeren Sinne*, die sich auf die Richtigkeit oder Vorzugswürdigkeit von Handlungen beziehen. Die Pointe einer solchen weiten Bestimmung ist die, dass sie der Unterscheidung zwischen moralischen und nichtmoralischen Normen (und entsprechend zwischen moralischer und nichtmoralischer Scham) vorausliegt. Noch existenzielle Scham, die sich auf die Grundsituation des Menschen – „Verletzlichkeit, Körperlichkeit, Natürlichkeit"[89] – bezieht, kann als Verletzung von Normen verstanden werden, insofern „Menschen aufgrund ihrer ‚Seinsverfassung' den Eindruck gewinnen können, eigenen Maßstäben niemals genügen zu können und immer hinter selbstgesetzten Idealen zurückzubleiben".[90] Ein weiter Normbegriff ist somit insgesamt für eine Hermeneutik der Scham im Umfeld von Krankheit fruchtbar, insofern Scham einerseits sowohl moralisch (etwa angesichts mangelhafter Observanz gegenüber Präventionsimperativen) als auch nichtmoralisch (etwa angesichts unwillkürlicher Körperreaktionen) geprägt sein kann, und insofern Scham andererseits zwischen einem intentionalen, auf eine konkrete Situation bezogenen *Gefühl* (sich etwa für eine eiternde Wunde zu schämen)

---

[87] Siehe auch oben Kapitel 4.1, I. (4.).
[88] Vgl. DEMMERLING 2009, 78ff.
[89] A.a.O., 90.
[90] A.a.O., 91.

und einer durch einen weniger spezifischen „Weltbezug"[91] ausgezeichneten *Stimmung* (etwa des Versehrtseins) oszillieren kann.[92]

Die Bestimmung von Scham als einem spezifischen Gefühl der Normabweichung macht auch die enge Verbindung von Stigma und Scham plausibel, die bereits bei Goffman anklang. Unter Demmerlings weiten Begriff der Norm lassen sich die normativen Erwartungen Goffmans vollumfänglich subsumieren.[93] Ein Stigma, die Verletzung einer normativen Erwartung, ist also potenziell schambesetzt. Goffmans Strategien des Umgangs mit Stigmata können damit verstanden werden als Strategien des Umgangs mit der Möglichkeit oder Wirklichkeit von Beschämung. Insbesondere zeigt sich die Zuerkennung von Schein-Normalität als eine Strategie der Diskretion. Allerdings stellt eine Beschreibung der Krankheitsscham keine bloße Verdopplung der Einsichten dar, die in der Entfaltung von Krankheitserfahrung als Erfahrung eines Stigmas erzielt wurden. Der Wechsel des theoretischen Rahmens von einer Theorie sozialer Interaktionen hin zu einer Theorie sozialer Gefühle bietet vielmehr einen doppelten Beschreibungsgewinn: Zum einen zeigt sich der Leibkörper nicht bloß als *Anlass* eines Stigmas, das seinerseits auf einer kategorial anderen Ebene verortet ist, nämlich auf der einer sozialen Tatsache. Vielmehr kommt mit dem Gefühl der Scham der Leibkörper selbst als dessen Subjekt in den Blick. Zum anderen sind Stigma und Scham extensional nicht äquivalent. Zwar ist potenziell jedes Stigma schambesetzt, aber nicht jedes Schamgefühl richtet sich auf ein potenzielles Stigma. Auch das, was nicht mit einer Erfahrung des Andersseins und der Abweichung verbunden, sondern vielmehr durchaus mit dem *ganz normalen Menschen* im Sinne Goffmans verträglich ist, ist potenzieller Anlass für Scham. Kranke Menschen schämen sich also nicht nur dafür, krank zu sein (und damit anders zu sein als die, die nicht krank sind), sondern auch für Eigenschaften, Verhaltensweisen oder Körperreaktionen, die allen Menschen gemeinsam und nur aus Anlass der Krankheit unter die Augen der anderen getreten sind. So ist

---

[91] A.a.O., 89.

[92] Insofern Scham und Schuld es beide mit Normabweichungen zu tun haben, treten auch Schamgefühl und Schuldgefühl oftmals gemeinsam auf. Dennoch sind sie grundlegend zu unterscheiden: Schuld resultiert aus der Übertretung einer Norm in einer Handlung. Diese wirft sich das Subjekt im Gewissen selbst vor; die – und sei es imaginierte – Anwesenheit anderer ist dafür nicht notwendig. In der Scham verletzt das Individuum eine Norm und sieht sich aufgrund dessen in den Augen anderer als Person desavouiert. Für diese Normverletzung muss es nicht verantwortlich sein. Scham tritt sogar besonders dann ein, wenn ein Individuum über etwas nicht verfügen kann (vgl. LOTTER 2012, 112f.). In der Scham ist immer die Person als ganze affiziert (vgl. NECKEL 2009, 108f.). Zur Unterscheidung von Schuld und Scham vgl. auch SLENCZKA 2015, 242ff.; HUIZING 2016, 65ff.

[93] Allerdings reflektiert Demmerling nicht explizit, ob der Geltungsbereich der in Rede stehenden, allgemein anerkannten Norm sich nur auf eine bestimmte *Personenkategorie* (GOFFMAN) oder auf alle Personen erstreckt.

etwa die im Zuge einer medizinischen Untersuchung auftretende Scham, nackt zu sein, ein Geschlecht zu haben oder körperliche Ausscheidungen zu produzieren, nicht durch eine Zuschreibung sozialer Devianz veranlasst, sondern durch das Bewusstsein einer allen Menschen zukommenden Eigenschaft, die gleichwohl in der gegebenen Situation einem als allgemein und bindend erlebten Ideal souveränen Personseins zuwiderläuft.

An dieser Stelle ist auch das Phänomen rekursiver Scham einschlägig, auf das Neckel hinweist. Wer sich schämt, empfindet, gegen eine Norm verstoßen zu haben und damit als Person mangelhaft und würdelos zu sein. Dieser Verlust der Selbstachtung stellt sich ihm jedoch zugleich als ein Normverstoß höherer Ordnung dar: Er sieht sich hinter den „modernen Maximen der eigenen Selbstachtung"[94] zurückbleiben und schämt sich insofern seiner Scham. Mit Goffman gesprochen kann also nicht nur die soziale Identität schambesetzt sein; auch die Ich-Identität, das materiale Verhältnis zu sich selbst, kann schamvoll als unzureichend empfunden werden. Eine solche Scham zweiter Ordnung ist insbesondere im klinischen Kontext einschlägig, wo von einem *guten Patienten* ein gelassener Umgang mit potenziell beschämenden Situationen (etwa der Nacktheit in einer Untersuchung) erwartet wird.[95]

(3.) In der Scham wird ein Individuum dessen gewahr, dass es einen bindenden und allgemein anerkannten Standard, ein Ideal oder eine Norm verletzt und sich dadurch in den Augen der anderen als Person desavouiert hat. In Situationen der Beschämung steht die Person als ganze, ihre Integrität, ihr Wert, ihre Selbstachtung, auf dem Spiel. Diese Einsicht ermöglicht es, umgekehrt von Auslösern der Beschämung aus zu fragen, was erfüllt sein muss, damit eine Person ihre Selbstachtung nicht verliert. Der Sozialwissenschaftler Stephan Marks typologisiert Anlässe der Scham und formuliert von hier aus einen materialen Begriff der Würde eines Menschen. Scham resultiere aus Missachtung, also aus Nichtanerkennung des personalen Charakters eines Menschen, ferner aus der Übertretung von Intimitätsgrenzen, aus sozialer Ausgrenzung sowie aus einer Verletzung der eigenen Werte und Normen. Um die Würde eines Menschen zu wahren, gelte es also, diese Scham auslösenden Momente zu vermeiden und die Erfüllung der entsprechenden Grundbedürfnisse nach Anerkennung, Intimität, Zugehörigkeit und moralischer Integrität zu ermöglichen.[96] Im vorliegenden Kontext ist weniger die vorgeschlagene Typologie interessant als das Unterfangen, einen materialen Begriff von Würde, verstanden als Anspruch eines Menschen, sich selbst als Person achten zu können und von anderen als Person geachtet zu werden, von Situationen der Beschämung aus zu formulieren. In der Scham kommt, wie Maria-

---

[94] NECKEL 2009, 104.

[95] Eine ähnliche Rekursionsstruktur zeigt sich für das Leiden, wenn ein Patient darunter leidet, mit seinem Leiden nicht fertigzuwerden (vgl. WANDRUSZKA 2004, 209f.)

[96] Vgl. MARKS 2009; 2010; IMMENSCHUH/MARKS 2014, 37ff.

Sybilla Lotter formuliert, „die normative Identität einer Person zum Ausdruck".[97] Damit ist ein fruchtbarer Ansatzpunkt gegeben für die Frage nach
der Würde kranker Menschen und hier insbesondere nach der Patientenwürde. Diese wird in Kapitel 4.5 wieder aufgegriffen.

(4.) In der Scham greift der tatsächliche oder imaginierte Blick der anderen
die eigene Selbstachtung an. Am Phänomen der Scham wird somit die soziale
Verfasstheit von Selbstachtung sichtbar. Um Krankheit als Problem der Personalität zu verstehen, liegt es nahe, diesen Zusammenhang zwischen einem
positiven Selbstverhältnis und denjenigen sozialen Bezügen, in denen es sich
aufbaut, unter die Lupe zu nehmen. Dies ist insbesondere die Leistung von
Anerkennungstheorien. Der Philosoph René Majer hat Schamgefühle als
Ausdruck von Anerkennungskonflikten entfaltet. Anerkennung, bei ihm verstanden als „wohlwollende Würdigung von Handlungen, Leistungen oder
Qualitäten des Anderen",[98] ist grundlegend durch Wechselseitigkeit gekennzeichnet. Das heißt für das Gefühl der Scham, dass dieses nicht nur die Sorge
zum Ausdruck bringt, unter den Blicken der anderen keine wertschätzende
Anerkennung mehr zu bekommen. Vielmehr geht es in der Scham Majer zufolge vor allem „darum, dass die eigene [den anderen entgegengebrachte,
TM] Wertschätzung in den Augen anderer nichts mehr zählen könnte".[99] Wer
sich schämt, fühlt den eigenen Blick, der dem anderen Anerkennung entge-
genbringen oder verweigern könnte, gleichsam aus dem Spiel genommen. Die
quälende Erfahrung der Scham speist sich damit nicht lediglich aus dem Verlust der Anerkennung von Seiten anderer, sondern in eins damit aus dem Verlust der eigenen Anerkennungsautorität, oder präziser: aus der Nichtanerkennung seiner selbst als eines Subjektes von Anerkennung. Wessen Anerkennung aber nichts mehr zählt, der kann ungeniert gemustert werden.

Damit kann der soziale Relevanzverlust, der in einer Krankheit erfahren
werden kann, noch einmal präziser bestimmt werden. Er resultiert nicht allein
aus diesem oder jenem Rollenversagen, das auf die Selbstachtung durch-
schlägt; er resultiert auch nicht allein aus der Verletzung normativer Erwartungen hinsichtlich eines wohlgeformten, funktionalen und kontrollierten
Körpers oder hinsichtlich einer authentisch-spielerischen Gelassenheit des
Umgangs mit den Widrigkeiten des Lebens, wie es sich im Kontext von
Goffmans Stigmatheorie zeigte. Mit dem Verlust des Anerkanntseins auf diesen Feldern steht, vermittelt über die Wechselseitigkeit von Anerkennungsverhältnissen, mehr auf dem Spiel: die personale Qualität, ein Subjekt des
Anerkennens und damit jemand zu sein, dessen Anerkennung erstrebt wird.
Wer krankheitsbedingt seinen Beruf nicht mehr ausüben kann, dessen Urteil
über die berufliche Vortrefflichkeit anderer ist irgendwann nicht mehr ge-

---

[97] LOTTER 2012, 72.
[98] MAJER 2013, 2.
[99] A.a.O., 6.

fragt. Wer Standards souveräner Selbstkontrolle nicht mehr erfüllt, dem gegenüber müssen sich auch andere nicht mehr so kontrolliert zeigen. In der Scham wird die versagte Anerkennung anderer als Verlust eigener personaler Qualität erlebt. Umgekehrt werden auch die anderen angesichts dieses Verlusts personaler Qualität potenziell *unverschämt*, da sie vor dem Blick des Nichtanerkannten selbst nicht mehr bestehen müssen. Es besteht die Gefahr, dass unterbliebene Anerkennung weitergehende Praktiken der Missachtung stimuliert.

Mit dem Begriff der Anerkennung kommen also komplexe Strukturen wechselseitiger Zu- oder Aberkennung von Personalität in den Blick, innerhalb derer das Gefühl der Scham situiert ist. Diese Strukturen sind für die Erfahrung von Krankheit einschlägig; sie sind Thema des folgenden Abschnitts.

III. Krankheit als Problem personaler Anerkennung

Der Begriff der Anerkennung hat in der Sozialphilosophie der letzten Jahrzehnte Karriere gemacht. Grundlegende Arbeiten von Ludwig Siep und Axel Honneth schließen dabei an die Geistphilosophie des jungen Hegel an, der seinerseits den Begriff der Anerkennung aus der Rechtsphilosophie Fichtes aufnimmt und ihn zum Grundbegriff einer Theorie der Sozialisation des Individuums erweitert.[100] Hiervon lassen sich weitere Theoriestränge unterscheiden. Im Kontext pragmatistischer Sozialphilosophie steht das Konzept der Anerkennung kollektiver Identitäten in Charles Taylors Theorie der multikulturellen Gesellschaft.[101] Ausgehend von der Diskurstheorie Michel Foucaults entfaltet Judith Butler die Formierung und performative Erhaltung von Subjekten qua Anerkennung.[102] Bei Marcel Hénaff hingegen tritt das Problem der Anerkennung in den Kontext einer Theorie der Gabe, die an grundlegende Einsichten von Marcel Mauss anschließt.[103] Im Folgenden sollen diese Ansätze nicht noch einmal rekonstruiert werden;[104] auch soll nicht der Versuch unternommen werden, die divergierenden sozialen Ontologien, auf denen sie aufruhen, auszugleichen. Vielmehr werden auf metatheoretischer Ebene grundlegende Merkmale des Anerkennungsbegriffs benannt, die in verschiedenen Anerkennungstheorien Anschlüsse haben. Mit ihrer Hilfe können Krankheitserfahrungen als Problem der Personalität näher erschlossen werden, ohne einen definitiven sozialphilosophischen Rahmen zu Grunde zu legen (1.). Die so skizzierte Grundstruktur personaler Anerkennung wird anschließend in zwei Richtungen ausgewertet: Zum einen zeigt sich personale

---

[100] Vgl. SIEP 1979; 2014; HONNETH 1994; vgl. auch SCHICK 2009.

[101] Vgl. TAYLOR 2009.

[102] BUTLER 2003.

[103] HÉNAFF 2009; vgl. MAUSS 1923/24 und dazu BEDORF 2010, 172ff.

[104] Siehe dazu die Übersichten bei SIEP 2008 und RICKEN 2013 sowie bei BEDORF 2010, auf dessen Rekonstruktion sich das Folgende an vielen Stellen stützt.

Anerkennung in der Krankheit als besonders gefährdet (2.), zum anderen kann in der Analyse von Anerkennungsverhältnissen eine Reihe von Unbedingtheitsmomenten herauspräpariert werden, die in der Anerkennung zwar angezielt sind, aber in der empirischen Realisierung nicht eingelöst werden (3.). Das zusammengenommen begründet die These dieses Abschnitts: Empirische Anerkennungsverhältnisse zeichnen sich durch eine spezifische Bedingtheit und Begrenztheit aus. Diese besteht darin, dass die Person, auf die die Anerkennung sich richtet, niemals so unbedingt und vollumfänglich gewürdigt wird, wie es dem Sinn von Anerkennungsverhältnissen entspräche. In der Krankheitserfahrung wird diese Bedingtheit und Begrenztheit empirischer Anerkennungsverhältnisse in krisenhafter Zuspitzung erfahren.

(1.) Erstens richtet sich Anerkennung auf eine *Person*.[105] Allerdings unterscheiden sich die verschiedenen Anerkennungsbegriffe grundsätzlich darin, welchen Personbegriff sie voraussetzen. Bei Fichte kommt die Person als rechtliches bzw. moralisches Subjekt in den Blick, bei Butler als kulturell formierte Subjektivität, bei Taylor als Angehöriger eines kulturell definierten Kollektivs, bei Hegel und den an ihn anschließenden Theoretikern als sozialisiertes Individuum. In der Analyse von Anerkennungsproblemen ist also jeweils präzise zu spezifizieren, in welchem Sinne einer Person Anerkennung versagt bleibt.

Zweitens ist personale Anerkennung auf *Wechselseitigkeit* aus. Wer liebt, möchte wiedergeliebt werden; wer Rechte einräumt, beansprucht, selbst als Rechtssubjekt anerkannt zu werden. Dabei ergibt sich eine komplexe Verschränkung, in der ich den anderen anerkenne als einen, der mich anerkennt als einen, der ihn als mich Anerkennenden anerkennt.[106] Reziprozität wird zuweilen – mindestens auf normativer Ebene – als symmetrisch gedacht (Honneth); hingegen gehen Gabetheorien von einer Asymmetrie in der Wechselseitigkeit der Anerkennung aus.[107] Dabei verschränken sich in der Anerkennung das Verhältnis zu sich selbst und das Verhältnis zu den anderen. Das Individuum hat sich erst im anderen seiner selbst. Nach Axel Honneth gilt:

[D]ie Reproduktion des gesellschaftlichen Lebens vollzieht sich unter dem Imperativ einer reziproken Anerkennung, weil die Subjekte zu einem praktischen Selbstverhältnis nur gelangen können, wenn sie sich aus der normativen Perspektive ihrer Interaktionspartner als deren soziale Adressaten zu begreifen lernen.[108]

Erst indem die Anerkennung durch die anderen in das eigene Selbstverhältnis übernommen wird, bauen sich Selbstvertrauen, Selbstachtung und

---

[105] Hiervon ist insbesondere der im Folgenden nicht weiter berücksichtigte Begriff der Anerkennung des Geltungsanspruchs einer Aussage zu unterscheiden (vgl. 4.1, Anm. 28).

[106] Zu dieser Struktur bei Fichte vgl. ROTHHAAR 2012, 92.

[107] Vgl. BEDORF 2010, 178. Dabei dient wiederum Hegel als Kronzeuge für die Instabilität asymmetrischer Anerkennungsverhältnisse (vgl. HEGEL 1807, 150ff.).

[108] HONNETH 1994, 148.

Selbstschätzung auf.[109] Auch für Charles Taylor ist die authentische Selbsthabe nur in reziproker Anerkennung erreichbar.[110]

Drittens ist Anerkennung durch ein Moment der *Bejahung* charakterisiert.
Wer ein anderes Individuum anerkennt, steht ihm positiv gegenüber. Anerkennung impliziert eine Würdigung in bestimmter Hinsicht.[111] Der Wunsch
nach Anerkennung ist dabei auf die Erfahrung von Missachtung, also der
Versagung einer bejahenden sozialen Adressierung, bezogen. Sie ist für Axel
Honneth das treibende Moment des „Kampf[es] um Anerkennung".[112] Die
würdigende Anerkennung kann sich, etwa beim frühen Honneth oder bei den
Gabetheoretikern, in der konkreten sozialen Interaktion manifestieren. Später
lokalisiert Honneth sie dann bereits in einer existenziellen Selbst- und
Fremdbejahung, der allen Interaktionen der Anerkennung vorausgeht.[113]

Viertens verfährt Anerkennung *definitorisch*: Wer eine andere Person anerkennt, erkennt diese als eine bestimmte an. Wenn etwa die Person in der
vortrefflichen Erfüllung einer sozialen Rolle („eine hervorragende Führungs-
kraft!") anerkannt wird, geht mit dieser Anerkennung eine Bestimmung der
Person einher. Anerkennung ist näherhin eine dreistellige Relation: Ein x erkennt ein y als z an.[114] Je nach Anerkennungstheorie kann sich dieses z auf
einzelne personale Eigenschaften, auf eine Gruppenzugehörigkeit, aber auch
auf den Subjektstatus der Person insgesamt beziehen. Insbesondere Judith
Butler hat dargelegt, dass Anerkennungsverhältnisse ein Individuum erst zum
Subjekt formen.[115] Grundsätzlich muss die in der Anerkennung beigelegte
Bestimmung weder mit der Selbstdefinition der Person kongruent sein, noch
schöpft sie den Anerkennungsanspruch einer Person in Gänze aus. In diesem
Sinne spricht Thomas Bedorf davon, „daß *Anerkennung nur als Verkennung
möglich* ist".[116] Ein Sonderfall solcher verkennenden Anerkennung liegt dann
vor, wenn Anerkennung mit der impliziten oder emphatischen Aufrichtung
einer Grenzmarkierung zwischen dem Eigenen und dem Anderen verbunden
ist (*othering*): so etwa, wenn der Kranke in seiner Bedürftigkeit anerkannt
wird unter der Prätention, dass die Anerkennenden nicht bedürftig seien.[117]

---

[109] Vgl. HONNETH 1994, 192; 209. Später spricht Axel Honneth auch von *Selbstanerkennung* als einem wertschätzenden Verhältnis zu den eigenen Empfindungen und Wünschen (vgl. HONNETH 2005, 88f.; 92).

[110] Vgl. BEDORF 2010, 36.

[111] Nach Axel Honneth geschieht diese Würdigung affektiv in der Liebe, achtend im
Recht oder evaluativ in der sozialen Wertschätzung (vgl. HONNETH 1994, 153ff.).

[112] Vgl. HONNETH 1994, 212ff.

[113] Vgl. HONNETH 2005, 89 und dazu BEDORF 2010, 67ff.; 93; RICKEN 2013, 86.

[114] Vgl. BEDORF 2010, 149.

[115] Zur sozialen Konstitution des Leibes vgl. FISCHER 2013, 188; KLESSMANN 1997.

[116] BEDORF 2010, 144. In diesem Zusammenhang wird auch von *Stiftung* gesprochen
(vgl. RICKEN 2013, 90).

[117] Vgl. VAN DYK 2016.

Fünftens hat Anerkennung ein *institutionelles* Moment. Anerkennungsver-hältnisse werden habituell auf Dauer gestellt, wodurch soziale Ordnung gene-riert und erhalten wird. Damit differenziert sich Anerkennung aus. Honneth unterscheidet im Anschluss an Hegel drei verschiedene Formen der Anerken-nung. Sie sind in unterschiedlichen Interaktionssphären situiert und verweisen jeweils auf Institutionen: die in affektiven Primärbeziehungen und deren in-stitutionellen Verstetigungsformen situierte *Liebe*, das den Einzelnen als gleichgestellten Träger allgemeiner Ansprüche im Gemeinwesen setzende *Recht* sowie die den sozialen Wert einer Person in einem Wertekollektiv zu-erkennende *Solidarität*, die exemplarisch in der Ökonomie des Marktes ver-wirklicht ist.[118] Die institutionellen Arrangements einer Gesellschaft stellen mithin differenzierte Medien interpersonaler Anerkennung bereit.[119] In nor-mativer Betrachtungsweise eröffnet sich hier der Weg zu einer Ethik der In-stitutionen.[120] In der Stabilisierung sozialer Erwartungen im Modus von Anerkennungsverhältnissen ist nach Judith Butler der Machtcharakter von Anerkennung begründet: Die Formierung als Subjekt geht mit der Unterwer-fung unter Normen einher.[121] Marcel Hénaff rekonstruiert seinerseits die ze-remonielle Gabe als Stiftung und Stabilisierung eines sozialen Bandes, das Erwartungssicherheit generiert.[122]

Sechstens ist das *praktische* Moment von Anerkennung zu nennen. Aner-kennung realisiert sich dem frühen Honneth zufolge in Akten sozialer Inter-aktion. Während diese schon vom Begriff her wechselseitig verfasst sind, er-laubt die Konzeption von Anerkennung als Gabe hingegen, auch einseitige Elementarpraktiken der Anerkennung zu betrachten. Wer gibt, geht das Risi-ko ein, nichts zurückzuerhalten. Die Gabe ist provisorisch: Mit ihr steht die Rückgabe aus, und gerade dieses Ausstehende erzeugt das soziale Band. Un-terhalb der Ebene einer konstitutiven Wechselseitigkeit der Anerkennung las-sen sich auf diese Weise Anerkennungspraktiken mit ethnographischem Blick beschreiben. So werden Ungleichzeitigkeiten, Risiken und Inkohärenzen konkreter Anerkennungsverhältnisse sichtbar.[123]

In dieser simplifizierenden Skizze sind konstitutive Merkmale des Aner-kennungsbegriffs deutlich geworden, die sich im Anschluss an verschiedene Theorien der Anerkennung unterschiedlich konkretisieren lassen. Dabei sol-len die fundamentalen Differenzen der Anerkennungstheorien nicht weichge-spült werden. Für die Zwecke dieser Arbeit genügt es jedoch, Anerkennung in der Zusammenschau dieser metatheoretischen Merkmale zu verstehen als

---

[118] Vgl. HONNETH 1994, 152ff.

[119] In der Tradition Hegels findet personale Anerkennung dabei nicht nur in Ich-Du-, sondern auch in Ich-Wir-Beziehungen statt (vgl. SIEP 2009).

[120] Vgl. HONNETH 1994, 274ff.

[121] Vgl. dazu RICKEN 2013a, 90ff.

[122] Vgl. BEDORF 2010, 174ff.; 187–189.

[123] Vgl. a.a.O., 159ff.

ein auf Wechselseitigkeit und Verstetigung angelegtes Verhältnis der definie-
renden Würdigung von Personen, das sich in einer komplexen Mikrostruktur
von Anerkennungspraktiken realisiert.

(2.) Mittels dieses Vorbegriffs von Anerkennung lässt sich die in Kapitel 4.1 vorgenommene phänomenale Beschreibung der Krankheitserfahrung
als eines Problems personaler Anerkennung konkretisieren. Anhand der
Krankenberichte von Schlingensief, Picardie und Zorn konnten die vier Ebenen der Krankheitserfahrung als Ebenen des Anerkennungsproblems namhaft
gemacht werden. Auf jeder dieser Ebenen, so lässt sich jetzt sagen, tritt die
Person in spezifischer Weise in ihrem Anerkennungsanspruch auf; und jeweils erscheint dieser Anerkennungsanspruch in der Krankheitserfahrung als
potenziell verletzt.

Auf leibkörperlicher Ebene wird die Anerkennung des Körperleibs als
Subjekt, als personaler Leib problematisch, indem sich das Körperding in den
Vordergrund schiebt. So erfährt sich etwa Christoph Schlingensief im Gespräch mit einem Chirurgen auf einen Status als Körperding reduziert und
damit als Subjekt missachtet.

Auf sozialer Ebene beeinträchtigt die Krankheit potenziell ein breites
Spektrum von Ansprüchen, als soziale Person adressiert zu werden. Ruth
Picardie findet sich durch fortwährende Nachfragen auch entfernter Bekann-
ter nach ihrem Befinden auf den Krankenstatus reduziert. In der hellsichtigen
Bezeichnung dieses Status als „Lieblingskrüppel"[124] weist Picardie auf ein
Passungsproblem der Anerkennung hin: Was sie an dieser Stelle als Missachtung erlebt, dürfte von den anderen als Anerkennung intendiert sein. So ist
das wohlwollende Interesse am Befinden kranker Menschen eine gängige,
kulturell vorgehaltene Form der Anerkennung. Das gänzliche Fehlen dieses
Interesses würde seinerseits als Missachtung erlebt. Das Problem entsteht
durch das definitorische, das Individuum als *krank* bestimmende Moment
dieser Anerkennungsform: Nur als „Krüppel" ist das Individuum eben der
„Liebling" der anderen. Weitere personale Ansprüche, wie bisher etwa als
Autorin, Freundin oder interessante Gesprächspartnerin anerkannt zu sein,
bleiben unerfüllt. Dies geschieht indes nicht nur durch die Überlagerung dieser anderen Rollen mit der Krankenrolle, sondern auch dadurch, dass Picardie
die Rollenanforderungen aufgrund ihrer Krankheit mindestens zum Teil nicht
mehr erfüllt. Die mit der Anerkennung verbundene Würdigung einer Person
ist mithin nicht voraussetzungslos, sondern vielmehr konditioniert. Dies tritt
in der Krankheitserfahrung in besonderer Weise zu Tage.

Das Anerkennungsproblem auf der Ebene der Handlungsfähigkeit lässt
sich als Spezialfall versagter sozialer Anerkennung begreifen. In der schweren Krankheit wird die Person als nicht mehr in gleicher Weise leistungsfähig
wahrgenommen; und sie erscheint in nur noch reduzierter Weise oder gar

---

[124] PICARDIE 1999, 35.

nicht mehr in der Lage, ihr eigenes Leben als selbstbestimmtes Subjekt zu führen. So erfährt sich Christoph Schlingensief in den Abläufen des Gesundheitswesens als ohnmächtig: Er wird über alles Technische aufgeklärt, erhält aber nicht die Gelegenheit, über seine Ängste und seine Verzweiflung zu sprechen. In seinem Anspruch, als handlungsfähige Person anerkannt zu sein, findet er sich reduziert: Er wird als ein sich abstrakt selbstbestimmendes Subjekt anerkannt, dass sein Ja und Nein zu einzelnen Behandlungsoptionen sagen darf. Diese Subjektformation enthält kognitive (Aufklärung) und voluntative (Einwilligung) Aspekte, wohingegen emotionale Aspekte ausgeblendet bleiben. Die Missachtung des Anspruchs auf Selbstbestimmung tritt hier also nicht in der (ebenfalls denkbaren) Form der gänzlichen Aberkennung eines Status als selbstbestimmter Person auf. Anerkannt wird vielmehr ein defizienter Modus des Selbstbestimmtseins, in dem lediglich Sachinformationen in Behandlungsentscheidungen umgerechnet werden.

Schließlich konnte auch auf Ebene des Daseinsvertrauens ein Anerkennungsproblem namhaft gemacht werden. Die Person sieht ihren Anspruch auf verstetigte Anerkennung verletzt, wenn sie sich in den Augen der anderen als jemanden sieht, mit dem morgen nicht mehr zu rechnen ist. Krankheit stört die Erwartungssicherheit in Anerkennungsverhältnissen.[125]

Auf allen vier Ebenen zeigt sich also die Krankheitserfahrung als Anerkennungsproblem, das sowohl auf inter- als auch auf intrapersonaler Ebene auftritt. Die Versagung oder Reduzierung von Anerkennung seitens der anderen wird als Missachtung der eigenen Person erlebt. Ebenso wird, entsprechend der Verschränkung von Selbst- und Fremdanerkennung, die Anerkennung der *eigenen* Person prekär. Da sich Selbstanerkennung in Verhältnissen wechselseitiger Anerkennung aufbaut, dürfte eine Wertschätzung der eigenen Person gegen die versagte Wertschätzung der anderen kaum durchzuhalten sein.[126]

Das Anerkennungsproblem der Krankheit kann dabei, wie im letzten Abschnitt (II.) gezeigt, vom Gefühl von Scham begleitet sein; es ist jedoch nicht auf Schamsituationen begrenzt. Versagte Anerkennung kann, wie die in Kapitel 4.1 ausgewerteten Autopathographien zeigen, auch mit anderen Gefühlen einhergehen. Die Bedrohung der Personalität, die in der Scham unmittelbar ins eigene Selbstverhältnis übernommen wird, wird etwa im Zorn zum Gegenstand der Auflehnung. Scham sucht den Grund für das defizitäre Anerkennungsverhältnis bei sich selbst, Zorn sucht ihn bei den anderen. Mithilfe des Begriffs der Anerkennung wird gegenüber dem Bereich der Scham noch einmal ein größerer Bereich von Krankheitserfahrungen zugänglich, in denen Personalität bedroht ist.

---

[125] Vgl. dazu FISCHER 2013, 187.
[126] Vgl. HONNETH 1994, 212ff.

(3.) Die Erfahrung von Missachtung in der Krankheit, das heißt: von versagter oder reduzierter Anerkennung, setzt einen Anerkennungsanspruch voraus, der durch die Wirklichkeit von Anerkennungsverhältnissen nicht eingelöst wird. Es gilt nun, näher zu untersuchen, wie dieser Anerkennungsanspruch beschaffen ist. Dabei wird die These vertreten, dass in Verhältnissen personaler Anerkennung im Kern die *unbedingte Anerkennung der ganzen Person* beansprucht wird. Eine solche unbedingte Anerkennung ist gleichsam die regulative Idee, die in empirischen Anerkennungspraktiken niemals vollständig eingelöst, dennoch aber – in zu präzisierendem Sinne – *angezielt* wird. Anerkennungsverhältnisse tragen eine Richtung auf unbedingte Anerkennung in sich. Das ist anhand der bereits aufgewiesenen Momente des Anerkennungsbegriffs zu konkretisieren.

So ist etwa den Elementarpraktiken der Anerkennung das Wissen eingeschrieben, dass sie sich auf eine Person richten, die auch jenseits des Aktes der Anerkennung anerkennungswürdig ist. Das gilt zum einen in zeitlicher Hinsicht: Wer einem Individuum zu bestimmter Zeit als Person Anerkennung zollt, geht davon aus, dass dieses auch davor oder danach Anerkennung verdiente. Der einzelne Akt der Anerkennung greift über sich hinaus und setzt eine Anerkennungswürdigkeit voraus, die auch jenseits seiner besteht, also vorgefunden und im Akt der Anerkennung selbst nur ratifiziert wird. Die Anerkennung der Person transzendiert also ihrem inneren Sinn nach die einzelnen Akte der Anerkennung.

Hier schließt der institutionelle Aspekt an. Wenn der einzelne Anerkennungsakt eine zeitübergreifende Anerkennungswürdigkeit der Person voraussetzt, so drängt dies darauf, die Anerkennung zu verstetigen und mit einer institutionellen Verlässlichkeit auszustatten. Die wechselseitige Anerkennung als freie und gleiche Subjekte wird im Modus des Rechts stabilisiert und von der jeweils aktualen Anerkennungsbereitschaft Einzelner unabhängig gesetzt. Ebenso werden Liebesbeziehungen in Institutionen wie der Lebenspartnerschaft oder der Ehe verstetigt und von den Schwankungen der affektualen Tageslage unabhängig gesetzt. Wer liebt, erkennt die grundsätzliche Liebenswürdigkeit einer Person an. Der bürgerliche Beruf institutionalisiert wiederum die Anerkennung der Leistungen eines Individuums auch jenseits einzelner Bewährungssituationen. Solche Institutionen der Anerkennung stellen mithin zeitliche Transzendierungen einzelner Anerkennungsakte dar. Diese sind begrenzt, zeigen aber eine Richtung auf unbegrenzte Anerkennung.

Eine weitere Transzendierungsrichtung zeigt sich anhand des bejahenden Aspekts von Anerkennung. So sind Anerkennungsverhältnisse grundsätzlich konditioniert durch bestimmte Eigenschaften oder Fertigkeiten der Person. Auf längere Sicht ist auch ein auf Dauer gestelltes berufliches Anstellungsverhältnis von der Leistungsfähigkeit und -bereitschaft einer Arbeitnehmerin abhängig. Ebenso ist eine Partnerschaft oder Freundschaft nicht gänzlich unabhängig vom Verhalten der Beteiligten. Auch die rechtliche Anerkennung einer Person ist empirisch konditioniert durch die Zurechnung eines Individuums zur Gattung Mensch sowie durch die Einstufung als lebendig, im erweiterten Umfang auch durch die Zuerkennung einer Staatsbürgerschaft. In den verschiedenen Sphären der Interaktion zeigt sich Anerkennung mithin als bedingt. Gleichzeitig stehen insbesondere die Liebe und das Recht unter dem Ideal, eine Person unbedingt, unabhängig von ihren Eigenschaften und ihrem Verhalten, anzuerkennen. Doch auch auf der Ebene der sozialen Wertschätzung manifestiert sich die Idee einer Person, die unabhängig von in Geltung stehenden allgemeinen Wertmaßstäben als ein wertvolles Individuum geschätzt wird.[127] Personale Anerkennung ist also in ihren Vollzügen darauf hin orientiert, nicht konditioniert und in diesem Sinne unbedingt zu sein.

Entsprechendes gilt im Hinblick auf die Bestimmtheit einer Person. Anerkennung, so wurde gesagt, ist immer Anerkennung einer bestimmten Person; sie identifiziert diese als Jemanden, der in bestimmter Weise Subjekt, Angehöriger eines Kollektivs, Trägerin einer Rolle oder für sich seiendes Ich ist. Wenn eine solche bestimmte und insofern feststellende Anerkennung jedoch tatsächlich personale Anerkennung sein soll, ist ihr das Wissen eingeschrieben, dass die anerkannte Person das jeweils an ihr Anerkannte übersteigt. In der Erfahrung, etwa auf eine bestimmte Rollenerfüllung reduziert zu werden, kommt dieses implizite Wissen als Anspruch auf umfassendere Anerkennung zu Bewusstsein. Im historischen Längsschnitt identifiziert Axel Honneth eine solche Ausrichtung auf eine umfassendere Anerkennung für die einzelnen Anerkennungssphären: So zeigt die Entwicklung des modernen Rechts eine Tendenz zur Ausweitung der Bestimmtheit einer Rechtsperson:

> Die kumulative Erweiterung individueller Rechtsansprüche, mit der wir es in modernen Gesellschaften zu tun haben, läßt sich als ein Prozess verstehen, in dem der Umfang der allgemeinen Eigenschaften einer moralisch zurechnungsfähigen Person sich schrittweise vergrößert hat.[128]

Ähnlich macht er im Bereich der sozialen Wertschätzung eine Vergrößerung des Umfangs des an einer Person Anerkennungsfähigen namhaft.[129] Wiederum liegen Transzendierungsbewegungen von Anerkennung vor, in denen die jeweils vorhandene Anerkennung, nun hinsichtlich des Umfangs des Anerkennungswürdigen, überstiegen wird.

Für das personale Moment der Anerkennung bedeutet dies, dass die in einem Anerkennungsverhältnis vorausgesetzte Person nicht lediglich die Angehörige eines Kollektivs, auch nicht allein die Rechtsperson oder das Individuum ist. Es handelt sich um eine jeden dieser Modi von Personalität übersteigende *ganze Person*, das heißt eine, angesichts derer jede auch noch so umfassende Bestimmung unzureichend ist. Das heißt, dass die Person in diesem

---

[127] Vgl. a.a.O., 209f.
[128] A.a.O., 185.
[129] Vgl. a.a.O., 209f.

Sinne niemals einer vollständigen Bestimmung zugänglich ist, sondern sich allein dadurch auszeichnet, dass sie zu jeder konkreten Bestimmung als ein „mehr als das" in Differenz gesetzt werden kann. Insbesondere im Krisenfall, also dann, wenn das Vertrauen, anerkannt zu sein, beschädigt ist, ist somit jede Anerkennung unzureichend.

Schließlich ist eine vierte Transzendierungsbewegung zu nennen. Die konkrete Wertschätzung, die einer Person zuteil wird, ist immer endlich, das heißt insbesondere: nicht abwägungsfest. Der eine wird mehr geliebt als der andere; Menschen genießen unterschiedlichen rechtlichen Status und unterschiedliche soziale Wertschätzung. Gleichwohl artikuliert sich insbesondere in der Erfahrung, verkannt zu sein, und in dem Anspruch, nicht ‚unter Wert' geschätzt zu werden, das Ideal einer personalen Anerkennung, die keine Abstufung zulässt. Das Ideal einer solchen nicht abzustufenden Wertschätzung hat Immanuel Kant auf den Begriff des unendlichen Wertes oder der Würde gebracht.[130] Anerkennungsverhältnisse sind ausgerichtet auf eine nicht mehr graduierbare Würde der Person. Hinsichtlich des reziproken Momentes von Anerkennung impliziert dies zugleich, dass Anerkennungsverhältnisse auf Symmetrie ausgerichtet sind. Das, was bei aller Verschiedenheit im Kern an einer Person anerkennungswürdig ist, unterscheidet sich nicht von dem, was an einer anderen Person anerkennungswürdig ist.[131]

Bis hierher kann zusammenfassend gesagt werden, dass eine Person zwar de facto immer zeitlich begrenzt, bedingt, endlich und partikular anerkannt wird, aber darin zugleich als zeitlich unbegrenzt, unbedingt, unendlich und im Umfang uneingeschränkt anerkennungswürdig intendiert ist. In diesem Sinne sind Anerkennungsverhältnisse ausgerichtet auf die unbedingte Anerkennung der ganzen Person.

Doch welchen theoretischen Status hat die unbedingte Anerkennung der Person? Es handelt sich zum einen, wie bereits entfaltet, um ein regulatives Ideal vollständiger Anerkennung, das im Krisenfall, etwa in der Krankheitserfahrung, im Modus eines unerfüllten Anerkennungsanspruchs aufgerufen werden kann. In der Tradition Hegels wird zudem eine in der kulturgeschichtlichen Entwicklung von Anerkennungsverhältnissen erkennbare „Bewegung des Anerkennens"[132] konstatiert, auch wenn diese, etwa bei Honneth, auf-

---

[130] KANT hat den Begriff der Würde allerdings auf den Achtungsanspruch vernünftiger Selbstbestimmung, also auf die moralische Subjektivität beschränkt. Im vorliegenden Kontext wird deutlich, dass die Anerkennung der Würde einer Person auf mehr und anderes zielt. Dies ist für eine Ethik der Patientenwürde unmittelbar relevant (siehe Kapitel 4.5).

[131] Von der Anerkennung der Person in ihrer umfassenden Unbestimmbarkeit ist daher auch die Anerkennung des Leidens an einer Krankheit (vgl. zu dieser KLEINMAN 1988, 49; 54; FRANK 2013, 24; 207) zu unterscheiden. Die Anerkennung der Person ist zu denken als die aller Anerkennung des Leidens unter- und vorausliegende Anerkennung dessen, der dieses Leiden erfährt.

[132] SIEP 2014, 108; vgl. HONNETH 1994, 185; 209f.

grund des Wegfalls der metaphysischen Voraussetzungen Hegels nicht mehr durch eine historische Teleologie garantiert und insofern prekär ist. Mit ähnlichem sozial- bzw. kulturgeschichtlichem Geltungsanspruch lässt sich das Unbedingtheitsmoment von Anerkennung im Anschluss an Durkheim als „Sakralität der Person"[133] benennen und wiederum etwa rechtsgeschichtlich ausweisen. Anders verhält es sich bei Emanuel Levinas, dem zufolge sich das unbedingt Anerkennungswürdige im Antlitz des Anderen zugleich manifestiert und entzieht. Der in keiner empirischen Anerkennung einholbare Andere ruft gleichwohl in die unbedingte Verpflichtung.[134] Dabei ist es auf dieser Ebene der Explikation nicht notwendig, eine konfessorische Entscheidung zwischen (Inter-)Subjektivitätstheorien einerseits und Alteritätstheorien andererseits zu fällen. Das Unbedingtheitsmoment von Anerkennung kann ebenso am Ort der eigenen wie der anderen Person bewusst, das heißt vor allem: zum Problem werden.[135] In jedem Fall entzieht sich das unbedingt Anzuerkennende einer Person – der eigenen wie der anderen – einer phänomenalen oder bestimmungslogischen Erfassung. Es lässt sich allein als Grenzbegriff empirischer sowie denkbarer Anerkennungsverhältnisse, als deren innerer sozialer Sinn, formulieren und symbolisch vorstellen. Symbolisch wird unbedingte Anerkennung in explizit religiös kodierten Anerkennungsverhältnissen manifest und lässt sich theologisch entfalten.[136] Die Spur hat hier wiederum Hegel gelegt, wenn er in der *Phänomenologie des Geistes* das Bedürfnis des Selbstbewusstseins nach einer die Kontingenz empirischer Anerkennungsverhältnisse übersteigenden, absoluten Anerkennung entfaltet. Eine solche Anerkennung kann Hegel zufolge nur vorgestellt werden als Anerkennung eines absoluten geistigen Wesens, das die Individuen im Modus der Liebe anerkennt.[137] Die unbedingte Liebe Gottes zum Menschen ist demnach ein Symbol für die hier entfalteten Unbedingtheitsmomente der Anerkennung. Dies näher zu entfalten ist Aufgabe einer theologischen Hermeneutik sozialer Anerkennungsverhältnisse.[138]

---

[133] JOAS 2011.

[134] Vgl. BEDORF 2010, 137ff. sowie die Beiträge in WALDENFELS/DÄRMANN 1998.

[135] Siehe dazu Abschnitt 4.4, Anm. 256. Im Folgenden wird daher auch von Anerkennung im Selbstverhältnis (statt von Selbstachtung oder Selbstbejahung) gesprochen. Der Terminus der Anerkennung gegenüber sich selbst wird auch vom späten Honneth benutzt (vgl. HONNETH 2005, 89).

[136] Siehe dazu Kapitel 4.3 und 4.4.

[137] Vgl. HEGEL 1807, 568ff. und dazu SIEP 2008; 2014, 131.

[138] Siehe dazu Kapitel 4.4. An dieser Stelle ist noch einmal auf den Begründungsanspruch des hier Vorgetragenen hinzuweisen. Die Entdeckung (*context of discovery*) eines Unbedingtheitsmoments personaler Anerkennung verdankt sich der theologischen Voreinstellung der vorliegenden Arbeit. Gleichwohl ist beansprucht, dass sich dieses auch von den genannten Anerkennungstheorien her rechtfertigen und an den Phänomenen etwa von Anerkennungsproblemen in der Krankheitserfahrung plausibilisieren lässt (*context of justification*). Siehe dazu auch Kapitel 7.2.

In der Erfahrung von Krankheit können eben diese Unbedingtheitsmomente der Anerkennung im Modus des verletzten Anerkennungsanspruchs eines Individuums zu Bewusstsein kommen. In der Krankheit wird dabei nicht das Zerbrechen eines ‚heilen‘, ganzen, vollständigen Anerkanntseins der Person, das im nicht-kranken Zustand vorgelegen hätte, erfahren; vielmehr kommt die fundamentale Unsicherheit, Bedingtheit, Endlichkeit, zeitliche Begrenztheit und Partikularität, die alle existierenden Anerkennungsverhältnisse auszeichnet, in krisenhafter Zuspitzung zu Bewusstsein.[139]

IV. Die Wiederherstellung von Anerkennung

In der Erfahrung von eigener oder fremder Krankheit kann die Anerkennung der Person problematisch werden. Das gilt nicht erst für extreme Situationen wie die des Komas, in denen ein Mensch die meisten Erwartungen, die üblicherweise an eine Person gerichtet sind, enttäuscht. Bereits dann, wenn die Erfüllung einer einzelnen Rolle, die für das Selbstverständnis einer Kranken relevant ist, beeinträchtigt ist, kann diese einen Verlust an Anerkennung erfahren: hinsichtlich der Anerkennung von anderen, wenn sie sich nicht mehr ausreichend gewürdigt findet, oder hinsichtlich der Anerkennung gegenüber sich selbst, wenn sie sich als nicht mehr vollständig anerkennungswürdig empfindet. Der Umstand, dass Krankheit oftmals mit Scham verbunden ist, zeigt, dass es sich bei den enttäuschten Erwartungen der anderen in der Regel nicht lediglich um äußere Normen handelt, sondern zugleich um in den eigenen Leib eingeschriebene Erwartungen an sich selbst. Umso schwieriger ist es, der Erfahrung von Missachtung in der Krankheit eine stabile Selbstanerkennung entgegenzusetzen. Auch dann, wenn das Umfeld bereit ist, einen Kranken als ganz normalen Menschen zu behandeln, ist eine solche Zuerkennung von Normalität, wie Goffman für das Stigma gezeigt hat, begrenzt und nur bedingt belastbar.

Nun sind existierende Anerkennungsverhältnisse immer bedingt und brüchig. Erfahrungen reduzierter oder versagter Anerkennung machen auch Menschen, die nicht krank sind. Allerdings gibt es einen weiten Bereich an unproblematischen alltäglichen Interaktionen, die auf der geteilten Voraussetzung ruhen, dass die Beteiligten sich wechselseitig vollumfänglich als Personen anerkennen. Dieser Bereich des Unproblematischen wird durch Konventionen der Höflichkeit und des Taktes bzw. durch die darin sedimentierten Anerkennungspraktiken (der Blick in die Augen; die Nennung des Namens; das Händeschütteln zum Gruß; der Smalltalk etc.) stabilisiert. Nicht nur, aber auch in Situationen der Krankheit kann Anerkennung jedoch problematisch werden. In diesem Moment kommt der soziale Sinn der Anerkennung, die

---

[139] Dieses Problem der Personalität kann sich umgekehrt nicht nur in der Krankheitserfahrung, sondern auch an anderer Stelle, insbesondere an krisenhaften Umbrüchen des Lebenslaufes, zuspitzen. Siehe dazu Kapitel 4.3, I.

unbedingte Anerkennung als ganze Person, im Modus eines unerfüllten Anerkennungsanspruches zu Bewusstsein. Krankheit – präziser: die Situation als kranker Mensch – wird so als Entwürdigung und Kränkung erfahren.

Soll in einer solchen Situation dem Streben nach Anerkennung Genüge getan und ein beschädigtes Anerkennungsverhältnis restituiert werden, so finden sich die Beteiligten in einer eigentümlichen Schwierigkeit. Einmal problematisch geworden, kann Anerkennung nicht *als unbedingte* empirisch realisiert werden. Niemand kann einen anderen (oder sich selbst) davon überzeugen, dass er ihn ohne Vorbedingung, verlässlich und vollumfänglich anerkennte. Wer sich als nicht mehr anerkennungswürdig erlebt, wird anderslautende Beteuerungen seines Umfelds als bloß wohlmeinend oder gar strategisch erleben. Wer sich als Patientin von einem Arzt nicht ernst genommen fühlt, wird auch bei bestem Willen des Arztes keinen Beweis dafür finden, dass es sich anders verhielte. In einer solchen Situation liegt es nahe, die als defizitär empfundene Anerkennung explizit einzufordern. Dies kann in allen Interaktionssphären Honneths geschehen. So kann im Modus des Rechtsstreits einzuklagen versucht werden, was in der direkten Begegnung versagt blieb. Auch die Sphäre der sozialen Wertschätzung ist ein mögliches Forum der Austragung von Anerkennungskonflikten: So kann die Entscheidung, ob ich noch eine bestimmte aufwändige Untersuchung bekomme, für mich als Patienten zum Prüfstein für die ärztliche Würdigung meiner Person werden. Auf diese Weise dürften sich hinter mancher eskalativen Diagnostik ebenso wie hinter manchem Rechtsstreit Anerkennungsprobleme verbergen.[140]

Die Frage, wie in Situationen der Krankheit mit prekären oder beschädigten Anerkennungsverhältnissen einerseits und unbedingten Anerkennungsansprüchen andererseits umzugehen ist, ist also in mehrfacher Hinsicht von medizinethischer Relevanz. Sie wird in Kapitel 4.5 adressiert. In Vorbereitung dessen wird eine theologische Hermeneutik empirischer Anerkennungsverhältnisse entwickelt, indem zunächst religiöse Anerkennungspraktiken analysiert werden (4.3), und anschließend eine theologische Reflexionsfigur für die Rekonstruktion von Anerkennungsverhältnissen präsentiert wird (4.4).

4.3 Religiöse Praxis der Personalisierung: Kasualien und Segen

Religion hat es an zentraler Stelle mit der Anerkennung der Personalität des Menschen zu tun. Für die gegenwärtige evangelische Theologie sind es vor allem die Themen der Kasualien (I.) und des Segens (II.), anhand derer religiöse Praktiken als Anerkennungspraktiken rekonstruiert werden.

---

[140] Zu Rechtsstreitigkeiten aufgrund von Anerkennungsdefiziten vgl. FENGER et al. 2013, Kapitel 1, 5; zur Bedeutung von Patientenwünschen für Überdiagnostik in Kliniken vgl. KACHALIA et al. 2015.

I. Die Sakralität der Person

Dem Soziologen Emile Durkheim zufolge wird der menschlichen Person in der Moderne ein Anspruch auf Anerkennung zuerkannt, der ein religiöses Gepräge trägt. Die Anerkennung, die religiöse Praktikanten ihren Göttern zollen, richtet sich, wie Durkheim mit Verweis auf Menschenrechte und Menschenwürde ausführt, nun auf die menschliche Person.

Diese menschliche Person, deren Definition gleichsam der Prüfstein ist, an dem sich das Gute vom Schlechten unterscheiden muss, wird als heilig betrachtet, sozusagen in der rituellen Bedeutung des Wortes. Sie hat etwas von der transzendenten Majestät, welche die Kirchen zu allen Zeiten ihren Göttern verleihen; man betrachtet sie so, als wäre sie mit dieser mysteriösen Eigenschaft ausgestattet, die um die heiligen Dinge herum eine Leere schafft, die sie dem gewöhnlichen Kontakt und dem allgemeinen Umgang entzieht. Und genau daher kommt der Respekt, der der menschlichen Person entgegengebracht wird. Wer auch immer einen Menschen oder seine Ehre angreift, erfüllt uns mit einem Gefühl der Abscheu, in jedem Punkt analog zu demjenigen Gefühl, das der Gläubige zeigt, der sein Idol profanisiert sieht.[141]

Der menschlichen Person kommt in der Moderne derjenige Anspruch auf unbedingte Anerkennung zu, der einst den Göttern zukam. Diese Figur lässt sich in doppelter Weise lesen. Einerseits kann sie als Bewegung der Ablösung interpretiert werden, als Feuerbach'sche Übertragung des Göttlichen auf den Menschen.[142] So verstanden träte der Anerkennungsanspruch der menschlichen Person an die Stelle des obsolet gewordenen Anerkennungsanspruches Gottes. Andererseits kann sie als Bewegung der Explikation gelesen werden: Der unbedingte Anerkennungsanspruch der menschlichen Person, wie er in den Menschenrechten formuliert ist, wäre demnach verstanden als Entfaltung von Grundeinsichten mindestens der christlichen Religion zum Zusammenhang von göttlicher Unbedingtheit und menschlicher Personalität. Die „Sakralität der Person" wäre in dieser Lesart selbst eine religiöse Pointe.[143]

In diesem zweiten Sinne hat die moderne Theologie die menschliche Person und ihre Anerkennung als zentrales Thema identifiziert. Das gilt für die Rekonstruktion der christlichen Lehrtradition in der Dogmatik,[144] aber auch für die Hermeneutik religiöser, insbesondere kirchlicher Praxis in der Praktischen Theologie. Es sind, darauf hat schon Erving Goffman hingewiesen, vor allem Rituale, in denen die Anerkennung der Person symbolisch zum Aus-

---

[141] DURKHEIM 1898, 56f., zitiert nach JOAS 2011, 82f.

[142] Zu FEUERBACH siehe unten, Kapitel 6.4.

[143] Für die Geschichte der Menschenrechte in der Moderne hieße das nicht, diese bruchlos in die Christentumsgeschichte einzugemeinden und zu übersehen, dass die Durchsetzung der Menschenrechte nicht zuletzt gegen erhebliche kirchliche Widerstand erfolgt ist. Aber es hieße, die Menschenrechte im Kontext der eigenen Tradition aneignen zu können (vgl. JOAS 2011, 204ff. sowie die Beiträge in GROßE KRACHT 2014).

[144] Siehe dazu Kapitel 4.4.

druck kommt und stabilisiert wird.[145] Das gilt in besonderer, reflexiver Weise
in religiösen Ritualen, da diese dort ihren Ort haben, wo Anerkennungsverhältnisse potenziell kritisch werden. Diesen Gedanken hat Wilhelm Gräb in
das Zentrum seiner Theorie der Kasualien gestellt. In den Kasualien geht es,
so Gräbs prägnante Formulierung, um die „Rechtfertigung von Lebensgeschichten".[146] Sie sind situiert an lebensgeschichtlichen Übergängen. Diese
stellen potenzielle Brüche dar, an denen biographische Identität neu konstruiert und insofern „Sinnarbeit"[147] geleistet werden muss. Die Individuen, die
sich an Übergangssituationen befinden, erfahren in der Öffentlichkeit einer
kirchlichen Feier soziale Anerkennung für ihre besondere Lebenslage und
Lebensgeschichte. Diese Anerkennung hat in der Kasualpraxis insofern ein
religiöses Moment, als die Rechtfertigung der Lebensgeschichte nicht aus der
Empirie des gelebten Lebens, seinen Motiven, Leistungen und geglückten
Beziehungen begründet ist oder auch nur in der geforderten Unbedingtheit
daraus begründet werden könnte. Die vom Kasus Betroffenen suchen in dieser Lage ein „„Mehr""[148] an Anerkennung, das über die Ambivalenzen ihrer
Lebenserfahrung hinausgeht. Das kann Gräb theologisch rekonstruieren: „Es
geht um eine solche Rechtfertigung von Lebensgeschichten, die in der unbedingten Anerkennung des Einzelnen durch Gott in der Person Jesu Christi ihren anschaulichen Grund hat und deshalb jedem Anspruch auf Selbstrechtfer-
tigung widerstreitet."[149] Es ist der mit jeder Kasualie verbundene Segen, in
dem die individuelle Anerkennung und der transzendente Grund der Anerkennung zugleich zum Ausdruck kommen. Insbesondere in der Begräbnis-
predigt tritt dabei die Fragmentarität des gelebten Lebens, das mit dem Tod
abgebrochen ist, zu Tage. Im Begräbnis wird dem Einzelnen „das Ganze unbedingten Sinns"[150] zugesprochen, wobei die Differenz zwischen der Erfahrung von Fragmentarität und der kontrafaktischen Zuschreibung eines Sinns,
dessen endgültige Offenbarung noch aussteht, offen gehalten ist.

Unter dem Zentralbegriff der Fragmentarität hat der Praktische Theologe
Henning Luther die krisenhafte Verfasstheit personaler Anerkennungsverhältnisse zum Thema gemacht. Luther diskutiert das theologische Thema der
Personalität am Begriff der Ich-Identität.[151] Dabei bezieht er sich auf zwei
verschiedene Identitätsbegriffe, die er den Werken George Herbert Meads
und Erik Erikssons entnimmt. Während Eriksson auf die „Vertikale" der lebensgeschichtlichen Integration, also die diachrone Identität fokussiert, geht

---

[145] Vgl. GOFFMAN 1971.

[146] GRÄB 2000, 172. Zum Begriff der Rechtfertigung als Grundbegriff der Praktischen
Theologie vgl. GRÄB/KORSCH 1985.

[147] GRÄB 2000, 189.

[148] A.a.O., 196.

[149] A.a.O., 197.

[150] A.a.O., 246. Dazu vgl. auch ZERRATH 2011, 278.

[151] Vgl. HENNING LUTHER 1985.

es bei Mead vor allem um die „Horizontale" der sozialen Interaktionen in der Spannung zwischen der Spontaneität des Ich („I") und des über andere vermittelten Selbst („Me"). Beide sind nach Luther orientiert an der Vorstellung einer *erreichbaren* Integration: sei es der Einheitlichkeit und Kontinuität der Lebensgeschichte oder der Vollständigkeit und Ganzheit einer nicht in ihre Rollen diffundierenden Persönlichkeit.[152] Dem setzt Luther seinen Begriff des Fragments entgegen: Menschliches Leben ist in seiner zeitlichen Erstreckung wie in seinen jeweils gegenwärtigen Möglichkeiten immer durch Wandel, Diskontinuität und Inkohärenz geprägt und insofern bruchstückhaft verfasst. Es ist weder diachron noch synchron integriert, sondern weist in beiden Hinsichten über sich hinaus. Diese sozialpsychologischen Überlegungen nimmt Luther theologisch auf: Der christliche Glaube leistet nicht die religiöse Abrundung und Schließung dessen, was empirisch offen und fragmentarisch blieb, sondern impliziert die Anerkenntnis der eigenen Fragmentarität. So liegt für ihn die Pointe der Rechtfertigungslehre darin, dass, wer glaubt, der Unerreichbarkeit einer „ganzen und dauerhaften Identität" ansichtig ist und diese annehmen kann. Wir sind im Evangelium davon befreit, „ganz sein zu wollen, obwohl wir nicht ganz sein können".[153] Die Fragmentarität menschlichen Lebens wird nach Luther exemplarisch in der gewaltsamen Kreuzigung Jesu sichtbar. Der Auferstehungsglaube revoziert diese Fragmentarität nicht, sondern nimmt sie an und verzichtet auf dauerhafte Ganzheit.[154]

Gräb und Luther zufolge ist das Ganze der Person dem eigenen Selbstverhältnis wie den sozialen Interaktionen, in denen ein Mensch steht, entzogen. Es kommt in den Kasualien in einem religiösen Horizont als ein entzogenes zum Ausdruck; dadurch wird diejenige unbedingte Anerkennung symbolisch zugesprochen, die in empirischen Anerkennungsverhältnissen niemals realisiert ist. Für Wilhelm Gräb erfolgt die religiöse Anerkennung der Person in der Kasualpraxis als Anerkennung der individuellen Lebensgeschichte, wenn auch nicht *aufgrund* dieser Lebensgeschichte. Diese Verbindung zwischen personaler Anerkennung und Biographie ist theologisch gut etabliert.[155] Mit Henning Luther ist gleichwohl festzuhalten, dass Anerkennung, versagte Anerkennung und Anerkennungsansprüche sich nicht nur auf die Biographie richten, sondern auch etwa auf die allen sozialen Rollen transzendente Person. Entsprechend inszenieren religiöse Praktiken unbedingte Anerkennung nicht nur mit Bezug auf die Lebensgeschichte als ganze. Das wird insbesondere am Beispiel des Segens deutlich.[156]

---

[152] Vgl. a.a.O., 163f.

[153] A.a.O., 173.

[154] Zu Henning Luthers Identitätstheorie vgl. ZARNOW 2010, 344ff.

[155] Vgl. etwa DREHSEN 1990; DRECHSEL 2002; LAMMER 2014; SCHLARB 2014.

[156] Als ein weiteres Beispiel wäre das Ritual der Beichte mit dem Zuspruch der Vergebung zu nennen. Anerkennungskritisch ist hier in der Regel nicht das Ganze einer Lebensgeschichte, sondern lediglich eine biographische Episode, aufgrund derer sich der Beich-

II. Der Segen als Praxis symbolischer Anerkennung

Ulrike Wagner-Rau expliziert die Bedeutung des Segens in einer Situation der Scham. Sie versteht den Segen als rituelle Inszenierung eines göttlichen Blicks, der nicht nur nicht beschämend ist, sondern auch beschämenden Blicke der anderen übersteigt und so relativiert.

Im Aaronitischen Segen wird das Bauen und Vertrauen auf die unzerstörbare Freundlichkeit Gottes performativ in Szene gesetzt: ‚Gott lasse leuchten sein Angesicht über dir und sei dir gnädig.' Diese Aussage evoziert die Vorstellung eines Blickes, mit dem man sich trotz allem identifizieren kann, der die Scham selbst nicht aufhebt, aber doch die mit ihr verbundene Angst mindert, ihre existenzbedrohende Qualität verneint. Scham, so könnte man sagen, ist das Signal für fehlenden Segen. Oder umgekehrt: Die bestätigende Liebe und Achtung, die sich im Segen ausdrücken, sind Kräfte, die die Scham transzendieren und die ihr innewohnende Angst vor der fundamentalen Entwertung und Ohnmacht bannen.[157]

Der Aaronitische Segen (Num 6,24–26) ist also auf eine „Urszene" prekärer Anerkennung, das möglicherweise beschämende Angeblicktwerden, in doppelter Weise bezogen: Er zitiert diese Szene in Text und Geste, indem die Liturgin von einem zugewandten Angesicht spricht und ihrerseits die Anwesenden ansieht; und er transzendiert diese Szene, indem Gott als Subjekt des Blicks (und des Segens) invoziert wird, ohne selbst als blickend sichtbar zu sein.[158] Damit lässt sich der Segen verstehen als performativer Kommentar auf die Verfasstheit sozialer Anerkennungsverhältnisse. Diese sind brüchig und potenziell schambesetzt;[159] aber sie richten sich auf jemanden, der von Gott gnädig angesehen wird und insofern unbedingt anerkennungswürdig ist.

Dabei ist es nicht nur der Blick, der als soziale Praxis der Anerkennung und Missachtung zum rituellen Rohmaterial der Segenspraxis wird. An anderen Stellen ist es die leibkörperliche Berührung, wie sie etwa im Taufsegen[160] oder auch in der Segenshandlung der Krankensalbung[161] stattfindet. Diese lässt sich mit Isolde Karle verstehen als „tiefe Adressierung"[162] des Einzelnen: Mit dem Leibkörper wird symbolisch etwas berührt, was allen ausdifferenzierten Rollenerwartungen des modernen Lebens vorausliegt. Angesprochen ist der Mensch als ganzer, jenseits aller seiner potenziell prekären Anerkennungsbezüge. Auch hier ist allerdings diese Ganzheit als solche nicht

---

tende Schuld zuschreibt. Auch hier wird die Vergebung nicht mit Blick auf die Empirie des gelebten Lebens, sondern mit Blick auf eine von allen eigenen Taten zu unterscheidende Person zugesprochen, der vor Gott Gerechtigkeit zukommt.

[157] WAGNER-RAU 2011, 196. Zur Inversion der Scham vgl. auch BAMMEL 2005; ZOBEL 2013, 46f.

[158] Vgl. dazu auch FECHTNER 2015, 90f.

[159] Vgl. auch WAGNER-RAU 2005, 534–536; MOOS et al. 2016, 173–175.

[160] Vgl. GRÄB 2000, 207–210.

[161] Zur Krankensalbung siehe unten, Kapitel 5.3.

[162] KARLE 2014, 183.

greifbar und bleibt entzogen;[163] und selbstverständlich steht auch der Leib nicht jenseits sozialer Normen und Erwartungen. So ist der Leibkörper gerade in seiner Verletzlichkeit im Ritual präsent. Es ist der ungeschützte Kopf, dem die Hände aufgelegt werden. Der verletzliche und möglicherweise aktual verwundete Leib wird zum Adressaten des Segens. Nicht an ihm vorbei, sondern ihm selbst wird unbedingte Anerkennung zugesprochen: eine Anerkennung, die sich gleichwohl nicht auf seine ästhetische oder funktionale Vortrefflichkeit richtet, sondern auf die Person, die er ist.[164] Wiederum wird eine anerkennende soziale Interaktion, die zugewandte Berührung, zugleich zitiert und auf unbedingte Anerkennung hin transzendiert.

Schließlich lässt sich auch das im Segen verwendete Kreuzeszeichen im Kontext von Anerkennungsproblemen deuten. Dann handelt es sich um eine paradoxe Form der Stigmatisierung mit einem Zeichen der Niedrigkeit und des Leidens, das als Hoheitszeichen, als Zeichen unbedingter Anerkennung dient – eine destigmatisierende Stigmatisierung, eine Resignifikation und damit Reappropriation des eigenen Leibes.[165] Die Inversion von Erniedrigung und Erhöhung des Philipperhymnus[166] bildet in dieser Interpretation das Hintergrundnarrativ, anhand dessen eigene Leidenserfahrungen und christologische Motive aufeinander bezogen werden können. Sicherlich ginge es zu weit zu behaupten, im Kreuzeszeichen des Segens wären solche Motive für die Beteiligten durchweg präsent. Behauptet sei nur, dass das Kreuzeszeichen die Möglichkeit einer solchen Interpretation gleichsam vorrätig hält, sodass es je und je solche Interpretationen und Überblendungen anregen kann.[167]

Solche Interpretationen und Überblendungen können anschließen an die lange Tradition der Einschreibung von Krankheitserfahrungen in die Passion Jesu. Das paulinische Motiv des Mitleidens mit Christus,[168] der Stigmata Jesu am eigenen Leib,[169] ist christentumsgeschichtlich für die Krankheitsdeutung wirkmächtig geworden. Als Beispiel sei nur der Isenheimer Altar Matthias Grünewalds angeführt. Die Haut des Gekreuzigten im Zentrum der ersten

---

[163] Der Körper tritt selbst unter die Bedingungen der Ausdifferenzierung und wird als sportlicher, beruflich leistungsfähiger oder kranker Körper, niemals aber in integrierter Ganzheit thematisch (vgl. a.a.O., 182).

[164] Claus Westermann hat in seiner klassischen These zu Recht den kreatürlichen Bezug des Segens betont (vgl. WESTERMANN 1968), dabei allerdings segnendes und rettendes Handeln Gottes einander entgegengesetzt (dagegen und zur Debatte vgl. VEIOLA 2000, 77). Insbesondere im Gedanken einer Rechtfertigung der Versehrten (siehe unten, Kapitel 4.4) zeigt sich dieser Gegensatz jedoch als unzutreffend.

[165] Vgl. REIFFENRATH 2016, 14.

[166] Phil 2,5–11.

[167] Notger Slenczka spricht in diesem Zusammenhang von „vollendete[m] Fragmentsein" (SLENCZKA 2010, 306).

[168] Phil 3,10; Röm 8,17; deuteropaulinisch Kol 1,24.

[169] Gal 6,17.

Schauseite weist die Zeichen der Mutterkornvergiftung auf, die viele der im Isenheimer Antoniusspital Gepflegten quälte.[170] Damit ist einerseits eine kulturelle Gestalt des Ausdrucks eigener Leidenserfahrung gegeben, die sich als visueller Modus der Krankenklage verstehen lässt.[171] Andererseits ist in der Verbindung von Kreuz und Auferstehung die Hoffnung auf Überwindung des Leidens artikuliert: Der auf einem Flügel des Isenheimer Altars dargestellte auferstehende Christus hat eine reine, makellose Haut. Eine moderne Überblendung von Krankheitserfahrung und Passion Christi liegt wiederum in Christoph Schlingensiefs Oratorium *Die Kirche der Angst vor dem Fremden in mir* (2008) vor, in dem dieser seine Lungenkrebserkrankung thematisiert.[172] Zur Installation, in der das Oratorium aufgeführt wurde, gehört ein Wandbild, das die stark vergrößerte Röntgenaufnahme einer Lunge zeigt. Auf ihm ist mit grobem Strich der Korpus des Gekreuzigten gezeichnet.[173]

Wenn im Segen mit dem Zeichen des Kreuzes unbedingte Anerkennung zugesprochen wird, gilt das mithin nicht dem Heilen, Restituierten, sondern – gegen den Augenschein –dem Versehrten. Inszeniert ist dabei nicht die Abfolge von jetziger Teilhabe am Leiden und künftiger Teilhabe an der verheißenen Herrlichkeit,[174] sondern die schroffe kontrafaktische Gleichzeitigkeit der Erfahrung, von Krankheit gezeichnet zu sein, und des Zuspruchs unbedingter Anerkennung.[175]

Insgesamt lässt sich also die religiöse Praxis des Segnens vor dem Hintergrund der in Kapitel 4.2 dargestellten Theorien des Stigmas, der Scham und der Anerkennung verstehen als eine rituelle Inszenierung des Problems prekärer sozialer Anerkennungsverhältnisse: Deren prekäre, potenziell durch Scham und Stigma geprägte Verfasstheit wird zitiert und zugleich symbolisch überstiegen auf die unbedingte Anerkennungswürdigkeit der Person, die in

---

[170] Vgl. MARTIN/MENU/RAMOND 2013, 100ff.

[171] Siehe dazu Kapitel 3.3.

[172] Eine Dokumentation findet sich unter www.kirche-der-angst.de/ (5.4.2017).

[173] Das Wandbild „Lunge vertikal" aus der Installation 2008 wurde noch einmal gezeigt im deutschen Pavillon auf der Biennale in Venedig 2011 (vgl. www.1fmediaproject.net/ new/wp-content/uploads/ 2011/06/Lunge-vertikal.jpg, 3.4.2017). Mit einer ähnlichen Überblendung arbeitet Schlingensief bei der bereits erwähnten Monstranz (siehe Kapitel 4.1, Anm. 30). Als *Sanctissimum* befindet sich in deren Zentrum, an der Stelle des eucharistischen Leibes Christi, das Röntgenbild vom eigenen Thorax nach der Operation, mithin das Emblem der eigenen Wunde. Eine rein antireligiöse Interpretation dieser Kunstwerke im Sinne einer Ablösung von Religion durch Kunst (vgl. GROYS 2011; MÜHLEMANN 2011, 109; 112) unterläuft hingegen deren religiös-ästhetische Komplexität. Vgl. auch in der „Liturgie" der *Kirche der Angst* Christoph Schlingensiefs 2008: „[D]er Leidende, der gar nichts tun kann, erfüllt durch sein Leiden die Welt mit christlicher Substanz." (Im Programmheft 2008 als Zitat von Beuys markiert; vgl. MENNEKES 1996, 57.)

[174] Vgl. Röm 8,17.

[175] Diese Kontrafaktizität von Verwundung und Anerkennung wird biblisch in der Szene des ungläubigen Thomas zugespitzt (vgl. Joh 20,19–29).

sozialen Anerkennungsverhältnissen gemeint ist, aber nicht greifbar wird. Im Glauben wird dieses Symbol zum Ausdruck der Gewissheit, in und trotz aller Versehrtheit als ganze Person von Gott unbedingt anerkannt zu sein – und es bei den anderen mit ebenso unbedingt Anerkannten zu tun zu haben. Dies gilt es nun theologisch zu entfalten.

4.4 Theologischer Topos: Glaube an die Rechtfertigung der Versehrten

Traditionell im Zentrum protestantischer Dogmatik steht der *articulus stantis et cadentis ecclesiae*, die Lehre von der Rechtfertigung des Sünders. Diese ist bereits von Albrecht Ritschl und Karl Holl, später auch von Falk Wagner, Eberhard Jüngel und anderen mithilfe des Begriffs der Anerkennung entfaltet worden. Insofern mit der Erfahrung von Krankheit das Problem der Anerkennung der Person virulent wird, liegt es nahe, nach der Erschließungskraft einer anerkennungstheoretisch reformulierten Rechtfertigungslehre für den Umgang mit Krankheit zu fragen. Dies soll im Folgenden geschehen. Ein möglicher Ausgangspunkt dafür wäre die Verortung des Krankheitsthemas in der Sündenlehre, wie sie etwa von Friedrich Schleiermacher vorgenommen wird.[176] Wenn das Übel der Krankheit als Folge der Sünde gedeutet wird, hätte sich die Kranke einerseits als Sünderin, andererseits als von Gott gerechtfertigt, mithin anerkannt zu verstehen. Allerdings ist hier an Albrecht Ritschls Einspruch zu erinnern: Das ist nur plausibel, wenn die Erfahrung von Krankheit tatsächlich mit einem Bewusstsein davon einhergeht, selbst – und sei es lediglich als Glied der Menschheit – *schuldhaft* in das Krankheitsgeschehen verstrickt zu sein. Das kann jedoch nicht allgemein vorausgesetzt werden; auch verbietet es sich, das kranken Menschen anzusinnen, um ihnen anschließend die frohe Botschaft von der Rechtfertigung verkündigen zu können.[177] Selbst dort, wo sich jemand durch sein Verhalten in die Genese und Entwicklung der eigenen Krankheit verstrickt sieht, stellt sich das Anerkennungsproblem in der Krankheitserfahrung gerade nicht nur nach Art und Umfang dieser Verstrickung. Vielmehr tritt es bereits dort auf, wo ein kranker Mensch sich von anderen (oder von sich selbst) auf diese Krankheit reduziert erfährt: wo er sich nicht mehr als Person im Vollsinne, sondern als kranken Körper, versehrtes Gegenüber, hilfloses Subjekt, abgelebtes Leben wahrgenommen findet.[178] Soll auch hier von Rechtfertigung die Rede sein, so ist der Begriff der Rechtfertigung von dem der Sünde zu entkoppeln – zumindest von denjenigen Sündenbegriffen, die sich auf die praktische Sphäre von Verhalten, Han-

---

[176] Siehe dazu Kapitel 3.4, I.
[177] Siehe dazu Kapitel 3.4, II.
[178] Siehe dazu Kapitel 4.1 und 4.2.

deln und Lebensführung beziehen. Mit einer solchen Erweiterung des Recht-
fertigungsbegriffs hat sich insbesondere Paul Tillich befasst und – im Blick
auf die als zeitgenössisch religiös dominant diagnostizierte Frage nach dem
Lebenssinn – von der *Rechtfertigung des Zweiflers* gesprochen (I.). Es ist die
These dieses Kapitels, dass in dieser Übertragung eine Grundstruktur der
Rechtfertigung deutlich wird, die sich über Tillich hinaus nicht nur auf Sünde
und Zweifel, sondern auch auf das Leiden beziehen lässt. In diesem Sinne
wird der Begriff der *Rechtfertigung der Versehrten* entwickelt (II.). Dieser
wird in Anknüpfung an anerkennungstheoretische Reformulierungen der
Rechtfertigungslehre auf das Anerkennungsproblem in der Erfahrung von
Krankheit (III.) und auf andere dogmatische Lehrstücke bezogen (IV.). Im
Kern der Lehre von der Rechtfertigung der Versehrten steht das Symbol der
unbedingten Anerkennung des Menschen durch Gott, in dem sowohl der unbedingte Sinn sozialer Anerkennungsbeziehungen als auch deren Brüchigkeit
und Bedingtheit zum Ausdruck kommen. So zeigen sich Grundlinien einer
theologischen Hermeneutik realer Anerkennungsverhältnisse im Umfeld von
Krankheit, die sich auch in ethischer Hinsicht als fruchtbar erweist (V.).

I. Rechtfertigung als soteriologische Grundstruktur (Paul Tillich)

Vor allem drei Texte Tillichs sind für den Begriff der Rechtfertigung des
Zweiflers relevant. 1919 verfasst Tillich, vermutlich für die Berliner Theologische Fakultät, den Text *Rechtfertigung und Zweifel*, der erst postum veröffentlicht wird.[179] Fünf Jahre später, in seiner Marburger Zeit, hält Tillich einen Vortrag gleichen Titels auf der Theologischen Konferenz in Gießen. Dieser fasst die wesentlichen Gedanken des frühen Manuskripts zusammen.[180]
Eine Abschrift ist im Konferenzband erschienen.[181] In Ergänzung dazu ist ein
Blick auf die 1952 erschienene Schrift *The Courage to Be* (deutsch 1953: *Der
Mut zum Sein*) aufschlussreich, die das Thema der Rechtfertigung nun nicht
mehr im sinntheoretischen, sondern im ontologischen Rahmen entfaltet.[182]
    Die negative Kernthese des Vortrages von 1924, in dem Tillich insbeson-
dere seine Protestantismusdeutung expliziert, ist folgende: Gegenüber der Reformationszeit hat sich die Geisteslage fundamental verändert. Im Vorder-

---

[179] Dieser Text liegt in einer handschriftlichen und einer knapperen und besser geglie-
derten maschinenschriftlichen Form vor. Zitiert wird im Folgenden nach der zweiten Form
(TILLICH 1919, 185–230).
    [180] Allerdings fehlt hier die 1919 eingeführte Formel „Gott hinter Gott" (1919, 219).
    [181] Rechtfertigung und Zweifel, in: Vorträge der theologischen Konferenz zu Gießen,
39. Folge, Gießen 1924, 19–32; mit einigen Abweichungen veröffentlicht in Gesammelte
Werke, Bd. VIII, Stuttgart 1970, 85–100. Zitiert wird nach der sorgfältigen Neuedition
TILLICH 1924.
    [182] Hier zitiert nach TILLICH 1952. Abschnitte aus Bd. III der Systematischen Theologie
werden bei Bedarf hinzugezogen (TILLICH 1963).

grund steht nicht mehr das Problem des eigenen Heils angesichts des Verdammungsurteils Gottes über den Sünder, sondern etwas Fundamentaleres: der sich im Zweifel öffnende „Abgrund der Sinnleere".[183] Der seine Verwerfung durch Gott fürchtende Mensch der frühen Neuzeit war sich bei aller Verzweiflung immerhin doch Gottes gewiss. Diese Gottesgewissheit und in eins damit die Gewissheit eines im unbedingten Sinn gründenden Lebenssinns ist im modernen Zweifel hingegen verloren. Im radikalen Zweifel verschwinden damit nicht nur die Voraussetzungen für die reformatorische Formulierung des Rechtfertigungsproblems; vielmehr steht jede mögliche Neuformulierung des mit Rechtfertigung Gemeinten vor dem Problem, selbst wieder ein Stück positiver Lehre darzustellen und als solche dem Zweifel anheimzufallen.

Die Grundlage der Darstellung bildet die von Tillich seit etwa 1918 vorgenommene Fundierung seines systematischen Denkens im Begriff des Sinnes,[184] wie er sie insbesondere in seiner 1925 erschienenen Religionsphilosophie entfaltet.[185] Sinn ist dasjenige, in dem der Geist seine Wirklichkeit hat. Geist lebt in Sinnakten; er vollzieht Sinn und ist auf Sinnzusammenhänge aus. Jeder Sinnform, d.h. jedem einzelnen Sinn und jedem Sinnzusammenhang, liegt dabei, so die systematische Thesis Tillichs, der Sinngehalt, der unbedingte Sinn, zu Grunde. Diesem unbedingten Sinn verdankt einerseits jede Sinnform ihre Sinnhaftigkeit; andererseits drängt der unbedingte Sinn auf Erfüllung in einer ihm entsprechenden, allumfassenden, allen Sinn synthetisierenden und insofern unbedingten Sinnform. Eine solche ist jedoch unerreichbar; der unbedingte Sinn ist unerschöpflich, weil anderenfalls die bedingten Sinnformen nicht in ihm gründen könnten. So fundiert der unbedingte Sinn nicht nur alle bedingten Sinnformen, sondern steht diesen auch als abgründiger Hinweis auf ihre Vorläufigkeit und Unvollkommenheit gegenüber.[186] Der unbedingte Sinn stellt die einzelne Sinnform unter das Ja der Sinnhaftigkeit wie unter das Nein, dem Sinngehalt selbst nicht zu genügen.

---

[183] TILLICH 1924, 88.

[184] Zu Tillichs früher Sinntheorie vgl. BARTH 1994.

[185] TILLICH 1925, 318ff.

[186] A.a.O., 318f.; vgl. TILLICH 1919, 219. Tillich ist hier bemüht, seine Thesis vom unbedingten Sinn zu plausibilisieren. Sinn kann, so seine Überlegung, nicht allein relational, durch die Stiftung von Zusammenhängen zwischen einzelnen Elementen (bis hin zur Welt als dem umfassenden Sinnzusammenhang), konstituiert sein. Denn damit wäre noch nicht garantiert, dass das ganze Gewebe der Sinnbezüge nicht *in toto* sinnlos ist. Das garantiert allein der unbedingte Sinn (vgl. ebd.). Der zeitdiagnostische Bezug einer solchen Sinntheorie zur Erfahrung einer sinnentleerten, in der Katastrophe des Weltkrieges untergegangenen „Welt" ist offenkundig. Theoriegeschichtlich knüpft Tillich an dieser Stelle an Schellings Spätphilosophie an. Michael Moxter kritisiert das und setzt die lebensweltliche, vortheoretische Gewissheit an die systematische Stelle des gegensatzfreien Unbedingten (vgl. MOXTER 2000, 86ff.)

Religiöse wie nichtreligiöse (mit Tillich: kulturelle) geistige Akte sind gleichermaßen durch den unbedingten Sinn fundiert. Allerdings unterscheiden sie sich, so entfaltet Tillich mithilfe der Intentionalitätstheorie Edmund Husserls, durch ihre Intention: Kulturelle Akte richten sich auf einzelne Sinnformen; religiöse Akte auf den unbedingten Sinn selbst. Allerdings können sich religiöse Akte nicht unmittelbar auf den unbedingten Sinn richten, der kein Gegenstand einer möglichen Intention ist, sondern vermögen dies wiederum nur durch einzelne Sinnformen hindurch zu tun. Aber sie sind, anders als kulturelle Akte, von dem Bewusstsein begleitet, dass sie nicht auf die Formen selbst aus sind, sondern auf den in ihnen zum Ausdruck kommenden unbedingten Sinngehalt. Religion, mit anderen Worten, lebt in *Symbolen*.[187]

Damit ist ein Grundproblem der Religion deutlich. Sie steht in der Gefahr, die Sinnformen, derer sie sich in der Intention auf den unbedingten Sinngehalt bedient, für diesen selbst zu nehmen. Im Aufsatz *Rechtfertigung und Zweifel* von 1924 formuliert Tillich dieses Problem mithilfe des Begriffspaares von *Durchbruch* und *Realisierung*. Wie jede Religion lebt der Protestantismus davon, dass in seinen Formen der unbedingte Sinn zum Durchbruch kommt.[188] Diesen Durchbruch sucht er in seinen Formen, in Verkündigung, Lehre und religiösem Leben, zu erfassen und somit zu realisieren. Doch eine Realisierung ist, eben weil sie Form ist und nicht Gehalt, nicht der Durchbruch selbst; sie droht zur erstarrten Formel zu werden. Genau das ist zugleich Thema und Schicksal von Luthers Rechtfertigungseinsicht: Gegen alles Gesetz, gegen alle religiös formulierte Forderung, überhaupt gegen alle Unmittelbarkeit der Formen religiösen Lebens hatte Luther den gnadenhaften Durchbruch des unbedingten Sinns betont. In diesem Sinne ist die Rechtfertigung „das Durchbruchsprinzip des Protestantismus".[189] Nun wurde sie aber im Luthertum selbst zur Lehre; sie gerann zur festen Form. Die notwendige Reaktion auf die Objektivierung des Durchbruchs war die Kritik: Im Namen der Autonomie widersprach die theologische Aufklärung dieser Lehrbildung. Ihr wurde der Gottesgedanke in dieser kritischen Wendung zur bloßen kulturellen Form, zum Regulativ und Grenzbegriff. Damit ging alle religiöse Unmittelbarkeit verloren; die Richtung auf den unbedingten Sinn war abgeschnitten. So brach sich religionsgeschichtlich der Zweifel Bahn: als letzter, radikaler Zweifel am Lebenssinn, an der Sinnhaftigkeit allen Sinns.

Dieser Zweifel wiederum, so die positive Kernthese von 1924, kann nicht durch die Arbeit an der Form, etwa durch eine verfeinerte theologische Apologetik, überwunden werden. Er ist als Zweifel unüberwindbar, weil er sich

---

[187] Vgl. TILLICH 1925, 319–321; 328; 333f. und dazu HEINEMANN 2015.

[188] Zum Begriff des Durchbruchs bei Tillich vgl. MOXTER 2000, 66ff.

[189] TILLICH 1924, 84. Die Rechtfertigungslehre ist mithin die materialdogmatische Explikation der Religionsphilosophie – ein Gedanke, der sich bereits bei Karl Holl findet (vgl. BARTH 1992, 24f.).

gegen jede Form richtet.[190] Nur durch einen neuen Durchbruch unbedingten Sinnes kann der Zweifel in eine umfassendere Gewissheit hineingenommen werden: durch die *Rechtfertigung des Zweiflers*. Darin wird dem Zweifelnden gegenwärtig, dass er im schmerzhaften Erlebnis der Abwesenheit von Wahrheit und Gewissheit noch unter derjenigen Forderung nach Sinnerfüllung steht, die sich dem unbedingten Sinngrund verdankt. Wer den Zweifel existenziell erfährt, hat gleichsam den Sinn bereits im Rücken. Ihm ist Gott gegenwärtig: nicht in einer bestimmten Gotteserkenntnis, sondern als allem Erkennen und Zweifeln vorausliegender Sinngrund. Im expressionistischen Stil der Zeit schreibt Tillich:

Die Rechtfertigung des Zweiflers ist nur möglich als Durchbruch der unbedingten Gewißheit durch die Sphäre der Ungewißheiten und Irrungen; es ist der Durchbruch der Gewißheit, daß die Wahrheit, die der Zweifler sucht, der Lebenssinn, um den der Verzweifelte ringt, nicht das Ziel, sondern die Voraussetzung allen Zweifels bis zur Verzweiflung ist. Es ist das Erfassen der Wahrheit als Gericht an jeder Wahrheitserkenntnis. Es ist das Aufbrechen des Sinngrundes als unbedingte Gegenwärtigkeit und zugleich unbedingte Forderung, um ihn zu ringen, es ist die Gegenwart der lebendigen Wahrheit als unsagbarer und doch immer vom neuen [sic] zur Aussage drängenden Tiefe.[191]

Tillich bestimmt das Verhältnis der Rechtfertigung des Sünders zur Rechtfertigung des Zweiflers also in doppelter Weise: Zum einen bedarf der Glaube an die Rechtfertigung des Sünders der Gottesgewissheit, die dem Zweifler gerade abhanden kam. Die Rechtfertigung des Zweiflers ist in diesem Sinne Voraussetzung der Rechtfertigung des Sünders.[192] Zugleich, und darauf kommt es im Folgenden an, sind sie strukturell analog. Es ist dieselbe soteriologische Grundstruktur, die sich in beiden zeigt und die Übertragung des Rechtfertigungsgedankens von der Sünde auf den Zweifel ermöglicht.[193] Diese entfaltet Tillich eingehend in seiner Schrift von 1919.[194] Ihre wesentlichen Elemente sind folgende:
1. Im Kern steht jeweils ein Zustand, in dem eine als unbedingt gültig anerkannte Norm (*Gesetz*) verfehlt wurde: die Forderung sittlicher Vollkommenheit einerseits und die Forderung, Wahrheit und Sinn zu erkennen, andererseits.

---

[190] Auch kann der Zweifel nicht als Sünde gebrandmarkt werden; dies hieße, mit Hilfe des moralischen Gewissens das „Wahrheitsgewissen" (TILLICH 1919, 203) zu verdrängen. Zweifel ist keine Schuld.

[191] TILLICH 1924, 89. Zur Entzogenheit Gottes bei Tillich vgl. GALLUS 2005.

[192] Die Sphäre des Wahrheitsbewusstseins ist der des Heilsbewusstseins vorgeordnet; die „Grundoffenbarung" ist Anfang der „Heilsoffenbarung" (TILLICH 1924, 95).

[193] Nach Tillich fallen Grundoffenbarung und Heilsoffenbarung im religiösen Akt zusammen und müssen erst angesichts der religiösen Krise der Gegenwart unterschieden werden (vgl. a.a.O., 95). Letztlich handelt es sich um *einen* Durchbruch des Sinngrundes durch die bedingten Formen religiösen Lebens.

[194] Vgl. TILLICH 1919, 222f.

2. Diese Normverfehlung zeigt sich dabei jeweils als *unüberwindbar.* Sittliche Vollkommenheit, so bringt es der Mythos der Erbsünde zum Ausdruck, ist für den Menschen handlend nicht zu erreichen. Auch der radikale Zweifel, der sich gegen jede Erkenntnis richtet, kann nicht durch theoretische Anstrengung stillgestellt werden.

3. Jeder Versuch, der unbedingten Forderung nachzukommen, trägt den Charakter der *Werkgerechtigkeit:* auf sittlicher Seite der moralische Rigorismus, auf intellektueller Seite etwa das *sacrificium intellectus* in der Selbstbindung an eine Lehre. Beide spotten der unbedingten Forderung. Das gilt auch für die umgekehrte, „mystische" Anstrengung, zugunsten einer wiedergewonnenen religiösen Unmittelbarkeit des Erlebens auf alles Tun und Erkennen zu verzichten. Solche praktische wie theoretische Askese ist ihrerseits ein Werk, das der unbedingten Forderung nicht gerecht wird.[195]

4. Das Bewusstsein dessen, dass die Forderung unbedingt gültig und zugleich unerfüllbar ist, führt in die Verzweiflung. Diese dehnt sich auf das gesamte Selbstverhältnis aus und wird zur Selbstverneinung (*Gericht*). In der Sünde wird sie zur Verzweiflung am Wert, im Zweifel zur Verzweiflung am Sinn des eigenen Lebens.[196]

5. Rechtfertigung ist dann der Durchbruch des unbedingten Sinns, der sowohl der gesetzlichen Forderung wie dem davon abweichenden Ist-Zustand vorausliegt (*Gnade*). Rechtfertigungsbewusstsein ist das Bewusstsein der Teilhabe am Unbedingten trotz eigener Bedingtheit; es ist das Bewusstsein des Bejahtseins im eigenen Wert und Sinn trotz der weiterhin gültigen Verneinung. In paradoxer Weise erfährt sich der Sünder als *simul iustus et peccator* und der Zweifler als zugleich zweifelnd und in der Wahrheit stehend.[197]

6. Der Glaube an die Rechtfertigung ist „die persönliche, unmittelbare, auf Gott gerichtete Bejahung des Paradox der Rechtfertigung";[198] es ist die Bejahung des Bejahtseins. Insofern ist Rechtfertigung eine Rechtfertigung *allein aus Glauben.*

7. Rechtfertigung ist dabei nicht allein imputativ, sondern auch effektiv zu verstehen: Sie ist *Wiedergeburt.* Wie der gerechtfertigte Sünder aus dem Zentrum der Liebe heraus zu handeln vermag, so sieht sich der gerechtfertigte Zweifler zu neuem, schöpferischem Erkennen in der Lage.[199]

---

[195] Vgl. TILLICH 1924, 86; 90.

[196] Es geht also nicht um die einzelne sittliche Verfehlung oder den einzelnen Irrtum, sondern um die Unzulänglichkeit aller menschlichen Sittlichkeit und Erkenntnis (vgl. TILLICH 1919, 200ff.; 217f.; 224).

[197] Vgl. a.a.O., 218f.

[198] A.a.O., 194f. Im Gottesgedanken erhält das Unbedingte eine anschauliche Figuration mit den Zügen des absoluten Seins, Wertes und Ichs (vgl. a.a.O. 220f.).

[199] Vgl. TILLICH 1924, 94f.

Die sinntheoretische Reformulierung der traditionellen Lehrbegriffe ermöglicht es Tillich, eine soteriologische Grundstruktur zu identifizieren, die sich auf die reformatorische Frage nach der Gerechtigkeit des Sünders ebenso beziehen lässt wie auf die moderne Frage des Lebenssinns angesichts von radikalem Zweifel. Im Kern besteht diese soteriologische Grundstruktur darin, dass sich das religiöse Bewusstsein zu einer sich totalisierenden Differenzerfahrung selbst noch einmal in Differenz setzt. Der Ausgangspunkt ist die Differenzerfahrung: Der Mensch erfährt sich als zurückbleibend hinter einer unbedingt gültigen Norm; er erfährt diese Abweichung als mit eigenen Mitteln unüberwindbar und zugleich als für das Gesamt des eigenen Ich maßgeblich, er verneint sich also *in toto* selbst. Im Rechtfertigungsbewusstsein unterscheidet er sich von diesem verneinten Ich noch einmal: Er erfährt sich zugleich als gegründet im Unbedingten, als bejaht; und er erfährt diese Bejahung als umfassender und grundlegender als die Verneinung seiner selbst, insofern die unbedingte Forderung, durch die er sich verneint sieht, ihrerseits im Unbedingten gegründet ist. Das religiöse Bewusstsein setzt sich also zu der sich totalisierenden Differenzerfahrung selbst noch einmal in Differenz – mit Bezug auf eine allen Differenzen vorausliegende Einheit.[200]

II. Die Rechtfertigung der Versehrten

(1.) In späteren Schriften wechselt Tillich die Grundbegrifflichkeit. Nun formuliert er seine Religionsphilosophie und Theologie nicht mehr in sinntheoretischem, sondern in ontologischem Vokabular. Inwieweit dies als tiefgreifende konzeptionelle Änderung oder als Reformulierung der bereits in den Zwischenkriegsjahren gewonnenen Einsichten zu werten ist, ist differenziert zu beurteilen. Für das Thema der Rechtfertigung zeigt sich jedenfalls, dass noch die entsprechenden Ausführungen im 1963 erschienenen dritten Band der *Systematischen Theologie*[201] von den Einsichten der frühen Aufsätze getragen sind.[202] Auch die im Folgenden näher zu betrachtende Schrift *Der Mut zum Sein* von 1952 soll daher nicht unter dem Gesichtspunkt einer werkimmanenten Entwicklung, sondern als eine weitere, für eine breite Leserschaft gedachte Darstellung des Rechtfertigungsthemas gelesen werden. In ihr ist nicht vom Rechtfertigungsglauben,[203] sondern vom „Mut, sich zu bejahen als

---

[200] Diese Einheit ist selbst nicht bestimmbar, da sie allen Differenzen vorausliegt. Zur Einheit von Identität und Differenz mit Hinweis auf Schelling vgl. a.a.O., 230.

[201] Vgl. TILLICH 1963, 254ff.

[202] So hat insbesondere Christian Danz mit einleuchtenden Argumenten für eine Rekonstruktion der späten Schriften im Rahmen der frühen plädiert (vgl. DANZ 2000, 3–5). Auch Werner Schüßler geht von einer grundlegenden Kontinuität im Denken Tillichs aus (vgl. SCHÜßLER 1997, 10).

[203] Tillich bezieht sich auf die Rechtfertigung nur im Modus einer theologiegeschichtlichen Seitenbemerkung (vgl. TILLICH 1952, 123).

bejaht"[204] die Rede; dennoch lässt sich die soteriologische Grundstruktur der frühen Schriften auch in ihr identifizieren. Die normative Differenz, die wiederum den Ausgangspunkt bildet, wird nun formuliert als Differenz zwischen Wesen (Essenz) und Existenz des Menschen:

> Der Mut zum Sein ist der moralische Akt, in dem der Mensch sein eigenes Sein bejaht trotz der Elemente in seiner Existenz, die im Widerspruch zu seiner essentiellen Selbstbejahung stehen.[205]

Das Sein des Menschen ist beständig durch das Nichtsein bedroht. Entsprechend ist die Bejahung des eigenen Seins bedroht durch die *Angst*, in der der Mensch existenziell des Nichtseins gewahr wird. Diese Angst tritt in verschiedenen Formen auf: In der Angst vor der Schuld und der Verdammung wird sich der Mensch der Unvollkommenheit und Zweideutigkeit auch seiner besten Handlungen bewusst. Diese Einsicht kann sich zur völligen Selbstverurteilung totalisieren und in die moralische Verzweiflung treiben. In der Angst vor der Leere und dem Sinnverlust hingegen sieht sich der Mensch in seinen Sinnbezügen vom Nichtsein, von der Sinnlosigkeit bedroht. Es ist der radikale Zweifel, der sich zur Verzweiflung an der Wahrheit, zur geistigen Selbstverneinung steigern kann. Die in den frühen Schriften zur Rechtfertigung namhaft gemachten normativen Differenzerfahrungen, die sich als grundsätzlich unüberwindbar zeigen und sich zur Verzweiflung totalisieren können, treten hier unter dem Begriff der Angst wieder auf.

Der religiöse Umgang mit der Angst besteht wiederum darin, sich zu dieser Differenzerfahrung mit Bezug auf eine vorausliegende Einheit noch einmal in Differenz zu setzen. Dieses Schema ist auch hier in der Anlage des Systems vorgeprägt: nun nicht mehr in der Figur des allen Sinnformen als deren Grund und Abgrund unterliegenden unbedingten Sinnes, dafür aber in der Figur der ontologischen Priorität des Seins gegenüber dem Nichtsein: „Das Sein hat das Nichtsein in sich als das, was im Prozess des göttlichen Lebens ewig gegenwärtig und ewig überwunden ist."[206] Wer sich in der Religion vom Grund dieses ontologisch prioritären Seins, von der Macht des Seins-Selbst ergreifen lässt, überträgt diese Struktur – das *simul* von Sein und Nichtsein bei gleichzeitiger Priorität des Seins – in das eigene Selbstverhältnis. Die Selbstverneinung der Angst wird in die Selbstbejahung des Mutes zum Sein hineingenommen: „[D]er Mut zum Sein ist der Mut, uns anzunehmen als angenommen trotz unserer Unannehmbarkeit."[207]

(2.) Im vorliegenden Zusammenhang weiterführend ist nun der Umstand, dass das Zweierschema von Sünde und Zweifel hier zu einem Dreierschema der Angst erweitert ist. Neben der Angst vor der Verdammung und der Angst

---

[204] A.a.O., 117.
[205] A.a.O., 14.
[206] A.a.O., 34.
[207] A.a.O., 123.

vor der Sinnlosigkeit steht noch eine dritte: die Angst vor dem Schicksal und vor dem Tod. Auch sie kann in religiöser Transzendierung in den Mut zum Sein hineingenommen werden; auch ihr müsste also, wenn sich die soteriologische Grundstruktur auf sie übertragen lässt, in der Terminologie der frühen Schriften eine Form der Rechtfertigung entsprechen. Dabei zeichnen sich Konturen einer *Rechtfertigung der Versehrten* ab.

Bedroht ist in der dritten Form der Angst „die fundamentale Selbstbejahung eines Seienden in seinem einfachen Dasein", die Tillich „ontisch" nennt.[208] Absolut wird diese durch den Tod bedroht, durch die Aussicht, dass das eigene Selbst und die eigene Welt am Lebensende verschwinden werden. Die Angst vor dem Tod als der absoluten Vernichtung hat zudem eine relative Abschattung: die Angst vor dem Schicksal, vor all dem, was dem Menschen unvorhersagbar und ohne erkennbaren Sinn und Zweck zustoßen kann. In dieser Angst zeigt sich die fundamentale Kontingenz des menschlichen Daseins in Raum, Zeit und den kausalen Wechselwirkungen der Welt.

Das Nichtsein ist allgegenwärtig und erzeugt Angst, selbst da, wo keine unmittelbare Todesdrohung vorhanden ist. Es steht hinter der Erfahrung, dass wir, zusammen mit allen anderen Dingen, aus der Vergangenheit in die Zukunft getrieben werden, ohne je Gegenwart zu haben, in der wir ruhen könnten. Es steht hinter der Unsicherheit und Heimatlosigkeit unserer sozialen und individuellen Existenz. Es steht hinter der Bedrohung unserer Seinsmächtigkeit durch Schwäche, Krankheit und Unfälle.[209]

Diese Angst ist im Kern nicht die Furcht vor einem konkreten Schicksalsschlag, sondern die Bedrohung der Selbstbejahung durch die Situation beständiger Verwundbarkeit und Unsicherheit. Im Blick ist also beispielsweise nicht die Furcht vor der Verschlimmerung einer Krankheit, sondern das prekäre Selbstverhältnis dessen, der sich beschädigt findet und sich der – unüberwindlichen – kontingenten Möglichkeit weiterer Beschädigung ausgesetzt sieht. Wiederum geht es um eine normative Differenz: Es liegt etwas Unannehmbares in solcher Verwundung und Verwundbarkeit. Diese, als menschliche Grundsituation aufgefasst, soll im Folgenden mit dem Terminus der *Versehrtheit* bzw. *Versehrbarkeit* bezeichnet werden.[210]

---

[208] A.a.O., 39.

[209] A.a.O., 41f.

[210] Etymologisch stammt „versehren" von dem untergegangenen mittelhochdeutschen Verb „sēren", das „verwunden" („sēr": „Schmerz") bedeutet; „ver-" ist verstärkendes Präfix (Duden 1989, 785). Das substantivierte Partizip „Versehrter" für „Mensch mit körperlicher Behinderung" (eine Bedeutungserweiterung von „Kriegsversehrter", vgl. ebd.) ist kaum noch gebräuchlich. Das Wort ist also wieder frei, um die Bedeutungsweite seiner allein noch gebräuchlichen Negation „unversehrt" aufzunehmen. So begegnet es zuweilen in gehobener (vgl. etwa HONNETH 1994, 212) und poetischer Sprache (etwa bei Hilde Domin, *Bitte*: „Es taugt die Bitte/…/dass wir aus der Löwengrube und dem feurigen Ofen/immer versehrter und immer heiler/stets von neuem/zu uns selbst/entlassen werden." In: REICH-RANICKI 1994, 191). In diesem Sinne wird es in der vorliegenden Arbeit verwendet.

Die Angst vor Schicksal und Tod kann sich ebenso wie die anderen beiden Formen der Angst (und in ihrem Verbund, ja: in ihrer grundsätzlichen Einheit) totalisieren zu einer gänzlichen Selbstverneinung; ihre radikale Konsequenz wäre der Suizid.[211] Doch sie kann auch religiös hineingenommen werden in den Mut, sich zu bejahen als bejaht. Das traditionelle Symbol für diesen Mut, insofern er sich gegen die Angst vor Schicksal und Tod richtet, ist das der göttlichen Vorsehung.[212] Diese ist üblicherweise in der Schöpfungslehre verortet, erhält aber in der Konsequenz der Überlegungen Tillichs die Struktur der Rechtfertigung. Denn wiederum geht es darum, sich in seiner Unannehmbarkeit als angenommen anzunehmen, mithin: sich zu einer sich totalisierenden Differenzerfahrung in Differenz zu setzen.[213] Religiös erfährt sich die Versehrte und Versehrbare als jemand, die in Verwundung und Verwundbarkeit nicht aufgeht. Dieses unversehrte und unversehrbare Ich bleibt dabei unbestimmt; ist doch alles Bestimmte und Konkrete unausweichlich der Verwundbarkeit (ebenso wie der Sünde und dem Zweifel) ausgesetzt. Es ist das transzendente Relat der Gottesbeziehung, die aller identitären Bestimmtheit vorausliegende Person,[214] mit Luther: der innere Mensch.[215] Dieser von Gott angenommene und bejahte innere Mensch ist an Tillich anschließend nicht nur als gerecht und in der Wahrheit stehend, sondern auch als unversehrt zu denken. Präziser: Im Symbol des inneren Menschen ist aktuale oder drohende Verwundung nicht schlichtweg negiert und in die Vorstellung einer gut gepanzerten Unverwundbarkeit überführt. Vielmehr ist der innere Mensch als *nicht-versehrt*, das heiße hier: als jenseits der Differenz von Versehrtsein und Unversehrtsein stehend, vorzustellen. Rechtfertigung der Versehrten bedeutet dann die Transzendierung der Verwundung und Verwundbarkeit, die potenziell das ganze Menschsein in Beschlag nimmt, hin zu einer Person, die all dem vorausliegt.[216] Auf diese Person, die dem Strudel der Verneinung ent-

---

[211] Vgl. TILLICH 1952, 48f.

[212] Vgl. a.a.O., 125.

[213] „Denn Gott begegnen heißt, der Quelle der Gnade begegnen, die annimmt, was unannehmbar ist, und an der Ewigkeit teilhaben lässt, was der Zeit angehört." (A.a.O., 126)

[214] Die Person ist hier analog zur Rechtfertigung der Sünderin als negativ definiert zu verstehen. Ist sie dort allein durch die Unterscheidung von Person und Werk bestimmt (der Mensch jenseits der Taten; vgl. etwa JÜNGEL 2006, 192ff.; 210ff.; 228ff.), ist hier unter Person der Mensch jenseits der Versehrtheit und Versehrbarkeit zu verstehen. Insbesondere handelt es sich also nicht um den kontingenterweise aktualiter unbeschädigten ‚Rest' des Menschen. Zur „Person" als Differenzkategorie vgl. auch MOXTER 2002, 38 und unten III.

[215] Vgl. LUTHER 1520, 251–262.

[216] Diese Person ist daher theologisch als Gegenstand des Glaubens zu verstehen. In der Gottesrelation wird das menschliche Relat, eben diese Person bzw. der innere Mensch, erst konstituiert. Vgl. dazu Luthers 28. These der Heidelberger Disputation: „Die Liebe Gottes findet ihren Gegenstand nicht vor, sondern schafft ihn sich erst" (WA I, 354, 35f.; Übersetzung nach ALAND 1991, Bd. 1, 393). Entsprechend heißt es bei Karl Holl: „Gott ... erweckt ein neues Ich, eine neue Personhaftigkeit" (HOLL 1907, 24).

nommen ist, richtet sich dann auch das unbedingte positive Werturteil, die Bejahung.[217]

Einem Missverständnis der Metapher vom inneren Menschen ist dabei sogleich zu wehren. Der innere Mensch bezeichnet keinen Bereich geistig-seelischer Innerlichkeit, die einem kranken Körper gegenüberstünde und von dessen Versehrtheit und Versehrbarkeit nicht betroffen wäre. Denn zum einen ist schon die Erfahrung einer sogenannten somatischen Erkrankung ebenso körperleiblich wie „innerlich". Es leidet ein ganzer Mensch, mit Eric Cassell: eine Person,[218] nicht nur ein Körper. Zum anderen ist jede fassbare „Innerlichkeit" auch als solche verwundbar, befindet sich also gerade nicht jenseits der Differenz von Versehrtsein und Unversehrtsein. Ebenso wie hinsichtlich der Rechtfertigung der Sünderin zu betonen ist, dass es sich bei dem inneren Menschen um den ganzen Menschen als von Gott gerecht gesprochen handelt,[219] so wird hier unter dem inneren Menschen der ganze Mensch als nicht-versehrt betrachtet. Insbesondere ist der innere Mensch also als leibkörperlicher Mensch zu verstehen – sonst wäre es unangemessen, vom „Menschen" zu sprechen.[220]

Hier erhebt sich ein Einwand, der nichttheologisch wie theologisch formuliert werden kann: Ist es statthaft, einen Menschen als leiblich zu thematisieren und gleichzeitig von seiner Versehrbarkeit abzusehen? Ist eine solche Perspektive nicht gerade ein Relikt jener christlich-leibfeindlichen Traditionen, die bis heute die Selbstbejahung kranker Menschen erschweren? Gilt es nicht vielmehr zu betonen, dass Verwundbarkeit und Versehrtsein unauflöslich zum leiblichen Dasein des Menschen, zu seiner natürlichen bzw. gottgegebenen Endlichkeit gehören?[221] Symbolisch gesprochen: Widerriefe Gott nicht sein Schöpfungswerk, wenn er den endlichen Menschen erschaffte, ihn aber dann in der Rechtfertigung von eben dieser Endlichkeit losspräche?

Das an dieser Stelle entscheidende Element der Rechtfertigungsstruktur ist die normative Differenz zwischen Zustand und Forderung bzw. zwischen Existenz und Essenz. Die Frage ist also, ob in der leiblichen Versehrtheit und Versehrbarkeit etwas *Negatives* liegt, das die Selbstbejahung bedroht. Wenn dem – etwa in der Erfahrung schwerer Krankheit – so ist, so ist eine unmittelbare Parallele zu Sünde und Zweifel gegeben. Sünde und Zweifel sind negative Möglichkeiten des Menschen, die in der Endlichkeit seiner Freiheit bzw.

---

[217] Der Gedanke der Rechtfertigung der Versehrten impliziert also keine religiöse Verklärung von körperlicher Integrität und Unverwundbarkeit. Unbedingt bejaht wird nicht der unversehrte Mensch, sondern der nicht-versehrte, der Versehrtheit und Unversehrtheit transzendiert.

[218] Siehe dazu Kapitel 2.3.

[219] Vgl. dazu auch GRÄB/KORSCH 1985, 45.

[220] Zur Operation, einen leidenden Menschen als einen „whole body" zu sehen, vgl. FRANK 2013, 142.

[221] Vgl. SCHNEIDER-FLUME 2002.

seines geistigen Lebens liegen; analog ist die Versehrtheit eine negative Möglichkeit endlicher Leiblichkeit.[222] Auch der Aufweis dessen, dass ein Leib, der nicht versehrt werden könnte, unberührbar und damit keiner wirklichen Empfindung fähig, mithin nicht *menschlich* wäre,[223] verfängt nicht; denn dasselbe gälte für die Abwesenheit von Freiheit oder Wahrheitsfähigkeit. Ebensowenig spricht der Umstand, dass de facto alle Menschen irgendwann von Krankheit betroffen sind, dass also Leiblichkeit immer Versehrtheit mit sich bringt, gegen ihre rechtfertigungstheologische Betrachtung; denn von empirischer Allgemeinheit ist auch für die Sünde auszugehen. Selbst wenn gesagt werden müsste – wie dies mindestens hinsichtlich des Todes wohl der Fall ist[224] –, dass Versehrtwerden im Verlauf des Lebens ein *notwendiges* Implikat endlicher Leiblichkeit ist, erwüchse daraus noch kein Argument gegen eine Rechtfertigung der Versehrten. So sehr im Falle der Sünde eine Notwendigkeit bestritten werden muss, weil damit ihre Zurechenbarkeit dahinfiele, so wenig gilt das für die Unannehmbarkeit der Versehrtheit. Denn auch wenn die Notwendigkeit ihres Eintretens lückenlos deduzierbar wäre, würde diese immer noch *als eigene* erlitten. Ein valides Argument gegen eine Rechtfertigung der Versehrten wäre allenfalls die Aussage, dass leibliche Versehrtheit und Versehrbarkeit grundsätzlich nicht negativ und insofern *annehmbar* seien. Dem ist aber aus empirischen wie ethischen Gründen zu widersprechen: empirisch, weil es Menschen gibt, denen die Akzeptanz ihrer Versehrtheit, und sei es auch nur in einer bestimmten Phase ihres Lebens, nicht gelingt; und ethisch, weil es keinen Standpunkt gibt, von dem aus die Annehmbarkeit von Versehrtheit und Versehrbarkeit allgemein behauptet und individuell angesonnen werden könnte.[225]

---

[222] Es handelt sich dann um *schlechte* Endlichkeit (vgl. SCHLETTE 2010). Dabei ist nicht vorausgesetzt, dass die in der Krankheit erfahrene Negativität jenseits aller sozialen Bedingtheit stünde und *in toto* objektiv zu begründen wäre. In den Ausführungen zum Stigma und zur Scham (Kapitel 4.2, I. und II.) ist deutlich geworden, dass Stigmatisierung und Beschämung, die nicht unerheblich zum Krankheitsleid beitragen, durchaus auf sozial konstituierten und insofern kontingenten Normen aufbauen. Es kann also angezeigt sein, dem allgemeinen Negativitätsurteil in politischer Absicht zu widersprechen. Davon ist jedoch unberührt, dass ein kranker Mensch im konkreten sozialen Kontext seine Versehrtheit als negativ erfährt.

[223] Vgl. SPRINGHART 2016, 26f.

[224] Der transhumanistische Diskurs bestreitet das allerdings. Siehe dazu Kapitel 5.5.

[225] Es ist unbenommen, dass es Menschen gelingt, Versehrtheit, Versehrbarkeit und Sterblichkeit anzunehmen. Es ist ebenso unbenommen, dass dies wünschenswert ist (vgl. AKASHE-BÖHME/BÖHME 2005, 7ff.). Beides ändert aber nichts daran, dass es Krankheitserfahrungen gibt, die – für die, die sie erfahren – ein zutiefst Sinnwidriges, Negatives, Falsches haben. Diese Negativität aus endlichkeitspädagogischen Gründen auszuschließen, wäre eine Variante der säkularen Theodizee (siehe Kapitel 3.5). Entsprechend verbietet sich auch nicht unter allen Umständen ein „Defizitmodell" in der Seelsorge (gegen HENNING LUTHER 1988, 261ff.).

Insgesamt kann, an Paul Tillich anschließend, die soteriologische Grundstruktur der Rechtfertigungslehre auf den Gedanken einer Rechtfertigung der Versehrten ausgezogen werden. Paul Tillich selbst hat diesen Gedanken nicht formuliert; in seinen Schriften von 1919 und 1925 ist dasjenige nicht präsent, was er später als Mut angesichts der Angst vor Schicksal und Tod namhaft macht. Der Grund hierfür dürfte darin liegen, dass in diesen Schriften die Reformulierung der reformatorischen Rechtfertigungslehre unter den Bedingungen der Zerstörung ihrer Voraussetzungen durch den Zweifel im Fokus steht. Um dieser Reformulierung willen präpariert er die oben rekonstruierte soteriologische Grundstruktur heraus. Diese ist nun aber, so die These dieses Abschnittes, nicht nur für den Zweifel, sondern auch für die Versehrtheit zur Geltung zu bringen. Um diese Übertragung zu präzisieren, ist abschließend nach dem Verhältnis der Rechtfertigung der Versehrten zu den anderen beiden Formen der Rechtfertigung zu fragen.

(3.) Im Kapitel 3.4 wurden verschiedene dogmatische Verortungen des Krankheitsübels diskutiert, die sich auf unterschiedliche Krankheitserfahrungen beziehen ließen. Schleiermacher hatte das Übel (präziser: das Üble am Übel) als Straffolge der Sünde verstanden; mit ihm wäre phänomenal auf Erfahrungen schuldhafter Selbstverstrickung des Einzelnen oder des Kollektivs, dem er angehört, in das Krankheitsgeschehen zu fokussieren. In dieser Hinsicht nähme die Rechtfertigung der Versehrten selbst Züge einer Rechtfertigung der Sünder an.[226] Umgekehrt hatte Albrecht Ritschl das unverschuldete Übel betont, das insofern religiös valent sein kann, als es die Möglichkeit eines sinnvollen Lebens – für Ritschl: den Beitrag des Einzelnen zum sittlichen Endzweck der Welt, dem Reich Gottes – fraglich macht. Mit dieser Verortung des Übels außerhalb der Hamartiologie kommen andere Krankheitserfahrungen in den Blick, in denen das eigene Leben angesichts des Leidens als nicht mehr sinnvoll erscheint. Auf diese bezogen nähme die Rechtfertigung der Versehrten eher Züge der Tillichschen Rechtfertigung der Zweifelnden an.[227] Im Anschluss an Albert Schweitzer konnte schließlich das Übel der Krankheit als Erscheinung eines in sich gespaltenen und gegen sich selbst gewendeten Lebenszusammenhanges verstanden werden. Diese Selbstzerspaltung des Lebens unterläuft die Unterscheidung von verschuldeten und unverschuldeten Übeln. Damit, wie auch mithilfe von Schweitzers Interesse an einer Rettung der Person in der Selbstzerspaltung des Lebens, können Erfahrungen adressiert werden, die jenseits der auf Sünde und Zweifel bezieh-

---

[226] Vgl. dazu den Terminus der „Rechtfertigung des Leibes, der wir als Sünder sind", bei Dietrich Stollberg. Im liturgiewissenschaftlichen Kontext (siehe dazu auch Kapitel 5.3) betont er, es gehe „darum, daß wir unseren Glauben an den gnädigen Gott auch auf unseren mangelhaften und oft genug kranken Körper beziehen" (STOLLBERG 1985, 29), führt dies aber nicht weiter aus.

[227] In diese Richtung, geht Wilhelm Gräbs Interpretation der kirchlichen Kasualien als „Gelegenheiten lebensgeschichtlicher Sinnarbeit" (GRÄB 2000, 188; siehe dazu 4.3., I.).

baren Phänomenbereiche liegen. In der Erfahrung einer Krankheit stehen nicht nur die sittliche und die auf den Lebenssinn bezogene Selbstbejahung auf dem Spiel. Vielmehr kann, wie in Kapitel 4.1 und 4.2 gezeigt, die personale Selbsthabe insgesamt problematisch werden. Bedroht sind nicht nur Sittlichkeit und Sinnhaftigkeit, sondern deren Voraussetzung: ein personales Leben, zu dem unter anderem Handlungs- und Wahrheitsfähigkeit, aber eben auch Leiblichkeit, Sozialität und Daseinsvertrauen gehören. Hinsichtlich solcher, die Selbstbejahung als Person affizierender oder gar zerstörender Krankheitserfahrungen ist von einer Rechtfertigung der Versehrten zu sprechen, die von der Rechtfertigung der Sünder und Zweifelnden unterschieden ist. Sie ist – in der Diktion des frühen Tillich – weder auf Heilsgewissheit noch auf Wahrheitsgewissheit aus, sondern auf eine beiden vorausliegende Selbstvergewisserung der eigenen Personalität. Ebenso wie Tillich also Wahrheitsgewissheit als Voraussetzung der Heilsgewissheit namhaft macht, wäre eine solche ,*Persongewissheit*' wiederum als Voraussetzung beider namhaft zu machen.[228]

III. Rechtfertigungstheologie als Theorie der Anerkennung

(1.) Nun könnte Tillichs Vokabular der Selbstverneinung und Selbstbejahung den Eindruck nahelegen, als würden unter dem Begriff der Rechtfertigung allein ,innere' Probleme eines isoliert gedachten Subjekts adressiert. Um dieses Missverständnis zu vermeiden, wird die Rechtfertigung der Versehrten im Folgenden mithilfe des Begriffs der Anerkennung entfaltet. Selbstbejahung und Selbstverneinung sind als Akte für sich seiender Subjektivität nicht zureichend expliziert; sie sind vielmehr unauflöslich eingewoben in das intersubjektive Geflecht wechselseitiger Anerkennung und Missachtung, in dem die Einzelne steht.[229] Schon die Grundfigur einer Selbstbejahung als bejaht weist auf ein Selbstverhältnis, das durch die Anerkennung eines anderen vermittelt ist: Die *intentio obliqua*, die Bezugnahme auf sich selbst, wird in der Perspektive eines anderen vorgenommen.[230]

Strukturen vermittelter Selbstbejahung konnten bereits in Kapitel 4.1 identifiziert werden. Hier kamen Berichte von Krankheitserfahrungen zur Sprache, die Krankheit als Kränkung, mithin als Anerkennungsproblem beschreiben.[231] Im übertragenen Sinne missachtet der Körper die Belange der Person; erfahren wird eine physische Selbstverneinung. Dies steht jedoch sofort im

---

[228] Tillich betont hier, dass es sich bei den verschiedenen Formen der Rechtfertigung bzw. des Mutes zum Sein wesentlich um dasselbe handelt, das nur unter verschiedenen historischen Bedingungen phänomenal auseinandertritt (vgl. TILLICH 1952, 39; 47f.; 50ff.).

[229] Siehe dazu Kapitel 4.2, III.

[230] Insbesondere Karl Holl hat den Perspektivwechsel als Kern der Rechtfertigungslehre Luthers ausgemacht (vgl. dazu BARTH 1992, 30f.).

[231] Siehe Kapitel 4.1, I.

Kontext intersubjektiver Anerkennungsverhältnisse: Schlingensief ringt um die personale Anerkennung durch seinen Operateur, und Picardie imaginiert ihre eigene Beerdigung als rituelle Artikulation der Anerkennung der anderen. Beide sehen sich, auf der Bühne bzw. im Film, als Kranke den Blicken anderer ausgesetzt und versuchen (in der Imagination, im Falle Schlingensiefs in der Umsetzung auf dem Theater, bei Picardie im Umgang mit Mode), dieses Exponiertsein selbst noch inszenatorisch zu gestalten. Schlingensief fragt darüber hinaus – teils im Modus der Klage, teils in der Stimmung der Zuversicht – explizit danach, was er vor Gott gelte. Das Problem der Selbstverneinung und Selbstbejahung in der Krankheit ist hier jeweils als ein vermitteltes beschrieben: vermittelt durch das eigene Körperverhältnis, das als Anerkennungsverhältnis im übertragenen Sinne erscheint;[232] vermittelt durch intersubjektive Anerkennungsverhältnisse im personalen Nahbereich, aber auch in den Institutionen des Gesundheitswesens; vermittelt durch die Anerkennung Gottes, der als Person adressiert wird.

In Kapitel 4.2 wurde im Rekurs auf sozialphilosophische Theorien der Rollenübernahme und der Anerkennung der Zusammenhang von intersubjektiver Anerkennung und Selbstanerkennung entfaltet. Dabei kamen in unterschiedlicher Art und Weise Phänomene des Überschusses bzw. der Verkennung in Anerkennungsverhältnissen zur Sprache.[233] Selbsthabe ist grundsätzlich durch Anerkennungsverhältnisse vermittelt. Zugleich weiß ich mich in der Anerkennung durch andere nicht zureichend bzw. nicht ohne Rest identifiziert; und ebenso bleibt mir der andere über das hinaus, was ich an ihm anerkennend identifizieren kann, uneinholbar fremd. Schließlich ist alle Anerkennung eine riskante Gabe, die sich der Gegengabe niemals sicher sein kann. Soziale Anerkennungsverhältnisse sind begrenzt, bedingt, endlich und partikular; sie sind durch Erfahrungen der Inkohärenz, Fremdheit, Unangemessenheit, Unversöhntheit und Riskiertheit bestimmt und dadurch in beständiger Bewegung gehalten.

Ausgehend hiervon kann nun die Rechtfertigung der Versehrten als Kernbegriff einer theologischen Hermeneutik der Anerkennungsverhältnisse im Kontext schwerer Krankheit entfaltet werden. Dabei ist die anerkennungstheoretische Reformulierung der Rechtfertigungslehre theologiegeschichtlich nicht neu: Es ist das Verdienst Albrecht Ritschls, die Rechtfertigungslehre konsequent aus einem forensischen Rahmen in ein Modell der „Geltung [des

---

[232] Selbstverständlich kann der Körper *als Physis* nicht anerkennen, also auch nicht beleidigen oder verhöhnen. Entsprechend sprechen Schlingensief und Picardie hier erkennbar metaphorisch. Allerdings handelt es sich keineswegs um eine ‚bloße‘ Metapher: Insofern sie sich mit ihren Körpern identisch wissen, sehen sie sich der Verneinung durch ein am Ort des Körpers fremd gewordenes Selbst ausgesetzt.

[233] Zu einer theologischen Rekonstruktion des Verhältnisses von Selbsthabe und intersubjektiver Rollenübernahme und den darin enthaltenen Überschussmomenten vgl. eingehend ZARNOW 2010.

Gläubigen, TM] vor Gott"[234] übertragen zu haben. Für Karl Holl geht es entsprechend in der Rechtfertigung um die Frage: „Wie meinst du, daß Gott von
dir halte?"[235] So unterschiedliche Theologen wie Falk Wagner[236] und Eberhard Jüngel[237] fassen Rechtfertigung als göttliche Anerkennung und beziehen
diese auf soziale Anerkennungsverhältnisse. Michael Moxter bezeichnet die
Rechtfertigungslehre als „die protestantische Variante einer Theorie der Anerkennung".[238] Doch auch in die katholische Theologie hat die Explikation
der Rechtfertigung als Anerkennungsverhältnis Einzug gehalten.[239] Bei dieser
theologischen Aufnahme des Anerkennungsbegriffs handelt es sich in gewisser Weise um einen Reimport, insofern Hegel seinen Begriff der Anerkennung, der die moderne Theoriebildung wesentlich prägt, mithilfe eines christlich konnotierten Liebesbegriffs formuliert hat.[240]

Bei allen Unterschieden im Einzelnen ist die Grundaussage die, dass sich
der Mensch im Glauben vorgängig zu allen mundanen Anerkennungsverhältnissen, die an Werke, Leistung oder empirische Verfasstheit geknüpft sind,
von Gott unbedingt anerkannt wissen darf.[241] Diese göttliche Anerkennung
findet, Falk Wagner zufolge, ihre Wirklichkeit wiederum in mundanen Anerkennungsbeziehungen: in einem Leben, „das aufgrund der göttlichen Anerkennung in Anerkennung anderer Menschen gelebt wird".[242] Für Eberhard
Jüngel kann sich der Gerechtfertigte ebenso der Legitimität seines Anerkennungsanspruchs gegenüber anderen gewiss sein,[243] wie er wiederum die anderen als Personen anerkennen „wird".[244] Hinter diesem in den Konjunktiv drif-
tenden Futur steht eine intrikate theologische Verlegenheit, die üblicherweise
mit dem Begriff der effektiven Rechtfertigung bezeichnet wird: Inwiefern
erwachsen, traditionell formuliert, aus dem Glauben gute Werke? Anerkennungstheoretisch und allgemeiner gesprochen: In welchem Verhältnis stehen
die vertikale (Gott-Mensch-) und die horizontale (Mensch-Mensch-)Anerken-
nungsrelation? Diese Frage lässt sich auch als Verdacht formulieren: Wird

---

[234] RITSCHL 1882/83, 142. Zu seiner Kritik an einer Juridifizierung des Gottesverhältnisses siehe Kapitel 3.4, II.

[235] HOLL 1907, 9. Zur Rechtfertigungslehre bei Karl Holl vgl. BARTH 1992, 19–40.

[236] Vgl. WAGNER 1990, 53f.

[237] Vgl. JÜNGEL 2006, 6; 52.

[238] MOXTER 2002, 26. Vgl. auch KÖRTNER 2012, 340f.; Evangelische Kirche in
Deutschland 2014, 30f.; KARLE 2016a, 412f.; LAUSTER 2016.

[239] Vgl. OCHS 2000; HOFFMANN 2006; 2011.

[240] Vgl. SIEP 2014, 85; 96.

[241] Der Begriff der Anerkennung wird dabei oftmals nicht näher ausgewiesen (vgl.
KROBATH 2013, 304).

[242] WAGNER 1990, 54; vgl. 53.

[243] „Wer aber *bei Gott* Anerkennung findet, der ist *unwiderruflich*, der ist *definitiv* anerkannt. Er hat das Recht, im Vollsinn des Wortes *zu leben* und mit anderen *zusammen-
zuleben.*" (JÜNGEL 2006, 6)

[244] JÜNGEL 2006, 228.

eine Verbindung zwischen religiöser Selbsttranszendierung und Sozialität erschlichen, indem man in beiden Fällen von Anerkennung spricht und dabei verschleiert, dass es sich beim Gottesverhältnis und bei menschlichen Sozialbeziehungen doch um kategorial zu unterscheidende Relationen handelt?

Die hier vorgeschlagene Lösung dieses Problems besteht darin, die von Tillich in der Rechtfertigungsstruktur namhaft gemachte Selbstverneinung und Selbstbejahung von Anfang an als in intersubjektiven Verhältnissen von Anerkennung und Missachtung stehend zu denken. Die normative Differenz, die zur Selbstverneinung führt, baut sich in diesen Verhältnissen auf; und auch die Selbstdifferenzierung von dieser Differenz, die als Kern von „Rechtfertigung" namhaft gemacht wurde, steht noch unter den Bedingungen sozialer Anerkennungsverhältnisse. Das ist im Folgenden zu entfalten.

(2.) Dazu ist zunächst an die Theorie der sozialen Verkörperung nach Helmuth Plessner zu erinnern.[245] Plessner sieht den Menschen in zwei Darstellungsrelationen (Rollen) – die sich jetzt als Anerkennungsrelationen explizieren lassen – zur sozialen Person werden. Auf der ersten, fundamentalen Ebene stellt sich ein leibkörperlich Existierendes als ein Jemand dar. Die entsprechende dreistellige Anerkennungsrelation heißt dann: Der Leibkörper y wird von einem x als *Jemand* anerkannt und sozial adressiert, also etwa mit einem Namen identifiziert. Auf der zweiten Ebene stellt sich ein Jemand als Inhaber einer bestimmten sozialen Rolle, etwa als Vater, dar. Entsprechend wird dieser y von x als Vater anerkannt und als solcher adressiert. Über diese zwei Ebenen der Darstellung und intersubjektiven Anerkennung reichert sich die Personalität des Menschen, die per se in nichts anderem besteht als in der reinen, leeren exzentrischen Position, sukzessive mit Bestimmtheit an. So baut sich auch die personale Selbsthabe auf: Auf der ersten Ebene hat sich der Mensch überhaupt als (Einzel-)Person; auf der zweiten Ebene in materialidentitärer Bestimmtheit. Die Selbsthabe auf der zweiten Ebene ist ihrerseits eine doppelte: Hier hat sich der Mensch einerseits als Inhaber bestimmter Rollen, andererseits als alle Rollen überschreitendes, für sich seiendes Individuum. Dieses Fürsich, so ergänzt Erving Goffman mit dem Begriff der Ich-Identität, ist wiederum nicht nur als Negativ der Rollenerfüllungen sozial vermittelt. Vielmehr ist es auch als solches Gegenstand sozialer Erwartungen (etwa, sich authentisch zum eigenen Sosein sowie in spielerischer Gelassenheit zu den eigenen Rollen zu verhalten).[246] Mithin steht es ebenso konstitutiv in Verhältnissen der Anerkennung.[247]

---

[245] Siehe oben, Kapitel 2.1, III.

[246] Die Wahrnehmung, dass diese Erwartungen in der Gegenwart stark und spezifisch ausgeprägt sind, wird verhandelt unter dem Stichwort von der modernen „Individualitätskultur" (vgl. etwa WAGNER 1999, 176ff.).

[247] Dass die materiale Ausgestaltung personaler Selbsthabe und darunter auch die Art und Weise, sich als Subjekt zu verstehen und zu verhalten (und als solches behandelt zu werden), historisch kontingent ist, ist die Pointe von gegenwärtigen Theorien der Subjekti-

Somit lassen sich zwei Ebenen sozial vermittelter Selbsthabe identifizieren, auf denen Tillichs Selbstbejahung und Selbstverneinung angesiedelt sein kann: auf der fundamentalen Ebene des Jemand-Seins sowie auf der Ebene bestimmter sozialer Rollen und des intimen Fürsich. Auf beiden Ebenen kann nun die Selbstbejahung als affirmative Selbsthabe durch Krankheit bedroht sein. Auf der zweiten Ebene, die hier zuerst behandelt werden soll, bedroht die Krankheit potenziell alle Rollenfiguren und deren Korrelat, den für sich seienden Rollenträger. Sie zerstört die (ohnehin intrikate) Korrespondenz zwischen Darstellungsleistung und sozialer Erwartung, auf der jede beständige materiale Anerkennung ruht. Die Kranke erfährt, nicht mehr leisten zu können, was sie müsste, um – vor sich selbst und anderen – weiter als das zu gelten, was sie war. Krankheit wird mithin erfahren als sozialer Bestimmtheitsverlust: als Versagen einer bisher zukommenden oder auch nur zukünftig erstrebten identitären Bestimmtheit, mithin als partielle Verneinung des Selbst. Im Falle einer akuten Erkrankung begrenzter Schwere wird dieser Verlust an Bestimmtheit in der Krankenrolle eingekapselt: Die bisherige aktuale soziale Identität wird als zeitweilig suspendiert, aber generell fortbestehend markiert. Mithilfe dieser Virtualisierung sozialer Identität überwintert die Selbstbejahung einen Übergangszustand partieller Verneinung.[248] Damit liegt bereits eine Struktur des Sich-in-Differenz-Setzens zu einer Differenz vor, die jedoch von der Struktur der Rechtfertigung unterschieden ist.[249]

Wenn allerdings eine Krankheit chronisch oder so schwer wird, dass die Rückkehr in die alte Korrespondenz von Rollenerwartung und Rollenerfüllung nicht mehr zu erwarten steht, erhält die Selbstverneinung einen unabsehbaren zeitlichen Horizont. Zudem kann sie sich im Falle des Krankheitsfortschritts auf weitere Anerkennungsrelationen und entsprechende soziale Bestimmtheiten ausweiten. Erstreckt sich das auf zu viele Bereiche, die der Einzelne bisher als für sein Selbstsein relevant erachtete, steht die Selbstverneinung in der Gefahr, sich zu totalisieren. In diesem Fall droht der Eindruck, *etwas* nicht mehr zu können und entsprechend *etwas* nicht mehr zu sein, zu kippen in die Überzeugung, *nichts* mehr zu können und *nichts* mehr zu sein.[250] Erving Goffman hat gezeigt, dass der grundlegende Anspruch, als Mensch unter Menschen anerkannt zu werden, vor allem als Anspruch auftritt, ein *ganz normaler Mensch* zu sein. Und dieser ist bereits durch ein Stigma, eine einzige signifikante Abweichung von einer relevanten normati-

---

vierung, die im Anschluss an Michel Foucault und Judith Butler entfaltet werden. Vgl. dazu die Beiträge in ALKEMEYER/BUDDE/FREIST 2013.

[248] Zu Goffmans Begriffen der aktualen und der virtualen sozialen Identität siehe 4.2, II.

[249] Vgl. auch BURY 1991, 456f. zum Konzept der Legitimation von Krankheit, in der der Krankheit ein legitimer Platz im Leben zugewiesen wird, sodass der „sense of personal integrity" (456) – hier zu verstehen als: die Selbstanerkennung – nicht infrage steht.

[250] Dies dürfte insbesondere dann der Fall sein, wenn Erwartungen an die Präsentation einer authentischen Ich-Identität nicht mehr erfüllt werden.

ven Erwartung, gefährdet. Entsprechend konnte oben die Scham rekonstruiert werden als Bewusstsein, nicht nur in bestimmter Hinsicht nicht mehr anerkennungswürdig zu sein, sondern auch darüber hinaus nicht mehr als Subjekt möglicher Anerkennung und insofern als Person zu gelten.[251]

An dieser Stelle hat die Rechtfertigung der Versehrten ihren ersten Ort. Wer sich in einer solchen Krankheit als gerechtfertigt erfährt, unterscheidet sich selbst als Person, als inneren Menschen, von potenziell aller sozialen Bestimmtheit. Dieser innere Mensch wird erfahren als unbedingt anerkannt. Das religiöse Subjekt deutet sich selbst als Relat in einer dreigliedrigen Anerkennungsrelation: *Gott* (*x*) erkennt *mich* (*y*) als *z* an. Das dritte Relat, *z*, kann dabei unterschiedlich gefasst werden: als Kind Gottes, Christus in mir etc.[252] Jeweils handelt es sich um eine Selbstdeutung mithilfe eines Symbols, das die unbedingte Zuerkennung unendlichen Wertes zur Darstellung bringt, aber nicht an einzelne soziale Bestimmtheiten bindet. Das religiöse Symbol unbedingter Anerkennung durch Gott bildet also eine soziale Anerkennungsrelation strukturell nach und transzendiert sie zugleich. Die bedingte soziale Anerkennung wird symbolisch überstiegen hin zu einer unbedingten Anerkennung als ein der jeweils fraglichen Bestimmtheit enthobener innerer Mensch.[253]

Der Rechtfertigungsglaube weist somit eine Figur der Selbstunterscheidung auf, die sich von den bisher entfalteten Unterscheidungsfiguren abhebt. Insbesondere handelt es sich bei dem inneren Menschen nicht um das sich von allen Rollenfiguren unterscheidende intime Fürsich Plessners bzw. die Ich-Identität Goffmans. Denn auch diese sind material bestimmt und zudem durch die Krankheit affiziert: etwa durch die Scham angesichts von Krankheit; durch das Leiden daran, seinem versehrten Körper nicht hinreichend souverän gegenüberzustehen. Ebenso handelt es sich nicht um die in der Krankenrolle von vielen materialen Erwartungen freigesetzte Person des Kranken. Denn auch diese ist wiederum sozialen Erwartungen und damit der Dynamik des Kampfes um Anerkennung ausgesetzt; und sie ist konstitutiv zeitlich verfasst.[254] Schließlich handelt es sich, wie bereits betont, auch nicht um eine Sphäre der Innerlichkeit jenseits des Leiblichen. Der innere Mensch symbolisiert vielmehr die *ganze* Person unabhängig vom versehrten Sosein.[255]

---

[251] Siehe oben, Kapitel 4.2, II. Zur Beziehung von Rechtfertigung auf Scham vgl. SCHNEIDER-FLUME 2008, 273f.; ZOBEL 2013.

[252] Siehe dazu unten, IV.

[253] Genauer ist die gesamte Relation „Gott erkennt mich als Kind Gottes an" als religiöses Symbol zu verstehen, in dem die Unbedingtheitsmomente sozialer Anerkennungsrelationen zur Darstellung kommen. Damit sind die Aporien vermieden, die entstehen, wenn die Anerkennung des Menschen durch Gott als eigene Anerkennungsrelation *neben* sozialen Anerkennungsrelationen entfaltet wird. (siehe dazu unten, Anm. 257)

[254] Zur Theorie der Krankenrolle vgl. Talcott PARSONS 1951, 428ff.; 285ff.

[255] Der innere Mensch ist bei aller materialen Unbestimmtheit insofern als *ganzer* Mensch bzw. als ganze Person zu denken, als er nicht durch die Desintegration der Krank-

Zugleich ist der im Symbol der göttlichen Anerkennung angezielte innere Mensch nicht unabhängig von dem Individuum, das in sozialen Anerkennungsbezügen steht. Vielmehr kann der innere Mensch verstanden werden als das in allen sozialen Anerkennungsverhältnissen, so begrenzt, bedingt und prekär sie auch sein mögen, *Gemeinte: dieser* Mensch, der personale Fluchtpunkt jeder Anerkennung. Das religiöse Symbol der Anerkennung durch Gott transzendiert bestehende, materiale, konditionierte Anerkennungsverhältnisse auf den in Kapitel 4.2, III., herausgearbeiteten sozialen Sinn der Anerkennung hin: Zum einen symbolisiert es diejenige Ganzheit der Person, auf die sich reale Anerkennungsverhältnisse richten, ohne sie jedoch, eben weil sie bedingt sind, zu erreichen. Zum anderen symbolisiert es die Überwindung aller Bedingtheit realer Anerkennungsrelationen, also die Transzendierung jeglicher zeitlichen Beschränkung, inhaltlichen Konditionierung oder graduellen Abstufung. Jede Selbstanerkennung ist begrenzt, bedingt und prekär. Aber sie wird im Rechtfertigungsglauben verstanden als gerichtet auf jenen unendlich wertvollen ('anerkennungsberechtigten') inneren Menschen, der von Gott immer schon unbedingt anerkannt ist. Rechtfertigungsglauben heißt dann, sich in konkreten Anerkennungsverhältnissen als diese unbedingt anerkannte ganze Person ansichtig zu werden.

Das hier für die Selbstdeutung Entfaltete gilt ebenso für die Deutung anderer. Die konstitutive Wechselseitigkeit sozialer Anerkennungsverhältnisse impliziert, dass das in ihnen stehende Subjekt sich nicht lediglich selbst als unbedingt anerkannte ganze Person ansichtig werden kann, sondern dass ihm auch diejenigen, mit denen es in wechselseitigen Anerkennungsverhältnissen steht, als unbedingt anerkennungswürdige ganze Personen aufscheinen. Es ist die Pointe des Personseins, Person unter Personen zu sein.[256] Die Erfahrung, im anderen unabhängig von dessen Verfasstheit, Leistungsfähigkeit und sei-

---

heit bestimmt ist. Die *ganze Person* ist insofern eine Differenzkategorie: Sie unterscheidet die Person von ihren desintegrierten Bestimmtheiten. Dazu siehe auch Abschnitt 3.

[256] Mit Plessner ist Personalität als aller Individuation vorgängig zu denken – in diesem Sinne gibt es überhaupt nur eine Person (siehe oben, Kapitel 2.1). Damit unterläuft die Struktur der Rechtfertigung den Gegensatz von Subjektivitäts- und Alteritätstheorien: Es muss nicht entschieden werden, ob die unbedingte Anerkennungswürdigkeit zunächst am Ort des Anderen oder im eigenen Selbstverhältnis aufgeht. Ob also etwa von Paul Tillich aus zuerst nach Selbstbejahung gefragt wird (so in Abschnitt II.; Tillich selbst unterscheidet dann zwischen der Selbstbejahung und der Liebe zu anderen, vgl. 1954, 164; zur Liebe vgl. auch 1963, 188) bzw. von Emanuel Hirsch aus ein Subjekt gedacht wird, dass sich im Gewissen als Person unter Personen selbst ansichtig wird (vgl. HIRSCH 1989, Bd. I, § 49 A und dazu ZERRATH 2011, 214f.), oder ob umgekehrt von Levinas aus die Subjektwerdung als vom Antlitz des Anderen ausgehend verstanden wird (auch dieses Motiv wird bei Paul Tillich verarbeitet und mit dem Anerkennungsbegriff verbunden; vgl. TILLICH 1963, 53f.; 58f.), kann hier dahingestellt bleiben. Mehr noch: Beide Modelle können als theoretische Verallgemeinerungen konkreter religiöser Erfahrungen von (Inter-)Personalität gelesen werden (siehe dazu Kapitel 4.2, III.).

nem nach außen präsentierten Selbstverhältnis den inneren Menschen zu sehen, transzendiert die bedingte Anerkennung des anderen. Insgesamt ist in der anerkennungstheoretischen Reformulierung der Rechtfertigungslehre die Anerkennung des Menschen durch Gott nicht als ein eigenes, von den sozialen Bezügen per se unabhängiges Anerkennungsverhältnis zu verstehen, sondern vielmehr als Symbol für die Transzendierung von Selbst- und Fremdverhältnissen. Wer sich selbst im Rechtfertigungsglauben von Gott anerkannt erfährt, transzendiert sein materiales Selbstverhältnis auf ein diesem zugrundeliegendes, vorgängiges, unbedingtes Anerkanntsein. Wem in der personalen Begegnung der unendliche Wert des Anderen, sein unbedingt berechtigter Anspruch auf Anerkennung als ganze Person, aufgeht, transzendiert das bestehende Verhältnis allenfalls bedingter Anerkennung zu ihm.[257] Diese Transzendierungserfahrungen finden im Symbol der Anerkennung des Menschen durch Gott ihren Ausdruck.[258]

Im Rechtfertigungsglauben kommt also der soziale Sinn von Anerkennung, der in seiner Unbedingtheit selbst nicht greifbar ist, symbolisch zu Bewusstsein. Phänomenal ist hierbei durchaus an Erfahrungen der Durchbrechung von Alltagssituationen zu denken, in denen mehr aufscheint, als üblicherweise zutage liegt. So berichtet eine Palliativpflegerin:

Wenn ich die Hand eines Sterbenden halte – vielleicht kann ich im Moment nicht mehr für ihn tun – wenn ich ganz präsent an seinem Bett sitze und spüre, dass er sich entspannt und ruhiger wird, kann ein Mitgefühl entstehen, das bisher unbekannt war. Dieses Gefühl verbindet uns. Es ist ein Gefühl der tiefsten Menschlichkeit. […] Wenn ich eine Kollegin beobachte, die sie sich um den Körper eines Sterbenden kümmert, dann erlebe ich eine Geste von Sanftheit und Geborgenheit. Diese Art der Pflege berührt die ganze Person und drückt aus, dass dieser Mensch einzigartig ist, dass dieser Mensch trotz seiner Erkrankung oder seines Alters ,heil' ist und dass jeder Mensch ein Mysterium in sich birgt.[259]

---

[257] Es handelt sich gleichsam um die symbolische Triangulierung einer sozialen Anerkennungsrelation. Anders spricht etwa OSWALD BAYER 2009 von einer wechselseitigen Anerkennung von Gott und Mensch. Die Aporien eines solchen Ansatzes hat Falk Wagner herausgearbeitet: Mit den Mitteln Hegelscher Logik bzw. Phänomenologie des Geistes führt der Gedanke einer Anerkennung des Bedingten durch das Absolute notwendig zu einer Symmetrisierung der Anerkennungsrelation und damit letztlich zur Aufhebung der Differenz von Gott und Mensch bzw. zur Aufgabe des Gedankens der Personalität Gottes. Es bleibt dann, das Göttliche als Prädikat sozialer Anerkennungsverhältnisse zu verstehen, und es damit, der Wagner-Interpretation Michael Murrmann-Kahls zufolge, gänzlich in der Immanenz dieser Verhältnisse zu verorten (vgl. WAGNER 1999, 149ff.; MURRMANN-KAHL 2005, 73f.). Das spricht m.E. nicht gegen das Symbol der Anerkennung des Menschen durch Gott, wenn deutlich ist, dass sie den Charakter einer Sprengmetapher im Sinne Hans Blumenbergs aufweist (vgl. dazu BLUMENBERG 1979, 84).

[258] In Analogie zu Schleiermachers Glaubenslehre ließe sich hier für den Gottesgedanken formulieren: Gott ist das Woher der unbedingten Anerkennung (vgl. SCHLEIERMACHER 1830/31, § 4).

[259] AUGUSTYN 2009, 161.

In der Interaktion mit Patientinnen und Patienten erfährt die Pflegerin die kontrafaktische Ganzheit der Person des Anderen, dessen Entzogenheit sowie eine tiefe Verbindung, die sie als „Gefühl der tiefsten Menschlichkeit" beschreibt. In der professionellen Pflegebeziehung spürt sie – bei sich selbst wie bei ihrer Kollegin – unbedingte Anerkennung. Diese ist ihr nicht immer bewusst; sie scheint vielmehr auf in Situationen gesteigerter Präsenz, die sie in einer religiös konnotierten Sprache beschreibt. Ohne die hier dargestellte Erfahrung ungebührlich theologisch eingemeinden zu wollen, lässt sie sich doch als Beispiel für einen phänomenalen Gehalt verstehen, der im Symbol der Rechtfertigung der Versehrten zum Ausdruck kommen kann.

Bisher wurde der Gedanke der Rechtfertigung der Versehrten im Anschluss an Paul Tillichs sinntheoretische bzw. ontologische Grundlegung der Religionsphilosophie und damit der Theologie entwickelt. Allerdings ist er nicht an deren Voraussetzungen gebunden. Insbesondere muss Tillichs starke Annahme, jeder kulturelle Akt sei substantiell religiös, nicht geteilt werden. Denn diese birgt die Gefahr einer theologischen Selbstzuständigkeitserklärung für das Gesamt der Kultur. Im vorliegenden Zusammenhang genügt es, lediglich auf Momente personaler Unbedingtheit abzustellen, die in sozialen Anerkennungsverhältnissen aufscheinen. Tillichs unbedingter Sinn muss im vorliegenden Kontext also nur dafür in Anspruch genommen werden. Dass Anerkennungsrelationen eine Richtung auf unbedingte Anerkennung aufweisen, wurde in Kapitel 4.2 ohne theologische Voraussetzungen entfaltet.

(3.) Doch die Rechtfertigung der Versehrten bezieht sich nicht allein auf die Transzendierung materialer sozialer Bestimmtheiten. Eine entsprechende Figur ist auf der Ebene der fundamentalen Darstellung und Anerkennung als *Jemand* namhaft zu machen. Auch diese kann in der Situation schwerer Krankheit prekär werden. Dies gilt in der Fremdanerkennung, wenn gesagt wird, jemand „vegetiere nur noch vor sich hin". Solche Aussagen werden gewöhnlich auf ein breites Spektrum von Zuständen bezogen: von schwerer Pflegebedürftigkeit über die intensivmedizinische Unterstützung von Vitalfunktionen bis zu komatösen Zuständen und verschiedenen Stadien des Sterbeprozesses. Empirisch kann gezeigt werden, dass im Kontext von Behandlungsentscheidungen am Lebensanfang und am Lebensende die Zu- und die Aberkennung des Personstatus abwechseln und – eigentlich kategorial undenkbar – graduiert werden können.[260] Doch auch im Selbstverhältnis kann sich ein Mensch in der Krankheit auf einen subpersonalen Zustand hinabgedrückt erfahren, wie anhand der Autopathographie Christoph Schlingensiefs dargelegt wurde.[261] In diesen Fällen geht es nicht um die eine oder andere konkrete soziale Bestimmtheit, sondern darum, ob ein Körper(leib) grundsätzlich als Person anerkannt wird oder nicht.

---

[260] Vgl. MOOS et al. 2016, 154ff.
[261] Siehe Kapitel 4.1, I.

Auch diesbezüglich wird in der Rechtfertigungsstruktur eine Differenz zu einer Differenz aufgebaut: Der innere Mensch wird in diesem Fall nicht von der Differenz zwischen sozialen Erwartungen und aktualem Sosein unterschieden, sondern übersteigt noch die Differenz von Person und Nicht-Person. In Anlehnung an eine Wendung Paul Tillichs könnte man sagen, dass dort, wo in Krankheit und Sterben die Anerkennbarkeit der Person zweifelhaft wird, eine *Person hinter der Person* erscheint.

Hier könnte eingewandt werden, dass die Rechtfertigungslehre an dieser Stelle ungebührlich in Richtung auf die Eschatologie hin überdehnt wird. Denn hier werden Momente, die traditionell mit der Vorstellung von der unsterblichen Seele verbunden sind, in die Konzeption der Rechtfertigung aufgenommen. Allerdings ist dies, wie anhand des Geschehens von Krankheit und Gesundheit deutlich wird, ein Implikat des Rechtfertigungsgedankens selbst: Wenn in der Rechtfertigung die Person von aller materialen Bestimmtheit ihres körperleiblichen Soseins unterschieden wird, so darf diese Unterscheidung nicht wieder empirisch eingezogen werden – etwa durch eine Diagnostik, die am Körperleib den Tod und damit den Fortfall der Person feststellt. Denn auch eine solche bezieht sich ja auf die Verfasstheit des Körpers. Sie erkennt den Personstatus nach rechtlich kodifizierten und technisch operationalisierten Kriterien zu, die gegenüber der Erfahrung mit Sterbenden kontingent sind.[262] Hinge die Personalität eines Menschen hiervon ab, wäre sie wiederum empirisch konditioniert. Hier wird deutlich, dass die im Rechtfertigungsglauben adressierte Person (bzw. Person hinter der Person) nicht mit dem Menschenwürdeträger des Grundgesetzes identisch ist – und sich, bei aller Nähe, religiöse und rechtliche Anerkennung der Person unterscheiden.[263] Die Person in den Augen Gottes, der innere Mensch, das Kind Gottes etc. ist vielmehr das Symbol für das personale Unbedingtheitsmoment in der Begegnung zwischen menschlichen Körperleibern. Dieses Unbedingtheitsmoment interpersonaler Erfahrung ist nicht davon abhängig, ob und inwieweit ein Körper schon oder noch in den Geltungsbereich von Art. 1 GG fällt.

Hinzu kommt ein weiterer Aspekt. Indem der innere Mensch in seiner unbedingten Anerkennungswürdigkeit von aller materialen Bestimmtheit des Soseins unterschieden wird, zeigt er sich als der konkreten Beziehung zum anderen oder zu sich selbst entzogen. Der innere Mensch ist kein Gegenstand der Interaktion oder des Selbstverhältnisses; er erscheint allein in der Transzendierung des bestehenden Verhältnisses. Diese letzte Entzogenheit der Per-

---

[262] Ein prominentes Beispiel hierfür ist die Hirntoddiagnostik im Vorfeld einer Organspende. In der Begegnung mit einem bereits als tot erklärten, in wesentlichen Vitalfunktionen aber intensivmedizinisch weiter unterstützten Körperleib lassen sich solche ‚Person-hinter-Person'-Erfahrungen machen. Vgl. GÖRGEN/INDERST 2015 und den Vorschlag zu liturgischen Umgang mit diesen Grenzerfahrungen in AK-Ethik o.J.

[263] Dazu vgl. die Beiträge in Groß et al 2007.

son ist durchaus verträglich mit Interaktionssituationen, in denen ein Körper nur noch in reduzierter Weise oder nicht mehr den Erwartungen an einen Jemand entspricht. Wenn ein Mensch im Koma denen, die mit ihm umgehen, als unbedingt anerkennungswürdige Person aufscheinen kann, so ist nicht plausibel, dass diese Transzendierungserfahrung mit der Feststellung eines Hirntodes dahinfiele oder sich auch nur durch das Resultat hirnelektrischer Messungen bedingt wissen könnte.[264] Das Unbedingtheitsmoment personaler Begegnung ist per se nicht zeitlicher Natur;[265] und es kann zusammenbestehen mit der Erfahrung des sukzessiven Rückzugs eines Menschen aus seinem personalen Leben.[266] Insofern ist es an keine Todesgrenze gebunden.[267]

IV. Bezüge zu anderen dogmatischen Lehrstücken

Zur Eingliederung der so verstandenen Rechtfertigung der Versehrten in den dogmatischen Lehrzusammenhang gilt es zunächst, die theologische Rede von der Person genauer auszuweisen. Mit einer anerkennungstheoretischen Reformulierung der Rechtfertigungslehre verbindet sich kein positiver theologischer Begriff der Person, der die konstitutiven Eigenschaften einer Person benennte und insofern zur philosophischen Auseinandersetzung um Personalität beitragen könnte.[268] Es handelt sich vielmehr um eine Differenzkategorie:[269] Als Person unterscheidet sich ein Mensch von jeder ihm zuschreibbaren materialen Bestimmtheit – und, in letzter Konsequenz, noch von jedem wie auch immer formal gefassten Personstatus.[270] Wird ein Mensch sich

---

[264] Daraus folgt selbstverständlich kein ethisches Argument gegen den Konnex von Hirntod und Organspende. Wohl aber wird von hier aus das Unbehagen, das sich mit diesen Konnex verbindet, verständlich.

[265] Emanuel Hirsch argumentiert, dass die wechselseitige Anerkennung als Person ein Ganzheitsmoment impliziere, das den Vollendungsgedanken fordere, also letztlich der Vorstellung eines ewigen Lebens bedürfe (vgl. dazu ZERRATH 2011, 280).

[266] Vgl. dazu MOOS et al. 2016, 164f.

[267] Es ist zu betonen, dass es im vorliegenden Kontext um Erfahrungen geht, die sich auf den direkten perimortalen Bereich beziehen. Die Fortsetzung von Anerkennungsverhältnissen weit über den Tod eines Individuums hinaus ist ein eigenes, hochkomplexes Problemfeld, das hier nicht behandelt werden kann.

[268] Dazu vgl. etwa STURMA 1997; HEINRICHS 2000. Zum Begriff des „Menschenbildes" vgl. GRAF 2009, 133ff.

[269] Vgl. MOXTER 2002, 36.

[270] Hier zeigt sich eine grundlegende Affinität zu Plessners Begriff der Person in ihrem Hiatuscharakter (siehe Kapitel 2.1). Allein die Richtung ist umgekehrt: Für PLESSNER ist die Person das reine Vermittlungsproblem, die Integrationsaufgabe, die Ganzheit, die erst werden muss. Diese Aufgabe setzt eine Fülle von sozialen und kulturellen Vermittlungen aus sich heraus, in denen ein Leibkörper für sich und andere als menschliches Individuum greifbar wird. Die theologische Differenzkategorie der Person transzendiert umgekehrt eben diese Vermittlungen auf eine ungreifbare Ganzheit hin, die sich in ihnen materialisiert, aber nur symbolisch vorgestellt werden kann.

selbst oder anderen als ganze Person ansichtig, tritt eine unbedingte Anerkennungswürdigkeit hervor, die alle vorfindliche Anerkennung übersteigt und doch in dieser letztlich *gemeint* ist. Scheint in einer sozialen Anerkennungsrelation – oder überhaupt in einer Interaktion – ein Mensch als Person auf, wird die Relation auf ein Moment unbedingter Anerkennung hin transzendiert und damit zugleich in ihrer vorfindlichen Begrenztheit, Bedingtheit und Brüchigkeit deutlich.[271] Mit Tillich gesprochen, der hier Fichte aufnimmt, zeigt sich die unbedingte Anerkennung des Menschen durch Gott als *Grund und Abgrund* sozialer Anerkennungsverhältnisse.[272]

Das unbedingt Anerkennungswürdige bleibt im Verhältnis zu sich selbst bzw. zum anderen entzogen, ungreifbar, fremd.[273] Als Differenzkategorie kann die Person nur symbolisch adressiert werden. Es wäre nun reizvoll, das Material der christlichen, insbesondere der biblischen Tradition daraufhin durchzumustern, inwiefern sie hierfür geeignete Symbole bereitstellen. Der Mensch in den Augen Gottes,[274] Christus in mir,[275] die Gotteskindschaft,[276] die leibliche Auferstehung,[277] die altkirchliche christologische Lehrbildung zum Leiden Christi zwischen Doketismus und Theopaschitismus,[278] die mittelalterliche Kontemplation des Leidens Christi,[279] die Unsterblichkeit der Seele,[280] der theologische Diskurs der Gottebenbildlichkeit zwischen Schöpfungs- und Rechtfertigungstheologie,[281] der Gedanke des Reiches Gottes[282]

---

[271] Wenn die vorfindliche Anerkennungsrelation als Manifestation des absoluten Geistes erscheint (vgl. WAGNER 1999, 114), so doch nur in gebrochener Weise, nämlich so, dass sie sich selbst als unzureichend zeigt, da sie der geforderten Unbedingtheit der Anerkennung gerade nicht entspricht. Mit Thomas Bedorf ist materiale Anerkennung immer Verkennung (vgl. BEDORF 2010); insofern geht mit der religiösen Transzendierung von Anerkennung ein Bewusstsein dieser Verkennung einher (ohne allerdings anders als symbolisch auf ein ‚unverkanntes' Ich oder Du zugreifen zu können).

[272] In Bezug auf welche Individuen und in welchen Situationen eine solche Transzendierung allerdings möglich ist, ist wiederum vom kulturellen Kontext abhängig. Hier ist unter dem Stichwort der Sakralisierung der Person für westliche Kulturen eine Universalisierungsbewegung festgestellt worden, die allerdings keineswegs einlinig ist (vgl. JOAS 2011).

[273] Zur Übersetzung von *iustitia aliena* bzw. imputativer Gerechtigkeit durch den Gedanken der Fremdheit vgl. MOXTER 2002, 29–31.

[274] Ps 31,17

[275] Gal 2,20. Zur Doxa Christi in der Rechtfertigungslehre vgl. KÖRTNER 2012.

[276] Joh 3,1.

[277] 1 Kor 15,35ff.

[278] Vgl. ETZELMÜLLER 2009, 168f.

[279] Vgl. GABRIEL 2013, 590ff.

[280] Vgl. MILDENBERGER 1979, 560ff.

[281] Zur rechtfertigungstheologischen Struktur der Schöpfungslehre vgl. nur die Auslegung zum 1. Artikel des Credo in Luthers Kleinem Katechismus („ohn all mein Verdienst und Würdigkeit").

und die verschiedenen Formulierungen der Rechtfertigungslehre: Sie alle
können *auch* gelesen werden als symbolische bzw. lehrhafte Verdichtungen
der entfalteten Differenzierungsfigur. Allerdings dürften sie in sehr unter-
schiedlichem Maße für eine moderne Religionskultur anschlussfähig sein.

Es ist zu betonen, dass sich die Rechtfertigung der Versehrten nicht nur auf
eine „Anerkennung jenseits aller Leistung"[283] beschränkt. Eine auf das Thema
der Leistung abstellende Reformulierung der Rechtfertigungslehre ist theologisch unterbestimmt. Denn damit ist, mit Axel Honneth gesprochen, lediglich
eine Sphäre der Anerkennung, nämlich die der sozialen Wertschätzung, berührt. Doch auch die anderen Sphären der Anerkennung, Liebe und Recht,
weisen Unbedingtheitsmomente auf,[284] die im Symbol der Anerkennung des
Menschen durch Gott zum Ausdruck gebracht werden können. Noch die
Ausdifferenzierung der Anerkennungssphären selbst erscheint im Lichte unbedingter Anerkennung der ganzen Person als bedingt und vorläufig. Das im
christlichen Kontext eingeführte Symbol entdifferenzierter unbedingter Anerkennung ist das der Liebe Gottes. Es ist in biblischer Redeweise keinesfalls
nur auf die Sphäre affektiver Primärbeziehungen beschränkt, sondern wird
auch in rechtlichen und sozialen Zusammenhängen verwendet.[285] So entwickelt Hegel seine Philosophie der Anerkennung in Verlängerung des christlichen Liebesgedankens.[286] Ebensowenig wie das „Recht" in „Rechtfertigung"
nicht auf die juridische oder moralische Sphäre beschränkt gedacht werden
darf, ist „Liebe" hier auf Affektion zu reduzieren. Vielmehr stehen beide
Symbole in einem produktiven wechselseitigen Korrekturverhältnis.

Dabei ist der Topos der Rechtfertigung von dem der Vorsehung abzugrenzen.[287] Das Thema des Vorsehungsglaubens ist, wie in Teil 3 entfaltet wurde,
im vorliegenden Zusammenhang zu fassen als Verhältnis von erfahrener (und
erlittener) Kontingenz und biographischem Sinnzusammenhang.[288] Er adressiert Krankheit als Sinnproblem. Davon ist das Problem der Personalität, wie
es im vorliegenden Kapitel entfaltet wurde, zu unterscheiden. Zwar sind beide insofern verbunden, als ihnen strukturell dieselben Desintegrationserfahrungen zu Grunde liegen. Gleichwohl ist die Ganzheit, die in der Desintegration auf dem Spiel steht, jeweils eine andere: dort der biographische Sinnzusammenhang als ganzer, hier die Person, die als ganze anerkannt zu werden
beansprucht. Somit es ist denkbar, dass eine Krankheit als sinnlose Disrup-

---

[282] Zur anerkennungstheoretischen Entfaltung des Reich-Gottes-Gedankens vgl. BARTH
2000, 325; 337; 342.
[283] So OCHS 2000, 179; KROBATH 2013; ähnlich JÜNGEL 2006, 229; HANS-MARTIN
BARTH 1997, 96f.
[284] Siehe oben, Kapitel 4.2, III.
[285] Vgl. WISCHMEYER 1991.
[286] Siehe oben, Abschnitt III. (1.).
[287] Dazu vgl. VON SCHELIHA 1999.
[288] Vgl. ZARNOW 2010, 313ff. Siehe auch oben 3.4.

tion der eigenen Biographie verstanden wird, dadurch aber nicht die Anerkennung der Person gefährdet erscheint. Ebenso mag eine Krankheit biographisch bruchlos integriert sein (etwa als plausibles Resultat lebenslangen „Raubbaus" an der eigenen Gesundheit), während der Kranke gleichzeitig seine personalen Anerkennungsansprüche verletzt sieht. Insgesamt ist also einer schnellen providenztheologischen Verrechnung des Krankheitsthemas zu wehren: Der Umstand, dass eine somatische Krankheit als Naturkontingenz beschrieben werden kann, impliziert noch nicht, dass das Kontingente an ihr auch das religiöse Kernproblem der Krankheitserfahrung darstellte.[289]

Alternativ könnte man anschließend an Tillich den Begriff der Vorsehung selbst rechtfertigungstheologisch rekonstruieren.[290] Allerdings erscheint schon aus semantischen Gründen der Begriff der Rechtfertigung an dieser Stelle angemessener. Symbolisch gesprochen: In der unbedingten Anerkennung wird eine Person *wieder ins Recht gesetzt.* Ihre Anerkennungsansprüche, die in der Situation der Versehrtheit durch begrenzte, schwankende oder versagte Anerkennung verletzt wurden, sind wieder aufgerichtet.[291] Axel Honneth hat darauf hingewiesen, dass die Gegenbegriffe der Anerkennung, Missachtung oder Beleidigung, darauf hinweisen, dass es im „Kampf um Anerkennung" um die Verletzung von Ansprüchen (und nicht nur etwa die Enttäuschung von Erwartungen oder die Nichterfüllung von Wünschen) geht.[292]

Auch in eine andere Richtung ist eine präzise Abgrenzung der Rechtfertigung der Versehrten nötig. Die Erfahrung unbedingter Anerkennung der Person ist keineswegs die Antwort auf den Wunsch und die Hoffnung auf die Überwindung der Krankheit und des Leidens an ihr. Denn die negative Qualität des Schmerzes und der Beeinträchtigung mag zwar unter den Bedingungen funktionierender Anerkennungsverhältnisse leichter zu ertragen sein, fällt

---

[289] Das kann am unscharfen Terminus der Annahme verdeutlicht werden. Die Rede von der Vorsehung impliziert die Vorstellung einer sinnhaften Integration der Krankheit in die eigene Biographie, mithin: die Annahme der Krankheit (vgl. etwa GADAMER 2010). Dass es sich hierbei um eine potentielle Über-Forderung handelt, wurde in Kapitel 3.5 entfaltet. Unter dem Topos der Rechtfertigung geht es hingegen nicht um die Annahme der Krankheit, sondern um die Annahme der eigenen oder fremden Person – präziser: um das Vertrauen, mit der Krankheit bzw. als kranker Mensch *angenommen zu sein.*

[290] Siehe oben, Abschnitt II., 2.

[291] Missverständlich ist hingegen die Rede von einem „Recht auf Unvollkommenheit" (KÖRTNER 2012, 342).

[292] Vgl. HONNETH 1994, 212. Es ist eine gute Testfrage, welchen Status dieses Recht, diese Ansprüche, haben. Theologisch gesprochen handelt es sich im strengen Sinne um *iustitia aliena,* da nichts, was das Individuum auszeichnet, dieses Recht begründet (anderenfalls wäre die Anerkennung konditioniert). Es handelt sich vielmehr um den sozialen Sinn von sozialen Anerkennungsverhältnissen, der in Transzendierungserfahrungen aufscheint und symbolisch zum Ausdruck gebracht werden kann. Der juridische Begriff der Menschenwürde kommt, wie gezeigt wurde, dieser Unbedingtheit von Anerkennung nahe, ohne diese allerdings zu erreichen.

aber auch in diesen keineswegs dahin.[293] Die drängende Frage nach *Gesundheit* bleibt. Insofern könnte sich der Versuch, analog zur *iustitia imputativa* eine *sanitas imputativa* zu konstruieren und somit zu behaupten, Gott spräche den Menschen gesund,[294] des Verdachts des Zynismus nicht erwehren. Der zugesprochene Status ist nicht der der Gesundheit, sondern der einer jenseits der Differenz von versehrt und unversehrt liegenden, unbedingt anerkennungswürdigen Person. Insofern gilt es, die Hoffnung auf Gesundheit als ein hiervon noch einmal zu unterscheidendes religiöses Problem von Krankheit zu entfalten. Dies geschieht in Teil 5 der vorliegenden Arbeit.

Schließlich sei noch einmal betont, dass der Gedanke einer Rechtfertigung der Versehrten keiner hamartiologischen Verortung von Krankheit bedarf.[295] Inwieweit die Krankheit als ein unverschuldetes oder verschuldetes Übel (oder als jenseits dieser Unterscheidung liegend) verstanden wird, ist unabhängig davon, ob in ihr die Personalität des Kranken bedroht erscheint oder nicht. Dass Versehrte gerechtfertigt sind, impliziert nicht, dass Versehrtheit Sünde wäre. Davon unbenommen kann gefragt werden, inwieweit sich eine mangelnde Anerkennung Kranker als Teil einer allgemeinen Korruption sozialer Anerkennungsverhältnisse verstehen lässt, die einen rückgekoppelten Unheilszusammenhang darstellt. So ist es plausibel, dass sich eine kulturell sedimentierte Verachtung für Schwäche und Bedürftigkeit je und je in (Selbst-)Anerkennungsdefiziten Kranker einerseits manifestiert, andererseits verstärkt.[296] An dieser Stelle hat der Topos der Erbsünde einiges sozialdiagnostisches Potenzial.[297] Doch auch hier ist Vorsicht vor falschen Verallgemeinerungen geboten. Die Präkarität der Anerkennung der Person im Umfeld des Lebensendes ist nicht allein dem Umstand geschuldet, dass Sterbende in einer Leistungsgesellschaft zu wenig Achtung erführen. Sie hat es vielmehr auch damit zu tun, dass im Übergang vom Leben zum Tod alles, was mundan als Person gelten könnte, verlöscht. Dieses Verlöschen ist eine grundlegende Erfahrung derer, etwa in medizinischen Kontexten, mit Menschen an der To-

---

[293] Die Verbindung von Krankheit bzw. Schmerzwahrnehmung und sozialer Eingebundenheit ist im Rahmen der *social neuroscience* untersucht worden (vgl. EISENBERGER/COLE 2012). Auch die interdisziplinäre Forschung zu sozialer Ungleichheit hat sich des Zusammenhangs von Anerkennungsdefiziten und Krankheit angenommen (vgl. die Beiträge in FANGERAU/KESSLER 2013).

[294] So SURALL 2011 in der Auslegung eines Songtextes von Nick Cave; ähnlich BIELER 2012, 59.

[295] Siehe oben, Abschnitt II. (3.).

[296] So weist Wolfgang Drechsel auf die gesellschaftliche Konstitution des „‚Mythos Krebs'" (DRECHSEL 2005, 457) und seine Folgen für das Erleben Kranker hin (vgl. a.a.O., 464–467). Zu schuldhaft korrumpierten Anerkennungsverhältnissen im Kontext einer anerkennungstheoretischen Reformulierung der Rechtfertigungslehre vgl. HOFFMANN 2006, 525; OCHS 2000, 178.

[297] Damit sei nicht dafür plädiert, die Erbsünde in diesem Zusammenhang als religiöses Symbol zu reanimieren.

desgrenze umgehen.[298] Der Tod scheidet. An dieser Stelle eine Reduzierung und schließlich Sistierung personaler Anerkennung grundsätzlich für sündhaft, mithin für illegitim zu halten, hieße, die soziale Ratifizierung des Todes zu verneinen und letztlich für einen unbegrenzten Ahnenkult zu plädieren. Es gilt also, theologisch zwischen der Endlichkeit und der Korruption von Anerkennungsverhältnissen zu unterscheiden.

Damit ist bereits die Frage berührt, ob und wie sich die Erfahrung einer Rechtfertigung der Versehrten in der sozialen Wirklichkeit von Anerkennungsbeziehungen niederschlägt. Dieses ist Gegenstand des abschließenden und bereits zur Ethik (Kapitel 4.5) hinführenden Abschnitts.

V. Die Rechtfertigung der Versehrten und die soziale Wirklichkeit

Reale Verhältnisse der Anerkennung können durchsichtig werden auf unbedingte Anerkennung als ihren wesentlichen Sinn. Gerade dann, wenn ein Mensch versehrt ist, also die bisherigen, bedingten und begrenzten Anerkennungsverhältnisse bedroht sind, kann – für ihn selbst oder für andere – seine unbedingte Anerkennungswürdigkeit als ganze Person aufscheinen. Das religiöse Symbol der Anerkennung durch Gott bringt diese Transzendierungserfahrung zum Ausdruck; sie wird in der Rede von der Rechtfertigung der Versehrten auf den Begriff gebracht. Das lässt sich nun für eine theologische Hermeneutik von Anerkennungsverhältnissen in Situationen der Versehrtheit fruchtbar machen, was im Folgenden einerseits hinsichtlich konkreter sozialer Interaktionen, andererseits mit Blick auf Institutionen entfaltet wird.

So wird zunächst der spezifische *simul*-Charakter der genannten Transzendierungserfahrungen verständlich. Dieser stellt sich beispielsweise ein, wenn der Besucherin am Krankenbett in dem darin liegenden schwerstkranken, intensivmedizinisch versorgten, bewusstlosen Körper plötzlich der eigene Vater aufscheint: nicht im Sinne einer kriminalistischen Identifizierung,[299] auch nicht lediglich als Bewusstsein einer interpersonalen Begegnung, in der der bewusstlose Körper dennoch als Leib phänomenal hervortritt, sondern in der transzendierenden Erfahrung der Präsenz der ganzen, nicht-versehrten Person.[300] Diese kann dabei beispielsweise in zeitlicher Hinsicht erlebt werden: Im alten Leib treten verschiedene Stadien des jüngeren Menschen hervor, der dieser einmal war; die Person wird als überzeitliches Gesamt erfahren.[301] Die-

---

[298] Diese Erfahrung ist paradox strukturiert, insofern sie das Bewusstsein enthält, dass das Verlöschende keiner Abstufung fähig ist: „Weniger Person" ist nicht denkbar. Dies wurde oben unter dem Stichwort einer Person hinter der Person diskutiert (siehe III., 3.).

[299] Vgl. dazu den Begriff der persönlichen Identität bei GOFFMAN 1963, 81.

[300] Mit Thomas Luckmann gesprochen handelt es sich mithin nicht nur um eine mittlere, sondern um eine große Transzendenz (vgl. LUCKMANN 1991, 167f.).

[301] Eine solche Überzeitlichkeit der Person, also die Gesamtheit ihrer vergangenen, gegenwärtigen und zukünftigen zeitlichen Extension, steht selbst noch unter den Bedingun-

se Erfahrung hat, das sei hier zumindest autoethnographisch behauptet, den Charakter eines Durchbruchserlebnisses, das unverfügbar ist und sich nur augenblickshaft einstellt. Auf Dauer wäre es wohl kaum erträglich, da sich darin die enorme Spannung zwischen der Ganzheit der Person und dem versehrten Leib – das *simul* – in einer Erfahrung manifestiert.[302]

Eine solche Transzendierungserfahrung verhält sich zur Wirklichkeit der sozialen Interaktion in einer Weise, die Paul Tillich als Grund und Abgrund benannt hat. Einerseits scheint in der sozialen Interaktion die unbedingte Anerkennungswürdigkeit der Person auf, die als Grund der verwirklichten Anerkennung wie auch als Stimulans zu deren Vertiefung erlebt werden kann. Zum anderen wird an ihr die Brüchigkeit und Bedingtheit aller verwirklichten Anerkennungsverhältnisse deutlich: Keine Handlung, keine Geste, keine Gabe, kein Medium der Anerkennung kann der unbedingten Anerkennungswürdigkeit der Person gänzlich entsprechen. Wenn also – traditionell mittels des Topos der Wiedergeburt oder der Heiligung – nach der *Realisierung von Rechtfertigung*[303] gefragt wird, so gilt ein Doppeltes: Zum einen realisiert sich die unbedingte Anerkennung, wenngleich nur begrenzt, in einem materialen Vollzug von Anerkennung, sei es in einer leiblichen Geste, in sprachlicher Kommunikation oder auf andere Weise. Denn etwa die unbedingte Anerkennungswürdigkeit eines anderen zu erfahren, ihm aber gleichzeitig Anerkennung zu versagen, wäre nicht weniger als eine Selbstbeschädigung der eigenen Person als eines Subjektes von Anerkennung.

Zum anderen aber bleibt jeder denkbare Vollzug von Anerkennung hinter der unbedingten Anerkennung zurück. Die Realisierung von Rechtfertigung bedarf also eines zweiten Modus, in dem nicht bedingte Anerkennung selbst gegeben, sondern unbedingte Anerkennung symbolisch präsent gehalten wird. Es sind insbesondere die in Kapitel 4.3 dargestellten Segensgesten, mittels derer eine unbedingte Anerkennung symbolisiert wird, als deren Subjekt sich die Segnende nicht selbst verstehen kann.[304] Die symbolische Realisierung von Rechtfertigung hat damit die Funktion, der zerstörerischen Überlastung von realen Anerkennungsverhältnissen vorzubeugen. Gerade dann, wenn

---

gen der Zeit. Sie ist nicht selbst zeitenthoben, verweist aber auf die Unbedingtheit der „reine[n] Zeitenthobenheit" (BARTH 1996, 12).

[302] Eine ähnliche *simul*-Struktur hat Schlingensiefs Rede vom *ganzen Leben*, auch wenn dieses nur noch Tage umfassen sollte (vgl. SCHLINGENSIEF 2010, 254).

[303] Die Spur für diese Frage hat wiederum Hegel mit seiner Darstellung der „Bewegung der Anerkennung" hin zur Realisierung im Geist gelegt (vgl. SIEP 2009, 108ff.). Sie ist aber auch noch zu stellen, wenn Hegels geistmetaphysische Garantie einer progressiv-teleologischen Realisierung abgelaufen ist.

[304] Es ist präzise diese Selbstunterscheidung vom Subjekt der unbedingten Anerkennung, die diesen zweiten, symbolischen Modus der Realisierung von Rechtfertigung vom ersten, materialen Modus unterscheidet. Ansonsten läge der Einwand nahe, dass auch materiale Anerkennung mithilfe von Symbolen, etwa sprachlicher Art, gegeben wird.

Anerkennungsverhältnisse bewusstermaßen prekär geworden sind, und das Vertrauen, als Person wirklich anerkannt zu sein, beschädigt ist, können auf diese Weise symbolisch die Legitimität des unbedingten Anerkennungsanspruches und die Defizienz aller realen Anerkennungsverhältnisse kommuniziert werden. Zugleich inszeniert eine symbolische Realisierung von Rechtfertigung die Entkopplung der Anerkennung von den materialen Normen des Anerkennbarseins.[305]

Der materiale und der symbolische Modus der Realisierung von Rechtfertigung können dabei bis zur Ununterscheidbarkeit ineinanderfließen (oder ambig bleiben).[306] So kann etwa die eine Pflegehandlung abschließende, nicht mehr funktionale letzte Berührung der Patientin durch eine Pflegerin oszillieren zwischen einer Abschiedsgeste (also einer bedingten Anerkennung im interpersonalen Verhältnis von Pflegerin und Patientin) und einer Segensgeste (als eines Symbols unbedingter Anerkennung). Beide Modi der Realisierung von Rechtfertigung, der materiale wie der symbolische, sind für eine Kultivierung von Anerkennungsverhältnissen in Situationen der Versehrtheit und Versehrbarkeit relevant.

Damit ist der Überschritt in die Ethik gegeben. Anerkennungsverhältnisse sind in der Regel nicht spontaner Natur, sondern weisen habituelle und institutionelle Aspekte auf.[307] In der ärztlichen und pflegerischen Profession bzw. ihren Subprofessionen wird der Umgang mit Patienten eingeübt. Sie stellen in diesem Sinne sowohl materiale Anerkennungskulturen als auch Diskurse über zureichende und unzureichende Anerkennung dar. Der prominenteste Diskurs dürfte die Diskussion um Patientenautonomie sein, in der die Anerkennung Kranker als moralisch bzw. rechtlich selbstbestimmter Subjekte verhandelt wird. Auch professionelle Anerkennungskulturen können also von einer theologischen Hermeneutik von Anerkennungsverhältnissen aus auf Möglichkeiten materialer Vertiefung und symbolischer Entlastung hin befragt werden. Dies ist Gegenstand des folgenden Kapitels.

---

[305] Damit verhält sie sich potentiell kritisch zu solchen Normen (zu der Auseinandersetzung um die Normen der Anerkennbarkeit vgl. RICKEN 2013, 91), ohne diese jedoch – so der Vorwurf Friedrich Nietzsches – zu invertieren und etwa Leiden und Ohnmacht zu glorifizieren (vgl. zur Predigt der Rechtfertigung BIELER/GUTMANN 2008, 11ff.).

[306] Die von Honneth namhaft gemachten „Metahandlungen" liegen auf der Grenze beider Modi: Es handelt sich um Gesten aktualer Anerkennung, die zugleich eine Selbstbindung zu künftiger Anerkennung (also eine partielle Transzendierung der zeitlichen Begrenztheit der Anerkennung) kommunizieren (vgl. dazu BEDORF 2010, 65f.). Analog hat Waldenfels darauf hingewiesen, dass sich keine klare Grenze zwischen zweckrationalem und symbolischem Handeln ziehen lässt (vgl. WALDENFELS 2000, 376–378).

[307] Siehe Kapitel 4.2, III.

4.5 Zur Ethik der Würde und des Vertrauens in der Medizin

Reale Verhältnisse personaler Anerkennung sind bedingt, begrenzt und brüchig. Das wird insbesondere in Situationen der Versehrtheit und Versehrbarkeit manifest: Indem ein Individuum etwa in der Erfüllung einer bisher souverän ausgefüllten Rolle beeinträchtigt ist, wird bewusst, dass die ihm zuteil werdende Anerkennung durch diese Rollenerfüllung konditioniert war. Krankheit kann insofern ein Problem personaler Anerkennung darstellen.

Zugleich zeichnen sich reale Verhältnisse personaler Anerkennung durch ein Unbedingtheitsmoment aus. Personale Anerkennung steht aus sich selbst heraus unter dem Anspruch, unbedingte Anerkennung der ganzen Person zu sein, den sie gleichwohl nicht realisieren kann. Die unbedingte Anerkennungswürdigkeit einer Person scheint allenfalls in bestimmten Transzendierungserfahrungen auf; auch kann sie symbolisch, etwa in einer Segensgeste, zum Ausdruck gebracht werden. Solche Manifestationen unbedingter Anerkennungswürdigkeit verhalten sich zu den realen Anerkennungsverhältnissen, an denen sie auftreten, in doppelter Weise. Auf der einen Seite zeigen sie sich als deren Grund: Die konkrete Anerkennung wird gegeben als Einholung von etwas, was schon vorher besteht. Auf der anderen Seite zeigen sie sich als deren Abgrund: Die konkrete Anerkennung kann niemals der ganzen Person in ihrer unbedingten Anerkennungswürdigkeit gerecht werden.

Damit ist eine Spannung benannt, die für soziale Anerkennungsverhältnisse konstitutiv ist. In Situationen der Versehrtheit bzw. Versehrbarkeit tritt sie in verschärfter Weise zutage. Der theologische Terminus einer Rechtfertigung der Versehrten ist, so wurde im letzten Kapitel argumentiert, geeignet, diese Spannung und damit das Personalitätsproblem von Krankheit auf den Begriff zu bringen. Mit seiner Hilfe lassen sich die mit dem Topos der Rechtfertigung verbundenen Reflexionsinstrumente der theologischen Tradition auf die Situation prekärer personaler Anerkennung unter den Bedingungen von Versehrtheit beziehen. „Rechtfertigung der Versehrten" dient in diesem Sinne als Kernbegriff einer theologischen Hermeneutik des Personalitätsproblems von Krankheit. Als solcher lässt er sich, so die These des vorliegenden Kapitels, insbesondere in ethischer Hinsicht fruchtbar machen: Krankheitsbezogene Praktiken, Handlungsweisen, Institutionen und Organisationsstrukturen können draufhin befragt werden, inwiefern sie dem Problem personaler Anerkennung Rechnung tragen, es verschärfen, selbst durch es gefährdet sind oder umgekehrt zu einem konstruktiven Umgang mit ihm beitragen.

Dies geschieht im Folgenden exemplarisch anhand von zwei Grundbegriffen der jüngeren medizinethischen Diskussion. Zum einen hat seit einiger Zeit der Terminus der Würde – insbesondere: der Patientenwürde – verstärkt die Aufmerksamkeit der praktischen Philosophie bzw. Medizinethik gefunden. Er lässt sich im vorliegenden Kontext verstehen als Versuch, die unbedingte Anerkennungswürdigkeit der Person in umfassender Weise auf den

Begriff zu bringen und so die Reduzierung auf moralische Subjektivität („Autonomie") zu überwinden (II.). In ähnlicher Weise ist der Begriff des Vertrauens medizinethisch fruchtbar gemacht worden, um die personale Struktur des Ärztin-Patient-Verhältnisses über den Fokus auf Behandlungsentscheidungen hinaus zu reflektieren. Vertrauensverhältnisse können mit der in dieser Arbeit entwickelten Begrifflichkeit verstanden werden als spezifische Ausprägungen von Anerkennungsverhältnissen, in denen – theologisch verkürzt gesprochen – die fideistische Struktur der Rechtfertigung der Versehrten in besonderer Weise präsent ist (III.). Würde und Vertrauen zeigen sich somit als probate Kernbegriffe einer reflexiven Kultivierung von Anerkennungsverhältnissen (insbesondere) in der Situation von Versehrtheit. Im Blick sind dabei vor allem die ärztliche und pflegerische Profession, denen eine solche Kultivierung seit jeher aufgegeben ist (IV.). Vorangestellt ist eine Vorbemerkung zum Status theologischer Ethik in der Medizinethik (I.).

I. Bedingtheitsreflexion: Der Beitrag theologischer Ethik

Theologische Ethik, wie sie hier verstanden wird, erbringt einen spezifischen Beitrag zur Medizinethik, indem sie die Fruchtbarkeit theologischer Reflexionsfiguren für eine Kultivierung des Umgangs mit Gesundheit und Krankheit erprobt und dem allgemeinen medizinethischen Diskurs zur Verfügung stellt. Der Gedanke der Rechtfertigung der Versehrten leistet das, so die These des vorliegenden Teils 4 dieser Arbeit, für das Personalitätsproblem der Krankheit. Er verhilft dazu, den unbedingten Sinn von Anerkennungsverhältnissen und die daraus entstehenden Spannungen und Aporien auf den Begriff zu bringen und – hoffentlich – besser behandelbar zu machen. Gerade im Kontext des Würdebegriffs liegt hier jedoch ein Verdacht gegen die theologische Ethik nahe: Indem sie etwa von der unbedingten Anerkennungswürdigkeit der Person spricht, trage theologische Ethik zu einer Dramatisierung medizinethischer Auseinandersetzung bei. Ihr Ausgangspunkt bei der Unbedingtheit der Person habe eine fatale Nähe zu argumentativen Strategien der Tabuisierung, die nicht als Beiträge zum medizinethischen Diskurs, sondern vielmehr als „Diskursstopper"[308] fungierten, da sie bestimmte Positionen schlichtweg als nicht diskutabel erklärten.[309] Zugespitzt formuliert: Wer beständig mit einem Bein im Unbedingten steht, kann sich auf sorgfältige Arbeit am Begriff und auf die Berücksichtigung der Umstände nicht mehr einlassen. Wer immer den Säbel des Großen und Ganzen zückt, ist nicht satisfaktionsfähig, wo die Abwägung im Einzelfall mit dem Florett ausgefochten wird.

Diesem Verdacht gegenüber gilt es, das hier vertretene Konzept theologischer Ethik zu präzisieren. In der Tat wird mit dem Gedanken der Rechtferti-

---

[308] RORTY 1994.
[309] Zur Würde als Tabu vgl. THIELE 2013, 26.

gung der Versehrten die Person als das in ihrer Ganzheit Unerreichbare und Anerkennung als das in ihrer Unbedingtheit Unrealisierbare namhaft gemacht. So ist mit „Würde" ein Anerkennungsanspruch bezeichnet, der immer mehr und anderes ist, als das, was aktual eingeholt wird. Hierin liegt tatsächlich ein eskalatives, wenn man so will: dramatisierendes Moment. Allerdings, und darin liegt das Missverständnis des dargestellten Verdachts, kommt dieses eskalative Moment nicht erst infolge der theologischen Beschreibung in den Gegenstandsbereich hinein. Es ist vielmehr Charakteristikum sozialer Anerkennungsverhältnisse selbst. Diese stehen in Richtung auf unbedingte Anerkennung, hinter der sie gleichzeitig zurückbleiben. Wenn in der Lage der Versehrtheit Anerkennungsbeziehungen auf dem Spiel stehen und das Vertrauen schwindet, als ganze Person anerkannt zu sein, kann es zu den beschriebenen aporetischen Versuchen kommen, sich der Anerkennung zu vergewissern: etwa durch überbordende Diagnostik oder durch einen Rechtsstreit. Es ist die Leistung theologischer Ethik, solche eskalativen Momente in einem ersten Schritt mithilfe theologischer bzw. religionsphilosophischer Kategorien verständlich zu machen und in einem zweiten Schritt Vorschläge zu ihrer Handhabung zu entwickeln. Diese Vorschläge werden jedoch gerade nicht selbst eskalativ angelegt sein, weil sie um die Nichtrealisierbarkeit unbedingter Anerkennung wissen. Vielmehr trägt etwa die Unterscheidung zwischen materialer und symbolischer Realisierung von Rechtfertigung[310] dazu bei, bestehende Anerkennungsverhältnisse zu entlasten, indem vorhandene unbedingte Anerkennungsansprüche symbolisch präsent gehalten (und legitimiert) werden. Die Symbolisierung des Unbedingten dient in diesem Sinne gerade der entlastenden Hinwendung zum Bedingten. Sie befördert die Aufmerksamkeit auf unscheinbare Praktiken, kleine Gesten, in denen Anerkennung gegeben und Vertrauen gestärkt wird. So zeigt sich etwa die Frage nach der Würde der Sterbenden nicht entschärft, aber eingebettet in eine phänomenal reiche Kultur von Praktiken der Anerkennung, die über den Respekt vor der Selbstbestimmung weit hinausgehen.

Die Aufgabe theologischer Ethik ist also nicht die souveräne Verwaltung des Unbedingten. Schon der Umstand, dass es keinen materialen theologischen Personbegriff gibt,[311] weist darauf hin, dass die Theologie als endlichkeitsbewusstes Unternehmen über das Unbedingte und Entzogene der Person nicht mehr weiß als andere. Sie vermag vielmehr eine Hermeneutik von Situationen unter der Differenz von Bedingtem und Unbedingtem zu leisten. So werden diese Situationen erschlossen als solche, in denen das Bedingte in den Horizont des Unbedingten tritt: an diesem teilhat, unter seiner Kritik steht und es symbolisiert. Diese Hermeneutik bringt sie in die gemeinsamen Bemühungen derjenigen ein, die – hier: im Kontext der Medizin – mit der Kul-

---

[310] Siehe Kapitel 4.4, V.
[311] Siehe Kapitel 4.4, IV.

tivierung des Bedingten befasst sind. In diesem Sinne sind die folgenden Ausführungen zu den Begriffen der Würde und des Vertrauens zu verstehen.

II. Die Ebenen der Anerkennung und die Würde der Patientin

Würde des Menschen//Nichts mehr davon, ich bitt euch. Zu essen gebt ihm, zu wohnen,/Habt ihr die Blöße bedeckt, gibt sich die Würde von selbst.[312]

In seiner Einleitung zum Grundlagenteil des umfänglichen Handbuchs *Menschenwürde und Medizin* stellt der Philosoph Felix Thiele fest, in der praktischen Philosophie und Bioethik der letzten 60 Jahre habe sich ein leitmotivischer Paradigmenwechsel ereignet: weg vom „Mantra ‚Autonomie'"[313] hin zur Menschenwürde. Dabei sind sowohl die Bestimmung des Würdebegriffs als auch die Funktion, die der Begriff in der ethischen Argumentation einnimmt, umstritten. Neben dem transzendentalphilosophischen Ansatz Immanuel Kants, der mit Würde den Achtungsanspruch vernünftiger Selbstbestimmung bezeichnet hatte,[314] stehen phänomenologische Ansätze, die die Würde in Erfahrungen der Leiblichkeit und Zwischenleiblichkeit verorten,[315] anthropologische Ansätze wie die auf die Natur des Menschen rekurrierende Auflistung konstitutiver Grundgüter guten Lebens bei Martha Nussbaum[316] oder auch soziologisch inspirierte Ansätze, die die materiale Beschreibungen von Situationen der Entwürdigung ins Zentrum stellen (etwa: Avishai Margalit).[317] Diese Ansätze unterscheiden sich nicht nur hinsichtlich der philosophischen Grundlegung, sondern auch hinsichtlich der – in obiger Liste zunehmenden – Materialität des mit Würde Bezeichneten. In dieser materialen Anreicherung bzw. Anreicherungsfähigkeit des Würdebegriffs liegt denn auch seine medizinethische Attraktivität: Er erlaubt, Achtungs- bzw. Anerkennungsansprüche einer Person auf den Begriff zu bringen, die mehr als nur die Fähigkeit zur Selbstbestimmung berücksichtigen.

Im Folgenden wird Würde als derjenige unbedingte Anerkennungsanspruch der ganzen Person bestimmt, den eine theologische Hermeneutik von Krankheitserfahrungen als unbedingten Sinn von Anerkennungsverhältnissen in Situationen der Versehrtheit identifiziert hat.[318] Dieser Anspruch richtet

---

[312] SCHILLER 2013, 52.

[313] THIELE 2013, 14. Für eine umfassende Konzeption der Bioethik ausgehend vom Begriff der Würde vgl. WETZ 2009.

[314] Vgl. KANT 1786, B 77–79.

[315] Vgl. PETRILLO 2013. Für eine theologische Aufnahme leibphänomenologischer Ansätze für eine Ethik der Menschenwürde vgl. DABROCK/KLINNERT/SCHARDIEN 2004.

[316] Vgl. NUSSBAUM 2000.

[317] Vgl. STOECKER/Neuhäuser 2013. Hierzu gehört auch die Explikation des Würdebegriffs von Situationen der Beschämung aus (vgl. MARKS 2010). Siehe dazu Kapitel 4.2, II.

[318] Damit steht der vorliegende Ansatz in Kontinuität zu rechtfertigungstheologischen Interpretationen der Menschenwürde (vgl. MATHWIG 2007; KÖRTNER 2013, 338; vgl. auch

sich insbesondere an diejenigen, die mit kranken Menschen umgehen. Material kommen mittels des Begriffs der Personwürde damit Erfahrungen und Situationen in den Blick, in denen die personale Anerkennung Kranker bedroht oder beschädigt ist. Denn in diesen kommt – im Modus der Erfahrung von Stigmatisierung, im Schamgefühl bzw. in der Wahrnehmung eines Anerkennungskonflikts – der allen personalen Anerkennungsverhältnissen unterliegende unbedingte Anerkennungsanspruch zu Bewusstsein. Der materiale Gehalt des Würdebegriffs ist also ausgehend von personalitätsrelevanten Krankheitserfahrungen zu entfalten. Solche lassen sich, wie in Kapitel 4.1 dargestellt, auf den vier Ebenen der Krankheitserfahrung als Desintegrationserfahrung aufzeigen. Entsprechend ist der Begriff der Würde der Person in leiblicher, sozialer, praktischer und temporaler Hinsicht zu entfalten (1.-4.).[319]

(1.) In der Krankheit wird leibkörperliche Desintegration erfahren. Der Leibkörper richtet sich gegen sich selbst; der Leib verliert seine Durchsichtigkeit, der Körper seine Funktionalität. Dies wird zum Problem personaler Selbsthabe, wenn eine Kranke das Gefühl hat, am Ort ihres Leibkörpers nicht mehr „ganz" zu sein. Voraussetzung hierfür ist, dass der Leibkörper tatsächlich eine herausgehobene Rolle für die personale Selbsthabe und Selbstanerkennung spielt. Das ist, wie Isolde Karle entfaltet, insbesondere in funktional ausdifferenzierten Gesellschaften der Fall.[320] Wer von den Imperativen diverser Funktionssysteme absorbiert ist, für den kann der Körper zu einem „Fluchtpunkt"[321] werden, in dem er sich konkret und in kontrollierbarer Weise selbst gegenwärtig ist. Die starke Körperorientierung in Bereichen wie Wellness, Sport, Gesundheitsprävention, Kosmetik oder Sexualität weist für Karle auf eine spätmoderne „Sehnsucht, sich als Ganzheit zu erleben".[322] Diese „ganzheitliche" Selbsthabe ist freilich niemals tatsächlich erreicht, insofern jede konkrete Befassung mit dem Körper diesen jeweils nur in einer spezifischen Hinsicht in den Blick nimmt. Dennoch fungiert der Körper als Symbol der Selbsthabe als ganze Person.[323]

Ausgehend von dieser körpergeschichtlichen Zeitdiagnose wird es plausibel, warum die Erfahrung leibkörperlicher Desintegration in einer Krankheit zum Problem personaler Anerkennung insgesamt werden kann. Nicht nur versagt der Leibkörper in funktionaler Hinsicht seinen Dienst oder bereitet Schmerzen; er vermag auch nicht mehr als integrer Fluchtpunkt personaler

---

die Beiträge in HERMS 2001). Zum Verständnis von Würde als Qualität von Anerkennungspraktiken vgl. auch LANGE 2013.

[319] Im vorliegenden Kontext wird von Würde der Person und nicht von Menschenwürde gesprochen, um eine Verwechslung mit dem juristischen Terminus zu vermeiden.

[320] Vgl. KARLE 2014, 180ff.

[321] A.a.O., 181 (im Original kursiv).

[322] A.a.O., 182. Siehe auch oben Kapitel 4.3, II. Zu Ganzheitserfahrungen in der Sexualität und deren religiöser Valenz vgl. auch KLESSMANN 1997, 89f.

[323] Zum Körper als Symbol vgl. auch HERMS 1993, 13–24.

Selbstadressierung zu dienen. Mehr noch: Die Erfahrung leibkörperlicher Desintegration kann zur Erfahrung personaler Desintegration werden. Einen dysfunktionalen oder morphologisch verunstalteten Körper zu haben, wird zum Stigma; dieser Körper zu sein, zur tiefen Beschämung, die die Person insgesamt infrage stellt.

Indem dergestalt die Sache der Person auf der Ebene des Körperleibs ausgetragen wird, richtet sich die Aufmerksamkeit auf den Auf- und Abbau leibkörperlicher Selbstanerkennung. Diese vollzieht sich in körperbezogenen Anerkennungsverhältnissen, die nun in den Blick zu nehmen sind. Zu fragen ist, welche Elemente leibkörperlicher Anerkennung dazu beitragen können, die beschädigte leibkörperliche Selbstanerkennung eines kranken Menschen zu stabilisieren oder wiederherzustellen. In solchen Elementen manifestiert sich der Respekt vor der Würde der Person auf leibkörperlicher Ebene.

Aus phänomenologischer Perspektive ist zu betonen, dass die Anerkennung des Anderen nicht erst sekundär zur leiblichen Begegnung hinzutritt: so, als erkennten sich zwei kopräsente Körper zunächst als Leiber, entschlössen sich daraufhin zur Anerkennung und begännen mit Praktiken, die dies ratifizierten. Anschließend an Merleau-Ponty und Levinas weist Bernhard Waldenfels darauf hin, dass der Andere *als Anderer* nicht Gegenstand der Wahrnehmung ist, sondern vielmehr als Instanz in aller Wahrnehmung präsent ist.

Entscheidendes Moment ist, daß der Andere bereits auf der Ebene der Wahrnehmung auftritt: die Wahrnehmungswelt ist nicht meine Privatwelt. Schon die Dinge verweisen auf Andere, und ein wahrnehmendes Wesen, das sich in der Welt befindet und in ihr wirkt, ist immer schon durch die gemeinsame Bezugnahme auf die Dinge mitgeprägt.[324]

Einem anderen zu begegnen heißt mithin primär nicht, ihn anzusehen (denn als Anderer ist er allenfalls als Sichentziehender gegenwärtig), sondern ihm unter die Augen zu treten und insofern immer schon auf seinen Anspruch, nicht angetastet zu werden, zu antworten. Die Anerkennung des Anderen ist in diesem Sinne fundamental der wahrnehmenden Begegnung zwischen Leibkörpern eingeschrieben.[325]

Daraus folgt für unsere Zwecke zweierlei: Zum einen ist die leibkörperliche Ebene für Anerkennungsverhältnisse und damit für eine materiale Entfaltung des Würdebegriffs schlechthin grundlegend.[326] Zum anderen lassen sich Gesten der Anerkennung verstehen als explizite Ratifizierung, Verstärkung und Stabilisierung dieser vorgängigen Anerkennung. Diese wird nötig, wenn in einer Situation der Versehrtheit das Anerkennen und Anerkanntsein zum Problem geworden ist. Hierzu gehören im Kontext ärztlichen und pflegerischen Handelns zunächst die allgemeinen Begrüßungs- und Verabschiedungs-

---

[324] WALDENFELS 2000, 299.

[325] Vgl. a.a.O., 391f. Dazu vgl. auch BEDORF 2010, 63ff.; 136 sowie Kapitel 2.2 zur Zwischenleiblichkeit.

[326] Zum Begriff der Würde aus Sicht der Phänomenologie vgl. PETRILLO 2013.

gesten als Basisrituale personaler Anerkennung.[327] Darüber hinaus gehört dazu die respektvolle Gestaltung der Interventionen am Körper des Patienten. Sie wird zur Geste der Anerkennung, wenn in der Manipulation des Körperdings dessen Leiblichkeit, also der Umstand, dass dieses beschädigte Ding eine ganze Person ist, symbolisch – etwa durch eine betonte Sorgfalt und Behutsamkeit – mitgeführt wird.[328] Eine besondere Aufmerksamkeit wird dabei denjenigen Körperteilen zuteil werden, die als „Embleme des Leibes" (Merleau-Ponty) fungieren. In ihnen, namentlich in Mund, Augen, Händen und Geschlechtsorganen, manifestiert sich die Personalität des Leibes in besonderer Weise.[329] Zu den Gesten der Anerkennung gehören schließlich nichtfunktionale Gesten und Berührungen, die technische Handlungen rahmen oder auch jenseits ihrer stehen.[330]

Besondere Aufmerksamkeit verdienen in diesem Zusammenhang Praktiken der Diskretion, die um eine Verminderung oder Vermeidung beschämender Situationen bemüht sind.[331] Zu ihnen gehört etwa das Anklopfen an der Tür des Patientenzimmers, das den darin Befindlichen die Gelegenheit gibt, die ungewollte Exposition ihres Körpers vor den Blicken der Eintretenden zu verhindern. Dieses Anklopfen hat jedoch auch eine symbolische Funktion: Es kodiert das Patientenzimmer als Teil der totalen Institution des Krankenhauses für einen Moment zu einem privaten Raum um. Mit Goffman gesprochen ist dies eine Strategie der Schein-Normalität:[332] Selbstverständlich ist das Krankenzimmer kein Privatraum, da die Kranken weder *de facto* noch *de jure* eine Hoheit über den Zugang zu ihm haben. Aber es wird, in sehr reduzierter Form, für einen Moment als ein solches behandelt. Beide Seiten wissen um das Als-ob und vermeiden, es zu sehr zu belasten. Aber darin kann es als Geste personaler Anerkennung fungieren, die einen ‚integren' Raum als Extension eines ‚integren' Leibes symbolisiert.

Diese Beispiele mögen genügen, um die Bedeutung eines respektvollen ärztlichen und pflegerischen Habitus für den Würdeschutz auf leibkörperlicher Ebene zu betonen. Sie alle sind Praktiken des Würdeschutzes im Modus der Personalisierung, das heißt sie kommunizieren: Ich nehme dich als Person

---

[327] Vgl. GOFFMAN 1984.

[328] „Die Qualität der Berührung [eines Patienten durch eine Pflegeperson, TM], die Haltung, die dadurch vermittelt wird, entscheidet manchmal über Würdigung oder Kränkung, gibt Grund, sich in seinem Personsein verletzt zu fühlen – oder gibt Grund, ‚trotz allem' erhobenen Hauptes Mit-Mensch zu bleiben, obwohl man nur daliegt, seine Ausscheidungen nicht kontrollieren kann und kaum den Atem hat, ein Wort zu sprechen." (SCHUCHTER 2016, 66f.) Zur Berührung als „Akt einer leiblichen Anerkennung des Anderen" vgl. REHMANN-SUTTER 2005, 18 (im Original kursiv).

[329] Vgl. dazu WALDENFELS 2000, 378.

[330] Vgl. SCHUCHTER 2016, 68.

[331] Für die Pflege vgl. IMMENSCHUH/MARKS 2014, insbesondere 94ff.

[332] Siehe oben, Kapitel 4.2, I.

wahr und erkenne dich als eine solche an. Keine der genannten Praktiken erschöpft den Anerkennungsanspruch der Person, aber alle verdanken sich dem Bemühen, die Person nicht auf einen Status als Körperding zu reduzieren. Die Praktik des Anklopfens und Hereinrufens hat sogar eine symbolische Struktur, insofern ihr nach obiger Interpretation das Wissen um ihren Als-ob-Charakter eingeschrieben ist. Mindestens potenziell kommuniziert sie die Brüchigkeit realisierter Anerkennung und eine darüberhinausgehende, auf das unerreichbare Gesamt der Person gerichtete Anerkennungsintention.

Zugleich wäre es eine Überlastung klinischer Vollzüge, eine solche explizite Kommunikation personaler Anerkennung gleichsam als Dauerleistung einzufordern und dadurch jede Ärztin-Patient-Interaktion unter die Norm zu stellen, symbolisch die unbedingte Anerkennung der ganzen Person zu repräsentieren. Dies hieße auch zu übersehen, dass auch eine strikte funktionale Begrenzung der Interaktion auf die professionelle Manipulation am Körperding eine entlastende Funktion haben kann. Wenn nämlich eine solche funktional begrenzte Interaktion für beide Seiten einen rein technischen Charakter hat, steht die Anerkennung der Person in ihr gar nicht auf dem Spiel. Die Würde der Person ist in diesem Fall nicht durch explizite Anerkennung geschützt, sondern dadurch, dass sie als von der Situation separiert gilt. Dies ist insbesondere für die gynäkologische Vaginaluntersuchung soziologisch erforscht worden.[333] Wie gelingt es, Beschämung und Sexualisierung in dieser Situation zu verhindern? James M. Henslin und Mae A. Biggs entfalten detailliert, wie die Untersuchung selbst in einem Setting stattfindet, in der keinerlei personale Interaktion zwischen Arzt und Patientin stattfindet. Die Patientin ist gleichsam nur als Körper anwesend und gerade dadurch nicht in ihrer Personwürde bedroht. Diese Depersonalisierung ist ihrerseits rituell eingehegt in einem Rahmen von Interaktionen, in denen die Patientin durch den Arzt emphatisch als Person wahrgenommen und anerkannt wird. Die Passage zwischen personalisierten und depersonalisierten Situationen wird markiert durch das Sich-Entkleiden und Sich-Wiederankleiden der Patientin, bei dem der Arzt nicht anwesend ist.

Dies lässt sich auf klinische Situationen insgesamt verallgemeinern. Die Verobjektivierung des Körpers durch den ärztlichen Blick und die streng funktional begrenzte Interaktion sind als solche – anders als dies zuweilen medizinkritisch formuliert wird[334] – nicht nur nicht problematisch, sie können auch dem Schutz der Personwürde durchaus zuträglich sein. Das ist allerdings nur dann der Fall, wenn die Personalität des Kranken in der spezifischen Situation nicht auf dem Spiel steht. Die Voraussetzung hierfür ist wiederum, dass sich der Kranke grundsätzlich sicher sein kann, in und jenseits seiner Versehrtheit als Person anerkannt zu sein. Es bedarf also der Kultivierung

---

[333] Vgl. HENSLIN/BIGGS 2007; HEIMERL 2006.
[334] Vgl. ILLICH 1995, 97; 101; 114ff.

personalisierender Anerkennungspraktiken, in deren Rahmen dann auch nichtpersonalisierte Interaktionen das Ihre zum würdevollen Umgang mit dem versehrten Leib beitragen können.[335]

Dabei ist zu betonen, dass auf leibkörperlicher Ebene mit Würde mehr adressiert ist als lediglich der Respekt vor der Selbstbestimmung eines Subjektes über den eigenen Leib. So wichtig dieser ist, so unzureichend wäre er für sich genommen. Das wird schon daran deutlich, dass auch Individuen, die aktual nicht mehr selbstbestimmungsfähig sind, in ihrer leibkörperlichen Würde verletzt oder respektiert werden können. Auch bei ihnen ist die – phänomenal freilich nicht eindeutige[336] – Unterscheidung zwischen einer Manipulation am Körper, die die Person respektiert, und einer solchen, die dies nicht tut, einschlägig.[337] Insbesondere die Berücksichtigung von aus der Vergangenheit bekannten Duft- und Geschmacksvorlieben in der palliativen Pflege stellt eine Form der Anerkennung dar, die auch bei Menschen, die nicht mehr oder kaum noch kommunizieren können, auf die Ganzheit der Person (in ihrer biographischen Identität) gerichtet ist.[338] Sie behandelt den Körper als heute wie früher genussfähigen Leib und transzendiert so – potenziell für Pflegende wie für Kranke – die Reduktion des Körperverhältnisses auf die aktuale physische Versehrtheit.[339] Die auffällige Nähe vieler alternativmedizinischer Methoden zur Wellness lässt sich von hier aus lesen als Strategie, sich den eigenen versehrten Körper als genussfähigen Leib wieder anzueignen und damit ein Stück leibkörperlicher Selbstanerkennung wiederzugewinnen. Solches zu ermöglichen und zu befördern ist ein nicht unerheblicher Beitrag klinischer Praxis zum Respekt vor der Würde der Person.[340]

(2.) Entsprechendes gilt auf der Ebene von Krankheit als sozialer Desintegrationserfahrung. Personale Selbsthabe wird nach Erving Goffman konsti-

---

[335] So unterscheidet Axel Honneth zwischen Verdinglichung als Anerkennungsvergessenheit einerseits und Objektivierung, die auch in Anerkennungsverhältnissen möglich ist (vgl. HONNETH 2005, 124; 126f.). Dazu siehe auch unten zum Thema des Vertrauens.

[336] Hinsichtlich der Deutung von körperlichen Manipulationen als respektvoll oder missachtend gibt es ebenso kulturelle wie individuelle Unterschiede. Dass jedoch eine Ärztin mit einer unangemessenen Manipulation eines Patientenkörpers auch dann grundsätzlich ihre eigene Würde beschädigen kann (nämlich indem sie die Würde des Patienten missachtet), wenn dieser zur Selbstbestimmung außerstande ist, steht damit nicht in Frage. Vgl. zur Personalität von Komapatienten KÖRTNER 2008; FROMMANN 2013.

[337] Entsprechend der eschatologischen Dimension des Personbegriffs (siehe dazu 4.4, IV.) gilt dies noch für die Körper von Verstorbenen.

[338] Vgl. dazu MOOS et al. 2016, 161ff.

[339] Genuss ist dabei nicht eine rein animalische Lustempfindung, sondern Selbstgenuss als Bestandteil des exzentrischen Körperverhältnisses.

[340] Vgl. MOOS 2015, 368, sowie zur basalen Stimulation als Rückgewinnung von Leiblichkeitserfahrung THIELE 2013, 25. Die pauschale Zurechnung von Wellness-Praktiken zu einem totalen Gesundheitskult (so etwa WETZ 2009, 7ff.; BIELER 2012, 53) ist von daher unzureichend.

tuiert in sozialen Interaktionen. Selbstanerkennung, so Axel Honneth, ruht auf Verhältnissen interpersonaler Anerkennung, wobei besonders die Wertschätzung seitens der signifikanten Anderen von Bedeutung ist. Zur Selbstanerkennung gehört also insbesondere das Wissen, ein geachtetes, wertgeschätztes und geliebtes Glied eines Beziehungsnetzes zu sein. Diese Selbstanerkennung steht in der drohenden oder manifesten Isolation einer Kranken auf dem Spiel. Respekt vor der Würde der Person manifestiert sich also zweitens darin, diese Person als Glied eines Beziehungsnetzes, als soziales Wesen, zu behandeln. Damit sind wiederum eine Reihe von Aspekten der ärztlichen oder pflegerischen Beziehung berührt.

Zum einen ist festzustellen, dass gerade das Krankenhaus eine Reihe von vereinzelnden Praktiken kennt, die das kranke Individuum aus seinem Beziehungsnetz herausnehmen. Es schläft nicht mehr im eigenen Bett, darf nur begrenzt Besuch empfangen, gegebenenfalls nicht einmal berührt werden. Soziale Elementarpraktiken vom gemeinsamen Essen bis zur Sexualität sind sistiert. An ihre Stelle treten krankenhauskompatible Gaben der Anerkennung: der Blumenstrauß, die Kinderzeichnung, die mitgebrachte Lieblingssüßigkeit, das Halten der Hand, die beim Besuch investierte Zeit und Aufmerksamkeit. Ihr Status ist prekär: Sie können als ‚echte' Gaben der Anerkennung empfangen und gegeben werden; sie können aber auch als ‚bloße' Pflichtübung erscheinen.[341] Gerade in längeren Krankheitsverläufen kann der Anerkennungscharakter dieser Gaben verblassen, indem diese – aus der Perspektive der Empfangenden und/oder der Gebenden – nicht mehr als Ausdruck von Liebe und Wertschätzung, sondern lediglich als schlechtes *Als-ob* wahrgenommen werden. Anders verhält es sich bei der Möglichkeit einer Beteiligung von Angehörigen an solchen Abläufen der Klinik, die nicht *als-ob*-verdächtig sind, wie etwa an Prozeduren der Pflege oder Prozessen der Information und Entscheidung über die Weiterbehandlung.[342] Diese dürften geeignet sein, nicht nur der sozialen Exterritorialität der Patientin in der Klinik entgegenzuwirken, sondern die Patientin auch symbolisch als soziale Person, als Glied eines Beziehungsnetzes, zu behandeln.

Des Weiteren ist die Frage berührt, inwieweit die professionelle Beziehung zwischen Ärztin oder Pflegekraft und Patient sich dazu eignet, personale Anerkennung in einem umfassenderen Sinne zu realisieren: ob etwa die Ärztin selbst gleichsam subsidiär zu einem Glied des Beziehungsnetzes wird, das in der Krankheit bröckelt. In der Interpretation der Arztrolle im Kontext der narrativen Medizin, wie sie die Literaturwissenschaftlerin und Ärztin Rita Charon entwickelt, oder auch im Kontext von Eric Cassells Begriff des Leidens der Person[343] zeigte sich die Tendenz, die Beziehung zwischen Arzt und

---

[341] Vgl. für eine eindrückliche Beschreibung SCHLINGENSIEF 2010, 38.
[342] Zu erweiterten Konzepten von Autonomie vgl. die Beiträge in ILLHARDT 2008.
[343] Siehe Kapitel 3.4, II. (2.) zu Charon und Kapitel 2.3, II zu Cassell.

Patientin als ein Anerkennungsverhältnis zu verstehen, das Elemente der Freundschaft enthält. So ist das Phänomen evident, dass vor allem für chronisch Kranke Ärzte und Pflegende zu bedeutsamen Gliedern ihres Beziehungsnetzes, zu signifikanten Anderen werden, gar: als Freunde erscheinen. Chancen und Gefahren liegen auf der Hand: So gibt es wohl kein überzeugenderes Mittel, die Sozialität einer Person als Teil ihrer Würde zu respektieren, als das, selbst an entscheidender Stelle in diese Sozialität einzutreten. Andererseits wird die professionelle Beziehung nicht kompensatorisch eintreten können, wenn die personale Selbsthabe im eigenen Beziehungsnetz prekär wird. Denn die professionelle Beziehung ist in expliziter Weise bedingt (etwa durch sozialrechtliche Zugangsbedingungen wie die Überweisung oder das Rezept) und asymmetrisch (im Gegenüber von Helfendem und Hilfeempfängerin). Auch hat sie, selbst wenn sie mit Cassell und Charon die Person des Kranken umfänglich in den Blick zu nehmen versucht, ihren Ausgangs- und Zielpunkt sowie ihre Legitimation beim *kranken* Menschen. Sie wird also insbesondere in die Anerkennungssphäre der Liebe nicht eintreten können.[344] Der Schutz der Würde einer Person als eines sozialen Wesens kann hier nur darin bestehen, das Geliebtsein und die Liebenswürdigkeit eines Menschen anzuerkennen – nicht aber, ihn selbst zu lieben.[345]

Schließlich ist die Sozialität eines Menschen wiederum nicht von seiner Leiblichkeit zu trennen. Es sind bestimmte leibbezogene Praktiken, in denen ein Individuum Anerkennung als soziales Wesen heischt, in denen es respektiert oder missachtet wird. Zur Sozialität des Leibes gehört insbesondere dessen Inszenierung für sich und andere durch Körperpflege, Mode und Kosmetik.[346] Diesbezügliche Praktiken sind im Kontext der Krankheit gefährdet: Körperpflege kann nur noch eingeschränkt selbst durchgeführt werden; die Bekleidung ist, nicht nur im Krankenhaus, funktional; gewohnte Praktiken der Kosmetik erscheinen unerreichbar oder gar unangemessen. Die Reduzierung der Möglichkeiten leiblicher Selbstinszenierung kann im Rahmen der Krankenrolle entlastend sein; sie kann aber auch zu einem Modus der Desozialisierung des kranken Menschen werden. Dieser Aspekt spielt in der Autopathographie Ruth Picardies eine zentrale Rolle. Je weiter ihre Krebserkrankung fortschreitet, desto stärker reklamiert sie die Sozialität ihres Leibes, indem sie modische Kleidung trägt und sich professionell schminken lässt.[347] Neben und über ihren versehrten, stigmatisierten und desozialisierten Leib tritt ihr ästhetischer, für sich und andere gestalteter, mithin sozialisierter Leib:

---

[344] Der Wunsch danach ist ein zentrales Sujet der literarischen Gattung des Arztromans.

[345] Vom Begriff der Liebe als einer ausdifferenzierten Anerkennungssphäre zu unterscheiden ist die Liebe als Struktur von Sorgerelationen (dazu siehe unten, Teil 6).

[346] Zu kulturwissenschaftlichen Theorien der Mode vgl. KANITZ 2017, 94ff.

[347] Vgl. PICARDIE 1999, 45f., 48f., 96f., 122f. u.ö. Zur „Depersonalisierung" durch die Krankenrolle vgl. DAIBER 1999, 11.

Das andere Problem – meine vergrößerte Leber – hat sich vermutlich erledigt durch meinen anschließenden Kaufrausch bei Whistles (blauer Rock, lilafarbene Hemd). Auch wenn das elende Organ nicht schrumpfen sollte, der clevere diagonale Schnitt kaschiert die meisten Krebsknoten.[348]

Der sarkastische Ton lässt sich im vorliegenden Kontext lesen als Bewusstsein des symbolischen Anteils ihrer modischen Selbstinszenierung. Weder heilt diese die Krankheit noch beseitigt sie auch nur das Stigma, das mit ihr verbunden ist. Aber sie bringt – am Ort ihres Leibes – den Anspruch auf unbedingte Anerkennung der ganzen Person zum Ausdruck: Sie zeigt Würde. Als solches ist sie Ausdruck einer Selbstanerkennung als leibliches und zugleich soziales Wesen, die gleichwohl nur als gebrochene behauptet werden kann. Damit ist sie kein bloß Äußerliches, keine bloße Simulation und Verleugnung der Realität: Sie ist vielmehr die explizite Reklamation der Würde einer leiblich-sozialen Person angesichts der Realität der Krankheit. In der Klinik, in der stationären und ambulanten Pflege ist es mithin eine Frage des Respekts vor der Würde der Person, solche Praktiken leiblich-sozialer Selbstgestaltung zu ermöglichen und zu unterstützen.[349]

(3.) Insofern Krankheit als Desintegration der Handlungsfähigkeit erfahren wird, steht auch auf dieser Ebene die Würde der Person auf dem Spiel. Dieser Gedanke ist vertraut, insofern der Begriff der Patientenwürde in der Medizinethik grundsätzlich (auch) auf die Selbstbestimmung des Patienten bezogen wird. Gerade in kantischer Tradition wird Würde als der Achtungsanspruch der Autonomie, der vernünftigen Willensbestimmung, rekonstruiert. So verdankt sich auch der juridische Begriff der Menschenwürde zentral der Anerkenntnis der Selbstzwecklichkeit des Menschen.[350] Seine Zentralstellung im Grundgesetz der Bundesrepublik Deutschland reagiert auf die Erfahrung der totalen Instrumentalisierung von Menschen durch Menschen im Nationalsozialismus. Eben das ist auch der Gründungsimpuls der modernen Medizinethik, die nur solche Interventionen am Leib eines Menschen als legitim erkennt, die dessen Selbstbestimmung entsprechen.[351] So ist zugleich ein unverzichtbares Korrektiv zu starken Paternalismen in der Medizin errichtet, die zugunsten eines von außen zugeschriebenen Wohles einer Patientin deren Willen übergehen. Im vorliegenden Kontext ist der Respekt vor der Selbstbestimmung eines Kranken damit auch ein notwendiges Korrektiv zu den bisher beschriebenen Anerkennungspraktiken, die sich auf den Leib oder die Sozialität richten.

---

[348] PICARDIE 1999, 124. Dazu siehe oben, Kapitel 4.1, III.

[349] Ähnliches gilt für die Gestaltung des Krankenzimmers und dessen symbolische Sozialisierung durch Bilder oder anderes persönliches Inventar.

[350] Vgl. JOERDEN 2013, 223.

[351] Zum Begriff der Autonomie in der Medizinethik vgl. WELSH et al. 2017, zum weiteren Kontext GERHARDT 1999; KRÄHNKE 2007; zum theologischen Diskurs etwa die Beiträge in BRUNN/DIETZ 2011.

Krankheit beeinträchtigt die Handlungsfähigkeit eines Individuums in doppelter Weise. Zum einen stellt sie potenziell einen Zustand der Schwäche dar, in dem es stärker als sonst auf andere angewiesen ist, um seinen Willen in die Tat umzusetzen, also seine selbstgesetzten Zwecke zu realisieren (in klassischer Terminologie: seine Handlungsfreiheit). Zum anderen beeinträchtigt sie potenziell die Möglichkeit, überhaupt einen Willen zu bilden, also sich als selbstbestimmtes Subjekt zu verhalten (klassisch: die Willensfreiheit). Das gilt für Prozesse des Familien- und Arbeitslebens, in die das kranke Individuum weniger als bisher einbezogen ist. Es gilt aber auch für die hinzukommenden medizinischen Prozesse, in denen Wissen und Können als Voraussetzungen der Willensbestimmung asymmetrisch zuungunsten des Kranken verteilt sind. In der Regel sind die medizinischen Prozesse in Form konditionaler Programme organisiert, deren Ablauf und entscheidungsrelevante Verzweigungspunkte der Kranke nicht kennt.[352] Wenn er nicht die Möglichkeit einer Totalverweigerung ergreift und sich dem Prozess insgesamt entzieht,[353] ist er darauf angewiesen, in entscheidenden Momenten nach seinem Willen gefragt, mithin als selbstbestimmtes Subjekt anerkannt zu werden.

Respekt für die Würde der Person heißt in diesem Fall, das kranke Individuum trotz seiner beeinträchtigten Handlungsfähigkeit als selbstbestimmtes Subjekt anzuerkennen. Auf der Ebene der Handlungsfreiheit heißt das, dass medizinische Prozeduren und Akteure für ein mögliches Auseinanderklaffen von Willensbestimmtheit und Umsetzungsfähigkeit sensitiv sein, also einen etwaigen Assistenzbedarf wahrnehmen müssen. An dieser Stelle öffnet sich das vielspältige medizinethische Problem, was denn – insbesondere in Grenzfällen – als Willensäußerung zu werten ist und was nicht, das hier nicht weiter diskutiert werden kann.[354] Auf der Ebene der Willensfreiheit heißt Respekt für die Würde der Person wiederum, dass medizinische Prozeduren und Akteure für das kranke Individuum überhaupt die Stelle eines selbstbestimmten Subjekts vorsehen müssen. Das ist, wie an anderer Stelle gezeigt,[355] hochgradig voraussetzungsreich. Es bedarf spezifischer Praktiken einer Willensabforderung, mit deren Hilfe eine Entscheidungssituation hergestellt wird: Der routinierte Ablauf wird emphatisch unterbrochen, Optionen werden benannt, Konsequenzen aufgezeigt, die Notwendigkeit und gegebenenfalls Dringlichkeit einer Entscheidung wird statuiert. Verschiedene Subjektpositionen wer-

---

[352] Dazu vgl. LUHMANN 1975.

[353] Zu dieser Möglichkeit vgl. CALLON/RABEHARISOA 2004.

[354] Zu leiblichen Ausdrucksformen von Selbstbestimmung vgl. HOFMANN 2013; zum sogenannten „natürlichen Willen" vgl. JOX 2013; SCHMIDT-RECLA, 2016, 159ff.; zu Sterbewünschen am Lebensende vgl. REHMANN-SUTTER 2016; zur Reichweite von Patientenverfügungen vgl. die Beiträge in MOOS/REHMANN-SUTTER/SCHÜES 2016, 293ff.; zur Willensäußerung von Kindern vgl. a.a.O., 263ff.

[355] Vgl. MOOS 2016a, 194ff. Zur klinischen Praxis der Patientenautonomie vgl. auch SIMON/NAUCK 2013.

den zugewiesen: beratende Subjekte, ausführende Subjekte und eben das wollende Subjekt. Dessen Position wird ausgestattet mit der Zuschreibung von Verantwortung für das, was aufgrund der zu erbringenden Willensentscheidung mit ihm passieren wird. Eine in diesem Sinne selbstbestimmte Entscheidung ist eine hochstufige Konstruktionsleistung – mit Goffman: eine Inszenierung –, die im medizinischen Alltag eher selten vorkommt. Häufiger sind abgestufte Praktiken, in denen Handlungsfähigkeit als Vetofähigkeit inszeniert bzw. respektiert wird: das kurze Zögern des Arztes, bevor er die Spritze ansetzt, das der Patientin die Gelegenheit gibt, zu widersprechen; bestimmte Formen räsonierenden Sprechens („Ich denke, wir sollten es erst einmal mit Physiotherapie versuchen."), die keine Antwort erwarten, aber Widerspruch ermöglichen. Nicht ohne Weiteres dazuzuzählen sind hingegen Prozeduren des rechtlich vorgeschriebenen *informed consent* wie etwa die Vorlage eines Formulars zur Einwilligung in die Operation. Zwar trägt die kulturelle Praxis des Unterschreibens in der Regel die Konnotation einer verpflichtenden Entscheidung und führt daher die Position eines selbstbestimmten Subjekts mit sich. Diese Position kann jedoch bis zur Unkenntlichkeit minimiert werden, wenn die Unterschrift als „bloße Formalität" behandelt wird und im Kontext anderer, vergleichsweise belangloser Unterschriftsleistungen wie etwa der Unterzeichnung eines Telefonvertrages steht. Für die Anerkennung der Selbstbestimmtheit eines Subjekts, also für den Würdeschutz im praktischen Sinne, genügt es mithin nicht, bereit zu sein, eine Willensäußerung zu respektieren, sollte diese artikuliert werden; es ist auch notwendig, strukturell und individuell Voraussetzungen dafür zu schaffen, dass ein Wille an entscheidender Stelle gebildet werden kann.

Welche Stelle des Behandlungsverlaufs eine in diesem Sinne „entscheidende" Stelle ist, an der sich die Selbstbestimmung der Patienten manifestiert, ist mithin im Wesentlichen ein Produkt klinischer Praktiken. Es ist nicht Gegenstand der Selbstbestimmung der Patientin.[356] Diese ist vielmehr darauf angewiesen, dass der performative Rahmen für ihre Selbstbestimmung von anderen erzeugt wird. Die Patientenautonomie hat also unaufgebbar paternalistische Voraussetzungen. Daraus folgt auch, dass ein Patient, der seine Anerkennung als selbstbestimmtes Subjekt prekär geworden sieht, sich dieser nicht im Modus der Selbstbestimmung vergewissern kann.[357] Wiederum ist es

---

[356] Die Grenzen sind hier freilich verschieblich, wenngleich der Effekt von Kursprogrammen wie „Kompetent als Patient" (Techniker-Krankenkasse, www.tk.de/kursreihe, 5.1.2017) nicht sehr durchschlagend sein dürfte.

[357] Der Rechtsstreit ist eine Strategie, sich der Selbstbestimmung zu vergewissern (und als solcher ein zuverlässiger Anzeiger prekär gewordener Anerkennung als selbstbestimmtes Subjekt). Er steht dabei aber unter der Aporie, lediglich eine mögliche Verletzung der rechtlich garantierten Selbstbestimmung feststellen zu können, was aber, da die rechtliche Klärung in der Regel im Nachhinein erfolgt, auf den Behandlungsverlauf, über den doch bestimmt werden sollte, keinen Einfluss mehr hat.

zwar der innere Sinn der Anerkennung als selbstbestimmtes Subjekt, dass diese Anerkennung unbedingt und vollständig sein soll. Eine solche Anerkennung ist aber niemals realisierbar. Steht in der Krankheit die Würde der Person in praktischer Hinsicht auf dem Spiel, so bedarf es neben verstärkter Realisierung auch der symbolischen Kommunikation über die unbedingte Norm und die bedingte Wirklichkeit von Anerkennung. Das kann etwa der ärztliche Satz „Bitte vertrauen Sie mir" leisten, der sich in diesem Zusammenhang übersetzen lässt als: „Ich lasse Sie hiermit wissen, dass ich weiß, dass Ihre Selbstbestimmung in der asymmetrischen Situation Ihrer Krankheit und meiner Expertise begrenzt ist. Ich erkenne aber Ihre Selbstbestimmtheit an (was ich eben im Appell an diese Selbstbestimmung zum Ausdruck bringe) und versichere Ihnen, dass ich an entscheidender Stelle die nötigen Voraussetzungen für Ihre Selbstbestimmung schaffen werde. Bitte erkennen Sie mich als den an, der Ihre Selbstbestimmtheit anerkennt, und bestimmen Sie sich selbst dazu, mir im weiteren Behandlungsverlauf die Bestimmung und Gestaltung der Situationen, in denen Sie selbstbestimmt entscheiden werden, zu überlassen. Ich werde das meinerseits nicht nach Gutdünken tun, sondern als einen offenen Prozess der Abstimmung zwischen uns darüber begreifen, welche Situationen als selbstbestimmungsrelevant gelten sollen."[358] Die Einsicht in die Begrenztheit realer Anerkennungsverhältnisse führt also auf das Thema des Vertrauens, das in Abschnitt III. weiter entfaltet wird.[359]

---

[358] Die Theologin Ulrike Butz rekonstruiert hingegen die ärztliche Bitte, zu vertrauen, als Machtgestus, der in die eigentlich symmetrisch-partnerschaftliche Arzt-Patient-Beziehung ein asymmetrisches und damit paternalistisches Moment allererst einführe. Letztlich stilisiere sich der Arzt damit selbst zum Gott, verlange unbedingtes Vertrauen und übergehe die Selbstbestimmung des Patienten (vgl. BUTZ 2014, 59ff.). Diese Lesart setzt voraus, dass die Bitte um Vertrauen verbunden ist mit der Schließung bzw. Nicht-Eröffnung jeglicher Entscheidungsräume für den Patienten – was in der Tat fatal wäre. Das ist allerdings in der Vertrauensbitte selbst keinesfalls enthalten. Vielmehr richtet sich diese so, wie sie oben rekonstruiert wurde, pragmatisch gerade an die Selbstbestimmtheit des Patienten. Überginge sie diese zugleich, handelte es sich um einen performativen Selbstwiderspruch. (Zudem konfundiert Butz die Wechselseitigkeit/Wechselbedingtheit und die Symmetrie interpersonaler Verhältnisse. Das Arzt-Patientin-Verhältnis ist sehr wohl wechselseitig und damit, wie Butz mit Recht betont, auch durch wechselseitige Angewiesenheit gekennzeichnet. Es ist aber nichtsdestotrotz asymmetrisch, insofern existenzielle Betroffenheit einerseits und Expertise andererseits in ihm sehr ungleich verteilt sind (vgl. dazu etwa SCHÜTZ/LUCKMANN 2003, 422) und daher ungleiche Anerkennungsbedürfnisse vorliegen. Theologisch-gegenständlich gesprochen: ein asymmetrisches, aber wechselseitiges Verhältnis zwischen Menschen ist fundamental von einem Gott-Mensch-Verhältnis zu unterscheiden, das sich etwa nach Schleiermacher durch fehlende Wechselseitigkeit auszeichnet. Insofern ist der Vorwurf, die Ärztin, die mittels der Vertrauensbitte auf ihre Expertise, also auf die Asymmetrie des Verhältnisses, hinweist, stilisiere sich damit selbst zur Göttin, unhaltbar.)

[359] Besondere Aufmerksamkeit verdient die Selbstbestimmung im Kontext von Sorgepraktiken. Dazu siehe unten, Kapitel 6.5, II.

(4.) Schließlich wird in der Krankheit potenziell auch eine temporale Desintegration erfahren, indem das Vertrauen, auch morgen noch in gewohnter Weise da zu sein, beschädigt ist. Auch in dieser Hinsicht steht die Würde der Person auf dem Spiel. Es geht um die Anerkennung als jemand, mit dem auch morgen noch vollumfänglich zu rechnen sein wird, mithin um *Verlässlichkeit*: Auch morgen werden wir noch für deinen Leib sorgen, dich als soziales Wesen behandeln, deine Selbstbestimmtheit achten. In den letzten Jahrzehnten wurden rechtliche Instrumente entwickelt, um bestimmte Aspekte dieser Verlässlichkeit zu garantieren: die Patientenverfügung, die die Selbstbestimmung über den Verlust der aktualen Einwilligungsfähigkeit hinaus ermöglicht, und die Vorsorgevollmacht, die in eben dieser Situation die Rolle signifikanter Anderer definiert. Die intensive Diskussion um die Patientenverfügung hat die Chancen, aber auch die Bedingtheit und Begrenztheit solcher rechtlichen Garantien von Verlässlichkeit gezeigt.[360]

Im Zentrum des temporalen Aspekts der Personwürde steht die Aussicht, eines Tages viel stärker als bisher auf eine Außenstützung der eigenen Personalität angewiesen zu sein. Gegenwärtige Anerkennungsverhältnisse sind bei aller möglichen Asymmetrie doch wechselseitig. Damit sind sie partiell Verhandlungssache; das Individuum kann sich zu den Anerkennungsverhältnissen, in denen es steht, verhalten und diese durch eigene Aktionen in größerem oder geringerem Umfang verändern. In der Krankheit wird die reale Möglichkeit erfahren, dass dies zukünftig anders sein könnte. Mit der eigenen Versehrtheit nimmt die Möglichkeit ab, die Bedingungen, unter denen die Anerkennung seitens der anderen steht, zu erfüllen. Damit nimmt das Ausgeliefertsein an die Bereitschaft der anderen zu, diese Anerkennung trotzdem noch zu erbringen und sich weiterhin verlässlich zu zeigen. Diese Zunahme der Versehrtheit und Angewiesenheit wird in der Regel im Modus der Extrapolation auf einen Extremzustand vorgestellt. Referiert wird dann auf einen Zustand der totalen Angewiesenheit, in der die Anerkennung der Person gleichsam gänzlich kontrafaktisch erfolgt. In der Sprache der Schamtheorie ist die Person in dieser Lage in der Gefahr, im Blick der anderen vollständig zum Objekt zu werden, insofern sie von sich selbst aus nichts mehr tun kann, um als Subjekt zu erscheinen. Der materiale Gehalt dieser Vorstellung ist krankheitsabhängig; das Extrem der Angewiesenheit stellt sich bei Chorea Huntington anders dar als bei einer progredierenden Alzheimer-Demenz oder bei einem Tumor der Speiseröhre. Allgemeiner ist der Topos, „an Schläuchen zu hängen", also einer intensivmedizinischen Behandlung hilflos ausgeliefert zu sein. Es geht um ein „Sterben in Würde", das hier auf dem Spiel steht.[361]

---

[360] Vgl. dazu und zum umfassenderen Instrument des *Advance Care Planning* die Beiträge in COORS/JOX/IN DER SCHMITTEN 2015. Zur Relevanz der vorausschauenden Behandlungsplanung vgl. auch WINKLER/HEUßNER 2016.

[361] Vgl. dazu HAHN 2015, 217ff.

Nun soll nicht behauptet sein, dass alles, was unter „Sterben in Würde" verhandelt wird, sich als Anerkennungsproblem rekonstruieren lässt.[362] Behauptet sei allerdings, dass unter diesem Topos insbesondere das Problem einer personalen Anerkennung in Rede steht, die auch in steigender Versehrtheit und Angewiesenheit noch verlässlich ist. An dieser Stelle wird das Grundproblem personaler Anerkennung, niemals in der Unbedingtheit und Vollumfänglichkeit realisiert zu sein, die einer Person eigentlich zukäme, in besonderer Weise bewusst. Die grundlegende Defizienz realer Anerkennungsverhältnisse wird in Gestalt eines zukünftigen Schreckbildes vorstellbar. Die Prekarität von Anerkennungsbeziehungen, die sich in der Krankheit in vielfacher Weise verschärft hat, kommt zu Bewusstsein im Modus der Frage: Wie werdet ihr mich ansehen, wenn ich Euch nicht mehr ansehen kann?

In diesem Sinne ist die Frage nach dem würdigen Sterben ein extrapolierter Modus der Frage nach dem würdigen Leben mit Krankheit. Insofern es darin also immer auch um die Verfasstheit gegenwärtiger Anerkennungsverhältnisse geht, ist der Verweis auf Vorkehrungen, eine letzte Phase extremer Abhängigkeit mit medizinischer Hilfe überspringen zu können (ärztlich assistierter Suizid), nur eine unzureichende Antwort auf diese Frage.[363] Allenfalls sichert sie ärztliche Verlässlichkeit auch in jeder denkbaren Extremsituation zu („Ich lasse Sie nicht allein."[364]) und ist insofern eine *symbolische Geste ultimativer Verlässlichkeit*.[365] Selbst eine solche wird jedoch nur glaubwürdig sein, wenn sie eingebettet ist in einen umfassenderen Kontext von Praktiken der Verlässlichkeit, also der zeitbezogenen personalen Anerkennung. Deren Kultivierung, gerade im Kontext der Klinik, ist die eigentliche Aufgabe des Schutzes der Personwürde in temporaler Hinsicht.

Zu solchen Praktiken der Verlässlichkeit zählen mit Axel Honneth bereits basale Formen der Mimik und Gestik, die personale Zugewandtheit zum Ausdruck bringen: das Lächeln, die Begrüßung. Sie kommunizieren die Selbstverpflichtung, den anderen auch zukünftig als Person zu respektieren.[366] Eine grundlegende Herausforderung besteht im Kontext der Klinik in

---

[362] Es geht ebenso um ein mögliches unerträgliches Leiden, etwa an Schmerzen, deren Qualität vor und jenseits aller Anerkennungsverhältnisse besteht.

[363] Davon unberührt ist das Thema, wie mit möglichen unerträglichen Schmerzen umzugehen sein wird. Zum ärztlich assistierten Suizid vgl. etwa die Beiträge in der Zeitschrift für Evangelische Ethik 59 (2015) Heft 2, 81–132.

[364] So lautet die zentrale ärztliche Botschaft nach CASSELL 2004, 280: „[W]e are in this together." Siehe dazu Kapitel 2.4, II.

[365] Eine solche Geste ist symbolisch, weil beiden Seiten bewusst ist, dass die Ärztin den Patienten eben doch alleine lassen wird, weil sie zurückbleiben wird, wenn er die Todesgrenze überschreitet. Die zugesicherte ultimative personale Anerkennung wird eben doch abreißen; sie verweist lediglich auf eine auch durch die Todesgrenze nicht bedingte Anerkennungswürdigkeit der Person, religiös gesprochen: auf die Anerkennung durch Gott.

[366] Vgl. dazu BEDORF 2010, 65f.

der funktionalen Austauschbarkeit aller professionellen Akteure. Ein stabiles interpersonales Anerkennungsverhältnis reicht insofern zunächst bis zum Schichtwechsel. Darüber hinaus reichen überpersonale Insignien der Verlässlichkeit, seien es funktionsbezogene Artefakte (Berufskleidung, ärztliche Instrumente) oder standestypische Habitusformen. Ebenso von Bedeutung sind rituell wiederkehrenden Ereignisse, die beim Patienten Erwartungssicherheit erzeugen. Expliziter sind Versprechen, die gegeben und eingehalten werden („Ich werde/meine Kollegin wird heute Abend noch einmal bei Ihnen vorbeischauen"). Die Aufzählung kann hier abgebrochen werden; entscheidend sind wiederum nicht einzelne Praktiken, sondern deren Deutung als Manifestationen personaler Anerkennung, mithin: des Respekts vor der Personwürde.

Als Praktiken der Verlässlichkeit bedürfen sie des Vertrauens, dass die in ihnen gegebenen Versprechen der Anerkennung eingehalten werden. Dem Begriff des Vertrauens gilt es nun zunächst nachzugehen (III.), bevor die hier gewonnenen medizinethischen Einsichten zum Umgang mit Krankheit als einem Anerkennungsproblem zusammengefasst werden (IV.).

III. Vertrauen als Komplement der Anerkennung

Ähnlich wie der Begriff der Würde dient der Vertrauensbegriff in der Ethik des Ärztin-Patient-Verhältnisses unter anderem dazu, eine ausschließliche Fokussierung auf Autonomie zu überwinden und Phänomene, Haltungen und Interaktionen am Rande und jenseits der Selbstbestimmung der Patientin in den Blick zu nehmen. Der Autonomiebegriff zielt insbesondere auf eine erweiterte Kontrolle der Patientin über das Behandlungsgeschehen; der Begriff des Vertrauens auf die Einsicht, dass diese Kontrolle begrenzt ist und Steuerung abgegeben wird.[367] Patienten müssen vertrauen, und sie tun das auch. Vertrauen kann dabei unterschiedlich begriffen werden: als psychischer Zustand mit kognitiven und/oder emotionalen Aspekten, der mittels Fragebögen gemessen und auf einer psychologischen Skala angegeben werden kann;[368] als komplexer sozialer Tatbestand, der fachliche, kommunikative und moralische Aspekte umfasst;[369] oder auch als moralische Praxis des Gebens und Annehmens von Vertrauen, die eine beidseitige Bindung konstituiert.[370] Vertrauen kann gegenüber Personen bestehen, aber auch gegenüber Professionen, Institutionen und Organisationen des Gesundheitswesens.[371] Im vorliegenden

---

[367] Vgl. ROCKENBAUCH/FRITZSCHE 2012; STEINFATH 2016; sowie zu den Rändern der Selbstbestimmung SEEL 2002; 2014.

[368] Vgl. THOM/BLOCH/SEGAL 1999; HALL et al. 2006.

[369] Vgl. SKIRBEKK et al. 2011.

[370] Vgl. WIESEMANN 2016.

[371] Buchanan sieht hier das personale Vertrauen überschätzt (vgl. BUCHANAN 2000). Anselm und Butz sehen wiederum das Organisationsvertrauen durch personale Interaktionen vermittelt (vgl. ANSELM/BUTZ 2016, 155ff.).

Kontext hatte die Analyse von Anerkennungsverhältnissen an verschiedenen Stellen auf das Thema des Vertrauens geführt. Dies gilt es nun systematisch zu entfalten. Vertrauen lässt sich, so die Grundthese, verstehen als eine spezifische Form der Anerkennung, in der die Bedingtheit realer Anerkennungsverhältnisse ratifiziert (das heißt: mindestens implizit gewusst und bejaht) ist. Da diese Bedingtheit in Situationen von Versehrtheit und Versehrbarkeit verschärft hervortritt (1.), ist das Vertrauen insbesondere im Umgang mit Krankheit von Bedeutung (2.). An der Frage, wie Vertrauen angesichts von Anerkennungskrisen entstehen kann, wird die fideistische Signatur des Vertrauens deutlich (3.).

(1.) Der Sinn personaler Anerkennung, so wurde in Kapitel 4.2 gesagt, ist die unbedingte Anerkennung der ganzen Person. Diese realisiert sich in konkreten Anerkennungsverhältnissen nur in bedingter, begrenzter und brüchiger Weise. Die Prekarität von Anerkennung kann insbesondere in der Krankheit hervortreten und zum Problem werden, wenn das kranke Individuum befürchtet, angesichts seines beschädigten Leibes, seiner herabgesetzten Leistungsfähigkeit oder seiner reduzierten Zukunftserwartung nicht mehr als ganze Person anerkannt zu werden. In dieser Lage wird es auf Signale der Anerkennung oder Missachtung besonders sensibel reagieren; es wird möglicherweise in subtiler oder sehr direkter Weise von seiner Umgebung Anerkennung einfordern; es wird sich selbst darauf befragen, inwieweit es in seiner Versehrtheit weiterhin anerkennungswürdig ist. Diesem gesteigerten Anerkennungsbedürfnis kommt ein kulturell habitualisierter Umgang mit Krankheit entgegen, der die Affirmation und Intensivierung von Anerkennungsverhältnissen vorsieht: etwa durch die verstärkte Investition von Aufmerksamkeit und Zeit (Krankenbesuch) oder durch die Beibringung von Gaben (Geschenke). Das mag genügen, um aufkeimende Verunsicherung zu stabilisieren; es ist aber nicht geeignet, die eigentlich geforderte unbegrenzte und unbedingte Anerkennung zu erbringen bzw. zu beweisen. Keine Gabe der Anerkennung ist gegenüber dem Zweifel an ihrer Intention erhaben. So kann eine negative wechselseitige Verstärkung aus beständig verstärktem Heischen nach Anerkennung und fortwährend unzureichenden Anerkennungsgaben in Gang kommen. Auch bislang unverdächtige Praktiken wie die medizinische Diagnostik können in den Strudel von steigenden Anerkennungsforderungen hineingezogen werden: So wird eine aufwändige Untersuchung zur Anerkennungsgabe. Die Spirale endet potenziell erst im expliziten Bruch des Anerkennungsverhältnisses oder gar im Rechtsstreit.

(2.) Der einzige Ausweg aus einer solchen Krise der personalen Anerkennung liegt darin, das Wissen um den brüchigen Charakter realisierter Anerkennung, der die Krise verursacht, in das Anerkennungsverhältnis selbst affirmativ zu übernehmen. Es bleibt nur, darauf zu vertrauen, dass der andere trotz und in seinen beschränkten Anerkennungsgaben doch mich als ganze Person meint und mich in unbedingter Weise anzuerkennen intendiert: die

Ärztin in ihrer flüchtigen Begrüßung, die Pflegekraft in ihrer für mein Empfinden harschen Berührung. Vertrauen ist in diesem Sinne *die Unterstellung einer unbedingten und unbegrenzten Anerkennungsintention innerhalb eines konkreten Anerkennungsverhältnisses im (mindestens impliziten) Wissen um die Bedingtheit und Begrenztheit dieses Verhältnisses.*

Damit lässt sich Vertrauen selbst als Anerkennungsakt verstehen: Ich erkenne den anderen an als einen, der mich anerkennt – in einer Weise, wie es dem Sinn von personaler Anerkennung entspricht. Ich respektiere den anderen als Person, die mich als Person respektiert. Zum Vertrauen wird diese Anerkennung durch das implizite Wissen darum, dass personale Anerkennung nie vollumfänglich Gestalt gewinnen wird, dass es mithin einen riskanten und ungedeckten Vorschuss bedeutet, eine solche unbegrenzte Anerkennungsintention zu unterstellen. Vertrauen ist derjenige Modus von Anerkennung, in der ich die Verletzbarkeit meines unbedingten Anerkennungsanspruchs – die Antastbarkeit meiner Würde – anerkenne und mich im Wissen um dieses Wagnis auf das bedingte Anerkennungsverhältnis verlasse.[372]

Das impliziert, dass Vertrauen nicht nur auf die Zukunft bezogen ist. Die Antizipation der Verlässlichkeit des anderen, der meine Würde auch in Zukunft respektieren wird, ist fraglos ein wichtiges Moment von Anerkennung. Doch der Vertrauensbegriff lässt sich ebenso auf die anderen Ebenen des Anerkennungsproblems von Krankheit beziehen. So vertraue ich in leiblicher Hinsicht darauf, dass die Pflegekraft meinen Körper trotz und in seiner Versehrtheit als personalen Leib behandelt. Vertrauen ist in dieser Hinsicht der Horizont, in dem ich die an mir vorgenommenen Pflegehandlungen interpretiere: als solche, die in Respekt vor meiner Person vorgenommen werden. Entsprechendes gilt für das Moment der Handlungsfähigkeit: Ich vertraue darauf, dass die Ärztin mich aktual als selbstbestimmtes Subjekt behandelt, obwohl ich derzeit keinen Willen kundgebe und sie gerade keine emphatische Entscheidungssituation inszeniert. Sie würde es mir sagen, wenn es etwas zu entscheiden gäbe; sie würde mich in der Willensbildung unterstützen und sie würde meinen Willen respektieren.

An dieser Stelle ist der hier vertretene Vertrauensbegriff anschlussfähig an die Analyse von Vertrauen als moralischer Praxis, wie sie die Medizinethikerin Claudia Wiesemann vornimmt.[373] Vertrauen als Unterstellung einer unbedingten Anerkennungsintention wäre als intrapsychischer Zustand allein nur unzureichend verortet. Vielmehr hat diese Unterstellung ihren Ort in einer Praxis, in der Vertrauen gegeben und genommen wird. Das heißt hier: Die eine Seite unterstellt, die andere Seite rezipiert diese Unterstellung als ange-

---

[372] Zum Vertrauen als „accepted vulnerability" vgl. BAIER 1995, 99; theologisch zum Vertrauen als akzeptierter Abhängigkeit vgl. RÖSSLER 2011, 135.

[373] Vgl. WIESEMANN 2016. Zum Zusammenhang von Vertrauen und moralischer Verbindlichkeit vgl. auch RENDTORFF 2011, 102–105.

messen (oder müsste sie anderenfalls explizit als unangemessen zurückweisen). Vertrauen ist kein Zustand des Patienten, sondern Charakteristikum von
sozialen Interaktionen bzw. Praktiken, an denen Patient und Ärztin beteiligt
sind, und die in einem spezifischen institutionellen Kontext stehen. Zu diesen
gehört die habituelle ärztliche Selbstpräsentation als vertrauenswürdig[374]
ebenso wie der explizite Kontrollverzicht auf Seite des Patienten sowie dessen Annahme durch die Ärztin. Eine solche Konzeption des Vertrauens als
Praxis hat, so Wiesemanns Pointe, ethische Implikationen: Die unwiderspro-
chene Entgegennahme von Vertrauen verpflichtet moralisch, der unterstellten
unbedingten Anerkennungsintention so weit als möglich zu entsprechen.

Der so formulierte Vertrauensbegriff bezieht sich auf das Kernmoment der
Anerkennung als Person. Darauf baut ein weiterer Aspekt des Vertrauens in
der Arzt-Patientin-Beziehung auf, der sich auf die fachliche Kompetenz des
Arztes richtet. Das fachliche Vertrauen trägt ebenfalls einen Wagnischarakter, insofern ich nicht sicher sein kann, dass der Arzt die Kompetenz, die ich
ihm zuschreibe, tatsächlich besitzt und am Tag meiner Operation auch aktualisieren kann. Allerdings fehlt diesem Vertrauen das Unbedingtheitsmoment,
das im personenbezogenen Vertrauen im Spiel ist. Es genügt, darauf zu vertrauen, dass der betreffende Arzt eine Koryphäe in demjenigen Teilgebiet der
Herzchirurgie ist, das mich aktuell betrifft. Allerdings ist das fachliche ohne
das personenbezogene Vertrauen unzureichend. Denn um darauf vertrauen zu
können, dass diese Koryphäe ihre Kompetenz auch in meinem Sinne und zu
meinem Wohl einsetzen wird, muss ich annehmen, dass sie mich auch als
Person anerkennt und sich dabei meines unbedingten Anerkennungsanspruchs
bewusst ist.[375] Das triadisch strukturierte Vertrauen – ich vertraue dem Arzt
hinsichtlich einer guten Behandlung für mich[376] – ruht also auf einem dyadisch strukturierten Vertrauen in die wechselseitige Anerkennung als Person
im Vollsinne. Diese systematische These wird gestützt durch empirische Ergebnisse zur Bedeutung einer „menschlichen" Selbstpräsentation des Arztes,
der sich eben nicht nur als Koryphäe darstellen darf, sondern sich als Person
unter Personen zeigen muss, um vertrauenswürdig zu sein.[377]

(3.) Wie entsteht nun Vertrauen, vor allem in einer Krise der Anerkennung?[378] In Vertrauensverhältnissen tritt der Sinn aller Anerkennungsverhält-

---

[374] Zu symbolischen Insignien der Erwartungslenkung vgl. GOFFMAN 1959, 25; 27.

[375] Vgl. dazu Christoph Schlingensiefs Bericht über seine Begegnung mit Professor
Kaiser (siehe Kapitel 4.1, I., 2.). Von hier aus verwundert es nicht, dass medizinische Interaktionen aus systemtheoretischer Perspektive nicht durch ein generalisiertes Kommuni-
kationsmedium, sondern durch Sozialfigur des professionellen Arztes wahrscheinlich werden (vgl. ATZENI 2016; zur „Figur des professionellen Arztes als personaler Zurechnungs-
adresse" für medizinische Problemlösungskapazitäten vgl. a.a.O., 160).

[376] Vgl. STEINFATH 2016, 46.

[377] Vgl. BEACH et al. 2004; SKIRBEKK et al. 2011.

[378] Zu einem Literaturüberblick vgl. ROCKENBAUCH/FRITZSCHE 2016, 44ff.

nisse, sich in unbedingter Weise auf die ganze Person zu richten, in seiner bindenden Kraft und seiner unvollständigen Realisierbarkeit zu Tage. Vertrauen fügt also dem Anerkennungsverhältnis nichts hinzu, sondern bringt lediglich dessen Sinn und Verfasstheit ans Licht. Das kann sehr explizit und reflektiert geschehen, wenn Vertrauen dezidiert ausgesprochen und entgegengenommen wird. In diesem Sinne ist ein Vertrauensverhältnis ein in seiner Bedingtheit reflektiertes Anerkennungsverhältnis. Das kann aber auch implizit geschehen: durch ein den Praktiken des Vertrauens eingeschriebenes Wissen um den Wagnischarakter der Anerkennungsbeziehung. Hier besteht eine Kontinuität zu personalen Anerkennungsverhältnissen überhaupt: Jedes Anerkennungsverhältnis kann, wenn eine Seite eine Erfahrung personaler Missachtung macht, als enttäuschtes Vertrauensverhältnis verstanden werden: „Ich habe Dir vertraut!" Hier wird in der Krise der Anerkennung gleichsam retrospektiv deren Wagnischarakter bewusst; das Anerkennungsverhältnis zeigt sich dadurch im Nachhinein selbst als Vertrauensverhältnis.

Die erste Antwort auf die Frage nach der Genese von Vertrauensverhältnissen wäre damit: Sie entstehen nicht, sondern sind immer schon da, wo Anerkennungsverhältnisse vorliegen.[379] Das vom späten Honneth aufgezeigte vorgängige Anerkennungsverhältnis zu sich und anderen lässt sich somit als basales Vertrauen verstehen, das nicht in der Entstehung thematisch wird, sondern erst dann, wenn es beschädigt bzw. zerstört wird. Im Kontext von Krankheit interessieren jedoch vor allem Situationen, in denen der Wagnischarakter von Anerkennung manifest ist: in denen ein Patient sich in der Erfahrung leiblicher, sozialer, praktischer bzw. temporaler Desintegration unsicher geworden ist, ob er tatsächlich als ganze Person anerkannt wird (oder überhaupt nur als solche anerkennungswürdig ist). Hier ist die Vertrauensfrage gestellt: Kann ich es wagen, mich etwa in die Hände der Ärzte und Pflegenden zu geben, in der Hoffnung darauf, dass sie meine Würde wahren, obwohl ich dessen nicht gewiss sein kann?[380] Der Ökonom Guido Möllering spricht in diesem Zusammenhang in Aufnahme einer Formel Sören Kierkegaards vom „leap of faith",[381] in dem die Ungewissheit übersprungen werde. Das ist, nimmt man den Reflexionsgang seit Kapitel 4.4 zusammen, mehr als eine bloße Metapher für die psychologische Unableitbarkeit[382] von Vertrauensverhältnissen. Der unbedingte Sinn von Anerkennungsverhältnissen kann im Modus von religiösen Durchbruchserfahrungen zutage treten, in denen hinter dem versehrten Individuum die ganze, nicht-versehrte Person, theolo-

---

[379] Empirisch wurde gezeigt, dass Vertrauen bereits beim ersten Arztbesuch vorhanden ist (vgl. TARRANT et al. 2010).

[380] Pointiert: „Vertrauen wird dann thematisiert, wenn es fehlt" (ROCKENBAUCH/FRITZSCHE 2012, 62).

[381] MÖLLERING 2006, 3.

[382] Hierfür steht der Begriff vom Sprung in den Glauben in Kierkegaards *Begriff Angst* (vgl. KIERKEGAARD 1844, 171ff.).

gisch: der von Gott unbedingt anerkannte Mensch, aufscheint.[383] Diese finden ihren Ausdruck in religiösen Symbolen wie dem Segen und sedimentieren sich kulturell in der Vielzahl ‚würdeschützender' Symbolhandlungen des Alltags. Entsprechend kann ein Vertrauensverhältnis verstanden werden als das – mehr oder weniger durchbruchshaft erlebte – Aufscheinen eines intakten personalen Kerns in einer ungewissen, bedrohten, krisenhaften Anerkennungsbeziehung. Vertrauen in diesem Sinne trägt die Signatur der *fides*, des Glaubens.[384] Es ist unverfügbar und lediglich der symbolischen Artikulation zugänglich, in der sich die Partner einer Vertrauensbeziehung wechselseitig vermitteln, dass sie sich des unbedingten Sinns von Anerkennung wie auch der Bedrohtheit und Bedingtheit ihrer Realisierung bewusst sind.

IV. Anerkennung zwischen Kontrafaktizität und Realisierung

Krankheit als vielschichtige Erfahrung personaler Desintegration stellt, so können die Ausführungen dieses Kapitels zusammengefasst werden, ein potenzielles Anerkennungsproblem dar. Wer krank ist, sieht die Anerkennung seiner selbst als Person in leiblicher, sozialer, praktischer bzw. temporaler Hinsicht bedroht oder beschädigt. Versuche, solche prekäre Anerkennung der Person zu stabilisieren oder zu restituieren, führen auf eine Aporie: Anerkennung lässt sich niemals in derjenigen Unbedingtheit und Unbegrenztheit realisieren, die der Würde der Person entspräche. Die Würde der Person, hier definiert als der unbedingte Anerkennungsanspruch der ganzen Person, ist in bestehenden Anerkennungsverhältnissen angezielt, aber nicht erreicht. Sie drängt auf Realisierung in einer Intensivierung von Anerkennungspraktiken; und sie bedarf der symbolischen Kommunikation über die Begrenztheit und Bedingtheit aller Anerkennungsverhältnisse, um diese nicht zu überlasten und sie dadurch von innen heraus zu zerstören.

Im Kontext des Arzt-Patientin-Verhältnisses gibt es eine Vielzahl von Anerkennungspraktiken, die zu einer zerstörerischen Überlastung von Anerkennung tendieren. Dazu gehört die Ausgestaltung der professionellen Beziehung zur Quasi-Freundschaft, die Einforderung exzessiver medizinischer Leistungen oder auch der Rechtsstreit als Kampf um Anerkennung. Sie zeichnen sich jeweils dadurch aus, dass die als unzureichend empfundene Anerkennung im Verhältnis von Arzt und Patientin exklusiv in eine der drei Honneth'schen Anerkennungssphären (Liebe, Solidarität, Recht) verschoben und dort kompensiert wird. Ähnlich können Anerkennungspraktiken, die auf

---

[383] Vgl. Kapitel 4.4, V.

[384] Um allen schlechten Analogisierungen des Ärztin-Patient-Verhältnisses mit dem Gottesverhältnis zu wehren: Geglaubt wird nicht an den Arzt als an ein unbedingt vertrauenswürdiges Subjekt. Geglaubt wird vielmehr an denjenigen unbedingten Grund, der die unbedingte Anerkennungswürdigkeit der beteiligten Personen – des Arztes, vor allem aber der Patientin – trotz und in der Bedingtheit realer Anerkennungsverhältnisse verbürgt.

den verschiedenen Ebenen der Desintegrationserfahrung von Krankheit angesiedelt sind, überlastet werden. Einschlägig ist hier die Responsibilisierung
des Patienten durch exzessive Selbstbestimmungspraktiken, wie sie etwa im
Kontext humangenetischer Beratung beschrieben und kritisiert worden ist.[385]
Ähnlich verhielte es sich bei einem Exzess von Praktiken der personalen Anerkennung des Leibes, denen der entlastende Rekurs auf das Körperding ver-
lorenginge: Eine Totalpsychosomatisierung des medizinischen Diskurses wäre die Folge. Entsprechend wäre zu überlegen, ob auch Praktiken der Verlässlichkeit, in denen Medizinprofessionelle zum Ausdruck bringen, dass sie mit
dem Patienten auch in Zukunft noch rechnen, in eine Verleugnung von Sterblichkeit umschlagen können. In allen Fällen droht der unbedingte Anerkennungsanspruch der Person die Praxis der Anerkennung zu überlasten.

Entsprechend ließen sich in den vier Hinsichten krankheitsbezogener Desintegrationserfahrungen nicht nur Praktiken identifizieren, die der Intensivierung und Ausweitung personaler Anerkennung dienlich sind. Neben ihnen
konnten Praktiken namhaft gemacht werden, die einen symbolischen Aspekt
aufweisen, insofern ihnen das Wissen um die Brüchigkeit und Begrenztheit
von Anerkennungsverhältnissen selbst eingeschrieben ist. Das Anklopfen an
die Tür als *auch* symbolische Wandlung des Krankenzimmers zum Privatraum; die Wertschätzung von Mode und Kosmetik als *auch* symbolische Re-
sozialisierung des stigmatisierten Leibes; die Bitte um Vertrauen als *auch*
symbolische Kommunikation des Respekts vor individueller Selbstbestimmung; das Versprechen ärztlichen Beistandes als *auch* symbolische Geste ultimativer Verlässlichkeit: Sie transportieren mindestens implizit das Wissen
um einen unbedingten Anerkennungsanspruch, der legitim ist, als bindend erfahren wird und doch nicht in Gänze erfüllt werden kann. Sie bringen in gleicher Weise den bindenden wie den transzendenten Charakter der Personwürde performativ zum Ausdruck. Damit dienen sie zugleich der normativen
Vergewisserung und Entlastung der realen Anerkennungspraxis.[386]

Hier hat das Vertrauen seinen systematischen Ort. Als vertrauensvoll können solche Anerkennungsbeziehungen gelten, in denen eine unbedingte
Anerkennungsintention trotz und in der Bedingtheit, Begrenztheit und Brü-

---

[385] Vgl. LEMKE 2008, 141ff.; 179ff.; KOLLEK/LEMKE 2008; pointiert SAMERSKI 2010,
117ff. Der sachliche Ertrag solcher diskurs- und praxistheoretischen Kritik ist der, die Subjektformation „selbstbestimmtes Subjekt" nicht als gegeben, sondern als kontingent zu betrachten. Ethisch gewendet heißt das: Auch wenn der Respekt vor der Würde der Person
die Achtung der Selbstbestimmung impliziert, müssen Art, Ort und Umfang konkreter
Selbstbestimmungspraktiken durchaus der ethischen Kritik unterworfen werden. Zur Responsibilisierung vgl. weiterhin SEWELL 2009; BECK-GERNSHEIM 2008, 124.

[386] Dabei ist zu beachten, dass solche Gesten nicht allgemein, sondern nur in spezifischen kulturellen und milieubezogenen Kontexten „funktionieren". An dieser Stelle öffnet
sich das weite Feld der kultursensiblen Pflege (vgl. KÖRTNER 2004, 103ff. und für das
Thema der Würde THIELE 2013, 32).

chigkeit realisierter Anerkennung unterstellt wird. In einem weiteren Sinne sind demnach alle Anerkennungsverhältnisse vertrauensvoll, bei denen die Würde der Person gerade nicht auf dem Spiel steht. Vertrauen im engeren Sinne ist jedoch das Charakteristikum eines Anerkennungsverhältnis, in dem die Prekarität personaler Anerkennung mindestens implizit gewusst wird. Es ratifiziert – und bewahrt – damit die fundamentale Entzogenheit der Person. Ein Vertrauensverhältnis in diesem Sinne ist ein Verhältnis gewagter wechselseitiger Anerkennung. Es kann nicht strategisch erzeugt, wohl aber symbolisch stabilisiert werden. Dazu dienen unter anderem die genannten symbolischen Gesten der Anerkennung, die zugleich die Bindung an die Unbedingtheit der Würde und das Wissen um die Bedingtheit ihrer Realisierung kommunizieren.

Das Vertrauen gegenüber der Ärztin ist dabei als psychischer Zustand oder abrufbare Einstellung nur unzureichend beschrieben. Vertrauen hat seinen Ort gleichsam zwischen Ärztin und Patient: Es handelt sich um eine soziale Interaktion, die aus zahlreichen Elementarpraktiken des Gebens und Nehmens von Vertrauen sowie der Inszenierung der eigenen Vertrauenswürdigkeit besteht. Als solches entlastet es das Anerkennungsverhältnis von der Überlastung. Es bildet zugleich den Horizont, innerhalb dessen auch flüchtige und bedingte Gaben von Anerkennung – oder sogar rein technisch-funktionale gehaltene Vollzüge – als Erfüllung des unbedingten Anerkennungsanspruches, als Respekt vor der Würde der Person erfahrbar sind. So erweitert es die Handlungsmöglichkeiten der Beteiligten.[387] Im Kontext des Vertrauensverhältnisses können auch die mehr oder weniger riskanten Strategien des Umgangs mit Stigma und Scham – die Diskretion,[388] die Schein-Normalität,[389] die Depersonalisierung,[390] aber auch Selbststigmatisierungen[391] und „Schamrevolutionen"[392] – zu Elementen gelingender Anerkennungsverhältnisse werden.

Eine wesentliche Erkenntnis der Entfaltung des Würdebegriffs mithilfe einer Phänomenologie der Krankheitserfahrung als Desintegrationserfahrung besteht in der Überwindung der Fokussierung des Würdebegriffs auf das Thema der Selbstbestimmung. Die Anerkennung eines Individuums als selbstbestimmtes Subjekt ist ein wesentlicher, aber längst nicht der einzige Aspekt der Personwürde, der im Umgang mit Krankheit auf dem Spiel steht. Neben sie tritt der Anspruch auf Anerkennung der Leiblichkeit des Körpers, auf Anerkennung der Sozialität des Individuums wie auch auf zeitübergreifende Verlässlichkeit personalen Umgangs. Diese Aspekte personaler Würde

---

[387] Vgl. LUHMANN 1989. Theologisch ist damit der Zusammenhang von Rechtfertigung und der Wiedergewinnung endlicher Freiheit berührt (vgl. dazu KÖRTNER 1999, 104).

[388] Vgl. FECHTNER 2015.

[389] Vgl. GOFFMAN (siehe Kapitel 4.2, I.).

[390] Vgl. HENSLIN/BIGGS 2007.

[391] Vgl. Goffman (siehe Kapitel 4.2, I.) und Schlingensief (siehe 4.1).

[392] HUIZING 2013, 90.

sind mit der Selbstbestimmung des Subjekts vielfach verwoben, aber nicht mit ihr identisch. Noch weniger als der Aspekt der Selbstbestimmung sind sie denn auch rechtlich zu garantieren oder standesethisch zu kodifizieren. An dieser Stelle ändert sich auch der argumentative Status des Würdebegriffs: Der Rekurs auf die Würde der Person dient hier nicht allein dazu, schwerwiegende und insofern nicht zu tolerierende Verletzungen fundamentaler Achtungsansprüche zu thematisieren. Hierfür sollte der juridisch konnotierte Begriff der Menschenwürde reserviert bleiben.[393] Mit Rekurs auf die Personwürde werden auch solche Praktiken thematisch, die – mindestens im Horizont eines Vertrauensverhältnisses – als Praktiken des Respekts vor der Würde einer Patientin verstanden werden können, ohne dass ihr Unterbleiben sofort eine Verletzung der Würde darstellte. Ein Arzt, der die Begegnung mit der Patientin mit Augenkontakt, Namensnennung und einem kleinen Smalltalk eröffnet, respektiert in diesem Sinne die Würde der Person. Unterließe er die Namensnennung, machte er sich noch keiner Würdeverletzung schuldig. Der Bereich dessen, was in einer konkreten Interaktion zum Respekt vor der Personwürde beitragen kann, ist weitaus umfänglicher als der Bereich des Erforderlichen, Gebotenen oder auch nur allgemein Empfehlenswerten.

Die genannten Aspekte der Würde sind dabei nicht rein interindividueller Natur, sondern haben institutionelle, professionelle und organisatorische Voraussetzungen, die von der Verfügbarkeit von Zeitressourcen über die Gestaltung von Schichtplänen, die Kommunikationsstrukturen medizinischer Teams, das Fehlermanagement bis hin zur ärztlichen und pflegerischen Aus- und Weiterbildung reichen. Strukturelle und kulturelle Faktoren haben Einfluss auf die Realisierung personaler Anerkennung in der prekären Situation der Krankheit. Ökonomische Knappheitsbedingungen des Gesundheitswesens begrenzen den Umfang möglicher Gaben der Anerkennung und erfordern eine überlegte selektive Kultivierung von Anerkennungsverhältnissen.[394] Angesichts dessen erscheint es unabdingbar, eine Hermeneutik der mit „Würde" bezeichneten Anerkennungsprobleme in der Struktur von Organisationen des Gesundheitswesens und in der professionellen Selbstreproduktion des ärztlichen und pflegerischen Standes zu verankern.[395]

Dass die Theologie in der rechtfertigungstheologischen Rekonstruktion der Anerkennungsprobleme hierzu einem Beitrag leisten kann, sollte im vorlie-

---

[393] So für den Begriff der Menschenwürde BIRNBACHER 2013, 160ff.

[394] Vgl. SPIESS 2006; SÜDERKAMP 2011.

[395] An dieser Stelle kann lediglich darauf hingewiesen werden, dass in der professionellen Beziehung nicht nur die Würde der Behandelten, sondern auch die Würde der Behandelnden auf dem Spiel steht. Schon aufgrund der Wechselseitigkeit von Anerkennungsverhältnissen geht es auch um ihre Leiblichkeit, Sozialität, Selbstbestimmung und temporale Kontinuität. In der (erzwungenen, gedankenlosen oder vorsätzlichen) Beteiligung an Praktiken, in denen die Personwürde der Patienten missachtet wird, können sie auch ihre eigene Würde als beschädigt erfahren. Dazu siehe Kapitel 6.5, III.

genden Abschnitt gezeigt werden. Es ist, das sei abschließend bemerkt, nicht verwunderlich, dass sie dazu in der Lage ist. Am Ursprung des modernen Anerkennungsbegriffs steht dessen Explikation bei Hegel, der dabei auf einen christlich-theologisch konnotierten Liebesbegriff zurückgreift.[396] In der Sozialphilosophie, etwa bei Axel Honneth, ist zusammen mit der Metaphysik des hegelschen Systems auch die Sensibilität für die religiösen Momente personaler Anerkennung zurückgedrängt worden. Diese Sensibilität ist zurückgekehrt, wenn etwa Thomas Bedorf im Rekurs auf alteritäts- bzw. fremdheitstheoretische Einsichten auf die Entzogenheit der Person abstellt.[397] Eine rechtfertigungstheologische Rekonstruktion des Anerkennungsbegriffs koppelt eine solche angereicherte Anerkennungstheorie wiederum an theologische Reflexionsfiguren. Dies geschieht nicht mit dem Ziel, den Anerkennungsbegriff an seinen vermeintlich angestammten Ort in der theologischen Reflexion zurückzuführen. Ein solches Anti-Säkularisierungsprogramm wäre entweder unglaubwürdig oder zerstörte die sozialphilosophische Analysekraft des Begriffes. Die Kopplung (im Sinne einer wechselseitigen Interpretation) von Anerkennungstheorie und Rechtfertigungslehre, wie sie im vorliegenden Teil der Arbeit entwickelt wurde, dient vielmehr einem doppelten Ziel: Einerseits soll sie innerhalb der Theologie eine vertiefte Explikation des Rechtfertigungstopos (Kapitel 4.4) und Hermeneutik religiöser Praxis (Kapitel 4.3) leisten; andererseits soll sie die im Topos der Rechtfertigung enthaltene religiöse Rationalität für das Verständnis des 'Feldes' konkreter Anerkennungsverhältnisse zur Geltung bringen und damit zur bereichsethischen Klärung beitragen (Kapitel 4.5).

---

[396] Siehe Kapitel 4.4, II. (1.).
[397] Siehe Kapitel 4.2, III.

Teil 5

Auf Gesundheit hoffen: Die Heilung Kranker

Mit der Erfahrung von Krankheit ist, so zeigen es biographische Erzählungen Kranker, die Vorstellung von ihrer zukünftigen Überwindung verbunden. Diese wird gewünscht, gewollt, erhofft oder auch nur im Modus der Resignation mitgeführt. Wo Desintegration erfahren wird, soll Reintegration sein. Zerspaltenes soll wieder zusammengefügt, Nichtintegrierbares ausgeschieden werden: Krankheit soll durch *Gesundheit* abgelöst werden (5.1).

Ein in diesem Sinne normativer Gesundheitsbegriff hat nach Einschätzung vieler den Krankheitsbegriff als medizinischen Leitbegriff abgelöst oder ist wenigstens prominent an dessen Seite getreten. Damit, so heißt es mit Rekurs auf den Gesundheitsbegriff der Weltgesundheitsorganisation (WHO), gehe eine Entgrenzung der Medizin einher. Wenn Medizin nicht nur Krankheit und Gebrechen bekämpfen, sondern Gesundheit als einen „Zustand umfassenden körperlichen, seelischen und sozialen Wohlbefindens" herbeiführen wolle, erhalte sie einen utopischen, das Ganze des Menschseins umfassenden Impuls. Dieser Impuls sei gesamtgesellschaftlich wirksam geworden und habe zu einer Überdehnung der Medizin, zu einer „Gesundheitsgesellschaft" oder gar zu einer „Gesundheitsreligion" geführt.

Ein solcher Totalitätsaspekt lässt sich nicht nur am Gesundheitsbegriff der WHO, sondern auch an anderen Gesundheitsbegriffen aufweisen. Eine These des vorliegenden Teils ist die, dass dieser Totalitätsaspekt sachgemäß ist, und insofern Versuche, einen bescheideneren, auf Begrenzung von Medizin ausgerichteten Gesundheitsbegriff zu formulieren, zum Scheitern verurteilt sind. Der Grund liegt darin, dass sich im Gesundheitsbegriff die Krankheitserfahrung negativ ablichtet: Gesundheit ist die als Zustand vorgestellte Überwindung krankheitsbezogener Desintegration. Eine solche *restitutio in integrum* ist nicht als eine per se begrenzte vorzustellen. Gesundheit hat in diesem Sinne ein religiöses Moment (5.2).

Wiederum ist ein Blick auf religiöse Praktiken hilfreich, um das zu konkretisieren. Das Christentum hat von seinen Ursprüngen in der Jesusbewegung her das Verhältnis von Heil und Heilung immer neu zu bestimmen versucht. Ein Blick auf Heilungspraktiken in der Christentumsgeschichte und auf deren theologische Deutungen zeigt eine spannungsreiche und prekäre Relationierung von Heil und Heilung, die von der Identifikation bis zur distinkten Trennung von „Religion" und „Medizin" reicht (5.3).

Die Theologie des 20. Jahrhunderts hat oftmals gegen die totalisierenden Konnotationen des Gesundheitsbegriffs argumentiert. Vielfach erklärte sie sich zur Anwältin der Akzeptanz von Krankheit als einer Erscheinungsform guter oder mindestens hinzunehmender Endlichkeit. Damit verhielt sie sich jedoch tendenziell diffamierend gegenüber der mithilfe des Gesundheitsbegriffs zum Ausdruck gebrachten Hoffnung auf eine Überwindung von Krankheit. Infolgedessen konnte das religiöse Moment der Gesundheitsvorstellung nicht mehr theologisch von innen rekonstruiert, sondern nur noch von außen kritisiert werden. Demgegenüber gilt es, so die Hauptthese von Teil 5, den Begriff der Gesundheit theologisch als eschatologischen Begriff zu entfalten. Insofern die Vorstellung von Gesundheit aus inneren Gründen dazu tendiert, sich zu einer Idee umfassenden individuellen und sozialen Wohlseins – das heißt: Glücks! – zu totalisieren, trägt der Gesundheitsbegriff eine unverkennbar eschatologische Signatur. Diese wird mithilfe der Eschatologie Paul Tillichs reformuliert. Aus dieser Perspektive zeigt sich ein dritter Weg zwischen der Affirmation einer desaströsen, weil unbegrenzbaren „Ganzheitsmedizin" auf der einen Seite und der Delegitimation der unbegrenzbaren Hoffnung auf Überwindung von Krankheit. Denn von einem eschatologischen Gesundheitsbegriff aus lässt sich zwischen Gesundheit als Gegenstand des Wünschens, des Wollens und des Hoffens unterscheiden. Wenn die Hoffnung in ihrer Unbegrenztheit artikuliert werden darf, kann sich das Wünschen endlichkeitsbewusst justieren, sodass sich das Wollen entsprechend orientieren mag (5.4).

Von hier aus fällt Licht auf Probleme einer potenziell eschatologisch überlasteten Medizin. Gerade im Kontext von Prävention und Public Health lassen sich Entgrenzungsmomente in der Medizin aufzeigen, die problematische Konsequenzen haben. Ein Seismograph hierfür ist der Transhumanismus, der explizit mit den Mitteln utopischer Extrapolation arbeitet. Die Auseinandersetzung mit ihm zeigt die Sprengwirkung einer Gesundheitshoffnung, die unmittelbar zum Telos technologischen Fortschritts erklärt wird. Wie die unbegrenzbare Idee der Gesundheit und die Endlichkeit menschlichen Lebens zueinander ins Verhältnis gesetzt werden können, wird abschließend anhand des Verhältnisses von Alter und Krankheit entfaltet (5.5).

5.1 Krankheitserzählungen

Wiederum eröffnen Autopathographien einen ersten Zugang zum Begriff der Gesundheit. In ihnen wird erzählt von der erhofften Wiederherstellung des kranken Körpers und des beschädigten Lebens. Diese Hoffnung auf Gesundheit wird als eigene artikuliert (I.), tritt aber auch als soziale Erwartung, hoffen zu sollen, entgegen (III.). Gesundheit erscheint dabei nicht als stabiler Zustand: Auch nach erfolgreicher Behandlung bleibt die Unsicherheit, ob die

Krankheit wieder auftritt (II.). Hingegen wandelt sich im Laufe von längeren Behandlungsprozessen, in denen immer wieder Rückschläge erlebt werden, die Vorstellung von der erhofften Restitution (IV.). Insgesamt geben die Erzählungen Kranker vielfache Hinweise auf die eschatologische Signatur von Gesundheitsvorstellungen.

I. Restitutio in integrum

Wer von Krankheit erzählt, erzählt häufig von der erfolgten oder antizipierten Wiederherstellung der Gesundheit. Der Medizinsoziologe Arthur Frank führt in seiner Typologie allgemeiner „story lines"[1] der Krankheitserzählung an erster Stelle das von ihm so genannte *Restitutionsnarrativ* auf, das er als kulturell dominant ansieht.[2] Dieses Narrativ ist um die Vorstellung einer Rückkehr zum vorherigen, gesunden Zustand organisiert. Es erzählt von heilender Medizin (*cure*) und häufig von einem heroischen Kampf gegen die Krankheit, die es – entsprechend Talcott Parsons' Krankenrolle – als vorübergehenden, medizinisch kontrollierten Zustand konzipiert. Für bleibend Ungeheiltes hat dieser Plot keinen Platz.

Auf dieser Linie zeigt sich Christoph Schlingensief in seiner Autopathographie am Tag der Diagnose entschlossen zur Restitution:

Am Montag geht es dann in die Klinik in Zehlendorf, da lasse ich mich sofort operieren. Das Ding kommt raus. Und dann wollen wir mal sehen, wie wir das alles in den nächsten zwanzig Jahren organisieren. Wenn dann noch was kommt, dann wird das beseitigt. So nehmen wir das jetzt an.[3]

Später, als sein Tumor als bösartig diagnostiziert worden ist, ist er in verzagterer Stimmung. Doch auch jetzt benennt er – zunächst indikativisch, dann zunehmend im Irrealis – seine eigene Hoffnung auf Restitution. Diese Hoffnung artikuliert er in einer Bitte, die sich erst an Schutzengel im Plural und dann an Gott im Singular richtet:

Schutzengel, wenn ihr mich hört, ihr seid doch hier. Bitte macht, dass das gut ausgeht. Kein Tumor mehr im Bauch, bitte. [...] Gib mir noch die Chance. Ich will doch noch ein bisschen leben. [...] Ich habe eine wunderbare Frau. Wir haben jetzt eine tolle Wohnung. Wir haben nette Leute, die mitarbeiten. Es gibt genug Dinge, die jetzt anstehen könnten. Ich hatte mit meinem Gelübde, ein Theater in Afrika zu bauen, sogar noch die Illusion, eine sinnvolle Idee gefunden zu haben, etwas, auf das ich von nun an hinarbeiten könnte.[4]

Diese Passage lässt sich als Indiz für den utopischen Charakter von Gesundheitsvorstellungen lesen. Die Vorstellung von der Überwindung der Krankheit ist zunächst bestimmt durch Elemente des früheren Lebens (Partner-

---

[1] FRANK 2013, 75.
[2] Vgl. a.a.O., 77ff.
[3] SCHLINGENSIEF 2010, 23.
[4] A.a.O., 46.

schaft, Wohnung, Beruf). Diese erscheinen als intakt: Schlingensief imaginiert seine Rückkehr aus der Krankheit in einen hinsichtlich Leiblichkeit, sozialer Beziehungen, Handlungsfähigkeit und Zukunftshorizont unversehrten,
integrierten Zustand. Mehr noch: Der Restitutionszustand zeichnet sich durch
einen Überschuss an Integration aus. Mit dem Ziel, ein Theater in Afrika zu
bauen, wäre das restituierte Leben auf ein einziges, großes Projekt hin orientiert.[5] Der Zustand der Restitution wird mithin nicht als lediglich fortgesetztes
Alltagsleben in seiner ganzen Ambivalenz imaginiert, sondern als heiles, intaktes, integriertes Leben. Es wäre verkürzt, das lediglich als sentimentale
Idealisierung des Früheren, das nun bedroht ist bzw. zerstört scheint, psycho-
logisieren zu wollen. Die Pointe ist vielmehr, dass die imaginierte Integration
sich als das Negativ der in der Krankheit erfahrenen Desintegration darstellt.
Kein Tumor mehr, und dazu statt der sozialen Isolation der Klinik ein intaktes
Sozialleben, statt der Ohnmacht des Krankseins eine erfüllende Arbeit und
statt eines beschnittenen ein weiter Zukunftshorizont.[6] Gesundheit bezeichnet
nicht den vorherigen Zustand, sondern die Überwindung der krankheitsbezogenen Desintegration, wiederum als Zustand vorgestellt. Der Gesundheitsbegriff erhält sein Moment der Totalität – der „Ganzheit" eines „heilen" Zustandes – aus der Verfasstheit der Krankheitserfahrung. Gesundheit ist kein
Zustand eines (nicht kranken) Leibkörpers, sondern die Vorstellung zukünftig
überwundener Krankheit, imaginiert als Zustand, in dem integriert sein wird,
was in der Krankheit desintegriert ist. Zugespitzt: Gesund ist man nicht, sondern stellt sich vor, es zu werden. Der Hinweis, einen solchen heilen, integrierten Zustand könne es nicht geben, mag empirisch zutreffend sein, hebelt
aber die Gesundheitsvorstellung als ein Negativ der Krankheitserfahrung
nicht aus. Gesundheit als Negativ der Krankheitserfahrung ist eine Utopie.

II. Die bleibende Unsicherheit

Der utopische Charakter von Gesundheit wird auch daran deutlich, dass sich
– mindestens im Falle lebensbedrohlicher Erkrankungen – der Zustand nach
einer erfolgreichen Behandlung vom Zustand der Gesundheit unterscheidet.
Die Differenz besteht in der Möglichkeit eines Rezidivs:

> Es ist beides gleichzeitig da, der Optimismus und der Pessimismus, der Mut und die Angst.
> Das ist jetzt erst mal so. Das heißt, ich bin sauber, das Zeug ist weg. Und das heißt, ich bin
> unsauber, weil vielleicht noch irgendwelche Reste von diesem Monster herumschwimmen.
> Und das heißt, der Dämon ist noch da.[7]

Der Zustand nach der Operation ist für Schlingensief gekennzeichnet durch
die bleibende Unsicherheit, die sich materialisiert in der Vorstellung von

---

[5] Zum Afrikaprojekt siehe unten, IV.
[6] Zur Krankheitserfahrung als Desintegrationserfahrung bei Schlingensief siehe 3.1.
[7] SCHLINGENSIEF 2010, 101.

Krebszellen, die noch im Körper verblieben sein könnten. Geheiltsein und Nichtgeheiltsein sind für ihn gleichzeitig präsent. Die Restitution im Potentialis ist keine vollständige Restitution.

Auf Krankheitsnarrative bezogen lässt sich sagen: Gesundheit als vollständige Restitution wäre das Happy End der Geschichte, doch die Geschichte ist eben noch nicht zu Ende. Krankheitserzählungen führen diese konstitutive Offenheit der Zukunft mit. Dies geschieht zum einen durch die reine Form des Erzählens: Solange weiter erzählt wird, ist das Ende offen und die Ganzheit des Sinnes der Geschichte nicht erreicht.[8] Zum anderen enthalten Krankengeschichten nach der Analyse des Medizinanthropologen Byron Good eine Vielzahl von „,subjunctivizing' elements",[9] die multiple Lesarten erlauben, disparate Standpunkte einnehmen, Lücken, Unausgesprochenes oder auch Repräsentationen des Mysteriösen enthalten. Durch solche erzählerischen Elemente sind Krankheitsnarrative für verschiedene Ausgänge der Geschichte offen. Sie entwerfen eine konjunktivische Welt, in der die Heilung als Möglichkeit mitgeführt wird.

Die bleibende Präsenz möglicher Krankheit ist auch psychologisch und soziologisch beschrieben worden.[10] Die Medizinsoziologin Deborah Lupton spricht in einem Überblick über einschlägige Studien von einer „potentiellen Krankenrolle" und führt aus:

Having a potential, hidden or liminal illness is therefore as equally challenging and distressing as ‚real' illness, and is in some ways more anxiety-provoking simply because it is not clearly defined. For many people the process of undergoing exploratory investigations, with all their uncertainties, is worse than receiving a negative diagnosis, for there is no opportunity for action or psychological adjustment. Health becomes a simulacrum, a floating signifier with manifold and changing meanings, reified as an end in itself, symbolic of morality, subject to continued anxious measurement and scanning [...].[11]

Somit ist festzuhalten: Gesundheit, verstanden als Zustand vollständiger Restitution, ist dann thematisch, wenn Krankheit aktual oder potenziell präsent ist. In beiden Fällen ist sie jedoch nicht erreicht. In der Gewissheit aktualer

---

[8] Vgl. BENJAMIN 1936/37; FRANK 2013, 219f.; theologisch PANNENBERG 1973, 330 zur Sinntotalität der Wirklichkeit.

[9] GOOD 1994, 153.

[10] Byron Good spricht hier von einer „,subjunctive world,' one in which healing was an open possibility" (GOOD 1994, 153; vgl. 157 sowie HYDÉN 1997, 61). In dem es solcherart die Heilung als Möglichkeit offenhält, ist das Schreiben als säkulares Heilungsritual bezeichnet worden (vgl. COUSER 1997, 293).

[11] LUPTON 2003, 108; vgl. 106–108. Prägnant spricht Arthur Frank von der „remission society" (FRANK 1995, 8) und schreibt: „You are never cured of cancer. You can only live in remission." (FRANK 1991, 130) Dieser Zustand ist auch als „sustained liminality" beschrieben worden (BLOWS et al. 2012, 2161). Nun besteht die Möglichkeit, krank zu werden, nicht nur für die, die schon einmal krank waren. Der Unterschied besteht darin, wie *real* diese Möglichkeit im Kontext der Lebensführung ist.

Krankheit wird sie erhofft als deren Überwindung; in der Unsicherheit einer als real erfahrenen Möglichkeit von Krankheit erscheint sie als beständig ungewisses Ziel sorgender Praktiken.[12] Gesundheit ist jeweils als beeinträchtigte anwesend.[13]

III. Restitution als soziale Erwartung

Diese grundsätzliche Unerreichbarkeit von Gesundheit ist aber ihrem Status als Gegenstand ideeller Hoffnung wie auch als soziales Ideal nicht abträglich. Christoph Schlingensief reflektiert in seiner Autopathographie die soziale Erwartung, ein Restitutionsnarrativ vorzubringen. Er berichtet von Betroffenenforen im Internet und deren unglaubwürdigen Inhalten, die er als Resultate der Restitutionerwartung deutet:

> Ich glaube, die schreiben aus Verzweiflung Schwachsinn. Die wollen berichten: Ich habe den Krebs besiegt.[14]

Das Unbehagen an der sozialen Erwartung, die auf Restitution gerichtet ist, ist in der kritischen medizinsoziologischen Literatur vielfach diskutiert worden. In einer Zusammenfassung verschiedener Einzelstudien spricht Deborah Lupton mit Blick auf Krebserkrankungen in modernen westlichen Gesellschaften ähnlich wie Frank von einer Dominanz des Hoffnungsdiskurses. Diesen sieht sie mit sportlichen und militärischen Metaphern angefüllt: Kranke sollen Hoffnung haben, das heißt, tapfer sein, stark sein, kämpfen, und an die Überwindung der Krankheit glauben. Aufzugeben, Angst zu haben oder die Krankheit zu verdrängen, gelte zumindest in westlichen anglophonen Gesellschaften als inakzeptabel. Selbst dann, wenn sich keine Besserung zeigt, gelte es, diese Haltung bis zum Tod zu bewahren: „Dying bravely becomes a victory."[15] Dieses werde verstärkt durch Narrative Prominenter, die gegen den Krebs kämpfen bzw. ihn besiegt haben.

Auch Arthur Frank beurteilt das Narrativ der Restitution als defizitär, insofern es von der aktiven Ärztin und dem passiven Patienten erzähle und in der Fokussierung auf Hoffnung und Zukunft hin Verletzlichkeit und Sterblichkeit ausblende. Daher müsse es vom *Chaosnarrativ* irritiert werden, das von Kontrollverlust erzählt, damit schließlich im *Narrativ der Suche* ein individu-

---

[12] In diesem Sinne hat Friedrich Nietzsche von der *großen Gesundheit* gesprochen: „eine solche, welche man nicht nur hat, sondern auch beständig noch erwirbt und erwerben muss, weil man sie immer wieder preisgiebt, preisgeben muss" (NIETZSCHE 1882, 318).

[13] Dabei soll nicht bestritten werden, dass jemand von sich sagt, er fühle sich gerade vollständig gesund. Doch schon in der Rahmung eines Zustandes, der durch Wohlbefinden geprägt ist, als „gesund", ist dessen Bedrohtsein durch Krankheit mitgeführt.

[14] SCHLINGENSIEF 2010, 87.

[15] LUPTON 2003, 72. Zu Kriegsmetaphern für den Krebs vgl. SONTAG 2005, 56f. Das Motiv des Kampfes gegen den Krebs analysiert Wolfgang Drechsel vor dem Hintergrund des in ihm vorausgesetzten starken Subjektverständnisses (vgl. DRECHSEL 2005).

eller Weg des Lebens mit Krankheit eingeschlagen und Handlungsfähigkeit wieder gefunden werden könne.[16] In einer späteren Selbstkorrektur gibt er an, damit das Moment der Hoffnung ausgeblendet zu haben, da er die Hoffnung lediglich als Resultat des ärztlich dominierten Restitutionsnarrativs begriffen habe. Hoffnung sei jedoch nicht statisch auf Restitution gerichtet. Was jeweils unter der erhofften Heilung verstanden werde, verändere sich im Krankheitsverlauf. Im Falle einer Enttäuschung könne sich eine Hoffnung bis zur „intransitive hope",[17] zu einer Hoffnung ohne Objekt, wandeln.

Festzuhalten ist an dieser Stelle, dass – wie dies für andere Elemente von Krankheitsnarrativen auch gilt – das Motiv der gesundheitlichen Restitution nicht als bloße Repräsentation der Hoffnung Kranker zu verstehen ist. Vielmehr ist es auch als Topos und soziale Erwartung gleichsam objektiv vorhanden, und das angesichts der kulturellen Prävalenz des Gesundheitsmotivs in einer massiven Art und Weise.[18] Damit bildet es zum einen die kulturelle Form, in die kranke Menschen ihr Begehren nach Überwindung der Krankheit gießen. Zum anderen kommt es ihnen von außen entgegen, sodass sie sich von ihm absetzen und sich zu ihm verhalten können, wie Christoph Schlingensief dies an der zitierten Stelle tut. Hier wird Hoffnung reflexiv.

IV. Die differenzierte Hoffnung

Nun wird Hoffnung nicht erst dadurch reflexiv, dass die Einzelne sie als soziale Erwartung erfährt und sich dazu ins Verhältnis setzt. Zu ihrem Gegenstand hat die Hoffnung schon dadurch ein reflexives Verhältnis, dass sie sich als Hoffnung weiß und insofern die Möglichkeit ihrer Nichterfüllung mitführt. So beschreibt Christoph Schlingensief seine Hoffnung, in einer laufenden Produktion wieder als Regisseur arbeiten zu können:

> Und dann komme ich zurück, und wenn es nicht so gut läuft, wenn ich etwas schwächer bin, komme ich halt nur eine Stunde am Tag zur Probe. Dann schreie ich eben nur ein bisschen oder flüstere ich ein Mikrofon, und das wird aufgeschrieben und umgesetzt. So machen wir diesen Opernabend, und das ist dann mein Beitrag zur Erlösung im Sinne von Reinigung oder von Verschmutzung oder von Tumor als Berufung.[19]

Der begehrte Zustand bleibt die vollständige Restitution. Hinzu tritt jedoch die Vorstellung einer reduzierten, unvollständigen Restitution (hier: der Handlungsfähigkeit), die dennoch eine Rückkehr ans Theater erlauben würde. Der Gegenstand der Hoffnung differenziert sich in einen Zustand finaler Heilung und einen ermäßigten Zustand partieller Restitution.

---

[16] Siehe Kapitel 3.1, III., (2.).
[17] FRANK 2013, 205.
[18] Zur „Gesundheitsgesellschaft" siehe Kapitel 5.2, I.; zur Normativität des „Mythos vom gelingenden Leben" vgl. DRECHSEL 2006, 314.
[19] SCHLINGENSIEF 2010, 26.

Auch die Vorstellung der Restitution selbst kann einen Wandel erfahren. Christoph Schlingensief hatte seine Hoffnung auf Heilung sehr bald mit der Vorstellung verbunden, ein Opernhaus in Afrika zu bauen.[20] „Afrika" wird zum Telos und zunehmend zum Symbol seiner Restitution. Das ist zunächst mit der Hoffnung auf medizinische Heilung verbunden. Schlingensief legt vor einer entscheidenden Diagnostik am Grab seines Vaters ein Gelübde ab:

Und dann habe ich versprochen, dass ich eine Kirche, eine Schule, ein Krankenhaus und ein Theater, ein Opernhaus, in Afrika bauen werde, wenn das hier gut ausgeht.[21]

Ist hier die Überwindung der Krankheit – entsprechend der Logik eines solchen Gelübdes als einer Verhandlung mit Gott bzw. dem Schicksal – noch als Vorbedingung für das „Afrikaprojekt" gedacht, so kehrt sich das Verhältnis später um. Nun wird „Afrika" zu einem möglichen Weg der Heilung:

Ich wäre natürlich froh, wenn sich dieses Afrikaprojekt als der Weg entpuppen würde, der zum Sieg über die Krankheit führt.[22]

In dem Maße, in dem Schlingensief sich mit dem Gedanken vertraut macht, dass eine Überwindung der Krankheit nicht möglich sein könnte, koppelt sich das biographische Ziel „Afrika" von der Genesung ab. Aber es erbt deren Struktur: Die *restitutio in integrum* ist jetzt nicht mehr die Gesundheit; die Restitutionshoffnung richtet sich auf „Afrika" selbst.

Die meisten Leute wollen nach Hause, ich will eben weggehen. Und zwar möglichst an einem Ort in Afrika. Und ich erhoffe mir, mich dort als Person in ihrer ganzen Absurdität irgendwie zusammenführen zu können. Als Bild stelle ich mir eine Art Auffanggefäß vor. Eine Arche, meinte Alexander Kluge am Telefon: Alles, was wichtig ist, wird gesammelt und in einem Kasten zusammengeführt. Das ist eigentlich trivial, wirkt vielleicht auch lächerlich und anmaßend. Aber ich glaube, der Gedanke, sich am Ende irgendwie zu sammeln, zusammenzusammeln, bedeutet etwas sehr Schönes.[23]

Als Ort der finalen Reintegration auch ohne Heilung wird Afrika schließlich zum Ort des guten Sterbens:

Immer wieder muss ich dabei an Afrika denken. Am Ende, wenn es denn sein soll, werden meine Freunde mit nach Afrika fahren, wir werden an meiner Oper bauen, und irgendwann wird man dafür sorgen, dass ich keine Schmerzen habe und etwas angenehmer wegjuckele. [...] Und in Afrika gibt's auch viele Dämonen, die ich für mich einsetzen kann.[24]

Dabei ist Schlingensief sich des symbolischen Charakters seiner Vorstellung von finaler Integration bewusst:

---

[20] Der Grundstein wurde noch zu Lebzeiten Schlingensiefs am 8.2.2010 bei Ouagadougou, Burkina Faso, gelegt (vgl. www.operndorf-afrika.com, 23.4.2017).
[21] SCHLINGENSIEF 2010, 17.
[22] A.a.O., 65.
[23] A.a.O., 63.
[24] A.a.O., 106.

[Ich] bastele weiter an meinem Bild des Sterbens, weil ich es wichtig finde, dass man sich nicht an Kabeln und Drähten befindet, wenn man die letzten Gedanken denkt. Sondern dass man in ein Bild einsteigen kann, dass man schon früher gebaut hat, das Bild eben, in dem man diese letzten Gedanken denken möchte. Das Bild muss also wachsen, damit man in diesem Bild verschwinden kann.[25]

Die Hoffnung auf Reintegration artikuliert Schlingensief mithin in jeder Phase seiner Auseinandersetzung mit der Krankheit. Die Vorstellung von dieser Reintegration wandelt sich allerdings: von der Wiederherstellung einer unversehrten Leiblichkcit, Lebens- und Arbeitswelt hin zur Zusammenführung der Person in einem biographischen Endziel. Dieses Endziel „Afrika" ist nicht einfach ein internationales Kulturprojekt, sondern zudem und zunehmend unabhängig davon ein Ort finaler Geborgenheit,[26] ein letztes Ganzes, in das alles Fragmentierte und Desintegrierte einmünden wird. Auch hier differenziert sich die Hoffnung angesichts der Krankheit. Aber sie differenziert sich nicht in eine als zunehmend unrealistischer empfundene Genesungshoffnung einerseits und eine ermäßigte Hoffnung auf wenigstens partielle Wiederherstellung andererseits; sondern sie differenziert sich in eine Hoffnung auf medizinische Genesung einerseits und eine davon zunehmend entkoppelte Hoffnung auf personale Reintegration andererseits. Erhofft wird nicht weniger, nicht bloß ein Teil vom Ganzen, sondern gleichsam ein anderes Ganzes.

Insofern es die letzte, erhoffte Ganzheit symbolisiert, wird „Afrika" selbst zum religiösen Symbol. Darauf weisen nicht zuletzt die genannten Stichworte der „Arche" und der „Dämonen" hin.[27] In seiner „ReadyMadeOper" *Mea Culpa* (2009), die seine Suche nach Heilung thematisiert, macht Schlingensief die religiösen Konnotationen explizit. So handelt der dritte Akt von der Eröffnung des Festspielhauses und trägt den Titel „Ein Blick ins Jenseits".[28]

Anderswo wehrt Schlingensief sich explizit gegen religiöse Vertröstungen:

Ich habe keinen Bock auf Himmel, ich habe keinen Bock auf Harfe spielen und singen und irgendwo auf einer Wolke herumgammeln. Einen Draht zu Gott habe ich trotzdem, das ist klar. Aber ich habe nicht dieses Vertrauen zu sagen: Gut, ich komme, nehmt mich auf zu euch.[29]

---

[25] A.a.O., 113.

[26] Vgl. a.a.O., 114.

[27] An anderer Stelle bezeichnet Schlingensief explizit Gott als das Ganze: „Tja, das ist eben das Paradox mit Gott. Da ist einer weg, ist nicht da, aber trotzdem ganz nah bei uns. Wenn jemand nicht da ist, dann ist er vielleicht einfach das Ganze. Wenn jemand da ist, dann sieht man, dass sein Haaransatz zurückgeht oder er beim Reden lispelt. Wenn jemand da ist, dann sieht man die Bescherung. Deshalb ist Gott lieber nicht da. Dann kann er alles sein und selbst in seiner Abwesenheit anwesend sein." (A.a.O., 254) Anschließend wendet er die Kategorie der Ganzheit auf sein eigenes Leben an, wenn er betont: „Es geht hier nicht um Stunden und Tage und Monate, es geht hier um ein ganzes Leben." (Ebd.)

[28] Vgl. dazu MÜHLEMANN 2011, 113ff.

[29] SCHLINGENSIEF 2010, 247.

Der nachtodliche „Himmel", der volksreligiöse Topos letzter Reintegration, eignet sich für Schlingensief nicht, um die erhoffte Ganzheit zu symbolisieren. Anders als „Afrika", so ist zu vermuten, trägt der „Himmel" die Konnotation einer Akzeptanz der Krankheit und des Sterbens. Dieser Akzeptanz, wenn sie als Ermäßigung oder gar Aufgabe der Hoffnung auf Restitution verstanden werden muss, verweigert sich Schlingensief auch an anderer Stelle. Das gilt nicht nur für den Titel des Buches: „So schön wie hier kanns im Himmel gar nicht sein!" Im Anschluss an die Darstellung eines Erlebnisses in der Krankenhauskapelle, wo er für einen Moment eine solche Akzeptanz gespürt hatte,[30] korrigiert er sich selbst:

Ich kann nicht sagen, ja, dann soll das geschehen. Nein, ich will leben. Ich will auf alle Fälle leben.[31]

Anders als der „Himmel" kann das Symbol „Afrika" offenbar die Hoffnung auf Reintegration bzw. Restitution aufnehmen, ohne als Ermäßigung dieser Hoffnung im Modus einer Einstimmung in das Unvermeidliche zu erscheinen. Die Differenz zwischen einer zunehmenden Symbolisierung und Entmaterialisierung der Hoffnung, wie sie im Symbol „Afrika" geschieht, und der Ermäßigung der Hoffnung bis hin zur Resignation, wie sie für Schlingensief mit dem Symbol des Himmels konnotiert ist,[32] ist insbesondere für die theologische Rekonstruktion in Kapitel 5.4 festzuhalten.

Insgesamt ist die Vorstellung von Gesundheit also durch ein unaufhebbares Moment von ganzheitlicher (Re-)Integration gekennzeichnet. In diesem Sinne ist sie nicht als Beschreibung eines leiblichen Zustandes, sondern als utopische Gegenvorstellung gegen die Krankheitserfahrung, die eine Erfahrung der Desintegration ist, zu verstehen. Sie ist Gegenstand der Hoffnung auf Überwindung der Krankheit, die sowohl affektiv grundiert wie sozial erwartet ist. Diese Hoffnung stellt sich bei näherem Hinsehen als differenziert und wandlungsfähig dar. Wie an Schlingensiefs Symbol „Afrika" gezeigt werden konnte, darf auch bei progredierender Erkrankung keineswegs eine Teleologie von der umfassenden Hoffnung zur abgeschwächten Hoffnung und dann zur Akzeptanz der Krankheit unterstellt werden. Vielmehr vermag die Hoffnung auf Reintegration sich unter Beibehaltung ihres Ganzheitsmoments zu wandeln und sich darin religiöser Symbole zu bedienen.

Im folgenden Kapitel gilt es, die hier gesammelten Hinweise auf eine utopische Signatur der Vorstellung von Gesundheit in der Auseinandersetzung mit Gesundheitsbegriffen verschiedener Provenienz zu bewähren und zu differenzieren.

---

[30] Vgl. a.a.O., 21; 24.

[31] A.a.O., 21.

[32] Ironisch auch Picardie: „Leben danach ist schwer im Kommen." (PICARDIE 1999, 24)

5.2 Referenztheorien: „Gesundheit" als Totalitätsbegriff

Der Begriff der Gesundheit hat eine wechselvolle Geschichte. Das gilt für seinen semantischen Gehalt, aber auch für die Bedeutung, die er für Medizin, Politik und menschliche Lebenswelt hat. Mit grobem Strich lassen sich hier drei Phasen unterscheiden.[33] In den Gesundheitslehren der Vormoderne fungierte Gesundheit als medizinischer Leitbegriff. Das je individuelle, von Umständen abhängige, immer prekäre Gleichgewicht von Elementen bzw. Säften galt es durch Ernährung und Lebensführung präventiv zu erhalten oder, gegebenenfalls unter Einschluss heilkundlicher Interventionen, wieder zu erringen. Gesundheit stellte nicht die Negation von Krankheit dar, sondern den ihr gegenüberliegende Pol eines Kontinuums leiblicher Zustände. Die naturwissenschaftliche Medizin nach 1800 richtete hingegen ihren Blick vor allem auf die nun unabhängig vom Subjekt bestimmten und klassifizierten Krankheiten. Diese bildeten den Referenzpunkt für die Standardisierung, Prüfung und Optimierung von Therapien. Gesundheit ist medizinisch nurmehr als Abwesenheit von Krankheit bestimmt. Als solche wird sie zugleich politisch Gegenstand einer auf Zahl und Wohl der Bevölkerung gerichteten staatlichen Tätigkeit. Nach 1945 erhält der Gesundheitsbegriff wiederum eine eigene, positive Bestimmung zurück. Hierfür spielt die Definition der Weltgesundheitsorganisation (WHO) eine wichtige Rolle, die Gesundheit nicht nur als Negativ zu Krankheit, sondern als Zustand umfassenden Wohlbefindens bestimmt. Diesem Programm folgend, erschließt sich die Medizin neue Aufgabenfelder. Früherkennung, Prävention und Rehabilitation erweitern die medizinische und staatliche Sorge für Gesundheit ebenso wie eine seit Ende der 1970er Jahre einsetzende Gesundheitsforschung. „Gesundheit" wird zudem zum Leitbegriff einer neuen Körperkultur und einer darauf ausgerichteten medizinischen wie auch alternativ- und paramedizinischen Gesundheitsindustrie. Dabei fungiert „Gesundheit" als ein dichtes Konzept, in das medizinisch-empirische Parameter ebenso eingehen wie Vorstellungen guten Lebens.

Im Folgenden interessiert nicht die umfängliche Debatte um den Gesundheitsbegriff an sich,[34] sondern die Vorstellung von Gesundheit in ihrer Bedeutung für den Umgang mit Krankheit. Gesundheit als Überwindung der Krankheit wird nicht nur im theoretischen Interesse konzipiert und definiert; vielmehr wird sie vor allem in der konkreten Erfahrung von Krankheit erstrebt, begehrt, erhofft, gewünscht, gewollt. Der Begriff von Gesundheit interessiert also im Folgenden insofern, als diese Hoffnungen und Strebungen – bzw. der reflexive Umgang mit ihnen – sich in ihm sedimentiert haben.

Der klassische Abstoßungspunkt für jede Befassung mit gegenwärtigen Gesundheitsbegriffen ist die Definition der WHO von 1948. Diese Definition

---

[33] Vgl. SCHÄFER 2008, 65–77 sowie grundlegend SCHIPPERGES 1984.

[34] Dazu vgl. VAN SPIJK 2011; SCHUMPELICK/VOGEL 2004; SCHÄFER et al. 2008.

wird gerne ob ihrer Unmäßigkeit kritisiert; hier wird demgegenüber die These vertreten, dass es gerade die Vorstellung einer in Umfang und Qualität unbegrenzten Gesundheit ist, die Hoffnungen bei Krankheit *angemessen* zum Ausdruck bringt. Ausgehend von der Darstellung der WHO-Definition und ihrer Kritik (I.) werden im vorliegenden Kapitel drei mögliche Präzisierungsrichtungen des Gesundheitsbegriffs vorgestellt: Inwiefern handelt es sich bei Gesundheit um einen somatischen Zustand (II.), um ein erlebbares Phänomen (III.) und um ein Handlungsziel (IV.)? Die Aporien solcher Gesundheitsbestimmungen führen dann auf die Bestimmung von Gesundheit als einer Utopie ex negativo. Ihr grenzbegrifflicher Status resultiert daraus, dass die erhoffte Überwindung krankheitsbezogener Desintegration in die Vorstellung von Gesundheit als eines Zustandes umfassender personaler Integration mündet. Ein solcher „heiler" Zustand ist aber weder denkbar noch realisierbar (V.). Die Unmäßigkeit der WHO-Gesundheitsdefinition zeigt sich damit sowohl in ihrem Gehalt wie auch in ihrer Aporetik als sachgemäß. Sie weist auf ein inneres Sprengmoment im Umgang mit Krankheit und auf die religiöse Valenz der Gesundheitshoffnung, die das Thema der Kapitel 5.3 und 5.4 ist.

I. „Gesundheit" als politischer Begriff

Die *World Health Organisation* (WHO) mit Sitz in Genf, Nachfolgerin der Hygienesektion des Völkerbundes, nahm am 7. April 1948 ihre Arbeit auf.[35] In der Präambel ihrer Verfassung heißt es:

Health is a state of complete physical, mental and social well-being and not merely the absence of disease or infirmity. (Die Gesundheit ist ein Zustand des vollständigen körperlichen, geistigen und sozialen Wohlergehens und nicht nur das Fehlen von Krankheit oder Gebrechen.)[36]

Die Definition spiegelt das Interesse an einer Organisation, die Gesundheit „nicht nur" – das impliziert: aber auch – von medizinisch klassifizierten Krankheiten her, sondern im Kontext der psychischen und sozialen Verfasstheit des Einzelnen versteht. Mit dem Begriff des Wohlbefindens (*well-being*) führt sie eine subjektiv-evaluative Komponente in den Gesundheitsbegriff ein: Nur unter Berücksichtigung des individuellen Befindens kann von Gesundheit gesprochen werden. Am auffälligsten ist jedoch die Totalitätsbestimmung: Nicht ein wie auch immer definiertes Minimum, ein für ein erträgliches Leben ausreichender Grad oder auch das aufgrund der individuellen Disposition erreichbare Maximum des Wohlbefindens, sondern ein *vollständiges* Wohlbefinden ist das entscheidende Definiens von Gesundheit.

---

[35] Zur Geschichte der WHO vgl. ECKART 2011, 347ff.

[36] WHO 1948 (formuliert 1946). Deutscher Text zitiert nach der offiziellen Schweizer Übersetzung (www.admin.ch/opc/de/classified-compilation/19460131/201405080000/0.81 0.1.pdf, 2.3.2017). Zur Entstehung der Definition vgl. TOEBES 1999, 28ff.

Diese Definition hat Kritik von unterschiedlicher Seite aus erhalten.[37] Aus der Ärzteschaft wurde die Subjektivierung des Gesundheitsbegriffs kritisiert, die diese unabhängig vom objektiven ärztlichen Expertenurteil setze.[38] Insbesondere sage das individuelle Wohlbefinden nichts über die tatsächliche Leistungsfähigkeit und Anpassungsfähigkeit des Organismus aus. Ein renommierter deutscher Sozialmediziner befürchtete gar in der Orientierung am Wohlbefinden eine Beförderung der Genusssucht, während Gesundheit sich doch persönlicher Askese verdanke.[39] Nahezu von allen Seiten wurde die Totalitätsbestimmung des vollständigen Wohlbefindens kritisiert: Diese stelle ein hypertrophes Ideal dar, das unerreichbar sei und Menschen daher unglücklich mache.[40] Zudem, darauf wurde insbesondere von theologischer Seite aus hingewiesen, blende es Leiden, Not und Sterblichkeit aus oder bringe diese anthropologischen Grunddeterminanten zumindest in ein prinzipiell antagonistisches Verhältnis zur Gesundheit.[41] Letztlich sei die so definierte Gesundheit „mit vollkommenen Glück und ewiger Seligkeit gleichsinnig".[42] Indem das der Medizin zur Aufgabe gesetzt werde, werde deren Zuständigkeitsbereich ins Unermessliche ausgedehnt,[43] eine fatale Ideologie der „Machbarkeit" verfolgt und eine „Anspruchshaltung" generiert, während es doch gelte, auch die Grenzen der Verfügbarkeit über Krankheit und Gesundheit anzuerkennen.[44]

Zumeist wird diese Kritik vorgetragen, ohne auf den pragmatischen Sinn der Definition einzugehen. Dieser richtet sich der Fortsetzung der Präambel zufolge insbesondere darauf, den Regierungen der einzelnen Staaten die Verantwortung für die Gesundheit der Bevölkerung zuzuweisen. Dabei wird nicht nur eine allgemeine Verpflichtung der Staaten zu gesundheits- und sozialpolitischer Fürsorge statuiert, sondern auch Gesundheit als Menschenrecht deklariert:

The enjoyment of the highest attainable standard of health is one of the fundamental rights of every human being without distinction of race, religion, political belief, economic or social condition. [...] Governments have a responsibility for the health of their peoples which can be fulfilled only by the provision of adequate health and social measures.[45]

Auffällig ist hier, dass das Gesundheitsideal in der Formulierung des Menschenrechtes eine erste Einschränkung erfährt: Nicht auf das Totum, sondern

---

[37] Eine Übersicht über die Diskussion bietet SPIJK 2002, 212ff.

[38] Vgl. FRANKE 2012, 41, REIFFENRATH 2016, 13.

[39] Hans Schäfer, zitiert nach FRANKE 2012, 41.

[40] Vgl. BERGDOLT 2004, 25f.

[41] Vgl. RÖSSLER 1977, 63; FUCHS 2002, 17; SCHOCKENHOFF 2008, 296.

[42] HONECKER 2008, 129. Vgl. JASPERS 1958, 53.

[43] Vgl. SCHRAMME 2000, 101f.

[44] ERNSTING 2012, 51; SCHOCKENHOFF 2008, 299. Vgl. SCHNEIDER-FLUME 2002; 2009, 144.

[45] WHO 1948.

auf das individuell mögliche Maximum an Gesundheit – aber immerhin darauf – soll das Recht jedes Menschen bestehen. Wenngleich es sich auch
hierbei zunächst um einen moralischen und politischen Anspruch, nicht aber
um justiziables Recht handelt,[46] so zeigt doch die Entwicklung des Völkerrechts in den letzten 70 Jahren die Tendenz, diesen Anspruch auf einer Vielzahl von Ebenen und Regelungsgebieten in Recht bzw. Politik umzusetzen.[47]
Hierfür ist die WHO-Definition nach wie vor ein wichtiger Referenzpunkt.[48]
Angezielt war in der WHO-Definition also eine politische Zielbestimmung,
die die Gesundheit der Individuen den Staaten und überstaatlichen Organisationen zur Aufgabe machte, ohne dabei Umfang und Qualität des mit Gesundheit Gemeinten *a priori* zu beschränken. Gesundheit als Ziel konnte daher nur mithilfe einer Totalitätsbestimmung formuliert werden. Illusionen
über die hierfür zur Verfügung stehenden Mittel dürfte sich in der Weltgesundheitsversammlung, die ein Jahr nach Ende des Zweiten Weltkriegs die
Verfassung der WHO verabschiedete, hingegen niemand gemacht haben.[49]

Angesichts der geläufigen theologischen Kritik an der WHO-Definition ist
es interessant, dass die seit 1968 bestehende *Christlich-Medizinische Kommission* (CMC) des Ökumenischen Rates der Kirchen (ÖRK) nach einem
langjährigen Konsultationsprozess zum Thema „Gesundheit, Heilung und
Ganzheit" im Jahr 1988 folgende Gesundheitsdefinition formuliert:

> Gesundheit ist ein dynamischer Zustand des Wohlbefindens und der Harmonie des Einzel
> nen und der Gesellschaft; ein Zustand körperlichen, geistigen, wirtschaftlichen, politischen
> und sozialen Wohlbefindens; der Zustand der Harmonie miteinander, mit der natürlichen
> Umwelt und mit Gott.[50]

Die Rezeption der WHO-Präambel ist offensichtlich. Zwar fehlt die Totalitätsbestimmung des „vollständigen Wohlbefindens"; in ihre Richtung weisen
aber der Begriff der Harmonie, die eine intakte Ganzheit insinuiert, weiterhin
die noch erweiterte Liste der Hinsichten des Wohlbefindens sowie die ebenso
auf Vollständigkeit angelegte Aufzählung der Lebensbeziehungen zu anderen
Menschen, zur natürlichen Umwelt und zu Gott. Hier wird die ohnehin schon
unbegrenzte Gesundheitsdefinition der WHO an christliche Heilsvorstellungen angenähert. In einem Grundsatzpapier für das *Deutsche Institut für ärztliche Mission*, das der CMC nahe steht, schreiben Peter Bartmann et al.:

> Die ÖRK-Definition von Gesundheit bleibt aber [trotz möglicher Kritik, TM] sinnvoll, so
> weit das theologische Verständnis von Gesundheit und Heilung in den weiteren Verständ-

---

[46] Vgl. WEILERT 2017, 1.

[47] Vgl. TOEBES 1999; SCHMIDT-JORTZIG 2004; SEELMANN 2008; TOBIN 2012;
WEILERT 2017. Vgl. auch KREß 2003, 58ff.

[48] Vgl. SCHOCKENHOFF 2008, 298.

[49] Ein entgrenzter Gesundheitsbegriff ist also keineswegs nur ein „Wohlstandsphänomen" (KARLE 2009, 547).

[50] Zitiert nach Difäm 1990, 9.

nisrahmen der übergeordneten Leitbegriffe ‚Schalom' oder ‚Reich Gottes' hineingezeichnet wird.[51]

Das theologische Recht dieser christlichen Rezeption der WHO-Definition soll an dieser Stelle nicht weiter diskutiert werden. Festzuhalten ist allerdings, dass diese Rezeption in zwei Richtungen gelesen werden kann: entweder als eine nun auch noch ins Religiöse gesteigerte Überdehnung der ohnehin überdehnten WHO-Gesundheitsdefinition, oder aber – dieser Spur wird in den kommenden Kapiteln weiter zu folgen sein – als theologische Explikation der eschatologischen Implikationen eines Gesundheitsbegriffs, wie er insbesondere von der WHO formuliert wird.[52]

Umgekehrt greift seit den 1980er Jahren innerhalb der WHO der Gedanke Raum, neben der körperlichen, „mentalen" (psychischen bzw. geistigen) und sozialen Dimension auch eine „spirituelle" Dimension von Gesundheit einzubeziehen.[53] Eine mit der Überarbeitung der Verfassung betraute *special group* der WHO schlug 1997 vor, die Gesundheitsdefinition wie folgt zu ändern:

Health is a dynamic state of complete physical, mental, spiritual and social well-being and not merely the absence of disease or infirmity.[54]

Die Einfügungen des *dynamischen* Zustandes und des *spirituellen* Wohlbefindens lassen vermuten, dass die Gesundheitsdefinition des ÖRK hierbei Pate gestanden hat.[55] Die interessante Verschiebung besteht dabei weniger darin, dass (erwartbarerweise) anstatt der Nennung Gottes der religiös ‚neutrale' Begriff der Spiritualität verwendet wird,[56] sondern vor allem, dass an die Stelle des religiösen „Verständnisrahmens" (Bartmann et al.), der den Horizont der ganzen Gesundheitsbestimmung des ÖRK bildet, eine segmentäre Bestimmung des spirituellen Wohlbefindens neben den anderen Formen des *well-being* getreten ist. Das säkulare Gesundheitswesen kann Religion nicht als universalen Horizont, sondern nur als spezifisches Segment „verdauen". Das markiert den Überschritt von einer theologischen Hermeneutik des Umgangs mit Krankheit und Gesundheit, wie sie der ÖRK nach der hier vertrete-

---

[51] BARTMANN et al. 2008, 40.

[52] Deutlich ist jedenfalls das (zur WHO analoge) Interesse des ÖRK, durch einen unbegrenzten Gesundheitsbegriff einen entsprechend umfangreichen heilenden Dienst der Kirche zu statuieren (vgl. Difäm 1990, 30; BARTMANN et al. 2008, 39).

[53] Dazu siehe 6.3, I. (1.).

[54] WHO 1997, 2. Das Executive Board machte sich das in einer Resolution zu eigen (vgl. apps.who.int/gb/archive/pdf_files/EB101/pdfangl/angr2.pdf, 2.3.2017) und brachte es in die Tagesordnung der 52. Weltgesundheitsversammlung ein (vgl. apps.who.int/gb/archi ve/pdf_files/WHA52/ew24.pdf, 2.3.2017). Zu einer Verfassungsänderung ist es jedoch nicht gekommen.

[55] So auch BARTMANN et al. 2008, 38. Die historischen Zusammenhänge sind noch unaufgearbeitet. Hier ist von den Arbeiten von Thomas Fries Aufschluss zu erwarten.

[56] Dazu siehe Kapitel 6.3.

nen Interpretation betreibt, hin zu einer segmentären Implementation des Religiösen in das Gesundheitswesen, wie sie insbesondere unter dem Titel Spiritual Care betrieben wird.[57] Damit liegen zwei verschiedene Relationierungen von Religion und Medizin vor, deren Verhältnis in Kapitel 6.3 weiter diskutiert wird.

In Vorbereitung einer für diese Arbeit tragfähigen Bestimmung des Gesundheitsbegriffs gilt es, drei verschiedene, durchaus in Spannung zueinander stehende Elemente der WHO-Gesundheitsdefinition näher zu untersuchen: den Bezug auf Krankheit und damit die Konzeption von Gesundheit als somatischen Zustand (II.), den Bezug auf Wohlbefinden und damit die Konzeption von Gesundheit als erlebbares Phänomen (III.) sowie den Bezug auf das Handeln und damit die Konzeption von Gesundheit als Telos (IV.).

II. Gesundheit als somatischer Zustand

Ein Individuum ist gesund, wenn sein Körper in einem normalen Zustand ist, genauer: wenn die Teilsysteme seines Organismus eine für seine Spezies, seine Lebensphase und sein Geschlecht typische (nicht unterdurchschnittliche) Funktionalität aufweisen. So bestimmt die biostatistische Theorie Christopher Boorse' den Gesundheitsbegriff.[58] Gesundheit in diesem Sinne lässt sich objektiv, unabhängig von individuellen Präferenzen, feststellen. Präferenzen spielen erst beim Begriff der *positiven* Gesundheit eine Rolle, in der einzelne Funktionen überdurchschnittlich ausgeprägt sind. Denn funktionale Vortrefflichkeit kann ein Individuum immer nur in einzelnen Funktionen und auf Kosten der Vortrefflichkeit anderer erreichen – man vergleiche die Bodybuilderin und die Skispringerin. Positive Gesundheit besteht nur in spezifischer Hinsicht, während der Begriff der normalen Gesundheit keine individuell oder kulturell gefärbte Körperidealisierung impliziert und insofern auch zwischen einer auf Gesundheit gerichteten Therapie und einem auf funktionale Vortrefflichkeit gerichteten Enhancement zu unterscheiden erlaubt.

Die Bestimmung der Gesundheit als eines somatischen Zustandes ist bereits in antiken Medizinphilosophien formuliert worden.[59] Gesundheit wird bei Alkmaion von Kroton, in den hippokratischen Schriften und dann, für das gesamte Mittelalter prägend, bei Galenus als Gleichgewicht (Homöostase) in einem polar strukturierten Gefüge körperlicher Dispositionen verstanden. Alkmaions Gegensätze von warm und kalt, feucht und trocken werden den Elementen Erde, Luft, Wasser und Feuer bzw. den Kardinalsäften schwarze Galle, Blut, Schleim und gelbe Galle zugeordnet. Diese stehen in einem vari-

---

[57] Vgl. dazu das „biopsychosoziospirituelle Modell" von SULMASY 2002, 24–33; MILSTEIN, 2008, 20; 24; 40f.

[58] Siehe oben, Kapitel 3.2, I.

[59] Zum Folgenden vgl. SCHIPPERGES 1985, 252–270; LANZERATH 2000, 106; SPIJK 2011, 41–43; SCHÄFER 2008, 65ff.

ablen Mischungsverhältnis, das durch das mögliche Übergewicht eines der Pole permanent gefährdet ist. Auf dieses Mischungsverhältnis kann Einfluss genommen werden durch Ernährung, Lebensstil, die Wahl klimatischer Bedingungen oder den Umgang mit Affekten. Welches Mischungsverhältnis für die Funktionalität des Körpers optimal ist, hängt nicht nur von Geschlecht und Alter ab, sondern ist für jedes Individuum gesondert zu bestimmen. Das optimale Gleichgewicht ist kaum zu erreichen; eine suboptimale Mischung stellten auch nicht sofort eine Krankheit (für die die Hilfe eines Arztes nötig wäre), sondern einen zwischen Gesundheit und Krankheit befindlichen, „neutralen" Körperzustand dar.

Ungeachtet der unterschiedlichen naturphilosophischen Grundlagen liegen mit der biostatistischen Theorie Boorse', die ihren Vorläufer im cartesischen Maschinenmodell des Körpers hat,[60] und dem homöostatischen Theorietyp, der sich bis in die romantische Naturphilosophie[61] und in moderne systemtheoretische Konzepte des Organismus[62] hinein fortsetzt, Konzepte von Gesundheit vor, die Gesundheit als einen spezifischen somatischen Zustand begreifen. Die Bestimmtheit des Körperzustandes und nicht zuerst die Qualität des Leiberlebens rechtfertigt, von Gesundheit zu sprechen. Der normative Gehalt des Gesundheitsbegriffs kann damit aus der Natur abgelesen werden – unabhängig davon, ob Gesundheit allgemein (Boorse) oder individuenspezifisch (Säftelehre) bestimmt wird, und ebenso unabhängig davon, ob sie als typischer (Boorse) oder als optimaler (Säftelehre) Zustand gedacht wird.

Die Auffassung von Gesundheit als einem ‚intakten' somatischen Zustand dürfte gut wiedergeben, was heutige Medizinprofessionelle vor Augen haben, die mit der Behandlung akuter Krankheiten befasst sind. Es ist auch die Arbeitsontologie präventiver Screenings, die mit den Mitteln der Laborchemie oder der bildgebenden Verfahren nach Abweichungen und Auffälligkeiten suchen. Zugleich ist sie der Kritik von verschiedener Seite ausgesetzt. Einerseits wird Boorse' Identifizierung von Normalität und Natürlichkeit angefragt, was bereits im Kapitel zu den Krankheitstheorien ausführlich entfaltet worden ist.[63] In der Rede von Krankheit und Gesundheit sind immer „Werturteil und Naturbezug"[64] enthalten; das Erste kann nicht in das Zweite aufgelöst werden. Die Kritik an der „Normal-Gesundheit", die bereits Nietzsche im Namen des Unvergleichlichen vortrug,[65] wird heute insbesondere in den *Disability Studies* erneuert: Das Urteil „X ist (nicht) gesund" ist immer auch ein (miss-)billigendes Werturteil und darf nicht an die empirische Vorfind-

---

[60] Vgl. LANZERATH 2000, 106ff.

[61] Vgl. SCHELLING 1800, 345.

[62] Vgl. dazu LANZERATH 2000, 126–129. Zum Begriff der Homöostase im 20. Jahrhundert vgl. CANNON 1932.

[63] Siehe oben, Kapitel 3.2, III. (1.).

[64] LANZERATH 2008, 205.

[65] NIETZSCHE 1882, Nr. 120, 155.

lichkeit bestimmter Körperfunktionen gebunden werden.[66] Zweitens wird kritisch darauf hingewiesen, dass Gesundheit nicht dem einzelnen, isolierten Körper zugeschrieben werden darf. Ein Körper funktioniert nicht an sich, sondern relativ zu einer gegebenen biologischen wie auch sozialen Umwelt.[67] Wenn von Gesundheit als Zustand des einzelnen Körpers gesprochen wird, werden mithin hochkomplexe Passungsprobleme zwischen dem Individuum und seiner Umwelt allein individuell attribuiert. Die Rede von Gesundheit als einem Körperzustand verdankt sich also einer spezifischen Fokussierung und damit Ausblendung, die pragmatisch je und je sinnvoll sein kann, aber das Ganze des mit Gesundheit Intendierten nicht in den Blick bekommt.

III. Gesundheit als Phänomen

Auf einer anderen Ebene liegt die Frage, inwiefern Gesundheit phänomenal erlebbar ist oder nicht. Besteht Gesundheit darin, „sich selber subjektiv ganz zu fühlen",[68] oder ist sie zumindest von einem solchen Gefühl begleitet? Liegt ihr phänomenaler Gehalt in der „Frische" eines möglichen Aktivsein-könnens, wie Herbert Plügge es im Anschluss an Marcel Merleau-Ponty formuliert?[69] In seinem einflussreichen Konzept der *Salutogenese* spricht der Gesundheitswissenschaftler Aaron Antonovsky von einem mit Gesundheit assoziierten „Kohärenzgefühl" (*sense of coherence*).[70] Wer gesund ist – das heißt für Antonovsky: wer auf dem Kontinuum von Krankheit zu Gesundheit eher auf der Seite des gesunden Pols steht oder sich auf diesen zubewegt –, weist ein Selbst- und Weltverhältnis auf, das sich durch drei Aspekte auszeichnet: die Erwartung, interne und externe Stimuli vorhersagen bzw. verstehen zu können (Verstehbarkeit); die Wahrnehmung, genug Ressourcen zur Verfügung zu haben, um auf solche Stimuli angemessen reagieren zu können (Handhabbarkeit); und die emotionale Involviertheit in Prozesse des eigenen Lebens, die bedeutsam genug erscheinen, um sich in ihnen zu engagieren (Bedeutsamkeit).[71] Im Kohärenzgefühl erlebt ein Individuum „ein durchdringendes, andauerndes und dennoch dynamisches Gefühl des Vertrauens"[72] darauf, kognitiv, praktisch und motivational den Herausforderungen des eigenen Lebens sinnvoll begegnen zu können. Im Hintergrund steht Antonovskys dezidierter Widerspruch gegen Homöostase-Konzepte von Gesundheit. Der le-

---

[66] Vgl. DAVIS 1999, 504f.; REIFFENRATH 2016, 51f. Zur Normalität der Natur vgl. ausführlich LANZERATH 2000, 147ff.; WALDENFELS 2008, 112ff.; differenzierend GELHAUS 2008; aus Sicht der Theologie HONECKER 2004, 196–201.

[67] Vgl. SPIJK 2011, 58f.; 67f.; LANZERATH 2000, 126–129.

[68] SPIJK 2011, 263.

[69] Vgl. PLÜGGE 1962, 97f. Siehe oben, Kapitel 2.2, III.

[70] ANTONOVSKY 1997, 33. Dazu FRANKE 1997; 2012, 170ff.

[71] Vgl. ANTONOVSKY 1997, 34f.

[72] A.a.O., 36.

bendige Organismus befindet sich nicht in einem nur gelegentlich von Störungen unterbrochenen Gleichgewichtszustand, sondern in „Heterostase, Unordnung und ständigem Druck in Richtung auf zunehmende Entropie".[73] Erklärungsbedürftig ist nicht, warum ein Organismus aus dem Gleichgewicht gerät, sondern warum es ihm überhaupt gelingt, der beständigen Einwirkung von Stressoren, die auf Verfall gerichtet sind, entgegenzuwirken. Hierzu untersucht Antonovsky verschiedene „generalisierte[] Widerstandsressourcen von Immunverstärkern bis zur Magie".[74] Bei aller Unterschiedlichkeit sei diesen gemeinsam, die Konfrontation mit Stressoren in sinnhafte Erfahrungen verwandeln zu können.[75] Das Kohärenzgefühl ist nun einerseits das *Resultat* längeren erfolgreichen Widerstands gegen Stressoren und insofern die bewusste Repräsentation von Gesundheit als eines Gesund-bleiben-Könnens,[76] andererseits selbst wieder eine Widerstandsressource, die „gute Gesundheit erzeugt".[77] Damit ist das Kohärenzgefühl der zentrale phänomenale Gehalt von Gesundheit.

Demgegenüber steht die Auffassung, Gesundheit sei grundsätzlich nicht phänomenal ausweisbar. Berühmt ist das Diktum des französischen Chirurgen René Leriche, Gesundheit sei nichts anderes als die „stille Tätigkeit" bzw. das „Schweigen der Organe",[78] was Georges Canguilhem als „organische Unschuld" paraphrasiert.[79] Erst durch den Verlust dieser Unschuld in der Krankheit komme man zur Erkenntnis der Gesundheit. Ähnlich konstatiert Hans-Georg Gadamer im Anschluss an Edmund Husserl und Martin Heidegger, „daß das eigentliche Geheimnis in der Verborgenheit der Gesundheit liegt".[80] Gesundheit, Heilsein, so entnimmt Gadamer einer etymologischen Betrachtung, ist mit dem „Ganzsein des Ganzen"[81] untrennbar verknüpft. Dieses Ganze ist aber nicht selbst Gegenstand des Bewusstseins:

Wir müssen uns eingestehen, daß es erst die Störung des Ganzen ist, woran sich ein echtes Bewusstsein und eine echte Konzentration des Denkens anschließen. Ich weiß nur zu gut, wie die Krankheit, dieser Störungsfaktor in etwas, das sich in seiner Ungestörtheit uns fast ganz entzieht, uns unsere Leiblichkeit bis zur Aufdringlichkeit präsent macht. Wir haben es hier mit einem methodischen Primat der Krankheit gegenüber der Gesundheit zu tun. Ihm

---

[73] A.a.O., 22.

[74] A.a.O., 16.

[75] Zum problematischen Sinnbegriff bei ANTONOVSKY vgl. SPIJK 2011, 215–221.

[76] Vgl. ANTONOVSKY 1997, 16.

[77] A.a.O., 163.

[78] Encyclopédie Française, Bd. 6: L'être humain, Paris 1936, 16–1, zitiert nach CANGUILHEM 1943, 58.

[79] A.a.O., 65.

[80] GADAMER 2010, 138.

[81] Gadamers immer wieder genannte Referenzstelle ist hier Platons Phaidros, 270b.c, in der Sokrates unter Berufung auf Hippokrates betont, man könne vom Leib nichts verstehen, ohne die „Natur des Ganzen" zu verstehen (vgl. GADAMER 2010, 60; 98; 116; 147).

steht ohne Zweifel der ontologische Gegenprimat des Heil-Seins, die Selbstverständlichkeit des Lebendigseins gegenüber, in der man, soweit sie empfunden ist, am ehesten von Wohlsein reden möchte. Aber was ist Wohlsein, wenn es nicht genau dies ist, dass man nicht auf es hingerichtet ist, sondern unbehindert offen und bereit für alles?[82]

Als Ganzsein ist das Heilsein des lebendigen Leibes dem intentionalen Bewusstsein nicht zugänglich, sondern vielmehr Bedingung der Möglichkeit unbeeinträchtigter Intentionalität. Erst eine Störung des Ganzen vermag die Aufmerksamkeit auf sich zu ziehen. Erst in der Störung, wenn „etwas fehlt", tritt der Leib hervor, der vorher ganz der Welterfahrung hingegeben war.[83] Erst in dieser Störung wird auch das vorherige, ungestörte Wohlsein *ex negativo* zugänglich. Indem der Leib sich etwa im Schmerz auf sich selbst zurückzieht und sich selbst gegenständlich wird, erfährt er, was Gesundheit bedeutet hat: Präsenz in der Welt, mit Rilke: „draußen sein".[84] Insofern gilt, „daß Gesundheit immer in einem Horizont von Störung und Gefährdung steht".[85]

Allerdings kann Gadamer der Gesundheit in zweiter Linie doch einen erlebbaren Gehalt zuerkennen, indem sie im Gefühl zugänglich wird:

Trotz aller Verborgenheit kommt sie aber in einer Art Wohlgefühl zutage, und mehr noch darin, daß wir vor lauter Wohlgefühl unternehmungsfreudig, erkenntnisoffen und selbstvergessen sind und selbst Strapazen und Anstrengungen kaum spüren – das ist Gesundheit.[86]

Dieses Gefühl ist jedoch kein Bewusstsein des eigenen Zustandes („Sich-Fühlen"[87]), sondern die emotive Färbung eines Weltverhältnisses, das durch Aktivität und Leichtigkeit gekennzeichnet ist. Prägnant wird dieses erst im Horizont der Möglichkeit, dass es anders sein könnte: dann nämlich, wenn das Dasein durch Widerstand, Ungleichgewicht und Anstrengung geprägt ist.

Zusammenfassend seien drei Gründe notiert, warum Gesundheit nicht oder allenfalls in sehr indirekter Weise phänomenal hervortritt: Sie betrifft erstens das *Ganze* des Weltverhältnisses, kann also nicht in diesem gegenständlich werden – es gibt keinen Hintergrund, gegen den sie sich als Figur abheben könnte. Zweitens und damit zusammenhängend erschließt sie sich erst *ex negativo*, im Modus ihrer Beeinträchtigung. Gesundheit ist das, was unbe-

---

[82] A.a.O., 98f.

[83] A.a.O., 100.

[84] Ebd. Das wendet GADAMER insbesondere gegen die Konzeption von Gesundheit als eines somatischen Zustands: Gesundheit ist „innere Angemessenheit", die kategorial keiner äußeren Messung zugänglich ist (a.a.O., 139).

[85] A.a.O., 142. Davon unbenommen ist der Umstand, dass Gesundheit als Thema und Referenzpunkt einer Fülle von Praktiken argwöhnischer Selbstprüfung sehr wohl präsent sein kann (vgl. HUIZING 2016, 322–324). Doch auch diese Praktiken sind auf Abweichungen, Schmerzen, Taubheitsgefühle, mithin auf ein phänomenales Negativ von Gesundheit gerichtet.

[86] A.a.O., 143f.

[87] A.a.O., 144.

merkt vorhanden war, bevor ihre Störung eintrat; sie ist präsent in Absenz. Wenn drittens doch etwas im Gefühl der Gesundheit hervortritt, handelt es sich dabei allenfalls um die Wirklichkeit einer Möglichkeit: Antonovskys Kohärenzgefühl ist das bewusste Vertrauen, zukünftigen Herausforderungen begegnen zu können; und Gadamers Wohlgefühl ist das Erlebnis einer Offenheit für Unternehmung und Erkenntnis. In der Gesundheitsdefinition der WHO wäre von hier aus das „Wohlbefinden" ebenfalls *ex negativo*, als Nichtvorhandensein einer subjektiv erfahrenen Beeinträchtigung, zu lesen. Das Totalitätsmoment des „vollständigen" Wohlbefindens zeigt sich von Gadamers Überlegungen aus jedenfalls als angemessen.

IV. Gesundheit als Telos

Es ist ein Topos des zeitdiagnostischen Feuilletons, dass wir in einer „Gesundheitsgesellschaft",[88] gar einer „Gesundheitsdiktatur"[89] leben, einem „Gesundheitswahn"[90] oder einer „Gesundheitsreligion"[91] verfallen seien. Die soteriologische Zentralvision westlicher Zivilisationen sei, so der Medizinanthropologe Byron Good, wesentlich medizinisch geprägt.[92] Er nimmt hier Max Weber auf, der in der *Wirtschaftsethik der Weltreligionen* die Auffassung von der Rationalisierung religiöser Heilslehren im Kontext systematischer Weltbilder entwickelt hatte.[93] „[D]ie Gesundheit tritt an die Stelle des Heils", so pointiert Michel Foucault in der *Geburt der Klinik* eine Passage aus der Medizingeschichte des spanischen Arztes und Historikers José Miguel Guardia von 1884.[94] Auch die Rede von Gesundheit als Utopie gehört zu diesem Topos.[95] Schließlich weisen auch Gadamers Ausführungen zur Gesundheit in diese Richtung: Gesundheit als verborgene Weltpräsenz ist nach Gadamer nicht weniger als das „Telos", die „Perfektion", „das volle Fertig- und Vollendetsein des Daseienden".[96]

---

[88] KICKBUSCH/HARTUNG 2014.

[89] NAWROTH 2016.

[90] („Healthism"), CRAWFORD 1980.

[91] LÜTZ 2008, 142. Kritisch dazu BALTES 2008.

[92] GOOD 1994, 86.

[93] WEBER 1915, 101f.

[94] FOUCAULT 1973, 208. Das Zitat, das FOUCAULT vermutlich aus CANGUILHEM 1943 entnommen hat, stammt aus GUARDIA 1884, 311 (vgl. dazu THEOPHANIDIS 2014).

[95] Christian Hick weist darauf hin, dass es geistesgeschichtlich zwei Versionen dieser Utopie gibt: die konservative Vision einer natürlichen Gesundheit im Sinne einer schöpfungsgemäßen Unverdorbenheit bei Jean-Jacques Rousseau, und die progressive Vision einer im Modus des Enhancement herzustellenden Gesundheit etwa im Transhumanismus (vgl. HICK 2008, 30ff.; 46ff.). Eine kulturwissenschaftliche Operationalisierung der These von der medizinischen Utopie liegt mit dem Konzept des soziotechnischen Imaginären vor (vgl. JASANOFF/KIM 2015).

[96] GADAMER 2010, 100.

Welche Bedeutung hat also Gesundheit für den strebenden und handelnden Menschen? Diese Frage ist medizinphilosophisch und medizinethisch im Kontext von Gütertheorien bearbeitet worden. Wenn Gesundheit ein Gut ist,[97] ist sie dann *summum bonum*, wie es im 5. Jahrhundert vor Christus die Inschrift des Leto-Tempels auf Delos behauptete[98] und die WHO-Definition immerhin noch nahezulegen scheint? In der normativistischen Krankheitstheorie H. Tristram Engelhardts wird Gesundheit nicht als höchstes, sondern als konditionales Gut eingeführt. Gesund zu sein heiße, „von den Zwängen psychologischer und physiologischer Kräfte frei zu sein"[99] und damit fähig, die eigenen Vorstellungen von gutem Leben zu verfolgen. Dies präzisierend bestimmt Lennart Nordenfelt Gesundheit als Fähigkeit einer Person, unter Standardbedingungen ihre vitalen Ziele zu erreichen, das heißt diejenigen, deren Erfüllung je einzeln notwendig und in toto hinreichend ist für das minimale Glück der Person.[100] Gesundheit ist demnach nicht Glück, sondern Glücksbedingung; sie ist ein Gut, um individuelle Ziele zu realisieren. Die Gesundheit des Einzelnen ist für die Medizin das Telos, der finale Zweck; für das Individuum ist sie Voraussetzung, diejenigen Zwecke, die es selbst für sich als wesentlich bestimmt, zu erreichen.

In Verlängerung dieser Position hat man Gesundheit als fundamentales Primärgut bezeichnet: Wenn Gesundheit die Voraussetzung der Erreichung wesentlicher Zwecke ist, dann ist sie für den Menschen als selbstzweckliches sittliches Subjekt von fundamentaler Bedeutung, ein fundamentales Gut.[101] An dieser Stelle fordert Eberhard Schockenhoff eine Präzisierung ein: Das fundamentale Primärgut im Sinne einer Voraussetzung der Erreichung von Zwecken überhaupt sei das Leben, nicht die Gesundheit. Gesundheit, verstanden als Vermögen der Erreichung von Lebenszielen auch unter Beeinträchtigungen, sei demgegenüber komplexer strukturiert.[102] M.E. ist dies so zu verstehen, dass die Menge an Bedingungen, die erfüllt sein muss, um ein Lebensziel zu erreichen, durch dieses Lebensziel nicht eindeutig bestimmt sein muss. Eine Karriere als Kurzstreckenläufer ist noch möglich, wenn die Unterschenkel amputiert wurden. Ein Individuum muss also zwar das Basisgut des Lebens besitzen, um seine vitalen Ziele zu erreichen; was es darüber hinaus an einzelnen Gesundheitsgütern braucht (und was dementsprechend medizinisch angestrebt werden muss), ist aus dem Lebensziel nicht unbedingt abzuleiten.

---

[97] Die Position, dass sie kein Gut sein könnte, hat eine theologische Geschichte. Zur *sanitas perniciosa* bei den Kirchenvätern vgl. SPIJK 2011, 43.

[98] Vgl. BERGDOLT 2008, 17.

[99] ENGELHARDT 1975, 61. Siehe oben, Kapitel 3.2, II.

[100] Vgl. NORDENFELT 2007, 227f. und oben Kapitel 3.2, III. (2.).

[101] Vgl. LANZERATH 2008, 207. Wolfgang Lienemann spricht in diesem Sinne von einem konditionalen Gesundheitsverständnis (vgl. LIENEMANN 2015, 57ff.).

[102] Vgl. SCHOCKENHOFF 2008, 297.

Während Gesundheit hier vom Individuum aus – und insofern tendenziell plural[103] – gedacht wird, geht die soziale Institutionalisierung eines Gesundheitswesens mit der Objektivierung des Gesundheitsbegriffs einher. Die Gesundheit der Bevölkerung ist, darauf hat Michel Foucault eindringlich hingewiesen, seit Beginn der modernen Medizin immer auch ein politisches Projekt gewesen.[104] Moderne Gesundheitswissenschaften und Public Health bedürfen allgemeingültiger Maßzahlen und entsprechender Zielvorgaben für den Gesundheitszustand einer Bevölkerung. Einer kritischen Medizinsoziologie zufolge institutionalisieren sich schon durch Angebote moderner Medizintechnologie Verhaltenserwartungen und Instanzen sozialer Kontrolle, die die Lebensstile der Einzelnen unter dem Imperativ der Gesunderhaltung stellen und damit – in zunehmend weitem Umfang – normieren.[105] Auch wenn dies in der Regel nicht durch äußeren Zwang, sondern durch die individuelle Internalisierung dieser Verhaltenserwartungen („Gesundheitsverantwortung") geschieht, ist das Resultat doch eine machtvolle Verhaltenslenkung. Gesundheit ist für das Individuum damit mehr als nur Mittel zum Zweck. Sie ist selbst zum Telos rationalisierter Lebensführung geworden.

Für den Status von Gesundheit als Handlungsziel ist also eine Spannung zu notieren zwischen der normativen Perspektive einer individuenzentrierten Güterethik, die Gesundheit lediglich als Voraussetzung für die Erreichung wesentlicher Lebensziele bestimmt, und der deskriptiven Perspektive einer Medizinsoziologie, die Gesundheit selbst zu einem wesentlichen Lebensziel werden sieht.

V. Gesundheit als Utopie ex negativo

Ausgehend von diesen Schneisen durch den Gesundheitsdiskurs lässt sich nun konkreter bestimmen, was im Fortgang dieser Arbeit unter Gesundheit verstanden werden soll. Die Grundlage bildet die Einsicht, dass sich Gesundheit nur von Krankheit aus erschließt. Selbst diejenigen medizinphilosophischen Positionen, die dem Gesundheitsbegriff einen eigenen, über die bloße Negation von Krankheit hinausgehenden Gehalt geben, tun dies doch nur, um Folgeprobleme des Krankheitsbegriffs in den Griff zu bekommen.[106] Spezifisch interessiert im Folgenden Gesundheit als das, was in der Erfahrung von Krankheit erhofft wird: deren Überwindung. Wenn Krankheit also als personale Desintegration erfahren wird, so wird mit Gesundheit entsprechend per-

---

[103] Zum Gedanken vieler Gesundheiten bei Nietzsche vgl. SORGNER 2016; AURENQUE 2016. Bei Lennart Nordenfelt ist allerdings eine gesellschaftliche Korrekturfunktion hinsichtlich dessen, was als vitales Ziel eines Einzelnen soll gelten dürfen und was nicht, mitgedacht (vgl. dazu und zu der sich daran anschließenden Debatte SPIJK 2011, 64).

[104] Vgl. FOUCAULT 1973; LAUFENBERG 2016.

[105] Vgl. BECK-GERNSHEIM 2008, 124. Zur Responsibilisierung siehe Teil 4, Anm. 385.

[106] Siehe oben, Kapitel 3.2, II. und III.

sonale Integration erhofft. Das gilt für die verschiedenen Ebenen der Desintegration. Vorgestellt wird also ein Zustand leibkörperlicher, sozialer, praktischer und temporaler Integration: Leib und Körper sollen zusammenstimmen, die sozialen Bezüge sollen intakt sein, unbeeinträchtigte Handlungsfähigkeit und Daseinsvertrauen sollen gegeben sein.

Diese Integration wird als Wiederherstellung, als *restitutio in integrum* vorgestellt: Ich will *wieder* gesund werden. Das steht in Spannung zu dem von Helmuth Plessner wie auch von Aaron Antonovsky aus einsichtigen Umstand, dass auch ein medizinisch optimaler Zustand nicht der einer gegebenen personalen Integration ist, sondern allenfalls der einer mehr oder weniger unauffälligen, aber immer prekären Balance zwischen Leibsein und Körperhaben, sozialer Einbettung und Distanzierung, Handlungsfähigkeit und Abhängigkeit, Vertrauen und Verunsicherung. Das spielt für die Vorstellung der Überwindung jedoch keine Rolle. Erhofft wird nicht die Wiedergewinnung der prekären Balance, sondern die Zusammenfügung dessen, was zerfallen ist. Gesundheit in diesem Sinne ist also kein möglicher realer Zustand, sondern die Überwindung von Krankheit, als Zustand vorgestellt. Gesundheit ist nicht das Frühere, sondern die Inversion des Gegenwärtigen.

Daraus folgt, dass Gesundheit in einem doppelten Sinne kein somatischer Zustand ist: Sie ist kein *Zustand*, den der Körper einer Person einnehmen könnte, und kein *somatischer* Zustand, insofern sie sich nicht allein auf den Leibkörper, sondern auch auf die eigene Teilhabe am sozialen Gefüge und auf die Kulturwelt als Ort der eigenen Handlungsfähigkeit bezieht. Weiterhin folgt, dass Gesundheit ein Totalitätsbegriff ist. Wenn die Überwindung der Krankheit erhofft wird, so geht es nicht um graduelle Besserung, sondern um *vollständige* Aufhebung der leidvollen Desintegrationserfahrungen, und zwar in *jeder* Hinsicht. Überwunden ist es erst, wenn mir nichts mehr fehlt. Dabei können konkrete Wünsche und Willensbekundungen, die kranke Menschen äußern, durchaus bescheidener sein, insofern in ihnen Annahmen über die Realisierbarkeit eine Rolle spielen. Die Überwindungshoffnung ist hingegen unmäßig. Die anstößige Totalitätsbestimmung der WHO-Definition, die sich schon in der Diskussion um die Phänomenalität von Gesundheit als angemessen gezeigt hatte, erweist sich von daher als unaufgebbar.

Von hier aus wird auch verständlich, warum Gesundheit dazu tendiert, von einer Voraussetzung guten Lebens zum guten Leben selbst zu werden („Hauptsache gesund!"). Wenn mit Gesundheit eine unbeschädigte Leiblichkeit, Sozialität, Aktivität und Zukunftserwartung erhofft wird, weil all dies in der Erfahrung schwerer Krankheit affiziert ist, so macht dies vor dem Glück nicht Halt.[107] Wenn in der Krankheit das Leben zerbrochen scheint, wird mit

---

[107] Darüber hinaus werden in Gesundheitstheorien immer auch soziale Utopien verhandelt (vgl. etwa CANNON 1932). Zur Übertragung medizinischer Konzepte auf die Gesellschaft vgl. auch SONTAG 2005.

Gesundheit das ganze, heile Leben erhofft. In der universalen Ganzheit heilen Lebens, die in der Fluchtlinie dieser Gesundheitshoffnung aufscheint, liegt denn auch die religiöse Valenz des Gesundheitsbegriffs.[108]

Eine solche aufs Ganze gehende Gesundheitshoffnung hat eine starke Affinität zur modernen Entgrenzung der Medizin auf potenziell alle Lebensbereiche. Sie hat eine Affinität zu eskalativen Verheißungen, das im WHO-Begriff Deklarierte wäre tatsächlich eine mögliche Leistung der Medizin oder das Resultat einer individuellen Gesundheitsanstrengung. Sie hat eine Affinität zur Bereitstellung immer höherer Ressourcen für das Gesundheitswesen – persönlich wie kollektiv.

Was ist der Wert eines solchen unmäßigen Gesundheitsbegriffs? Wäre es nicht besser, von vornherein einen bescheideneren Gesundheitsbegriff zu Grunde zu legen, der Gesundheit als Fähigkeit bestimmt, mit den eigenen Beschädigungen zu leben?[109] Ein solcher Begriff entbehrte der aufgezeigten eskalativen Tendenz, stünde nicht im Verdacht, Leiden und Tod zu verdrängen oder dem Enhancement verschwistert zu sein, machte es vielleicht sogar Kranken einfacher, mit ihrer Krankheit zu leben. Allein: Das Sprengmoment der Gesundheitshoffnung, wie es hier entfaltet wurde, lässt sich mit begriffs-politischen Anstrengungen wohl kaum beherrschen. Wer unter der Desintegration seines personalen Lebens leidet, hofft auf Überwindung, weil es zur Qualität des Leidens gehört, dass es aufhören soll, und zwar ganz. Wenn es also um die Rekonstruktion dieser Hoffnung geht, erscheint die Unmäßigkeit der WHO-Gesundheitsdefinition sachgemäß. Gesundheit als Utopie *ex negativo* lässt sich insofern nicht wegdefinieren; sie lässt sich allenfalls zum Ausdruck bringen, als Wunsch aneignen oder von sich absetzen, zum Handlungsziel machen oder als unerreichbar verstehen, kurz: Es gilt, mit dieser Hoffnung zu leben. Dass hierfür eine theologische, näherhin: eschatologische Rekonstruktion des Gesundheitsbegriffs hilfreich sein kann, ist das Thema der Kapitel 5.3 und 5.4.

5.3 Religiöse Praxis der Heilung: Salbungsgottesdienste

Die evangelische Theologie hat sich zuweilen schwergetan, ihre soteriologischen und eschatologischen Kernaussagen auch auf den Leib zu beziehen. Entsprechendes gilt für die volkskirchliche Praxis. Insbesondere das Thema der Heilung überließ man theoretisch wie praktisch eher charismatischen Strömungen. In den letzten Jahrzehnten ist jedoch eine Hinwendung zur Leiblichkeit festzustellen, in deren Kontext auch die Verbindung von Heil und

---

[108] Matthias Stiehler spricht in diesem Sinne von „Gesundheit als Sehnsucht" (STIEHLER 2001, 24; vgl. 35).

[109] So RÖSSLER 1977; EIBACH 1990; HONECKER 2008, 129; BERGDOLT 2008, 26.

Heilung reflektiert wurde (I.). Insbesondere Salbungsgottesdienste haben so auch in die volkskirchliche Praxis Einzug gehalten, wobei die theologische Deutung solcher Praktiken nach wie vor Mühe macht (II.). Im Folgenden wird die These vertreten, dass die gottesdienstliche Liturgie – als Paradigma leibbezogener religiöser Praktiken – in präzisem Sinne als Ort von Heilungs- erfahrung verstanden werden kann. Die diesbezüglichen interpretativen Ver- legenheiten lassen sich ausräumen, wenn klassische Fallstricke vermieden werden: So darf einerseits weder „Heilung" auf einen unkörperlichen Bereich der „Innerlichkeit" beschränkt werden, noch darf andererseits die Ausdiffe- renzierung von Religion und Medizin unter einem *umbrella term* von „Hei- lung" zum Verschwinden gebracht werden. Im Vorgriff auf die in Kapitel 5.4 zu entfaltende Begrifflichkeit der Eschatologie Paul Tillichs ist eine Hei- lungserfahrung im liturgischen Kontext zu verstehen als fragmentarische Vor- wegnahme der Einheit und Ganzheit des ewigen Lebens, deren Signatur der notorisch unbegrenzte Gesundheitsbegriff nach der Einsicht der Kapitel 5.1 und 5.2 trägt. In diesem präzisen Sinne ist Gesundwerden religiös erfahrbar. (Hiervon ist die Frage, ob religiöse Praktiken im medizinischen Sinne gesundheitsförderlich sind, klar zu unterscheiden. Zu dieser medizinisch- empirischen Frage ist theologisch nichts beizutragen.) Diese Interpretation hat Implikationen für ökumenische Diskurse über religiöse Heilungspraktiken ebenso wie für die Frage nach der Gestaltung kirchlichen Handelns in medi- zinischen Kontexten (III.).

I. Heil und Heilung in der gegenwärtigen Theologie

Das christlich-theologische Interesse am Verhältnis von Heil und Heilung ist so alt wie das Christentum selbst. Bereits die Textgeschichte der Evangelienüberlieferung legt beredtes Zeugnis davon ab, dass Jesu Heilungs- tätigkeit intensiv theologisch reflektiert wurde.[110] Gerade dort, wo christlich motivierte Sorge für Kranke Gestalt gewann, galt es zu reflektieren, inwiefern christliches Heil auch Grund zur Hoffnung für Kranke bedeute.[111] In den letz- ten Jahrzehnten stehen Beiträge zu Heil und Heilung vor allem in zwei Kon- texten. Der eine Kontext ist die schon betrachtete theologische Hinwendung zum Thema der Leiblichkeit.[112] Den anderen Kontext bildet die Frage des Verhältnisses von Religion und Medizin, die insbesondere in der zweiten Hälfte des 20. Jahrhunderts diskutiert wurde. Die deutschsprachige evangeli-

---

[110] Vgl. etwa zu Mk 2,1–12 ZIMMERMANN 2009.

[111] Ein Beispiel hierfür ist der Isenheimer Altar, dessen Innenseite den Gekreuzigten mit einer durch Mutterkornvergiftung entstellten Haut zeigt – derjenigen Krankheit, die im Hospital des Ammonitenordens, wo der Altar ursprünglich aufgestellt war, behandelt wur- de. Auf der Außenseite eines Flügels ist der Auferstandene mit ebenmäßig heller Haut zu sehen: Die Krankheit ist geheilt (vgl. BIELER 2012, 56; siehe 4.3 II.).

[112] Siehe dazu Kapitel 1.2, I.

sche Theologie ist dabei vor allem durch Anregungen von außen hierzu veranlasst worden. Hierzu zählt zum einen die Entwicklung des Medizinsektors selbst, in den psychosomatische Medizin, Alternativmedizinen, aber auch esoterische Praktiken Einzug hielten.[113] Bei aller Verschiedenheit teilten diese die Kritik eines naturwissenschaftlichen Erkenntnisideals in der Medizin und das Interesse an biographischem Sinn, Spiritualität und Religion. Eine „Sehnsucht nach Ganzheitlichkeit"[114] verband Hoffnungen auf körperliche Heilung, soziale Versöhnung, kosmische Integration und religiöse Erlösung miteinander. Umgekehrt näherten sich verschiedene Akteure des religiösen Feldes auch westlicher Gesellschaften dem Thema der körperlichen Heilung bzw. der Medizin. Dazu gehören zum einen die Pfingstkirchen und hier insbesondere die nach dem Zweiten Weltkrieg entstandene Heilungsbewegung, die das Charisma der Heilung als Machterweis Gottes versteht und in spektakulären Inszenierungen auf die Bühne bringt.[115] Eine lange Tradition hat das *ministry of healing* der anglikanischen Kirche, das mit öffentlichen Heilungsgottesdiensten, *healing centres* und theologischer Grundlagenarbeit der Sorge um den „ganzen Menschen" dienen soll und dies bewusst in Kooperation mit der etablierten Medizin tut.[116] In der durch die Begegnung mit nichtwestlichen Heilungsmethoden beeinflussten Tradition der Ärztlichen Mission steht das Konzept der *Heilenden Gemeinde*, das auf einer Konsultation des Ökumenischen Rates der Kirchen und des lutherischen Weltbundes 1964 in Tübingen geprägt und auf späteren ökumenischen Konferenzen weiterentwickelt wurde.[117] Diese Anregungen aus der Ökumene wurden in Deutschland in praktischer Hinsicht durch Experimente mit Salbungsgottesdiensten aufgenommen;[118] theoretisch wurde das Thema von Heil und Heilung vor allem seit den 1970er Jahren in theologischen Beiträgen behandelt.[119]

In einer groben Kartierung lassen sich diese Beiträge nach dem jeweils dominierenden theologischen Interesse in drei Gruppen einteilen. Die erste Gruppe will sich vor allem den ökumenischen Einflüssen öffnen und diese für die Kritik und Ergänzung einer naturwissenschaftlich dominierten westlichen Medizin fruchtbar machen. Im Plädoyer für die Überwindung einer zu starken modernen Ausdifferenzierung von Religion und Medizin wird ein Heilungsauftrag der Kirche affirmiert. Die Möglichkeit von Heilungen, die die westliche Medizin nicht erklären kann, wird betont. Heilung ist hier ein integraler

---

[113] Vgl. NEUMANN 2010, 35ff.

[114] ZIMMERLING 2009, 568.

[115] Vgl. ZIMMERLING 2009; HÖLLINGER 2011 sowie die Beiträge in epd-Dokumentation 16/2005.

[116] Vgl. ERNSTING 2012, 73–93.

[117] Vgl. BARTMANN et al. 2008.

[118] Siehe dazu Abschnitt II.

[119] Vgl. den Literaturüberblick von GRUNDMANN 2005. Dabei wurde insbesondere das Motiv des *Christus medicus* wiederentdeckt (vgl. HONECKER 1985; HÜBNER 1985).

Teil des Heils.[120] Eine zweite Gruppe steht der neuen Prominenz des Heilungsbegriffs kritisch gegenüber. Sie fürchtet den Einzug einer „ganzheitlich" orientierten Selbstperfektionierung auch in die Kirche und betont demgegenüber die Fragmentarität menschlichen Daseins sowie die Anerkennung von Krankheit und Behinderung als einer Realität menschlichen Lebens. Das Heil ist von Heilung sorgfältig zu unterscheiden.[121] Wiederum andere betonen die religiöse und theologische Bedeutung der Leiblichkeit, affirmieren aber zugleich die moderne Ausdifferenzierung von Religion und Medizin. Die Brücke zwischen Heil und Heilung ist hier semiotischer Art: Heilungen können als kontingente Zeichen des göttlichen Heilswillens verstanden werden.[122] Prüfstein für die theologische Verhältnisbestimmung von Heil und Heilung ist die Deutung von Heilungs- bzw. Salbungsgottesdiensten, die es nun zu entwickeln gilt.

II. Salbungsgottesdienste

Die Salbung für Kranke ist in der weltweiten Ökumene gut verankert.[123] Die katholische Kirche kennt das Sakrament der Krankensalbung (früher: der Letzten Ölung), die orthodoxen Kirchen ein sakramentales Krankengebet, die Gebetsölung (εὐχέλαιον), die anglikanische Kirche die rituelle Krankensegnung sowie seit Anfang des 20. Jahrhunderts das *healing ministry* mit einer Vielzahl von liturgischen und diakonischen Formen. Im charismatisch-pfingstlerischen Christentum kennt man ebenfalls die Salbung als Element der Krankensegnung, die hier mit einer zuweilen starken Betonung spontaner Heilungen vollzogen wird. Neueren Datums ist die lutherische Thomasmesse, in der die Salbung eines der möglichen Gottesdienstelemente darstellt, allerdings nicht speziell für Kranke vorgesehen ist. Im deutschsprachigen volkskirchlich-evangelischen Bereich hat die Krankensalbung durch Protagonisten wie Walter Hollenweger, Rainer Stuhlmann und Waldemar Pisarski[124] sowie durch ihre agendarische Fixierung[125] Auftrieb erhalten und wird in einer Rei-

---

[120] So HOLLENWEGER 1987; Difäm 2006; STUHLMANN 2006; BARTMANN et al. 2008.

[121] Vgl. etwa BACH 1991; 1994; 2006; KÖRTNER 1996; EIBACH 2006; SCHNEIDER-FLUME 2009; KARLE 2009; LAMMER 2014. Zum „Ganzheitsterror" auch BIELER 2014, 21. FISCHER 2008a weist demgegenüber auf die Gefahr einer Überbetonung der Fragmentarität und Gebrochenheit hin, die zu einer *theologia gloriae crucis* führen könne.

[122] So bei RITSCHL 1989; 2004, 229f.; HONECKER 2005; 2006; vgl. DABROCK 2006.

[123] Vgl. ZIMMERLING 2002; METTE 2010, 259–311; ERNSTING 2012, 32–93; LEMKE 2014a. Speziell zum nordamerikanischen Kontext vgl. BIELER 2011. Zu einem katholischen Heilungsgottesdienst vgl. HIRSIGER 2007.

[124] Ihre Beiträge sind dargestellt in ERNSTING 2012, 124–153. Vgl. insbesondere HOLLENWEGER 1987; 1996.

[125] So in der Agende der VELKD (VELKD 1994; dazu Zimmmerling 2009); vgl. auch die Handreichung *Salbung in Gottesdienst und Seelsorge* (Evangelische Kirche im Rheinland 2007) mit weiteren Nachweisen.

he von Gemeinden regelmäßig praktiziert. Unter den wissenschaftlichen Beiträgen ragt die Dissertation von Heike Ernsting unter dem Titels *Salbungsgottesdienste in der Volkskirche* heraus, in der die Literatur zum Thema umfassend aufgearbeitet und durch eine eigene empirische Erhebung ergänzt worden ist. Die folgenden Ausführungen stützen sich auf diese Arbeit (1.) und dabei insbesondere auf deren Auseinandersetzung mit dem Thema Heilung im Salbungsgottesdienst (2.). Ausgehend von den bei Ernsting zitierten Interviewpassagen werden drei Modelle einer theologischen Interpretation von „Heilung" im Salbungsgottesdienst herausgearbeitet (3.), denen im Abschnitt III. eine eigene Interpretation gegenübergestellt wird.

(1.) Ernsting hat an Salbungsgottesdiensten in teilnehmender Beobachtung partizipiert und leitfadengestützte Experteninterviews mit daran beteiligten Pfarrerinnen und Pfarrern durchgeführt. Diese hat sie inhaltsanalytisch ausgewertet, wobei ein Schwerpunkt auf dem theologischen Verständnis des Salbungsgottesdienstes lag. Das Sample besteht aus fünf unterschiedlich geprägten rheinländischen bzw. westfälischen Gemeinden, die regelmäßig Salbungsgottesdienste durchführen.[126]

Salbungsgottesdienste, so beobachtet Ernsting, finden schwerpunktmäßig in der Passionszeit und am Ende des Kirchenjahres statt.[127] Sie sind besser besucht als typische Sonntagsgottesdienste der Gemeinden; zudem nehmen Menschen aller Altersgruppen an ihnen teil. Die Liturgie ist aufwendig gestaltet und wird von vielen Beteiligten durchgeführt. Die Salbung bildet mit einem Umfang von 15–30 Minuten einen Schwerpunkt des Gottesdienstes. Sie findet im Abendmahlsteil statt, und zwar entweder nach dem Abendmahl dezentral an verschiedenen Salbungsstationen in der Kirche oder statt des Abendmahls, in deutlicher liturgischer Analogie zu diesem, am Altar. In allen Gemeinden des Samples wird einleitend der biblische Referenztext der Krankensalbung, Jak 5,14–16, gelesen. Weitere mögliche biblische Bezugspunkte sind die Salbung des Gastes nach Psalm 23,5, das Schutzzeichen Kains nach Gen 4,15 und die Herabkunft des Heiligen Geistes bei der Taufe Jesu nach Lk 3,21f. Die „rituelle Kernszene"[128] der eigentlichen Salbungshandlung ist kurz, klar abgegrenzt und streng formalisiert; sie umfasst die Handauflegung sowie die Zeichnung eines Kreuzes mit Salböl auf Stirn und Hände.[129]

(2.) Anders als etwa im Kontext des anglikanischen *ministry of healing* wird der Gottesdienst in Deutschland in der Regel als Salbungs- und nicht als Heilungsgottesdienst bezeichnet.[130] Ernsting konstatiert eine „Verlegen-

---

[126] Vgl. ERNSTING 2012, 154–159.

[127] Hierzu und zum Folgenden vgl. ERNSTING 2012, 159ff.

[128] So Wolfgang Steck mit Bezug auf Kasualien (vgl. STECK 1988, 680). So interpretiert Ernsting Salbungsgottesdienste als Kasualien neuen Typs (vgl. ERNSTING 2012, 17f.).

[129] Vgl. dazu auch EBELING/HÖCKER 1998, 407f.

[130] Affirmativ verwenden den Begriff des Heilungsgottesdienstes etwa SCHLIPPE 1990, 18; EBELING/HÖCKER 1998, 407.

heit"[131] im Umgang mit dem Heilungstopos im hiesigen volkskirchlichen Kontext. Insofern kommt den Aussagen der interviewten Pfarrerinnen und Pfarrer, die sich auf das Thema der Heilung im Salbungsgottesdienst beziehen, in ihrer Arbeit besondere Beachtung zu.[132] Durchweg findet Ernsting hier eine Ablehnung magischer Heilungsversprechungen und eine Affirmation der Ausdifferenzierung von Medizin und Religion. Zugleich versuchen die Interviewten, der Erfahrung, dass in Salbungsgottesdiensten _etwas Heilsames geschieht_, gerecht zu werden. Dazu wird häufig ein engerer, medizinischer Heilungsbegriff von einem weiteren Begriff der Heilung unterschieden, unter dem dann „eher ein Aufrichten, innerliches Stärken, ganzheitliches Erleben der Person"[133] verstanden wird. Liturgie zielt nicht auf Therapie im Sinne des engeren Heilungsbegriffs, weswegen viele von Ernstings Gesprächspartnern die Bezeichnung „Heilungsgottesdienst" vermeiden. Die Möglichkeit, dass die Hoffnung auf Heilung im medizinischen Sinne nicht erfüllt wird, ist in den zitierten Interviews durchweg präsent. Zugleich zeigen die Interviewten sich offen dafür, dass Liturgien auch therapeutisch relevant sein und medizinische Heilungsprozesse fördern können.

Kritisch weist Ernsting auf Schwierigkeiten der (in sich durchaus heterogenen) Heilungsverständnisse ihrer Gesprächspartnerinnen hin. So sieht sie die Gefahr, dass der doppelte Heilungsbegriff einen wertenden Unterton im Sinne einer Unterscheidung einer eigentlichen geistlichen Heilung und einer uneigentlichen, _bloß_ medizinischen Heilung erhält. Auf diese Weise werde Heilung im medizinischen Sinne abgewertet und gerade nicht in die religiöse Deutung einbezogen.[134] Ähnlich sieht sie dort, wo Salbungsgottesdienste von Pfarrerin und Arzt gemeinsam durchgeführt werden, um die Zusammengehörigkeit von Religion bzw. Theologie und Medizin zum Ausdruck zu bringen, gerade deren funktionale Ausdifferenzierung betont. Dadurch werde die Theologie „letztlich auf ihre geistliche Sorge um Heilung zurückgeworfen".[135] Hingegen zeigt Ernsting sich beeindruckt von einer Theologie der Heilung, die einerseits einen engeren und einen weiteren Heilungsbegriff unterscheidet – und insofern die Ausdifferenzierung von Religion und Medizin mitvollzieht –, andererseits aber sowohl die Nöte und Leiden des geschöpflichen Lebens präsent hält als auch mit möglichen therapeutischen Nebenfolgen seelsorglichen oder liturgischen Handelns rechnet.[136]

Im Schlusskapitel interpretiert Ernsting ihre Befunde ausgehend von der Pneumatologie und Eschatologie Günter Thomas'. Salbungsgottesdienste

---

[131] ERNSTING 2012, 20.
[132] Vgl. a.a.O., 171–182.
[133] A.a.O., 181.
[134] Vgl. a.a.O., 178f.
[135] A.a.O., 176.
[136] Vgl. a.a.O., 181.

leisteten eine liturgische Inszenierung des „Seufzen[s] der Schöpfung",[137] in der die „verwandelnde Kraft des Geistes" zeichenhaft erfahrbar werde. Die Hoffnung auf Heilung und Erlösung sei dabei ebenso als Wirkung des göttlichen Geistes zu verstehen wie die dadurch noch verschärfte Wahrnehmung von Leiden und Unerlöstheit – mithin das Bewusstsein der „‚eschatologischen Differenz'". In der Salbung werde dies am eigenen Leib erfahren, der dadurch neben dem verkündigten Wort zum „Medium für das Wirken des Geistes" werde. Als Zeichenhandlung im Medium des Leibes habe die Salbung insofern Anteil an einer Bewegung der „Verleiblichung des Geistes".[138] Ernsting konkludiert:

Der Salbungsgottesdienst ist in besonderer Weise ein Ort, an dem das Leiden am gegenwärtigen Zustand mit der Verheißung der verwandelten Schöpfung zusammentrifft und theologisch differenziert entfaltet und rituell symbolisiert wird.[139]

Mit dieser Interpretation wird allerdings dem Thema der Heilung im liturgischen Kontext allzu schnell die Spitze abgebrochen. Der Leib, hier: der versehrte Leib, wird in der Salbung zum Medium zeichenhafter Kommunikation über die „Verheißung der verwandelten Schöpfung" – aber worin unterscheidet sich die Einbeziehung von Stirn und Händen in die Salbung von der Einbeziehung des Ohres in die Wortverkündigung oder des Mundes sowie des Gastrointestinaltraktes in das Abendmahl? Im Schlusskapitel scheint Ernsting davon auszugehen, dass mit der Salbung neben Wort und Sakramenten lediglich ein zusätzlicher Kanal der Kommunikation des Evangeliums mit spezifischen Affektionsqualitäten eröffnet ist.[140] Das ist im Kontext einer protestantischen Theologie des Gottesdienstes plausibel; gleichwohl: Die im Heilungskapitel zitierten Aussagen der Interviewten über die mindestens *mögliche* Erfahrung von Heilung im Salbungsgottesdienst scheinen mehr zu intendieren als nur eine zeichenhafte bzw. symbolische *Repräsentation* von Hoffnung und Verheißung bzw. Leiden und Gegenwartswahrnehmung.[141] Die spezifischen theologischen Verlegenheiten hinsichtlich der Rede von einer Heilung Kranker im Gottesdienst resultieren gerade daraus, dass eine leibliche Wirklichkeit adressiert wird, die mehr ist als Zeichen und Kommunikation. Wie ist eine solche ‚reale' Erfahrung von Heilung im liturgischen Kontext zu denken, und wie verhält sie sich zum Zeichencharakter der Salbung?

---

[137] A.a.O., 182; 253 mit Verweis auf Röm 8,22.

[138] Alle Zitate ERNSTING, a.a.O., 254; das letzte mit Verweis auf THOMAS 2009, 469.

[139] ERNSTING 2012, 254f.

[140] Vgl. etwa Schleiermachers Auffassung des Gottesdienstes als darstellendes Handeln (SCHLEIERMACHER 1850, 64ff.). Als medizinkritische gewendete Leitvorstellung für den Gottesdienst mit Kranken vgl. THIERFELDER 2010.

[141] So spricht Walter Hollenweger von einer „Auseinandersetzung mit ‚der wirklichen Not'" (HOLLENWEGER 1987, 45). Für einen anekdotischen Bericht über Heilung durch Gebet vgl. Inninger 1989.

(3.) Aus den von Ernsting zitierten Interviewausschnitten lassen sich drei Modelle herausdestillieren, nach denen die beteiligten Pfarrerinnen und Pfarrer Heilung im Salbungsgottesdienst verstehen und theologisch deuten. In ihnen kehren Motive der in Abschnitt I. dargestellten theologischen Diskussion um Heil und Heilung wieder.[142]

1. *Heilung als Heil*:[143] Im Gottesdienst geschieht Heilung. Das kann theologisch gedeutet werden.

> Es geschieht sehr viel Heilvolles bei der Salbung und es bildet sich – auch theologisch gesprochen – an so vielen Stellen Gottes Heilswillen ab, dass dieses Stichwort Heilung für mich schon lange nicht mehr nur das zu Vermeidende ist.[144]

Hier wird eine theologische Deutung explizit markiert und als Abbildung gekennzeichnet. Demgegenüber wird, zwar ohne weitere Spezifizierung, aber in unmittelbarer Gegenständlichkeit (ohne epistemische Klammer) davon gesprochen, dass Heilvolles „geschieht".

2. *Heilung durch Heil*: Im Gottesdienst geschieht ein innerliches Heilwerden, das auch äußere Heilung zur Konsequenz haben kann.

> Und ich persönlich glaube nicht, dass das Handauflegen oder das Salben gesund machen kann, aber ich glaube, dass, wenn diese innere Haltung in jemandem gestärkt wird, also der Glaube und das Vertrauen und das Sehen von anderen Dingen und das Spüren und Erleben, dass das auch zu einer Stärkung und Gesundung führen kann [...].[145]

Impliziert ist ein doppelter Heilungsbegriff: Die Salbung zielt auf eine innere Haltung positiver Annahme der eigenen Lebenssituation, die zuvor im Interview als Heilung bezeichnet worden war.[146] Diese Haltung wird unter anderem mit Glauben paraphrasiert, ist also selbst das religiöse Moment der Heilung. Physische Heilung ist, demgegenüber deutlich abgesetzt, eine allenfalls mögliche Folge.

3. *Heil statt Heilung*: Eigentliche Heilung richtet sich auf ein intaktes Gottesverhältnis und nicht auf Heilung im medizinischen Sinne.

> Heilung heißt ein intaktes Gottesverhältnis zu bekommen oder zu haben. Und Heilung heißt nicht: Ich komme mit einem gebrochenen Bein hin und dann geh ich wieder raus.[147]

---

[142] Angezielt ist dabei keine Interpretation, die den (unveröffentlichten) Interviews im Ganzen gerecht würde, sondern eine idealtypisierende Zuspitzung unterschiedlicher Optionen einer theologischen Deutung von Heilung im Gottesdienst.

[143] Die Benennung der Optionen ist angeregt durch eine Terminologie von Peter Dabrock (vgl. DABROCK 2006, 132).

[144] Interview Hilden, zitiert nach ERNSTING 2012, 171 (Interpunktion sic).

[145] Interview Wuppertal, zitiert nach a.a.O., 172f.

[146] In anderen Interviews wird gesprochen von einem Zuwachs an Kraft, mit der Krankheit leben zu können, bzw. von einem „,Ganzwerden' der Person" (a.a.O., 173).

[147] Interview Köln, zitiert nach a.a.O., 174 (Interpunktion sic).

Obwohl in diesem Interview vorher betont wurde, man schließe keine Wunder aus und wolle dem Wirken des Geistes Raum lassen, wird dann – in starker Absetzung von charismatischen Heilungstheologien – der Heilungsbegriff umdefiniert. Ein Salbungsgottesdienst ist ein Heilungsgottesdienst, aber eben ‚nur' im geistlichen Sinne.

Für die Legitimation einer Rede von Heilung im Kontext des Salbungsgottesdienstes zeigen sich hier drei verschiedene Strategien, die allesamt bemüht sind, die funktionale Differenzierung von Medizin und Religion nicht zu unterlaufen: der explizite Ausweis einer Deutungsrelation, mittels derer ein nicht weiter spezifiziertes Heilungsgeschehen auf Gott bezogen wird; die Konzentration auf eine innere Haltung, aus der möglicherweise auch äußere Gesundung resultiert; und das Postulat einer geistlichen Heilung als eigentlicher Heilung. Die leibkörperliche Wirklichkeit von Heilung erhält dabei jeweils einen anderen Status. Sie ist entweder Faktum und als solches Teil des im Gottesdienst geschehenden „Heilvollen", dessen Wirklichkeit vorausgesetzt ist, das aber einer religiösen Deutung bedarf; oder sie ist Explanandum, das durch eine als unproblematisch vorausgesetzte „innerliche" Wirkung des Gottesdienstes (mit-)erklärt wird; oder sie ist eigentlich nicht vorhanden. Damit ist auch eine unterschiedliche Beziehung zwischen dieser Wirklichkeit und der Zeichenhaftigkeit gottesdienstlicher Kommunikation verbunden. Im ersten Fall wird die Heilung selbst potenziell zum Zeichen für Gottes Heilswillen, während im zweiten Fall die Heilung als mögliche mittelbare Folge gottesdienstlicher Kommunikation verstanden wird. Im dritten Fall ist sie für die gottesdienstliche Kommunikation unbeachtlich.

Die drei Konzepte lassen sich damit auch als unterschiedliche Versuche der Abgrenzung gegen eine Vorstellung von magischer Kausalität religiöser Vollzüge verstehen. Im ersten Fall wird die unmittelbare Identifikation von Gottes Heilshandeln mit körperlicher Heilung bestritten und durch eine Deutungsrelation ersetzt. Im zweiten Fall wird eine Alternativkausalität eingeführt, indem der im Gottesdienst gestärkten inneren Haltung eine mögliche ‚psychosomatische' Wirkung auf körperliche Heilungsprozesse zugestanden wird. Im dritten Fall werden geistliche und körperliche Heilung kategorisch getrennt. Damit ist jeweils ein theologisches Wahrheitsmoment verbunden: Erstens wäre die unmittelbare Identifikation von Gottes Heilshandeln mit körperlicher Heilung eine – dem *prosperity gospel* verwandte – Form der *theologia gloriae*, die Gott nur oder vor allem dort anwesend sieht, wo Menschen gesund sind oder werden. Zweitens ist die Rede von Heilung im Kontext eines Salbungsgottesdienstes rechtfertigungsbedürftig, wenn sie sich tatsächlich auf das Begehren kranker Menschen beziehen soll, gesund zu werden (in dieser Hinsicht ist die erste Strategie unzureichend, während die dritte Strategie, mit dem Label der Heilung zunächst Aufmerksamkeit zu erzeugen und dann Heilung umzudefinieren, unglaubwürdig ist). Drittens wäre eine Einziehung der modernen funktionalen Ausdifferenzierung von (insbesondere auf körperliche Heilung gerichteter) Medizin und Religion fatal; sie verbietet sich aus medizinischen wie religiösen Gründen (in diesem Sinne überschreitet schon die zweite Strategie der Zuschreibung einer Alternativkausalität die theologische Kompetenz). Gefragt ist also nach einer theologischen Interpretation von Heilungserfahrungen in Salbungsgottesdiensten, die alle drei Wahrheitsmomente aufnimmt.

III. Iatromorphe Religion oder hieromorphe Medizin?

Eine solche Interpretation wird hier in zwei Schritten vorgelegt. *Erstens*: In Salbungsgottesdiensten (und vergleichbaren Liturgien) kann Heilung erfahren werden, die keineswegs nur ‚geistlich' oder ‚geistig' ist, sondern den Leibkörper einbezieht (1.). *Zweitens*: Diese die Unterscheidung von „innen" und „außen" unterlaufende Heilungserfahrung kann ihrerseits zum Symbol werden für eine vollendete Überwindung von Desintegrationserfahrungen, mithin für endzeitliches Heil. Dies geschieht, indem die liturgische Heilungserfahrung als Vorgriff auf dieses Heil und zugleich als von diesem unterschieden bewusst wird (2.). Im Einzelnen:

(1.) *In Salbungsgottesdiensten (und vergleichbaren Liturgien) kann Heilung erfahren werden, die keineswegs nur ‚geistlich' oder ‚geistig' ist, sondern den Leibkörper einbezieht.* Diese These soll im Folgenden von dem in dieser Arbeit entwickelten Begriff der Krankheitserfahrung aus plausibel gemacht werden. Wenn die Erfahrung von Krankheit einer Erfahrung von Desintegration ist, so lässt sich die Erfahrung von Heilung verstehen als Erfahrung der Überwindung von Desintegration. Darin ist jedenfalls ein graduelles Moment enthalten: Wie in Kapitel 5.2 gezeigt, ist die vollständige Integration als Zustand nicht denkbar, wohl aber eine relative Besserung, ein vermindertes Auseinanderklaffen der Bruchstücke, die doch ein Ganzes bilden sollten. Eine solche partielle Überwindung von Desintegration ist im liturgischen Kontext erfahrbar: Das ist für die vier Ebenen der Desintegrationserfahrung zu zeigen. Der Schwerpunkt liegt dabei auf der leibkörperlichen Ebene, die als letzte behandelt wird.

Im Gottesdienst kann zum einen soziale Desintegration als partiell überwunden erfahren werden. Für eine der von ihr untersuchten Gemeinden zeigt Ernsting, wie dort die Solidarität der Gemeinde mit den Kranken und deren Integration in die Gemeinschaft im Vordergrund steht: „[… S]ie gehören zu uns und wir haben die Aufgabe, sie mitzutragen."[148] Die zum Gottesdienst versammelte Gemeinde ist auch die, die sich seelsorglich und diakonisch den Kranken zuwendet und so eine „Ganzheitlichkeit der Zuwendung Gottes, die Leib, Seele und Geist umfasst",[149] zum Ausdruck bringen will. Nun stammt

---

[148] Interview Iserlohn, zitiert nach a.a.O., 176 (Interpunktion sic).

[149] Ebd. Diesen Aspekt betont auch HOLLENWEGER (vgl. 1987, 47f.). Für den katholischen Kosmas- und Damiangottesdienst vgl. HAUKE 2007, 13.

diese Aussage aus dem Interview mit einer Pfarrerin und damit von der Produktionsseite des Gottesdienstes. Sie ist keine Wiedergabe dessen, was Kranke und deren Angehörige in den entsprechenden Gottesdiensten erfahren.[150] *Dass* allerdings in einem Gottesdienst, in dem gemeinsam um Heilung gebeten wird und in dem Kranke gesalbt werden – mithin: in dem die Situation der Krankheit und die Hoffnung auf Heilung liturgisch zur gemeinsamen Sache gemacht werden –, eine partielle und temporäre Erfahrung der Überwindung von Isolation gemacht werden kann, dürfte außer Frage stehen.

Entsprechendes gilt für die Ebene der praktischen Desintegration. Wenn im Gottesdienst Kranke und Nichtkranke gemeinsam für Kranke beten, ist damit eine doppelte Positionierung Kranker gegeben: Sie sind einerseits Empfangende, weil hier etwas für sie geschieht, und Subjekte, indem sie an dem, was für sie und andere geschieht, handelnd teilhaben. So berichtet eine Pfarrerin im Interview von einem Kollegen, „mehrere Schlaganfälle, begrenzt in seinen Möglichkeiten und trotzdem immer wieder er selber, der gerne für Menschen betet und das auch selber für sich in Anspruch nimmt und wo man merkt, das sind Grenzerfahrungen des Lebens".[151] Dies wäre zugleich ein liturgisches Kriterium für Gottesdienste mit Kranken: Inwieweit wird eine passive Patientenrolle inszenatorisch reproduziert, und inwieweit gelingt es, dass Kranke sich als aktiv am Geschehen beteiligt erfahren?[152]

Für die Ebene der temporalen Desintegration ist es entscheidend, dass sich im Gottesdienst andere Zeithorizonte öffnen können. In der Krankheit wird die biographische Zeitperspektive fundamental verunsichert. Es erscheint nicht mehr selbstverständlich, morgen oder im nächsten Jahr noch am Leben zu sein und die eigenen Pläne verwirklichen zu können. Diese Verunsicherung wird durch die medizinisch-prognostische Zeitperspektive objektiviert und gegebenenfalls verstärkt: Selbst wenn die Wahrscheinlichkeit etwa des Fünf-Jahres-Überlebens vergleichsweise günstig liegt, bringt sie doch zum Ausdruck, dass mit dem eigenen Tod nun buchstäblich zu rechnen ist. Im Gottesdienst wird nun die dritte Perspektive einer Zeit Gottes mit den Men-

---

[150] So stehen gerade Zielgruppengottesdienste für Kranke in der Gefahr, die soziale Desintegration infolge von Krankheit selbst noch einmal zum Ausdruck zu bringen (vgl. DAIBER 1999, 14). Zum Ausschluss Kranker vom Abendmahl seit der Alten Kirche vgl. auch WEISSENRIEDER/ETZELMÜLLER 2010, 30f.

[151] Interview Iserlohn, zitiert nach a.a.O., 178 (Interpunktion sic).

[152] Damit ist nicht der Unterschied zwischen dem Gottesdienst als darstellendem Handeln und den Bereichen des wirksamen Handelns (auf die sich die Desintegrationserfahrung der Krankheit in der Regel bezieht) übersprungen. Die Pointe ist nur, dass im Gottesdienst nicht allein Handlungsfähigkeit zur Darstellung kommt, sondern tatsächlich erfahren wird: eben durch Beteiligung am darstellenden Handeln. An dieser Stelle unterscheiden sich die verschiedenen Agenden und Gottesdienstmaterialien. Allgemein konstatiert Ernsting, dass die von ihr beobachteten Salbungsgottesdienste auf Beteiligung möglichst vieler Menschen ausgerichtet waren (vgl. a.a.O., 160).

schen eröffnet, die nicht durch Krankheit und Gesundheit, Leben und Tod konditioniert ist.[153] Wenn im Gottesdienst die eigene biographische Zeitperspektive für einen Moment aus dem Kontext medizinischer Prognose heraus und in den Kontext dieser dritten Zeit hineintritt, wird die temporale Desintegration temporär und partiell als überwunden erfahren.

Die bisher benannten Erfahrungen der Überwindung von Desintegration dürften in der Regel weder vollständig sein, sodass alle Desintegrationserfahrung der Krankheit aus dem Bewusstsein verdrängt wäre, noch dauerhaft, sodass die Erfahrungen etwa sozialer Isolation, zerfallener Handlungsfähigkeit oder biographischer Aussichtslosigkeit von nun an keine Rolle mehr spielten. Die Pointe ist jedoch, dass diese Erfahrungen nicht nur ‚zeichenhaft' sind in dem Sinne, dass in einem Gottesdienst Gemeinschaft, Handelnkönnen und Zeithorizont lediglich als dargestellt, aber nicht als ‚wirklich' erfahren würden. Anders gesagt: Wer im Gottesdienst eine Erfahrung der Überwindung sozialer, praktischer und temporaler Desintegration macht, rezipiert dies nicht lediglich *als* Gegenstand symbolischer Kommunikation (indem er etwa darüber sprechen hört, dass im Reich Gottes alle Isolation überwunden sein werde), sondern als aktuale Erfahrung (indem er sich von einer Gemeinschaft getragen erfährt). Doch gilt das auch auf leibkörperlicher Ebene?

Hier ist die Einsicht ernstzunehmen, dass der Gottesdienst ein leibliches Geschehen ist. Eine Gottesdienstteilnehmerin ist leiblich involviert: in die Atmosphäre des Raumes, in die sinnlichen Wahrnehmungen des Hörens, Sehens, Schmeckens und in der Salbung auch des Spürens. Im Salbungsgottesdienst ist zudem in besonderer Weise auch der Körper der Anwesenden involviert. Wer sich salben lässt, spürt nicht nur leiblich den Finger der Liturgin und das Salböl auf der Haut, empfindet nicht nur die – angenehme oder auch unangenehme – Nähe und Zuwendung einer anderen Person. Die Geste der Salbung ist auch eine Geste der Verobjektivierung des Körpers. Jemand berührt meinen Körper. Gerade in der liturgischen Wiederholung, in der der Einzelne zusehen kann, wie andere gesalbt werden, bevor er selbst an der Reihe ist, kommt dieser körperliche Aspekt zum Tragen. Dieser Körper wird berührt, dann dieser, dann dieser, und nun meiner. Der Gesalbte sieht sich in Gegenstandsstellung: als Körper in einer Reihe von Körpern. Auch die mögliche Empfindung von Scham weist darauf hin, dass die Geste der Salbung ein Moment der Verobjektivierung enthält.[154]

Die Konturierung des Körpers als Phänomen wird durch den medizinisch-mimetischen Charakter der Salbung verstärkt: Auch wenn die Salbung historisch nicht aus der Heilbehandlung, sondern aus der Bewirtung von Gästen bzw. der Inthronisation eines Herrschers stammt,[155] so findet sie heute ihre

---

[153] Zudem hat der Gottesdienst selbst eine eigene Zeitstruktur. Vgl. AMMERMANN 2000.

[154] Dazu siehe Kapitel 4.2, II.

[155] Vgl. ERNSTING 2012, 66ff.; ETZELMÜLLER/WEISSENRIEDER 2010, 21.

lebensweltliche Parallele eher im Auftragen einer Wund- oder Schmerzsalbe auf die Haut (bzw. in deren Abschattungen in der medizinnahen Wellness). Die Salbung ist unter heutigen Bedingungen eher ein Akt medizinischer denn politischer Mimesis. Sie nimmt die Erfahrung des Behandeltwerdens und die darin eingenommene Gegenstandsstellung zu sich selbst auf.

In der leiblichen Erfahrung der Salbung tritt damit auch der Körper in prägnanter Weise hervor. Der erlebnisfähige Leib und der gegenständliche Körper, deren Desintegration in der Krankheit erfahren wird, empfangen die Salbung gleichermaßen *gemeinsam*. Wenn die Geste gelingt, führt sie den beschädigten, schmerzenden und vielfach therapierten Körper mit dem Wärme und Nähe empfindenden Leib zusammen. In diesem Sinne kann in der Salbung – partiell und temporär – eine Überwindung leibkörperlicher Desintegration erfahren werden. Auch diese Erfahrung der Überwindung von Desintegration, mithin: der Heilung, stellt sich für den Einzelnen nicht (oder nicht allein) als Rezeption eines Zeichens dar. In Analogie zum Abendmahl gesprochen: Heilung wird nicht erfahren, wie der Leib Christi empfangen wird, sondern sie wird erfahren, wie Brot und Wein geschmeckt werden. Im leibkörperlichen Geschehen der Salbung fehlt (oder kann mindestens fehlen) das Negationsbewusstsein gegenüber dem Symbol.[156] Entsprechend handelt es sich um kein ‚bloß innerliches' Geschehen in dem Sinne, dass Körper und Leib hier alleine Modus der Vorstellung oder Imagination involviert wären, aber realiter unberührt blieben. Involviert sind der Leib und auch der phänomenale Körper im Vollsinne.[157]

Nichtsdestotrotz ist zu fragen, ob es lauter ist, an dieser Stelle von „Heilung" zu sprechen. Denn der Heilungsbegriff ist medizinisch konnotiert, und die primäre Hoffnung Kranker dürfte sich nicht auf eine partielle und temporäre körperleibliche Erfahrung, sondern auf die dauerhafte und medizinisch valente Änderung ihres physischen Zustandes richten. Überall, wo die Gefahr dieser Verwechslung besteht, sollte daher das Wort „Heilung" vermieden werden. Den Terminus hingegen als Rekonstruktionsbegriff stark zu machen, ist sinnvoll, um eine nichtreduktive Hermeneutik von Erfahrungen im liturgischen Kontext zu etablieren. Der Verweis auf ein ‚bloß innerliches' oder ‚bloß symbolisches' Geschehen unterläuft die Leiblichkeit und Körperlichkeit des im Gottesdienst Erfahrbaren. Systematisch resultiert diese hermeneuti-

---

[156] Zum Selbstnegationscharakter des Symbols vgl. TILLICH 1925, 214f.; 328; 334 und dazu HEINEMANN 2015, 454ff.

[157] Bei dieser Rekonstruktion ist nicht vorausgesetzt, dass es sich um einen Gottesdienst handelt. Solche Erfahrungen partieller und temporärer Überwindung der leibkörperlichen Desintegration können etwa auch im Wellness-Kontext gemacht werden. Insofern sollte man sich auch die geläufige Rede von der „‚Wellness-Spiritualität'" (ERNSTING 2012, 150 über Waldemar Pisarski) nicht vorschnell zu eigen machen. Hier wie dort geht es um die Versicherung bzw. Wiedergewinnung eines erlebnisfähigen Leibes durch die Manipulation des Körpers.

sche Blockade aus der unzutreffenden Identifikation des phänomenalen Körpers mit dem somatischen Körper als dem Gegenstand der Medizin. Gerade als medizinische Mimesis, als an dieser Stelle iatromorphe Religion, bricht die Salbung diese Identifikation auf: Sie erlaubt die Adressierung des phänomenalen Körpers jenseits medizinischer Diagnostik und Therapie. Die Erfahrung von Heilung im leibkörperlichen Sinne, verstanden als Erfahrung der Überwindung der Desintegration des Leibes und des phänomenalen Körpers, ist im Gottesdienst in diesem Sinne auf eine nicht ‚uneigentliche' Weise möglich. Nur so ist m.E. die Vehemenz zu verstehen, in der im ökumenischen Kontext auf der ‚Wirklichkeit' von Heilungserfahrungen insistiert wird.

(2.) *Die die Unterscheidung von „innen" und „außen" unterlaufende Heilungserfahrung kann ihrerseits zum Symbol werden für eine vollendete Überwindung von Desintegrationserfahrungen, mithin für endzeitliches Heil.* Die Erfahrung von Heilung in der Salbung kann sich nach dem bisher Gesagten auf die vier Ebenen der Desintegrationserfahrung der Krankheit erstrecken. Was in der Salbung partiell und temporär geschieht, hat insofern Anteil an dem, was – als umfassend und dauerhaft – erhofft wird: an der *restitutio in integrum* im Sinne einer vollständigen Überwindung der Krankheit. Es ist Gegenstand des Kapitels 5.4, dass eine solche *restitutio in integrum* wiederum keine prinzipielle Grenze hat zur Vorstellung eines umfassenden Heils, das Gegenstand religiöser Hoffnung ist. Die partielle und temporäre Erfahrung von Heilung im Salbungsgottesdienst ist damit offen dafür, als Vorgriff auf ein verheißenes umfassendes Heil gedeutet zu werden. Die partielle Überwindung von Desintegration wird dann zur fragmentarischen Vorwegnahme der Einheit bzw. Ganzheit des ewigen Lebens in Gott.

Allerdings ist im Vorgriff auf das folgende Kapitel drauf hinzuweisen, dass eine Heilungserfahrung im Gottesdienst immer zweideutig bleibt.[158] Sie ist nicht an sich selbst Teil oder Träger des Heils; sie wird es, wenn sie – insbesondere durch die deutenden Elemente der Liturgie[159] – auf ein umfassendes Heil hin transzendiert wird. Nicht als Heilungserfahrung, sondern in dieser Transzendierung erhält sie erst den Charakter eines Symbols, das über sich hinausweist und sich zugleich selbst verneint.[160] So verweist die Heilungserfahrung auf Heil, ohne dass dieses Heil mit Gesundheit identifiziert würde. Erst in dieser Transzendierung wird thematisch, dass die erfahrene Heilung nicht das Heil insgesamt ist, sondern dass dieses Heil vielmehr noch schmerzhaft aussteht.

---

[158] Siehe Kapitel 5.4., I.

[159] So wird die Salbung in jedem Salbungsgottesdienst eingeführt und erklärt (vgl. ERNSTING 2012, 208). Die Protagonisten deuten die Salbung denn auch im Kontext der Sakramentstheologie als Verbindung zwischen dem Element und dem sakramentalen Deutungswort, als das hier Jak 5,14–16 fungiert (vgl. a.a.O., 210).

[160] Zur „symbolic mediation for encounter with the divine" im Medium des Körpers BROWN 2007, 3.

In der hier entfalteten Interpretation von Salbungsgottesdiensten sind mithin die leibkörperliche Wirklichkeit von Heilungserfahrungen einerseits und deren Symbolizität andererseits unterschieden. Die Pointe liegt dabei in deren Zuordnung. Es geht nicht lediglich um die symbolische Kommunikation *über* Heilung, also etwa um eine (durch die Salbung gegebenenfalls affektiv besonders verstärkte) Artikulation von Hoffnung. Zwar ist solche symbolische Kommunikation ein konstitutives Element von Gottesdiensten mit Kranken; doch ist der Verweis hierauf unzureichend, wenn Phänomene von Heilung im liturgischen Kontext angesprochen sind. Es geht auch nicht um hieromorphe Medizin, also um die (und sei es auch nur mögliche) Verursachung medizinisch relevanter Heilung *durch* symbolische Kommunikation. Ob eine solche möglich, und wie sie zu denken ist, ist Gegenstand des umfänglichen, vor allem in den USA situierten Diskurses zu *Religion and Health*. Unter der Einbeziehung von Psychosomatik bzw. jüngst von Psychoneuroimmunologie wird dabei zu messen und zu erklären unternommen, ob und wann religiöse Vollzüge gesundheitliche Folgen haben.[161] Das ist jedoch in einem doppelten Sinne keine theologische Frage: Weder ist es theologisch entscheidbar (sondern muss der Kooperation von Religionspsychologie und Medizin überlassen werden), noch ist es etwa für eine theologische Hermeneutik von Salbungsgottesdiensten wesentlich.[162]

Vielmehr geht es darum, einsichtig zu machen, dass Erfahrungen von Heilung im gottesdienstlichen Kontext gemacht werden; dass diese aber theologisch gesprochen einen ambivalenten Status behalten. Sie mögen gar im Tillich'schen Sinne dämonisch sein, wenn eine anschließend mit umso größerer Vehemenz zurückkehrende Krankheitserfahrung zu einer noch tieferen Erfahrung von Gottverlassenheit führt.[163] Aber sie können auch zum Symbol werden für ein verheißenes, umfassendes Heil, in dessen Richtung sie stehen, dessen Teil sie vielleicht sein können, das sie aber nicht selber sind.[164] Im Salbungsgottesdienst hat beides Platz: die relative Erfahrung von Heilung und die Darstellung umfassenden Heils. Auf diese Weise wird weder der Begriff der Heilung auf eine „eigentliche", rein geistliche Heilung hin umdefiniert (und damit die auch auf den Leibkörper gerichtete Hoffnung Kranker verfehlt, wenn nicht gar diffamiert), noch wird liturgisch die *theologia gloriae* einer zum Heil hypostasierten Gesundheit inszeniert. Die Hoffnung auf Gesundheit im medizinischen Sinne wird gleichsam eingerahmt durch die ‚klei-

---

[161] Vgl. zu diesem Komplex KOENIG/KING/CARSON 2012, KNOLL 2015, 203ff. sowie Tillichs Begriff der Magie (vgl. 1963, 320).

[162] Das gilt noch für das Pathos einer möglichen Kausalität von Spontanheilungen, wie sie etwa HOLLENWEGER 1987, 52ff. im Interesse von Gottes Souveränität vertritt.

[163] Insofern können Heilungsgottesdienste desaströse Konsequenzen haben, wenn der Zeichencharakter eingezogen und/oder die Nichtheilung als Resultat göttlicher Abwendung verstanden wird. Vgl. RITSCHL 1989.

[164] Vgl. dazu auch GRUNDMANN 2010, 13–15.

ne', partielle und temporäre Erfahrung von Heilung auf der einen Seite und durch die ‚große' Verheißung des Heils auf der anderen Seite. Die erste weist darauf, dass der Leib mehr ist als ein kranker Körper; die zweite, dass es für den Menschen, der dieser Leib und dieser Körper ist, noch mehr und anderes zu hoffen gibt als medizinische Gesundheit. So interpretiert wäre der Salbungsgottesdienst kein unreflektierter „Körperkult",[165] sondern vielmehr eine religiöse Praxis, die das eschatologische Moment des Gesundheitsbegriffs aufnähme und einen differenzierten Umgang mit der Hoffnung auf Gesundheit ermöglichte. Dieses eschatologische Moment des Gesundheitsbegriffs gilt es nun zu entfalten.

5.4 Theologischer Topos:
Hoffnung auf Vollendung der Leidenden

Geht aber und predigt und sprecht: Das Himmelreich ist nahe herbeigekommen. Macht Kranke gesund, weckt Tote auf, macht Aussätzige rein, treibt Dämonen aus. Umsonst habt ihr's empfangen, umsonst gebt es auch. (Mt 10,7f.)

Theologisch ist der Begriff der Gesundheit bzw. der Heilung im eschatologischen Kontext zu verstehen. Diese These ist für die neutestamentliche Exegese fast eine Binsenweisheit. Die Reich-Gottes-Verkündigung Jesu und sein Wirken als Heiler sind ausweislich der Evangelien unmittelbar verbunden.[166] Systematisch-theologisch versteht sich dies jedoch keineswegs von selbst. Wenn im Folgenden die eschatologische Signatur von „Gesundheit" rekonstruiert werden soll, so gilt es, eine Eschatologie zu Grunde zu legen, innerhalb derer der Leib als Gegenstand der Vollendung gedacht werden kann.[167] Das setzt voraus, dass der kategoriale Apparat, mit dessen Hilfe die Eschatologie entfaltet wird, von vornherein das Leibliche mit einbezieht und dieses nicht erst sekundär hinzufügen muss. Das gilt prominent für die Eschatologie Paul Tillichs, die dieser im dritten Band seiner Systematischen Theologie vom Begriff des Lebens aus entfaltet, von dem aus sich eine eschatologische Signatur von „Gesundheit" zeigt (I.). Tillich selbst hat das Thema von Heil und Heilung in einer Reihe von Schriften eruiert. In Auseinandersetzung damit wird im Folgenden eine theologische Hermeneutik von „Heilung" und „Gesundheit" entfaltet. Diese zielt nicht auf die Frage der Glaubensheilung im Sinne möglicher medizinisch relevanter *Outcomes* religiöser Praktiken – das ist eine medizinisch-empirische und keine theologische Frage. Ihr Zweck ist vielmehr ein doppelter: Zum einen, gleichsam nach innen, bedarf es eines theologischen Verständnisses von Heilungserfahrungen im Kontext liturgi-

---

[165] Zum Begriff des Körperkults vgl. DUTTWEILER 2012.
[166] Vgl. SCHNELLE 2005, 12.
[167] Zur Vollendung als eschatologischer Kategorie vgl. auch ZERRATH 2011.

scher Vollzüge, wie sie in Kapitel 5.3 dargestellt wurden. Zum anderen, gleichsam nach außen, können verschiedene Grundprobleme der Medizin und Gesundheitspolitik als Konsequenzen der utopischen Struktur der Vorstellung von Gesundheit verstanden werden (II.). Das führt zur Frage, inwieweit eine theologische Hermeneutik des Gesundheitsbegriffs nicht nur dem Aufweis von Problemen, sondern auch dem Hinweis auf mögliche Lösungen dienlich sein kann. Inwieweit enthält der christlich-religiöse Umgang mit Hoffnung selbst Ansatzpunkte, einer utopischen Überlastung des Strebens nach dem Erhofften zu wehren? Die Skizze einer Phänomenologie der Hoffnung liefert Hinweise auf solche Strategien, mit denen die Hoffnung auf Gesundheit gleichzeitig gepflegt und in Schach gehalten werden kann (III.). Abschließend gilt es, die eschatologische Rekonstruktion des Gesundheitsbegriffs im Kontext der jüngeren theologischen Diskussion um das Verhältnis von Heil und Heilung zusammenzufassen. Dabei ist insbesondere auf die Kritik einzugehen, ein zu enger Konnex von Heil und Heilung leiste einem quasireligiösen „Gesundheitswahn" Vorschub, blende Verwundbarkeit und Endlichkeit, die doch für das menschliche Dasein konstitutiv sind, aus und trage so letztlich zu einer Abwertung von Menschen mit Krankheit und Behinderung bei. Eine solche Kritik, so wird gezeigt, ruht jedoch auf einer Unterbestimmung christlich-eschatologischer Symbole und Reflexionsfiguren, die gerade zu einem humanen Umgang mit Hoffnung angesichts der Erfahrung von Versehrtheit beitragen können (IV.).

I. Die eschatologische Signatur des Gesundheitsbegriffs (Paul Tillich)

Der Grundbegriff, von dem aus Paul Tillich seine Pneumatologie und Eschatologie formuliert, ist der Begriff des Lebens.[168] Er bildet das zentrale systematische Scharnier, mit dessen Hilfe Tillich die für ihn wichtigen philosophischen Strömungen zusammen- und in seine Theologie einkoppelt. Leben bedeutet zunächst im Sinne der aristotelischen Ontologie die Aktualisierung des Potenziellen. Leben ist derjenige Prozess, in dem essenzielles Sein, das die Macht (*dynamis*) hat, aktuell zu werden, in die Existenz tritt.[169] Dieser Prozess der Aktualisierung findet nicht nur bei Lebewesen statt, sondern umgreift das Gesamt des in wechselseitiger Abhängigkeit stehenden Realen. Zum Leben gehören mithin, wie Tillich mit Rekurs auf die Lebensphilosophie Nietzsches, Bergsons und Whiteheads betont, neben dem Organischen ebenso das Anorganische wie das Geistige.[170] Damit ist zugleich das Grundmotiv der philosophischen Anthropologie aufgenommen, das Geistige des Menschen im Kontext seiner Organismusstruktur und seiner Dinghaftigkeit

---

[168] Vgl. TILLICH 1963, 21–133. Zum Lebensbegriff Tillichs im werkgeschichtlichen Längsschnitt vgl. auch NEUGEBAUER 2010, 301–335; 2012.

[169] Vgl. TILLICH 1963, 21f.; 42.

[170] Vgl. TILLICH 1958, 338; 1963, 25–39.

zu bestimmen.[171] Wenn nun im Leben das Essenzielle in die Existenz tritt, tritt es damit unter deren Bedingungen. Zu diesen zählt Tillich im Anschluss an die Existenzphilosophie Endlichkeit, Entfremdung und Konflikt. Leben ist beständig von seiner Verneinung, vom Tod bedroht; das Essenzielle, das sich im Übergang in die Existenz erfüllen will, droht sich darin zugleich zu verfehlen.[172] Aristotelische Ontologie, Lebensphilosophie, philosophische Anthropologie und Existenzphilosophie fungieren damit als die wesentlichen philosophischen Referenzpunkte für Tillichs Lebensbegriff. Hinzu kommt noch ein religiös-symbolisches Moment, wie es sich in der Rede vom ewigen Leben oder vom lebendigen Gott zeigt.[173]

Die komplexe und spannungsreiche Verbindung dieser verschiedenen Momente des Lebensbegriffs kann hier nicht im Einzelnen entfaltet werden; dies erforderte nicht weniger als eine Gesamtrekonstruktion mindestens des dritten Bandes der Systematischen Theologie.[174] Im Folgenden werden lediglich diejenigen Passagen rekonstruiert, die sich auf die essenzielle Integration des Lebens und seine existenzielle Bedrohung durch Desintegration beziehen und insofern an den in der vorliegenden Arbeit entfalteten Begriff der Krankheitserfahrung angeschlossen werden können. Dabei ist insbesondere der Begriff der Zweideutigkeit von Lebensprozessen einschlägig (1.). Von Gesundheit und Krankheit kann dabei im Hinblick auf unterschiedliche Dimensionen des Lebens – die organische, die psychische und die geistige Dimension – gesprochen werden (2.) Wird nach der Überwindung der Zweideutigkeiten des Lebens gefragt, ist religiös die Frage nach dem Heil gestellt. Unter den Bedingungen der Existenz ist allerdings die Zweideutigkeit des Lebens nicht grundsätzlich, sondern nur im fragmentarischen Vorgriff zu überwinden. Für ihre vollendete Überwindung stehen die Symbole des ewigen Lebens sowie das Symbol des Gerichts als Ausscheidung des Negativen (3.). Insgesamt kommt in der Eschatologie ein Moment der Ganzheit zur Sprache, das für die Erfahrung von Krankheit als Desintegration relevant ist. Die universale Ganzheit der Heilung ist dabei zu unterscheiden von den bisher behandelten Ganzheiten biographischen Sinns und personaler Anerkennung (4.).

---

[171] Tillich bezieht sich in der Systematischen Theologie nicht explizit auf Helmuth Plessner und nur am Rande auf Max Scheler (vgl. etwa a.a.O., 21). Allerdings zeugt insbesondere die Kategorie der Zentriertheit des Lebens von seiner Auseinandersetzung mit der philosophischen Anthropologie (vgl. a.a.O., 42ff.).

[172] Aus diesem Grund bevorzugt Tillich den Begriff des Lebens gegenüber dem schwächeren Begriff des Prozesses im Sinne der Prozessphilosophie, der dieses Moment der Selbstverneinung bzw. des Zwiespaltes nicht enthält (vgl. a.a.O., 21).

[173] Vgl. TILLICH 1958, 338; 1963, 21; 130–133.

[174] Vgl. dazu GRAU 1999, 159–204; DANZ 2000; SCHÜßLER/STURM 2007, 191ff.; SCHÜßLER 2014. Im Folgenden geht es nicht um eine systematisch-umfassende oder werkgeschichtliche Rekonstruktion der Eschatologie Tillichs, sondern allein um den Beitrag, den diese Eschatologie zur Erhellung des Gesundheitsbegriffs leistet.

(1.) Der Lebensprozess ist grundlegend durch drei Elemente strukturiert: „Selbst-Identität, Selbst-Veränderung und Rückkehr-zu-sich-selbst".[175] Ein Lebendiges bleibt mit sich identisch, indem es aus seinem Zentrum herausgeht, sich also verändert, und als Verändertes es selbst bleibt, also zu sich zurückkehrt. Was bei Helmuth Plessner das organische Leben auszeichnete,[176] tritt bei Tillich als Charakterisierung aller, also auch der nicht organischen und der geistigen Lebensprozesse auf. Diese Charakterisierung ist insofern essenziell, als sie noch ohne jeden Rekurs auf Bedingungen der Existenz auskommt; sie macht lediglich das namhaft, was ermöglicht, dass eine Entität sich wandelt und zugleich mit sich identisch bleibt.

Wird nun Leben als Aktualisierungsprozess, also unter den Bedingungen von Existenz betrachtet, wird die Struktur komplexer. Hier unterscheidet Tillich drei Grundfunktionen des Lebens, die sich aus dem Zusammenwirken dieser Elemente der Grundbewegung des Lebens konstituieren und dabei beständig durch existenzielle Entfremdung bedroht sind.[177] Die erste (und für das Thema von Krankheit und Gesundheit einschlägige) Grundfunktion des Lebens ist die der Selbst-Integration.[178]

In der Selbst-Integration wird das Zentrum des Selbst etabliert, zum Aus-sich-Herausgehen getrieben und hineingezogen in die Selbst-Veränderung, dann wieder zurückgeholt, aber bereichert mit den Inhalten, die durch die Selbst-Veränderung hinzugewonnen wurden.[179]

In der Selbst-Integration aktualisiert sich die Zentriertheit des Seins: Ein seiendes Ding ist ein zentriertes Ding, das sein Zentrum beständig dadurch aufrecht erhält, dass es dieses überschreitet und wieder zu ihm zurückkehrt.[180] In der Überschreitung seiner selbst partizipiert es an der es umgebenden Welt; in

---

[175] TILLICH 1963, 42.

[176] PLESSNER spricht hier – um den Begriff des Selbst für das nichtmenschliche Leben zu vermeiden – von „über ihm hinaus" und „ihm entgegen" (PLESSNER 1928, 130; siehe Kapitel 2.1, I.).

[177] Mit Recht betont Werner SCHÜßLER gegen Matthias NEUGEBAUER 2012, 142, dass alle Elemente der Lebensbewegung in jeder der drei Grundfunktionen wirksam sind (also keine Eins-zu-eins-Entsprechung von Elementen und Funktionen vorliegt (vgl. SCHÜßLER 2014, 281, Anm. 90).

[178] Die weiteren Grundfunktionen sind die des *Selbst-Schaffens*, in der das Leben nicht nur seine Zentriertheit erhält, sondern neue Zentren hervorbringt, und die der *Selbst-Transzendierung*, in der das Leben sich in der Dimension des Geistes selbst überschreitet (vgl. 1963, 42–44).

[179] Ebd.

[180] Der Begriff der Zentriertheit ist Tillichs Ersatzbegriff für die Begriffe Gestalt oder Ganzheit. Anders als diese, die er in der Regel auf organisch zentrierte Entitäten beschränkt sieht, soll der Begriff der Zentriertheit auch für Anorganisches Anwendung finden (vgl. 1963, 45). TILLICH selbst hatte in früheren Schriften den Gestaltbegriff benutzt, um Charakteristika des Organischen zumindest auf technische Artefakte auszudehnen (vgl. etwa 1923, 304 und dazu MOOS 2014, 81–86).

der Rückkehr zu sich selbst individualisiert es sich. Die Zentriertheit des Seienden aktualisiert sich also in der Polarität von Partizipation und Individualisation.[181] Darin ist zugleich die Möglichkeit gegeben, dass die Selbst-
Integration in die eine oder andere Richtung entgleist: durch die Erstarrung
des Zentrums in der Unfähigkeit, über sich hinauszugehen und an der umgebenden Welt zu partizipieren, oder im Verlust des Zentrums in der Unfähigkeit, zu sich zurückzukehren. Wenn integriertes Sein Selbstsein in der Veränderung bedeutet, so droht in beiden Richtungen die Desintegration: entweder
durch Verlust der Veränderung oder durch Verlust des Selbstseins.

Es ist also mitnichten so, dass die Selbst-Integration des Lebens durch die
Selbstüberschreitung, die Partizipation an der umgebenden Welt, bedroht wäre, während die Rückkehrbewegung auf das Zentrum hin die Selbst-
Integration garantierte. Vielmehr sind beide Bewegungen für die Selbst-
Integration ebenso notwendig, wie sie diese potenziell bedrohen. Lebensprozesse sind mithin unter den Bedingungen der Existenz grundlegend *zweideutig*; es ist nicht möglich, eindeutig zu identifizieren, was an ihnen lebensförderlich und was zerstörerisch wirkt. Mit der Zweideutigkeit ist die treibende
Kategorie der Pneumatologie und Eschatologie Tillichs gewonnen. Das Lebendige, das seine essenzielle Zentriertheit im Modus der Selbst-Integration
aktualisiert, ist in seinem Lebensprozess durch diesen selbst beständig bedroht. Integration ist nur um den Preis möglicher Desintegration möglich.
Wenn das am Ort des Menschen – in der Erfahrung drohender oder aktualer
Desintegration – zu Bewusstsein kommt, wird die Überwindung dieser Spaltung von Essenz und Existenz begehrt. Es entsteht die Frage nach einem unzweideutigen Leben, in dem das Negative, Desintegrierende ausgeschieden
ist und das Essenzielle vollständig zur Erfüllung kommt. Hierfür stehen die
eschatologischen Symbole des Gerichts und des Reiches Gottes.[182] Eine solche Vollendung essenziellen Seins, die Überwindung aller Zweideutigkeit, ist
unter den Bedingungen der Existenz jedoch nicht möglich; sie kann sich allenfalls fragmentarisch manifestieren. Das geschieht durch die Erhebung der
Person in die transzendente Einheit durch den göttlichen Geist – in einer
Weise, die das Leibliche nicht unberührt lässt. Doch das greift weit voraus.

(2.) Bisher wurde die erste Grundfunktion des Lebens, die der Selbst-
Integration, allgemein beschrieben. Nun stellt das Leben nach Tillich eine
„vieldimensionale Einheit"[183] dar. Die allgemeine Beschreibung von Lebensprozessen ist insbesondere in den Dimensionen des Anorganischen, des Organischen, des Psychischen und des Geistigen zu konkretisieren.[184] Schon die

---

[181] Vgl. TILLICH 1963, 42f.; 45f.

[182] Vgl. TILLICH 1959, 128.

[183] TILLICH 1963, 21.

[184] Die Metapher der Dimension steht bei TILLICH in Abgrenzung zu einem ontologischen Schichten- bzw. Stufenmodell (vgl. a.a.O., 25ff. und TILLICH 1959). Matthias Neu-

Selbst-Integration des Atoms, die durch zentripetale und zentrifugale Kräfte vermittelt ist, ist durch Desintegration, etwa durch Spaltung, bedroht.[185] In der Dimension des Organischen sind Prozesse des Herausgehen aus sich und der Rückkehr zu sich sichtbar, etwa wenn ein Lebewesen Elemente seiner Umgebung aufnimmt und assimiliert. Hier ist die Selbst-Integration bedroht, wenn die Assimilation misslingt und das aufgenommene Element droht, „die zentrierte Ganzheit zu zerreißen".[186] Dies ist etwa bei Infektionskrankheiten der Fall. Umgekehrt kann die zentrierte Ganzheit im Bestreben, ihre Selbst-Identität zu sichern, es vermeiden, aus sich herauszugehen, an der Umwelt zu partizipieren oder Nahrung aufzunehmen. Eine solche Lebensschwäche beeinträchtigt ebenso die Selbst-Integration; sie führt zu Krankheit. Damit sind – für die Dimension des Organischen – die Begriffe Krankheit und Gesundheit gewonnen: Krankheit besteht in der Desintegration des Organismus, das heißt im Verlust seiner essenziellen Zentrierung.[187] Gesundheit heißt umgekehrt „Wiederherstellung der Integriertheit und Zentriertheit".[188] Aus dieser Bestimmung leitet Tillich sogleich eine krankheitstheoretische Pointe ab: Krankheit ist nicht adäquat zu beschreiben ohne Rekurs auf die Zentriertheit des Lebens, also etwa als bloß physikalischer oder biochemischer Prozess.[189]

Nun wäre Krankheit nach Tillich unterbestimmt, bezöge man sie allein auf die Dimension des Organischen. Krankheit als Verlust und Gesundheit als Wiederherstellung von Integriertheit lässt sich auch in den Dimensionen des Psychischen und des Geistigen namhaft machen. In der – durch Bewusstsein als das Subjekt des Erlebens gekennzeichneten – Dimension des Psychischen beziehen sich Integration und Desintegration nicht auf die Ganzheit des Organismus, sondern auf das *psychische Selbst*. Es nimmt Eindrücke aus der Umgebung in sich auf und reagiert auf diese; es nimmt wahr und es handelt. Selbst-Integration ist wiederum in doppelter Weise bedroht: durch die Unfähigkeit, die Fülle von Eindrücken in sich aufzunehmen, die zum Selbst-Verlust führen kann; und umgekehrt durch die Unfähigkeit, sich den Reizen der Umgebung zu öffnen, was zur (neurotischen) Erstarrung führt. Wiederum ist hier von Krankheit – und im Falle der Wiederherstellung der Selbst-Integration: von Gesundheit – zu sprechen.[190]

---

gebauer rekonstruiert Dimensionen als „Aktualisierungsmöglichkeiten des Lebens" (NEU-GEBAUER 2012, 141, Anm. 95), die in jedem Leben potentiell vorhanden, aber gegebenenfalls nicht aktualisiert sind.

[185] Hermann Deuser beurteilt die von Tillich hier anvisierte „,Theologie des Anorganischen'" (TILLICH 1963, 29) als ein noch uneingelöstes Versprechen auf einen „nicht-reduktionistischen Naturalismus" (DEUSER 2012, 193).

[186] TILLICH 1963, 48.

[187] Vgl. ebd.; TILLICH 1959, 128.

[188] TILLICH 1963, 318.

[189] Vgl. a.a.O., 48.

[190] Vgl. a.a.O., 49–51.

Die gleiche Struktur lässt sich noch einmal in der Dimension des Geistigen identifizieren. Integration und Desintegration beziehen sich hier auf das *personhafte Selbst*. In der Dimension des Geistes konstituiert sich ein Lebendiges im Modus des moralischen Aktes, das heißt als Person unter Personen. Diese Selbstaktualisierung potenziell personhaften Lebens ist ebenso wie die organische und die psychische Integration ein fortwährender, niemals abgeschlossener Prozess. Auch sie steht in der Polarität von Partizipation und Individualisation, Aus-sich-Herausgehen und Bei-sich-Bleiben. Bedroht ist sie einerseits etwa durch das ängstliche Gewissen, das in rigider, enger Moralität sich an eine einzige Norm („Gesetz") bindet und andere Möglichkeiten moralischer Selbstkonstitution ausblendet, und andererseits etwa durch den moralischen Selbstverlust in der Gesetzlosigkeit.[191] An dieser Stelle spricht Tillich nicht von Krankheit, Gesundheit und Heilung im Bereich des Geistigen, holt dies aber später nach.[192]

In Tillichs ontologischem Ansatz bestimmen sich mithin Krankheit und Gesundheit vor dem Hintergrund des wesentlichen Ganzheitsmoments alles Lebendigen: seiner essenziellen Zentriertheit. Diese ist unter den Bedingungen der Existenz niemals in vollendeter Form realisiert. Sie ist vielmehr Aufgabe beständiger Aktualisierung. In den verschiedenen Dimensionen der Aktualisierung des Lebendigen – organisch, psychisch, geistig – strebt dieses nach Selbst-Integration. Indem es in der Aktualisierung unter die Bedingungen der Existenz tritt, ist es zugleich beständig durch Desintegration bedroht. Dabei sind es dieselben Lebensprozesse, die die Selbst-Integration vermitteln und die zur Desintegration führen. Leben unter den Bedingungen der Existenz ist unaufhebbar durch Zweideutigkeit gekennzeichnet. Tillich bestimmt Krankheit als Verlust der Integration, Gesundheit als ihre Wiederherstellung. Es ist m.E. eine wesentliche Pointe, dass Tillich Gesundheit nicht als Zustand vollendeter Integration bestimmt (in dem das Leben niemals existieren kann), sondern als Bewegung auf Integration hin.[193] Kategorial ist Gesundheit also durch ein Dreifaches gekennzeichnet: durch das Moment vollendeter Ganzheit bzw. Integration; durch das Moment der Entzogenheit, also durch die Unerreichbarkeit essenzieller Zentriertheit unter den Bedingungen der Existenz; und durch das teleologische Moment, also durch das Ausgerichtetsein auf die Wiederherstellung von Integration angesichts aktualer oder drohender Desintegration. Diese drei Momente des Gesundheitsbegriffs machen dessen eschatologische Signatur aus, wie nun zu zeigen ist.

---

[191] Vgl. a.a.O., 56–64.

[192] Vgl. a.a.O., 317. Siehe dazu unten II.

[193] Gesundheit als immanenten Zustand zu begreifen, unterfiele der Kritik, die Tillich gegen den Utopismus vorbringt. Dieser zeichnet sich aus durch das „Ziel, das Stadium der Geschichte zu erreichen, in dem die Zweideutigkeiten des Lebens überwunden sind" (a.a.O., 404). Da er die Bedingungen der Existenz nicht berücksichtigt, gehört er zu den „unzulängliche[n] Antworten auf die Frage nach dem Sinn der Geschichte" (a.a.O., 402).

(3.) „Alle Geschöpfe sehnen sich nach einer unzweideutigen Erfüllung ihrer essenziellen Möglichkeiten. Aber nur im Menschen als dem Träger des Geistes werden die Zweideutigkeiten bewusst erlebt und daher auch die Frage nach unzweideutigem Leben bewusst gestellt."[194] Die Zweideutigkeiten des Lebens kommen am Ort des Menschen zu Bewusstsein. Insbesondere erfährt er seine Selbst-Integration durch Krankheit als bedroht oder beschädigt. Er macht Erfahrungen der Desintegration seiner selbst, und er erfährt, dass diese Desintegration Ergebnis derselben Lebensprozesse ist, denen er seine Integration verdankt.[195] Insofern nun der Mensch als Geistwesen auf Transzendierung seiner selbst – neben Selbst-Integration und Selbst-Schaffen die dritte der Grundfunktionen des Lebens[196] – angelegt ist, fragt er angesichts der Erfahrungen existenzieller Zweideutigkeit nach unzweideutigem Leben: das heißt nach einem solchen, in dem der Zwiespalt zwischen Essenz und Existenz, Wesen und Realisierung aufgehoben ist. Damit fragt er auch nach einem Leben, in dem nicht Selbst-Integration und Desintegration unauflöslich ineinanderliegen, in dem nicht jeder Lebensprozess ununterscheidbar die Richtung auf Krankheit und auf Gesundheit trägt. In einem solchen Leben wäre die essenzielle Zentriertheit, die Ganzheit des Lebendigen, in organischer (leibkörperlicher), psychischer (erlebnisbezogener) und geistiger (moralischer) Hinsicht realisiert: Es wäre das Leben in erfüllter Selbst-Integration und damit in einer Gesundheit, die nicht die beständige Bedrohung durch Krankheit in sich trüge.

Für ein solches unzweideutigen Leben hält die Religion – „die Selbst-Transzendierung des Lebens im Bereich des Geistes"[197] – eine Reihe von Symbolen vor. Das gleichsam *extreme* Symbol ist das des *ewigen Lebens*, in dem die Zweideutigkeiten als vollständig überwunden vorgestellt werden. Ewiges Leben ist damit Leben jenseits der beschränkenden Bedingungen der Existenz, jenseits der Geschichte. Tillich legt Wert auf die Feststellung, dass das Symbol des ewigen Leben keinen Zeitindex trägt: Weder muss es vorgestellt werden als nach dem zeitlichen Ende der Geschichte lokalisiert noch als in zeitlicher Hinsicht ins Endlose gehend. Die Pointe des Symbols ist nichts als das Überwundensein der existenziellen Zweideutigkeiten. Erfüllte Selbst-Integration ohne deren zweideutige Verbindung mit Desintegration – durch Krankheit nicht bedrohte Gesundheit – ist insofern als Teilaspekt des ewigen Lebens zu verstehen.[198] Das Symbol des ewigen Lebens enthält damit insbesondere die Momente der Ganzheit und der Entzogenheit von Gesundheit.

---

[194] A.a.O., 130.

[195] Tillich spricht an dieser Stelle in der Regel von Erleben und bezeichnen damit Bewusstheit im Allgemeinen. In Übereinstimmung mit der in Teil 2 eingeführten Redeweise wird im Folgenden von Erfahrung gesprochen.

[196] Siehe Anm. 178.

[197] TILLICH 1963, 130.

[198] Vgl. a.a.O., 131f.; 446ff.

Insofern das Symbol des ewigen Lebens die Aufhebung der Zweideutigkeiten der Lebensprozesse artikuliert, steht es in Verbindung mit dem Symbol des Jüngsten Gerichtes. Diese steht für „die Befreiung des Positiven von seiner zweideutigen Verbindung mit dem Negativen, die das Leben unter den Bedingungen der Existenz kennzeichnet". Die Ambiguität der Lebensprozesse wird nicht in eine evaluative Indifferenz hinein aufgelöst, sondern zur Seite des Positiven hin. Dort wo sich Negatives mit Positivem vermischt und sich so selbst den Anstrich des Positiven gibt – „z.B. in Krankheit, Tod, Lüge, Zerstörung, Mord und dem Bösen im allgemeinen" –, wird im Symbol des Gerichts eine Entmischung vorgestellt, bei der nur Bestand hat, was positiv in dem Sinne ist, als es „wahre Realität hat".[199] Die Leistung des Gerichtssymbols ist es also insbesondere, die Überwindung von Negativität in Lebensprozessen zum Ausdruck zu bringen und dabei gleichzeitig zu konzedieren, dass eine endgültige Entscheidung über das, was im Leben als letztlich „positiv" und „negativ" zu gelten hat, unter den Bedingungen existenzieller Zweideutigkeit nicht gefällt werden kann. Im Gerichtssymbol wird Hoffnung auf das letztlich Gute artikuliert, ohne dieses identifizieren zu müssen. Im Hinblick auf die Gesundheit bedeutet das, dass diese unter den Bedingungen der Existenz in doppelter Weise entzogen ist: nicht allein hinsichtlich ihrer vollständigen Realisierung, sondern auch hinsichtlich der sicheren Erkenntnis, was denn nun „gesund" sei (siehe dazu IV.).

Ein zweites religiöses Hauptsymbol, das auf die Frage nach dem unzweideutigem Leben antwortet, ist das der Präsenz des göttlichen Geistes (*Spiritual Presence*). Es bezieht sich darauf, dass unzweideutiges (göttliches) Leben auch unter den Bedingungen der Existenz als im kreatürlichen Leben *anwesend* erfahren werden kann. Somit ist es das Leitsymbol des theologischen Lehrstücks der Pneumatologie.[200] Mit diesem Symbol legt sich religiöses Leben nicht auf sein Vollendungs-, sondern auf sein Realisierungsmoment hin aus. Es bringt Erfahrungen der Aufhebung von Zweideutigkeit unter den Bedingungen der Existenz zum Ausdruck. Diese Aufhebung wird gleichwohl niemals als vollendet, sondern immer nur als fragmentarisch erfahren. Hinsichtlich des Themas Gesundheit stellt sich sofort die Frage, inwiefern ein auf die Dimension des Geistes bezogenes Symbol auch mit der Dimension des Organischen in Verbindung gebracht werden kann. Das wird unten weiter erörtert (siehe II.); bis dahin soll Tillichs Auskunft genügen: „[Das Symbol der Gegenwart des göttlichen Geistes, TM] hat direkten Bezug auf die Zweideutigkeit des Lebens in der Dimension des Geistes, aber durch die vieldimensionale Einheit des Lebens hat es indirekt Bezug auf alle Dimensionen."[201]

---

[199] A.a.O., 450f.; 453. Das wird näher bestimmt als das zum essenziellen Sein Gehörende in Synthese mit dem im zeitlichen Leben entstandenen Neuen („Essentifikation", ebd.).

[200] Vgl. a.a.O., 131; 134–337.

[201] A.a.O., 131.

Als drittes religiöses Symbol, das auf die Frage nach unzweideutigem Leben antwortet, nennt Tillich das Symbol des Reiches Gottes. Es führt die Dimension des Geschichtlichen mit sich, in der sich für Tillich insbesondere zwei Aspekte verbinden: zum einen die unumkehrbare Zeitrichtung von der Vergangenheit in die Zukunft und zum anderen die Bildung menschlicher Gruppen, „die die Fähigkeit haben, zentriert zu handeln" und darin „Träger der Geschichte"[202] sind. Dieser zweite Aspekt der Macht von Kollektiven ist für das Thema der Gesundheit nicht unmittelbar einschlägig und soll hier nicht weiter betrachtet werden, wohl aber der erste Aspekt der zeitlichen Richtung. Die Präsenz des Vergangenen und die Antizipation des Zukünftigen spielt für Krankheitsgeschichten eine wesentliche Rolle. Die Überwindung von Desintegration wird einerseits für die Zukunft erhofft, andererseits möglicherweise in der Gegenwart in begrenzter Weise erfahren. Das Symbol des Reiches Gottes steht nach Tillich gerade für beides: „einmal für den Kampf des unzweideutigen Lebens gegen die Kräfte der Zweideutigkeit, zum anderen für die letzte Erfüllung, auf die die Geschichte zuläuft".[203] Das Symbol des Reiches Gottes fügt also für unseren Zweck zu den anderen beiden Symbolen den Aspekt der Zeitlichkeit hinzu. Gesundheit unter diesem Aspekt ist dann das für die Zukunft erhoffte Ziel einer Krankheitsgeschichte, das mit fragmentarischen Heilungserfahrungen ‚unterwegs' in Verbindung gebracht wird. In dieser Verbindung aus zukünftiger Vollendung und partieller Realisierung nimmt das – auf die individuelle Krankengeschichte bezogene – Symbol des Reiches Gottes das teleologische Moment des Gesundheitsbegriffs auf.

(4.) Es sind drei Momente des Gesundheitsbegriffs, das Ganzheitsmoment, das Moment der Entzogenheit sowie das teleologische Moment, anhand derer sich seine eschatologische Signatur zeigt. Die eschatologischen Symbole des ewigen Lebens und des Reiches Gottes nehmen diese Momente auf, wobei sie freilich mehr zum Ausdruck bringen als ‚nur' Erfahrungen von Krankheit und Gesundheit. Die mit Gesundheit bezeichnete Überwindung von Desintegration zielt, so das Ergebnis des bisherigen Gedankengangs, auf eine Ganzheit, die mit den Mitteln der Eschatologie zu begreifen ist. Hierbei handelt es sich um eine Ganzheit, die von den in den bisherigen Teilen der vorliegenden Arbeit behandelten Ganzheiten präzise zu unterscheiden ist. Es handelt sich nicht um die Ganzheit biographischen Sinns, in die das Ereignis einer Krankheit integriert werden soll; und es handelt sich ebenfalls nicht um die Ganzheit unbedingter Anerkennung als ganze Person, die in und trotz der Krankheit erfolgen soll. Vielmehr handelt es sich um die vorgestellte Ganzheit einer universalen Überwindung erfahrener Desintegration, die mit Tillich organische, psychische und geistige Dimensionen hat – oder im hier entwickelten

---

[202] A.a.O., 353.
[203] A.a.O., 131.

Sprachgebrauch: in der die leibkörperliche, soziale, praktische und temporale Desintegration von Krankheit überwunden sind. Mit den bisher behandelten Ganzheiten hat sie gemeinsam, dass sie der umfassenden Realisierung entzogen ist, dafür aber religiös symbolisiert werden kann. Von den bisher behandelten Ganzheiten ist sie jedoch fundamental darin unterschieden, dass sie nicht lediglich eine Art und Weise charakterisiert, wie sich ein krankes Individuum oder andere zu einer als gegeben vorausgesetzten Krankheit verhalten oder verhalten sollen (nämlich im Modus des Erzählens sinnvoller „ganzer" Geschichten oder im Modus der „ganzen" Anerkennung der Person). Vielmehr bezieht sich diese Ganzheit auf etwas, das nicht in Deutungsvollzügen aufgeht, sondern als aller Deutung jenseitig gedeutet wird: nämlich insbesondere auf die körperliche Integrität des kranken Menschen. Damit ist ein Kern der anfänglich dargestellten Verlegenheiten im religiösen Umgang mit Krankheit und Gesundheit berührt: Wenn Gesundheit ein religiöses Thema ist – und das ist sie, insofern die Vorstellung von Gesundheit, wie hier gezeigt, eine eschatologische Signatur trägt –, so ist sie das als etwas, das jede Form von innerer Einstellung, Haltung etc. übersteigt und sich ungebrochen (auch) auf die körperliche Welt bezieht. Doch wird damit nicht die Ausdifferenzierung von Religion und Medizin unterlaufen?

II. Zur theologischen Hermeneutik der Heilung

Gesundheit als Überwindung krankheitsbezogener Desintegration des Lebens ist für Tillich, so lässt sich das Bisherige zusammenfassen, integrales Thema christlicher Eschatologie. Sie ist Gegenstand der Hoffnung auf vollendete Erfüllung menschlichen Lebens, die unter den Bedingungen der Existenz nicht möglich ist, sondern – immerhin! – im Modus fragmentarischer Antizipation erfahren werden kann. Sie ist dabei nicht das Gesamt der erhofften Lebenserfüllung. Diese umfasst vielmehr die Überwindung der existenziellen Zerrissenheit menschlichen Lebens insgesamt; sie bezieht sich also auch auf Zweideutigkeiten im Bereich des Moralischen, der Kultur und der Religion.[204] Gesundheit ist, dem Volksmund folgend, nicht alles; aber sie ist durch ihre eigene Vieldimensionalität auch nicht gut von anderen Aspekten der Vollendungshoffnung abzugrenzen. Über die Assoziation von Krankheit mit Schuld,[205] mit der Beschädigung sozialer Beziehungen, mit der Zerstörung von Lebenszuversicht, mit der Selbstzerspaltung des Lebens etc. ist sie nicht prinzipiell zu trennen von anderen Lebensbereichen, in denen existenzielle Zerrissenheit auch unabhängig von Erkrankungen erfahren wird. Gesundheit steht damit in der Tendenz, sich zum universalen Gegenstand der Hoffnung auf Heil zu erweitern.

---

[204] Dazu vgl. a.a.O., 191–315.
[205] Diese hatte Tillich bereits in der Marburger Dogmatik diskutiert (vgl. GRAU 1999, 29ff.; 96). Vgl. auch TILLICH 1946, 249.

Das wird im Werk Paul Tillichs insbesondere an seinen Ausführungen zu „salvation" und „healing" deutlich. „Heilung" wird zuweilen zum Zentralbegriff seiner Soteriologie. Er scheint ihm, vor allem in seinen amerikanischen Schriften der 1940er Jahre, geeignet, den universalen – und insofern auch auf das Körperliche ausgreifenden – Anspruch der christlichen Rede vom Heil zu entfalten (1.). Damit ist jedoch unmittelbar die Frage nach dem Verhältnis dieses integralen religiösen Heilungsbegriffs zur ausdifferenzierten Landschaft der mit Heilung befassten Institutionen in modernen Gesellschaften gestellt. Wenn in Medizin, Psychotherapie und Religion „geheilt" wird, wie verhalten sich diese verschiedenen Heilungen zueinander? Hier etabliert Tillich seine zentrale Befriedungsmetapher der „Dimension" (2.). Dieser Ansatz ist mit Verweis auf Unschärfen, innere Spannungen und naiv-realistische Voraussetzungen vielfach und zu Recht kritisiert worden. So dürfte die Umstellung der Systembildung von einer sinntheoretischen zu einer ontologischen Grundlegung dazu beigetragen haben, zu stark auf die Gegenstandsseite der Heilungshoffnung zu fokussieren. Demgegenüber gilt es, die Einsicht in die eschatologische Signatur von „Gesundheit" für einen Blick auf die Modalitäten des Hoffens fruchtbar zu machen (3.).

(1.) Der universale Charakter von „Heilung" als soteriologisch-eschatologischer Zentralkategorie wird am deutlichsten im Tillichs Aufsatz *The Relation of Religion and Health* (deutsch: *Die Beziehung zwischen Religion und Gesundheit*) von 1946.[206] Tillich stellt sich in ihm der Frage, was Gesundheit im Zusammenhang mit dem Erlösungsgedanken bedeute. Gegen die ausschließliche Interpretation soteriologischer und eschatologischer Begriffe als „Beschreibungen der geistigen Situation des Einzelnen",[207] die er besonders dem modernen Protestantismus attestiert, versucht er, in umfänglichem Rückgriff auf religionsgeschichtliches Material wieder an die „ursprüngliche Macht des Erlösungsgedankens […], seine kosmische Bedeutung",[208] anzuschließen. Die Spitzenthese lautet:

Wenn ‚Erlösung' [*salvation*] kosmische Bedeutung hat, dann schließt sie Heilung [*healing*] nicht nur ein, sondern kann als Akt des kosmischen Heilens verstanden werden. […] Erlösung ist grundsätzlich und ihrem Wesen nach Heilung, die Wiederherstellung eines Ganzen, das zerbrochen, zerstört, desintegriert war.[209]

„Erlösung" und „Heilung" werden hier intensional wie extensional identifiziert. Die formale Struktur des Begriffs der Gesundheit bzw. Heilung, die Überwindung einer Desintegration, wird zur Grundstruktur des Erlösungsbegriffs überhaupt. Zugleich wird die Extension des Heilungsbegriffs ins Kosmische erweitert, sodass die Überwindung individueller Krankheiten, sozialer

---

[206] TILLICH 1946; 1946a. Zum werkgeschichtlichen Kontext vgl. GRAU 1999, 71ff.
[207] TILLICH 1946, 246.
[208] Ebd.
[209] A.a.O., 247.

Zerrissenheit wie auch kosmischer Zerstörung – der „Krankheit" des Universums – einbegriffen sind.[210] Erlösung kann mithin vollumfänglich als Heilung beschrieben werden. Tillich treibt hier Theologie mit großer Geste: Nichts Geringeres als die Gesamtheit des Seienden bildet die Plattform, auf der das Geistesleben des Einzelnen und seine Körperlichkeit gemeinsam zu Gegenständen der Soteriologie und Eschatologie werden. Die Extensionen von „Erlösung" wie von „Heilung" werden jeweils ins Totale erweitert, um beide identifizieren zu können.

Zur Plausibilisierung der Identifikation von Erlösung und Heilung zieht Tillich unterschiedliche Überlegungen heran. Dazu gehört zunächst die etymologische Verwandtschaft beider Termini in verschiedenen Sprachen (σωτηρία-σάος, salvatio-*salus*, Heiland-Heil-*Heilung-healing-whole* etc.). Zum anderen zieht er umfängliches religionsgeschichtliches Material heran und beruft sich dabei insbesondere auf das Heilungswirken Jesu im Kontext seiner Reich-Gottes-Verkündigung. Er zitiert den ersten matthäischen Sendungsbefehl Jesu an seine Jünger (Mt 10,7f.) und konstatiert: „Die Identität von Heilen – körperlichem und geistigem Heilen – und Erlösung kann nicht klarer zum Ausdruck kommen."[211] Drittens und vor allem aber sind es im Fortgang des Aufsatzes die Einsichten der zeitgenössischen Tiefenpsychologie, die Tillich in einer eigenen Terminologie aufnimmt[212] und zur Plausibilisierung einer Körper und Geist umgreifenden Rede von Heilung bzw. Erlösung heranzieht. Die Psyche ist die „Zwischen-Sphäre" oder „mittlere Sphäre",[213] die Körper und Geist gleichermaßen zugewandt ist. Wird sie berücksichtigt, kann der Mensch nicht mehr cartesisch-dualistisch, sondern muss vielmehr als personale Totalität verstanden werden: Die Dichotomie von geistiger Erlösung und körperlicher Heilung ist aufgehoben, und die „Einheit von Religion und Heilkunst"[214] ist eingesehen.

Die Einzelheiten von Tillichs Rezeption der Tiefenpsychologie können hier ebenso dahingestellt bleiben wie die unterhalb der wesentlichen Identität von Erlösung und Heilung eingezogene Differenzierung „körperlicher", „magischer" und „religiöser" Weisen des Heilens.[215] Wichtig ist hier vor allem die Beobachtung, dass Tillich den expansiven Charakter der Begriffe von Gesundheit und Heilung, sich auf potenziell alle Lebensbereiche zu beziehen, wahrnimmt und theologisch dadurch ratifiziert, dass er die Differenz von Heilung und Erlösung – bzw. im deutschen Sprachgebrauch üblicher: von Heilung und Heil – zunächst vollständig einzieht. Dadurch reklamiert er zum ei-

---

[210] Vgl. ebd.

[211] A.a.O., 250.

[212] Vgl. dazu a.a.O., 285.

[213] A.a.O., 260; 277.

[214] A.a.O., 278.

[215] Vgl. a.a.O., 257ff. und dazu SCHÜßLER 2014, 272–275.

nen eine grundsätzliche Zuständigkeit von Religion und Theologie auch für das Geschehen von Krankheit und Gesundung in der körperlichen Sphäre. Zum anderen schreibt er körperlicher Gesundung unmittelbar eine religiöse, näherhin: eschatologische Valenz zu. So sollen Akte der Heilung am Ort des Einzelnen verstanden werden „als fragmentarische, zweideutige, antizipatorische Verwirklichung der kosmischen Ganzheit".[216] Die Überwindung einer individuellen körperlichen Krankheit hat Teil an der universalen kosmischen Erlösung, wiewohl sie immer nur bruchstückhaft, in ihrem Wert zweifelhaft und vorläufig ist. *Salvation* umgreift damit, darin ähnlich dem Reich-Gottes-Symbol in der *Systematischen Theologie*, transzendente Vollendung und immanente Verwirklichung. Im Gefolge dessen erhält auch die Medizin religiöse Weihen:

Heilung wie Erlösung sind zeitlich und zugleich ewig. Heilung nimmt die Bedeutung des Ewigen an, und Erlösung wird zur Verwirklichung des Zeitlichen. Unter diesem Gesichtspunkt wird es für den Arzt unmöglich, Erlösung in den Bereich des Jenseits zu verlegen, wie es auch für den Geistlichen unmöglich wird, der Arbeit des Arztes die absolute Ernsthaftigkeit abzusprechen, auch wenn die Religion in dieser Arbeit nicht ausdrücklich einbezogen ist.[217]

(2.) Der durch den englischen Terminus *salvation* vermittelte umfassende Begriff von Erlösung als Heilung findet sich auch noch in der *Systematischen Theologie*, wenngleich in abgeschwächter Form. Das gilt insbesondere für die deutsche Fassung. Hier ist im Kontext der Christologie unter der Überschrift „Das Neue Sein in Jesus als den Christus als die Macht der Erlösung"[218] nicht mehr viel von der „Power of Salvation"[219] des englischen Originals übrig. „Heilung" wird hier lediglich als „eine Seite der Erlösung" und zudem eher als didaktisches bzw. interdisziplinär-kommunikatives Vehikel denn als umfassender Wechselbegriff für „Erlösung" eingeführt:

Das Wort Heilung als eine Seite der Erlösung ist besonders wichtig für das Verständnis des Neuen Seins in der Situation unserer Zeit. Wenn man das Wort Heilung verwendet, was für Predigt und Unterricht durchaus zu empfehlen ist, kann man es beschreiben als Überwindung des Zwiespaltes in der menschlichen Situation. Die heilende Kraft des Neuen Seins überwindet den Zwiespalt zwischen Gott und Mensch, dem Menschen und seiner Welt und dem Menschen und sich selbst. Für die Zusammenarbeit von Kirche und Theologie mit Medizinern und Psychologen ist dieses Verständnis von Erlösung von fundamentaler Bedeutung.[220]

---

[216] TILLICH 1946, 254.

[217] A.a.O., 254f.

[218] TILLICH 1958a, 178.

[219] TILLICH 1957, 165.

[220] TILLICH 1958a, 181. Der englische Text führt „healing" als umfassendes Interpretament von „salvation" ein und betont, diese Interpretation sei der Urgrund des Konzepts vom Neuen Sein gewesen (vgl. 1957, 166). Dazu vgl. GRAU 1999, 143–146.

Im Kontext der Pneumatologie nimmt Tillich hierzu umfassender Stellung.[221] Hier muss er das holistische Konzept einer umfassenden Heilung bzw. Erlö-sung des ganzen Menschen zum Ausgleich bringen mit dem differenzierungs-theoretischen Konzept der Unterscheidung verschiedener Lebensbereiche (anorganisch, organisch, psychisch, geistig), innerhalb derer er die Religion als *geistige* Transzendierungsfunktion verortet hatte. Symbolisch gesprochen: „Kann man von der Gegenwart des göttlichen Geistes in den Lebensprozes-sen außerhalb des Geistes überhaupt sprechen?"[222] Hierzu betont Tillich ei-nerseits, „daß der göttliche Geist nicht direkt auf das Leben im Bereich des Anorganischen, Organischen und Psychischen wirkt".[223] Die Rede von Hei-lungswundern im Sinne einer solchen Einwirkung würde den göttlichen Geist in physische oder psychische Wirkmechanismen eingliedern und damit das religiöse Symbol des göttlichen Geistes naiv-realistisch missverstehen. Ande-rerseits gelte, „daß durch die vieldimensionale Einheit des Lebens der göttli-che Geist einen indirekten und begrenzten Einfluss auf die Zweideutigkeiten in allen Lebensprozessen hat".[224] Dazu führt Tillich aus:

> Wenn es richtig ist, daß alle Lebensdimensionen – potentiell und in bestimmten Fällen auch aktuell – in allen anderen Dimensionen gegenwärtig sind, dann muß, was unter der Herrschaft einer Dimension geschieht, Konsequenzen in allen anderen Dimensionen haben. Das bedeutet, daß alles, was wir über die Einwirkung des göttlichen Geistes auf den menschlichen Geist und seine drei Funktionen [Moralität, Kultur, Religion, TM] gesagt haben, Veränderungen in all den Dimensionen auslöst, die die menschliche Natur konstitu-ieren und Vorbedingung für das Erscheinen des Geistes in ihnen sind.[225]

Explizit ist nicht an eine kausale Wirkungskette von der Dimension des Geis-tigen über die des Psychischen in die physischen Dimensionen hinein ge-dacht. Vielmehr ist es die Ganzheit der lebendigen Person, vermittelst derer eine geistig-schöpferische Einwirkung[226] *eodem actu* physische und psychi-sche Veränderungen mit sich bringt. Das ist allerdings indirekt und limitiert, sodass die Zweideutigkeiten der nicht-geistigen Lebensprozesse in aller Re-gel durch den göttlichen Geist nicht überwunden werden: „Das Universum ist noch nicht verwandelt; es ,wartet' auf Verwandlung."[227] Der göttliche Geist „wirkt" eben doch im Wesentlichen geistig – mit einer Ausnahme:

> Aber es gibt eine Funktion, in der die Einwirkung des göttlichen Geistes sich auf alle Be-reiche erstreckt und insofern das erfüllte Reich Gottes antizipiert, nämlich die Funktion des Heilens. Heilen findet in allen Dimensionen statt, die im Menschen vereinigt sind, ein-

---

[221] Vgl. TILLICH 1963, 315–323.
[222] A.a.O., 315.
[223] Ebd.
[224] A.a.O., 316.
[225] Ebd.
[226] Vgl. dazu a.a.O., 386f.
[227] TILLICH 1963, 317; vgl. Röm 8,19ff.

schließlich der des Geistes. Heilen ist eine Wirkung des göttlichen Geistes – auf welche Art auch immer es geschieht.[228]

Um dies zu begründen, führt Tillich noch einmal allgemein den Begriff der Gesundheit als „Wiederherstellung der Integriertheit und Zentriertheit des Selbst",[229] also als Überwindung der krankmachenden Desintegration, ein. Krankheit, Gesundheit und Heilen in diesem Sinne gibt es in allen Dimensionen menschlichen Lebens. Einerseits sind diese Dimensionen in der „ganzen Person"[230] geeint, sodass sich Heilung immer auf die Ganzheit der Person richten muss; andererseits weisen diese Dimensionen auch eine relative Unabhängigkeit voneinander auf: „[S]ie bleiben auch gesondert und können unabhängig voneinander affiziert werden und reagieren."[231] Die von Tillich häufig gebrauchte Metapher der Dimensionen, die sich in einem Punkt „treffen", sich dabei nicht „stören", aber ineinander „gegenwärtig"[232] sind, vermittelt hier zwischen dem Gedanken einer integralen Heilung der ganzen Person und bereichsspezifischen Heilungen etwa körperlicher, psychischer oder auch religiös-geistiger Art. Mit ihrer Hilfe sucht Tillich Ansprüche unterschiedlicher nichtreligiöser Heilmethoden auszugleichen[233] und zugleich das Recht religiösen Heilens, das nicht etwa durch Psychotherapie ersetzt werden kann, zu verteidigen.[234] Religiöses Heilen kann dabei sogar eine Suprematie beanspruchen, insofern sich erst in der personalen Integration die essenzielle Zentriertheit des Lebens im Vollsinne aktualisiert. Personale Integration ist aber nur in der Gegenwart des göttlichen Geistes möglich, der ihre Zweideutigkeiten überwindet. Wenngleich auch diese religiös induzierte Gesundheit unter den Bedingungen der Existenz noch fragmentarisch ist, handelt es sich dabei doch um Gesundheit im „tiefsten" bzw. im „höchsten"[235] Sinne. Allerdings kann religiöses Heilen aufgrund der wechselseitigen relativen Unabhängigkeit der verschiedenen Dimensionen des Lebens andere Heilmethoden nicht ersetzen. Was mit einer steilen theologischen Integration allen Heilens begann – „Hei-

---

[228] TILLICH 1963, 317.

[229] A.a.O., 318.

[230] Ebd.

[231] Ebd.

[232] A.a.O., 25f. Vgl. dazu auch 1959. Die Aussage, dass verschiedene Dimensionen sich in *einem* Punkt treffen, ist geometrisch nicht sinnvoll; Tillich denkt hier offenbar an das euklidische Koordinatenkreuz.

[233] „Wir sahen, wie mannigfaltig das Ineinander von Abhängigkeit und Unabhängigkeit der Faktoren ist, die Gesundheit, Krankheit und Heilen bestimmen. Daraus folgt, daß jede einseitige Methode des Heilens abgelehnt werden muß und daß selbst die Vereinigung verschiedener Methoden in gewissen Fällen erfolglos bleibt. Die Konflikte zum Beispiel zwischen medikamentösen und psycho-therapeutischen Heilmethoden sind unvermeidlich, wenn die eine oder die andere Methode alleinige Gültigkeit beansprucht." (TILLICH 1963, 319)

[234] So etwa im Falle existenzieller Angst (vgl. a.a.O., 322).

[235] A.a.O., 321.

len ist eine Wirkung des göttlichen Geistes – auf welche Art auch immer es geschieht"[236] – mündet in ein Modell friedlicher Ausdifferenzierung:

> Die Methoden des Heilens brauchen sich nicht gegenseitig zu widersprechen, wie auch die Dimensionen des Lebens nicht in Konflikt miteinander stehen. Der vieldimensionalen Einheit des Lebens entspricht die vieldimensionale Einheit des Heilens. Kein einzelner kann alle Arten des Heilens mit beruflicher Autorität ausüben, obgleich einzelne mehr als nur eine Methode beherrschen können. Aber selbst wenn verschiedene Methoden des Heilens von ein und derselben Person angewendet werden, z.B. die priesterliche und die medizinische, müssen diese Methoden unterschieden werden, sie dürfen weder miteinander verwechselt werden, noch darf die eine durch die andere ersetzt werden.[237]

Vor dem Hintergrund dieses Befriedungsmodells bleibt die zitierte Anfangsbehauptung, Heilen sei unabhängig von der Art seines Vollzuges eine Wirkung des göttlichen Geistes, erklärungsbedürftig. Inwieweit wäre etwa die Heilung eines Knochenbruchs unter orthopädischer Behandlung als Wirkung des göttlichen Geistes zu verstehen? Zu schwach wäre wohl die Interpretation, dass unter der Wirkung des göttlichen Geistes die Heilung des Knochenbruchs für das religiöse Subjekt zum Vorschein „universalen Heilens jenseits von Zeit und Raum",[238] also des ewigen Lebens wird. „Wirkung des göttlichen Geistes" wäre dann eine Kategorie religiöser Deutung, zu deren Explikation jedoch der ganze lebensphilosophische Apparat Tillichs nicht notwendig wäre. Etwas stärker – und unter den Voraussetzungen der *Systematischen Theologie* jedenfalls plausibel – wäre die Interpretation, dass eine Heilung des ganzen Menschen *nicht ohne* die Überwindung der Zweideutigkeiten in der Dimension des Geistes, also nicht ohne den göttlichen Geist gedacht werden kann. Noch etwas stärker wäre die Auffassung, dass ohne eine solche Heilung des ganzen Menschen auch von einer vollständigen Heilung in einer einzelnen Dimension nicht gesprochen werden kann. Für diese Interpretation sprechen auch Ausführungen an anderer Stelle.[239] Nun ist vollständige Heilung unter den Bedingungen der Existenz ohnehin nicht möglich; insofern

---

[236] Vgl. a.a.O., 317.

[237] A.a.O., 323. In einem Radiovortrag von 1958 formuliert Tillich das in der Terminologie chalcedonensischer Zwei-Naturen-Christologie: „Keine Trennung, keine Vermengung, aber ein gemeinsames Ziel alles [sic] Heilens: der ganze, der heile Mensch." (TILLICH 1965, 181)

[238] TILLICH 1963, 323.

[239] „Heilen ist die Überwindung der desintegrierenden Kräfte durch die Selbst-Integration des Lebens. Diese Überwindung kann und muß in allen Dimensionen stattfinden, damit Heilung stattfinden kann. Wir haben es bei allem Heilen mit der einen Wirklichkeit zu tun, die wir Mensch nennen. [...] Der Mensch ist eine vieldimensionale Einheit [...]. Er strebt nach Zentrierung in allen Dimensionen seines Seins, nach Integration, und er unterliegt dem Verlust dieser Zentrierung in allen Dimensionen, und diesen Verlust nennen wir Krankheit. In allen Dimensionen muß geheilt werden, wenn überhaupt geheilt werden soll. [...] Nur Gesamt-Integration des menschlichen Lebensprozesses kann volle Integration in allen einzelnen Dimensionen bewirken." (TILLICH 1959, 128f.)

wäre die letzte Interpretation umzukehren in die Aussage, dass jede (ernsthafte) Krankheit, in welcher Dimension auch immer, ausstrahlt in andere Ebenen und hier insbesondere die personale Integration des „ganzen Menschen", also die Dimension des Geistes, affiziert. In diesem Sinne ist Krankheit – und ihre Überwindung, also Gesundheit bzw. Heilung – ein religiöses Thema, und die Anwendung des Symbols der Gegenwart des göttlichen Geistes auf Akte des Heilens im Allgemeinen erscheint gerechtfertigt.

Auch wenn Tillich in der *Systematischen Theologie* also das frühere, umfassende Konzept von *salvation* im Sinne einer Identität von Heilung und Erlösung, zumal in ihrer deutschen Ausgabe, deutlich abgeschwächt hat, erhält doch auch hier nicht nur der Gesundheitsbegriff, sondern auch der Begriff des Heilens eine eschatologische Signatur. Krankheit affiziert mehr als nur den Körper im physischen Sinne, und insofern betrifft auch das Heilen mehr als nur den Körper im physischen Sinne – selbst dann, wenn dessen medizinische Behandlung im Vordergrund steht.

(3.) Spätestens hier werden die Schwierigkeiten des Ansatzes Tillichs greifbar. Eine Theologie, die über die wechselseitigen Gebietsansprüche medizinischer und psychologischer Heilmethoden urteilt, überschreitet ihr Mandat.[240] Auch ist die Frage, inwieweit religiöse Vollzüge im medizinischen Sinne gesundheitsförderlich sind, allenfalls Gegenstand religionspsychologischer Forschung, aber keine theologische Frage.[241] Zudem erweist sich die spätestens seit 1959 verwendete Metapher der Dimension als ebenso überdehnt[242] wie unscharf. Sie vermag letztlich nicht überzeugend auszugleichen zwischen dem holistischen Modell einer integralen Heilung bzw. Erlösung der „ganzen Person" und den von Tillich eigentlich abgelehnten anthropologischen Stufen- bzw. Schichtenmodellen, deren Signatur sie unverkennbar noch trägt. Es liegt nahe zu vermuten, dass es sich hierbei nicht zuletzt auch um Folgelasten des ontologischen Ansatzes handelt, der – trotz bzw. in aller symboltheoretischen Reflexion – auch im Bereich des Religiösen stark auf die gegenständliche Seite geistiger Akte fokussiert und die vielfältigen Modi der Bezugnahme auf diese Gegenstände eher am Rande behandelt. So ist im dritten Band der *Systematischen Theologie* vielfach von der Überwindung der Zweideutigkeiten des Lebens die Rede, dafür selten von der Hoffnung, die sich auf diese Überwindung richtet.[243] Michael Moxter spricht in diesem Zusammenhang von einer „realistische[n] Supposition"[244] in Tillichs Symbol- und Kulturtheorie. Im Kontext des Themas von Heilung und Gesundheit

---

[240] Vgl. dazu auch GRAU 1999, 165.

[241] Siehe dazu auch Kapitel 6.3.

[242] Was etwa soll es bedeuten, dass eine Dimension gegenüber anderen „vorherrscht" (TILLICH 1963, 27)?

[243] Vgl. vor allem a.aO., 161.

[244] MOXTER 2000, 37f.

scheint sich dies, gerade in den *salvation*-Texten, noch einmal zu verstärken; will doch Tillich hier den Geltungsbereich theologischer Rede von Erlösung dezidiert auf die Bereiche des Anorganischen und Organischen ausziehen. Es geht, so das Pathos, um *reale* und *universale* Heilung, und nicht nur um hochstufige Verwicklungen protestantischer Innerlichkeitskultur. Zwar situiert er später in der *Systematischen Theologie* entsprechend dem frühen sinntheoretischen Zugang Religion in der „Dimension" des Geistes, fragt dann aber nach einer möglichen „Wirkung des göttlichen Geistes" auf Psyche und Physis. Hier scheint sich trotz aller Kautelen die Gegenstandsebene religiöser Rede verselbstständigt zu haben. Aus der großen Frage nach der religiösen Valenz von körperlicher Heilung wird so das religionspsychologische Kleingeld möglicher psychosomatischer Nebenwirkungen religiös-geistiger Vollzüge.

An dieser Stelle ist es hilfreich, auf den in der vorliegenden Arbeit grundlegenden Begriff der Erfahrung zurückzugehen. Die Rede von Gesundheit bzw. Heilung bezieht sich auf die *Erfahrung* krankheitsbezogener Desintegration, die als überwunden vorgestellt wird. Erfahrungen der Desintegration in der Krankheit werden auf vier verschiedenen Ebenen gemacht: leibkörperlich, sozial, praktisch und temporal. Entsprechend kann hinsichtlich dieser Ebenen von Gesundheit und Heilung gesprochen werden. So referiert die Rede von Heilung auf leibkörperlicher Ebene etwa auf die Überwindung der Erfahrung, ein gelähmtes Glied zu haben, das beständig einer leiblichen Unmittelbarkeit zur Welt im Wege steht, oder auf die Überwindung der (technisch-visuell vermittelten) Erfahrung, einen Tumor im Körper zu haben, der nicht spürbar ist, aber die eigene Leiblichkeit bedroht. Wer berichtet, wieder gesund geworden zu sein, oder wer seiner Hoffnung auf Heilung Ausdruck gibt, bezieht sich also sehr wohl auf „Reales": auf Empfindungen von Schmerz oder Lähmung, auf die Wahrnehmung einer körperlichen Veränderung, etwa der eigenen Haut, oder auf einen mit den Mitteln naturwissenschaftlicher Messung ermittelten Sachverhalt, nämlich dass sich ein Tumor im eigenen Körper befindet. Ist von Gesundheit die Rede, geht es nicht um die Akzeptanz von Krankheit, nicht um deren Sinn, noch um die Würde der Kranken, sondern um die *Überwindung der erfahrenen Realität von Krankheit.*

Damit ist gegenüber der Bestimmung des Krankheits- und Gesundheitsbegriffs bei Tillich eine Verschiebung vorgenommen: Die Desintegration, die die Krankheit kennzeichnet, wird in der theoretischen Rekonstruktion nicht auf der Ebene von Lebensprozessen selbst verortet, sondern auf der Ebene menschlicher Erfahrung. Desintegration ist kein Rekonstruktionsbegriff, mit dessen Hilfe aus der Perspektive der dritten Person beschrieben wird, wie der Lebensprozess etwa eines Organismus verläuft, sondern eine Kategorie der Erfahrung: Da zerreißt etwas; da fällt etwas auseinander.

Trotz dieser Verschiebung lassen sich die an Tillichs Gesundheitsbegriff aufgewiesenen eschatologischen Momente auch für den hier vorgeschlagenen Gesundheitsbegriff namhaft machen. So bezeichnet Gesundheit keinen erfahrbaren integrierten Zustand vor der Krankheit, sondern lediglich die Überwindung der Krankheit, also der erfahrenen Desintegration.[245] Das eigene Körperverhältnis, soziale Beziehungen, Handlungsfähigkeit wie Daseinsvertrauen sind auch jenseits von Krankheit grundsätzlich *zweideutig* verfasst. Desintegration ist als Zustand erfahrbar; vollendete Integration ist Gegenstand der Hoffnung im Angesicht von Desintegration. Integration ist ein Telos, aber nicht selbst ein erfahrbarer Zustand. Die Rede von Gesundheit verweist also auf ein Moment der Ganzheit, zunächst auf jeder der genannten Ebenen, dann aber auch, da jede (ernsthafte) Krankheit mehrere, potenziell alle Erfahrungsbereiche eines Individuums affiziert, auf die „heile" Ganzheit seines Lebens überhaupt.[246] „Gesundheit", darin besteht das Recht von Tillichs universalem Konzept von *salvation*, hat hinsichtlich der darin potenziell umfassten Erfahrungsbereiche keinerlei innere Grenze. Gesundheit macht vor dem umfassenden Wohlergehen, mithin: Glück, nicht Halt.[247]

Damit ist zugleich eine materiale Unbestimmtheit der Vorstellung von Gesundheit verbunden. In dem Maße, in dem diese über die Reparatur einer bestimmten körperlichen Beschädigung hinaus auf weitere Lebensbereiche ausgreift, wird sie notgedrungen unbestimmter. Das umfassende Wohlergehen ist in der Vorstellung allenfalls symbolisch zu adressieren („Afrika").[248]

Vollendete Gesundheit ist damit – im Gegensatz zur Krankheit – kein Gegenstand der Erfahrung. Selbstverständlich verschwindet ein Schnupfen wieder, und auch ein Beinbruch heilt aus. Doch schon Letzterer hinterlässt vielleicht eine gewisse Wetterfühligkeit und eine erhöhte Bewusstseinsspannung beim nächsten Schlittschuhlauf; und so besteht jede ernsthafte Erkrankung – das heißt jede, anlässlich derer Gesundheit zum Thema wird – im Modus eines erhöhten Gefährdungsbewusstseins und entsprechender Selbstbeobachtungspraktiken, eines veränderten Körpergefühls oder auch in manifesten Spätfolgen weiter. Wenn ein Organ einmal wirklich gesprochen hat, schweigt es nicht mehr, sondern ist allenfalls auf unbestimmte Zeit hin ruhig. Und selbst wenn es wieder schwiege, also gänzlich in die Unauffälligkeit zurücksänke, entließe es die vormals Kranke doch nur wieder zurück in die Zweideutigkeiten ihres Lebens, nicht aber in eine „heile" Ganzheit.[249] Mit Ge-

---

[245] Dazu siehe Kapitel 5.2.

[246] Zur unerfüllten Sehnsucht des Menschen, ganz zu sein vgl. auch JÜNGEL 2003.

[247] Der Gesundheitsbegriff ist weithin individuell konnotiert, also auf das Wohlergehen und Glück des Einzelnen ausgerichtet. Auf der Ebene der sozialen Desintegration ist er aber nicht auf einen isolierten Einzelnen beschränkt. Über die Erfahrung, an der Selbstzerspaltenheit des Lebens teilzuhaben (siehe Kapitel 3.4) mag er sich zudem auf den Gesamtzusammenhang des Lebens erstrecken. Ein Hinweis darauf mögen die nicht seltenen Verweise auf ökologische Themen in alternativmedizinischen Gesundheitszeitschriften sein (vgl. dazu MOOS 2015).

[248] Siehe Kapitel 5.1.

[249] Siehe Kapitel 5.1, II.

sundheit wird ein Zustand erhofft, der unter mundanen Bedingungen nicht erreichbar und zudem *in toto* nur symbolisch zu adressieren ist. Die Gesundheitshoffnung hat damit bereits im Ansatz ein kontrafaktisches Moment, dass sich im Verlauf einer Erkrankung verstärken mag.

Ausweislich dieses Ganzheits-, Entzogenheits- und Telosmoments trägt also auch der solcherart verschobene Gesundheitsbegriff eine eschatologische Signatur. Präzise darin besteht nun aber seine religiöse Valenz. Mag es neben Gesundheit andere Gegenstände der Hoffnung geben, mag Gesundheit zur universalen Chiffre des Erhofften geworden sein: Jedenfalls dürfte dort, wo Krankheit erfahren wird, die Hoffnung auf Heil, auf eine letzte Zurechtbringung des eigenen Lebens, immer auch die Überwindung erfahrener Desintegration – und in diesem Sinne Gesundheit – umfassen. Das impliziert auch, dass Erfahrungen partieller Überwindung von Krankheit religiös als Angeld, als fragmentarischer Vorgriff auf eine solche letzte Zurechtbringung des eigenen Lebens gedeutet werden können. Damit wird eine Erfahrung von Heilung zum Vorschein des Reiches Gottes.

Auch wenn also nicht ontologisch von Krankheit, sondern von Krankheitserfahrung gesprochen wird, kann Tillichs fundamentales Interesse gewahrt bleiben: dass sich die christliche Rede von Heil bzw. Erlösung nicht nur auf „innere" geistige Prozesse, sondern auch auf leibkörperliche Zustände beziehen möge. Was mit Gesundheit erhofft wird, ist eben nicht nur die für Fürbitten topische „Kraft, mit der Krankheit zu leben", sondern die *reale*, erfahrbare Überwindung von Krankheit.[250] Diese Hoffnung ist von den empirischen (und im Übrigen durchaus ambivalenten) Ergebnissen religionspsychologischer Studien zur Gesundheitsrelevanz religiöser Vollzüge ebenso unabhängig wie von einer lebensphilosophisch vermittelten Spekulation über Wirkkanäle zwischen göttlichem Geist und menschlicher Physis.

Mit „Gesundheit" erhält also eine potenziell unbegrenzte, jedenfalls das Gegebene transzendierende Vorstellung der Restitution in die Krankheitserfahrung Einzug. Diese Erkenntnis ist einerseits hilfreich, um überhaupt die religiöse Valenz von Heilung zu begreifen, wie sie etwa in Salbungsgottesdiensten zum Ausdruck kommt (siehe Kapitel 5.3), und andererseits, um bestimmte Aporien des Gesundheitswesens zu verstehen (siehe Kapitel 5.5). Allerdings ist mit dem Aufweis der inneren Struktur des Gesundheitsideals noch nicht gesagt, wie sich ein krankes Individuum auf dieses Ideal bezieht. Erst die Art und Weise des Hoffens zeigt, welche Bedeutung die Vorstellung, gesund zu werden, für einen kranken Menschen hat. Gefragt ist also nach einer einerseits empirisch, andererseits theologisch informierten Phänomenologie der Hoffnung.

---

[250] Auch ein ‚unmerklicher' Zustand des physischen Körpers, von dem nur technisch vermittelt gewusst werden kann, ist in diesem Sinne Gegenstand der Erfahrung, wenn der Befund mitgeteilt worden ist.

III. Eine Phänomenologie der Hoffnung

Wenn über Hoffnung im Kontext von Krankheit reflektiert wird, so findet sich nicht selten ein hoffnungsskeptischer Ton. Hoffnung kann, erstens, „falsch" sein: Der Patient, der auch nach eindeutig mitgeteilter infauster Prognose noch zum Ausdruck bringt, gesund werden zu wollen, macht sich der „Realitätsverweigerung"[251] schuldig. Ebenso schuldig macht sich das Umfeld, das einem Todkranken suggeriert, es gäbe noch Hoffnung; wird dieser doch „um die Chance betrogen, seine Krankheit ernst zu nehmen, und das hieße nämlich bereits in einfacheren Fällen: die Krankheit als ein Stück seiner Biographie zu leben und nicht zu versuchen, sie schnell und mit allen Mitteln hinter sich zu bringen, um dann jenseits der Krankheit die eigentliche Existenzform zu erhoffen".[252] Hoffnung erscheint hier also als Verstoß gegen die Normen der epistemischen Wahrheit[253] und des existenziellen Ernstes.[254] Hinter der Hoffnung werden, zweitens, manifeste Interessen ausgemacht: derer, die nicht mit Verzweiflung behelligt werden wollen, aber vor allem auch derer, die an Hoffnung verdienen: So sei Hoffnung „das Hauptgeschäft der Alternativmedizin",[255] aber sie werde auch ausgebeutet „durch Ärzte, die ihren Patienten Therapien zukommen lassen, ohne darüber zu sprechen, wie gering der zu erwartende Gewinn für diese sein wird".[256] Der Hoffnungstopos sei ein Teil des dominanten Restitutionsnarrativs der Krankheit, das letztlich das kranke Individuum entmündige und es zum Objekt ärztlicher Behandlungsanstrengungen mache.[257] Hoffnung halte Patienten therapeutisch „bei der Stange",[258] sie verleite zu therapeutischen Eskalationen, die das Leiden vergrößerten. Gernot Böhme macht sich in seiner Kritik der medizinischen Hoffnung Friedrich Nietzsches bittere Auslegung der Pandora-Sage zu eigen, derzufolge die Hoffnung das letzte nicht wieder eingefangene Übel aus Pandoras Büchse ist:

> Zeus wollte nämlich, dass der Mensch, auch noch so sehr durch die anderen Uebel gequält, doch das Leben nicht wegwerfe, sondern fortfahre, sich immer von Neuem quälen zu lassen. Dazu giebt er dem Menschen die Hoffnung: sie ist in Wahrheit das übelste der Uebel, weil sie die Qual der Menschen verlängert.[259]

---

[251] EWIG 2016, 294.

[252] BÖHME 2016, 284.

[253] Zu einer entsprechenden Kritik der Hoffnung bei Descartes, Hobbes und Spinoza vgl. LINK 1974, 1163.

[254] Zu diesem Motiv vgl. Albert Camus' Diktum, Hoffnung sei ein „tödliche[s] Ausweichen" (Der Mythos des Sysiphos, vorangestellter Essay: Eine absurde Betrachtung).

[255] EWIG 2016, 287.

[256] A.a.O., 301.

[257] Vgl. FRANK 2013, 77ff.

[258] BÖHME 2016, 281 (im Original kursiv).

[259] NIETZSCHE 1878, 80.

Auch wenn man die normativen Präsuppositionen solcher Hoffnungskritik im Einzelnen nicht teilen mag,[260] so ist sie doch als Hinweis darauf zu werten, dass die Gesundheitshoffnung gerade in ihrer ‚eschatologischen' Unbegrenztheit und Kontrafaktizität problematische Folgen zeitigen kann. Der universale Gesundheitsbegriff scheint eine probate Flagge zu sein, unter der eine präventiv wie therapeutisch eskalative „Gesundheitsversorgung" segeln kann. Insofern gilt es zu fragen, welche Ressourcen einer Kultivierung der Hoffnung bereitstehen, die helfen, Hoffnung einerseits zu bewahren und andererseits in Schach zu halten. Im Folgenden wird die These vertreten, dass die eschatologische Tradition des Christentums solche Ressourcen bereithält. Dies ist der Fall, weil diese Tradition einerseits das religiöse Moment einer universalen *restitutio in integrum* in sich historisch wandelnder Form wach gehalten und gleichzeitig hochdifferenzierte Strategien entwickelt hat, sich zu einer solchen universalen Hoffnung ins Verhältnis zu setzen.[261] Das Christentum ist immer eine Kultur des Hoffens gewesen. Wenn nun also der Gesundheitsbegriff eine eschatologische Signatur trägt und damit partiell oder zuweilen total in diese universale Hoffnung einrückt, so dürften die christlichen Strategien der Hoffnungskultivierung auch für den Umgang mit Krankheit und Gesundheit hilfreich sein.

Ohne Anspruch auf Vollständigkeit können drei solcher Strategien namhaft gemacht werden: die Symbolwelt christlicher Utopie als Schulung des Möglichkeitssinns (1.), die Symbolwelt der Apokalyptik als hochstufige Reflexion auf die Vermittelbarkeit von Ideal und Wirklichkeit (2.) sowie die auf den Gedanken der Parusieverzögerung reagierende Entmaterialisierung der Hoffnung (3.).[262] Die Leistungen dieser religiösen Symbole bzw. der diese explizierenden theologischen Reflexionsfiguren lassen sich jeweils mit nichttheologischen Phänomenologien des Hoffens, Wünschens und Wollens in Beziehung setzen. Abschließend ist zu fragen, wie sich eine – auch empirisch aufweisbare – *Arbeit an der Kultivierung der Hoffnung* verträgt mit der theologischen Grundeinsicht, dass die Hoffnung wie der Glaube nicht gemacht, sondern empfangen wird (4.).

(1.) Zunächst ist hier das utopische Moment der Hoffnung zu nennen. Unter „utopisch" soll hier mit Karl Mannheim der imaginative Ausgriff auf eine

---

[260] So ist etwa die Norm des existenziellen Ernstes, wie sie Gernot Böhme in der Aufforderung vertritt, der Kranke möge Krankheit und Tod ins Gesicht sehen, anstatt sich hoffend dem Medizinsystem auszuliefern, nicht weniger paternalistisch als eine wohlmeinende ärztliche Hoffnungssuggestion.

[261] Dabei ist nicht behauptet, dass sich christliche Eschatologie auf die *restitutio* beschränkte (insbesondere zur Unterscheidung von *restitutio* und *perfectio* vgl. THOMAS 2009, 278ff.). Präziser wäre zu sagen, dass es sich bei der Gesundheitshoffnung um eine Hoffnung auf Vollendung handelt (insbesondere auf einen Zustand, der vorher nicht gegeben war), die sich selbst als Hoffnung auf Restitution auslegt.

[262] Eine Vorarbeit zum Folgenden findet sich in MOOS 2016b.

Welt zu verstehen sein, die auch ganz anders sein könnte.[263] Utopien fungieren als Schulung des „Möglichkeitssinns".[264] In diesem Sinne ist die christliche Eschatologie immer (auch) utopisch gewesen.[265] Die Imagination einer Möglichkeit, die jetzt und hier nicht realisiert ist, ist dabei nicht gebunden an eine spezifische raumzeitliche Lokalisierung des Imaginierten. Eine Utopie, wörtlich: ein Nicht-Ort, ist vor allem *nicht hier*; sie kann auf einer unerreichbar fernen Insel verortet sein oder zumindest „gegen Osten hin" an einem Ort, der von Cherubim verriegelt ist.[266] Sie kann auch temporal entfernt liegen: in der Zukunft, aber auch im Sinne eines Goldenen Zeitalters bzw. Paradieses in der Vergangenheit. Die Zeit zwischen dem Jetzt-Zustand und dem utopischen Zustand dient hier zunächst nicht als Vermittlung zwischen nicht realisierter und realisierter Möglichkeit (im Sinne einer Verfalls- bzw. Fortschrittsgeschichte), sondern – analog zum unüberwindlichen Raum – als Markierung der Distanz zwischen Möglichkeit und Wirklichkeit. Unter den dogmatischen Topoi enthält mithin nicht nur die Eschatologie, sondern auch die Protologie utopisches Material. Das ursprüngliche Gutsein der Schöpfung[267] und die eschatologische Vollendung, volksmundig im „Paradies" identifiziert, halten je auf ihre Weise die Möglichkeit guten Andersseins präsent.[268] Dieses Anderssein kann in beiden Lehrstücken sowohl zeitlich als auch nichtzeitlich „lokalisiert" (und damit auf Distanz gehalten) werden.

Nun könnte es scheinen, als bedürfte die Hoffnung der zukünftigen Lokalisierung guten Andersseins, auf das sie aus ist. Erhofft wird, gesund zu werden, und nicht, einmal gesund gewesen zu sein. Und in der Tat kann eine Phänomenologie der Hoffnung auf das Moment der Zeit und hier insbesondere auf das der Zukunft nicht verzichten. Allerdings ist zu fragen, ob sich im Hoffen eine Grundschicht herauspräparieren lässt, die noch ohne Verzeitlichung der normativen Spannung von Möglichkeit und Wirklichkeit auskommt. Hoffen hieße dann, das gute Anderssein im Sinne der Utopie präsent zu halten, ohne dies notwendigerweise mit der eigenen Zukunft zu vermitteln.

---

[263] Vgl. MANNHEIM 1986; 1986a; DICKEL 2009.

[264] MUSIL 1970, 16.

[265] Zum christlichen Utopismus vgl. SELIGMAN 1988; für einen Überblick über die Geschichte utopischen Denkens SCHÖLDERLE 2012.

[266] Gen 2,8.

[267] So hielt die Synode von Karthago gegen Pelagianus fest, dass Adam unsterblich geschaffen und erst durch die Sünde sterblich wurde (dazu für den Krankheitsdiskurs vgl. THOMAS 2010, 298).

[268] Christopher HICK unterscheidet unter den Gesundheitsutopien konservative (Rousseau) und auf zukünftige Perfektion gerichtete (Enhancement; vgl. HICK 2008, 30–34; 46–48). Theologisch zum komplexen Verhältnis von Protologie und Eschatologie vgl. etwa THOMAS 2009a. Paul Tillich entfaltet dieses Verhältnis mithilfe von Schellings Begriff der Essentifikation, in der sich das göttliche (essenzielle) Leben im Durchgang durch die Existenz anreichert (vgl. TILLICH 1963, 453).

Wenn es so wäre, hätte das erhebliche Konsequenzen für das Konzept der „falschen Hoffnung". Die Hoffnung, gesund zu werden, ließe sich dann nicht mit dem Hinweis darauf falsifizieren, dass die Überwindung der Krankheit nach allem medizinischen Wissen nicht nur nicht erwartbar ist, sondern gänzlich unmöglich erscheint. Ja, die Hoffnung, gesund zu werden, wäre als Zukunftserwartung oder gar als Auftrag an die Medizinprofessionellen („Machen Sie mich gesund!") in dieser Grundschicht missverstanden.

Die theologische Tradition der präsentischen Eschatologie legt eine solche Grundschicht der Hoffnung nahe. So ist bei Paul Tillich das ewige Leben als Gegenstand der Hoffnung nicht bzw. nicht primär in der Zukunft loziert:

> Das Ewige ist nicht ein zukünftiger Stand der Dinge. Es ist immer gegenwärtig, nicht nur im Menschen (der Bewusstsein von ihm hat), sondern in allem, was innerhalb der Gesamtheit des Daseins Sein hat. Und in Bezug auf die Zeit kann man sagen, daß ihre Dynamik sich nicht nur vorwärts, sondern auch aufwärts bewegt, und daß sich die beiden Bewegungen in einer Kurve vereinigen, die zugleich horizontale und vertikale Richtung hat.[269]

Auch dort, wo ein zeitlich Zukünftiges erhofft wird, richtet sich die Hoffnung auf einen Gegenstand, der gleichsam *über* der horizontal vorwärts laufenden Zeit liegt und der damit auch in der Gegenwart präsent ist.[270]

Eine solche Struktur der Hoffnung lässt sich nun auch für Situationen der Krankheit plausibel machen. Ein Hinweis darauf sind die in der oben wiedergegebenen Kritik der Hoffnung benannten ärztlichen Erfahrungen, dass auch Patienten mit infauster Prognose, gar auf dem Sterbebett, ihrer Hoffnung Ausdruck verleihen, gesund sein zu wollen. Wenn eine solche Äußerung nicht per se als groteske Fehleinschätzung der eigenen Situation diffamiert werden soll, muss die Möglichkeit in Betracht gezogen werden, dass die zum Ausdruck gebrachte Hoffnung sich nicht auf die eigene biographische Zukunft bezieht, sondern vielmehr das gute Anderssein in seiner Kontrafaktizität präsent hält. Darin dürfte mehr impliziert sein als nur die Qualifikation der schweren Krankheit als negativ; vielmehr reklamierte die Hoffnung die Vorstellung guten Andersseins als zur eigenen Person gehörig. Wer solcherart kontrafaktisch hofft, behauptete die Integrität der eigenen Vorstellungen des guten Lebens gegen die Wirklichkeit und damit nicht zuletzt die Integrität der eigenen moralischen Persönlichkeit.[271]

Diese Interpretation schließt an eine instruktive Studie an, in der – gleichsam invers zur Gesundheitshoffnung – Sterbewünsche todkranker Patienten untersucht worden sind.[272] In der Auswertung von Interviews mit Patienten, Angehörigen und Medizinprofessionellen über Wünsche in der Nähe des Le-

---

[269] TILLICH 1963, 452.

[270] Die rein zukünftige Lokalisierung des Erhofften ist Tillich zufolge gerade eine Schwundform christlicher Eschatologie, die er „Utopismus" nennt (1963, 404).

[271] Darin wäre diese Grundschicht der Hoffnung der Klage verwandt (siehe oben, 3.3).

[272] Vgl. REHMANN-SUTTER/GUDAT/OHNSORGE 2015.

bensendes präparieren Christoph Rehmann-Sutter et al. verschiedene Modi des Hoffens heraus. Ausgehend von einer Phänomenologie des Willens, wie sie der Kulturanthropologe Jason Throop entfaltet,[273] bestimmen sie zunächst das Wollen durch die Momente (a) der Autorschaft („own-ness"), also des Bewusstseins, Subjekt der eigenen Ideen und Handlungen zu sein, (b) der Antizipation eines zukünftigen Zieles, und (c) der Anstrengung („effortfulness"), der es bedarf, dieses Ziel handelnd zu verwirklichen.[274] Davon sei dann das Wünschen sorgfältig zu unterscheiden, in dem dieser Handlungsbezug fehle. Das dritte Moment, (c), sei hier mithin anders verfasst: Die Anstrengung des Wünschens bestehe nicht in der handelnden Verwirklichung, sondern darin, den imaginativen Gehalt des im Wünschen Erhofften zu klären und unter widrigen Umständen aufrechtzuerhalten. Der Wunsch sei mithin nicht per se auf Umsetzung in (eigener oder fremder) Handlung gerichtet.[275] Wohl aber eigne ihm der konstitutive Bezug auf das Selbst, der auch den Willen auszeichne.

A wish is therefore more than an idea; it is the relation to the Self that we may describe as *hope*: when I wish to fly, my idea (‚me flying') is connected to myself in the sense that I would like to fly.[276]

Wünschen und Hoffen sind also mehr als die Imagination eines guten Andersseins; sie integrieren diese Imagination als zum eigenen Selbst gehörig. Während dem Wünschen ein Zeitbezug eignet, indem das Erwünschte als zukünftiger Zustand antizipiert wird, so lässt sich im Anschluss an die zitierte Bestimmung die Hoffnung auch ohne diesen Zeitbezug verstehen: als deziertes Zu-Eigen-Machen einer Vorstellung guten Andersseins als zum eigenen Selbst gehörig. Dieses Zu-Eigen-Machen ist ein Prozess, der Aktivität und Passivität, Selbst und Andere verbindet, wie Christoph Rehmann-Sutter anhand von Sterbewünschen näher ausführt:

To wish to die is a rich active-passive experience that involves the person who wishes as a thinking and reflecting subject, who is the author of his or her visions, decisions, and attitudes. [...] The reflexivity involved is relational and dialogical [...]. There is more about wishes to die than the identification and comparison of preferences, since the wisher may ask: is it really *my* wish? (Does it belong to me, to what I consider as my true self?) Do I *trust* myself in this wish? [...] To shape a wish is to attempt to *respond* in a deep existential way to the meaning of this challenging life situation. Responding is an activity, and at the same time is a form of perception.[277]

---

[273] Vgl. THROOP 2010.

[274] REHMANN-SUTTER/GUDAT/OHNSORGE 2015a, 9.

[275] Die breit gefächerte Begriffsgeschichte von „Wunsch" enthält demgegenüber sehr wohl einen Strang, der Wünsche als Ursachen von oder Dispositionen zu Handlungen begreift (vgl. FEHIGE 2005, 1078). Davon ist der hier skizzierte Begriff zu unterscheiden.

[276] REHMANN-SUTTER/GUDAT/OHNSORGE 2015a, 9.

[277] REHMANN-SUTTER 2015, 166.

Eine Vorstellung des Andersseins wird an sich selbst wahrgenommen und im Dialog mit signifikanten Anderen geprüft, befragt und revidiert. Hoffnung, so lässt sich in Verallgemeinerung dieser an Sterbewünschen gewonnenen Beschreibung sagen, ist die *zu eigen gemachte* Vorstellung guten Andersseins. Eine ‚unrealistische' Hoffnung, gesund zu werden, wäre dann nicht per se eine Verweigerung der Realität oder ein Auftrag an den Arzt, Gesundheit doch noch irgendwie herbeizuführen, sondern zunächst nichts als die Reklamation einer Vorstellung guten Andersseins, der Überwindung der Krankheit, als zum eigenen Selbstsein gehörig. Ein krankes Individuum bestimmt sich in der Hoffnung, gesund zu werden, als jemand, der die Vorstellung von Heilung nicht aufgeben will. Indem es die Spannung zwischen Sosein und gutem Anderssein beharrlich offenhält, mag es diejenigen belasten, die mit ihm umgehen müssen; eine Diffamierung der Hoffnung als „unrealistisch" oder gar „falsch" ist aber kein Ausweg aus dieser Situation, da sie den Kern der Hoffnung nicht trifft.[278] Die diesbezügliche Strategie der Kultivierung von Hoffnung bestünde also gerade darin, die Vorstellung guten Andersseins als für das Selbstverhältnis des kranken Individuums zu artikulieren, zu pflegen und zu legitimieren, ohne diese sofort auf die Frage zu beziehen, wie sie mit der gegenwärtigen Wirklichkeit des Krankseins zu vermitteln ist. Gesundheit als Utopie reklamiert mithin das Recht unvermittelter Hoffnung auf Heilung.[279]

(2.) Gleichwohl wird in der Hoffnung auf Gesundheit nicht allein das Ideal guten, heilen Andersseins präsent gehalten. Diese Hoffnung kann im Sinne der Arbeiten von Rehmann-Sutter et al. zum Wunsch werden, also zur Antizipation eines für die Zukunft Erhofften. In diesem Moment erhält die Hoffnung einen Zeitindex: Ihr Gegenstand wird in der Zukunft loziert. Damit ist die Frage nach der Vermittelbarkeit von Wirklichkeit und erhoffter Möglichkeit gestellt: Wie geht es vom Jetzt zum Dann, was ist zu tun, um das Erwünschte zu erreichen, wo stehe ich, wie lange dauert es noch?

---

[278] „Hoffnung ist etwas anderes als illusionäre Realitätsverweigerung. Sie ist unser Sinn für die Gabe der Möglichkeit des Guten – *Sinn*, weil sie eher rezeptiv als aktiv ist, ein Offenwerden für etwas Mögliches und nicht ein Gestalten von Wirklichem oder Sicheinreden von Illusionärem; und Sinn nicht für das Gute, sondern für die *Möglichkeit* des Guten, weil sie über jeden konkreten Zustand hinaus darauf setzt, dass mehr und besseres Gutes möglich sein kann und wirklich sein soll, als jeweils konkret realisiert ist." (DALFERTH 2016, 117)

[279] Das lässt sich auch empirisch belegen. In einer qualitativen Interviewstudie zur Hoffnung bei Krebspatienten in der palliativen Phase finden Nierop-van Baalen et al.: „The meaning of hope is related to the importance of the object it is attached to, rather than to a real chance of achieving this object." (NIEROP-VAN BAALEN et al. 2016, 570). Insbesondere hoffen die meisten Interviewpartner, obwohl sie ihre infauste Prognose kennen, auf eine „full recovery" (a.a.O., 573). Manche verleihen zugleich der Hoffnung auf ein friedliches Sterben Ausdruck; es geht also nicht um Aufklärungsdefizite. Für eine Hoffnung, die angesichts der medizinischen Prognose besonders ‚unrealistisch' erscheint, aber gleichwohl individuell besonders bedeutsam ist, verwenden die Interviewten das Personalpronomen als emphatische Aneignungsvokabel („my hope", a.a.O., 574).

Im Kontext theologischer Eschatologie lassen sich zwei geschichtsphilosophische Grundmodelle dieser Vermittlung aufweisen: einerseits das evolutionäre Modell, das von einer kontinuierlich fortschreitenden Realisierung des Erhofften ausgeht, und andererseits das revolutionäre Modell, das eine diskontinuierliche, sprunghafte, katastrophische Entwicklung vorstellt.[280] Als Paradigmen für das evolutionäre Modell lassen sich bei aller Verschiedenheit etwa die hebräische Heilsprophetie,[281] die „Hoffnung besserer Zeiten" im Pietismus um 1700[282] oder, für das 19. Jahrhundert, Richard Rothes Erwartung einer sukzessiven Realisierung des Reiches Gottes im Modus kulturellen Fortschritts nennen. Paradigmen für das Revolutionsmodell sind die verschiedenen Varianten jüdischer und christlicher Apokalyptik[283] bis hin zu den antievolutionären ethischen Apokalypsen des 19. Jahrhunderts etwa bei Hans Lassen Martensen.[284]

Beide Modelle leisten – wiederum gelesen als Strategien der Kultivierung von Hoffnung – ein Dreifaches: Zum einen geben sie (konträre) Auskünfte darüber, ob die erhoffte Zukunft in Kontinuität zur Gegenwart gedacht werden kann oder nicht. In ihrer jeweiligen Antwort auf das Vermittlungsproblem erlauben sie, dieses überhaupt erst zu artikulieren. Die Hoffnung wird in Beziehung gesetzt zum Wissen um die Möglichkeit – oder gar zur Erwartung – ihrer Nichterfüllung („Jetzt kann nur noch ein Wunder geschehen"). Zweitens haben sie eine zeitdiagnostische Funktion, indem sie den Standpunkt der Gegenwart im Verlauf der Endzeit lokalisieren. Damit adressieren sie das Problem von dringlicher Erwartung und bislang ausgebliebener Erfüllung. In der Zeit, in der sich die Hoffnung noch nicht erfüllt hat, erlauben sie, Zeichen künftigen Heils zu sehen, die als Hinweise auf den Anbruch des Erhofften gedeutet werden können. Drittens setzen sie göttliches und menschliches Handeln in der Herbeiführung des Erhofften zueinander in Beziehung. Sie reflektieren also insbesondere auf Umfang und Grenzen menschlicher Macht, das Erwünschte handelnd herbeizuführen oder mindestens zu befördern.[285] In der Terminologie von Rehmann-Sutter et al. justieren sie das Verhältnis von bloßem Wünschen, das nicht handlungsbezogen ist, zum handlungsbezogenen Wollen. So ermöglichen sie es, wünschen zu dürfen, ohne wollen zu müssen.

Übertragen auf die Hoffnung auf Gesundheit ist hiermit eine weitere Differenzierung erreicht. Wurde in der ,utopischen' Hoffnung eine Vorstellung guten Andersseins angeeignet, tritt in der ,apokalyptischen' Hoffnung die Vermittlung dieser, jetzt in der eigenen Zukunft lozierten, Vorstellung mit der

---

[280] Vgl. ERLEMANN 1995, 393.

[281] Vgl. etwa Jes 40–55.

[282] Vgl. BREUL 2012.

[283] Vgl. TILLY 2012, 124ff.

[284] Vgl. MOOS 2005, 245.

[285] Zur Unterscheidung von endgültiger und vorläufiger Hoffnung vgl. KOOPMAN 2010.

Wahrnehmung der gegenwärtigen Situation hinzu. Insofern das zukünftige Ziel durch eigenes Handeln oder durch selbst autorisiertes Handeln anderer herbeizuführen angestrebt wird, tritt die Hoffnung als *Wollen* auf. Insofern dies etwa aufgrund von Ohnmachts- und Abhängigkeitserfahrungen nicht der Fall ist, zeigt sich die Hoffnung in der Gestalt des *Wünschens*, also der Bereitschaft, das Erhoffte als Gabe zu empfangen.[286]

Bislang war vorausgesetzt, dass eine mehr oder weniger bestimmte Vorstellung von Gesundheit als eines guten Andersseins vorliegt. Das ändert sich bei der nun zu diskutierenden Gestalt der Hoffnung, die wiederum im Anschluss an eschatologisches Traditionsmaterial entfaltet wird.

(3.) Zunächst ist der exegetische Befund auffällig, „daß die neutestamentlichen Schriften eine merkwürdige Kargheit an den Tag legen, wenn es um die Hoffnungsinhalte geht".[287] Der Inhalt der Hoffnung erscheint unter-, wenn nicht gar zuweilen unbestimmt. Das wird explizit thematisch anhand der Frage, woran das für die Zukunft erhoffte Reich Gottes zu erkennen sein wird:

> Als [Jesus, TM] aber von den Pharisäern gefragt wurde: Wann kommt das Reich Gottes?, antwortete er ihnen und sprach: Das Reich Gottes kommt nicht mit äußeren Zeichen; man wird auch nicht sagen: Siehe, hier!, oder: Da! Denn sehet, das Reich Gottes ist mitten unter euch. Er sprach aber zu den Jüngern: Es wird die Zeit kommen, in der ihr begehren werdet, zu sehen einen der Tage des Menschensohns, und werdet ihn nicht sehen. Und sie werden zu euch sagen: Siehe, da!, oder: Siehe, hier! Geht nicht hin und lauft nicht hinterher! Denn wie der Blitz aufblitzt und leuchtet von einem Ende des Himmels bis zum andern, so wird der Menschensohn an seinem Tage sein.[288]

Der Gegenstand der Hoffnung ist hier terminologisch differenziert in den Tag bzw. die Tage des Menschensohns, die überall und eindeutig sichtbar sein werden, einerseits, und das Reich (die Herrschaft) Gottes, die bereits vorhanden ist, aber gerade nicht eindeutig identifiziert werden kann.[289] Im Hintergrund steht historisch das Problem der Parusieverzögerung, also die Enttäuschung der urchristlichen Naherwartung der Wiederkunft Christi.[290] In der sich dehnenden Zeit differenziert sich aus der weiterbestehenden Hoffnung auf den eindeutigen, revolutionären Anbruch der Gottesherrschaft ein weiterer Modus der Hoffnung heraus: die Hoffnung auf eine bereits die Gegenwart bestimmende Gottesherrschaft, die im eigenen Leben Gestalt gewinnt, aller-

---

[286] Vgl. BITTNER 2013, 75–79, der Wünschen als diejenige Teilklasse des Begehrens ansieht, die nicht unter den Anforderungen der Denkbarkeit von und der Anstrengung zur Realisierung steht. Schütz und Luckmann unterscheiden handlungstheoretisch zwischen freiem Phantasieren und Entwurf, legen dabei aber nur das Kriterium des subjektiven Wissens um Durchführbarkeit an (vgl. SCHÜTZ/LUCKMANN 2003, 474–480).

[287] WEDER 1986, 490.

[288] Lk 20,20–24.

[289] Dazu siehe KLEIN 2006, 570f.

[290] Vgl. ERLEMANN 1995, 393f. Zur Parusie siehe auch die matthäische Parallelstelle zu Lk 17,24: Mt 24,27.

dings nicht durch eindeutige Zeichen objektiviert werden kann.[291] Der Gegenstand der Hoffnung erhält damit ein Moment der epistemischen Entzogenheit bzw. der Unbestimmtheit; und umgekehrt tritt in die Wahrnehmung der Wirklichkeit ein Moment der Ambiguität ein, insofern nicht eindeutig identifiziert werden kann, wo Erhofftes bereits realisiert ist und wo es noch aussteht. Hoffnung transzendiert an dieser Stelle ihren Gegenstand.

Die hier explizit thematisierte Gegenstandstranszendenz von Hoffnung kann auch in der symbolischen Artikulation von Hoffnungsinhalten zum Ausdruck kommen. Das lässt sich etwa an der paulinischen Rede vom Auferstehungsleib aufweisen.[292] In der Interpretation Paul Tillichs liegt die Pointe der Auferstehung des Leibes in einer doppelten Negation: Gegen die Auffassung von einer rein geistigen Existenz wird die Einbeziehung des Leiblichen in die Hoffnung betont; und gegen die materialistische Auffassung einer körperlichen Kontinuität wird betont, dass es sich um einen „geistlichen Leib" handele.[293] Weitere positive Bestimmungen fehlen hingegen. Das Symbol des Auferstehungsleibes dient also der Artikulation einer Hoffnung, die insofern bestimmt ist, als sie sich dezidiert auch auf das leibliche Sein des Menschen bezieht, aber unbestimmt bleibt hinsichtlich dessen, was konkret für dieses leibliche Sein erhofft wird.[294] Es ist die Leistung religiöser Symbole, Hoffnung in ihrer Intentionalität zum Ausdruck zu bringen, indem sie den Gegenstand der Hoffnung bezeichnen, diesen aber in spezifischer Weise unbestimmt halten. Ein „geistlicher Leib" ist undenkbar; was sich als Begriff selbst sprengt, weist als Symbol über sich hinaus.[295]

Für die Hoffnung auf Gesundheit konnte eine solche Bewegung der Entmaterialisierung an Christoph Schlingensiefs „Afrika" gezeigt werden.[296] In dem Maße, in dem Schlingensiefs medizinische Heilungshoffnung zurückgeht, wird „Afrika" sukzessive vom Ort eines konkreten Kulturprojekts zum Ort einer umfassenden (Wieder-)Herstellung personaler Ganzheit. In seinem Theaterstück *Mea Culpa* macht Schlingensief selbst die eschatologischen Konnotationen von „Afrika" explizit. Eine solche Entmaterialisierung der Hoffnung beobachtet auch der Arzt Herbert Plügge an schwer kranken Pati-

---

[291] Erlemann spricht hier von einem revelatorischen Modell (ERLEMANN 1995, 394).

[292] Vgl. 1 Kor 15,39–45; 2 Kor 5,1–4.

[293] Vgl. TILLICH 1963, 465f.

[294] So kann Eckhard Frick auch von einem „Wunsch nach Auferstehung des Leibes" sprechen (FRICK 2013a, 226). Zum Auferstehungsleib vgl. auch WEINRICH 2006; JANSSEN 2000; 2005; 2012; WELKER 2013.

[295] Eine ähnliche Leistung erbringen (nicht nur religiöse) Narrative. Für Erzählungen von Krankheit und Heilung weist Reiffenrath auf, dass hier eine Vereindeutigung und Schließung der Erzählung vermieden wird. Die Form der fortgesetzten Narration erlaubt die Einbeziehung von Kontingenz, Zukunftsoffenheit und Zweideutigkeit; das geschlossene, restriktive Ideal von „Gesundheit" öffnet sich (vgl. REIFFENRATH 2016, 11; 14f.).

[296] Siehe oben, Kapitel 5.1, IV.

entinnen und Patienten. Von einer krebskranken Patientin, die wenige Tage später sterben wird, berichtet er:

> Ihre Hoffnung ging im Grunde genommen ins Unbestimmte, hatte kein konturiertes Objekt, wenn auch dies Unbestimmte irgend etwas von einer irgendwie gearteten Erhaltung ihrer Person, jedenfalls von erhaltener Zukunft hatte. Ihre Hoffnung hatte mehr etwas von einem dynamischen Vorwärts als von einem Ziel. [...] Sie war sich einer Zukunft gewiß, die nicht mehr an die Möglichkeit der Restitution gebunden war.[297]

Diese Hoffnung richte sich nicht mehr oder nicht mehr ausschließlich auf die gesundheitliche Wiederherstellung, sondern in einem umfassenden Sinn auf das „Heil-Sein der Person".[298] Damit hat sich die Struktur der Hoffnung auf Gesundheit von konkreten medizinischen Tatbeständen oder Aspekten des Befindens, auf die sie sich gerichtet haben mag, abgelöst. Was hier beschrieben ist, ist mithin eine weit fortgeschrittene Entmaterialisierung der Hoffnung in der Nähe des Todes.

In der Fluchtlinie dieser Entmaterialisierung von Hoffnung liegt der theologische Begriff einer reinen, von aller Gegenständlichkeit befreiten Hoffnung. Dieser ist vor allem für die Theologieprogramme Rudolf Bultmanns und Friedrich Gogartens charakteristisch, die den Versuch einer Befreiung von den materialen Mythologemen vormoderner Eschatologie unternehmen.[299] Auch Wolfhart Pannenberg konzipiert die Hoffnung über den Tod hinaus als reine, ungegenständliche Intentionalität.[300] Ingolf Dalferth benennt eine „wahre menschliche Hoffnung, die nicht in den Verkürzungen gegenständlichen Begehrens stecken bleibt".[301] Hingegen weist Gerhard Sauter im Anschluss an Martin Luther darauf hin, dass eine solche Entmaterialisierung

---

[297] PLÜGGE 1962, 41f.

[298] A.a.O., 45. Plügge schließt dabei an die Philosophie der Hoffnung des Existenzphilosophen Gabriel Marcel an, der in diesem Zusammenhang von einer *absoluten Hoffnung* spricht (vgl. MARCEL 1949). Er rekonstruiert diese Hoffnung mit einer Fülle von impliziten Hinweisen auf christliche Eschatologie, spricht von Zukunftshoffnung jenseits der Grenzen des Subjekts, von Offenbarung oder auch der Gegenwart des Zukünftigen (vgl. PLÜGGE 1962, 46–48). Explizit gibt er an, es handele sich zwar noch nicht um die christliche Tugend der Hoffnung, aber um deren „natürliche Vorform" (a.a.O., 49, im Original kursiv). Es ist deutlich, dass die christliche Eschatologie hier die Wahrnehmung des Arztes leitet. (Wenn Plügges Beobachtungen im Kontext dieser Arbeit in den Kontext der Eschatologie zurückübersetzt werden, scheint es sich um einen Zirkelschluss zu handeln. Das ist jedoch per se nicht problematisch: Sowohl die Kranken, von denen die Rede ist, als auch die von Plügge herangezogenen Existenzphilosophen wie Marcel oder Heidegger, als auch Plügge selbst, als auch der Autor der vorliegenden Arbeit stehen in der Wirkungsgeschichte christlicher Eschatologie. Zirkularität ist unvermeidlich. Nichtsdestotrotz kann gefragt werden, ob eine eschatologische Rekonstruktion des Gesundheitsbegriffs, wie sie hier vorgenommen wird, sich an den Phänomenen der Hoffnung bewährt – oder eben nicht.)

[299] Vgl. etwa LINK 1974, 1165.

[300] Vgl. PANNENBERG 1965.

[301] DALFERTH 2016, 139.

von Hoffnung nicht gegen alle verbleibende Gegenständlichkeit des Hoffens ausgespielt werden dürfe.[302] In seiner Auslegung von Ps 5,12 hatte Luther es als Gottes Aufgabe bestimmt, menschliches Wünschen und Wollen zu prüfen, zu läutern und zu heiligen.[303] Entsprechend hat der Mensch Sauter zufolge nicht selbst Zugang zu einer *spes purissima*:

> Kein Mensch kann sie herauspräparieren, indem er alle Wunschvorstellungen abstreift, weil es nichts Bestimmtes mehr zu erwarten gibt. Nein, die reine Hoffnung wird dem zuteil, der in Anfechtung gerät, weil Gottes Werk verborgen ist und sich nicht nur menschlichen Wünschen, sondern auch menschlichem Werten entzieht.[304]

Diese theologische Debatte ist für die Phänomenologie einer Hoffnung auf Gesundheit insofern einschlägig, als sie auf die Gefahr hinweist, das Phänomen einer Entmaterialisierung von Hoffnung normativ zu wenden, um die Legitimität gegenstandsbezogener Hoffnung – etwa auf ein Nachlassen der Schmerzen oder die günstige Veränderung bestimmter Laborwerte – herabzustufen. Das Theologumenon vom Auferstehungsleib mag demgegenüber als Hinweis darauf dienen, dass noch eine ‚letzte‘ Hoffnung nicht bar jeder – insbesondere: leibkörperlichen – Gegenständlichkeit ist. Unbenommen ist allerdings, dass die Hoffnung von jedem *einzelnen* bestimmten Inhalt abgelöst werden kann: Auch wenn die Schmerzen bleiben und die Laborwerte sich nicht bessern, muss das nicht das Ende der Hoffnung bedeuten. Mit Entmaterialisierung von Hoffnung soll also das Phänomen der Abtrennung des Hoffens von einem *bestimmten* Gegenstandsbezug, also eine spezifische Transzendierung bezeichnet sein, nicht aber deren (gar normativ gewendete) vollumfängliche ‚Reinigung‘ von aller Gegenstandsbezüglichkeit.

(4.) Die eschatologischen Traditionsbestände wurden an dieser Stelle doppelt gelesen: einerseits als Indizien für eine Phänomenologie der Hoffnung, die sich anhand eschatologischer Symbole und Theologumena als hochgradig differenziert zeigt; und andererseits als Strategien, die Hoffnung in einer solchen Differenziertheit zu kultivieren.[305] In der ersten Hinsicht konnten mit der utopischen Hoffnung, dem Wünschen und dem Wollen drei verschiedene Modi des Gegenstandsbezugs von Hoffnung unterschieden werden: das kontrafaktische Präsenthalten einer Vorstellung guten Andersseins in der Utopie; die nicht per se handlungsbezogene Antizipation einer guten, anderen Zukunft im Wunsch; sowie die Ausrichtung auf handelnde Umsetzung im Wollen. Hinzu kam die Entmaterialisierung der Hoffnung, also die mögliche Überschreitung bestimmter Gegenstandsbezüge bei Aufrechterhaltung der grundlegenden Intention der Gesundheitshoffnung: wieder heil zu werden.

---

[302] Vgl. SAUTER 1986, 494f.

[303] Vgl. LUTHER, WA 5, 166,18.

[304] SAUTER 1986, 495.

[305] Dabei muss nicht entschieden werden, ob eine christliche Kultur der Hoffnung die dargestellten Differenzen vorfindet oder allererst selbst konstituiert.

An dieser Stelle liegt der Einwand nahe, dass hier zwei für die Eschatologie wesentliche Unterscheidungen in ungebührlicher Weise eingezogen wurden: Zum einen wurde nicht zwischen einer mundan-bedingten Hoffnung auf
etwas Konkretes und einer religiös-unbedingten bzw. transzendierenden
Hoffnung unterschieden; und zum anderen wurde nicht unterschieden zwischen eschatologischen Symbolen und Begriffen, die sich auf das Individuum
beziehen, und solchen, die sich auf Welt und Geschichte insgesamt beziehen
(insbesondere das Reich Gottes). Beides ist für eine Hoffnung auf Gesundheit
jedoch sachgemäß: Zum einen wurde oben gezeigt, dass der Gesundheitsbegriff selbst einerseits konkrete Bestimmtheiten (wie etwa Laborwerte oder
Schmerzempfindungen) enthält, andererseits aber nicht darauf begrenzt ist.
Die Vorstellung einer Restitution der in der Krankheit erfahrenen Desintegration macht nicht *vor* der Idee einer universalen personalen Ganzheit Halt.
Dieses Unbedingtheitsmoment verbindet die Hoffnung auf Gesundheit in
spezifischer Weise mit bestimmten (und sich gegebenenfalls wandelnden, jedenfalls der Transzendierung fähigen) Inhalten. Die eschatologischen Symbole sind nun gerade geeignet, dieses Unbedingtheitsmoment von Hoffnung
zum Ausdruck zu bringen und in seinem Horizont von bedingten Hoffnungen
zu sprechen.[306]

Zum anderen wurde schon für die Autopathographien gezeigt, dass die
Hoffnung auf Gesundheit nicht auf die eigene Individualität im Sinne einer
separierten Einzelheit beschränkt bleibt.[307] Insofern Krankheit auch als soziale Desintegration erfahren wird, wird mit Gesundheit auch soziale Integration
erhofft.[308] Insofern Krankheit als Desintegration der Handlungsfähigkeit, also
als zunehmende Bedrückung durch eine widrig entgegenstehende Welt erfahren wird, impliziert die Gesundheitshoffnung die Vorstellung einer Welt, in
der die Einzelne sich (wieder) als Subjekt ihrer Lebensführung begreifen
kann.[309] An dieser Stelle ist auch auf das phänomenologisch aufgewiesene
Korrespondenzverhältnis von Leib und Welt hinzuweisen.[310] Insofern wäre

---

[306] Für eine jüdische Perspektive vgl. BRUMLIK 2016.

[307] Siehe oben, Kapitel 5.1.

[308] Im Anschluss an Sören Kierkegaard weist Ingolf Dalferth drauf hin, dass Hoffnung
nicht nur Hoffnung für einen selbst, sondern auch Hoffnung für andere und insofern eine
Ausdrucksgestalt der Liebe ist (vgl. DALFERTH 2016, 133–143).

[309] An dieser Stelle besteht ein Anschluss zur machtanalytischen Perspektive Michel
Foucaults, der die moderne Medizin seit dem 18. Jahrhundert als soziale Praxis begreift,
mit der Fragen kollektiver Machtausübung verbunden sind (vgl. LAUFENBERG 2016,
119ff.). Eschatologische Symbole dienen in diesem Zusammenhang grundsätzlich der Reflexion über Macht und Ohnmacht („Reich" oder „Herrschaft" Gottes). Insbesondere die
Entmaterialisierung von Hoffnung, das heißt, die Anfrage an Unterscheidungen wie „gesund und krank", „behindert und nichtbehindert", „wohl und unwohl" im Horizont des
Reiches Gottes haben ein kritisches Potenzial im Kontext der Frage, wie durch Gesundheitsvorstellungen Macht ausgeübt wird.

[310] Siehe oben, Kapitel 2.3.

die Hoffnung auf Gesundheit als rein ichbezogene Hoffnung unterbestimmt, und die Heranziehung universaler eschatologischer Symbole und Begriffe erscheint gerechtfertigt.[311]

Schließlich ist noch auf den rezeptiven Charakter von Hoffnung hinzuweisen. In seiner Systematischen Theologie bestimmt Paul Tillich die Hoffnung als „Erwartung der endgültigen Teilnahme an der transzendenten Einheit unzweideutigen Lebens".[312] Als solche ist sie ein „Element des Glaubens",[313] der wiederum definiert wird als „der Zustand des Ergriffenseins durch das, worauf sich die Selbst-Transzendierung richtet: das Unbedingte in Sein und Sinn".[314] In ihrem Unbedingtheitsmoment wird Hoffnung erfahren als nicht selbst herbeigeführt, sondern passiv zuteil geworden – und dann wider allen Augenschein im Modus des Mutes ergriffen.[315] Im Kern der Hoffnung steht ein Bewusstsein des Empfangens, unverfügbar Vorfindens.[316] Negativ wird das daran deutlich, dass in der Hoffnung auch die Möglichkeit der Verzweiflung, also des Nicht-hoffen-Könnens, präsent ist. Weder empirische Stützung („Es sieht schon viel besser aus!") noch voluntative Stützung (hoffen zu wollen) garantieren, dass Hoffnung bestehen bleibt. Umgekehrt kann Hoffnung nicht einfach empirisch, etwa durch den Hinweis auf medizinisches Wissen, widerlegt oder durch den moralischen Appell, etwa eine infauste Prognose zu *akzeptieren*, außer Kraft gesetzt werden. Hoffnung, so auch die Hoffnung auf Gesundheit in ihrem Unbedingtheitsmoment, ist *da*, wenn sie da ist; insofern gilt es, sie in geeigneter Weise zum Ausdruck zu bringen, sie zu kommunizieren und sie dadurch zu kultivieren.[317]

---

[311] Zur Verbindung personaler, geschichtlicher und kosmischer Eschatologie vgl. klassisch MOLTMANN 2016. Hier ist es aufschlussreich, dass insbesondere in alternativmedizinischen Gesundheitszeitschriften nicht selten auch ökologische Belange – im Sinne einer über das Individuum hinausgehenden „Heilung" – thematisiert werden (vgl. MOOS 2015).

[312] TILLICH 1963, 159.

[313] Ebd.; vgl. 161.

[314] A.a.O., 155.

[315] Diese Interpretation setzt voraus, dass die Hoffnung an den anderen beiden Elementen des Glaubens, der Passivität und dem paradoxen Ergreifen, teilhat (vgl. a.a.O., 159). Auch Ingolf Dalferth nennt Hoffnung „eher rezeptiv als aktiv" (DALFERTH 2016, 117).

[316] Vgl. dazu auch SAUTER 1995, 21. An dieser Stelle wäre der Anschluss zu suchen zu psychologischen Begriffen der Hoffnung im Sinne einer von Urvertrauen bzw. Grundvertrauen geprägten Lebenshaltung (vgl. ERIKSON 2013). RITTWEGER 2007 entwickelt ein integratives Theoriemodell für die Hoffnung Kranker, das zwischen einer objektiven, fundamentalen Hoffnung im Sinne eines Urvertrauens bzw. Lebenswillens und einer subjektiven, spezifischen, wandelbaren Hoffnung unterscheidet.

[317] Die Kulturanthropologin Cheryl Mattingly arbeitet im praxistheoretischen Kontext heraus, dass Hoffnung aktiver Kultivierung bedarf: „[Hope] is not merely cherished or passively received but actively cultivated, practiced [...]." (MATTINGLY 2010, 4) In einer Studie mit afroamerikanischen Eltern in den USA, die schwer kranke Kinder haben, arbeitet sie heraus „the immense and complex work that parents, and sometimes children, do

Kranke Menschen, aber auch ihr Umfeld, insbesondere Medizinprofessionelle, bedürfen daher einer differenzierten Hermeneutik der Hoffnung: Es ist von erheblichem Belang, ob ein Wille zum Ausdruck gebracht wird, der etwa an ärztliches Handeln appelliert; ein Wunsch, der auf eine erhoffte zukünftige Wirklichkeit ausgreift, ohne eigene und fremde Aktivität stimulieren zu wollen; eine utopische Hoffnung, die sich bis zuletzt die Möglichkeit guten Andersseins nicht nehmen lassen will, dabei aber weiß (und also nicht wiederholt darüber aufgeklärt werden muss), dass eine Heilung ‚unrealistisch' ist; oder schließlich eine Hoffnung, die ihren Gegenstand transzendiert und sich in unbestimmten Symbolen zum Ausdruck bringt.

Hoffnung kann, das ist das Wahrheitsmoment der einleitend dargestellten Hoffnungskritik, gerade im medizinischen Bereich erheblichen Handlungsdruck auslösen, der auch starke negative Folgen haben kann. Das spricht jedoch nicht gegen die Hoffnung selbst, sondern lediglich dagegen, Hoffnung nur im Modus des Wollens, also des Handlungsimpulses bzw. Handlungsauftrages, zu verstehen. Im Umgang mit den potenziell desaströsen Folgen *wollender* Hoffnung kann es also nicht darum gehen, Hoffnung zu ‚widerlegen' oder sie den Betroffenen ‚wegzunehmen', sondern die differenzierten Formen des Hoffens als individuelle und kollektive Möglichkeiten wahrzunehmen und – im Sinne einer „Einübung in die Praxis der Hoffnung"[318] – zu erproben.[319] Das gilt nicht nur für die Kranken selbst, sondern auch etwa für Medizinprofessionelle, die in der Gefahr stehen, artikulierte Heilungshoffnungen sofort für Willensäußerungen zu halten und sie damit als Auftrag zu verstehen, die Behandlungsanstrengungen zu intensivieren.[320]

Religiöse Symbole können zu einer solchen Kultur der Hoffnung beitragen. Sie enthalten ein erhebliches Rationalitätspotenzial des Umgangs mit der Hoffnung, das sich insbesondere auf die differenzierte Vermittlung zwischen Ideal und Wirklichkeit angesichts von Ohnmachts- und Abhängigkeitserfahrungen bezieht. In der konkreten Kommunikation werden in der Regel nicht die „großen" eschatologischen Symbole verwendet werden. Sie sind, wie das Beispiel der Apokalyptik zeigt, historisch abständig und kaum mehr plausibel. Vielmehr sind hier einerseits geprägte sprachliche Formen etwa der bibli-

---

to create healing dramas in the midst of disability and serious illness in their own lives and to bring these into the clinic" (a.a.O., 18). Eine solche „aktive", praktische Kultivierung der Hoffnung ist dabei verträglich mit dem Bewusstsein, Hoffnung „passiv" empfangen zu haben (vgl. dazu Mattinglys Ausführungen zur „Paradoxie" der Hoffnung, a.a.O., 3).

[318] A. H. (Interviewpartner, anonym, zitiert nach RITTWEGER 2007, 284). Gegen eine Denunziation der Hoffnung auf Heilung vgl. auch KUHLMANN 2004, 245.

[319] Dabei ist unbestritten, dass es zu schwerwiegenden Konflikten zwischen Patienten und Behandelnden über den Therapieverlauf kommen kann, wenn Letztere für einen Therapiezielwechsel hin zu palliativer Versorgung optieren. Einen ethischen Algorithmus zur Lösung solcher Konflikte schlagen WINKLER/HIDDEMANN/MARCKMANN 2011 vor.

[320] Vgl. für Patienten mit infauster Prognose NIEROP-VAN BAALEN et al. 2016, 578.

schen Psalmen anschlussfähig,[321] andererseits jene ,unbedingtheitsoffenen‘ Metaphern,[322] zu denen nicht zuletzt der Terminus der Heilung selbst gehört.

Eine wesentliche religiöse Praxis des Hoffnungsmanagements ist dabei das Bittgebet – ob als Gebet für sich selbst oder im Modus der Fürbitte für andere.[323] Es ermöglicht erstens, Hoffnung zu formulieren, ohne über die Wahrscheinlichkeit ihrer Realisierung Rechenschaft ablegen zu müssen. Wie bei der Klage ist schon diese Formulierung ein erster Distanzgewinn zur eigenen Hoffnung.[324] Zweitens wird die Verwirklichung des Erhofften in ihrem Ob, Wann und Wie in der Haltung des Gebets Gott anheimgestellt.[325] Das „nicht wie ich will, sondern wie du willst“[326] des Gethsemanegebets Jesu ist das Scharnier zwischen beidem: Es ist nicht der Ausdruck reiner Ergebung, die das hoffende Subjekt des Menschen zum Verschwinden brächte. Vielmehr enthält die Bitte an ein göttliches Du zwei Subjekte. Sie benennt auf diese Weise den möglichen Konflikt zwischen Hoffnung und Erfahrung und schafft einen Raum für das eigene – unmäßige, überschießende oder auch verzagte – Hoffen, Wünschen und Wollen. *Locus classicus* für eine solche Gebetshaltung ist das Vaterunser nach Mt 6–13, das vor der Formulierung konkreter Bitten die Einstimmung in den göttlichen Willen benennt und dies in den Kontext des Kommens des Reiches Gottes stellt.[327] Insgesamt ist das Bittgebet in seinem nichtinstrumentellen Charakter ein Ort, zwischen Hoffen und Handeln zu differenzieren.[328] Ebenso erlaubt es die symbolische Differenzierung zwischen der Hoffnung und ihrem materialen Gehalt, etwa wenn die Artikulation der Hoffnung auf Überwindung einer Notlage einmündet in den Ausdruck der Hoffnung auf das Kommen des Gottesreiches oder schlicht: der Hoffnung auf Gott.[329] Schließlich ist es die geprägte Sprachwelt biblischer Gebete, die eine probeweise Übernahme verschiedener Hoffnungshaltungen von der flehentlichen Bitte bis zur Einstimmung erlaubt und damit die inneren Spannungen der Hoffnung aufnehmen kann. In diesem Sinne ist das Gebet zugleich Praxis und Schule differenzierter Hoffnung.

---

[321] Vgl. dazu etwa RITTWEGER 2007, 326f.; FISCHER 2011, 55. Zur seelsorglichen Arbeit an der „Hoffnungsbiographie“ eines Menschen vgl. RITTWEGER 2007, 327.

[322] So etwa die Metaphern des Weges und der Reise. Auch Schlingensiefs „Afrika“ gehört hierzu.

[323] Zum Bittgebet vgl. EIBACH 1991a, 66ff.; WERBICK 2001; HÖFNER 2009.

[324] Zur Klage siehe oben, Kapitel 3.3.

[325] Klessmann betont, neben eine Bitte um Heilung müsse daher immer eine Bitte ums Aushaltenkönnen von Krankheit stehen (vgl. KLESSMANN 2001, 1733).

[326] Mt 26,39; vgl. Mk 14,36; Lk 22,42. Dazu vgl. EIBACH 2009, 352.

[327] Vgl. dazu die Gebetstheologie der lutherischen Agende für die Krankensalbung (ZIMMERLING 2009, 570f.).

[328] So gehört auch der theologische Topos der Providenz an diese Stelle (vgl. SMIT 2009, 335). Johannes Calvin begriff das Bittgebet als „aktive[n] *Mitvollzug* der göttlichen Vorsehung“ (HÖFNER 2009, 475; vgl. 488).

[329] Vgl. Ps 31,15 und dazu FISCHER 2011, 55.

IV. Die (Un-)Unterscheidbarkeit von Heil und Heilung

Zum Abschluss einer eschatologischen Rekonstruktion des Gesundheitsbegriffs soll diese anhand einer pointierten Frage geprüft und bewährt werden. Wird nicht doch auf diese Weise der Unterschied von Heil und Heilung in einer Weise eingezogen, die einem quasireligiösen „Gesundheitswahn" Vorschub leistet, Verwundbarkeit und Endlichkeit, die doch für das menschliche Dasein konstitutiv sind, ausblendet und so letztlich zu einer Abwertung von Menschen mit Krankheit und Behinderung beiträgt? Rücken hier Medizin und religiöses Heil so aneinander, dass die Medizin zur Heilsbringerin und Kranke zu Heillosen werden? Müssen wir uns die Herrschaft Gottes als „Gesundheitsdiktatur"[330] vorstellen? Müsste es theologisch nicht gerade gelten, bescheidene, endlichkeitsbewusste Gesundheitsbegriffe zu affirmieren, anstatt die Gesundheit in die Nähe eschatologischer Vollendungsfantasien zu rücken? Es gilt also, die oben entfaltete theologische Diskussion um Heil und Heilung noch einmal aufzunehmen.[331] Die Kernthese ist dabei, dass eine solche Kritik auf einer Unterbestimmung christlich-eschatologischer Symbole und Reflexionsfiguren ruht, die im Gegenteil gerade zu einem humanen Umgang mit Hoffnung angesichts der Erfahrung von Versehrtheit beitragen können (1.). Von hier aus wird noch einmal die in Kapitel 5.3 vorgenommene Deutung von Heilungsgottesdiensten in den Blick genommen (2.). Abschließend wird gefragt, welche mögliche Konsequenz eine eschatologische Rekonstruktion des Gesundheitsbegriffs wiederum für die Eschatologie hat (3.).

(1.) Der Argwohn gegenüber einer zu starken Nähe von Heil und Heilung kann zunächst einmal positiv aufgenommen werden: Die Sorge, die innere Unbegrenztheit der Vorstellung von Gesundheit könne dazu führen, dass Gesundheit im medizinischen Sinne zum höchsten Gut, zur universalen Heilsvorstellung wird, ist nicht von der Hand zu weisen. Vielmehr kann sie durchaus zu präventiven, kurativen oder auf Enhancement gerichteten Exzessen oder umgekehrt zu einer Abwertung des gegenwärtigen, beschädigten Lebens führen.[332] Das lässt sich jedoch, so die hier vertretene These, nicht durch die Formulierung eines begrenzten, bescheidenen Gesundheitsbegriffs verhindern. Denn eine solche begriffspolitische Anstrengung ändert nichts an dem Umstand, dass die Vorstellung der Überwindung von Krankheit notwendigerweise das Moment eines Heilwerdens impliziert, in dem die Desintegrationserfahrungen der Krankheit in eine leibkörperliche, soziale, auf Handlungsfähigkeit und Daseinsvertrauen bezogene Ganzheit (zurück-)geführt sind – ob das Gesundheit genannt wird oder nicht. Die eschatologische Rekonstruktion der Gesundheitsvorstellung erzeugt mithin deren Unbegrenztheit nicht, sondern bringt sie auf den Begriff. Der Gesundheitsbegriff, so das Resultat, eig-

---

[330] NAWROTH 2016.
[331] Siehe Abschnitt 5.3, I.
[332] Siehe dazu Kapitel 5.5.

net sich nicht, Medizin zu begrenzen; hierzu bedarf es anderer Ressourcen. Zu diesen gehört eine differenzierende Kultivierung der Hoffnung, wie sie gerade die eschatologischen Symbole erlauben.

Der genannten berechtigten Sorge zu entsprechen, heißt mithin nicht, auf eine eschatologische Rekonstruktion des Gesundheitsbegriffs zu verzichten. Vielmehr gilt es, nicht bei einer halben Eschatologisierung von Gesundheit stehenzubleiben, die Gesundheit im medizinischen Sinn einfach an die Stelle des eschatologischen Heils setzt, sondern das ganze rationale Potenzial der Eschatologie für den Gesundheitsbegriff zur Geltung zu bringen. Dazu sei noch einmal an Tillichs Rekonstruktion des Symboles des Jüngsten Gerichtes erinnert.[333] Es steht für die erhoffte Überwindung von Negativität durch Ausscheidung des Negativen aus seiner unentwirrbaren Verwicklung mit dem Positiven in den Lebensprozessen. Unter den Bedingungen der Existenz ist alles Leben ambig, das Negative wie das Positive sind als solche nicht objektiv identifizierbar. Wenn also die Überwindung von krankheitsbezogenen Negativitätserfahrungen, von Schmerz, von Leiden, von einer Zerstörung des eigenen Körpers, erhofft wird, so impliziert das Symbol des Gerichtes insbesondere, dass ein inverser, positiver Zustand nicht objektiv ausgemalt, sondern nur symbolisch adressiert werden kann. Das Symbol des Gerichtes artikuliert mithin einen eschatologischen Vorbehalt gegenüber dem Gegenstand der eigenen Hoffnungen; in ihm hat auch die Entmaterialisierung von Hoffnung ihr Wahrheitsmoment.[334]

Dieser eschatologische Vorbehalt hat eine doppelte Richtung: Zum einen erlaubt er eine Distanzierung gegenüber einzelnen Inhalten der Hoffnung für sich selbst und damit die Erfahrung einer sich entwickelnden „Hoffnungsbiographie".[335] Eine solche Selbstdistanzierung gegenüber Gegenständen der eigenen Hoffnung ist dabei zu unterscheiden von der bloßen Hinnahme von Negativität, wie sie in der Forderung nach einer „Akzeptanz" der Krankheit artikuliert wird. Negativität muss nicht hingenommen werden, auch wenn eine letztgültige Vorstellung eines nichtnegativen Zustandes nicht zur Verfügung steht.[336]

---

[333] Siehe oben, I. (3.).

[334] Damit ist nicht behauptet, dass das Symbol des Gerichtes auch für die religiöse Sprache der Gegenwart geeignet wäre und etwa im seelsorglichen Kontext aktiv verwendet werden sollte.

[335] RITTWEGER 2007, 327.

[336] Das Pathos der Akzeptanz der Endlichkeit und damit auch der Krankheit verdankt sich in der Regel dem Entlastungsinteresse, das Leben auch als unperfektes und beschädigtes annehmen zu dürfen. Doch auch die Forderung, mit den eigenen Begrenzungen ins Reine zu kommen, kann eine Belastung darstellen. So schreibt Schlingensief über den Redakteur einer katholischen Zeitung, der ihm vorwirft, seine Krankheit ungebührlich öffentlich zu inszenieren: „Aber der Redakteur schrieb eben auch, dass ich mir, statt meine Krankheit öffentlich zur Tragödie zu stilisieren, mehr Gedanken über die echte Kultur des

Letztlich differenzieren sich an dieser Stelle Heil und Wohl. Heil ist mehr und anderes als das, was als eigenes Wohl erhofft wird. Allerdings ist das Heil damit nicht vom ‚bloß leiblichen‘, ‚bloß äußerlichen‘ oder auch nur vom ‚bloß eudaimonistisch verstandenen‘ Wohl getrennt. Heil, insofern es sich auf das Leiden an Krankheit bezieht, ist ohne Wohl schlechterdings nicht zu denken (sonst wäre es kein Gegenstand einer umfassenden Hoffnung). Es ist der Grenzbegriff einer Hoffnung, die von jedem konkreten Gegenstand ablösbar gedacht wird. Das Heil ist nicht an die Besserung der Blutwerte, nicht an die Remission des Tumors, nicht an die Überwindung der Schmerzen, nicht an den Wiedergewinn des durch Krankheit verlorenen Arbeitsplatzes gebunden. Die Hoffnung auf Heil mag all dies beinhalten, aber sie muss nicht scheitern, wenn eine dieser konkreten Hoffnungen aufgegeben wird. In diesem Sinne kann die Hoffnung auf Heil sich befreien von persistierenden Negativitätserfahrungen. Sie transzendiert potenziell alle Hoffnung auf Wohl; aber es wäre falsch, unter Heil (im Kontext von Krankheit) etwas substantiell anderes als Wohl zu verstehen.[337]

Ein Implikat dieser Differenzierung ist jedenfalls die Unterscheidung von *salvation* und medizinischer *cure*.[338] Heilung, verstanden als partielle Überwindung von krankheitbezogener Desintegration, Reduzierung von Brüchen, kann auch erfahren werden, wenn medizinische Befunde sich nicht bessern.[339] Das ist das Recht jenes weiten Heilungsbegriffs, von dem theologisch in Bezug auf Salbungsgottesdienste gesprochen wird.[340]

Zum anderen richtet sich der genannte eschatologische Vorbehalt gegen eine Verallgemeinerung der eigenen Hoffnung: Was die eine als Krankheit erfährt und zu überwinden hofft, kann für den anderen wesentlicher Bestandteil seines Lebens sein.[341] Damit treten insbesondere Anerkennung und Heilungshoffnung auseinander.[342] Die Anerkennung eines Individuums als Person hängt nicht davon ab, ob seine Lage mit dem übereinstimmt, was ich für mich selbst hoffe. Die Hoffnung, nach einem Unfall wieder gehen zu können,

---

Sterbens machen solle, bevor es zu spät sei. Als Schlusssatz des Artikels stand da wirklich: ‚Bevor es zu spät ist.‘ Das ist genau dieser Hammer, der in dem System lauert: diese Drohung, man solle auf Erden alles ins Reine bringen, bevor es zu spät ist. […] Ich werde so wütend, wenn ich mir klarmache, was für ein bösartiger Ansatz das ist, der einem jede Freude am Leben nehmen will." (SCHLINGENSIEF 2010, 240f.)

[337] Dabei ist es wichtig, theologisch festzuhalten, dass das Heil nicht nur als Reduzierung konkreter Hoffnung verstanden werden darf. Martin Luther hat mit Recht darauf hingewiesen, dass menschliche Wünsche noch zu kleingeistig sind gegenüber den unendlichen Gaben, die Gott bereit hält (WA 42, 661; vgl. dazu SCHAEDE 2010, 61). Zur Hoffnungskultur gehört auch die Selbsttranszendierung konkreter Hoffnung aufs Größere hin.

[338] „Medicus curat, natura sanat, Deus salvat." (KÖRTNER 2009a, 15.)

[339] Vgl. REIFFENRATH 2016.

[340] Siehe 5.3.

[341] Dazu vgl. BACH 1991; 1994.

[342] Zur Anerkennung siehe Teil 4 dieser Arbeit.

beinhaltet keine Abwertung von Menschen, die auf den Rollstuhl angewiesen sind, noch unterstellt sie, diese müssten für sich dasselbe hoffen. Hoffnung ist kein allgemeines Wert- bzw. Unwerturteil.

(2.) Die Pointe einer eschatologischen Rekonstruktion des Gesundheitsbegriffs liegt also darin, den religiösen Aspekt der Gesundheitshoffnung zu entfalten, ohne Gesundheit zum universalen Heil zu hypostasieren. Die Hoffnung auf Gesundheit richtet sich auf einen Zustand gänzlicher personaler Integration, vollständigen Wohlbefindens, obwohl ein solcher – schon unabhängig von den ggf. eingeschränkten medizinisch-prognostischen Aussichten eines kranken Menschen – nicht realisierbar ist. Eine religiöse Kultur der Hoffnung wird dieses Moment der Totalität der Gesundheitshoffnung aufnehmen und im Kontext einer umfassenderen Heilshoffnung verstehen. Zugleich wird sie dieses umfassendere Heil von jedem konkreten Wunsch unterscheiden können; und sie wird erlauben, sich bestimmte Hoffnungen als Wünsche anzueignen, manches davon handelnd anzustreben, anderes als Begehren wahrzunehmen, es aber gleichzeitig auf Abstand zu halten.[343]

Religiöse Praktiken im Umgang mit Krankheit können von hier aus daraufhin befragt werden, inwieweit sie zu einer solchen Kultur der Hoffnung beitragen oder sich vielleicht sogar als kontraproduktiv erweisen. Die in Kapitel 5.3 diskutierten Krankensalbungen haben m.E. das Potenzial, positiv Hoffnung zu kultivieren. Denn sie erlauben einerseits, Heilungserfahrungen außerhalb der Medizin zu machen, differenzieren also im Vollzug zwischen *cure* und Heilung. Zum anderen erlauben sie, Heilungserfahrungen im kirchlichen Kontext zu machen, inszenieren also die religiöse Valenz von Heilung, den unauflösbaren Zusammenhang von Heilung und Heil. Schließlich wird die Heilungserfahrung selbst zu einem Symbol, sie wird interpretiert und ausgelegt auf ein Heil hin, das anderes und mehr ist als das Erfahrene, das nicht hergestellt, sondern erbeten wird.[344] In diesem Sinne differenziert der Salbungsgottesdienst zwischen Heilung und Heil.

(3.) Im vorliegenden Kapitel wurde keine eigene Eschatologie entfaltet. Vielmehr galt es zu prüfen, welche Erschließungskraft eschatologische Symbole und Lehraussagen des Christentums für den Umgang mit Krankheit haben. Abschließend ist jedoch wiederum zu fragen, inwiefern eine solche Relecture der eschatologischen Tradition Rückwirkungen auf die dogmatische Lehrgestalt der Eschatologie hat bzw. haben sollte. Hier sind insbesondere zu nennen: erstens die konsequente Einbeziehung des Leibes in die Es-

---

[343] Die Aussage, dass „gerade der gesund sein wollende Mensch der Mensch ist, der dem Willen Gottes entspricht" (WEISSENRIEDER/ETZELMÜLLER 2010, 29) ist daher differenzierungsbedürftig.

[344] Vgl. in diesem Zusammenhang die Interpretation der Magie bei Paul Tillich: Magie richtet sich intentional auf die Hervorbringung einer Wirkung, während das Gebet eine Notlage vor Gott bringt, „jedoch mit dem Willen, die göttliche Entscheidung anzunehmen" (TILLICH 1963, 320; vgl. auch 1946).

chatologie als Träger und Gegenstand des Hoffens;[345] zweitens die Entfaltung
der Eschatologie als Phänomenologie der Hoffnung zwischen Erfüllungser-
wartung und Kontrafaktizitätsbewusstsein, Macht- und Ohnmachtserfahrungen, Gegenständlichkeit und Gegenstandstranszendenz; und drittens die fortwährend Auseinandersetzung der Eschatologie mit (und ihre Schärfung an)
gegenwärtigen Pathosbegriffen der Hoffnung, wie sie nicht nur mit „Gesundheit", sondern auch mit „Glück"[346] oder auch mit „Selbstverwirklichung"[347]
vorliegen.

5.5 Die Unendlichkeit der Gesundheit als ethisches Problem

Die eschatologische Struktur des Gesundheitsbegriffs prägt den Umgang mit
Krankheit und ist insofern auch ein Thema der Ethik. Derjenige säkulare Diskurs, in dem die eschatologische Struktur des Gesundheitsbegriffs am deutlichsten entwickelt worden ist, ist der des Transhumanismus. Transhumanismus lässt sich verstehen als konsequentes Programm einer Verwirklichung
von Gesundheit im eschatologischen Sinne. Hier werden auch die Aporien
eines solchen Programms am deutlichsten sichtbar. Transhumanismus steht
im vorliegenden Kontext damit allgemein für eskalative Logiken in verschiedenen Bereichen einer „Gesundheitsmedizin". Präventiv wie kurativ gilt: Der
Hinweis, etwas sei gut für die Gesundheit, betrifft potenziell alle Lebensbereiche und verlangt potenziell unbegrenzte Ressourcen (I.). Mit dem Gesundheitsbegriff enthält das „Gesundheitswesen" also eine beständige Tendenz zur
Selbstüberdehnung und -überlastung. Dagegen werden zuweilen andere Begriffe angeführt, die dieser Tendenz ins Unbegrenzte eine Vorstellung von
„normaler" oder „natürlicher" Endlichkeit entgegensetzen. Diese Begriffe
sind als solche wiederum keineswegs unproblematisch. Am Beispiel des Verhältnisses von Alter und Krankheit bzw. Gesundheit wird die Relation von
Unendlichkeits- und Endlichkeitsbegriffen und -praktiken im Umgang mit
Krankheit untersucht (II.). Abschließend wird das Potenzial einer Kultivierung von Hoffnung im medizinischen Feld diskutiert (III.).

---

[345] Im Anschluss an Tillich, Moltmann und Pannenberg unternimmt das KRISTENSEN
2013. Sie spricht sich dezidiert für eine Einbeziehung des Körpers (*body*) in die Eschatologie aus, wobei sie auf den phänomenologisch beschriebenen Leib im Gegensatz zum objektivierten Körper referiert. Im Umgang mit Kranken und Gesundheit wird gerade dieser
Gegensatz problematisch (siehe insbesondere oben Kapitel 2.3); mithin wird der Leib, auf
den sich Hoffnung bezieht, immer auch als Körper der Medizin vorgestellt. Daher erlaubt
ihr Ansatz keine Rekonstruktion der eschatologischen Charakteristik der Gesundheitshoffnung insgesamt.
[346] Vgl. dazu CLAUSSEN 2005.
[347] Vgl. dazu SCHLETTE 2013.

I. Unendliche Gesundheit: Transhumanismus als Eschatotechnik

(1.) „Transhumanismus" ist ein Sammelbegriff, unter den, zumeist als Selbstbezeichnung, eine pluriforme Vielfalt an philosophischer und literarischer Programmatik sowie an Organisationen und Einzelpersonen gefasst wird. Der gemeinsame Nenner dieser vor allem in den USA in den letzten Jahrzehnten prominent gewordenen Bewegung ist die Überzeugung, dass die *conditio humana*, so wie sie sich derzeit darstellt, nur ein Zwischenstadium eines übergreifenden evolutionären Fortschritts ist, den es von nun an mit wissenschaftlich-technologischen Mitteln voranzutreiben gilt. Das Ziel ist insbesondere die Überwindung von Leiden, Krankheit und Alter sowie die Erweiterung kognitiver und emotionaler Kapazitäten des Menschen.[348] Als Mittel zur Erreichung dieses Ziels werden die konvergierenden Nano-, Bio-, Neuro- und Informationswissenschaften und -technologien in Augenschein genommen.[349] Mit ihrer Hilfe werde der Mensch schließlich in ein „posthumanes" Stadium eintreten, das einigen Transhumanisten zufolge die nicht mehr leibliche Form eines „Uploads" haben wird, das heißt der Übertragung (und anschließenden Optimierung) der individuellen kognitiven Strukturen auf einen Computer.[350]

Transhumanismus ist somit ein auch theologisch hoch interessanter Diskurs über die Optimierung bzw. Perfektionierung des Menschen mit technologischen Mitteln.[351] Er nimmt insbesondere die Vorstellung einer Überwindung von Krankheit in großer Konsequenz auf. Dabei werden eine Vielzahl von Technologien propagiert. Dies reicht von portablen Messsystemen für den Gesundheitszustand (*health trackers*) und einer konsequent nach genetischen Daten und anderen Biomarkern „personalisierten" Medizin über die biotechnologische Produktion von Organen und Geweben sowie den Einsatz von somatischen und keimlinienbasierten Gentherapien bis zur Verwendung künstlicher Intelligenz in Diagnostik und Therapie. Sie werden, so die Verheißung, bei konsequenter Anwendung und Fortentwicklung zu einem immer gesünderen Leben führen.[352] Insofern handelt es sich beim Transhumanismus, so die hier vertretene These, um die konsequenteste Ausformulierung des Gesundheitsbegriffs in seinem eschatologischen Charakter, verstanden als wissenschaftlich-technologisches Programm. In der Wirkungsgeschichte des

---

[348] Hier inszeniert sich der Transhumanismus als Erbe abendländischer Geistesgeschichte, wobei immer wieder der Renaissance-Humanismus, die Aufklärung, und das Denken Friedrich Nietzsches genannt werden (vgl. BOSTROM 2005). Zur Geschichte des Transhumanismus vgl. COENEN 2010; zur Diskussion aus philosophisch-anthropologischer und ethischer Perspektive HEILINGER 2010.

[349] Zu den Converging Technologies vgl. COENEN 2008.

[350] Vgl. Transhumanist FAQ 3.0, o.J.

[351] Vgl. dazu insbesondere die Beiträge in HURLBUT/TIROSH-SAMUELSON 2016. Im Folgenden sind Einsichten aus MOOS 2016b aufgenommen.

[352] Vgl. etwa MESKO 2015.

Christentums – insbesondere seiner evangelikalen Ausprägung – stehend,[353] nimmt er dabei mehr oder weniger explizit eschatologische Motive auf, um dieses Programm zu entfalten. Im Folgenden geht es nicht um die differenzierte Analyse des sozialen Phänomens des Transhumanismus in seiner Vielfältigkeit, sondern um das Studium des eschatologischen Gesundheitsbegriffs anhand dieser eskalativen Form.[354] Das Interesse am eskalativen Gesundheitsprogramm des Transhumanismus ist im vorliegenden Kontext nicht das, ihm schlicht den Vorwurf eines biomedizinisch-technologischen „Machbarkeitswahns"[355] entgegenzubringen. Vielmehr soll der Transhumanismus verstanden werden als Seismograph für die innere Unbegrenztheit der Vorstellung von Gesundheit; der Aufweis von Aporien des Transhumanismus ist hier nur insofern von Bedeutung, als damit zugleich Aporien der Vorstellung von Gesundheit als eines zu erreichenden Zustandes benannt werden können.

(2.) Es lässt sich zeigen, dass der Transhumanismus die drei im Kapitel zur Phänomenologie der Hoffnung[356] dargestellten Strategien christlicher Eschatologie aufnimmt und adaptiert. Das gilt erstens für das Moment der Utopie:

Posthuman beings would no longer suffer from disease, aging, and inevitable death. [...] Posthumans would also have much greater cognitive capabilities, and more refined emotions (more joy, less anger, or whatever changes each individual prefers).[357]

Eine solche utopische Schilderung, insbesondere zur Überwindung von Krankheit, Alter und Tod steht in Spannung zur Selbstaussage, keinen utopischen Zustand zu formulieren, sondern vielmehr für die Notwendigkeit kontinuierlichen Fortschritts zu plädieren.[358] Der Grund für letzteres liegt in der Einsicht, dass jeder formulierte Zustand endlich wäre und insofern als überwindbar gedacht werden müsste. Nur die Idee kontinuierlichen Fortschritts und Wachstums sei geeignet, dem Leben eine nicht-relative Bedeutung zu geben.[359] Nichtsdestotrotz spielt die utopische Vorstellung einer Welt ohne Leiden, Krankheit und Tod eine wichtige Rolle in transhumanistischen Programmtexten. Wer sich hier an Offb 21,4 erinnert fühlt, dürfte richtig liegen.

Zweitens wird auch die Strategie apokalyptischer Reflexion der Vermittlung von Ideal und Wirklichkeit vom Transhumanismus adaptiert. Wie kann

---

[353] Vgl COLE-TURNER 2012.
[354] Als Quellen werden im Folgenden solche Schriften herangezogen, die – ob konsensfähig oder nicht – Repräsentativität für den Transhumanismus reklamieren. Dabei stütze ich mich insbesondere auf Texte von Max More (1996; 2013) und Nick BOSTROM (2003; Transhumanist FAQ 3.0, o.J.). Zur Bedeutung Bostroms für den Transhumanismus vgl. MÜNCH 2012, 287; SORGNER 2016, 142; 145–147.
[355] Dazu siehe oben, 5.3, I.
[356] Siehe oben, 5.4, III.
[357] MORE 2013, 4.
[358] Vgl. MORE 2013; BOSTROM 2003.
[359] Vgl. MORE 1996.

die genannte Utopie einer Wirklichkeit ohne Krankheit in der Fortsetzung der Gegenwart gedacht werden? Der technologische Fortschritt in den konvergierenden Technologien ist beachtlich, entwickelt sich aber angesichts dieses Zieles langsam. Dies zumal, als eine eschatische Dringlichkeit empfunden wird angesichts des Umstandes, dass etwa 150.000 Menschen pro Tag sterben, also Leben unnütz verlorengehen.[360] Mit einer evolutionären Entwicklung will man sich nicht zufrieden geben. Auch hierfür gibt es eine Lösung:

Almost all of those who do think that there will be a singularity believe it will happen in this century, and many think it is likely to happen within several decades.[361]

Die „Singularität" wandelt die evolutionäre in eine revolutionäre Fortschrittsgeschichte. Sie entsteht dadurch, dass der Fortschritt in Kürze nicht mehr nur durch menschliche Intelligenz, sondern auch durch künstliche Intelligenz vorangetrieben werden wird. Diese künstliche Intelligenz wird beginnen, sich selbst zu perfektionieren. Der technologische Fortschritt wird also immer stärker beschleunigen, so lange, bis sein Zeitverlauf eine unendliche (senkrechte) Steigung erhält, also eine Singularität im mathematischen Sinne aufweist. An dieser Singularität kann in beliebig kurzer Zeit ein beliebig großer Fortschrittssprung erfolgen – gleichsam ein säkularer göttlicher Eingriff.[362]

Die Analogie zwischen Transhumanismus und Apokalyptik lässt sich noch weiter ausziehen. Zu jeder Apokalypse gehören Gegner, die der Entwicklung entgegenstehen.[363] Ein Hauptgegner des Transhumanismus ist die Religion:

The urgency of the need to replace religions with other types of meaning-fostering systems is all the more evident when we think of the inherent irrationalism of religion and its entropic retardation of progress.[364]

Religionen sind die Advokaten der Entropie, das heißt des unaufhaltsamen Verfalls im Verlauf der Zeit: der Krankheit, des Alters, des Todes. Dieser entropischen Partei stehen, apokalyptisch gesprochen, die Kinder des Lichts gegenüber: die „ektropisch" orientierten Transhumanisten, die sich dem Verfall gerade entgegenstemmen. In diesem Sinne sieht der dem Transhumanismus nahestehende Soziologe Steve Fuller die politischen Gegensätze zwischen rechts und links überwunden und ersetzt durch den jetzt entscheidenden, quer dazu liegenden Gegensatz von „up-wingers" und „down-wingers", also fortschrittsorientierten und retardierenden Kräften.[365]

---

[360] Vgl. BOSTROM 2003, 31.

[361] Transhumanist FAQ 3.0, o.J.

[362] Als biblische Parallele vgl. etwa 1 Thess 4,15. Zur Debatte um die Singularität vgl. VINGE 1993; KURZWEIL 2005 sowie kritisch BRINGSJORD/BRINGSJORD/BELLO 2013.

[363] Vgl. etwa 2 Joh 7.

[364] MORE 1996.

[365] Vgl. FULLER 2013. Zu diesem sozialen Dualismus kommen weitere apokalyptische Dualismen: ein moralischer Dualismus gebotener und verbotener Handlungen sowie ein

Die dritte oben dargestellte eschatologische Strategie besteht in der Öffnung eines ambivalenten Raumes der Geschichte in der Reaktion auf das Ausbleiben der Parusie. Erst diese erlaubt es, mit ausstehenden Hoffnungen zu leben und sich auch zum Inhalt des Erhofften angesichts endlicher Existenzbedingungen noch einmal ins Verhältnis zu setzen. Damit geht die Differenzierung zwischen der Hoffnung auf ein endzeitliches, von materialen Bestimmungen unabhängig gesetztes Heil einerseits und dem für diese Welt Wünschbaren und als Handlungsziel Tauglichen andererseits einher. Nun ist die Parusieverzögerung auch für den Transhumanismus ein Problem: Was geschieht, wenn ich sterbe, bevor die Singularität einsetzt und die Technologien der Lebensverlängerung weit genug entwickelt sind? An dieser Stelle verlässt der Transhumanismus jedoch das eschatologische Vorbild einer sich differenzierenden Hoffnungskultur und optiert wiederum für eine technologische Lösung: „Sign up for cryonics."[366] Bei Kryonik handelt es sich um das Einfrieren des eigenen Körpers direkt nach dem Tod in der Hoffnung darauf, dass eine zukünftige Generation, die im Besitz fortgeschrittener Technologie sein wird, die eigenen sterblichen Überreste auftauen und wiederbeleben wird. Damit wird diese dritte Ebene religiöser Rationalität im Umgang mit Hoffnung gerade nicht beerbt. Die naturalistische Eschatologie des Transhumanismus[367] erscheint als halbherzige Säkularisierung christlicher Eschatologie, die den visionären Überschwang des Hoffens aufnimmt, ohne rationale Instrumente zu haben, ihn unter den Bedingungen der Endlichkeit in Schach zu halten.

(3.) Transhumanismus teilt mithin mit der christlichen Eschatologie den Impetus, ein Leben ohne Krankheit und Tod vorstellen zu wollen. Gegen alle Plädoyers, in die Endlichkeit einzustimmen und Krankheit und Tod zu „akzeptieren", beharrt er auf dem Recht, deren Überwindung zu erhoffen bzw. zu wünschen. Mit der Idee der Singularität nimmt er, darin jüdischer bzw. christlicher Apokalyptik verwandt, die Einsicht auf, dass eine Vermittlung dieser Hoffnung mit der gegenwärtigen *conditio humana* nicht denkbar erscheint. So verteidigt er die Hoffnung gegen den Verweis auf Faktizität. Allein den Übergang in die Ambivalenz verweigert er, und damit die Differenzierung der Hoffnung: Was erhofft wird, ist auch zu wünschen, und was zu wünschen ist, soll auch handelnd herbeigeführt werden. Die Utopie wird zum technologisch-politischen Programm.[368]

---

ontologischer Dualismus der Welten zwischen einer schlechten, dreckigen „Wetware"-Welt anfälliger Leiblichkeit und einer guten, sauberen Welt der Uploads (vgl. MOOS 2016b, 169).

[366] Transhumanist FAQ 3.0, o. J.

[367] Vgl. COENEN 2010, 86.

[368] Zur neuzeitlichen Umstellung des Umgangs mit Kontingenzen von der Ursprungslogik des mythisch Gegebenen auf die Handlungslogik des selbst Herzustellenden vgl. auch DALFERTH/STOELLGER 2000, 26.

Damit eignet sich der Transhumanismus dazu, die Rolle einer utopisch-eskalativen Bioethik zu spielen. Inwieweit ist, etwa mit den Mitteln genetischer Modifikation menschlicher Zellen, durch den Einsatz von Nanotechnologie im menschlichen Körper oder durch die Kopplung neuronaler Strukturen mit informationsverarbeitender Elektronik tatsächlich Leid zu lindern und Krankheit zu überwinden? Der programmatische Technologie-Optimismus des Transhumanismus widerspricht dabei Argumenten, die sich auf eine normative Geltung der menschlichen Natur, in die man nicht eingreifen dürfe, stützen.[369] Warum soll man etwas nicht tun, das doch der Gesundheit nützt?

In dieser Hinsicht ist der Transhumanismus nur ein Beispiel für andere Handlungsprogramme, die unter der Flagge der Gesundheit laufen. Zu ihnen gehören Programme der Prävention im Kontext von Public Health,[370] Praktiken des Anti-Ageing[371] oder auch alternativmedizinische Gesundheitsprogramme.[372] Auf rechtlicher Seite ist hier die Diskussion um das Menschenrecht auf Gesundheit zu nennen.[373] Als Institutionalisierungsformen der Hoffnung auf Gesundheit stehen sie angesichts der Unbegrenztheit des Gesundheitsbegriffs in der Gefahr der Totalisierung. An sie sind daher jeweils die ‚eschatologischen‘ Fragen nach der Definition des Zielzustandes, nach der Vermittlung mit der Gegenwart und nach dem Umgang mit Ambivalenzen zu richten. Die Unbegrenztheit des Gesundheitsbegriffs selbst (und die damit korrespondierende Einsicht in die Unrealisierbarkeit von Gesundheit im Vollsinn) ist kein Argument gegen solche Programme. Argumente entstehen erst aus der Analyse der Art und Weise, wie in solchen Programmen utopische Gesundheit und endliche Wirklichkeit aufeinander bezogen werden. Das gilt es nun exemplarisch zu studieren.

II. Endliche Gesundheit: Das Verhältnis von Alter und Krankheit

Am Transhumanismus wurde gezeigt, wie die innere Unbegrenztheit des Gesundheitsbegriffs mit den Bedingungen der Endlichkeit in Konflikt gerät, wenn Gesundheit als Zustand vorgestellt und angestrebt wird. Im Folgenden wird exemplarisch eine solche Kollision diskutiert. Wie wird die Hoffnung auf Gesundheit, der Wunsch nach ihr und der Wille, sie zu verwirklichen, ausgeglichen mit dem Bewusstsein der Endlichkeit menschlichen Lebens, wie es den Diskurs um das Alter eingeschrieben ist? Inwieweit wird das Alter als eine Krankheit verstanden, die überwunden werden sollte, und wo und mit welchen Mitteln wird zwischen Alter und Krankheit unterschieden?

---

[369] Siehe dazu Abschnitt II.
[370] Vgl. affirmativ AGUS 2013, kritisch NAWROTH 2016, kulturwissenschaftlich die Beiträge in LENGWILER/MADARÁSZ 2012.
[371] Siehe dazu Abschnitt II.
[372] Vgl. MOOS 2015, 367ff.
[373] Dazu siehe oben, Anm. 47.

Spätere Lebensphasen sind in aller Regel mit gesundheitlichen Einschränkungen verbunden. Die in dieser Arbeit für die Krankheitserfahrung namhaft
gemachten Desintegrationserfahrungen werden auch im Alter gemacht. Schon
von daher liegt es nahe, Alterserscheinungen schlicht als Krankheiten zu ver-
buchen, ihre Überwindung zu wünschen und sie entsprechend zu behandeln.
Auf der anderen Seite steht der kulturelle Topos einer Abfolge von Lebensphasen, in der das Alter ,natürlicherweise' mit Abbau und Verfall verbunden
ist. Diese mögen hinausgeschoben werden, gelten aber – jenseits der dargestellten transhumanistischen Vision – als unvermeidlich. Am Ende erliegt jeder Mensch einer körperlichen Dysfunktion. Damit liegen zwei potenziell
Hoffnung, Wunsch und Handlung leitende Schemata vor: das der Krankheit
und ihrer Überwindung auf Gesundheit hin und das des unvermeidlichen Alters und Todes. Zwischen diesen Schemata gibt es eine Fülle von Friktionen
und Ausgleichsversuchen. Das gilt für die physiologische Beschreibung von
Alternsprozessen und Alterserkrankungen, für die Medizin, für populäre Altersdiskurse wie auch für die Medizinethik. Diese Friktionen und Ausgleichs-
versuche sollen im Folgenden exemplarisch betrachtet werden, um zu studieren, wie die Unbegrenztheit von „Gesundheit" mit den Endlichkeitsbedingungen menschlichen Lebens verrechnet wird.

Im Zentrum steht dabei die Unterscheidung zwischen dem „natürlichen"
bzw. „normalen" Alter einerseits und dem „pathologischen" Alter andererseits. Sie ist sowohl in der empirischen Wissenschaft (1.) wie auch in der individuellen Lebensführung von Bedeutung. Dabei ist sie deutlichen Verschiebungen ausgesetzt, die sich am Beispiel der Etablierung einer Anti-
Aging-Medizin aufzeigen lassen: Alterserscheinungen werden zunehmend
zum Gegenstand präventiver und therapeutischer Aktivität (2.). Das wird von
medizinethischer Seite aus kritisiert mit dem Argument, das „natürliche" Alter solle nicht als Krankheit verstanden werden. Allerdings gibt es starke
Zweifel an der Stichhaltigkeit solcher Natürlichkeitsargumente (3.). Von hier
aus ist zu fragen, ob der theologische Verweis auf eine „gegebene" Endlichkeit des Lebens, die es hinzunehmen gelte, als religiöse Variante eines Natür-
lichkeitsarguments gelten muss und damit ebensowenig stichhaltig ist. Im
Folgenden wird die These vertreten, dass im religiösen Rekurs auf das Gegebene gerade kein naives Natürlichkeitsargument vorliegt. Vielmehr erweist es
sich als eine fruchtbare Deutungskategorie, mittels derer der Einzelne sich zu
der Zuschreibung von Handlungsnotwendigkeiten und Verantwortungslasten
ins Verhältnis setzen kann (4.).[374]

Als Paradigma dient das alternde Gehirn, da die Unterscheidung zwischen
dessen „natürlichen" Funktionsverlusten und demenziellen Erkrankungen

---

[374] Ich danke den Mitgliedern des DFG-Forschungsnetzwerks „Altern als Selbstverwirklichung", Silke van Dyk, Christian Mulia, Saskia Nagel, Larissa Pfaller, Christoph Rott
und Magnus Schlette, für alle Hinweise und Diskussionen zu den folgenden Thesen.

derzeit virulent ist und intensiv diskutiert wird. Zudem ist die Altersdemenz zum kulturellen Paradigma für Alterserkrankungen schlechthin geworden.[375]

(1.) Das Studium des „kognitiven Alterns", also der altersassoziierten Veränderungen der kognitiven Leistungsfähigkeit und ihrer neuronalen Korrelate, ist ein blühendes Forschungsfeld der jüngeren Zeit. Es ist auffällig, dass einschlägige Studien die Unterscheidung von normalem und pathologischem Alter in Anspruch nehmen, indem sie diese entweder stillschweigend voraussetzen oder explizit zum Thema machen.[376] Obwohl die Schwierigkeit der Unterscheidung immer wieder konzediert wird, scheint diese doch grundlegende Bedeutung für das genannte Forschungsfeld und insbesondere für die Diskussion von Möglichkeiten therapeutischer Intervention zu haben. Beispielhaft wird die Definition dieser Unterscheidung von Helmchen et al. betrachtet. Die Autoren gehen

> von 2 [sic] verschiedenen Veränderungen kognitiver Leistungsfähigkeit aus: einerseits den kognitiven Veränderungen im Alternsverlauf, die bei gesunden alten Menschen im Durchschnitt gefunden werden; anderseits den kognitiven Veränderungen bei einer Demenzkrankheit, die rasch progredient zu einer deutlichen Behinderung des alltäglichen Lebens und schließlich zum Tod führen und die deshalb als pathologisches kognitives Altern bezeichnet werden.[377]

An dieser Definition werden zwei Probleme deutlich. Erstens ist das Verhältnis statistischer und funktionaler Bestimmungen unklar: Die Abgrenzung von „normal" und „pathologisch" wird von der normalen Seite her statistisch, durch Durchschnittsbildung, und von der pathologischen Seite her funktional, durch Alltagstauglichkeit, bestimmt. Dabei enthält auch die funktionale Definition noch einmal ein statistisches Element, insofern sie auf „rasch[e]" Progredienz rekurriert. Wie sich statistische und funktionale Elemente der Definition verhalten, bleibt ungeklärt.[378] Das zweite Problem ist die Zirkularität der Definition: Für die Abgrenzung von „normal" und „pathologisch" wird die Unterscheidung von „gesund" und „krank" bereits vorausgesetzt, wenn das Normale als das bei Gesunden Durchschnittliche definiert wird. Was also normales Altern ist, hängt davon ab, welche Personen als gesunde Alternde definiert werden. Offenbar benötigt die auf statistischer Mittelwertbildung

---

[375] Daher wird an dieser Stelle die Fokussierung der Arbeit auf somatische Erkrankungen insofern durchbrochen, als die Demenz in den Zuständigkeitsbereich der Psychiatrie fällt. Allerdings wird sie dort als hirnorganische Störung bzw. Erkrankung verstanden, sodass wiederum ein somatisches Paradigma vorliegt.

[376] Vgl. nur die Review-Artikel HELMCHEN/REISCHIES 1998, HEDDEN/GABRIELI 2004, BURKE/BARNES 2006, SCHUSTER/ESSIG/SCHRÖDER 2011 und die dort genannte Literatur.

[377] Vgl. HELMCHEN/REISCHIES 1998, 370.

[378] Diese Probleme erweitern sich, wenn innerhalb des normalen Alterns zwischen erfolgreichem und gewöhnlichem Altern unterschieden wird (vgl. SCHUSTER/ESSIG/SCHRÖDER 2011, 268). Hier wird das Konzept der Normalität auf ungeklärte Weise verdoppelt (vgl. auch a.a.O., 266).

fußende Definition des normalen Alterns bereits ein lebensweltliches Vorverständnis davon, welche alten Menschen als gesund oder als krank zu bezeichnen sind.[379]

Instruktiv sind hingegen drei bzw. vier verschiedene Hypothesen, die Helmchen et al. für die Bestimmung des Verhältnisses von normalem und pathologischem (hier: demenziellem) Altern angeben.[380] Die *Kontinuitätshypothese* geht davon aus, dass Altersdemenz Teil eines Kontinuums unterschiedlich ausgeprägter „normaler" Alterungsprozesse ist. Pathologisches Altern wäre dann „exzessives" Altern;[381] die Unterscheidung vom normalen Altern verdankte sich der willkürlichen Setzung eines Schwellenwertes, aber keiner prinzipiellen Differenz. Im Gegensatz sieht die *Spezifitätshypothese* demenzielle Prozesse als vom Alter prinzipiell unabhängig, indem sich diese entweder so langsam entfalten, dass sie gleichsam zufällig in derselben Zeit wie normale Alterserscheinungen auftreten (Spezifitätshypothese 1), oder indem sie gänzlich von der chronologischen Zeit unabhängig sind und in jeder Lebensphase auftreten können (Spezifitätshypothese 2). Die *Kombinationshypothese* schließlich verbindet die genannten Hypothesen und macht *spezifische* Faktoren namhaft, die *normale* Alternsprozesse pathogen werden lassen.

Alternsprozesse sind also von demenziellen Prozessen entweder quantitativ oder qualitativ (oder in einer Mischform aus beiden) unterschieden. Dabei handelt es sich bei diesen Prozessen Helmchen et al. zufolge um „Konstrukte", die nicht direkt beobachtbar sind, für die aber „Indikatoren" kognitivfunktionaler wie auch neurophysiologischer Art angegeben werden können.[382] Hierzu gehören etwa die kognitive Leistungsfähigkeit (bzw. die Geschwindigkeit ihres Abbaus) oder die synaptische Vernetzung (bzw. die Geschwindigkeit ihrer Verminderung). Empirische Beobachtungen zur Verteilung der Werte solcher Indikatoren in der Bevölkerung können dann die eine oder andere Hypothese stützen. Für die Diagnose von Altersdemenz ist es von großem Belang, ob diese etwa an dem Niveau der kognitiven Leistungsfähigkeit oder an der Geschwindigkeit ihrer Verminderung festgemacht wird; jeweils zeigen die Autoren konzeptionelle und messtechnische Probleme auf.

Mit der rasanten Zunahme neurophysiologischen Wissens werden auch die Versuche, normales und pathologisches Altern auf hirnorganischer Ebene zu unterscheiden, differenzierter. Die Vorstellung, Altern sei mit einem signifikanten Zellverlust oder dramatischen Änderungen in der neuronalen Morpho-

---

[379] Auf ein solches Verständnis wird an anderer Stelle explizit rekurriert (HELMCHEN/REISCHIES 1998, 369). Darüber hinaus beinhaltet natürlich auch das Kriterium der Alltagstauglichkeit ein lebensweltliches (und damit soziokulturell kontingentes) Verständnis von Leben im Alter.

[380] Präziser geben HELMCHEN/REISCHIES 1998 zwei verschiedene Dreierschemata an (vgl. a.a.O., 369f.; 374f.), die hier zu einem Viererschema verbunden sind.

[381] A.a.O., 370.

[382] Ebd.

logie verbunden, stellt sich als „Mythos" heraus.[383] Vielmehr sind Hirnregionen, Zelltypen und einzelne Stoffwechselprozesse zu betrachten. Doch auch auf dieser Ebene wiederholen sich die genannten Probleme der Abgrenzung von „Alter" und „Krankheit" entsprechend.[384] Ein jüngerer Beitrag schließt mit dem Befund:

Der physiologische Alterungsprozess führt im Gehirn zu morphologischen, funktionellen und metabolischen Veränderungen, die u. U. schwer von pathologischen Befunden als Ausdruck einer neurodegenerativen Erkrankung unterschieden werden können.[385]

Um besser zu klären, inwieweit das genannte Abgrenzungsproblem lediglich empirischer Natur ist und inwieweit es prinzipiellen Charakter hat, lohnt sich eine Erinnerung an die bereits dargestellte krankheitstheoretische Debatte.[386] Hier sind es vor allem die naturalistischen Krankheitstheorien, die beanspruchen, die Unterscheidung von Alter und Krankheit wissenschaftlich objektivieren zu können. Christopher Boorse hatte in seinem biostatistischen Ansatz Krankheit als Zurückbleiben hinter der „normalen Funktionsfähigkeit"[387] eines Organismus gefasst. Der Organismus, der in irgendeiner Hinsicht deutlich schlechter funktioniert als der statistische Durchschnitt der Mitglieder seiner Referenzklasse, ist krank. Eine Referenzklasse ist durch ein gemeinsames typisches „Funktionsdesign"[388] ausgezeichnet. Innerhalb einer Spezies unterscheiden sich dabei nicht nur die Geschlechter, sondern auch verschiedene Altersgruppen in ihren typischen Funktionsdesign; so gehören ab einem gewissen Alter das Knochenwachstum oder der Eisprung nicht mehr zur typischen Funktionalität. Das normale, gesunde Funktionieren eines Organismus wird also relativ zur jeweiligen Altersgruppe bestimmt. Gesundheit in der Jugend heißt etwas anderes als Gesundheit im Alter. Plausibilisiert durch den Verweis auf die Änderung organischer Funktionen im Verlauf des Lebens erhält der Krankheitsbegriff einen lebensphasenspezifischen Zeitindex. So wird das Altern *qua Definition* als normaler Prozess gesetzt, bevor überhaupt die statistische Bestimmung normaler Funktionalität und krankhafter Abweichung beginnt. Es ist also eine normative Setzung, die es erlaubt, im biostatistischen Modell zwischen Alter und Krankheit zu unterscheiden: Die Menopause und eine leichte Verminderung kognitiver Leistungen im Alter sind keine Krankheiten, weil sie für die betreffende Altersgruppe üblich sind.

Der Evolutionsbiologe Randolph Nesse naturalisiert auch diese normative Setzung, indem er unabhängig von der Altersphase diejenigen körperlichen Mechanismen als pathologisch bezeichnet, die der genetischen Gesamtfitness,

---

[383] Vgl. BURKE/BARNES 2006, 31.
[384] Vgl. HEDDEN/GABRIELI 2004, BURKE/BARNES 2006.
[385] SCHUSTER/ESSIG/SCHRÖDER 2011, 271.
[386] Siehe dazu Kapitel 3.2.
[387] BOORSE 1977, 76.
[388] A.a.O., 88.

also der Reproduktion der eigenen Gene, abträglich sind.[389] Alternsprozesse, die aus einer genetischen Ausstattung resultieren, die sich insgesamt als fitnesssteigernd auswirkt (indem diese etwa die Reproduktivität in einer früheren Lebensphase steigert), sind also nicht pathologisch. Krankhaft sind nur solche Alternsprozesse, die sich in toto als fitnessmindernd auswirken, etwa wenn eine Altersdemenz die Fähigkeit verschlechtert, die eigenen Enkel zu fördern, und die genetische Gesamtfitness senkt. Doch auch diese Fassung des Problems umgeht nur scheinbar eine normative Setzung. Mit Georges Canguilhem ist darauf hinzuweisen, dass eine konsequent naturalistische Beschreibung von Körperprozessen prinzipiell keine Unterscheidung des Normalen und des Pathologischen zu liefern in der Lage ist.[390] Die in den neurowissenschaftlichen Beiträgen festgestellte Schwierigkeit, das normale und das krankhafte Altern voneinander abzugrenzen, resultiert nicht daraus, dass die betreffenden Körperprozesse noch nicht hinreichend erforscht sind, sondern daraus, dass eine empirische Detailforschung grundsätzlich nur Naturprozesse sieht, für deren Unterteilung in normal und pathologisch sie einen normativen (lebensweltlichen, kulturellen oder in eine Theorie der Biologie eingegangenen) Input benötigt.

(2.) Die Unterscheidung von normalem und pathologischem Alter ist jedoch nicht nur in semantischer, sondern auch in pragmatischer Hinsicht von Bedeutung. Wie verhält sich die semantische Differenz zu der Frage, welche Alternsprozesse handelnd beeinflusst werden können bzw. sollen – etwa durch therapeutische Intervention oder durch Änderung des Lebensstils? Wie also verhält sich das Reich des Pathologischen zum Reich des Vermeidlichen und zum Reich des zu Vermeidenden? Schon in den oben genannten neurowissenschaftlichen Beiträgen fällt die Grenze zwischen dem zu Therapierenden und dem nicht zu Therapierenden zuweilen,[391] aber nicht durchweg mit der Grenze zwischen „normal" und „pathologisch" zusammen. Einige Beiträge suchen explizit nach Therapien für die Abnahme der kognitiven Leistungsfähigkeit im Kontext des „normalen" Alterns.[392] In diesem Fall erhält die Unterscheidung zwischen normalem und pathologischem Altern eine differenzialdiagnostische Bedeutung, indem verschiedene Alternsprozesse ätiologisch unterschieden werden.

Für die Frage der Beeinflussung von Prozessen kognitiven Alterns ist insbesondere das Konzept der neuronalen Plastizität von Bedeutung. Dabei handelt es sich um „die Fähigkeit des Gehirns, auf innere und äußere Reize flexibel zu reagieren und sich in Funktion und Struktur anzupassen".[393] Das Kon-

---

[389] Siehe dazu 3.2., III.
[390] Siehe CANGUILHEM 1974 und dazu 3.2., III. (1.).
[391] Vgl. SCHUSTER/ESSIG/SCHRÖDER 2011, 266.
[392] Vgl. HEDDEN/GABRIELI 2004, 89f.; BURKE/BARNES 2006, 38.
[393] Vgl. NAGEL 2015, 2.

zept der Plastizität ist vielschichtig und bezieht sich auf verschiedenste Ebenen und Komplexitätsniveaus neuronaler Strukturen und Prozesse. In pragmatischer Hinsicht stützt die neurowissenschaftliche Plastizitätsforschung den präventiven wie therapeutischen Optimismus, dass auch das erwachsene Gehirn etwa durch Übungen und Trainings vorteilhaft beeinflusst werden kann – sei es in der Neurorehabilitation nach einer Schädigung des Gehirns, sei es in der Prophylaxe demenzieller Prozesse.[394]

Die grundlegende Botschaft, dass Prozesse kognitiven Alterns aufgrund der neuronalen Plastizität günstig beeinflusst werden können, hat insbesondere in der *Anti-Aging-Medizin* institutionelle Gestalt gewonnen. Bei dieser handelt es sich um ein Bündel unterschiedlichster Versuche, Mechanismen des Alterungsprozesses zu analysieren und dieses Wissen in Therapieoptionen umzusetzen.[395] Ansatzpunkte sind vor allem Ernährung, körperliche Betätigung, Lebensstil sowie die Verabreichung von Medikamenten. Es ist verschiedentlich beobachtet worden, dass die Unterscheidung von Alter und Krankheit in diesem Kontext in Bewegung geraten ist.

Der Medizinethiker Tobias Eichinger unterscheidet drei Strategien, die angewandt werden, um Anti-Aging als Medizin zu legitimieren, und die sich jeweils auf die Unterscheidung von Alter und Krankheit beziehen.[396] In der Strategie der „Medikalisierung" wird Anti-Aging-Medizin als Therapie altersbedingter Einschränkungen konzipiert, ohne dass diese als Krankheiten ausgewiesen werden. Die Unterscheidung von Alter und Krankheit bleibt dabei material unverändert, definiert aber nicht mehr den Zuständigkeitsbereich der Medizin. Diese umfasst nun auch die „Erfüllung individueller Wünsche ohne medizinische Indikation".[397] Komplementär dazu verschiebt die Strategie der „Pathologisierung" die Unterscheidung von Alter und Krankheit so, dass das Alter selbst als Krankheit begriffen und so die Zuständigkeit der Medizin für Alterserscheinungen begründet wird. Eine Abwandlung dieser eher für die US-amerikanische Debatte einschlägigen Strategie findet Eichinger im deutschsprachigen Bereich in der Rede vom „gesunden Altern",[398] insofern sich diese an einem Ideal jugendlicher körperlicher Leistungsfähigkeit orientiert. Die Strategie der „Probabilisierung"[399] orientiert sich hingegen an den im Alter erhöhten Eintrittswahrscheinlichkeiten für Krankheiten und weist der Medizin vor allem die Aufgabe der Krankheitsprävention zu. Das Alter erscheint in dieser Strategie nicht selbst als Krankheit, aber als wesentlicher Risikofaktor für altersassoziierte Krankheiten.

---

[394] Vgl. a.a.O., 3f.
[395] Vgl. KLEINE-GUNK 2007, A2054.
[396] Vgl. EICHINGER 2012, 313–321.
[397] A.a.O., 315.
[398] A.a.O., 318.
[399] A.a.O., 320.

In ihrer Untersuchung des Altersdiskurses im Umfeld der Fachgesellschaft *German Society of Anti-Aging Medicine e.V.* präzisiert die Soziologin Mone Spindler diesen Befund. Sie findet keine Pathologisierung, sondern eine konsequente „Medikalisierung gesundheitlicher Alterungsrisiken":[400] Bestimmten Alterserscheinungen wird nicht selbst ein Krankheitswert beigelegt; sie werden vielmehr als „Vorboten kranken Alterns", als Indikatoren erhöhter Krankheitsrisiken, begriffen. So eröffnet sich für die Medizin „ein ‚neuer Diagnoseraum‘ zwischen gesund und krank".[401] Die von Eichinger benannte „Probabilisierung" zeigt sich damit selbst als eine Facette der „Medikalisierung", also der Ausdehnung der medizinischen Zuständigkeit auf bisher nicht als pathologisch bestimmte Phänomene. Die Anti-Aging-Medizin präsentiert sich konsequent als Präventionsmedizin für den zwischen gesundem und krankem Altern eröffneten Bereich des *potenziell kranken Alterns*.

Die solcherart modifizierte Unterscheidung von Alter und Krankheit ist in pragmatischer Hinsicht nicht nur deswegen interessant, weil sie die Zuständigkeit medizinischer Experten erweitert. Vielmehr dient sie, wie Spindler ausführt, auch und vor allem der Zuweisung individueller Verantwortung für den eigenen, das Risiko von Krankheiten erhöhenden oder mindernden Lebensstil. Krankes Altern wird weniger durch direkte medizinische Intervention vermieden als durch „biomedizinisch optimierte Techniken der Selbstführung".[402] Nicht die aktuale, aber die drohende Krankheit begründet die Forderung, dass alternde Menschen, angeleitet durch biomedizinische Experten, als potenzielle Patienten ihre Lebensführung an ihr orientieren. Anti-Aging-Medizin präsentiert sich damit weniger als wunscherfüllende (Eichinger) denn als „‚*verantwortungsgenerierende*[]‘ *Medizin*".[403]

Die von Spindler beobachtete Bedeutungsverschiebung lässt sich einordnen in den größeren Kontext der Präventionsdebatte des 20. und beginnenden 21. Jahrhunderts, in der sich genau diese Objektivierung, individuelle Zuschreibung und verantwortungsmäßige Zurechnung von Krankheitsrisiken zeigt.[404] Die Etablierung der Anti-Aging-Medizin bedeutet (für den deutschen Kontext) eine konsequente Einreihung des Alters in den Präventionsdiskurs. Indem dieser das bloße Risiko zum medizinischen Befund machte, der experten- wie patientenseitig zum Handeln auffordert, stellte er die Mittel bereit, zahlreiche Alterserscheinungen zur Sache der Medizin zu machen: Es genügt, das Alter als Krankheitsrisiko auszuzeichnen und dann die Hoffnung zu wecken, dass sich dieses Risiko durch geeignete Maßnahmen mindern lässt.[405]

---

[400] SPINDLER 2014, 383 (im Original kursiv).

[401] Ebd.

[402] A.a.O., 384 (im Original kursiv).

[403] A.a.O., 394 . Vgl. auch ARMSTRONG 1995 zur „surveillance medicine".

[404] Dazu vgl. insbesondere LENGWILER/MADARÁSZ 2012 sowie oben I.

[405] Dies gipfelt in der Vorstellung eines gesunden Todes (vgl. RENTSCH 2012, 31; VINCENT 2006).

(3.) So zeigt sich im gegenwärtigen Altersdiskurs eine Prävalenz der Aktivität, der Handlungsaufforderung und Zuschreibung der Verantwortung für die eigene Leistungsfähigkeit.[406] Nicht präventionsorientierte Lebensstile sehen sich mit einem erhöhten Legitimationsbedarf konfrontiert. Daraus erwächst eine medizinethische Frage: Lässt sich diese moralische Legitimationslast mit dem Hinweis darauf erleichtern, dass es ein „natürliches" Alter gibt, das nicht als Krankheit verstanden und entsprechend auch nicht medizinischer Aktivität überantwortet werden sollte?

Der Medizinethiker Tobias Eichinger nimmt einen grundsätzlich kritischen Standpunkt gegenüber der von ihm diagnostizierten Medikalisierung, Pathologisierung und Probabilisierung des Alters ein. Der Ausgangspunkt ist die Beobachtung, dass Gesundheit im Alter an jugendspezifischer Funktionsfähigkeit gemessen werde. Dies sei zu kritisieren:

> Indem die hieraus folgende Pathologisierungsfigur den Alterungsprozess als natürlichen Teil des Lebensverlaufs eines biologischen Organismus bestreitet, muss nicht nur eine zweifelhafte Negierung der Naturhaftigkeit des Menschen durch Anti-Aging befürchtet werden, sondern auch die Bekräftigung eines prekären Verhältnisses zu seiner prinzipiellen Verletzlichkeit und Sterblichkeit.[407]

Die Anti-Aging-Medizin negiert mithin, so das Argument, die Natur des Menschen, zu der auch das Alter und seine Beschwernisse als „natürlicher[r] Teil" des Lebens gehören. Unter „Naturhaftigkeit" ist hier offenbar zunächst die biologische Verfasstheit des Menschen verstanden. Dass mit ihr Verletzlichkeit und Sterblichkeit einhergehen, wird gleichwohl nicht als biologisch-empirische Erkenntnis verhandelt, sondern erhält ‚prinzipiellen' Status und als solches auch einen normativen Anspruch: So gelte es gerade, gegen den „blinden Erhaltungs- und Wiederherstellungsreflex" der Anti-Aging-Medizin das beschwerliche Älterwerden als Teil der eigenen Lebensgeschichte anzuerkennen und keine „einseitige und absolute Abwertung von Kranksein und Krankheit" mitzuvollziehen.[408] Das Alter gehe natürlicherweise mit Einschränkungen und Krankheiten einher, und dagegen *können* und *sollen* wir uns nicht grundsätzlich auflehnen. Ein empirisch-normativer Begriff der menschlichen Natur und des natürlichen Alterns wird ins Feld geführt, um die festgestellten Bedeutungsverschiebungen und Verantwortungsverlagerungen im Zuge der Anti-Aging-Medizin zurückweisen zu können.[409]

Mit scharfer Feder kritisiert der Philosoph Dieter Birnbacher solche Natürlichkeitsargumente, wie sie in der Bio- und Medizinethik an verschiedenen Stellen gegen Eingriffe des Menschen in seine Naturkontingenz vorgebracht

---

[406] Vgl. EICHINGER 2012; GILLEARD/HIGGS 2011; VAN DYK 2016.

[407] EICHINGER 2012, 321f.

[408] A.a.O., 323.

[409] Ähnlich heißt es bei VINCENT 2006, 694: „Only by re-naturalizing the idea of a ‚healthy death' can we reconstruct a positive old age."

werden.[410] Birnbacher strukturiert die Debatte durch einen Antagonismus der Aufklärungszeit: Ihm zufolge steht das aufklärerische Streben nach Selbstvervollkommnung des Menschen, in dem das natürlich Gegebene als Herausforderung zur Gestaltung begriffen wird, einem biokonservativ ausgerichteten Christentum gegenüber,[411] das insbesondere Naturvorgänge an den Grenzen des Lebens als Resultat göttlichen Ratschlusses versteht. In der Tradition des Letzteren sieht Birnbacher die gegenwärtigen (säkularen) Argumente, der Mensch dürfe nicht in seine Naturkontingenz eingreifen, die er samt und sonders nicht für überzeugend hält. Die Unterscheidung des Künstlichen vom Natürlichen sei für das Kulturwesen Mensch ohnehin nicht prinzipiell, sondern nur mit Blick auf kulturell geltende, gegenstandsspezifische *„Normalitätsbedingungen"*[412] zu ziehen, die übliche von unüblichen Eingriffen in den eigenen oder fremden Zustand abgrenzen. Ähnlich sei die Grenze von Krankheit und Alter kulturell kontingent:

> Altersschwäche ist nach üblichem Verständnis keine Krankheit, sondern ein ‚normales' biologisches Phänomen, aber diese Zuordnung ist nur so lange eindeutig, als sie mit medizinischen Mitteln nicht behoben oder kompensiert werden kann. Sobald medizinische Mittel verfügbar werden, nimmt auch der Druck zu, sie als Krankheiten zu klassifizieren.[413]

Theoretische Krankheitskriterien helfen hier wenig, seien sie doch „mit erheblichen Vagheiten belastet und in hohem Maße interpretierbar".[414]

Birnbacher erkennt durchaus Argumente gegen nichtmedizinische Eingriffe in die menschliche Natur an: Zu beachten sind die Prinzipien des Verbots der Fremdschädigung, der Achtung der Selbstbestimmung wie auch der Gerechtigkeit; und ebenso gibt es gute Argumente individueller oder gesellschaftlicher Klugheit, nicht sämtliche Mittel der Selbstverbesserung und Selbststeigerung anzuwenden. Insbesondere kann die Inanspruchnahme von Strategien der Selbstverbesserung problematische soziale Erwartungen stabilisieren. Birnbacher nennt hier die chirurgische Korrektur von „jüdisch" aussehenden Nasen in den USA im 19. und 20. Jahrhundert und die Verbreitung von leistungssteigernden Mitteln und ästhetischer Chirurgie bei Jugendlichen in westlichen, hochkompetitiven Gesellschaften der Gegenwart. Ob auch die Anti-Aging-Medizin zu einer solchen „Erfüllung und Bekräftigung einer Norm […], ohne die die Gesellschaft insgesamt besser dastünde",[415] zählt,

---

[410] Vgl. BIRNBACHER 2006, insbesondere 99–137.

[411] BIRNBACHER betont selbst, dass dies keineswegs die einzige mögliche Auslegung christlich-theologischer Tradition ist (vgl. 2006, 100f.).

[412] A.a.O., 103.

[413] A.a.O., 108.

[414] Ebd. Der Krankheitsbegriff kann allenfalls zur Abgrenzung der Schwelle zwischen dem bloß Störenden und dem Schwerwiegenden, und damit zur Bestimmung des Umfangs gesellschaftlicher Solidaritätspflichten, herangezogen werden (vgl. 121).

[415] A.a.O., 115.

wäre zu diskutieren. Keines dieser Argumente braucht aber den Rekurs auf eine unantastbare Natürlichkeit; und umgekehrt können reine Natürlichkeitsargumente, die nicht als „‚Ersatzformeln' für Argumente der individuellen Klugheit oder der sozialen Nützlichkeit"[416] verstanden werden können, nicht überzeugen. Denn aus dem Umstand, dass es sich bei der eigenen körperlichen Verfasstheit um ein biologisches Erbe, ein Gegebenes, nicht selbst Geschaffenes handelt, folgt nicht, dass diese als solche erhalten bleiben müsste, noch auch nur, dass sie nur in Richtung auf „Normalität"[417] hin verändert werden dürfte. Weder biologische Faktizität noch kulturelle Normalität implizieren per se einen Anspruch auf Bestandserhaltung. Als moralische Kategorie ist das natürliche oder normale Altern mithin ebenso unhaltbar wie als naturwissenschaftliche. Allenfalls als „respektables persönliches Ideal" lässt Birnbacher Natürlichkeit gelten. Es verdiene Respekt, wenn jemand etwa sein Alter mit Würde trägt:

‚Würde' bedeutet in diesem Zusammenhang ein Akzeptieren des Gegebenen in philosophischer Gelassenheit, eine gelungene Aussöhnung mit dem Kontingenten, eine Hinnahme des Schicksalhaften – nicht aus Schwäche, sondern aus Stärke. Sie als bewundernswert anzuerkennen, bedeutet jedoch nicht, diejenigen mit einem moralischen Tadel zu belegen, die mit künstlichen Mitteln eine Naturkontingenz abwenden oder umlenken, bevor sie ihnen zum Verhängnis wird.[418]

Der Rekurs auf das Natürliche, der ethisch keinen Bestand hat, ist damit rehabilitiert als transmoralische Kategorie individueller Lebensdeutung. Die Hinnahme des Gegebenen darf weder moralisch noch rechtlich eingefordert werden,[419] insbesondere dann nicht, wenn medizinisch-technische Mittel gefunden sind, durch die das Gegebene vom Unabänderlichen zum möglicherweise Vermeidlichen geworden ist.

So bleibt ein zwiespältiger Befund: Ein versöhntes Endlichkeitsbewusstsein, das das Gegebene hinnimmt, wird als durchaus wünschenswerte Haltung beschrieben. Insofern diese Haltung sich selbst aber als ein Sich-Fügen in das Normale oder Natürliche auslegt, verfällt sie dem Naivitätsverdikt. Es bleibt allein charakterliche „Stärke" als Stütze dieser Haltung. Hier ist zu fragen, ob die Kategorie „gegebenen" Alterns, verstanden als Ausdruck einer endlichkeitsbewussten Haltung, nicht doch einer nicht-naiven Explikation fähig ist.

(4.) Im Folgenden wird behauptet, dass dem so ist, und zwar sowohl in theologischer wie auch in säkularer Hinsicht. In der Theologie hat das Thema „Alter" in den vergangenen Jahren einige Aufmerksamkeit erfahren.[420] Dabei

---

[416] A.a.O., 136.

[417] A.a.O., 129.

[418] A.a.O., 131.

[419] Vgl. dazu a.a.O., 136.

[420] Vgl. etwa KUMLEHN/Kubik 2012; KUMLEHN/KLIE 2009; RIEGER 2008; Evangelische Kirche in Deutschland 2009.

sind jüngst auch Themen der Prädiktion und Prävention in den Blick gekommen.[421] Im Folgenden werden exemplarisch Figuren des Umgangs mit Endlichkeit, wie sie in theologischen Entwürfen zum Thema des Alters entfaltet werden, rekonstruiert.[422]

Einen Schwerpunkt auf „die Fähigkeiten und Potenziale des Alters", „die Chancen" und „Stärken des Alters", „die Möglichkeit, aktiv zu bleiben, Erfüllung zu finden, späte Freiheit zu verwirklichen", legt die 2009 veröffentlichte Orientierungshilfe des Rates der EKD *Im Alter neu werden können*.[423] Verfasst im Gestus der Selbstkorrektur an einem einseitig an Endlichkeit orientierten theologischen Altersbild[424] und einer entsprechenden kirchlichen Praxis[425] wird hier versucht, ein differenziertes Bild des Alterns zwischen Potenzialen und Begrenzungen zu zeichnen. Beide Pole werden schöpfungstheologisch grundiert: Es ist die schöpferische Aktivität Gottes, die sich mit den „Eigenaktivitäten des Geschöpfes" verbindet und dem Menschen in der Angewiesenheit seines geschöpflichen Daseins „begrenzte Autonomie" und „relative Möglichkeiten" eröffnet. Für den Glaubenden wird daraus eine an kein Lebensalter gebundene „Möglichkeit des Neuanfangs" in Christus und die „Kraft, Neues zu beginnen".[426]

Beiläufig wird von einem „normalen Alternsprozess" gesprochen, ohne dass dies jedoch eine argumentative Funktion hätte; im Gegenteil wird darauf hingewiesen, dass auch Demenzkranke noch „Kompetenzen" haben, und „eine zum Tode führende Krankheit ein erfülltes Leben nicht ausschließt".[427] Hinter der Duplizität von Möglichkeiten und Grenzen in jeder Lebenslage verblasst die Unterscheidung von Alter und Krankheit nahezu gänzlich. Das Alter erscheint damit in einem Nebeneinander von Gestaltung und Abhängigkeit, auch des Abbaus und der Verluste.[428] Wie sich aber Gestaltung und Abhängigkeit angesichts von Erfahrungen des Abbaus zueinander verhalten, wird allenfalls angedeutet. Zuweilen scheint es allein um Gestaltung innerhalb abnehmender Freiheitsräume, also um die Hinnahme stärker werdender

---

[421] Vgl. KUMLEHN/KLIE 2009.

[422] Figuren der Gegebenheit sind insofern gefährlich, als sie Gestaltungsverzicht legitimieren oder sogar einfordern. In diesem Sinne gibt es eine unrühmliche Geschichte evangelischer Theologie mit Figuren der Gegebenheit. In der Theologie der Schöpfungsordnungen wurden spezifische Erscheinungen biologischen und sozialen Lebens wie die Familie, das Volk oder die Rasse als gottgegeben und damit als unantastbar ausgezeichnet (vgl. WENZ 2003). Demgegenüber ist mit Paul Tillichs *Systematischer Theologie* von einer grundlegenden Zweideutigkeit aller Lebenserscheinungen auszugehen (siehe 5.4, I.).

[423] Evangelische Kirche in Deutschland 2009, 9; 11; 52; 11.

[424] Vgl. a.a.O., 27; 31; 74f.

[425] Vgl. a.a.O., 16; 28; 75ff.

[426] A.a.O., 31; 33; 34; 38; 39.

[427] A.a.O., 49; 50; 45.

[428] Vgl. a.a.O., 20; 28; 39; 90 und öfter.

Abhängigkeiten und enger werdender Grenzen, zu gehen;[429] zuweilen klingt an, dass der Abbau der eigenen Möglichkeitsräume selbst noch einmal gestaltet wird.[430] Hier läge systematisches Potenzial, das nicht weiter entfaltet ist.

In der gerontologischen Ethik Hans-Martin Riegers steht das Verhältnis von Angewiesenheit und Selbstständigkeit, Widerfahrnis und Produktivität, Anerkennen und Gestalten im Zentrum der Überlegungen.[431] Jeweils handelt es sich nicht um Gegensatzpaare, sondern um wechselseitig aufeinander verweisende Elemente der Lebensführung. Ihr Verhältnis ist für jede Lebensphase neu zu bestimmen – insbesondere für das Alter, in dem Verhältnisse der Angewiesenheit, die das menschliche Leben insgesamt bestimmen, hervortreten und sich radikalisieren.[432] Grundsätzlich ist jedes Handeln durch ein Ineinander von Anerkennen und Gestalten charakterisiert. Je nach Situation kann jedoch das eine oder das andere als dominante „Aufgabe" hervortreten:

> Es gehört grundsätzlich zur ethischen Urteilsfähigkeit, kontextsensibel unterscheiden zu können – unterscheiden zu können, wann Anerkennungsaufgaben und wann Gestaltungsaufgaben für das Handeln prioritär sind. Anerkennen und Gestalten stehen in einer Wechselwirkung, sind aber durchaus asymmetrische Vollzüge. Denn es gibt einerseits Widerfahrnisse, die nicht gestaltet, sondern nur anerkannt bzw. im Anerkennen transzendiert werden können (z. B. der Tod). Es gibt andererseits auch ein Gestalten im Umgang mit Ressourcen, in welchem sich das Anerkennen in diesem Gestalten vollzieht. Dieser Form der Anerkennung liegen aber Angewiesenheitsverhältnisse voraus, die ebenfalls anzuerkennende Widerfahrnisse immer schon in sich einschließen.[433]

Der Verweis auf ein Anerkennen, das sich als Modus des Gestaltens vollzieht, ist im vorliegenden Kontext weiterführend. Es gibt extreme Erfahrungen von Widerfahrnissen, die lediglich hingenommen werden können, und denen gegenüber kein Handeln möglich ist, das als Gestaltung verstanden werden könnte.[434] Aber es gibt auch Modi des Gestaltens, in denen sich die Anerkennung von Widerfahrnissen vollzieht. Rieger nennt hier im Anschluss an das Modell der „Gerotranszendenz" bei Lars Tornstam eine altersweisheitliche „Restrukturierung von Lebensbedeutungen",[435] in der Begrenztheit, Angewiesenheit und Kontingenz bewusst präsent gehalten werden.

---

[429] Vgl. a.a.O., 39.

[430] Vgl. a.a.O., 43; 54 sowie 33.

[431] RIEGER 2008. Unter Anerkennung ist hier die Anerkennung eines Sachverhalts, nicht die in Teil 4 verhandelte interpersonale Anerkennung verstanden.

[432] Vgl. a.a.O., 77f.; 100. Zum Alter als Radikalisierung der menschlichen Grundsituation vgl. RENTSCH 2012; MAIO 2014, 151–159.

[433] A.a.O., 106.

[434] Das gilt nicht erst für den Tod, sondern auch für bestimmte Krankheitszustände. Der Hinweis Friedrich Schleiermachers, dass in der Welt keine Verhältnisse schlechthinniger Abhängigkeit bestehen, verfängt an dieser Stelle nicht. Nicht alle Residuen eigener Aktivität können als selbstständig verstanden werden. Siehe dazu Kapitel 3.4, I.

[435] A.a.O., 103.

Anschließend an Rieger lässt sich damit festhalten: Gestaltung geschieht nicht nur *innerhalb* verbliebener Möglichkeitsräume, sondern auch in der bewussten Rejustierung dessen, was als reale Möglichkeit der eigenen Lebensführung gelten soll. Die Grenze zwischen dem Gegebenen und dem Gestaltbaren wird damit selbst in gewissem Umfang Gegenstand der Gestaltung: in theoretischer Hinsicht, indem sie aktiv in das eigene Selbstverhältnis übernommen, gleichsam ratifiziert wird, und in praktischer Hinsicht, indem sie als Grenze zwischen Gestaltungsverzicht und Gestaltungsanstrengung gezogen wird. Die Entscheidung, ob etwa eine gesundheitliche Einschränkung als Bestandteil ‚gegebenen‘ Alterns anerkannt und praktisch hingenommen wird, oder ob sie als Krankheit verstanden wird, die zu überwinden erhebliche Ressourcen investiert werden müssen, trägt selbst ein Moment von Gestaltung. Damit ist nicht behauptet, dass diese Grenze ‚frei‘ zu ziehen wäre. Vielmehr ist ihr Verlauf im Umgang mit Krankheit und Alter in der Regel durch Widerfahrnisse mitbestimmt, die sich – und sei es im Laufe der Zeit – als unausweichlich darstellen.[436] Die Grenzziehung hat also immer auch resignative Elemente. Doch selbst die Resignation, der Gestaltungsverzicht, der ein Widerfahrnis tatsächlich als bleibend bestimmend und damit als ‚gegeben‘ ratifiziert, ist noch ein spontaner Akt der Grenzbestimmung zwischen Gestaltung und Gestaltungsverzicht. Sie rejustiert den Bereich des Gestaltbaren und setzt Ressourcen frei, die vorher im Widerstand gegen das nun ‚Gegebene‘ gebunden waren.[437]

In der Freisetzung von Gestaltung, die das Moment der Angewiesenheit präsent hält, sieht Rieger eine spezifische Leistung des christlichen Glaubens:

> Im Lichte dieses Glaubens können Widerfahrnisse und Begrenzungen als Hinweis auf die heilsame Angewiesenheitsstruktur geschöpflichen Daseins verstanden werden. Lebenspraktisch zielt er auf einen Gottesdienst im Vollzug des menschlichen Lebensprozesses, insofern die Angewiesenheit zum aktiv-willentlichen Umgang herausfordern will, Gott mit dem von ihm Empfangenen zu ehren (in der Nächstenliebe, im Zurückgeben des Empfangenen).[438]

Der Umgang mit Widerfahrnissen wird im Glauben gedeutet hin auf die Grundsituation des Menschen vor Gott, der, was er hat, von Gott empfängt

---

[436] Vgl. JÜNGEL 1977, 541.

[437] Das Argument ist hier nicht, im Sinne einer *Happy Gerontology* eine Prävalenz der Autonomie bzw. Selbstbestimmung im Alter zu reklamieren (gegen eine solche VAN DYK 2016, 97ff.). Der Philosoph Andreas Kuhlmann befasst sich mit der Frage, inwiefern unter gesteigerten biosozialen Abhängigkeitserfahrungen noch von Freiheit gesprochen werden kann. Soll es also als freie Entscheidung gelten, wenn eine Person sich mit ihrem Schicksal arrangiert, das ihr keine anderen Optionen ließ? Kuhlmann verneint diese Frage, weil er den Begriff der Freiheit an das Moment der Wahl binden will. Allerdings bezeichnet er die Einstimmung in eine Situation ohne Alternativen doch als Modus der Selbstbestimmung (vgl. KUHLMANN 2006).

[438] RIEGER 2008, 118.

und aus diesem Empfangenen wiederum zu geben fähig ist. So wird auch die Grenzziehung zwischen dem Gegebenen und Gestaltbaren in diesen umfassenden Horizont gestellt: Das Gegebene ist ebenso von Gott empfangen wie die Möglichkeit des Gestaltens. Die entscheidende Pointe ist damit, dass hier nicht eine kontingente Grenzziehung zwischen Gegebenem und Gestaltbarem religiös aufgeladen wird, als ob das Gegebene das von Gott Gesetzte wäre, innerhalb dessen dem Menschen Freiheitsspielräume zugewiesen wären. Vielmehr wird das das menschliche Leben *in toto* bestimmende Verhältnis von Gegebenem und Gestaltbarem als von Gott empfangen verstanden. ‚Gottgegeben' ist mithin dieses Verhältnis selbst, nicht aber die je nach Lebensphase und Lebenssituation unterschiedliche Grenzziehung zwischen beidem.[439] Mindestens für diese theologische Interpretation trifft der Vorwurf Birnbachers, im religiösen Umgang mit Alter und Krankheit würden Naturvorgänge als Resultate göttlichen Ratschlusses hypostasiert, nicht zu. Wer in diesem Sinne sein Alter als von Gott empfangen deutet,[440] akzeptiert nicht per se eine spezifische Desintegrationserfahrung als ‚gottgegeben', ist aber bereit, sein Leben je und je unter den Bedingungen der Endlichkeit, insbesondere unter der Unterscheidung von Gegebenem und Gestaltbarem zu führen.[441]

Damit ist ein nicht-naiver Begriff des Gegebenen erreicht. Er bezieht sich nicht auf die materiale Bestimmung dessen, was als „normal" oder „natürlich" hingenommen werden muss, wohl aber auf die Notwendigkeit, je nach Lebensphase, Lebenssituation und individuellen Dispositionen Elemente des eigenen Lebens als gegeben hinnehmen zu müssen – nicht zuletzt, um an anderer Stelle gestalten zu können.[442]

Insgesamt zeigt sich, dass die Unterscheidung von „normalem" und „pathologischem" Alter sowohl für die neurophysiologische, altersmedizinische wie auch lebensweltliche Verständigung eine erhebliche Rolle spielt. Zugleich steht sie jeweils auf tönernen Füßen und ist Verschiebungen und Aufweichungen ausgesetzt. Mithin scheint es, wenigstens an dieser Stelle, keinen festen Anhalt für die Einschränkung einer Hoffnung auf Heilung im Sinne der Überwindung von Desintegrationserfahrungen zu geben. Die Grenze zwischen „normalen" altersspezifischen Einschränkungen, die hinzunehmen sind, und „Krankheiten", die zu überwinden oder zu vermeiden sind, ist zumindest in Teilen ihres Verlaufs kontingent. Sie ist Gegenstand dauerhafter Verhandlung: auf der Ebene der individuellen Lebensführung wie auf gesellschaftlich-

---

[439] Vgl. dazu SCHLEIERMACHER 1830/31, § 4f., 23ff.; § 40f., 195ff. Hans-Martin Rieger rekurriert hier auf die Rechtfertigungstheologie (vgl. RIEGER 2008, 118).

[440] Zur theologischen Deutung der Lebensphasen vgl. DIERKEN 2012.

[441] Mit Tillich ist jedes einzelne Widerfahrnis, wie alle Elemente des Lebens, zweideutig und in diesem Sinne weder gut noch gottgegeben (siehe dazu Kapitel 5.4, I.). Selbst wenn eine Patientin sagt, Gott habe ihr diese Krankheit geschickt, folgt daraus keineswegs, dass sie diese als gegeben hinnimmt oder sich mit allen Mitteln dagegen auflehnt.

[442] Zum Gestaltungsverzicht als Voraussetzung der Gestaltung vgl. DIERKEN 2012, 48.

politischer Ebene, wo der Umfang ärztlicher Aufgaben und solidargemein-
schaftlicher Erstattungsansprüche beständig justiert wird.[443] Der theologische
Rationalitätsgewinn an dieser Stelle besteht nicht in der Umwandlung von
Kontingenz in Fatalismus, so als könnte, was der Naturalismus nicht leistet,
durch Verweis auf eine göttliche Setzung erbracht werden. Vielmehr besteht
er in dem beständigen Hinweis auf die Notwendigkeit einer solchen Grenzziehung einerseits und auf die Kontingenz ihres Verlaufs andererseits.

III. Auf dem Weg zu einer eschatologischen Entlastung der Medizin

Der Transhumanismus hat mit bestechender Konsequenz die eschatologische
Struktur des Gesundheitsbegriffs zu seiner Sache gemacht. Die Erfahrung von
Krankheit setzt eine Vorstellung der Überwindung aus sich heraus, die auf
umfassende leibkörperliche, soziale, praktische und temporale Integration des
Lebens gerichtet ist. Dem Gesundheitsbegriff eignet ein Moment der Perfek-
tibilität, das sich als *restitutio in integrum* auslegt, aber keine prinzipielle
Grenze hinsichtlich der einzusetzenden Ressourcen und des angestrebten
Zielzustandes kennt. Pointiert könnte man sagen, dass der Gesundheitsbegriff
selbst die Grenze zwischen Therapie und Enhancement sprengt. Der Transhumanismus nimmt diesen Gesundheitsbegriff auf und fügt ihn ein in die Vision einer umfassenden, technisch hergestellten Vollendung menschlichen
Lebens, das, so wird hellsichtig betont, dann kein *menschliches* Leben mehr
sein kann. Mögen sich auch manche konkreten theoretischen und praktischen
Instrumente des Transhumanismus zwischen Singularitätsforschung und
Kryonik-Industrie mindestens für europäische Ohren skurril ausnehmen, so
liegt doch im Beharren auf der utopischen Hoffnung ein Wahrheitsmoment,
das nicht durch einfachen Machtspruch suspendiert werden kann.

Die entscheidende Voraussetzung des Transhumanismus ist dabei die Identifikation von Hoffen und Wollen. Wenn die Überwindung von Desintegration, die Gegenstand der Hoffnung auf Gesundheit ist, unmittelbar als Zweck
individuellen wie kollektiven Handelns gedacht wird, ist ein Programm zur
technologischen Überwindung menschlicher Endlichkeit die notwendige Folge. Insbesondere muss der Tod als ultimatives Widerfahrnis überwunden
werden, weil an ihm alles Handeln sein Ende findet: das Handeln des Sterbenden ebenso wie das Handeln derer, die zur Rettung seines Lebens angetreten sind. Von daher ist es kein Wunder, wenn Transhumanisten entgegenge-
setzte Strömungen als Todesphilosophien, *deathist philosophies*, brandmar-
ken. Der Tod ist der altböse Feind der handelnden Hoffnung.

In avantgardistischer Überzeichnung zeigt sich damit die innere Dynamik
der Hoffnung auf Gesundheit. Als Handlungszweck ist sie unbegrenzt und
verlangt unbegrenzte Ressourcen zu ihrer Realisierung. Es liegt in der Logik

---

[443] Zur altersdiskriminierenden Rationierung in der Medizin vgl. REMMERS 2012.

der Prävention, auf potenziell alle Lebensbereiche auszugreifen und immer größere Anstrengungen zu stimulieren. Es liegt in der Logik kurativer Medizin, die Handlungsmöglichkeiten des Therapierens und Heilens, wenigstens des Linderns von Beschwerden, durch Forschung immer weiter hinauszuschieben. Von hier aus wird das Gesundheitswesen beständig die Knappheitsbedingungen, unter denen es jeweils steht, herausfordern. Das gilt für ökonomische Knappheit ebenso wie für die Knappheit der Lebenszeit, die die Möglichkeiten des Handelns limitiert.

Doch die erste ethische Pointe ist an dieser Stelle nicht der Hinweis auf die Sprengwirkung einer in Handlung umgesetzten Gesundheitshoffnung für die institutionellen Grundlagen, unter denen sie sich verwirklicht. Die erste ethische Pointe ist vielmehr der Hinweis darauf, dass diese unbegrenzt expansive Tendenz ihr Recht hat. Es steht außer Frage, dass die Überwindung von Leiden, von Erfahrungen krankheitsbezogener Desintegration ein hochrangiges Ziel ist. An dieser Stelle ist von der Menschenfreundlichkeit der Hochleistungsmedizin zu sprechen und davon, wie eine solche nicht zuletzt auch in der Wirkungsgeschichte eines diakonischen Christentums steht, das sich der Hilfe für Notleidende verschrieben hat.[444] Demgegenüber nimmt sich eine (gerade auch theologische) Medizinkritik, die den „Machbarkeitswahn" und die Endlichkeitsvergessenheit moderner Medizin anprangert, pauschal und blass aus. Mit welchem Recht wird der Tod verteidigt gegen die, die Kranken und Sterbenden helfen? Wer wäre in der Lage, anderen die Akzeptanz ihres Leidens anzumuten? Wer wollte Grenzlinien ziehen, die angäben, bis wohin die Hoffnung auf Gesundheit noch handelnd verfolgt werden dürfte, und wo das aufzugeben wäre?[445]

Es gilt also gerade für eine theologische Ethik, die Kritik zu schärfen. An dieser Stelle erweisen sich Einsichten eines religiös-rationalen Umgangs mit Hoffnung als hilfreich, wie sie oben anhand des Verhältnisses von Alter und Krankheit entwickelt wurden. Die Hoffnung auf Überwindung von Leiden und Einschränkungen entspringt unmittelbar aus der Erfahrung von Krankheit. Sie zu diffamieren, sie den Hoffenden ausreden zu wollen, verbietet sich nicht nur theologisch. Der Ansatzpunkt ist vielmehr die Grundvoraussetzung des Transhumanismus, die Identifikation von Hoffen und Handeln. Es ist Kennzeichen der Angewiesenheitsstruktur endlichen Lebens, dass Handeln und Gestalten nur unter der Bedingung einer Fokussierung möglich ist, die

---

[444] Als Beispiel sei nur die Entwicklung der Bodelschwingh'schen Anstalten in Bethel zu einem Zentrum der Hochleistungsmedizin in der Epilepsiebehandlung genannt. Zur Entwicklung Bethels in medizinischer Hinsicht vgl. SCHMUHL 2010.

[445] Es steht außer Frage, dass sich bestimmte Mittel medizinischen Handelns verbieten, wie auch, dass Gesundheit nicht in dem Sinne das höchste Gut ist, dass alle anderen Güter erst verfolgt werden dürften, wenn dieses erreicht ist (also nie). Doch aus solchen ethischen Erwägungen lassen sich keine prinzipiellen Grenzen des Gesundheitshandelns ableiten. Zur „Sinnlosigkeit" (futility) einer Behandlung vgl. WINKLER/HEUBNER 2016.

das eine als gestaltbar und gleichzeitig das andere als gegeben setzt.[446] Die Justierung dieser situativen Grenze zwischen gestaltbar und gegeben ist Zwangsbedingungen unterworfen, durch diese in aller Regel aber nicht determiniert. Noch bei schwersten Erkrankungen und noch bei infauster Prognose wird – im Bereich experimenteller Heilbehandlungen und klinischer Forschungen, aber auch im alternativ-, komplementär- oder paramedizinischen Sektor – immer etwas angeboten, das ‚man noch machen kann'.[447] Selbst dort geht es im Umgang mit Krankheit also nicht durchweg um die „Ergebung in das Unausweichliche",[448] sondern um beständige Justierungen an der Grenze zwischen „Schicksal" und „Machsal" (Odo Marquard).

Dabei ist zu betonen, dass die religiöse Kategorie des Gegebenen bzw. Empfangenen keineswegs eine ‚versöhnte' innere Einstellung zu den zuweilen brutalen Endlichkeitsbedingungen des eigenen Lebens voraussetzt oder verbürgt. Weder Ataraxie noch gar eine freudige Einstimmung müssen mit ihr verbunden sein. Vielmehr wird sie gerade angesichts schwerer Krankheit nicht ohne Zorn und Klage, Trauer und Resignation auskommen. Die religiöse Einstellung garantiert kein „positive psychological functioning".[449] Aber in ihr öffnet sich ein Raum, sich zu den eigenen Hoffnungen und zur eigenen Lebenssituation zu verhalten. Gott ist Adressat von Bitte, Dank und Klage.

In ethischer Hinsicht tritt dem eschatologisch-unbegrenzten Gesundheitsbegriff damit keine material bestimmte Grenze entgegen, die angäbe, an welcher Stelle er sich zu bescheiden hätte. Vielmehr tritt die Vorstellung von unbegrenzter Gesundheit selbst unter die Einsicht in die Angewiesenheitsstruktur des Lebens.[450] Angesichts dieser muss aus dem utopisch Erhofften zunächst Wünschbares und dann auch handelnd zu Verfolgendes herausdestilliert werden. Die Einsicht in die Endlichkeit widerlegt mithin nicht die utopische Hoffnung noch delegitimiert sie diese. Aber sie ermöglicht deren Kultivierung, indem sie die Identifikation von Hoffnung und Handlung aufbricht und mit der Kategorie des Empfangenen ein Instrument dafür bereithält, die Grenzen des Gewollten je und je neu abzustecken.[451]

Die Kultivierung der Hoffnung unter Endlichkeitsbedingungen ist einerseits eine individuelle, andererseits eine kollektive Aufgabe. Die Grenze zwischen dem, was als gegeben hinzunehmen ist, und dem, was zu gestalten ist,

---

[446] Diese Grundbedingung endlicher Freiheit gälte auch in einem ins Unendliche verlängerten Leben; sie ist also nicht an den Tod gebunden, wenngleich der Tod als ultimative Zwangsbedingung gelten muss.

[447] Zum „all-too familiar glimmer of hope" NOWAKOWSKI 2016, 903.

[448] KARLE 2009, 552

[449] Zu dieser Kategorie bei Brustkrebspatientinnen vgl. CASELLAS-GRAU et al. 2016.

[450] In diesem Sinne mag auch Krankheit als Abschattung bzw. signum „guter" Endlichkeit gedeutet werden (vgl. HAILER 2009, 431 mit Rekurs auf Karl Barth).

[451] Zur Frage, wie sich eine solche religiöse Rationalität im Gesundheitswesen implementieren lässt, siehe unten, Kapitel 6.3.

objektiviert sich auch kulturell[452] und ist Gegenstand beständiger standes- und gesundheitspolitischer Verhandlung. Der Gesundheitsbegriff selbst ist in diesen Verhandlungen Ausdruck der Hoffnung, aber kein taugliches Medium ihrer Begrenzung. Er bedarf – individuell wie kollektiv – weiterer Strategien und Praktiken des Umgangs mit Krankheit unter Endlichkeitsbedingungen. Diese sind unter dem Begriff der Sorge Gegenstand des folgenden Kapitels.

---

[452] Die kulturelle Erwartung, noch zu gestalten (dem sogenannten „Dritten Alter" zuge-wiesen) oder hinzunehmen (dem sogenannten „Vierten Alter" zugewiesen), kann in erheb-liche Spannung zu individuellen Dispositionen treten. Zur kulturellen Grenze zwischen Therapie und Enhancement vgl. DANIELS 2000; HICK 2008, 44f.; HEILINGER 2010.

Teil 6

Über den Tag kommen: Die Sorge für Kranke

In einer schweren Krankheit ändert sich der Lebensvollzug fundamental. Schmerzen, Druckgefühl, Bewegungseinschränkungen, Kurzatmigkeit oder andere belastende leibkörperliche Empfindungen bestimmen die Selbstwahrnehmung. Tätigkeiten des Alltags wie Körperpflege, Ernährung, anstehende Erledigungen, Empfang von Besuch, Gespräche oder andere Verrichtungen, die sonst mit Leichtigkeit zu bewältigen waren, stellen sich nun als schwierig oder als unerfüllbar dar. Weitere Aufgaben kommen hinzu: Arztbesuche, therapeutische Anwendungen, Umgang mit medizinischen Hilfsmitteln, Durchführung von Messungen, Einnahme von Medikamenten, Wundversorgung, Einhaltung spezifischer Diäten und dergleichen mehr. Zugleich ändert sich der Zeithorizont: Es geht nun vordringlich nicht um langfristige Lebensplanung, um das, was übermorgen oder nächste Woche ansteht; es geht zunächst einmal darum, das Nahe-und Nächstliegende zu bewältigen und irgendwie *über den Tag zu kommen.* Im vorliegenden Teil wird dieses Über-den-Tag-Kommen als viertes Grundproblem des Umgangs mit Krankheit entfaltet und dabei zunächst wiederum an Autopathographien ausgewiesen (6.1).

In ihrem Bemühen, über den Tag zu kommen, sind Kranke auf die Hilfe anderer angewiesen, die dort, wo sie sich als desintegriert erfahren, in diese Desintegration eintreten, sofern das in der konkreten Situation notwendig ist. Diese situationsspezifische, pragmatisch an naheliegenden, konkreten Bedürfnissen orientierte, zuweilen wenig auffällige Hilfe ist in der jüngeren kulturwissenschaftlichen Diskussion unter dem Stichwort der *Sorge* verhandelt worden. Es zeigt sich, dass auch in der Sorge Momente uneinholbarer Ganzheit präsent sind, zu denen insbesondere die Individualität der umsorgten Person zählt (6.2).

Eine religiös konnotierte Sorgepraxis hat in jüngerer Zeit (nicht nur, aber insbesondere) diskursive Prominenz erlangt: *Spiritual Care* ist der Inbegriff für den Versuch, kranke Menschen im Gesundheitswesen nicht nur in körperlicher, psychischer und sozialer Hinsicht wahrzunehmen, sondern auch ihrer „Spiritualität" Genüge zu tun. Theologisch umstritten, lässt sich dieser Ansatz verstehen als ein aussichtsreiches Instrument, mit den in dieser Arbeit aufgewiesenen Unbedingtheitsmomenten des Geschehens von Krankheit und Gesundheit fruchtbar umzugehen. Spiritual Care, so die These, leistet im besten Fall eine Säkularisierung der Medizin (6.3).

Der Begriff der Sorge hat einen theologischen Vorläufer: Unter dem Begriff der *Liebe* sind wesentliche Momente von Sorgepraktiken reflektiert und dabei auch auf ihre inneren Aporien hin befragt worden. Stichworte wie Hingabe und Selbstlosigkeit scheinen ein längst vergangenes (oder überhaupt nie realisiertes) Ethos zu beschreiben, das jedenfalls mit modernen, begrenzten und befristeten Verpflichtungen, für andere zu sorgen, nicht mehr kompatibel ist. Wiederum wird die These vertreten, dass eine Entfaltung des Liebesbegriffs geeignet ist, die Unbedingtheitsmomente und damit auch die Aporien des Sorgens und des Empfangens von Sorge zu analysieren (6.4).

Im Kontext von Krankheit sind diese Aporien des Sorgens insbesondere dort manifest, wo die Sorge für Kranke institutionell auf Dauer gestellt ist: in der klinischen Patientenversorgung. Die sorgende Orientierung an der konkreten Situation und der Individualität der Patientin tritt in Spannung zur Standardisierung klinischer Vollzüge. Exemplarisch wird im abschließenden Kapitel gezeigt, was dies für eine Ethik der Pflege bedeutet. Dabei sind insbesondere Knappheitsprobleme zu berücksichtigen, wie sie unter dem Stichwort der Ökonomisierung des Gesundheitswesens diskutiert werden (6.5).

6.1 Krankheitserzählungen

I. Leben von Tag zu Tag

In der Erfahrung schwerer Krankheit ändert sich der Zeithorizont. Das gilt zum einen dann, wenn die Aussicht, ein hohes Alter zu erreichen, schwindet, und plötzlich in Zeiträumen von wenigen Jahren, Monaten oder Tagen gerechnet werden muss. Der ‚große' Zeithorizont des ganzen Lebens schrumpft unter dem Eindruck einer medizinischen Prognose; die biographische Zeit gerät unter den Druck der kalendarischen Zeit. Dies wird deutlich bei Christoph Schlingensief, der sich gegen eben diesen Druck wehrt:

Und ich weiß jetzt, es geht nicht nur um ein paar Stunden und Tage, sondern es geht um ein ganzes Leben. Und dieses Leben, sei es auch noch so kurz, beinhaltet den Zweifel und das Glück, das Wissen und das Unwissen. Und es ist nichts Fatalistisches und nichts Peinliches, es ist auch nichts Niederträchtiges oder Berechnendes – es ist einfach ein ganzes Leben. Und dieses ganzes Leben werde ich jetzt in der Röhre auf medizinische Art und Weise abhandeln, aber in mir und in Aino, in unserer ganzen Situation, wird es noch ganz anders seine Kraft entfalten.[1]

Dieser ‚große' Zeithorizont des ganzen Lebens ist Gegenstand der Hoffnung, wie sie im letzten Kapitel behandelt wurde. Neben ihm gibt es noch einen zweiten, ‚kleinen' Zeithorizont. Er ist charakterisiert durch den Verzicht auf den weiten Ausgriff in die Zukunft:

---

[1] SCHLINGENSIEF 2010, 254.

Wenn ich nach der OP wieder aufwache, dann beginnt ein anderes Leben. Leben heißt dann, jeder Tag ist ein neuer Tag. Das ist dann der Tag. Und dann kommt der nächste. Und dann kommt der nächste. Diese unbedarfte, unbeschwerte Freude, die man früher hatte, die ist natürlich weg. Die kommt wahrscheinlich auch nicht wieder.[2]

Schlingensief blickt hier voraus auf ein *Leben von Tag zu Tag* und versteht das als Konsequenz eines radikalisierten Endlichkeitsbewusstseins.[3] Die unbedarfte Freude, die daraus resultierte, dass das Leben ohne Blick auf ein mögliches Ende geführt werden durfte, wird, so erwartet er, einer Orientierung an den Aufgaben und Freuden des Tages, also des unmittelbaren zeitlichen Nahbereichs, weichen.

Ähnlich schreibt Ruth Picardie von einem sehr kurzen Zeithorizont, angesichts dessen sie den Blick auf die Dinge des Tages – Kommunikation und Genuss – richtet:

in ein, zwei wochen fahren wir nach cork. versuche es auch mit tagesausflügen nach oxford und cambridge. danach bleibt mir vermutlich nicht mehr lange. bin die ganze kämpferei auch leid. aber noch viel zeit für e-mails und schokoladenkuchen bis dahin.[4]

Doch der zweite, ‚kleine‘ Zeithorizont stellt sich nicht immer und vielleicht nicht hauptsächlich als Reaktion auf eine radikal verkürzte „Lebenserwartung" ein. Er ist also nicht nur eine resignative Schwundform des ‚großen‘ Zeithorizonts. Vielmehr stellt er unabhängig davon den zeitlichen Horizont einer Vielzahl von Praktiken dar, die nur adressieren, was jetzt ansteht. Diese sind Gegenstand des nächsten Abschnitts.

II. Basteln

Du musst aus dem, was du jetzt hast, Fülle spüren, aus dem Weiterwurschteln und Basteln. Und zwischendurch sagst du dir: Ich kann jetzt nicht mehr, ich muss mich hinsetzen. So muss es dann eben sein. Vielleicht schaffst du es ja, Christoph. Gib dir Mühe und einen Ruck. Überall wird gebastelt, und auch du bastelst wie ein Kind einfach weiter. Das ist doch schon mal was. Das ist doch schon mal sehr schön.[5]

Was Schlingensief hier mit „Weiterwurschteln und Basteln" thematisiert, ist ein an die jeweiligen Möglichkeiten situativ angepasster Alltagsvollzug, der nicht teleologisch über sich hinausweist. Er ist nicht vollständig routinisiert, sondern weist experimentelle Elemente auf: Getan wird, was gerade funktioniert, und wenn es nicht funktioniert, wird etwas anderes gesucht. Das Ziel ist

---

[2] A.a.O., 59.

[3] An anderer Stelle macht er dies explizit: „Aber die wirkliche Spannung zwischen dem Leben, in dem wir uns alle aufhalten, und dem Bewusstsein, dass jede Sekunde eigentlich die letzte sein könnte – die kapiert ja keiner oder die hält keiner aus. Also findet alles unter völliger Bewusstlosigkeit statt. Ich sage immer, man kann nicht sterben, solange man bei Bewusstsein bleibt…" (A.a.O., 110)

[4] PICARDIE 1999, 138f.

[5] SCHLINGENSIEF 2010, 234.

die Bewältigung der Situation; nur in diesem Sinne weist das Basteln über sich hinaus, wird es zum „Weiter". *Basteln und Wurschteln* befinden sich auf einer Mittellage zwischen der Resignation, der gegenüber Schlingensief sich hier einen Ruck geben will, einerseits und der großen Anstrengung zur finalen Bewältigung der Lage andererseits:

> Aber es geht nicht darum, jetzt groß zu tönen, ihr werdet euch noch wundern, ich schaff das schon, egal wie. Es geht auch nicht darum zu sagen, ihr könnt mich alle mal, ich habe keine Lust mehr. Geht beides nicht, man muss irgendwie einen anderen Weg finden. Aber wie? Es ist eine sehr, sehr komische Situation, die die ganzen Kräfte, die zum Glück und Unglück führen, zu Freiheit und Unfreiheit, zu Liebe und Hass, irgendwo in sich birgt. Tja, ‚irgendwie', ‚irgendwo' – das sind auch so Worte, die ich eigentlich nicht ausstehen kann.[6]

Die Metapher des Weges ist sprechend: Schlingensief findet sich genötigt, einen Weg zu finden, der nicht eindeutig von seinem Ziel (Glück oder Unglück etc.) her bestimmt ist – sondern auf dem es, so wäre vom vorigen Zitat her zu ergänzen, „einfach weiter" geht. Wenn von Zielen die Rede ist, sind diese klein und tragen selbst zuweilen einen Charakter des Weghaften:

> Ich möchte gerne mehr Zeit für meine Frau haben. Und ich möchte mal raus in die Natur fahren, um eine Wanderung zu machen, oder vielleicht auch nur, um dazusitzen und zu gucken. Das sind meine Wünsche.[7]

Auch die Bestimmung dieser ‚kleinen' Wünsche liegt jenseits der Differenz von Hoffnung und Resignation. Es spricht nichts dafür, dass diese kleinen Ziele lediglich an die Stelle der großen getreten sind.[8] Auch sind sie keine Zwischenetappen zu größeren Zielen. Vielmehr hat es den Anschein, dass es sich um einen eigenen Modus einer – zeitlich wie teleologisch kleinräumigen – Praxis handelt.

Ein guter Teil der auf den „Tag" bezogenen Praktiken speist sich aus Aufgaben, die direkt mit der Krankheit zu tun haben. Das gilt für den Umgang mit medizinischen Hilfsmitteln, den Kontakt mit medizinischem Personal wie auch die Auseinandersetzung mit den Organisationen des Gesundheitswesens:

> Ich habe das Gefühl, die liebe lange Zeit gegen die staatliche Krankenversicherung anzukämpfen – aber widerborstige Kühe leben zumindest länger.[9]

---

[6] A.a.O., 89.

[7] A.a.O., 123.

[8] So bricht Schlingensief die eigene Bescheidenheit sofort und ergänzt: „Neben zehntausend anderen Wünschen, die alle mit Liebe und mit Gesundheit und Geborgenheit zu tun haben." (Ebd.) Eine dezidierte Aufgabe eines ‚großen' Ziels zugunsten eines naheliegenden findet sich hingegen bei Ruth Picardie. „Du hast recht, was die Schmerzlinderung betrifft, aber ich hege doch nach wie vor eine beharrliche Abneigung gegenüber solcher Medikation – mein Körper ist ein Tempel und all das. Aber machen wir uns nichts vor, der Tempel ist inzwischen ohnehin schon total entweiht." (PICARDIE 1999, 56)

[9] PICARDIE 1999, 56.

In einer eindrücklichen Passage beschreibt Christoph Schlingensief die Verlorenheit derer, die mit Krankheit umgehen müssen, in solchen Praktiken alltäglicher Bewältigung. Er klagt Räume gemeinschaftlicher Reflexion ein, in der die Einzelnen ihre sysiphoshafte Isolation überwinden und Erfahrungen austauschen können:

> Aber man muss doch mit den Leuten ins Gespräch kommen. Wie kommen Leute ins Gespräch, die krank sind? Oder die, die sich ernsthaft Gedanken darüber machen, wie sie demnächst ihre Eltern versorgen sollen? Oder die, die um ihr Kind trauern? Sie wurschteln alle alleine vor sich hin, ja, danke der Nachfrage, geht schon, ich schaff das schon. Sie wissen, dass im Kern niemand wirklich wissen will, wie es ihnen geht. Da muss man doch neue Wege finden, um Erfahrungen zu teilen. Auch zwischen Kranken und Gesunden. Mit anderen diese Dinge zu teilen – darum muss es gehen.[10]

Dieser Beobachtung nach kann sich mit dem zeitlichen Horizont auch der soziale verengen. Anders verhält es sich hingegen, wenn diese Praktiken keinen isolierenden, sondern einen konstitutiv sozialen Charakter haben.

III. Die Sorge der anderen

In den Praktiken der Bewältigung des Tages sind immer wieder andere involviert, die einen konstitutiven Beitrag leisten. Christoph Schlingensief berichtet aus der Zeit nach seiner Operation:

> Trotzdem kam die Angst wieder. Immer wenn ich wach wurde, bin ich vor Schreck zusammengezuckt, weil ich dachte, etwas stimmte mit meiner Atmung nicht. Da wollte ich in der Nacht noch einmal Aino anrufen, aber sie ging nicht dran, und ich wusste nicht, ob die Nummer stimmt, weil ich keine Brille hatte. Da kam dann Schwester Doris, die sehr nett, fast mütterlich war. Sie sagte, denken Sie sich blaue Wolken, Schafe, Landschaften, denken Sie sich solche Sachen, das hilft Ihnen. Die Leute sagen jetzt vielleicht, das ist doch alles Kitsch. Baby, Wolken, Schafe – alles Kitsch. Ist auch Kitsch, aber es ist auch was dran. Ich hätte mir das Bild mit den Wolken und Schafen nicht unbedingt selbst gewählt. Das ist auch nicht der Punkt. Der Punkt ist, dass die Schwester mir helfen wollte, als sie das gesagt hat. Das war Liebe: Ich helfe dir hier jetzt gerade mal, kleiner Mann, kleiner Christoph. Das war wunderschön.[11]

Der Ausgangspunkt der Erzählung ist die Erfahrung einer krankheitsbezogenen Desintegration auf allen in dieser Arbeit besprochenen Ebenen: leibkörperlich (die Auffälligkeit der Atmung), sozial (die unerreichbare Lebensgefährtin), praktisch (die Unfähigkeit, das Telefon sicher zu bedienen) und temporal (Angst um die Atmung, also um das Leben). In dieser hilflosen Nachtsituation findet er sich berührt von der Hilfe einer Pflegekraft. Das von ihr angebotene Bild ist eigentlich unpassend: Wolken und Schafe als Embleme der Beruhigung gehören nicht in die bevorzugte Bilderwelt des Regisseurs und Aktionskünstlers, der jahrzehntelang virtuos die Rolle des kulturellen *enfant*

---

[10] SCHLINGENSIEF 2010, 104f.
[11] A.a.O., 86.

terrible gespielt hat. Nun erfährt Schlingensief darin, wie die Schwester sich ihm, mit dem, was sie hat und in der Situation hilfreich findet, zuwendet und sein Wohlergehen zu ihrer Sache macht: „Ich helfe dir hier jetzt gerade mal". Von dieser Hilfe sagt er bündig: „Das war Liebe".

Was ist mit Liebe gemeint? Einerseits ist die Szene deutlich als Mutter-Kind-Szene konnotiert: die mütterliche Schwester, der kleine Mann, der kleine Christoph, die Einschlafhilfe. Das Schema, in dem Schlingensief die Zuwendung deutet, ist das der Mutterliebe. Andererseits hebt Schlingensief die Aspekte der konkreten Situation („jetzt gerade") und des konkreten Empfängers („dir hier") hervor, die zusammen mit der christlichen Traditionsgeschichte der Krankenpflege, der kulturellen Ferne von Geberin und Empfänger und dem Begriff der Liebe an eine Samariter-Situation (Lk 10) denken lassen. Mindestens dürfte ein solcher Gebrauch des Liebesbegriffs dem Katholiken Schlingensief nicht gänzlich fern liegen.

Damit sind einige Facetten des Über-den-Tag-Kommens als eines Grundproblems des Umgangs mit Krankheit gesammelt: die zeitliche wie teleologische Kleinräumigkeit; der experimentelle Charakter, der sich auf bisher unbekannte Situationen, wechselnde, oft krankheitsbezogene Aufgaben und schwankende Ressourcen einstellen muss; und die konstitutive Involviertheit anderer, die über den Tag helfen. Entsprechende Praktiken sind unter dem Begriff der Sorge Gegenstand wissenschaftlichen Interesses geworden.

6.2 Referenztheorien: Sorge als Praxis

Sorge ist ein schillernder Begriff, der in der Existenzphilosophie, der praktischen Philosophie, der Kulturanthropologie, den Sozialwissenschaften und den Pflegewissenschaften mannigfache Resonanzen hat. Das vorliegende Kapitel dient nicht der umfassenden Erschließung dieser Diskurse, sondern greift einige paradigmatische Beiträge heraus, um eine doppelte Frage zu beantworten. Erstens: Aus welchen Gründen ist dieser Begriff so populär, auf welche Problemwahrnehmung reagiert er also? Zweitens und daran anschließend: Wie lässt sich der Begriff der Sorge so präzisieren, dass mit seiner Hilfe ein Grundproblem des Umgangs mit Krankheit rekonstruiert werden kann, das von den bisher diskutierten Problemen des Krankheitssinns, der Würde Versehrter und der Hoffnung auf Heilung unterschieden ist? Unter den verschiedenen Aspekten des neueren Sorgediskurses (I.) ist dabei vor allem der praxistheoretische Begriff der Sorge interessant (II.). Er erlaubt es, Sorge als Bündel von Praktiken des Eintretens in die krankheitsbezogene Desintegration zu beschreiben (III.), in denen wiederum ein religiös valentes Moment der Unbedingtheit bzw. Transzendierung ausgemacht werden kann (IV.).

I. Facetten des neueren Sorgediskurses

(1.) *Care-Ethik*: Ein wichtiger Strang des neueren Sorgediskurses nimmt seinen Ausgangspunkt in der psychologischen Erforschung der moralischen Entwicklung. Carol Gilligan, Mitarbeiterin des Entwicklungspsychologen Lawrence Kohlberg, publizierte 1982 ihre Forschungen zur moralischen Entwicklung von Mädchen und jungen Frauen.[12] Ausgehend von der Beobachtung, dass Probandinnen in Kohlbergs Modell der moralischen Entwicklung zumeist auf niedrigeren Stufen zu stehen kamen als männliche Probanden, stellte sie die These auf, dass sie ihre moralischen Urteile in der Regel an einem anderen Prinzip orientierten als diese. Von dem *principle of justice*, das Kohlbergs Stufenfolge zugrunde liege, sei das *principle of care* zu unterscheiden, auf das eine eigene Stufenfolge hinführe. An die Stelle der an Kant orientierten Forderung nach der Universalisierbarkeit ethischer Maximen sowie der Neigungsunabhängigkeit und Unparteilichkeit des moralischen Urteils trete hier die Berücksichtigung spezifischer Beziehungen und situativer Besonderheiten sowie die emotionale Anteilnahme an der Lage der Betroffenen. Das *principle of care* sei dabei nicht an ein bestimmtes Geschlecht gebunden, wenngleich sich Frauen typischerweise daran orientierten.[13]

Die Care-Ethik beginnt mithin bei der innerpsychologischen Kritik an der impliziten Normativität in der Theorie moralischer Entwicklung. Sie differenziert sich in der Folge vielfach aus.[14] Einerseits wird sie als Ersatz für universalistische Ethiken (Nel Noddings), andererseits als deren Ergänzung und Korrektur (Seyla Benhabib, Nikola Biller-Adorno und andere) konzipiert. Der gerade im deutschsprachigen Bereich vielfach rezipierte Ansatz der Philosophin Elisabeth Conradi verzichtet demgegenüber gänzlich auf eine Ethikbegründung und beschreibt die moralischen Implikationen von als Care bezeichneten sozialen Interaktionen. Diese zeichnen sich insbesondere durch ein Verwobensein von Denken, Fühlen und Handeln aus. Sie sind durch Zuwendung und Achtsamkeit charakterisiert, oft asymmetrisch und nichtreziprok verfasst und zudem durch bestehende Verhältnisse von Macht und Herrschaft geprägt;[15] es handelt sich bei Care insofern um eine „gesellschaftliche Praxis".[16] Der Schwerpunkt liegt bei Conradi also nicht mehr auf der Analyse der moralischen Urteilsbildung und ihrer Prinzipien, sondern auf der Analyse sozialer Praxis hinsichtlich deren Voraussetzungen und inhärenter Probleme.

---

[12] Vgl. GILLIGAN 1982.

[13] A.a.O., 64ff.; 30, 95, 124. Zur Diskussion um die These einer weiblichen Moral vgl. die Beiträge in NUNNER-WINKLER 1991 sowie DINGLER 2016.

[14] Für einen Überblick vgl. SCHNABL 2010.

[15] Vgl. CONRADI 2001, 51ff.; 58ff., die hier an TRONTO 1993 anschließt. Vgl. auch CONRADI/VOSMAN 2016.

[16] A.a.O., 48 (im Original kursiv).

(2.) *Praxistheorie*: Diese – im Kontext der Ethik vollzogene – Verschiebung von der moralischen Urteilsbildung zur sozialen Praxis ermöglicht wiederum den Anschluss an empirische Zugänge. Praktiken sind Vorgänge in Raum und Zeit, das heißt, sie sind beobachtbar. Sie sind möglicher Gegenstand der qualitativen Sozialforschung in Soziologie und Kulturanthropologie. In diesen Disziplinen sind die theoretische Arbeit am Begriff sozialer Praxis und die entsprechenden empirischen Anstrengungen als *practical turn* rubriziert worden.[17] Dabei sind auch Sorgepraktiken in den Fokus gerückt. Sie zeichnen sich unter anderem durch geringe Reflexivität und Kohärenz sowie durch den provisorischen Charakter des Bastelns aus, indem, ohne viel nachzudenken, fortwährend kleine Anpassungen vorgenommen werden.[18] Dieser Strang des Sorge-Diskurses verdient eingehendere Aufmerksamkeit und ist Gegenstand von Abschnitt II.

(3.) *Ontologie der Sorge*: Ein anderer Strang des Sorge-Diskurses verhandelt Sorge als ontologisches bzw. anthropologisches Fundamentaldatum. Maßgeblich hierfür ist insbesondere Martin Heideggers ontologisch-existenziale Bestimmung von Sorge, die Sorge zuallererst zum philosophischen Begriff macht.[19] Sorge ist Grundbestimmung des Daseins, das sich in der Sorge zu seinen individuell eigenen Möglichkeiten verhält. Darin ist es *sich selbst vorweg*, also grundlegend zeitlich strukturiert.[20] Sorge hat keinen bestimmten gefühlsmäßigen Gehalt und ist auch kein spezifischer Modus existenziellen Zukunftsbezuges, der neben Hang, Drang, Wollen und Wünschen stünde. Vielmehr handelt es sich um die ontologische Grundstruktur, die sich in diesen Phänomenen manifestiert. Dabei ist das Dasein immer schon in der Welt und bei dem innerweltlichen Seienden, demgegenüber die Sorge die Form des Besorgens bzw. – gegenüber dem Dasein anderer – die Form der Fürsorge annimmt. Die Pointe der Sorge ist allerdings der Bezug auf das eigene Seinkönnen, auf die individuellen Möglichkeiten, die ergriffen oder verfehlt werden können. Fürsorge ist gleichsam nur eine phänomenale Manifestation dieses existenziellen Selbstbezuges. Dies ist insbesondere aus alteritätstheoretischer Perspektive als ein Solipsismus der Sorge kritisiert worden.[21]

---

[17] Programmatisch SCHATZKI/KNORR CETINA/SAVIGNY 2001. Vgl. weiterhin RECKWITZ 2003; SCHMIDT 2012 sowie die Beiträge in SCHÄFER 2016.

[18] Es handelt sich um „persistent tinkering in a world full of complex ambivalence and shifting tensions" (MOL/MOSER/POLS 2010, 14).

[19] Vgl. HEIDEGGER 1993, 191ff. sowie KRANZ 1995, 1087f. zum Anschluss Heideggers an Husserls Intentionalitätsanalyse.

[20] Gesa Lindemann spricht hier von der Sorge als motivierendem reflektierendem Zukunftsbezug (vgl. LINDEMANN 2016, 74; 78f.

[21] Zur Kritik an Heideggers Sorgebegriff bei Martin Buber, Emanuel Levinas und Hans Jonas vgl. WERNER 2016, 99.

(4.) *Gesellschaftstheorie*: Als anthropologisches Grunddatum erscheint die Sorge auch bei der Philosophin Cornelia Klinger: „Sorge betrifft alle theoretischen Reflexionen von und alle praktischen Relationen zwischen Menschen, die sich aus den Bedingungen der Kontingenz, das heißt aus dem Werden und Vergehen des Lebens ergeben."[22] Diese Lebenssorge hat nun in der Moderne eine wechselvolle Geschichte. Im Kontext der ausdifferenzierten bürgerlichen Gesellschaft war sie an die private Lebenswelt ausgegliedert und den dort tätigen Frauen und Angehörigen niederer Klassen übergeben worden. Das dort produzierte und gehegte Leben diente dann als Ressource des Systems. Im 20. Jahrhundert wurde die Lebenssorge dann sowohl in den totalitären wie in den Wohlfahrtsstaaten zunehmend vergesellschaftet und an einen tertiären Sektor der Dienstleistungsproduktion delegiert.[23] Für die Gegenwart diagnostiziert Klinger hingegen einen Übergang der Lebenssorge an den Markt, der die schon im Wohlfahrtsstaat geschrumpfte Enklave des Privaten nun gänzlich zugunsten einer umfassenden Care-Ökonomie annektiert. Einerseits wird dadurch Lebenssorge zur Ware, andererseits werden die früheren privaten Ressourcen der Lebenssorge zu Produktionsfaktoren:

> Unter dem Etikett customer service oder überhaupt gleich consumer care wandern die Prinzipien der aufmerksamen und sorgsamen Zuwendung inzwischen sogar noch weit über die Grenzen der care-Ökonomie hinaus. Indem care-Ethik zum Geschäftskonzept eines individualisierten und emotionalisierten Kapitalismus und zum Berufsethos seiner Dienstleister wird, scheint das Mauerblümchen der weiblichen Moral definitiv aus dem verborgenen Winkel herauszutreten.[24]

Die Popularität des Begriffs Care ist nach Klingers Diagnose mithin selbst ein Symptom derjenigen kapitalistischen Ökonomisierung, die unter dem Care-Begriff gerne angeprangert wird.[25] Insgesamt ist Lebenssorge als gesellschaftliche Grundfunktion aufgefasst, deren makrosoziologisch aufzuweisender Ort historisch im Wandel begriffen ist. Insbesondere das Verhältnis von Lebenssorge und Ökonomie steht dabei im Zentrum der Aufmerksamkeit.

(5.) *Ökonomie*: Im ökonomischen Kontext wird diese Lebenssorge zur Care-Arbeit spezifiziert. Gemeint ist damit die bezahlte oder unbezahlte Arbeit, die zugunsten spezifischer Personengruppen erbracht wird. Zu diesen gehören Kinder, akut und chronisch Kranke sowie alte Menschen, insofern sie pflege-

---

[22] KLINGER 2013, 82f.

[23] Zur Vergesellschaftung der Sorge vgl. auch VORLÄNDER 2015.

[24] KLINGER 2013, 97.

[25] So propagiert die Sozialwissenschaftlerin Gabriele Winker auf marxistischer Grundlage eine „Care-Revolution" (WINKER 2015, 139), die „eine an menschlichen Bedürfnissen, insbesondere an der Sorge füreinander, orientierte, radikal demokratisch gestaltete Gesellschaft" (a.a.O., 143) heraufführen soll. Sorge wird damit zum Kernbegriff einer Utopie. Das utopische Element des Sorgebegriffs als eines europäischen Grundbegriffs arbeiten, allerdings in analytischem Interesse, auch Gert Melville et al. in ihrem Band *Sorge* heraus (vgl. MELVILLE/VOGT-SPIRA/BREITENSTEIN 2015, 10).

oder hilfsbedürftig sind. Zuweilen werden auch Arbeiten für Erwachsene im Haushalt zur Care-Arbeit gezählt.[26] Während das Interesse an Care-Arbeit zunächst vor allem dadurch bestimmt war, die ökonomische Bedeutung eines weithin unsichtbaren, vor allem von Frauen getragenen und oftmals durch irreguläre Beschäftigung geprägten Arbeitsfeldes deutlich zu machen, nähert sich die Debatte um Care-Arbeit nach Beobachtung der Sozial- und Gesundheitswissenschaftlerin Helen Kohlen inzwischen der der Care-Ethik an.[27]

(6.) *Pflegewissenschaften*: Extensional noch einmal enger gefasst, da auf Pflegeberufe fokussiert, ist der professionstheoretische Strang des Care-Diskurses. In den Pflegewissenschaften werden verschiedene Elemente der bisher benannten Stränge, unter anderem der Care-Ethik[28] sowie der Existenzialontologie Heideggers,[29] aufgenommen und als Elemente pflegerischen Professionswissens verhandelt. Pflege erscheint dabei nicht als einzige, wohl aber als paradigmatische Institutionalisierungsform von Care bzw. Caring. Der Gesundheitswissenschaftler Patrick Schuchter betont: „Es dreht sich bei der Caring-Debatte nicht um irgendein Spezialthema neben anderen in der Pflege, sondern es geht um den Kern, das Herz und das Wesen der Pflege selbst […].“[30] So bestimmt er Fürsorge als „eine Beziehung, die affektive Involviertheit, moralische Bindung und Tätigkeiten des Beistandes impliziert und die in grundlegende [sic] Weise mit der Existenz und dem Menschsein selbst zu tun hat“.[31] Fürsorge bezeichne das an der Pflege, was nicht wissenschaftlich gestütztes Professionswissen um die richtige Patientenversorgung, eingeübtes Handwerk bzw. abrechenbare Dienstleistung ist. In diesem Zusammenhang ruft Schuchter eine lebensweltliche Urszene der Sorge auf:

Halten wir uns vor Augen oder erinnern wir uns daran, wie eine Mutter oder ein Vater ein Pflaster auf die Wunde des beim Spielen aufgeschlagenen Knies ihres [sic] Kindes klebt. Dabei geht es nicht nur darum, die Wundheilung zu unterstützen und die Wunde sauber zu halten, sondern es geht auch darum, das so zu tun, dass etwa durch Blasen und Handauflegen Wohlempfinden erzeugt wird – und noch viel mehr geht es darum, das Kind durch den Akt der Wundversorgung zu trösten, also den Schmerz zu beachten, hinzusehen, Aufmerksamkeit zu schenken, ablenkende Gegenbilder zu erzeugen. Es geht also nicht nur um die Diagnose, die Therapie, das Selbstfürsorgedefizit, sondern auch um Trost, Würdigung, Ermöglichung von Teilhabe an der Normalität, Integrität der Person, Intaktheit der vertrauten Beziehungen und so fort. Bereits in diesem Ur-Akt der Sorge, einem kleinen Verarzten einer Wunde, steckt all das, was sich später in den komplexeren Sorgehandlungen und verschärften Formen des Leidens wiederfindet – oder eben verloren geht.[32]

---

[26] Vgl. GUBITZER/MADER 2011, 12.

[27] Vgl. KOHLEN 2016.

[28] Vgl. KOHLEN/KUMBRUCK 2008.

[29] Zur Heidegger-Rezeption in den Pflegewissenschaften vgl. SCHUCHTER 2016, 17.

[30] A.a.O., 57.

[31] Ebd. (im Original kursiv).

[32] A.a.O., 67.

Gesucht ist also der schwer auf den Begriff zu bringende Überschuss des Pflegens über eine professionell-verwissenschaftlichte Handlungslogik und eine ökonomisch rationalisierte Organisation hinaus. In einer Übersicht über die hier verfolgten Ansätze zeigt sich, dass die konzeptionelle Vielspältigkeit des Care-Diskurses sich in den Pflegewissenschaften noch einmal abbildet. Morse et al. unterscheiden Ansätze, die Care wahlweise als menschliche Eigenschaft, als Affekt, als moralischen Imperativ oder Ideal, als soziale Interaktion oder als therapeutische Intervention begreifen.[33]

Mit diesen wenigen Schneisen ist der umfangreiche Care-Diskurs nicht erschöpft.[34] Trotzdem lassen sich in einer thetischen Zusammenschau der verschiedenen Stränge einige gemeinsame oder wenigstens weit verbreitete Motive aufweisen, die auf eine geteilte Problemwahrnehmung schließen lassen. Sorge bzw. Care wird dabei zum einen dezidiert in einem modernitätstheoretischen Kontext aufgerufen. Moderne Gesellschaften zeichnen sich durch Dynamiken der Ausdifferenzierung bzw. der Rationalisierung aus, in denen Beziehungen versachlicht und Verpflichtungen begrenzt werden.[35] Der Umgang mit Krankheit tritt in den Kontext von Recht, Ökonomie und Wissenschaft, von spezialisierten Professionen und komplexen Organisationen. Im Sorge-Diskurs spiegelt sich ein *Unbehagen an der Rationalisierung*. Sorge wird als das nicht Rationalisierte, nicht Ausdifferenzierte, geradezu als Antidot gegen Rationalisierung namhaft gemacht. Damit entsteht jedoch die Frage, wie dieser rationalisierungstranszendente Überschuss in modernen Gesellschaften am Ort rationalisierter Professionen und Organisationen zur Geltung gebracht werden kann.

Darüber hinaus sind es spezifische (spät-)moderne Handlungsbedingungen, die im Care-Diskurs vorausgesetzt sind. Hierzu gehören Ungewissheit bzw. Unsicherheit sowie hohe Komplexität, angesichts derer adaptive Praktiken des Bastelns flexibler erscheinen als an großen Zielen ausgerichtete, durchgeplante Prozeduren. Hinzu kommen die Pluralisierung und Individualisierung von Bedürfnislagen und Lebenszielen sowie Fremdheitserfahrungen, angesichts derer allgemeine und standardisierte Handlungsprotokolle unangemessen erscheinen.[36] Insbesondere im Kontext der Praxistheorie kommen zudem Mensch-Technik-Interaktionen verstärkt in den Blick. Schließlich gehören auch unklare Zuständigkeiten und Legitimitäten sowie bröckelnde Institutionen (etwa eines ökonomisch überlasteten Gesundheitswesens) zu den Handlungsbedingungen, auf die der Care-Diskurs reagiert.

---

[33] Morse et al. 1990.

[34] Weiterhin zu nennen ist etwa der Achtsamkeitsdiskurs in der Psychologie (vgl. Schmidt 2014).

[35] Zur system- und handlungstheoretischen Rekonstruktion von Modernisierung vgl. Moos 2017, 27.

[36] So rezipiert auch Axel Honneth die Care-Ethik als gleichsam Levinas'sches Korrektiv zum Gleichheitsgrundsatz des Rechtes (vgl. dazu Braune-Krickau 2015, 184).

In diesem Zusammenhang ist besonders der Aspekt der flexiblen Gegenstandsformierung in der Sorge hervorzuheben. Die Belange, um die es in der Sorge geht, liegen dem Vollzug von Sorge nicht voraus, sondern werden innerhalb des Vollzuges konstituiert. Sorge ist in diesem Sinne keine spezifische Technik der Zielerreichung, sondern eine Praxis des Umgangs mit unklaren bzw. unbestimmten Zielen[37] bzw. mit starker prognostischer Unsicherheit.[38] In der Sorge wird gerade diese Unbestimmtheit präsent gehalten.

Ebenfalls einen modernen bzw. modernitätskritischen Ton hat der Hinweis auf den prekären Status des Subjekts in einigen Strängen des Sorgediskurses. Das „moderne" Verständnis eines selbstbestimmten Subjektes kollidiert mit starken Abhängigkeitserfahrungen, die unter „Sorge" in den Blick genommen werden. Insbesondere Geburt, Krankheit und Tod stehen für diejenigen Kontingenzen menschlichen Lebens, die von auktorialen Subjekten (Kunden, Vertragspartnern, selbstbestimmten Patienten) nicht befriedigend bearbeitet werden können.[39] Diesbezügliche Praktiken der „Lebenssorge"[40] sind in lebensweltlichen Kollektiven sich verändernden Zuschnitts verortet und können nicht Einzelnen als Handeln zugerechnet werden.

Schließlich erweisen sich die verschiedenen Stränge des Sorgediskurses durchweg als engagierte Theorie in dem Sinne, dass sie an der Sorge positiv interessiert sind. Die Praxistheorie der Sorge nimmt ihren Ausgang von der Beobachtung, dass Sorgepraktiken weithin unsichtbar und daher gefährdet sind; es tut Not, sie in ihrer Verfasstheit und ihrer Bedeutung sichtbar zu machen und dadurch ihrer Erosion zu wehren.[41] Was für Praktiken gilt, gilt auch für die in ihnen involvierten Personen: Sorgearbeit wird vor allem geleistet von Frauen, oft von Migrantinnen, Menschen ohne Aufenthaltsstatus und irregulär Beschäftigten. Von Sorge zu sprechen heißt dann auch, auf den marginalisierten Status dieser Personen und auf die damit verbundene Ungerechtigkeit aufmerksam zu machen.

Bevor Sorge als Modus des Umgangs mit Krankheit in den Blick genommen wird (III.), soll der hier vor allem anschlussfähige praxistheoretische Zugang zum Thema der Sorge eingehender wahrgenommen werden.

II. Care als Logik spezifischer Praktiken

Wenn Care als Charakteristik einer spezifischen Klasse sozialer Praktiken behandelt werden soll (2.-3.), so ist zunächst zu klären, was unter sozialen Praktiken zu verstehen ist (1.).

---

[37] Schuchter spricht hier von einer spezifisch „„ethische[n] Kreativität'" der Sorge (SCHUCHTER 2016, 329).

[38] Vgl. HENKEL 2016.

[39] Zur feministischen Kritik am Autonomieideal vgl. CONRADI 2001, 82ff.

[40] KLINGER 2013, 82.

[41] Vgl. MOL/MOSER/POLS 2010, 7; MOL 2008, 1; 89ff.

(1.) Bei der Theorie sozialer Praktiken handelt es sich dem Soziologen Andreas Reckwitz zufolge um eine Familie von Sozialtheorien (vor allem der Wissenschafts- und Technikforschung, der Organisationsforschung, der gender studies, der Globalisierungsforschung und der Medienforschung), die einen Mittelweg zwischen struktur- und handlungstheoretischen Ansätzen einnehmen.[42] Das ‚Soziale‘ wird weder in einer „Struktur" gesucht, also einer den Sinnwelten der Akteure prinzipiell entzogenen Gesetzmäßigkeit, noch in den Zwecken oder Normen, an denen Individuen ihr Handeln ausrichten. Die Aufmerksamkeit der Praxistheorie gilt weder allein dem akteursunabhängig gedachten kulturellen „Text" noch allein den kognitiv-geistigen Schemata, die die Akteure präsent haben. Soziale Koordination ist vielmehr das Resultat von Routinen des Verhaltens, die im Horizont kollektiv geteilter Wissensordnungen, Symbolsysteme bzw. Sinnhorizonte stehen.

Vor diesem theoretischen Hintergrund handelt es sich bei sozialen Praktiken um „know-how abhängige und von einem praktischen ‚Verstehen‘ zusammengehaltene Verhaltensroutinen, deren Wissen einerseits in den Körpern der handelnden Subjekte ‚inkorporiert‘ ist, die andererseits regelmäßig die Form von routinisierten Beziehungen zwischen Subjekten und von ihnen ‚verwendeten‘ materialen Artefakten annehmen".[43] Soziale Praktiken sind nicht als Handeln, also als bewusst auf ein Ziel ausgerichtetes und durch die Wahl von Mitteln gekennzeichnetes Verhalten bestimmt. Das kollektiv geteilte Wissen, wie und warum eine Praktik zu vollziehen ist, liegt nicht als explizites „knowing that" (propositionales Wissen) vor, sondern ist als „knowing how" den Verhaltensroutinen implizit eingeschrieben. Im Einzelnen handelt es sich um interpretatives Wissen (der routinemäßigen Bedeutungszuschreibung an einer Praxis), methodisches Wissen (hinsichtlich des kompetenten Vollzuges einer Prozedur) und motivational-emotionales Wissen („ein impliziter Sinn dafür ‚was man eigentlich will‘"[44]). Dieses in den Praktiken eingegossene Wissen ist nicht kohärent oder gar systematisch, sondern in der Regel allenfalls lokal zusammenhängend, heterogen, gegebenenfalls widersprüchlich. Zudem spielt die Materialität der Körper und Artefakte in ihnen eine wesentliche Rolle. In jedem Fall liegt es in der „Logik der Praxis" (Bourdieu), dass Praktiken nicht vollständig durch das in ihnen implizite Wissen um das Wie und das Warum ihres Vollzugs determiniert sind. Praktische Vollzüge sind interpretativ und methodisch unterbestimmt. Daraus erwächst eine spezifische Flexibilität: Praktiken sind einerseits Routine, andererseits werden sie kontextspezifisch verändert, adaptiert und neu interpretiert. Sie sind in diesem Sinne unberechenbar.

---

[42] Die folgende Rekonstruktion ist angelehnt an RECKWITZ 2003; vgl. RECKWITZ 2008.

[43] A.a.O., 289.

[44] A.a.O., 292. SCHÜTZ/LUCKMANN 2003 machen hier „[r]outinierte Wissenselemente" (246) namhaft.

Anders als in handlungstheoretischen Ansätzen werden Subjekte in der Praxistheorie nicht als Steuerungsinstanzen ihres Verhaltens verstanden. Vielmehr wird das Subjekt als ein „lose gekoppelte[s] Bündel[] von Wissensformen"[45] thematisiert. Nicht das Subjekt bedient sich einer Praxis, sondern Praktiken weisen Subjekten ihren Ort zu. Subjekteigenschaften wie Rationalität, Reflexivität, Strebestruktur und personale Identität werden als Hervorbringungen historisch kontingenter Praxiskomplexe konzipiert und so auch der empirischen Untersuchung geöffnet.[46]

(2.) In diesem theoretischen Kontext lassen sich Praktiken der Sorge untersuchen, wie dies insbesondere in dem Band von Annemarie Mol et al., *Care in Practice*, geschieht.[47] In seiner ethnographischen Analyse von Praktiken mit Demenzpatienten in einer englischen Gedächtnisklinik unterscheidet Tiago Moreira drei verschiedene „Regime" (Rechtfertigungsordnungen),[48] in denen Wissen, Verhalten, Objekte und Subjekte auf je spezifische Weise verbunden sind, um Verhalten zu rechtfertigen.[49] In jedem der drei Regime werden Praktiken freigesetzt, in denen Demenz und kognitiver Abbau unterschiedlich konzipiert, erfahren und behandelt werden. Das *Regime der Wahrheit*, dem sich die Existenz der Klinik verdankt, zielt auf die Generierung wissenschaftlichen Wissens, während das *Regime der Hoffnung* positive Zukunftserwartungen der Patienten auf Verbesserung ihrer gesundheitlichen Situation fördert. Neben diesen beiden gibt es als drittes Regime das „*regime of care*",[50] in dem es weder um die Feststellung des kognitiven Abbaus noch um dessen therapeutische Abwendung geht, sondern um die Bewältigung des Alltags. Hierzu gehören Praktiken, die sich auszeichnen durch verminderte Reflexivität („to get on with it", ohne viel nachzudenken) und durch Verzicht auf die „große Lösung", auf den großen zeitlichen Horizont, überhaupt auf das klare Ziel. Diese Praktiken sind situativ verfasst, bearbeiten ein Problem nach dem anderen und werden fortwährend angepasst. Sie haben insofern einen immer nur provisorischen Charakter des Bastelns („tinkering"); dabei werden verschiedene Techniken ausprobiert, weiterentwickelt, und das Wissen um sie wird weitergegeben. Diese Care-Praktiken sind kollektiver Natur und etwa im sozialen Kontext der Familie oder der Selbsthilfegruppe situiert; dabei wird darauf verzichtet, das Problem am Ort des Einzelnen zu lokalisieren.[51]

---

[45] A.a.O., 295f.

[46] Damit sind transzendentalphilosophische Ansätze zum Thema Subjektivität nicht obsolet. Vielmehr setzt die empirische Erforschung der Subjektivierungsform „selbstbestimmtes Subjekt" die Bedingungen der Möglichkeit von Selbstbestimmung im transzendentalphilosophischen Sinne voraus.

[47] MOL/MOSER/POLS 2010.

[48] Vgl. BOLTANSKI/THÉVENOT 2007, 108ff.

[49] Vgl. MOREIRA 2010, 120.

[50] A.a.O., 121.

[51] Vgl. a.a.O., 132–135; ähnlich OUART 2012, 173–174.

Annemarie Mol selbst hat in ihrer Monographie *The Logic of Care* die Charakteristika von Sorgepraktiken in prägnanter Gegenüberstellung zu der den Gesundheitsmarkt dominierenden Logik der Wahl (*logic of choice*) formuliert.[52] Letztere formiert Praktiken der Gesundheitsversorgung als Produkte, zwischen denen Patienten als Kunden in regelmäßigen Wahlsituationen (*situations of choice*) auswählen. Ebenfalls von einer Logik der Wahl dominiert ist die Rahmung von Patientinnen als Bürgerinnen, die über ihre Gesundheitsversorgung abstimmen und entsprechend Verträge schließen. Die Wahl im marktlichen wie im bürgerlichen Sinne ist ein Steuerungsmodell, das die Vollzüge der Gesundheitsversorgung (*health care*) durch individuelle Willensentscheidungen reguliert sieht, in denen ausgehend von Tatsachen nach gegebenen Kriterien zuvor bestimmt wird, was anschließend zu tun ist. Eben diese Steuerung wird in der *logic of care* in die Interaktion und in den evolvierenden Prozess hineinverlegt, in dem die Patientin nicht einmal wählt und anschließend passiv ist, sondern dauerhaft aktiv engagiert ist. Eine Praxis wird, so könnte man im Anschluss an Mol sagen, nicht durch die einmalige große Differenz von Willensbestimmung und Umsetzung gesteuert, sondern durch wiederkehrende kleine Differenzen zwischen einem Praxisvollzug und möglichen alternativen Verläufen, die Gegenstand beständiger Verhandlung, Erprobung und Anpassung sind.

Es ist auffällig, dass die definitorischen Eigenschaften von „Praktiken" im Sinne der Praxistheorie und die spezifischen Eigenschaften von „Care" sich ähneln. Ausgehend von dieser Beobachtung lässt Sorge sich als diejenige Form bzw. Struktur von Praktiken verstehen, in der die alle Praktiken auszeichnende Adaptivität, Implizitheit des Wissens etc. präsent gehalten ist. Dies geschieht, indem die Belange, um die es geht, dauerhaft mitverhandelt werden und der provisorische Charakter aller „Lösungen" von den Beteiligten mindestens implizit gewusst wird („über den Tag kommen").

(3.) Ausgehend hiervon formuliert der Kulturanthropologe Jörg Niewöhner Care als ein zunächst analytisches, dann aber auch normatives Konzept.[53] Er übersetzt „Care" mit „Sorgsamkeit" und fasst diese als Alternativensensibilität von Praktiken. Zur Sorgsamkeit gehört ein implizites Bewusstsein der Kontingenz einer sozialen Praktik: Einem Menschen bei der Körperpflege zu assistieren, kann auf ganz unterschiedliche Arten und Weisen geschehen. Welche dieser Arten und Weisen im jeweiligen Pflegealltag realisiert wird, wird in der sorgsamen Praxis nicht durch Verweis auf externe Gründe, Maßstäbe oder Wertvorstellungen, sondern im Vollzug und in den Aushandlungsprozessen der Praxis selbst bestimmt und gerechtfertigt. Die Voraussetzung für eine solche Adaptivität von Praktiken ist es, dass tatsächlich unterschiedliche Verläufe möglich sind, dass die Situation also genügend *Freiheitsgrade*

---

[52] MOL 2008.
[53] Vgl. NIEWÖHNER 2018.

aufweist.[54] Das hat individuelle Voraussetzungen etwa hinsichtlich der Flexibilität der Beteiligten, aber – dem materiellen Aspekt von Praktiken entsprechend – auch Voraussetzungen hinsichtlich der materiellen und anderen Infrastrukturen: Ist ein Duschstuhl so gebaut bzw. angebracht, dass eine Patientin auf verschiedene Arten und Weisen geduscht werden kann? Ist die Eingabemaske einer Software so flexibel, dass Pflege auf verschiedene Art und Weise zu organisieren ist? Sind die ökonomischen oder die rechtlichen Vorgaben so strikt, dass Verhaltensalternativen nicht mehr möglich sind?

Sorgepraktiken sind mithin dadurch gekennzeichnet, dass sie *sorgsam* vorgehen, also die Kontingenz des Was und Wie ihres Vollzugs präsent halten und diesen Vollzug in beständigen Verhandlungen auf mögliche Alternativen hin offenhalten. Inwieweit dies möglich ist, ist abhängig von den Beteiligten wie den Infrastrukturen. Normativ gewendet: Sorgsamkeit ist gut, weil sie es ermöglicht, eine Praxis *besser* zu gestalten – wobei das Maß des Besser und Schlechter nicht der Situation extern gedacht, sondern in der Situation zwischen den Beteiligten implizit mitverhandelt wird.[55] Insofern sind Infrastrukturen so zu gestalten, dass Freiheitsgrade für Sorgsamkeit entstehen.

III. Sorge als Eintreten in die krankheitsbezogene Desintegration

Sorge als Umgang mit Krankheit geschieht längst nicht nur in der Krankenpflege, gar in deren professionalisierter Form. Dennoch bieten pflegewissenschaftliche Sorgekonzepte einen guten Ausgangspunkt, um Sorge als Modus des Umgangs mit Krankheit zu entfalten. In ihrer einflussreichen Pflegetheorie geht Dorothea Orem von einem anthropologisch fundierten Sorgebegriff aus. Der Mensch muss für sich selbst sorgen, um zu leben. Pflege wird dann notwendig, wenn Defizite der Selbstfürsorge aufgrund von Alter, Krankheit oder Behinderung eintreten.[56] Pflege wird hier verstanden als ein (edukatives, teil- oder vollkompensatorisches) Eintreten anderer in die sorgende Selbstbezüglichkeit eines Menschen, wo diese beschädigt ist. Das ist plausibel, wenn es etwa um die pflegerische Assistenz bei der Körperhygiene, Ernährung und dem Umgang mit Ausscheidungen geht. Gleichwohl ist damit nur ein Teil der Pflegesituationen abgedeckt. Pflege tritt auch dort ein, wo ein Mensch sich bisher gar nicht um sich gesorgt hat. Es war die Pointe der in Kapitel 5.2 entfalteten Verborgenheit der Gesundheit, dass in der Krankheit etwas hervor-

---

[54] Bei dem Begriff der Freiheitsgrade handelt es sich um eine physikalische Metapher, die Niewöhner von der Physikerin und Philosophin Donna Haraway übernimmt (vgl. HARAWAY 2008).

[55] Hierin sehen Annemarie Mol et al. das Spezifikum von Care-Ethik: „Unlike *medical ethics*, the *ethics of care* never sought to answer what is good, let alone to do so from the outside. Instead, it suggested that ‚caring practices' entail a specific *modality* of handling questions to do with the good." (MOL/MOSER/POLS 2010, 13)

[56] Vgl. OREM 1985 und dazu DENNIS 2001.

tritt, was bisher nicht gegenständlich war: ein Körperteil, ein physiologischer Prozess, eine unwillkürliche Verrichtung. Wenn eine Pflegeperson einen Patienten stützt, der mit einem Bein nicht mehr auftreten kann, so löst sie keine bisherige Selbstsorge des Patienten ab, sondern tritt dort ein, wo der Patient sich in der Krankheit als desintegriert erfährt. Er kann nicht mehr wie bisher gehen, sondern hat plötzlich ein Bein, auf das es zu achten gilt.

In Verallgemeinerung dessen soll Sorge als Modus des Umgangs mit Krankheit (gemeint ist im folgenden: Fürsorge für Kranke)[57] – über Pflege hinaus – bestimmt werden als Eintreten eines anderen in eine in der Krankheit erfahrene Desintegration.[58] Das kann auf den verschiedenen Ebenen der Desintegrationserfahrung in der Krankheit an exemplarischen Phänomenen entfaltet werden.

(1.) Helmuth Plessner hatte die grundlegende personale Integrationsaufgabe des Menschen insbesondere als leibkörperliche Bemächtigungsaufgabe gefasst. Im Anschluss daran wurde die Erfahrung leibkörperlicher Desintegration in der Krankheit als (temporäres oder dauerhaftes) Scheitern an dieser Bemächtigungsaufgabe bestimmt: etwa dann, wenn die Selbstverständlichkeit körperlicher Abläufe auf motorischer oder sensorischer Ebene verloren geht und sich bestimmte Körperprozesse nicht mehr auf ein „Ichzentrum" beziehen lassen.[59] In Praktiken der Sorge tritt nun eine andere Person in diese Desintegration ein: indem sie dazu beiträgt, dass der Körper dem „Ichzentrum" wieder besser zur Verfügung steht. Sie stützt den Körper, damit der Leib laufen kann; sie stillt die Schmerzen, damit der Körper weniger aufsässig ist; sie ersetzt die Armbewegung, die den Löffel zum Mund geführt hätte; sie wechselt den Stomabeutel, damit der Leib seine Ausscheidungen loswird. Damit tritt die sorgende Person zwischen das Ich und seinen Körper und verbindet beide wieder, oder sie wird selbst für einen Moment zum Körper des Ich, zum Arm, zum dritten und vierten Bein.[60]

---

[57] Annemarie Mol et al. betonen, dass Sorge nicht nur an Patienten, sondern auch von Patienten durchgeführt wird, diese also nicht allein Empfänger und Empfängerinnen von Sorge, sondern aktiv selbst Sorgende sind (vgl. MOL/MOSER/POLS 2010, 9). Das ist überzeugend; gleichwohl soll im Folgenden die Fürsorge, also die Sorge für andere, im Zentrum der Aufmerksamkeit stehen. Zu Praktiken der Selbstsorge Kranker vgl. etwa GNELL 2012; POLS 2010. Jenseits der Unterscheidung von Sorge und Fürsorge liegt hingegen die Lokalisierung von Sorgepraktiken in Kollektiven, die sich gemeinsam „durchwurschteln". Insofern es hier um den Umgang mit Krankheit geht, sind auch solche Praktiken Gegenstand der folgenden Überlegungen.

[58] Zum Eintreten in die Desintegration als Aufgabe der Ärztin bei Eric Cassell siehe oben, Kapitel 2.3, II. Damit dürften nicht alle Sorgehandlungen abgedeckt sein; beziehen sie sich doch auch auf Körperteile oder Körperprozesse, die einem Kranken gar nicht Gegenstand der Erfahrung sind (etwa in der Intensivpflege an Bewusstlosen). Diese Fälle bleiben im Folgenden unbeachtet.

[59] Siehe dazu Kapitel 3.2, III.

[60] Hierbei spielen technische Artefakte eine große Rolle; vgl. MOL 2008.

(2.) Analog kann eine sorgende Person auch in die soziale Desintegration eines Kranken eintreten. Dort wo er krankheitsbedingt seine Rolle nicht erfüllen kann, tritt sie ein: Sie setzt ihn im Bett aufrecht und richtet sein Haar, damit er den Besuch der Arbeitskollegin empfangen kann; oder sie empfängt den Besuch an seiner statt, richtet aus, was er sagen wollte, und empfängt Nachrichten in seinem Namen. Für die professionelle Pflege ist von „Fürsprache-Arbeit"[61] gesprochen worden, wenn ein Pfleger die Bedürfnisse der Patientin in der Arztvisite zur Sprache bringt. Die sorgende Person tritt hier nicht zwischen Ich und Körper, sondern – auf der Ebene der Verkörperung zweiter Stufe – zwischen den Rollenträger und seine Rollen, indem sie eine Rolle stützt oder sich als stellvertretende Rollenträgerin zur Verfügung stellt.

(3.) Entsprechendes gilt auf der Ebene der Handlungsfähigkeit. Ein Sorgender tritt dort ein, wo für die Kranke die Welt der Dinge übermächtig geworden ist und sich nicht mehr planend-gestalterisch in den Griff bekommen lässt. Wo ihr ein Ding den instrumentellen Dienst versagt, tritt er zwischen sie und das Ding und verbindet beide wieder. Er wählt die Nummer auf dem Telefon, dessen Tasten sie nicht mehr erkennen kann; er reicht ihr das Buch, das außerhalb ihrer Reichweite liegt; er fährt das Auto und bringt sie an das gewünschte Ziel; er stellt ihr ein technisches Artefakt (etwa einen Notrufknopf) zur Verfügung, das die Desintegration kompensiert.

(4.) Schließlich sind Praktiken der Sorge auch auf temporaler Ebene auszumachen. Wo ein Kranker nicht mehr darauf vertrauen kann, auch morgen noch (überhaupt bzw. in gewünschter Weise) da zu sein, kann eine sorgende Person sich anerbieten, falls nötig seine Präsenz in der Zukunft zu ersetzen. Sie kann versprechen, seinen Willen in künftigen Entscheidungen zur Geltung zu bringen oder für diejenigen zu sorgen, für die der Kranke sich verantwortlich weiß. Sie kann vor allem – explizit oder durch die Verlässlichkeit ihres Beistandes – versprechen, auch morgen Sorge zu übernehmen in einer Situation, die heute noch nicht absehbar ist. Eine in diesem Sinne verlässliche Sorge kann mithin zur Prothese des Daseinsvertrauens werden.

Sorge ist Eintreten in die Desintegration: nicht notwendig auf Dauer angelegt, jedenfalls situativ, für einen Moment,[62] und in einer dauernden Abstimmung mit dem, was jeweils auseinanderfiel: auf leibkörperlicher Ebene mit dem Ich und dem Körper des Kranken, auf sozialer Ebene mit dem Rollenträger und den Adressaten seiner Selbstpräsentation, auf praktischer Ebene mit dem Subjekt und seiner Dingwelt, auf temporaler Ebene zwischen der Gegenwart und der Zukunft des Kranken.[63] Wenn es gelingt, entsteht eine

---

[61] SCHUCHTER 2016, 68.

[62] Insofern ihnen ein weit ausgreifender Zeithorizont fehlt, differenzieren Sorgepraktiken nicht zwischen heilbaren und unheilbaren Krankheiten.

[63] Auf welcher Seite des Organismus-Umwelt-Kreises die Sorge jeweils tätig wird – ob sie also den Menschen oder seine Welt verändert, sodass es in der Situation zu einer prak-

interpersonell vermittelte Unmittelbarkeit im Sinne Plessners. Manches davon ist vollständig situationsspezifisch und einmalig; anderes, wie etwa die pflegerische oder haushaltsbezogene Assistenzleistung, wird in Gestalt einer formalisierten Prozedur auf Dauer gestellt und mit der Krankenkasse abgerechnet. Doch auch hier, im Kontext einer professionalisierten und organisierten Pflege, ist die jeweilige Pflegehandlung in ihrem präzisen Verlauf das Resultat von situations- und patientenspezifischen Mikroabstimmungen, Mikroerprobungen und Mikroadaptionen.

Mit der Bestimmung von Sorge als Eintreten in die Desintegration scheint zunächst die Beschreibungssprache der Praxistheorie verlassen. Denn der Begriff der Desintegration rekurriert auf die von Helmuth Plessner formulierte personale Integrationsaufgabe, also auf das Residuum des Subjekts, das doch in der Praxistheorie verabschiedet worden war. Doch hier liegt keine theoretische Inkompatibilität vor. Wenn die These stimmt, dass Krankheit als Desintegration erfahren wird, so ist die personale Integration in der Krankheit als Problem gestellt. Praktiken der Sorge werden dann auch *Praktiken personaler Integration* sein, also auf je spezifische Weise eine Subjektstelle vorsehen. So sieht die Praktik, in der ein kranker Mensch von jemand anderem gestützt wird, um gehen zu können, die Subjektstelle jenes Ich vor, das an einen bestimmten Ort gehen will. Sie wird also, in verbaler Kommunikation bzw. in den Mikroabstimmungen zwischen den beiden Leibkörpern, dieses Ich als ein steuerndes ins Werk setzen. Analog ist Praktiken des Eintretens in die soziale Desintegration die Subjektstelle des Rollenträgers eingeschrieben, als deren Stützung bzw. Vertretung die Praxis ausgeführt wird. Dasselbe gilt für die Stelle des selbstbestimmten bzw. des zeitlich diachronen Subjekts, die in Praktiken des Eintretens in die praktische bzw. temporale Desintegration ins Werk gesetzt werden. Insofern sind die Praktiken der Sorge im Umgang mit Krankheit als Praktiken der Subjektivierung zu verstehen.[64] Sie führen als implizites Wissen mit, dass sie in spezifischer Weise die Person dessen, für den gesorgt wird, ins Werk setzen.

IV. Die inneren Spannungen der Sorge für Kranke

Wie in den anderen in der vorliegenden Arbeit analysierten Grundproblemen des Umgangs mit Krankheit geht es auch in der Sorge um die Person des kranken Menschen, wobei mit Person zunächst nichts anderes als die von Plessner formulierte formale, in der Krankheit verschärfte Integrationsaufgabe menschlichen Lebens bezeichnet ist. In welcher Weise es in der Sorge um die Person des kranken Individuums geht, ist von den anderen Grundproblemen präzise zu unterscheiden: Weder die Sinnganzheit einer Biographie ist

---

tischen Reintegration kommt –, ist unerheblich. Zum Organismus-Umwelt-Kreis siehe oben, Kapitel 2.1.

[64] Vgl. ALKEMEYER et al. 2013; GNELL 2012.

das zentrale Thema der Sorge[65] noch die unbedingte Anerkennung als ganze Person.[66] Auch richtet sich die Sorge nicht auf das ‚große' Ziel der Wiederherstellung von Gesundheit, in der alle Desintegration so überwunden wäre, dass niemand mehr eintreten müsste.[67] Vielmehr ist in der Sorge die Person in einer Weise präsent, die hier *praktische Integrität* genannt werden soll. Es geht um ein bestimmtes Individuum, das sich in einer konkreten Situation als desintegriert erweist.[68] In diese Desintegration tritt ein anderer ein mit dem (implizit gewussten) Ziel, es in der praktischen Bewältigung dieser Situation so zu unterstützen, dass es an seiner Desintegration jetzt und hier nicht scheitert.[69] Insofern lässt sich die Sorge als kleine Heilung bezeichnen: Sie führt nicht die universale Restitution herbei (die ohnehin kein Zustand ist),[70] sondern zielt darauf, die Desintegration des Individuums, sofern sie die Bewältigung der konkreten Erfordernisse der Situation betrifft, zu überwinden. Was dabei die Erfordernisse der Situation sind, und mit welchen Mitteln die Desintegration überwunden werden kann, muss dabei durch die Verfasstheit von Individuum und Situation nicht oder nicht vollständig bestimmt sein. Vielmehr gehört es, wie gezeigt, zur Charakteristik von Sorgepraktiken, die Belange, um die es geht, im Vollzug mitzukonstituieren.

Auch die Sorge richtet sich also auf die Ganzheit der Person, und sie tut das jetzt und hier, *pro loco et tempore*, und mit Blick auf die praktische Bewältigung der Situation. Wer für eine andere Person sorgt, stellt sich situativ in den Dienst der anderen Person und ihrer praktischen Integrität. Aus dieser Grundstruktur der Sorge resultieren verschiedene Spannungen, unter denen Sorgepraktiken stehen (1.-4.).

(1.) So ist die Ganzheit der umsorgten Person – wie das auch schon hinsichtlich des Sinnes, der Würde und der Heilung festgestellt wurde – in den Praktiken der Sorge nicht erreichbar. Die Individualität der Patientin trans-

---

[65] Gegen Schuchter, der in seinem Konzept der hermeneutischen Sorge-Arbeit eben hierauf abhebt (vgl. SCHUCHTER 2016, 167ff.).

[66] Diese spielt allerdings in Sorgesituationen eine erhebliche Rolle; siehe Kapitel 6.5.

[67] Das gilt für die Praktiken der Sorge als Sorge; die in sie involvierten Personen können sehr wohl die Heilung des Kranken anzielen. Umgekehrt können auch im Kontext dezidierter ärztlicher Heilungsbemühungen Praktiken vorhanden sein, die als Sorge zu beschreiben sind. Die Gegenüberstellung *cure* vs. *care* ist nicht disjunkt ud schon gar nicht identisch mit der Unterscheidung der ärztlichen und pflegerischen Profession (vgl. dazu auch NEITZKE 2001; RENZ-POLSTER 2012).

[68] Das heißt, es selbst und/oder andere *erfahren* es als desintegriert. Dass es hier signifikante Ungleichzeitigkeiten in der Situationsdeutung geben kann, dass es also auch unerwünschte oder unpassende Sorge geben kann, versteht sich von selbst.

[69] Mit praktischer Integrität ist nicht die Integrität eines handlungsfähigen Subjekts gemeint (das, wie gezeigt, nur eine der möglichen Subjektpositionen von Sorgepraktiken darstellt), sondern eine situationsbezogene Überwindung von Desintegration, die zur praktischen Bewältigung einer Situation verhilft.

[70] Siehe dazu Teil 5 der vorliegenden Arbeit.

zendiert jede mögliche Sorgesituation. Ihre spezifische Verfasstheit, ihre jeweiligen Bedürfnisse und Belange sind, auch für sehr vertraute Personen, nie vollständig bekannt und bestimmbar.[71] Hier besteht die Gefahr, dass an die Stelle dieser uneinholbaren Ganzheit der Individualität eine endliche Vorstellung davon tritt, wer diese Person ist, und was sie braucht: das Problem der Bevormundung in der Sorge.[72] Die Folge wäre eine Schließung der Sorgepraxis, die ihre Belange nicht mehr mitkonstituieren müsste, da sie sie in dieser Vorstellung schon vorfände; Sorge würde zur rein instrumentellen Praxis.[73] Die Subjektstelle, die den Sorgepraktiken eingeschrieben ist, muss in geeigneter Weise offengehalten werden, um eine solche Schließung zu verhindern.

(2.) Zum anderen ist der Status der sorgenden Person prekär. Die Sorgepraxis zielt auf die praktische Integrität des Kranken. Welche Rolle aber spielt das Personsein der sorgenden Person? Gibt diese sich, gerade in Verhältnissen der Sorge, die sich über lange Zeit erstrecken, wie dies etwa bei der Pflege durch Angehörige der Fall ist, zugunsten des Kranken auf?[74] In welcher Weise also ist ihr Personsein der Sorgepraxis eingeschrieben? An dieser Stelle wird auf die kollektive Situierung vieler Sorgepraktiken hingewiesen.[75] Das gilt jedoch längst nicht für alle Situationen der Sorge; sowohl in der familiären wie in der klinischen Sorge für Kranke sind Sorgepraktiken oftmals im Gegenüber zweier Personen situiert, sodass das Personsein des sorgenden Individuums, sein Grad an Teil-Sein und Selbst-Sein, zum mindestens impliziten Thema der Sorgepraxis werden kann.[76]

(3.) Die dritte konstitutive Größe der Sorgepraxis ist die Situation. Diese setzt sich zusammen aus der Bedürfnislage der Kranken, den situativ erreich-

---

[71] Die Ganzheit der Individualität, mit der es die Sorge zu tun hat, unterscheidet sich von der Ganzheit biographischer Individualität (siehe oben, Teil 3). Diese bezieht sich auf die Ganzheit der Lebensgeschichte, jene auf die aktuale Verfasstheit und Bedürftigkeit in der gegebenen (ihrerseits nie vollständig bestimmbaren) Situation.

[72] Zu Begriff und Problem des Paternalismus vgl. ZUDE 2010; SCHRAMME 2016. Auf anderer Ebene liegt die von Paul Rabinow unter dem Terminus „Biosozialität" namhaft gemachte Beobachtung, dass biomedizinische Kategorien selbst für Individualität bestimmend werden, indem sie in Identitätsbildung und Vergemeinschaftungsformen eingehen (vgl. LEMKE 2014).

[73] Damit ist nicht gesagt, dass eine rein instrumentelle, also auf ein festes Ziel gerichtete Praxis in einer konkreten Situation *falsch* wäre: Eine Pflegekraft, die an das Bett einer Patientin tritt und Signale der Dehydratation wahrnimmt, weiß, was in dieser Situation angezeigt ist und wird diesem Ziel entsprechend handeln. Dennoch weist auch eine solche Situation Elemente der Sorge auf: zum einen in dem Moment, als die Pflegekraft, vielleicht aus einem ganz anderen Anlass, an das Bett tritt und dennoch offen genug ist, dass sich ein anderer Belang konstituieren kann; und zum anderen in der konkreten Abstimmung, was sie der Patientin zu trinken gibt, und wie sie das tut.

[74] Vgl. POHLMANN 2016.

[75] Vgl. MOREIRA 2010.

[76] Vgl. hierzu die differenzierten Beschreibungen in MOL 2008, 59–62.

baren Mitteln, zur Überwindung der Desintegration beizutragen, sowie dem sozialen Kontext, also insbesondere den Infrastrukturen bzw. dem institutionellen Arrangement, in dem die Sorgepraxis vollzogen wird. Die zur Verfügung stehenden Mittel sind grundsätzlich endlich und oftmals knapp; Sorge wird praktiziert unter der Spannung zwischen der Wahrnehmung dessen, was in dieser Situation nottut, und den Endlichkeits- und Knappheitsbedingungen, durch die die Situation geprägt ist. Das Wissen um diese Spannung gehört zum impliziten Wissen der Sorgepraxis selbst: Wer einen anderen stützt, achtet darauf, nur so viel Gewicht übertragen zu bekommen, wie er schultern kann; wer eine blutende Wunde versorgt, wird aus dem Verbandmaterial auswählen, das gerade zur Verfügung steht; wer verlässlich Sorge leistet und verspricht, morgen wiederzukommen, gleicht das mit den anderen Verpflichtungen des morgigen Tages ab. In diesem Sinne ist eine ökonomische Spannung der Sorge selbst eingeschrieben; Sorge ist *per se* eine ökonomische Praxis. Das Verhältnis von Sorge und Ökonomie gestaltet sich daher komplizierter als das einer schlichten konträren Gegenüberstellung.

(4.) Mit den Infrastrukturen bzw. dem institutionellen Arrangement, in dem die Sorge stattfindet, kommt der modernitätstheoretische Aspekt des Themas Sorge zum Tragen. Die Versorgung Kranker findet nicht nur im sozialen Nahbereich, in Familie und Freundeskreis statt, sondern ist über weite Strecken professionalisiert und in den Einrichtungen der Gesundheitsversorgung organisiert. Ihre Prozesse weisen zunächst eine grundlegend andere Struktur als Praktiken der Sorge auf: Sie sind in ihren Abläufen zumeist im Modus eines konditionalen Programms standardisiert, Ziele und Mittel sind festgelegt und jeweils der Überprüfung zugänglich. Während Sorgepraktiken sich durch eine schwache Ontologie auszeichnen, indem die Belange, um die es geht, sich erst im Prozess konstituieren, ist die rationalisierte Krankenversorgung durch eine starke Ontologie ausgezeichnet, die die Belange unabhängig von den Besonderheiten der Person und Situation festlegt.[77] Wenn nun aber die „Logik der Sorge" (Mol) für einen *guten* Umgang mit Krankheit unverzichtbar ist, ist zu fragen, wie innerhalb rationalisierter Organisationen gewährleistet werden kann, dass Sorge stattfindet. Inwieweit kann also die Transzendierung von Organisationen organisiert werden?[78] Wie im Falle der Ökonomie ist dabei zu vermuten, dass eine rationale Organisation nicht das schlichte Andere einer „Logik der Sorge" darstellt, sondern Sorge in ihrer Orientierung an der konkreten Not ihrerseits eine innere Tendenz zur Rationalisierung hat. Die Spannung zwischen Sorge und Rationalisierung wäre dann als innere Spannung der Sorge zu verstehen.

---

[77] Noch eine „individualisierte" Medizin ist lediglich eine stratifizierte Medizin, die Kollektive behandelt und dabei von individuellen Besonderheiten abstrahiert. Sie nutzt einen begrenzten Satz von Merkmalen, um die Gesamtheit der Patienten zu stratifizieren.

[78] Vgl. SCHUCHTER 2016, 366.

Insgesamt steht Sorge zwischen Transzendierung und Rationalisierung: Die Ganzheit der involvierten Person(en) übersteigt jede konkrete Sorgesituation, jeden festgestellten Belang, jede Vorstellung von Bedürftigkeit und Leistungsfähigkeit. Die Adaptivität und Alternativensensibilität von Sorgepraktiken beruht gerade darauf, dass es gelingt, den transzendierenden Charakter personaler Ganzheit, ihre Unbestimmtheit und Entzogenheit präsent zu halten und sie nicht durch eine geschlossene Vorstellung davon, was für diesen Menschen jetzt anliegt, zu ersetzen. Andererseits eignet der Sorge in ihrer Orientierung an der konkreten Not und dem beständigen Erproben geeigneter Mittel zu deren Abhilfe selbst eine innere Rationalisierungsdynamik, die sie gegenüber professioneller, organisationaler und ökonomischer Rationalität öffnet. Indem jedoch Prozesse der Professionalisierung, Organisation und Ökonomisierung tendenziell auf Standardisierung und Absehung vom Individuum ausgerichtet sind,[79] drohen sie die „Logik der Sorge" zu verdrängen. Was also verhindert die Schließung der Sorge?

Nun handelt es sich bei der Ganzheit der Person in ihrer Unbedingtheit und Entzogenheit um ein im Sinne der in dieser Arbeit herangezogenen Religionstheorie *religiöses Moment* von Sorge. Daraus folgt nicht, dass Sorge nur als religiös verstandene überleben könnte – auch wenn auffällt, dass der Sorgediskurs über weite Strecken den Charakter eines Säkularisierungsdiskurses hat: Wie kann das, was einst die religiös motivierten Sorgenden antrieb, unter den Bedingungen der säkularen Moderne erhalten, transformiert oder ersetzt werden?[80] Diese Vorstellung einer säkularisierenden Transsubstantiation der Sorge, deren Eigenschaften sich erhalten, während die religiöse Substanz eine säkulare umgewandelt wird, erscheint allerdings wenig hilfreich; sie ist überfrachtet mit dekadenztheoretischen und legitimatorischen Problemen. Wiederum gilt es an dieser Stelle die Perspektive zu wechseln. Wenn Sorge ein religiöses Moment hat, dann mag die theologische Reflexion dieses religiösen Moments hilfreich sein, insofern von ihr Aufschlüsse über die hier benannten inneren Spannungen der Sorge zu erwarten sind. Das ist das Thema des Kapitels 6.4, bevor in Kapitel 6.5 das Verhältnis von Sorge und Rationalisierung in ethischer Hinsicht in den Blick genommen wird. Zuvor wird wiederum der Blick auf eine religiös konnotierte Praxis gelenkt, die dezidiert als „Sorge" auftritt (6.3).

---

[79] Zur Profession der Pflege zwischen Standardisierung und Individuensensibilität siehe unten, Kapitel 6.5.

[80] Vgl. SCHUCHTER 2016, 41ff.; 48ff.; 364f.; KÄPPELI 2004.

6.3 Religiöse Praxis der Sorge: Spiritual Care

Hat auch die Gesundheitsversorgung in westlichen Ländern unbestreitbar christliche Wurzeln, so hat sich das moderne Gesundheitssystem von diesen emanzipiert. Das, was in der Medizin, sofern sie Wissenschaft ist, als wahr gilt, ist unabhängig von religiösen Geltungsansprüchen; und dasselbe gilt für das, was in der Medizin, sofern sie Kunstlehre ist, als richtig gilt. Zwar gibt es religiös geprägte Leistungsanbieter im Gesundheitswesen, etwa christliche Krankenhäuser; aber deren Finanzierung, Organisation, Arbeitsweise und Qualitätskontrolle unterscheidet sich kaum von anderen Anbietern. Insofern ist das moderne Krankenhaus „vollständig säkularisiert".[81] Andererseits ist seit den 1970er Jahren für *so etwas wie Religion* im Gesundheitswesen unter dem Begriff der Spiritualität wieder ein Platz reserviert worden. „Spiritual Care" lautet die Formel, unter der, zunächst in der Versorgung alter und sterbender Patienten, später für das Gesamt der Medizin, die Berücksichtigung nicht nur körperlicher, psychischer und sozialer, sondern eben auch „spiritueller Bedürfnisse" Einzug in den Aufgabenbereich der Medizin gehalten hat (I.). Die Voraussetzungen und Konsequenzen von Spiritual Care sind theologisch intensiv diskutiert worden (II.). Von dem in der vorliegenden Arbeit entfalteten Ansatz aus zeigen sich Probleme im Programm einer Spiritual Care, aber es zeigt sich auch eine wesentliche Chance: Spiritual Care kann angesichts der religiösen Valenzen der Krankheitserfahrung zu deren spezifischer Kultivierung, aber auch zu einer religiösen Entlastung der Medizin beitragen, indem insbesondere den somatisch-medizinischen und den religiös-spirituellen Aspekten der Krankheitserfahrung in je spezifischer Weise Rechnung getragen werden kann. Damit befördert Spiritual Care, richtig verstanden, gerade nicht die Entdifferenzierung, sondern eine wünschenswerte Ausdifferenzierung von Religion und Medizin (III.). Wie eine in diesem Sinne säkularisierende Spiritual Care im Kontext des Gesundheitswesens operationalisiert werden müsste, wird anschließend skizziert (IV.). Spiritual Care erscheint damit insgesamt als eine religiöse Sorgepraxis im Sinne des in Kapitel 6.2 entfalteten Begriffs der Sorge (V.).

Das vorliegende Kapitel hat im Gesamtzusammenhang der Untersuchung eine doppelte Funktion. Zum einen dient es der Entfaltung von Spiritual Care als religiöser Praxis der Sorge und steht daher in Analogie zu den anderen ‚Praxiskapiteln' 3.3, 4.3 und 5.3 im Zusammenhang von Teil 6. Zum anderen wird Spiritual Care auf alle in dieser Arbeit entwickelten Grundprobleme des Umgangs mit Krankheit und deren religiöse Valenzen bezogen. Spiritual Care wird interpretiert als (eine) Möglichkeit der Institutionalisierung religiöser Rationalität in der Sphäre der Medizin. Insofern steht Kapitel 6.3 zugleich als Zwischenbetrachtung quer zu den Teilen 3–6.

---

[81] KARLE 2010, 538.

I. Zum Begriff der Spiritual Care

(1.) Das neuere Interesse an Spiritualität im Gesundheitswesen ist zunächst im Umfeld von Hospizbewegung, Palliativpflege und Gerontologie aufgekommen.[82] Dies ist nicht überraschend: Dort, wo Endlichkeit und Fragilität menschlichen Lebens konkret und teilweise brachial erfahren werden, wo Medizin in der Nähe von Sterben und Tod operiert, ist das Ungenügen an einer auf somatische Wiederherstellung ausgerichteten, zunehmend apparategestützten Medizin besonders deutlich zu spüren. Medizinisches Expertenwissen, die guten Gründe der Professionen, verlieren an Gewicht.[83] Patientinnen und Patienten erscheinen nicht nur körperlich, sondern auch auf anderen Ebenen bedürftig. Entsprechend wurde ein vieldimensionales Anforderungsprofil an Angehörige von Gesundheitsberufen, das auch „Spiritualität" umfasst, zuerst hier formuliert. Die Vorreiterin der modernen Hospizbewegung in den 1960er Jahren, Cicely Saunders, führte das Konzept der spirituellen Dimension des Schmerzes am Lebensende ein.[84] 1971 wurde auf der *White House Conference on Aging* das spirituelle Wohlbefinden (*spiritual well-being*) als Ziel der gerontologischen Versorgung und Forschung bestimmt.[85] Nach Vorarbeiten in den 1990er Jahren nahm die Weltgesundheitsorganisation (WHO) 2002 den Begriff der Spiritualität in ihre Definition der Palliative Care auf:

Palliative care is an approach that improves the quality of life of patients and their families facing the problem associated with life-threatening illness, through the prevention and relief of suffering by means of early identification and impeccable assessment and treatment of pain and other problems, physical, psychosocial and spiritual.[86]

Entsprechende nationale Festlegungen wurden in Deutschland 2007 vom Arbeitskreis Spirituelle Begleitung der Deutschen Gesellschaft für Palliativmedizin[87] und in der Schweiz 2010 in Form von Nationalen Richtlinien für Palliative Care[88] getroffen.

---

[82] Ein wenig beachtetes Zwischenglied zwischen diesen Tendenzen aus der zweiten Hälfte des 20. Jahrhunderts und der Erweckungsbewegung des 19. Jahrhunderts sind die sogenannten 12-Schritte-Programme zur Verhaltenssteuerung insbesondere bei Suchtkranken, die auf die Gründung der Anonymen Alkoholiker in den 1930er Jahren zurückgehen (vgl. dazu MCKEE/CHAPPEL 1992, 205). So lagen vor den 1980er Jahren erste Standards der US-amerikanischen Krankenhaus-Akkreditierungskommission JCAHO zum „spiritual counseling" allein für den Bereich „behavioural health" vor (vgl. LEE 2002, 341f.).

[83] Vgl. NASSEHI 2009, 42.

[84] Vgl. SAUNDERS/BAINES 1991, 14ff. und 52ff. Zur Entwicklung des Begriffs „total pain" bei Cicely Saunders vgl. CLARK 1999.

[85] Dabei wurde explizit auf Tillichs Begriff des „ultimate concern" Bezug genommen (vgl. MOBERG 1984, 351).

[86] www.who.int/cancer/palliative/definition/en/ (15.1.2016); vgl. auch KOHLI REICHENBACH 2014, 13f.

[87] Vgl. Deutsche Gesellschaft für Palliativmedizin 2007.

[88] Vgl. Schweizerische Eidgenossenschaft 2014.

Doch der Gedanke der Spiritual Care blieb nicht auf die Palliativversorgung beschränkt. Im letzten Drittel des 20. Jahrhunderts veränderte sich allgemein die Wahrnehmung der religiös-„spirituellen" Lage. Hatten vorher in westlichen Gesellschaften die klassischen Säkularisierungstheorien mit ihrer Erwartung des Verschwindens von Religion unter modernen Bedingungen die Wahrnehmung geprägt, so wurden nun, etwa anhand des New Age oder der Migrationsreligionen, andere Beobachtungen gemacht: Religion erschien als pluralisiert, individualisiert, enttraditionalisiert, dereguliert, vielleicht privatisiert, aber nach wie vor als eine für das Leben vieler Menschen – und nicht erst am Lebensende – bedeutsame Größe.[89] So findet sich der Begriff der Spiritual Care selbst bereits in der Pflegeliteratur der 1960er Jahre.[90] 1984 empfahl die WHO ihren Mitgliedsstaaten, die spirituelle Dimension in die Gesundheitsfürsorge einzubeziehen.[91] Zehn Jahre später hielten Fragen zu Religion bzw. Spiritualität Einzug in den WHO-Fragebogen zur Lebensqualität *WHOQOL-100*.[92] Und schließlich heißt es in der Bangkok-Charta, einem 2005 im Auftrag der WHO erstellten Expertendokument:

> The United Nations recognizes that the enjoyment of the highest attainable standard of health is one of the fundamental rights of every human being without discrimination. Health promotion is based on this critical human right and offers a positive and inclusive concept of health as a determinant of the quality of life and encompassing mental and spiritual well-being.[93]

Ein dritter wichtiger Kontext für die zunehmende Popularität des Begriffs Spiritual Care ist die Etablierung des *New Managerialism* im Gesundheitswesen.[94] Stark anwachsende Gesundheitskosten und eine zunehmende Plausibilität ökonomischer Instrumente führten zu dem Bestreben, die Gesundheitsversorgung unter dem Gesichtspunkt der Kosteneffizienz zu optimieren. Ziele sind klar zu definieren; Ressourcen sollen nur noch dort eingesetzt werden,

---

[89] Vgl. für einen Überblick GABRIEL 2007; BARTH 1998. Zum Zusammenhang zwischen Spiritualitätsbegriffen und Säkularisierungstheorien vgl. HILL et al. 2000, 58–60.

[90] Vgl. NAUER 2015, 26, Anm. 13.

[91] WHO 1985, 5.

[92] Der entsprechende Abschnitt lautet wie folgt: „The following few questions are concerned with your personal beliefs, and how these affect your quality of life. These questions refer to religion, spirituality and any other beliefs you may hold. Once again these questions refer to the last two weeks. F24.1(F29.1.1) Do your personal beliefs give meaning to your life? F24.2(F29.1.3) To what extent do you feel your life to be meaningful? F24.3(F29.2.2) To what extent do your personal beliefs give you the strength to face difficulties? F24.4(F29.2.3) To what extent do your personal beliefs help you to understand difficulties in life?" Die Antwort erfolgt jeweils auf einer fünfstufigen Skala (Not at all/A little/A moderate amount/Very much/An extreme amount). (WHO 1995, 19)

[93] WHO 2005. Die deutsche Übersetzung verwendet hier den Begriff des „geistigen Wohlbefindens", die französische spricht vom „bien-être … spirituel" (vgl. ebd.).

[94] Vgl. RUMBOLD 2013, 252–254.

wo ihre Notwendigkeit durch Assessments belegt war; die Effizienz von
Maßnahmen soll durch Studien belegt sein (evidenzbasierte Medizin); und
die Qualität soll beständig kontrolliert werden.[95] In diesem Zusammenhang
nahm die für die Akkreditierung von Krankenhäusern in den USA zuständige
Joint Commission (JCAHO) in den 1990er Jahren sukzessive das Recht auf
spirituelle Versorgung in ihren Anforderungskatalog auf.[96] Für den steuerfinanzierten *National Service of Health* in Großbritannien und Nordirland wurde festgelegt, dass alle Maßnahmen der steuerfinanzierten Gesundheitsversorgung, einschließlich der Krankenhausseelsorge, evidenzbasiert sein müssen.[97] Als Leistung des öffentlichen Gesundheitswesens musste eine „spirituelle" Versorgung der Definitionshoheit der Kirchen entzogen, definiert und
wissenschaftlich wie ökonomisch operationalisiert werden.[98]

„Spiritualität" wurde so zunehmend zum Gegenstand des allgemeinen
Gesundheitswesens in einer religiös pluralen Gesellschaft. Damit musste der
Spiritualitätsbegriff so konzipiert werden, dass er nicht mehr an eine konkrete
Religionsgemeinschaft und religiöse Tradition gebunden war. „Spiritualität"
musste etwas anderes sein als „Religion". Davon soll nun die Rede sein, bevor einige paradigmatische Ansätze der Operationalisierung von Spiritualität
im Gesundheitswesen zur Sprache kommen (3.).

(2.) In der wissenschaftlichen Literatur zu Spiritual Care wird die Geschichte des Spiritualitätsbegriffs in der Regel als zweisträngig dargestellt.
Ein engerer, ausdrücklich christlich gefasster Begriff von Spiritualität stam-
me aus der katholischen Ordenstheologie in Frankreich um 1900, deren Begriffsverwendung ihrerseits schon auf das 17. Jahrhundert zurückgehe. Hingegen habe ein weiter, transkonfessioneller und überreligiöser Begriff von
Spiritualität angelsächsische Wurzeln.[99] Dieser Konsens ist jüngst von Simon
Peng-Keller angefragt worden, der den französischen Begriff nicht in einem
monastischen Kontext, sondern in einer vor allem von Laien und Weltpries-
tern geprägten Mystik verortet (Marie Guyon; François Fénelon). Zum anderen weist er eine traditionsgeschichtliche Verbindung zwischen der französischen und der angelsächsischen Begriffsverwendung auf, die über das
evangelical revival des 18. Jahrhunderts führt (John W. Fletcher). Hier schon
erhält die Rede von *spirituality* ihren universalistischen Grundton, der dann
insbesondere im Kontext der Theosophie (Helena Blavatsky) in dezidiert in-

---

[95] Zum Qualitätsmanagement von Seelsorge vgl. BERTRAM/KNEIßL/HAGEN 2009, 84ff.

[96] LEE 2002, 342.

[97] Vgl. MOWAT 2008, 13ff.

[98] In Deutschland kann eine spirituelle bzw. religiöse Versorgung im Kontext von Palliativversorgung bereits abgerechnet werden (vgl. SGB V, § 37b, 39a und die entsprechenden Bundesrahmenvereinbarungen sowie dazu Diakonie 2009, 14f., 31f.). Zur wissenschaftlichen Literatur zu Religion und Gesundheit vgl. das einschlägige Handbuch
KOENIG/KING/CARSON 2012.

[99] Vgl. BOCHINGER 1994, 377ff.

ter- und transreligiöser Weise ausformuliert wird.[100] Jedenfalls ist zu notieren, dass die heute in der Gegenüberstellung der Begriffe Religion und Spiritualität namhaft gemachte Spannung selbst tief in der christlichen Tradition verwurzelt ist: die Spannung zwischen den konkreten, geprägten Symbolen einer religiös-konfessionellen Tradition und der Überzeugung, dass das in diesen Symbolen Intendierte konfessionelle Abgrenzungen übersteigt und dementsprechend Familienähnlichkeiten in den Praktiken und Erfahrungen verschiedenster Religionen und über die Religionen hinaus zu finden sind.

Gegenwärtige Versuche, den Begriff der Spiritualität zu definieren, kombinieren in der Regel substantielle Bestimmungen, die sich auf materiale Vorstellungsgehalte beziehen (etwa den Bezug auf Heiliges oder höhere Mächte), und funktionale Bestimmungen, die auf individuelle oder soziale Funktionen abstellen (insbesondere die Funktion biographischer Sinnstiftung). Letztere sind oftmals psychologisch gefasst und rekurrieren auf psychische Zustände, Bedürfnisse oder Ressourcen (etwa auf ein Kohärenzgefühl). Exemplarisch seien im Folgenden einige Definitionen genannt.[101] Die WHO erklärt 1984, die spirituelle Dimension sei „ein Phänomen, das nicht materieller Natur ist, sondern in das Reich der Ideen, Glaubensüberzeugungen (beliefs), Werte und der Ethik gehört".[102] Im WHO-Lebensqualitätsfragebogen von 1995 werden Glaubensüberzeugungen mit Sinngebung (*meaning*) und der Fähigkeit zur Bewältigung von Krankheit (*strength*) verbunden.[103] Auf dieser Linie liegt auch das einflussreiche Konsensdokument, das 2009 unter der Leitung von Christina M. Puchalski zustande gekommen ist. Es fügt den Aspekt eines Verbundenheitsgefühls (*connectedness*) hinzu: „Spirituality is the aspect of humanity that refers to the way individuals seek and express meaning and purpose and the way they experience their connectedness to the moment, to self, to others, to nature, and to the significant or sacred."[104] Daran anschließend hat Spiritual Care für Puchalski die Aufgabe, Menschen dabei zu unterstützen, „to find solace, comfort, connection, meaning, and purpose in the midst of suffering, disarray, and pain".[105] Stefanie Monod et al. fassen 2010 Spiritualität als psychischen Zustand der „particular coherence expressed when describing one's meaning of life, referring to one's transcendence and explaining one's values".[106] Dieses psychologische Konstrukt wird in vier Dimensionen (*meaning, transcendence, values, psycho-social identity*) entfaltet. In jeder dieser Dimensionen können spirituelle Bedürfnisse auftre-

---

[100] Vgl. PENG-KELLER 2015, 461f.
[101] Vgl. weiterhin PARGAMENT 1999; HILL et al. 2000; TANYI 2002; GROM 2009, 15.
[102] WHO, 1985, 5.
[103] Siehe oben, Anm. 92. Eine einflussreiche Quelle für den Verweis auf „meaning" (Sinn) in diesem Zusammenhang ist das Werk Viktor Frankls (vgl. FRANKL 1942).
[104] PUCHALSKI et al. 2009, 887.
[105] A.a.O., 890.
[106] MONOD et al. 2010, 4.

ten, die, wenn sie unbefriedigt bleiben, zu spirituellem Stress führen.[107] Gegen eine solche psychologisch-funktionale Bestimmung von Spiritualität wendet sich insbesondere Kenneth Pargament mit einer substantiellen Bestimmung: Spiritualität sei Suche nach dem Heiligen („search for the sacred").[108] Demgegenüber widerspricht Traugott Roser allgemeinen Bestimmungen des Spiritualitätsbegriffs: „Spiritualität ist das, was der Patient dafür hält."[109] Auch er bewegt sich in einem sinntheoretischen Kontext, wenn er Spiritual Care definiert als „die Sorge um die individuelle Teilnahme und Teilhabe an einem als sinnvoll erfahrenen Leben in einem umfassenden Verständnis".[110]

Die Zuordnung von Religion bzw. Religiosität und Spiritualität wird – im Anschluss an den angelsächsischen Strang der Begriffsgeschichte – in der Regel so vorgenommen, dass Spiritualität als generischer Begriff verstanden wird, während Religiosität eine spezifische, an den Überzeugungen und Symbolen einer konkreten Religion orientierte Form der Spiritualität darstellt.[111] Diese Zuordnung deckt sich mindestens in Deutschland allerdings nicht mit der Alltagssemantik, wo sich deutlich mehr Menschen als religiös denn als spirituell bezeichnen.[112] Aufschlussreich ist die Korpusanalyse von Altmeyer et al., die die alltagssemantischen Differenzen zwischen beiden Begriffen auf textstatistische Weise erhebt. Während Religion mit Dogmen, Regeln, Ritualen, Traditionen und Glaubensgemeinschaften verbunden wird, ist Spiritualität mit Begriffen wie Verbundenheit, Geist, Natur, Seele, Meditation, Suche und Offenheit assoziiert.[113] Religion erscheint mithin eher als kollektiv und festgelegt, während Spiritualität vornehmlich als individuell und offen verstanden wird.

---

[107] Zu religionspsychologischen Bestimmung von Spiritualität vgl. auch GROM 2009.

[108] PARGAMENT 1999, 12. Vgl. HILL et al. 2000; KOENIG/KING/CARSON 2012.

[109] ROSER 2009, 89.

[110] A.a.O., 88; vgl. 2007, 9; 278. Spiritual Care „ist ein kirchliches Seelsorgeangebot, das sich gezielt im Kontext Spital in einer pluralistischen Gesellschaft verortet" (ROSER 2009, 81).

[111] Vgl. etwa GISINGER et al. 2007, 28; SWINTON/Pattison 2010; RUMBOLD 2013. Im Gegensatz dazu vertreten Autoren wie PARGAMENT 1999, HILL et al. 2000 und KOENIG/KING/CARSON 2012 die Auffassung, bei Religion handele es sich um das breitere Konzept einer Suche nach „significance in ways related to the sacred" (PARGAMENT 1999, 11), während Spiritualität den funktionellen Kern von Religion im Sinne einer Suche nach dem Heiligen bezeichne. Dies ist mehr als eine bloße Umkehrung der Begriffe; es gibt die Einsicht wieder, dass bereits der breitere Begriff, nenne man ihn nun Spiritualität oder Religion, bereits religionstheoretisch rekonstruiert werden muss, um nicht trivialisiert zu werden oder in falsche Gegenüberstellungen von ‚guter' Spiritualität und ‚böser' Religion zu geraten. Diese Einsicht (nicht aber die begriffspolitische Umkehrung) liegt auch im Folgenden zu Grunde.

[112] Vgl. GROM 2009, 14.

[113] Vgl. ALTMEYER o.J.

Insgesamt erscheint Spiritualität durchweg bezogen auf das individuelle Erleben und dabei nicht an Lehrinhalte und Symbole traditioneller Religionen gebunden. Substantiell wird sie bestimmt durch Figuren der Transzendierung, funktional als Sinnstiftung, psychologisch als Kohärenzerfahrung, Bedürfnis oder Ressource der Bewältigung (Coping[114]) im Gesundheitswesen. Spiritualität erscheint, pointiert ausgedrückt, als modernitätskompatible[115] und damit auch als ‚gute' Religion:[116] individuell, verinnerlicht, dem Wohlbefinden förderlich, dabei aber nicht ausgrenzend, nicht doktrinär, nicht konflikthaft und mit der staatlichen Neutralität in Religionsdingen[117] kompatibel.

(3.) Aus der Vielzahl der Versuche, „Spiritualität" im Gesundheitswesen operativ handhabbar zu machen, seien zunächst einige Konzepte spirituellen Assessments herausgegriffen, mit denen Spiritualität bzw. spirituelle Bedürfnisse am Ort des Patienten gemessen werden.[118] Angelehnt an ein Instrument aus den USA schlagen Frick et al. ein 15- bis 30-minütiges klinisches Interview („SPIR") vor, das von einer Ärztin oder einem Seelsorger durchgeführt wird und sich an vier Leitfragen orientiert:

S: Would you describe yourself – in the broadest sense of the term – as a believing/spiritual/religious person? P: What is the *place* of spirituality in your life? How important is it in the context of your illness? I: Are you *integrated* in a spiritual community? R: What *role* would you like to assign to your doctor, nurse or therapist in the domain of spirituality?[119]

Im Anschluss an das Interview bestimmt die Interviewerin die spirituelle Bedürftigkeit des Patienten auf einer Skala. In einer Studie konnte gezeigt werden, dass diese Einschätzung mit einer entsprechenden Selbsteinschätzung der Patienten gut übereinstimmt.[120] Die Interviewer sind dabei gehalten, mit den Begriffen Religion bzw. Spiritualität flexibel umzugehen und sich an den bevorzugten Sprachgebrauch der Patientin anzupassen. Die Fragen sind formal gehalten, sodass die inhaltliche Füllung dessen, was Spiritualität bzw. Religion ist, den Befragten überlassen bleibt.

Im Gegensatz dazu liegt dem „spiritual distress assessment tool" (SDAT) ein von Expertinnen und Experten material festgelegtes Konzept von Spiritualität zu Grunde. Für jede der vier bereits dargestellten Dimensionen von

---

[114] Vgl. WEIN/BAIDER 2015.

[115] Zum Zusammenhang zwischen Spiritualitätsbegriffen und Säkularisierungstheorien siehe oben, zu Anm. 89.

[116] Dazu LEE 2002, 354; HILL et al. 2000, 58 sowie kritisch PARGAMENT 1999, 9f.; GLICKSMAN/GLICKSMAN 2006; KÖRTNER et al. 2009, 10–14.

[117] Vgl. dazu Diakonie 2009, 15.

[118] Für einen Überblick siehe EMANUEL et al. 2015; HANDZO/PUCHALSKI 2015. Im Folgenden wird nicht zwischen spirituellen Screenings, Instrumenten zur Erhebung einer spirituellen „history" und tiefergehenden Assessments unterschieden.

[119] FRICK et al. 2006, 240.

[120] Vgl. FRICK et al. 2006.

Spiritualität (*meaning, transcendence, values, psycho-social identity*) sind dabei Leitfragen formuliert, die ebenfalls in einem semistrukturierten Interview eingebracht werden. Die Interviewerin bestimmt nach dem Interview für jede der Dimensionen auf einer vierstufigen Skala das Ausmaß, in dem das spirituelle Bedürfnis des Befragten bisher unbefriedigt geblieben ist.[121]

Nicht auf einer Fremd-, sondern auf einer Selbsteinstufung beruht das SMiLE-Instrument („Schedule for Meaning in Life Evaluation"), das sich auf den Aspekt des Lebenssinns konzentriert. Die Befragten sind gehalten, für sich zu bestimmen, welche Aspekte für ihren Lebenssinn bedeutsam sind (3– 7 Aspekte), wie wichtig diese jeweils sind, und wie zufrieden sie bezüglich jedes Aspektes sind. Daraus wird die gewichtete Lebenszufriedenheit errechnet. Anders als im Falle des SDAT-Instruments wird hier also kein inhaltlich gefülltes Modell von Spiritualität bzw. Lebenssinn vorausgesetzt; allerdings wird angenommen, dass sich individuell ein solches Modell angeben lässt. Das Unbestimmtheitsmoment von Spiritualität bzw. Lebenssinn wird individuell in Bestimmtheit überführt.[122] Im Gegensatz dazu erlaubt das SPIR-Instrument eine Kommunikation über Spiritualität, die keine materiale Festlegung erfordert, sondern – auch auf individueller Ebene – unbestimmt bleiben kann. Hier liegen also drei kategorial unterschiedliche Annahmen über die Bestimmbarkeit von „Spiritualität" vor. Alle Modelle genügen aber insofern dem medizinisch Üblichen, als ihr Ergebnis in Form eines Zahlenwerts angegeben wird und so quantitative Studien möglich sind.[123]

Der Zweck eines Assessments ist es, den Bedarf für anschließende Interventionen zu bestimmen.[124] Nach der Logik der Evidenzbasierung müssen solche Interventionen selbst auf ihre Wirksamkeit überprüft sein, bevor ihre allgemeine Anwendung statthaft ist. Nun gibt es bislang kaum Studien zur Wirksamkeit von Spiritual Care bzw. von Seelsorge.[125] Eine der wenigen Ausnahmen ist die Interventionsstudie zur Wirkung von Klinikseelsorge, die Bay et al. 2008 vorgelegt haben. Herzpatienten in den USA, die zur Operation anstanden, erhielten vier Besuche eines Seelsorgers, die nach standardisiertem Protokoll verliefen (Eröffnung des Gesprächs, Vorstellung als religiös

---

[121] Vgl. MONOD et al. 2010.

[122] Vgl. STIEFEL et al. 2008.

[123] Kögler und Fegg weisen dabei auf ein grundlegendes Validierungsproblem hin: Es gibt keinen konsentierten Goldstandard für die Messung von Spiritualität, an dem neue Instrumente des Assessments validiert werden könnten (vgl. KÖGLER/FEGG 2009, 227).

[124] Dabei ist offensichtlich ein Leitfadeninterview zum Thema Spiritualität material nicht zu unterscheiden von einer spirituellen Intervention, die selbst in der Regel wieder aus einem Gespräch bestünde. Insofern kann die geläufige Unterscheidung zwischen Assessment und Intervention nicht so scharf gezogen werden wie zwischen Anamnese und Therapie in der somatischen Medizin. (Zum Versuch, diese Analogie durch die Einführung diagnostischer Kategorien für Spiritualität zu stärken vgl. HANDZO/PUCHALSKI 2015.)

[125] Vgl. JANKOWSKI et al. 2011, 112–114.

ökumenisch bzw. spirituell orientierter Seelsorger, dann ein Gespräch nach dem „usual protocoll of reflective listening"[126] und schließlich für jedes Gespräch eine vorgegebene spezielle Frage zu Bedürfnissen, Hoffnungen, Ressourcen bzw. zur Trauerarbeit). Vor und zu verschiedenen Zeiten nach der Besuchssequenz wurden standardisierte Fragebögen zu den Themen Angst, Depression, Hoffnung, religiöses Coping und religiöse Problemlösung ausgefüllt und die Veränderungen statistisch ausgewertet. Trotz der hohen Zahl von 170 Patientinnen und Patienten konnten signifikante Ergebnisse nur für religiöses Coping erzielt werden: Gegenüber der Kontrollgruppe, die nicht von einem Seelsorger besucht worden war, wiesen diejenigen Patienten, die Seelsorge erhalten hatten, etwas höhere Zustimmungsraten auf für Fragen zu positivem religiösen Coping (etwa: „Seek stronger conntection with God") und etwas niedrigere auf dem Feld negativen religiösen Copings (etwa: „Wonder whether God has abandoned me"). Auswirkungen auf die psychische Gesundheit konnten nicht nachgewiesen werden. Unter den möglichen Erklärungen, die die Autoren selbst für diesen Umstand angeben, befindet sich etwa der Hinweis darauf, dass die für die psychische Gesundheit förderliche „Dosierung"[127] der Seelsorge noch unbekannt sei.

Insgesamt zeichnet sich hinsichtlich der Operationalisierung von Spiritualität bzw. Spiritual Care im Sinne einer evidenzbasierten Gesundheitsversorgung schon auf der Ebene des Spiritualitätskonzepts kein Konsens ab. Es ist, kurz gesagt, unklar, wonach gesucht werden soll. Gleichwohl wird insbesondere in der englischsprachigen Literatur argumentiert, dass, wenn Spiritual Care in das Gesundheitswesens integriert werden soll, eine evidenzbasierte Wirksamkeitsforschung unabdingbar sei. Hier werden insbesondere Seelsorgende in der Pflicht gesehen, sich analog zu forschenden Ärztinnen und Ärzten als Akteure solcher Wirksamkeitsforschung zu verstehen.[128]

II. Die theologische Diskussion um Spiritual Care

(1.) Der Soziologe Bruce Rumbold merkt in einem Literaturüberblick an, dass der internationale Diskurs zu Spiritual Care sich weithin jenseits von Theologie und Religionswissenschaften abspielt.[129] Die theologische Diskussion zum Thema ist entsprechend, insbesondere in der deutschsprachigen evangelischen Theologie, weithin reaktiv und kritisch geprägt.[130] Im Wesentlichen

---

[126] BAY et al. 2008, 60.

[127] A.a.O., 62; 62; 66.

[128] Vgl. JANKOWSKI et al. 2011, 116; LICHTER 2013, 65; BORASIO 2014, 126.

[129] Vgl. RUMBOLD 2013, 256.

[130] Während die katholische Theologie den Begriff der Spiritualität oftmals positiv aufnimmt (vgl. HILPERT 2009), tut sich die evangelische schwerer. So wird im EKD-Text „Evangelische Spiritualität" (Evangelische Kirche in Deutschland 1979) festgestellt, man habe den Begriff erst in der ökumenischen Zusammenarbeit wiederentdeckt.

sind es zwei große Komplexe von Argumenten, die hier vorgebracht werden.
Kritisch angefragt werden zum einen der generische Charakter des Begriffs
(Positivitätsargument), zum anderen die mit seiner Hilfe vorgenommene In-
tegration religiöser Praxis ins Gesundheitswesen (Differenzierungsargument).
Ein generischer Begriff der Spiritualität führe, so die Praktische Theologin
Isolde Karle, zu einer „Entkonkretisierung und Entsinnlichung" von Religion.
Religion brauche die „religiös distinkten Sinnformen und Rituale"; und sie
brauche die Anbindung an eine religiöse Gemeinschaft mit ihrer konfessionellen Identität.[131] Professionstheoretisch gewendet wird betont, eine theologisch verantwortete christliche Seelsorge könne nicht ersetzt werden durch
eine allgemeine spirituelle Kompetenz aller Medizinprofessionellen.[132] Eine
Umkehrung des Positivitätsarguments besagt, dass der Begriff der Spiritualität nur vermeintlich generisch ist und seine faktische christliche, zumeist:
nordamerikanisch-protestantische Prägung nur verschleiert.[133] Es gibt, so
lässt sich das Argument im Anschluss an Friedrich Schleiermacher rekonstruieren, keine Religion im Allgemeinen, sondern nur positive Religionen.[134]
Der Versuch, eine allgemeine, nicht-abgrenzende religiöse Sprache zu finden,
ist zum Scheitern verurteilt. Ebenso kann Religiosität nicht von ihrem sozialen Träger abgekoppelt werden, der für ihre Tradierung und Kultivierung un-
erlässlich ist.[135] Die Argumente sind aus der Debatte um den allgemeinen Religionsbegriff bekannt; von hier aus erscheint der Begriff der Spiritualität als
dessen Wiedergänger unter den Bedingungen einer verschärften religiös-
weltanschaulichen Pluralität.

Der zweite Komplex von Argumenten richtet sich gegen die bruchlose Integration von Religion bzw. Religiosität als Fall von „Spiritualität" in das
Gesundheitswesen. Die Logik des Religiösen, so kann man diese Argumente
zusammenfassen, ist in verschiedenen Hinsichten inkompatibel mit der Logik
des Medizinischen. Auf dieser Linie wird zum einen die therapeutische
Verzweckung von Religion beklagt.[136] Aus orthodoxer Perspektive kritisieren
H. Tristram Engelhardt und Corinna Delkeskamp-Hayes die Ausrichtung „auf
ein rein immanentes Verständnis des Patientenwohls", das die eigentlich religiösen Fragen nach Wahrheit und Heil suspendiere und damit eine aufrichtige
christliche Seelsorge verunmögliche.[137] So stehe Spiritual Care im Kontext
eines allgemeinen, weit ausgreifenden Säkularisierungstrends im Gesund-

---

[131] KARLE 2010, 554. Vgl. ENGELHARDT/DELKESKAMP-HAYES 2009.

[132] Vgl. NAUER 2015, 206–209.

[133] Vgl. GLICKSMAN/GLICKSMAN 2006; KÖRTNER et al. 2009, 5; 11.

[134] Vgl. SCHLEIERMACHER 1799, Fünfte Rede, 161ff.

[135] Vgl. dazu das Verhältnis von Mystik und Volkskirche bei Ernst Troeltsch
(TROELTSCH 1922, 980).

[136] Vgl. ROSER 2007, 279f.; 2009a, 592; Fischer nach MATHWIG 2014, 40; POULOS et
al. 2000, 1915.

[137] Vgl. ENGELHARDT/DELKESKAMP-HAYES 2009, 78.

heitswesen.[138] Unter dem Stichwort Spiritual Care werde das Religiöse institutionellen bzw. organisatorischen Interessen untergeordnet.[139] Weniger theologisch-fundamental als systemtheoretisch ausgerichtet ist die Kritik, die vorausgesetzte Messbarkeit von „Spiritualität" stehe in Spannung zu der spezifischen Unbestimmtheit des Religiösen in Inhalt und Form.[140] Die therapeutische Inklusion von „Spiritualität" bedeute zumeist deren Unterordnung unter ein psychologisches Paradigma,[141] was insbesondere durch Konzepte wie die des spirituellen Copings, der spirituellen Bedürfnisse oder der spirituellen Ressourcen geschehe.[142] Damit werde die Perspektive zum einen auf das Individuum verengt; Aspekte der Gemeinschaft und der Organisation gerieten aus dem Blick.[143] Zum anderen werde die konstitutive Ambivalenz religiöser Phänomene übersehen. Das „Harmoniediktat"[144] des Spiritualitätskonzepts lasse jede Form von „religious struggle"[145] als überwindungsbedürftig erscheinen. Eine für das spirituelle Wohlbefinden in Dienst genommen Religion sei „von den schwer verdaulichen Glaubenswahrheiten (Reue, Sünde, Jüngstes Gericht) gesäubert".[146] Religion ziele hingegen nicht per se auf Sinngebung, Akzeptanz, Versöhnung, Ausgleich; es gebe auch eine legitime religiöse Verweigerung der Sinnzuschreibung.[147] Empirisch gewendet wird darauf hingewiesen, dass Religion und damit auch Spiritualität auch negative Auswirkungen auf Gesundheit haben könnten.[148] Schließlich wird kritisiert, die Behauptung einer spirituellen Dimension des Gesundheitswesens neben insbesondere dessen körperlicher Dimension ruhe auf einer metaphysischen Unterscheidung von Körper und Geist, also auf einem Cartesianismus, den es doch eigentlich zu überwinden gelte.[149] Umgekehrt befördere der Anspruch einer auch spirituellen, „ganzheitlichen" Gesundheitsversorgung im Krankenhaus die Totalinklusion des Individuums[150] und habe damit einen totalitären Zug. Zuweilen gelte es, das Individuum vor Religion zu schützen.[151]

---

[138] Vgl. UTSCH 2012, 344.

[139] Vgl. NAUER 2015, 126–128.

[140] Vgl. KARLE 2010, 545 mit NASSEHI 2009, 38f.; ROSER 2007, 280.

[141] So bei MONOD et al. 2010; vgl. PENG-KELLER 2015, 457; RUMBOLD 2013, 258.

[142] Vgl. RUMBOLD 2013, 263f.

[143] Vgl. ROSER 2009a, 592; HILL et al. 2000; PARGAMENT 1999.

[144] Steffensky nach MATHWIG 2014, 37; vgl. GLICKSMAN/GLICKSMAN 2006, 11f.

[145] MONOD et al. 2010, 1.

[146] ENGELHARDT/DELKESKAMP-HAYES 2009, 77.

[147] Vgl. KARLE 2010, 547f. Für eine Behandlung von Spiritualität unter dem Paradigma von „Durchhaltenkönnen", „Annehmen" und „Vertrauen" vgl. HILPERT 2009, 24. Ein Gegenüber von „Funktionalität" und „Spiritualität" macht hingegen HERMISSON 2016, 233ff. namhaft.

[148] Vgl. KÖRTNER et al. 2009, 12; KOENIG/KING/CARSON 2012.

[149] Vgl. PENG-KELLER 2015, 463; MATHWIG 2014, 13.

[150] Vgl. KARLE 2010, 539; 551.

[151] Vgl. dazu NAUER 2015, 137.

(2.) Die Begriffe der Spiritualität und der Spiritual Care sind jedoch in der theologischen Debatte nicht nur kritisch-ablehnend rezipiert worden. Für ihre positive Aufnahme steht insbesondere der Praktische Theologe und erste Mitinhaber der Professur für Spiritual Care in München, Traugott Roser. Er wendet beide genannten Argumente positiv. Der material nicht gefüllte Begriff von Spiritualität bietet seiner Ansicht nach gerade die Chance, für den Patienten und dessen eigene Wert- und Glaubensvorstellungen im Sinne einer „Subjektzentrierung" offen zu sein.[152] Damit bilde er ein Widerlager gegen die „Definitionsmacht medizinischer Diagnostik und Prognostik im totalen System Krankenhaus" und erlaube es, den Patienten in seiner Individualität und Unabgeschlossenheit wahrzunehmen. „Dem Begriff *Spiritualität* eignet damit die Funktion, das Verständnis des Menschen als offene, relationale und fragmentarisch zu begreifende Person zu gewährleisten."[153] Die unbestimmte Rede von Spiritualität rette mithin den Patienten als Individuum vor totalisierenden Ansprüchen der Medizin, aber auch der positiven Religionen. Die Inklusion der spirituellen Dimension als vierter Säule im Gesundheitswesen erlaube wiederum gerade das „Offenhalten von Unverrechenbarem im sozialen System".[154] Damit biete sie gerade für die Seelsorge eine positive Anschlussbedingung an das Gesundheitssystem,[155] die es positiv aufzunehmen gelte: „Die Herausforderung an christliche Theologie besteht darin, ihre ‚Resonanzfähigkeit bezüglich religiöser Phänomene im nicht-religiösen Kontext' zu erhalten und sie nicht ausschließlich im Modus der Kritik wahrzunehmen."[156]

Auch der katholische Theologe Konrad Hilpert sieht in der Anerkennung einer spirituellen Dimension des Gesundheitswesens eine Chance für die christliche Theologie und Seelsorge. Eine theologische Kritik am generischen Spiritualitätsbegriff dürfe nicht vorschnell geübt werden. Es gelte anzuerkennen, „dass es andere, nicht kirchlich gebundene und sogar nicht christliche Spiritualitäten gibt. [Die Seelsorge] muss infolgedessen der Versuchung widerstehen, die ausschließliche Zuständigkeit für die Spiritualität dadurch wieder erringen zu wollen, dass sie aus der historischen Genese dieses Begriffs aus dem Christentum den Anspruch auf Deutungshoheit für dessen heutigen Gebrauch ableitet".[157] Auch in „nicht traditionell gelebten Suchbewegungen" könne der Geist Gottes „am Werk bzw. mitunter sogar im Ziel sein".[158]

Die katholische Theologin Doris Nauer führt kritische und konstruktive Argumente zusammen und fordert die Gleichzeitigkeit und Ergänzung einer professionellen, kirchlich beheimateten Seelsorge einerseits und Spiritual Ca-

---

[152] ROSER 2007, 252.
[153] Ebd.
[154] A.a.O., 280.
[155] Vgl. a.a.O., 253.
[156] A.a.O., 279 unter Aufnahme eines Zitates von Hans-Joachim Höhn.
[157] HILPERT 2009a, 61.
[158] A.a.O., 62.

re als Grundhaltung in allen medizinischen Berufsgruppen andererseits.[159] So könne der Umgang mit dem Patienten „„ganzheitlicher‘‘‘[160] werden. Gleichzeitig könne die Seelsorge ins Team eingebunden sein, ohne einem medizinischen Paradigma unterworfen zu werden und sich unter einem generischen Spiritualitätsbegriff religiös selbst zu neutralisieren.[161]

Insgesamt ist es für einen theologischen Zugang zum Begriff der Spiritualität erforderlich, eine fundierte Antwort auf die Frage zu finden, inwiefern Religion die Rolle von „Spiritualität" als einem Element des modernen Gesundheitswesens spielen kann. Lässt sich aus den in dieser Arbeit aufgewiesenen Bezügen zwischen Religion und Medizin diese Rolle der Spiritualität präzisieren und daraufhin das Verhältnis von Religion und Spiritualität konkretisieren?

III. Spiritual Care als Säkularisierung der Medizin

(1.) Der Begriff der Säkularisierung ist in der Theologie, Kirchen- und Religionssoziologie mit unterschiedlichen Bedeutungen belegt worden.[162] Im Folgenden wird, anschließend an die Systemtheorie Niklas Luhmanns, unter Säkularisierung nicht das Verschwinden von Religion aus dem sozialen Leben, sondern die funktionale Ausdifferenzierung des religiösen Teilsystems der Gesellschaft von den anderen Teilsystemen verstanden.[163] Politik, Wirtschaft, Recht, Wissenschaft, Kunst und Erziehung stehen nicht mehr in einem Rahmen gesellschaftlich konsensfähiger religiöser Ordnungsmodelle, sondern haben sich zu selbstreferenziellen Teilsystemen entwickelt. Jedes Teilsystem operiert nach eigenen funktionalen Prämissen. Die Funktionalität der nichtreligiösen Teilsysteme impliziert daher ihre Religionsneutralität. So kann auch das Gesundheitswesen als ausdifferenziertes Teilsystem beschrieben werden.[164] Im Folgenden wird die These vertreten, dass die Ausdifferenzierung des Gesundheitswesens vom Religionssystem (und damit die Funktionalität des Gesundheitswesens) aufgrund der religiösen Aspekte der Krankheitserfahrung fortwährend gefährdet ist. Hier kann Spiritual Care, wohlverstanden, zur Säkularisierung des Gesundheitswesens beitragen und zugleich die religiösen Aspekte der Krankheitserfahrung angemessen zur Geltung bringen.[165]

---

[159] Vgl. NAUER 2015, 206–209.
[160] A.a.O., 206.
[161] Vgl. a.a.O., 170; 208.
[162] Siehe oben, Anm. 89.
[163] Vgl. LUHMANN 2000.
[164] Vgl. BAUCH 1996.
[165] Ob Spiritual Care auch umgekehrt dazu beiträgt, Religion zu entmedikalisieren und etwa direkte religiöse Ansprüche auf die Gestaltung medizinischer Behandlungen und deren Ethik zurückzuweisen (vgl. KOHLI REICHENBACH 2014, 21), wäre an anderer Stelle zu untersuchen.

In der vorliegenden Arbeit werden Krankheitserfahrungen als Desintegrationserfahrungen auf verschiedenen Ebenen rekonstruiert, die Sinnfragen, Anerkennungsbedürfnisse, Heilungshoffnungen und die Sorge um Individualität freisetzen. In der Krankheitserfahrung sind *ex negativo* unterschiedliche Ganzheitsmomente präsent: die Ganzheit der Biographie, die durch ein potenziell sinnsprengendes Ereignis gefährdet ist; die Ganzheit der Person, die anerkannt werden will; die Ganzheit der Gesundheit, die erhofft wird; die Ganzheit des Individuums, für das Sorge zu tragen ist. Diese Ganzheitsmomente markieren Grenzen der Medizin, die aus prinzipiellen Gründen eben keine biographische Integration, unbedingte Anerkennung, integrale Heilung und gänzlich individualisierte Sorge leisten kann. Wird dies versucht, kommt es zu einer tragischen Überlastung der Medizin, die verschiedene Formen annehmen kann: die Form eines abstrakt-totalen Begriffs der Patientenselbstbestimmung, die Form einer eskalierenden Diagnostik, Therapie oder Prävention, die Form von uneinlösbaren Versprechen individualisierter Medizin oder die Form selbstausbeuterischer bzw. von Vernachlässigung gekennzeichneter Sorgebeziehungen. Die Krankheitserfahrung sprengt also aus sich selbst heraus – und nicht etwa erst infolge einer ideologischen Übersteigerung – die funktionale Integrität des medizinischen Teilsystems, wenn sie als Desintegrationserfahrung das Streben nach aktualer Ganzheit aus sich heraussetzt und dessen Erfüllung der Medizin zur Aufgabe macht.

Die genannten Ganzheitsmomente wurden zugleich als traditionelle Themen religiöser Kommunikation und als Implikate religiöser Praxis identifiziert. In traditioneller christlicher Sprache gesprochen ist es eben Gott allein, der den Menschen unbedingt anerkennt, ihn einst vollständig zurecht bringen wird und ihn als Individuum wirklich kennt. Auch sind die bedingte wechselseitige Anerkennung sowie die endliche Hilfe und Sorge für den anderen unter dem Begriff der Nächstenliebe als menschliche Aufgabe formuliert. Religiöse bzw. „spirituelle" Kommunikation kann daher eine wichtige Leistung für die Medizin erbringen, indem sie gleichzeitig das Streben nach Ganzheit und deren aktuale Unerreichbarkeit symbolisch zur Darstellung bringt. Einerseits dient sie damit der Pflege der genannten Ganzheitsaspekte im Umgang mit Krankheit und Gesundheit: Noch die Hoffnung einer Sterbenden auf vollständige Wiederherstellung kann so artikuliert und legitimiert werden. Auch können reduktive, die Patientin als Person oder als Individuum missachtende Praktiken des Gesundheitswesens von hier aus kritisiert werden. Andererseits erlaubt religiöse bzw. „spirituelle" Kommunikation, die Ganzheitsmomente gleichsam in Schach zu halten und damit einer Überlastung des Gesundheitswesens durch die Forderung nach Realisierung *vollständiger* Anerkennung, Heilung und Sorge zu wehren.

Nun gibt es in einer religiös pluralen Gesellschaft und einem säkularen Gesundheitswesen keinen gemeinsam geteilten religiösen Horizont, vor dem solche Fragen in einer allen zugänglichen Weise thematisiert werden könnten.

Es ist also zu fragen, ob und unter welchen Bedingungen mit der Chiffre Spiritual Care wenigstens potenziell ein Raum eröffnet wird, in dem situativ nach diesbezüglicher Verständigung gesucht werden kann. Dafür spricht zum einen, dass in der Nebenordnung „spiritueller Bedürfnisse" neben physischen, psychischen und sozialen Bedürfnissen, wie sie von der WHO vorgenommen wird, die Annahme enthalten ist, dass dem spirituellen Moment des Krankheitsgeschehens mit eigenen Formen der Kommunikation und der Praxis begegnet werden muss. Die Parataxe der Bedürfnisse ist also als Differenzierungsmodell zu lesen.[166] Insbesondere müssen, wenn Spiritualität als vierte Säule des Gesundheitswesens anerkannt ist,[167] in der Medizin, vor allem im Krankenhaus als totaler Institution, eigene Thematisierungsräume für „das Spirituelle" jenseits von somatisch-medizinischer und psychiatrischer Versorgung, Psychologie und klinischem Sozialdienst vorgehalten werden. Damit wäre gleichzeitig anerkannt, dass „das Spirituelle" gerade nicht unter einem medizinisch- oder psychologisch-therapeutischen Paradigma subsummiert werden darf,[168] sondern nach den eigenen Formen sowie Erfolgs- und Misserfolgsbedingungen „spiritueller" Interaktionen gefragt werden muss. Die Medikalisierung oder Psychologisierung von „Spiritualität" wären von hier aus immanent zu kritisieren.

Eine Chance dafür, dass im Rahmen von Spiritual Care die das Medizinische übersteigenden Ganzheitsmomente der Krankheitserfahrung bearbeitet werden können, dürfte auch darin liegen, dass Spiritual Care nicht allein den spezifisch dafür ausgebildeten Seelsorgern oder „geistlichen Versorgern",[169] sondern allen therapeutischen Berufsgruppen zur Aufgabe gemacht wird. Damit ist einer sektoralen Abtrennung des „Spirituellen" vom sonstigen Umgang mit Gesundheit und Krankheit gewehrt.[170] Auch und gerade Ärztinnen und Ärzte und Pflegekräfte sehen sich ja mit dem Anspruch auf unbedingte Anerkennung und individuelle Versorgung sowie mit der Hoffnung auf vollständige Gesundheit konfrontiert. Sie erhalten mit der Anerkennung einer „spirituellen" Ebene der Patientenversorgung im besten Fall Möglichkeit und Gelegenheit, dies in geeigneter Weise zu thematisieren.

---

[166] Vgl. das „biopsychosozio-spirituelle" Modell der Medizin (HIATT 1986, MCKEE/CHAPPEL 1992; SULMASY 2002), das dieses Differenzierungsmodell auf den Begriff zu bringen versucht.

[167] Vgl. ROSER 2007, 266. Als vierte Säule des Gesundheitswesens wird Spiritualität dabei nur hinsichtlich ihrer eigenständigen Geltung, nicht aber hinsichtlich ihrer quantitativen Bedeutung bewertet werden können.

[168] So argumentiert etwa Josef Egger: Ein konsequentes Verständnis von Spiritualität als psychischer Leistung erübrigt gerade die Ergänzung des biopsychosozialen Modells um die Spiritualität (EGGER 2013, 40).

[169] So das Konzept in den Niederlanden; vgl. etwa die Homepage des Berufsverbands *Vereniging van Geestelijk Verzorgers* (www.vgvz.nl, 15.4.2017).

[170] Zur Zuordnung von Spiritualität zum Gesundheitswesen vgl. ROSER 2007, 246.

Das hier vertretene Modell besteht also nicht darin, die Medizin durch die Einbindung von Spiritualität gleichsam zu vervollständigen und sie in diesem Sinne zu einer „ganzheitlichen Medizin" zu machen. Vielmehr geht es darum, symbolische Artikulationsmöglichkeiten für die Ganzheitsaspekte der Krankheitserfahrung zu schaffen und die Medizin so gerade davon zu entlasten, im schlechten Sinne ganzheitlich sein zu wollen. Eine „whole person care"[171] kann nur in dem Sinne Aufgabe der Medizin sein, als die genannten Ganzheitsaspekte im Umgang mit Krankheit potenziell präsent sind und sich Angehörige von Medizinberufen zu ihnen verhalten müssen. Die umfassende Realisierung einer solchen ganzheitlichen Gesundheitsversorgung ist hingegen unmöglich; der Versuch wäre ein verzweifelt eskalatives und letztlich totalitäres Unterfangen.[172]

(2.) Damit ist jedoch zu fragen, welcher Begriff von Spiritualität die Voraussetzung dafür bietet, solche Räume der Kommunikation und Formen der Praxis zu eröffnen. Angesichts der aufgewiesenen konzeptionellen Unklarheiten des Spiritualitätsbegriffs wird es nicht gelingen, die Auseinandersetzung durch eine Definition stillzustellen. Dennoch soll zumindest eine Arbeitsdefinition angegeben werden, die einen Ausgangspunkt und eine Richtung angibt, in der zwischen theoretischer Präzisierung und praktischer Bewährung weiter gesucht werden kann. Diese Arbeitsdefinition bezieht sich auf den Kontext des Gesundheitswesens; eine Bestimmung des Wesens von Spiritualität im Allgemeinen ist nicht intendiert. Ein guter Ausgangspunkt ist die anthropologische Grundlegung des Spiritualitätsbegriffs bei Christina M. Puchalski und ihre Feststellung, Spiritualität sei in jedem Menschen „the essence of one's humanity".[173] Im Lichte des oben Dargelegten ist diese Bestimmung attraktiv, da sie im Terminus des „Menschseins" (humanity) die Momente der Ganzheit und der Unbestimmtheit aufnimmt, die der Spiritualitätsbegriff aufweisen muss, wenn Spiritual Care die benannten Entlastungsfunktionen im Gesundheitswesen erfüllen soll. Der Terminus „Menschsein" ist geeignet, das Ganzheitsmoment des Menschen in biographischer, personaler, universaler und individueller Hinsicht zu bezeichnen. Dabei soll der Terminus, anders, als es das Personalpronomen in Puchalskys Bestimmung nahelegt, nicht allein auf das dem Menschen als Individuum Zukommende, sondern auch auf das allen Menschen Gemeinsame, also auf die „Menschheit" im Sinne Kants,[174] bezo-

---

[171] HUTCHINSON/HUTCHINSON/ARNAERT 2009, 845; vgl. auch das International Journal of Whole Person Care (www.mcgill.ca, 30.3.2016).

[172] In diesem Sinne formuliert Traugott Roser: Spiritualität „bezeichnet die ganz konkrete Haltung einer ganzheitlich orientierten Medizin, die sich ihrer Grenzen bewusst ist" (ROSER 2009b, 53). Zum Entlastungsmoment von Spiritual Care vgl. auch ROSER 2007, 256; KÖRTNER et al. 2009, 15; KARLE 2010, 542.

[173] PUCHALSKI/FERRELL 2010, 25, zitiert nach PENG-KELLER 2015, 455.

[174] Vgl. KANT 1788, A 237. Aus diesem Grund eignet sich der Begriff des Menschseins auch besser als der des Geheimnisses des Lebens (dazu vgl. WEIHER 2014, 27). Vgl. für

gen werden. Impliziert ist mithin auch eine moralische und soziale Dimension. Gleichzeitig ist „Menschsein" ein unbestimmter Begriff, der für die Bestimmungen verschiedenster religiöser wie nichtreligiöser Anthropologien offen ist. Das „Wesen" (*essence*) des Menschseins darf demgemäß hier nicht essenzialistisch missverstanden werden. Vielmehr soll das „wesentliche Menschsein" als material nicht gefüllter Zielbegriff für Verhandlungen darüber dienen, was für *diese* beteiligten Individuen, für *diese* therapeutische Beziehung, für *diesen* organisationalen Kontext zu berücksichtigen ist: Verhandlungen etwa über Sinnfragen, Anerkennungsbedürfnisse, Heilungshoffnungen oder über individuelle Sorge. In diesen Verhandlungen wird immer nur eine partielle Konkretisierung dessen, was wesentliches Menschsein hier und jetzt heißt, vorgenommen werden; in toto wird es unbestimmt bleiben.[175] Spiritualität soll also im Folgenden gefasst werden als Inbegriff derjenigen (diskursiven wie nichtdiskursiven) *Deutungsvollzüge, Praktiken bzw. Interaktionen, die sich für die Beteiligten auf das wesentliche Menschsein (in seinen uneinholbaren Ganzheitsmomenten) beziehen.*[176] Entsprechend wären unter Spiritual Care solche Tätigkeitsformen im Gesundheitswesen zu verstehen, bei denen es für die Beteiligten um das wesentliche Menschsein geht – unabhängig davon, was jeweils als Wesen des Menschseins verstanden wird.[177]

Die Palliativpflegerin Beate Augustyn schreibt in einem Aufsatz zu Spiritual Care in der Pflege:

Wenn ich die Hand eines Sterbenden halte – vielleicht kann ich im Moment nicht mehr für ihn tun – wenn ich ganz präsent an seinem Bett sitze und spüre, dass er sich entspannt und ruhiger wird, kann ein Mitgefühl entstehen, das bisher unbekannt war. Dieses Gefühl verbindet uns. Es ist ein Gefühl der tiefsten Menschlichkeit. [...] Wenn ich eine Kollegin beobachte, die sie sich um den Körper eines Sterbenden kümmert, dann erlebe ich eine Geste von Sanftheit und Geborgenheit. Diese Art der Pflege berührt die ganze Person und drückt aus, dass dieser Mensch einzigartig ist, dass dieser Mensch trotz seiner Erkrankung oder seines Alters ‚heil' ist und dass jeder Mensch ein Mysterium in sich birgt.[178]

In diesem Textabschnitt wird dreierlei deutlich: Erstens ist Spiritualität in doppelter Weise unterbestimmt, wenn sie lediglich auf die Individualität des

---

die Funktion der Vokabel im kirchlichen Kontext auch Evangelische Kirche in Deutschland 2004.

[175] Zur Konzeption von spiritueller Kommunikation als Unbestimmtheitskommunikation vgl. NASSEHI 2009.

[176] Religionstheoretisch gesprochen handelt es sich nicht um eine funktionale, sondern um eine substantielle (allerdings darin formale, nicht material gefüllte) Bestimmung des Spiritualitätsbegriffs.

[177] Damit ist nicht beansprucht, die Intention der Beteiligten vollständig zu bestimmen. Wenn eine Klinikseelsorgerin mit einem Patienten betet, wissen sich beide nicht nur in ihrem „wesentlichen Menschsein" beteiligt, sondern auf Gott ausgerichtet. Gleichwohl ist es für beide klar, dass sie in diesem Gebet im Kern ihres Menschseins involviert sind.

[178] AUGUSTYN 2009, 161. Zur Interpretation des Zitates vgl. auch Kapitel 4.4, III.

Patienten bezogen wird.[179] Individualität ist nur eines der Ganzheitsmomente im Umgang mit Krankheit und Gesundheit; und zudem bezieht sich Spiritualität auf das Menschsein aller an der Interaktion Beteiligten, also auch der Medizinprofessionellen. Zweitens kommt der Ganzheitsbezug von Spiritualität hier für die Pflegekraft in doppelter Weise zur Geltung: in der professionellen Pflegehandlung, sich um den Körper eines Sterbenden zu kümmern, die als Geste der Geborgenheit einen symbolischen Überschuss aufweist; aber auch in der nichtprofessionellen leiblichen Zuwendung, die Hand eines Sterbenden zu halten. In der letzteren wird die in der Zuwendung präsente Ganzheit des Menschseins gerade in Verbindung gebracht mit einer Begrenzung des professionell pflegerischen Handelns („nicht mehr für ihn tun"). Dies stützt die oben entfaltete Säkularisierungsthese: „Spiritualität" steht hier gleichzeitig im Kontext der Kultivierung wie der Entlastung medizinisch- bzw. pflegerisch-professioneller Vollzüge. Drittens ist Spiritualität gerade nicht nur auf ein wie auch immer bestimmtes „Geistiges" bezogen, sondern hat ihren Platz auch und gerade in stark leibkörperlich geprägten Praktiken.[180]

Der Begriff der Spiritualität ist mithin in dem Sinne generisch, als er für religiöse („Gottesebenbildlichkeit") wie säkulare („Würde") Bestimmungen dessen, was der Kern des Menschseins sei, offen ist.[181] Praktiken der Spiritual Care sind jedoch nicht in dem Sinne generisch, dass sie sich einer transreligiösen Metasprache bedienten. Da es in ihnen insbesondere um die verschiedenen aufgewiesenen Ganzheitsmomente des Menschseins geht, denen in der aktualen Beziehung gerade nicht vollständig Rechnung getragen werden kann, bedürfen sie der Symbole, in denen diese Richtung auf Ganzheit zum Ausdruck gebracht werden kann. Solcherart funktionierende Symbole gibt es nicht im luftleeren Raum, sondern nur am Ort konkreter Symbolsysteme, sei es in positiven Religionen,[182] in bürgerlicher Bildungs- und Kunstreligiosität,[183] im Existenzialismus,[184] in der Popkultur[185] oder in der Fülle der Amal-

---

[179] Vgl.ROSER 2009a, 592; 2009b, 47.

[180] Der Begriff des „inner life" (MOUNT/BOSTON/COHEN 2007) ist insofern eine Verlegenheit. Eher ließe sich das hier Gemeinte mit Luthers Begriff des inneren Menschen rekonstruieren (vgl. dazu Kapitel 4.4): Es geht um eine uneinholbare Deutungskategorie des ganzen Menschseins, nicht um den Gegensatz von Körper und Geist.

[181] Anschlüsse in religionstheoretischer Hinsicht bestehen etwa an Paul Tillichs Begriff des *ultimate concern* oder an Friedrich Schleiermachers Begriff der *schlechthinnigen Abhängigkeit*. Zum Begriff einer laizistischen Spiritualität vgl. ODIER 2009.

[182] In einem Papier der Diakonie wird formuliert, Seelsorge könne im Gesundheitswesen „einen wichtigen gesamtgesellschaftlichen Dienst leisten, indem sie als ‚Platzhalter für Menschlichkeit' einen Raum unverkürzter Humanität offen hält" (Diakonie 2009, 15). Die Metapher des Platzhalters ist glücklich gewählt; auch Seelsorge realisiert diese unverkürzte Humanität niemals vollständig.

[183] Vgl. DEUSER et al. 2015.

[184] Zur Rede von „existenzieller Kommunikation" (vgl. EHM et al. 2016).

[185] Vgl. die Beiträge in KUNSTMANN/REUTER 2009.

game solcher und ähnlicher Symboltraditionen. Spiritual Care kann also nur gelingen, wenn die Beteiligten, und sei es nur für den Moment und nach mühsamer Suche, einen gemeinsamen symbolischen Horizont gefunden haben und sich in ihm bewegen können.[186] Dies gilt noch für „sprachlose" Praktiken, etwa für die eine therapeutische Maßnahme abschließende Berührung einer Patientin durch eine Pflegekraft, die sich aus dem Repertoire christlicher Segensgesten bedient.[187]

Das letzte Beispiel zeigt, dass zwischen Spiritual Care und „normaler" therapeutischer Alltagspraxis keine klare Grenzlinie existiert. Vielmehr dürfte es sich um ein Kontinuum handeln, das zwischen explizit religiöser Seelsorge bzw. existenzieller Kommunikation in einem dezidiert nichttherapeutischen Setting und den kleinen Gesten des ärztlichen oder pflegerischen Alltagsschamanismus verläuft. Es ist nicht nötig festzulegen, ob es sich etwa beim geläufigen ärztlichen Smalltalk vor dem Anamnesegespräch, der, wenn er gelingt, die Anerkennung des Patienten als ganzer Person und die Sorge für das Individuum symbolisieren kann, schon um Spiritual Care handelt oder nicht. Behauptet ist auch keineswegs, Spiritual Care sei eine gänzlich neue Ebene der Gesundheitsversorgung, die nicht schon bisher in ärztlichen und pflegerischen Handlungen ihren Platz gehabt hätte. Allerdings kann die explizite Aufmerksamkeit auf Spiritual Care, beispielsweise durch Schulung medizinischen Personals, zu einer professionellen Hermeneutik solcher „nichtprofessionellen" Praktiken beitragen.[188]

Spiritualität ist damit im Kontext des Gesundheitswesens nicht primär als ein bestimmter Zustand, ein Bedürfnis oder eine Ressource des Patienten zu verstehen. Spiritualität ist zunächst ein Aspekt einer sozialen Interaktion, in der das wesentliche Menschsein der Beteiligten für diese präsent ist.[189] Es geht also nicht nur um die Spiritualität der Patienten, sondern auch um die der Mitarbeitenden, um die Prägung professioneller Haltungen, sowie um das Programm und die Kommunikationsstrukturen der Organisation, um den

---

[186] Dabei geht es nicht um eine vermeintlich „reine" Symboltradition etwa einer religiösen Konfession; in der Regel werden dies eingeführte Hybridisierungen und Analogiebildungen sein, mit denen „spirituelle" Belange auch quer zu religiösen und kulturellen Traditionen hinweg kommuniziert werden können (vgl. STANWORTH, 2004, XVI). Der reine Rekurs auf den authentischen Sprecher anstelle des religiösen Sinnsystems reicht hingegen nicht (gegen NASSEHI 2009, 40). Wenn Kommunikation über das Unbestimmbare funktionieren soll, benötigt sie eine residuale Bestimmtheit, nämlich die, auf Unbestimmbares zu verweisen. Die Symbolfunktion religiöser Kommunikation muss erkannt werden, sonst kommt es zu Missverständnissen.

[187] Vgl. dazu auch HAGEN/FRICK 2009, 268.

[188] Etwa im „maintaining a caring relationship" in der Pflege (TANYI 2002, 507).

[189] Diese Bestimmung macht Ernst mit der Einsicht, dass es bei Spiritual Care um das Menschsein in Beziehungen geht (vgl. etwa HANDZO/PUCHALSKI 2015). Davon unbenommen ist, dass Spiritualität, religionstheoretisch rekonstruiert, konstitutive Voraussetzungen am Ort der Subjektivität hat (vgl. BARTH 1996). Diese sind hier vorausgesetzt.

‚Geist des Hauses', der solche Interaktionen zulässt, fördert, prägt oder verhindert.[190] Damit ist einem rein individualisierten und am Ort des Patienten
verobjektivierten Verständnis von Spiritualität gewehrt.[191]

(3.) Ein so skizzierter Begriff von Spiritual Care bezieht explizit nicht nur
Religionsprofessionelle oder professionalisierte „geistliche Versorger", sondern potenziell Angehörige aller Gesundheitsberufe mit ein. Insofern ist zu
fragen, welchen Raum Spiritual Care als Aufgabe aller im Gesundheitswesen
Tätigen für eine eigene Profession spirituell Sorgender lässt. Wie verhält sich
insbesondere eine allgemeine Spiritual Care zur etablierten, professionellen
wie ehrenamtlichen Klinikseelsorge?

Es sind zwei Analogien, die den hier verfolgten Ansatz leiten. Zum einen
gilt für die übrigen „Säulen" des Gesundheitswesens, also für dessen somatische, psychische und soziale Dimension, dass es insbesondere im Kontext der
Klinik jeweils spezialisierte Berufe gibt (somatische Medizin, Psychologie
und Psychiatrie, Soziale Arbeit). Gleichzeitig sind alle in der Klinik Tätigen
gehalten, sich der somatischen, psychischen und sozialen Aspekte von
Krankheit bewusst zu sein, um dem Patienten gerecht zu werden und gegebenenfalls die Expertise spezieller Fachdienste im Modus der Konsultation, der
Zusammenarbeit oder der Überweisung in Anspruch nehmen zu können. Eine
allgemeine Grundkompetenz hinsichtlich aller Dimensionen des Krankheitsgeschehens ist die notwendige Anschlussbedingung für die Einbeziehung von
Spezialisten; umgekehrt dient die Zusammenarbeit mit Spezialisten wiederum
der Förderung der allgemeinen Grundkompetenz. Übertragen auf den Bereich
Spiritual Care legt dies ein gestuftes Kompetenzmodell nahe, das basale
Kompetenzen bei allen Mitarbeitenden, intensivere Kompetenzen bei spezifisch Geschulten und hohe Kompetenzen bei professionellen Expertinnen und
Experten vorsieht.[192]

Die zweite Analogie ist eine religionssoziologische: Ernst Troeltsch ist die
Einsicht zu verdanken, dass eine moderne, individualisierte, institutionen-
ferne Religiosität („Mystik") dennoch Instanzen der Weitergabe und Pflege
religiöser Traditionen („Volkskirche") benötigt, da sie das nicht selbst zu
leisten vermag.[193] Übertragen auf den Bereich der Spiritual Care bedeutet
dies, dass die Indienstnahme religiöser wie nichtreligiöser Symboltraditionen
der Kopplung an Instanzen bedarf, die diese Traditionen lebendig halten,

---

[190] Vgl. KÖRTNER et al. 2009, 16f.; HABERER 2009.

[191] Diese Verobjektivierung kritisiert David Clark mit Michel Foucault als Strategie der
Macht (vgl. CLARK 1999, 734). Vgl. auch den Hinweis von Frick, das medizinische Personal dürfe die Spiritualität des Patienten nicht beurteilen (FRICK 2013, 172).

[192] Vgl. HAGEN/RAISCHL 2009; zum *level of needs*-Modell vgl. RUMBOLD 2013, 259f.
Spiritual Care als Arztaufgabe entfalten FRICK 2013, 170; BORASIO 2014, 124ff. Gegen
die saubere Trennung von Professionen im Gesundheitswesen vgl. auch TILLICH 1952, 61;
64 zum Verhältnis von Arzt und Seelsorger (siehe dazu auch Kapitel 4.4).

[193] Vgl. TROELTSCH 1912, 980.

pflegen, entwickeln und in ihrer Plausibilität stützen. Das ist für bestimmte Formen der Popkultur unproblematisch, da in jedem Krankenzimmer ein Fernseher hängt; für hochstufige religiöse Traditionen ist es ungleich komplizierter. Hier hat die Klinikseelsorge eine dreifache Aufgabe: Zum einen vertritt und kultiviert sie, konkret wie exemplarisch, eine partikulare religiöse Tradition; zum anderen ist sie, bei allen Schwierigkeiten eines allgemeinen Religionsbegriffs, geschult und sensibilisiert, „religiöse" Themen über den eigenen partikularen Bereich hinaus zu erkennen und zu verbalisieren; und zum dritten steht Seelsorge als klinische Berufsgruppe wie auch jede Seelsorgerin als Personalsymbol für die Präsenz des Religiösen bzw. Spirituellen im Umgang mit Krankheit.

Im Kontext des Gesundheitswesens erscheint es daher durchaus sinnvoll, die bestehende Klinikseelsorge als einen konkreten Fall von Spiritual Care zu begreifen.[194] Seelsorgende haben dann die Rolle professionalisierter Expertinnen und Experten für Spiritual Care („primary spiritual care professionals on the health care team"[195]). Sie können für besonders schwierige Kommunikationssituationen und insbesondere für Praktikanten ihrer eigenen Religion herangezogen werden. Sie leisten aber darüber hinaus eine religiöse Hermeneutik des Umgangs mit Krankheit, repräsentieren insofern Spiritual Care als Aufgabe im Gesundheitswesen insgesamt und können entsprechende Kompetenzen bei Angehörigen anderer Berufsgruppen schulen.[196] In ihrer konfessionellen Partikularität stehen sie dabei exemplarisch für die Einsicht, dass Spiritualität konkreter Symbolsysteme bedarf. Kein Expertenstatus – hier bricht die Analogie zu anderen Expertengruppen im Gesundheitswesen – kann hingegen reklamiert werden für den Kern von Spiritualität selbst: die „menschliche" Interaktion, die ja gerade, wenngleich *in toto* nur symbolisch, alle ausdifferenzierte und professionalisierte Expertise übersteigt.[197]

Mit der Etablierung von Spiritual Care wandelt sich die Stellung der Seelsorge im Gesundheitswesen. An die Stelle einer weitgehend autonomen Praxis tritt die Koordination im Team, an die Stelle der Primärzuordnung zur Kirche die zur Klinik.[198] Demgegenüber steht die Klinikseelsorge mindestens in Deutschland dezidiert im kirchlichen Kontext und ist gewohnt, ihren Auftrag von dort aus zu verstehen.[199] Daher ist zu fragen, inwieweit eine solche Neuverortung von Seelsorge im Gesundheitswesen anschlussfähig ist für das

---

[194] Vgl. Diakonie 2009, 20. Die für die USA einschlägige Unterscheidung von Spiritual Care, Chaplaincy Care und Pastoral Care (vgl. HANDZO/PUCHALSKI 2015) kann hier unberücksichtigt bleiben.

[195] JANKOWSKI 2011, 101; vgl. auch PUCHALSKI et al 2009.

[196] Vgl. Diakonie 2009, 24: „Einüben des ‚spirituellen Blickwinkels'".

[197] Vgl. zur Kritik am Kompetenzbegriff in der Seelsorgetheorie: RÖSSLER 1994, 202–206; MOOS et al. 2016, 294f.

[198] Vgl. RUMBOLD 2013, 262f.

[199] Vgl. ROSER 2007, 245.

Selbstverständnis der Seelsorgenden.[200] In seiner Habilitationsschrift sichtet Traugott Roser den theologischen und organisationstheoretischen Diskurs zur Einbindung der Seelsorge in das Gesundheitswesen. Er resümiert:

> Offensichtlich verändert sich die Einschätzung der strukturellen Einbindung von Seelsorge im sozialen System Krankenhaus. Die eigentliche Neuerung in der Begründung von Seelsorge besteht dabei darin, dass nicht mehr allein vom Recht des Patienten auf seelsorgliche Begleitung als Konkretion der Religionsfreiheit her argumentiert wird, sondern ein institutionelles und nach Kriterien einer Institution (Qualitätsmanagement) zu beschreibendes Interesse angeführt wird, das seinerseits konsequent patientenorientiert ist in dem Sinne, dass die subjektive Zufriedenheit und Lebensqualität von Patienten zentrale Bedeutung für das Verständnis von Qualität haben.[201]

Ein Verständnis von Seelsorge als Akteur des Gesundheitssystems und als Fall von Spiritual Care liegt durchaus in der Fluchtlinie dieser Theorieentwicklung. Die wahrgenommene Spannung zwischen Gesundheitssystem und Religionssystem, die etwa der Seelsorgetheoretiker Michael Klessmann mit seiner Situierung der Seelsorge im „Zwischen-Raum"[202] namhaft macht, muss damit nicht wegdiskutiert werden. Es genügt, darauf aufmerksam zu machen, dass auch andere Professionen „allesamt in systemischen Zusammenhängen auch außerhalb des klinischen Kontextes stehen",[203] also entsprechende Spannungen kennen und Vermittlungsleistungen erbringen müssen. Umgekehrt gehört die Überzeugung, dass Seelsorge „viel mehr [ist] als Spiritual Care",[204] geradezu zu den Voraussetzungen für gelingende seelsorgliche Spiritual Care, insofern hier die Unabgeschlossenheit des Medizinischen präsent gehalten wird.

Auch der formal generische und material plurale Begriff von Spiritualität dürfte einer christlichen Seelsorge von ihren eigenen Quellen her zugänglich sein. Dass das in christlich-religiösen Symbolen Gemeinte konfessionelle Abgrenzungen übersteigt, ist, wie die Geschichte des Spiritualitätsbegriffs zeigt, auch der christlichen Frömmigkeit eingeschrieben. Entsprechend ist Seelsorge im Gesundheitswesen schon heute „an alle" gerichtet.[205] Religionsphilosophisch ausformuliert ist dies etwa bei Paul Tillich, der Religion als allgemeine Tiefenstruktur der Kultur und Religion als distinkten kulturellen Sektor voneinander unterscheidet und beide aufeinander bezieht.[206] Dies für

---

[200] Ein Hinweis auf christliche Wurzeln der Spiritual Care (vgl. NAUER 2015, 22–26 mit Verweis auf die Hospizbewegung) dürfte an dieser Stelle nicht ausreichen, da Spiritual Care für die Seelsorge von außen kommt und zudem mit einem transreligiösen Anspruch verbunden wird.

[201] ROSER 2007, 264.

[202] KLESSMANN 2008, 16.

[203] ROSER 2007, 262.

[204] NAUER 2015, 208 (im Original hervorgehoben).

[205] Diakonie 2009, 20.

[206] TILLICH 1925, 324ff.

die gegenwärtige Situation eines verschärften religiösen und weltanschaulichen Pluralismus auszubuchstabieren, ist eine offene Aufgabe.[207]

Ob allerdings über solche theoretischen Überlegungen hinaus die Verortung von Seelsorge im Rahmen von Spiritual Care für die Beteiligten – Patienten, Seelsorge, andere Gesundheitsberufe, Gesundheitspolitik, Kirchen etc. – gelingt, wird erst die künftige Praxis zeigen.[208]

IV. Konsequenzen für die Operationalisierung von Spiritual Care

Wie dargestellt, steht die Einführung von Spiritual Care im Kontext der Gestaltung des Gesundheitswesens nach den Prinzipien des *New Managerialism* bzw. des *New Public Management*. Dieses arbeitet mit der Allokation von Ressourcen aufgrund von Assessments individueller Bedürfnisse, mit der Messung von Resultaten (Outcome) und einer durch Studien zu belegenden Wirksamkeit von Interventionen (Evidenzbasierung). Doch lässt sich Spiritual Care tatsächlich als zielgerichtete Intervention verstehen, oder ‚funktionieren' spirituelle Kommunikation und Praxis (und christliche Seelsorge als ein Fall dessen) gerade nur dann, wenn sie eben nicht auf einen Zweck ausgerichtet sind?[209] Die entscheidende Frage ist also die nach einer möglichen Operationalisierung von Spiritual Care im Kontext der Gesundheitsversorgung, die auch die Formulierung wissenschaftlicher Studiendesigns erlaubt. Diese von psychologischer wie ärztlicher Seite aus mit Nachdruck gestellte Frage[210] sollte von theologischer Seite aus nicht als unstatthaft verweigert werden, da eine Verweigerung nur zu einer weiteren Psychologisierung von „Spiritualität" führen dürfte. Eine theologisch verantwortbare Operationalisierung von „Spiritualität" setzt voraus, dass die Gelingensbedingungen „spiritueller" Kommunikation und Praxis aus einem nicht-reduktiven Begriff von Spiritualität erhoben werden. Dies soll hier skizzenhaft für die drei Elemente Intervention (1.), Assessment (2.) und Outcome (3.) erfolgen.

(1.) Kann sinnvoll von spirituellen Interventionen gesprochen werden, ohne dem Zerrbild religiöser Praxis auf Rezept anheimzufallen?[211] Wenn, wie oben entfaltet, Spiritualität im Kontext des Gesundheitswesens primär als

---

[207] Vgl. KÖRTNER et al. 2009, 4 zur Notwendigkeit einer Theologie der Religionen in diesem Kontext.

[208] Es dürfte hierzu hilfreich sein, im Zuge der Weiterentwicklung der Seelsorgeprofession einen Diskurs zur Spiritualität der Seelsorge selbst zu pflegen.

[209] Vgl. FRICK 2013, 171f.; KARLE 2010; NOTH 2014.

[210] Vgl. JANKOWSKI et al. 2011, 100; BORASIO 2014, 126: „Um auf diesem Weg [einer hörenden Medizin] weiter zu kommen, brauchen wir unbedingt einen rigorosen wissenschaftlichen Ansatz. Er ist gleichermaßen in der Symptom-Kontrolle als auch in der Seelsorge nötig. Wir müssen wissen, was dem Patienten gut tut und was nicht. Deshalb ist auch die Zukunft der Forschung in der Spiritual Care eindeutig in Richtung einer empirischen Theologie zu sehen […]."

[211] Vgl. NOTH 2014; POULOS et al. 2000.

Aspekt einer sozialen Interaktion und nicht als Zustand eines Individuums verstanden werden sollte, so sind Interventionen der Spiritual Care vor allem als Interventionen in das Krankenhaus insgesamt zu verstehen. Diese beziehen sich auf Patientinnen und Patienten, aber ebenso auf Mitarbeitende wie auf die Organisation als ganze in ihrer Kommunikation und ihrem Programm.[212] Dabei kann es sich um Schulungen für Mitarbeitende handeln,[213] um Supervision oder Seelsorge wie auch um die Überarbeitung von Leitbildern, Leitlinien und standardisierten Operationsprozeduren. Besondere Aufmerksamkeit sollte auf solche Prozesse gerichtet werden, bei denen – entsprechend der hier behandelten Grundprobleme des Umgangs mit Krankheit – Ganzheitsaspekte eine Rolle spielen: in der biographieorientierten Kommunikation; in der Gestaltung von Praktiken des Patientenwillens sowie überhaupt in der Kultivierung der Haltung verschiedener Berufsgruppen zum Patienten als Person; im Streben nach Heilung, in der Relationierung kurativer und palliativer Therapieziele, in der Kommunikation über Heilungshoffnungen; in der Anpassung der Fürsorge an die Patientin als Individuum. Im Blick sind also einzelne ärztliche und pflegerische Kernprozesse ebenso wie querliegende Aspekte wie etwa die Förderung personaler Begegnung, die Ermöglichung von Räumen der Kommunikation oder die Pflege einer Symbol- und Ritualkultur.[214] Jeweils sind dabei einerseits bestimmte Engführungen und Reduktionismen zu überwinden und andererseits Symbolisierungen der nie realisierbaren Ganzheit wesentlichen Menschseins zu ermöglichen und zu kultivieren. Entsprechende diskursive Plattformen der Problematisierung gilt es offen zu halten.[215]

Interventionen der Spiritual Care in diesem Sinne entstammen also dem Repertoire der Organisations- und Mitarbeiterentwicklung, der Etablierung von Ethik- und Kulturprozessen wie auch der intra- und interprofessionellen Verständigung. Inwieweit diese so standardisierbar sind, dass sie in Studien geprüft werden können, wäre zu eruieren. Jedenfalls müssen diese Interventionen so verfasst sein, dass die spezifische Unbestimmtheit von „Spiritualität" erhalten – und nicht etwa unter „Ethik" verrechnet – wird.

---

[212] Zum Thema der „Ansprechbarkeit" vgl. Moos 2013, 278ff.

[213] Zur Lehrbarkeit von Spiritual Care vgl. Wasner 2008; Gratz/Roser 2016; zur Bedeutung der Ausbildung für die Häufigkeit von Spiritual Care vgl. Balboni et al. 2013.

[214] Beispielsweise im Umgang mit Leichnamen im studentischen Präparierkurs (Putz 2009, 122). Allgemein dazu vgl. Hagen/Frick 2009, 265ff.

[215] Solche Plattformen lassen sich teils in Ethikkomitees oder -foren realisieren. Gleichzeitig muss mehr als „Ethik" verhandelbar sein, da dieser Begriff im Zuge der Professionalisierung von klinischer Ethik zunehmend auf Fragen der Behandlungsentscheidung und der Organisationsethik reduziert wird. Eine wichtige Rolle spielen hier Problematisierungsformeln wie die einer Kultur des Hauses, des Geistes des Hauses oder auch des diakonischen Profils, auf die sich Mitarbeitende beziehen können, um ihre Problemwahrnehmungen zu artikulieren.

In der Literatur werden unter spirituellen Interventionen hingegen in der Regel *Interventionen am Patienten* nach dem Muster ärztlicher, psychologischer oder pflegerischer Patientenversorgung verstanden.[216] Inwieweit der hier vorgestellte, organisations- bzw. professionsorientierte Begriff der spirituellen Intervention auch hierfür anschlussfähig ist, soll im Folgenden mit Blick auf die Möglichkeit spiritueller Assessments diskutiert werden.

(2.) Wird der Begriff der spirituellen Intervention wie oben entfaltet organisations- bzw. professionsorientiert gefasst, so ist unter einem spirituellen Assessment eine methodische Eruierung des entsprechenden Bedarfs an Professions- und Organisationsentwicklung zu verstehen. Doch ist auch das spirituelle Assessment an einem Patienten oder einer Patientin, also eine spirituelle Anamnese,[217] möglich und erforderlich? Wenn Spiritualität im Gesundheitswesen primär als Aspekt einer sozialen Interaktion (und sekundär als Aspekt der diese ermöglichenden oder verhindernden Organisations- bzw. Professionskulturen) konzipiert werden muss, so besteht der Verdacht, dass in einem spirituellen Assessment dieser Beziehungsaspekt als Zustand der Patientin gleichsam verdinglicht wird. Was eine Beziehung prägen sollte, wird einem Individuum als Bedürfnis zugeschrieben; aus dem Charakteristikum einer Interaktion wird ein mögliches Defizit eines Interaktanten. Über Verfahren spiritueller Assessments erhielte Spiritual Care mithin ein spezifisches reduktionistisches Gepräge. Ein solches wäre zu kritisieren von der Einsicht aus, dass das wesentliche Menschsein, um das es in spirituellen Interaktionen geht, jedenfalls das bloß Individuelle übersteigt.

So berechtigt diese Kritik ist, so verfrüht wäre es, damit den Gedanken eines spirituellen Assessments am Patienten gänzlich zu verwerfen. Denn dieser hält die Möglichkeit offen, dass eine Patientin Interaktionen, in denen es um wesentliches Menschsein geht, in ihrer derzeitigen Situation überhaupt nicht wünscht.[218] Es könnte sein, dass sie sich gerade durch betont technisch gehaltene ärztliche oder pflegerische Vollzüge als ganze Person anerkannt und in ihren Heilungshoffnungen ernst genommen fühlt, insofern eben dadurch die Verborgenheit und Entzogenheit ihrer Person und ihrer Individualität, ihres wesentlichen Menschseins, gewahrt bleibt. Die mit dem Terminus Spiritualität bezeichnete Spannung zwischen Realisierung und Symbolisierung der Ganzheitsmomente im Umgang mit Krankheit drängt keineswegs immer in Richtung der Realisierung. Oft, vielleicht sogar in den meisten Fällen, dürfte es genügen, wenn die Ärztin den Patienten mit dem Namen anspricht und ihm einmal in die Augen blickt (und sich so zweier kulturell tief verankerter Symbole ganzen Menschseins bedient) sowie ansonsten medizi-

---

[216] Vgl. dazu JANKOWSKI et al. 2011, 112–114.

[217] Hierzu vgl. die Empfehlungen in PUCHALSKI et al. 2009 sowie die Unterscheidung verschiedener Formen spiritueller Anamnese (siehe oben, Anm. 118).

[218] Vgl. POULOS et al. 2000, 1914.

nisch-technisch mit ihm interagiert. Gerade in der totalen Institution des Krankenhauses kann es eine erhebliche Entlastung für den Patienten bedeuten, gerade nicht „tief", im Hinblick auf sein ganzes Menschsein, sondern nur „flach", im Hinblick auf seine Teilhabe an einem gesellschaftlichen Funktionssystem (das heißt hier: nur als Patient), adressiert zu werden.[219] So verstanden steht der Gedanke eines spirituellen Assessments für die Anforderung, dass die Organisation als ganze eine Ansprechbarkeit auf „Spirituelles" kultivieren, in der Realisierung konkreter Interaktionen aber für die individuellen und wandelbaren Bedürfnisse und Wünsche von Patientinnen und Patienten sensibel sein muss.[220]

Dieser Gedanke ist zu präzisieren. Im Unterschied zu medizinischen, psychologischen und pflegerischen Assessments kann zwischen Assessment und Intervention (also etwa zwischen Diagnose und Therapie) nicht trennscharf unterschieden werden. Konzepte spiritueller Assessments wie SPIR oder SDAT führen zu Interaktionsformen, die sich von seelsorglichen Gesprächen nicht grundsätzlich unterscheiden. Schon das Assessment selbst ist also eine Form „tiefer" Adressierung und damit ein potenzieller spiritueller Übergriff auf den Patienten. Die Durchführung eines spirituellen Assessments darf also nicht zur klinischen Standardoperation werden; es darf sich allenfalls um ein Angebot handeln, das schadlos ausgeschlagen werden kann.[221] Das Menschsein des Patienten ist also nicht nur durch ein Assessment, sondern gegebenenfalls auch vor einem Assessment zu schützen.

Jedem tiefergehenden spirituellen Assessment muss also die allgemeine Sensibilität des medizinischen und nicht medizinischen Personals dafür vorausgehen, inwieweit für eine individuelle Patientin das wesentliche Menschsein in den klinischen Interaktionen auf dem Spiel steht und gegebenenfalls in der einen oder anderen Weise zum Thema werden sollte. Inwieweit geht es in einem Wunsch nach bestimmter Diagnostik um personale Anerkennung? Welche Rolle spielen im medizinischen Sinne ‚unrealistische' Heilungshoffnungen bei Therapieentscheidungen? Es ist eine offene Forschungsfrage, ob dies durch einfache Screenings etwa bei der Aufnahme einer Patientin in die Klinik geschehen kann,[222] sowie, ob, in welchem Umfang und in welcher Sprache diesbezügliche Wahrnehmungen des Personals in Patientenakten niedergelegt und so an andere Mitglieder des Teams kommuniziert werden sollten.

Das spirituelle Assessment ist damit jedenfalls eine Aufgabe, die nur bedingt technisierbar ist.[223] Eine standardisierte Eingangsfrage bei der Aufnah-

---

[219] Vgl. KARLE 2010, 551.
[220] Zur Bedürfnisorientierung im Gesundheitswesen vgl. RUMBOLD 2013, 253.
[221] Vgl. FRICK et al. 2006, 241f.; FRICK 2009a, 106; FRICK 2013, 173 sowie Anm. 151.
[222] Zu Screenings vgl. HANDZO/PUCHALSKI 2015.
[223] Vgl. RIEDNER/HAGEN 2009, 231; NOTH 2014, 113f.

me in eine Klinik, ob Seelsorge gewünscht wird, ist sinnvoll, aber zu wenig; ein allgemeines Assessment in Form eines Leitfadeninterviews bereits zu viel. Hinzu kommt das Problem, dass formalisierte Assessments von bestimmten theologischen Vorannahmen abhängig sind.[224] Dennoch weist der Begriff des spirituellen Assessments auf die Notwendigkeit hin, dass eine „spirituelle" Aufmerksamkeit Teil der klinischen Professionalitäts- und Organisationskulturen werden soll: die Aufmerksamkeit darauf, inwieweit Ganzheitsaspekte der Krankheitserfahrung wie biographisches Deutenwollen, personales Anerkanntwerden, universales Hoffenkönnen oder individuelles Umsorgtwerden bei *dieser* individuellen Patientin in klinischen Interaktionen dezidiert eine Rolle spielen oder auf einer sehr distanziert-symbolischen Ebene verbleiben sollten.[225] Die Klärung der Frage, inwieweit diese Aufmerksamkeit durch formalisierte Instrumente gestützt werden kann, ist Aufgabe zukünftiger Forschung.

(3.) Im Rahmen des britischen *National Service of Health* wird verlangt, dass alle Maßnahmen der steuerfinanzierten Gesundheitsversorgung evidenzbasiert sein müssen; das heißt insbesondere, dass ihre Wirksamkeit durch kontrollierte Messung nachgewiesen werden kann. Da Krankenhausseelsorge seit 1948 ebenfalls zur steuerfinanzierten Gesundheitsversorgung gehört, wurde geprüft, inwieweit diese ebenfalls evidenzbasiert sein könne.[226] Auch in der deutschen Debatte um Spiritual Care wird nach der Möglichkeit einer Evidenzbasierung gefragt.[227] Doch an welchen Parametern ließe sich die Wirksamkeit „spiritueller" Interventionen messen? Und wie ist mit dem Einwand umzugehen, dass Spiritual Care nicht verzweckt, also nicht um externer Gesundheitszwecke willen durchgeführt werden dürfe?[228]

In einer Reihe von Studien wurden positive Korrelationen zwischen Religiosität bzw. „Spiritualität" und bestimmten Gesundheitsparametern (*health outcomes*) gemessen. Es gibt aber auch Gegenbeispiele, die negative Gesundheitswirkungen aufgrund belastender Formen von Religiosität feststellen.[229] In diesem Zusammenhang wurde das Konzept von *spiritual distress* eingeführt.[230] Ganz allgemein ist also von einer Verbindung zwischen Religiosität, Religionsausübung bzw. Spiritualität einerseits und Gesundheit andererseits auszugehen, die durchaus ambivalent verfasst ist.[231] Ausgehend von diesen Beobachtungen könnte man versucht sein, ein Wirksamkeitskriterium anzugeben: Spiritual Care sei dann erfolgreich, wenn sie positive Auswirkungen

---

[224] Vgl. BALBONI et al. 2013.
[225] Entsprechendes gilt auf der Ebene „spiritueller Bedürfnisse" von Mitarbeitenden.
[226] Vgl. MOWAT 2008, 13ff.
[227] Vgl. FRICK 2013.
[228] Siehe dazu Anm. 209.
[229] Vgl. den Überblick in KOENIG/KING/CARSON 2012.
[230] Vgl. MONOD et al. 2010.
[231] Zur Ambivalenz von Religion vgl. auch KÖRTNER et al. 2009, 11–14.

auf die körperliche oder psychische Gesundheit bzw. auf das körperliche oder
psychische Wohlbefinden habe. In diesem Fall wäre Spiritual Care allerdings
eine Intervention der somatisch-medizinischen oder psychologisch-
psychiatrischen Gesundheitsversorgung wie jede andere; eine Auszeichnung
von Spiritualität als eigener Dimension der Versorgung wäre nicht notwendig.[232] Umgekehrt liegt es in der Logik etwa der Bestimmungen der WHO,
eine mögliche Wirksamkeit von Spiritual Care, wenn überhaupt, dann an eigenen Parametern (*outcomes*) zu messen. Wenn nun Spiritualität als Bezug
zum wesentlichen Menschsein verstanden wird, können sich Wirksamkeits-
messungen nur darauf beziehen, ob die Beteiligten den Eindruck haben, ein
solcher Bezug habe tatsächlich stattgefunden: ob also Patientinnen oder Mit-
arbeiter sich tatsächlich als ganze Personen oder als Individuen angesprochen
oder in der Hoffnung auf Heilung ernstgenommen fühlen, ob eine diesbezügliche Kommunikation oder eine echte personale Praxis gelungen ist. Eine solche Evaluation, etwa mit einem Fragebogen, ist durchaus möglich.[233] Hierbei
handelt es sich um eine Forschungsaufgabe, an der auch Seelsorgende als
Forschende teilnehmen sollten.[234]

Damit ist nicht ausgeschlossen, dass eine in diesem Sinne gelungene Spiritual Care auch andere positive Wirkungen hat: dass das wechselseitige Vertrauen von Mitarbeitenden und Patienten sowie die Zufriedenheit beider
Gruppen steigen, dass sich Coping-Fähigkeiten von Patienten verbessern,[235]
dass medizinisch unnötige Eskalationen von Diagnostik oder Therapie vermieden werden, dass infolgedessen Kosten sinken und die *health outcomes*
sich verbessern.[236] Dies mag die Stellung von Spiritual Care im Kontext der
Gesundheitsversorgung stärken; wichtig ist jedoch, dass es sich hierbei nicht
um Messgrößen handelt, die für eine „research-informed practice"[237] von Spiritual Care geeignet wären.[238] Ihnen gälte die Kritik an der „therapeutischen
Verzweckung" zu Recht, wie eine Analogie zeigt: Die psychische Verfassung
einer Patientin hat anerkanntermaßen Auswirkungen auf ihre somatische Gesundheit. Jedoch ist für eine klinische Psychologie oder Psychiatrie diese
psychische Verfassung um ihrer eigenen Qualität willen – und nicht nur im
Hinblick auf einen somatischen *outcome* – ein Gegenstand der Intervention.

---

[232] Zudem käme es zu einer problematischen Spiritualisierung somatischer Krankheiten,
rechnete man „Spiritualität" zu den psychosozialen Kausalitäten (vgl. KARLE 2010, 548).

[233] Vgl. etwa das Zusatzmaterial in MONOD et al. 2010.

[234] Siehe dazu Anm. 128.

[235] Vgl. WEIN/BAIDER 2015. Interessant ist hier insbesondere der Hinweis auf die symbolische Unsterblichkeit als Coping-Strategie.

[236] Zur entsprechenden Literatur vgl. KOENIG/KING/CARSON 2012; LICHTER 2013;
FRICK 2013, 172.

[237] JANKOWSKI et al. 2011, 101.

[238] Vgl. POULOS et al. 2000.

Auch bei Messgrößen wie „spirituality", „spiritual risk", „spiritual struggle", „spiritual well-being" oder „self-transcendence"[239] handelt es sich um psychologische Konstrukte, an denen der Erfolg spiritueller Interventionen nicht gemessen werden kann. Eine für die Ganzheitsmomente von Krankheit und Gesundheit offene therapeutische Interaktion oder ein seelsorgliches Gespräch zielt eben gerade nicht auf die Erhöhung eines spirituellen Wohlbefindens oder auf die Verminderung eines negativen religiösen Copings, also weder etwa auf die Stillstellung religiöser Fragen noch auf die erfolgreiche Identifikation eines „Sinns" der Krankheit.[240] Wenn die Outcome-Messung in beschriebener Weise formal bleiben muss, um solchen Fallstricken zu entgehen, stellt sich die Frage, ob eine Outcome-Messung überhaupt als Instrument des Qualitätsmanagements von Spiritual Care (und Seelsorge) eingesetzt werden sollte. Die Messung von Prozessen am Ergebnis verdankt sich dem Paradigma industrieller Herstellung. Für Spiritual Care dürfte es in aller Regel angemessener sein, bei der Qualitätssicherung die Aufmerksamkeit weniger auf Ergebnisse als auf Prozesse und damit auf die Qualifikationen und Kompetenzen der professionellen Prozessbeteiligten zu richten: also auf Fragen der Ausbildung, der Supervision und der Entwicklung professioneller Standards.[241] Aufgrund des „Evidenzdrucks" im Gesundheitswesen dürfte es allerdings kaum realistisch sein, die legitime Frage nach einer Qualitätssicherung von Spiritual Care und Seelsorge ganz ohne den Verweis auf messbare Ergebnisse beantworten zu wollen.[242]

V. Spiritual Care als religiöse Praxis der Sorge

Spiritual Care bietet die Chance, religiöse Aspekte von Krankheit in der allgemeinen Gesundheitsversorgung auf nichtreduktive, nichtdoktrinäre und nichttotalitäre Weise zu berücksichtigen. Indem sie die im Geschehen um Krankheit und Gesundheit virulenten Ganzheitsdimensionen symbolisch präsent hält, erlaubt sie, diese zu pflegen und gleichzeitig in Schach zu halten. In diesem – positiven[243] – Sinne dient sie der Säkularisierung der Medizin. In der gesundheitspolitischen Diskussion dient der Begriff „Spiritual Care" der Legitimation eines breiten Spektrums von Praktiken, das von der eingespielten, aber unter Zeit- und Evidenzdruck immer prekären „Menschlichkeit" der Medizinprofessionellen bis zur theologisch verantworteten Seelsorge reicht. Für die Seelsorge lässt sich Spiritual Care theologisch rekonstruieren und an die eigene Professionalität anschließen.

---

[239] Vgl. JANKOWSKI et al. 2011, 113; 116.

[240] So das ShortRCOPE etwa bei BAY et al. 2008, 62, bei dem die Frage, ob Gott mich verlassen hat, zum negativen religiösen Coping gezählt wird.

[241] Zum Thema Spiritualität in der Pflegeausbildung vgl. KNOLL 2015, 233ff.

[242] Zu entsprechenden Legitimationsfragen vgl. auch LEE 2003.

[243] Vgl. die peiorative Verwendung des Säkularisierungsbegriffs bei UTSCH 2012, 244.

Nun war die bisherige Diskussion von Spiritual Care auf den Begriff der Spiritualität konzentriert. Nun gilt es, sich dem zweiten Bestandteil des Kompositums zu widmen: Inwieweit ist Spiritual Care als Sorgepraxis zu verstehen – bzw. was wäre durch eine Rahmung von Spiritual Care als Sorge impliziert? Nach dem in Kapitel 6.2 entwickelten Verständnis bezeichnet Sorge das Eintreten eines anderen in die krankheitsbezogene Desintegration. Dies geschieht situativ und in einer adaptiven, alternativensiblen Art und Weise. Wenn Spiritual Care es spezifisch mit den im Geschehen von Krankheit aufscheinenden Ganzheitsmomenten von biographischem Sinn, personaler Würde, vollständiger Wiederherstellung und individueller Verfasstheit zu tun hat, so tritt sie dort ein, wo der explizite Umgang mit diesen Ganzheitsmomenten für die Bewältigung der Situation notwendig ist: dort also, wo das Zerbrechen von Sinn Thema ist, wo ein unerfüllter Anerkennungsanspruch angezeigt wird, wo die hoffnungslose Hoffnung auf Gesundheit zum Ausdruck kommt oder wo die Berücksichtigung individueller Bedürfnisse und Belange als Problem benannt wird. In einer solchen Situation wird Spiritual Care Deutungshilfe für den Umgang mit diesen Ganzheitsmomenten leisten, die zur Bewältigung der Situation dienen kann.[244] Die Rahmung als Sorgepraxis erbringt an dieser Stelle eine Sensibilisierung dafür, wie sehr auch der Umgang mit den genannten Ganzheitsmomenten einen experimentellen, durch beständige Verhandlungen zwischen den Interaktanten geprägten Charakter hat. Es geht darum, der Situation und den Beteiligten angemessene Formen zu finden, um das uneinholbare „wesentliche Menschsein" symbolisch präsent zu halten und gegebenenfalls zu thematisieren. Gesucht sind und erprobt werden geeignete Gesten, Symbole, kommunikative Plattformen und Sprechweisen, die jetzt und hier Verständigung erlauben. Das geschieht in einer Situation, in der in der Regel kein gemeinsamer Heiliger Kosmos mehr vorausgesetzt werden kann, auf den sich religiöse Kommunikation beziehen könnte. Spiritual Care zeigte sich so als experimentelle und adaptive Form der Kommunikation über das, was die Situation des Krankseins und des Umgangs mit ihm transzendiert und zugleich prägt. Damit hat Spiritual Care auch Anteil an den inneren Spannungen von Sorgepraktiken:[245] Welche Rolle spielt die Integrität der sorgenden Person – in diesem Fall ihre eigene religiöse bzw. weltanschauliche Überzeugung? Wie können Praktiken der Sorge ihre eigene Rationalisierung – das heißt hier insbesondere: die Operationalisierung von „Spiritualität" – überleben?

Diese Spannungen der Sorge lassen sich übersetzen in eine Reihe von Gefahren, die abschließend benannt werden sollen. Eine Gefahr besteht in der

---

[244] Diese müssen, wie die Problemanzeigen auch, keinesfalls nur verbaler Natur sein; auch eine Geste kann die Unbedingtheit des personalen Anerkennungsanspruches ebenso explizit machen wie dessen aktuale Unerfüllbarkeit. Siehe dazu Kapitel 4.4.

[245] Dazu siehe 6.2, IV.

Medizinförmigkeit von Spiritual Care. Sie wird notwendig dann entstehen, wenn Spiritual Care analog zur evidenzbasierten Medizin rationalisiert wird, also als protokollförmige Intervention konzipiert wird, die an somatischen und psychischen *outcomes* zu optimieren ist. In diesem Fall würde Spiritual Care Teil der somatisch-medizinischen bzw. psychologischen Versorgung und verlöre ihre Säkularisierungsfunktion. Kurz: Die Medizin kann ihre Grenzen nicht mit eigenen Mitteln verhandeln.

Eine weitere Gefahr besteht in der ökonomischen Rationalisierung von Spiritual Care. Wie beschrieben steht das Interesse an Kostenreduktion und an effektiver Allokation von Gütern im Hintergrund der Diskussion um Spiritual Care. Nun ist die Ökonomie auch der klassischen Klinikseelsorge nicht äußerlich; auch hier stellen sich regelmäßig Fragen der Ressourcenallokation: Welchen Patienten kommt sie zugute, wieviel Seelsorge gibt es wo, und wer finanziert sie? Eine gesteigerte Rechenschaftlichkeit ist hier nicht falsch. Gleichzeitig können ökonomische Instrumente negative Folgen haben, wenn sie unreflektiert aus anderen Wirtschaftsbereichen übernommen werden und so zur schlechten Metapher werden. Ein Beispiel wäre ein aus der industriellen Produktion stammendes, rein auf die Optimierung des Endprodukts ausgerichtetes Qualitätsmanagement. Hier gilt es, nach angemessenen Instrumenten zu suchen.

Schließlich ist die Rede von „ganzheitlicher Medizin", die durch die Einbeziehung von Spiritualität erreicht werde, nicht ungefährlich. Wie dargestellt hat Spiritual Care gerade mit der Ganzheitsdimension des Menschen zu tun, aber so, dass sie die Fragmentarität und Unabgeschlossenheit therapeutischer Beziehungen präsent hält. Die biographische, personale, universale oder individuelle Ganzheit transzendiert jede klinische (und auch sonstige) Interaktion. Durch die Symbolisierung der Ganzheitsdimensionen dient Spiritual Care auf der einen Seite deren Pflege im Sinne eines Einspruchs gegen vorschnelle Reduktionismen insbesondere somatisch-medizinischer oder psychologischer Art.[246] Andererseits macht sie damit die aktuale Unerreichbarkeit des Ganzen für die Medizin deutlich und entlastet diese dadurch davon, im schlechten Sinne Ganzheitsmedizin werden zu wollen.[247]

Den inneren Spannungen der Sorge, wie sie hier insbesondere an Spiritual Care sichtbar geworden sind, ist auch das folgende Kapitel gewidmet, das diese theologisch durch eine Rekonstruktion von Sorge als Liebe erschließt.

---

[246] In diesem Sinne verkörpert der Begriff der Spiritual Care ein spezifisch modernes Rationalisierungsunbehagen insbesondere gegenüber naturwissenschaftlich-technischem Reduktionismus und einer Zersplitterung durch Ausdifferenzierung (vgl. dazu KÖRTNER et al. 2009, 5f.).

[247] Zum Totalitarismus der Ganzheitlichkeit vgl. KARLE 2010.

6.4 Theologischer Topos:
Liebe als Fürsorge unter Endlichkeitsbedingungen

Begriff und Sache der Sorge bzw. der Fürsorge stehen in einer christlichen Wirkungsgeschichte. Neben dem Terminus der Sorge selbst ist es der des Dienstes[248] und vor allem der der Liebe, an dem traditionell dasjenige motivliche Material angesiedelt ist, dass heute unter Sorge/Care aufgerufen wird (I.). In der christlichen Dogmatik ist Liebe zuallererst ein Gottesprädikat. Gott liebt, mehr noch, Gott ist Liebe, sodass menschliches Lieben ein Moment der Gotteserkenntnis in sich birgt (1 Joh 4,7f.). Wenn, wie in Kapitel 6.2 entfaltet, die Sorge ein Unbedingtheitsmoment aufweist, mit dem die die Sorgepraktiken kennzeichnenden Spannungen in Verbindung stehen, so ist zu prüfen, inwieweit die theologische Entfaltung der Liebe Gottes hilft, dieses Unbedingtheitsmoment und damit die Spannungen der Sorge zu erschließen. In der neueren Systematischen Theologie hat insbesondere Eberhard Jüngel der Identität von Gott und Liebe einige Aufmerksamkeit gewidmet (II.) und dabei auch das Verhältnis von selbstbezüglicher und selbstloser Liebe, Eros und Agape, neu bestimmt (III.). Im Anschluss an Jüngel kann Fürsorge als Manifestation von Liebe verstanden und mit Blick auf die in Kapitel 6.2 entfalteten inneren Spannungen des Sorgens für andere genauer bestimmt werden (IV.).

I. Die religiöse Traditionsgeschichte der Sorge

Die Pflegewissenschaftlerin Silvia Käppeli stellt den Begriff des *caring* in das Zentrum ihrer Pflegetheorie. *Caring* zeichne sich dabei durch ein Transzendenzmoment aus:

In der Pflegepraxis ereignet sich *caring* im transzendenten Akt des *caring moment*. Dieser Akt besteht in einer existenziellen Berührung von Pflegeperson und Patient. Das Transzendente dieser Berührung liegt im intersubjektiven Ereignis (verstehen, mit-leiden, mit-sein etc.).[249]

Diese Akte des Sorgens haben Käppeli zufolge ihre Wurzel in der jüdisch-christlichen Tradition der Krankenpflege. Die religiöse Wirkungsgeschichte der Krankenpflege sei teils durch bewusste Rezeption vermittelt, verdanke sich aber auch dem „weitgehend unbewussten Wirken religiös-ethischer Werte".[250] Käppeli macht dabei ein „Urmotiv" namhaft, dass sie in antiken jüdischen und christlichen Schriften identifiziert und dessen Rezeption in der Ge-

---

[248] Vgl. TANNER 2006.

[249] KÄPPELI 2004, 351. Vgl. auch KÄPPELI 1999.

[250] KÄPPELI 2004, 397. Zur Weitergabe der „normative[n] Substanz" religiöser Traditionen, „oft implizit und unter anderem Namen" durch Prozesse der Sozialisation vgl. HABERMAS 1996, 16.

schichte der Krankenpflege sie an exemplarischen Stationen verfolgt. Dieses Urmotiv sei der „Topos vom mit-leidenden Gott",[251] der dem Menschen in Not Beistand zusagt. Von hier aus sei der menschliche Beistand für Notleidende, insbesondere für Kranke, als *imitatio Dei* bzw. *Christi* verstanden worden.[252] Die tätige Nächstenliebe wurde zum Gottesdienst, wie sich paradigmatisch an der Hausordnung der Kaiserswerther Diakonissenanstalt zeigt:

> Bei der Pflege der Kranken müssen die Diakonissen stets vor Augen haben, dass sie Christus selbst in ihren Kranken pflegen.[253]

Der Ursprung des *caring* liegt demnach in der jüdisch-christlichen Tradition diakonisch-karitativen Handelns.[254] Infolge dieser Genese sei die Krankenpflege „ein auf die Heiligkeit des Lebens bezogener, von Transzendentem durchdrungener Prozess".[255] Für den heutigen verwissenschaftlichten Pflegeberuf sei dies allerdings neu zu bedenken, sodass dieser seine berufliche Identität „zwischen (Mit-)Leidensverherrlichung und (Mit-)Leidensvermeidung" balancieren könne.[256] Anders als im Diskurs um Care-Ethik üblich stellt Käppeli also das pflegerische Ethos des *caring* historisch wie systematisch in einen religiösen Kontext.[257] Es ist insbesondere der christliche Begriff der Liebe, dessen semantisches Potenzial in den der Sorge aufgenommen wird.[258]

In seiner *Praktischen Philosophie der Sorge* rekurriert Philipp Schuchter im Anschluss an Käppeli auf diese religiöse Traditionsgeschichte des Sorgebegriffs. Auch für ihn markiert sie, nicht nur für den Pflegeberuf, eine Herausforderung, insofern in der religiösen Rahmung von Sorge als Liebe eine „ungeheure Zuspitzung und Dramatisierung"[259] der alltäglichen Rede von der

---

[251] A.a.O., 396. Vgl. a.a.O., 272; 275; 402. KÄPPELI betont, dieses Motiv nicht als Glaubensaussage zu verstehen, sondern es als (religions-)wissenschaftlichen Gegenstand zu begreifen. Allerdings spricht sie auch von der „ursprünglich offenbarten Gestalt" (a.a.O., 397) des Motivs, wechselt hier also in ein theologisches Sprachspiel.

[252] Vgl. a.a.O., 155.

[253] Hausordnung und Dienstanweisung der Diakonissenanstalt Kaiserswerth, § 26, Kaiserswerth 1837, zitiert nach KÄPPELI 2004, 285.

[254] Damit ist über Sorgepraktiken außerhalb des Einzugsbereichs der jüdisch-christlichen Wirkungsgeschichte noch nichts gesagt. Zu Traditionen der Sorge im Kontext anderer Religionen vgl. KLEINMAN 2015, 241.

[255] KÄPPELI 2004, 396.

[256] A.a.O., 402.

[257] Die Theologin Astrid Reglitz weist nach, dass der Begriff „Care" im Care-Ethik-Diskurs in der Regel zur Abgrenzung von einer religiösen Herkunftsgeschichte verwendet wird. Ähnlich wie KÄPPELI stellt sie fest, das scheine „sachlich weder gegenüber der historischen Wirkmächtigkeit der christlichen Liebesidee noch, systematisch betrachtet, gegenüber der ihr innewohnende [sic] Transzendenz gerechtfertigt" (REGLITZ 2005, 228). Zur theologischen Begriffsgeschichte des Sorgebegriffs vgl. auch KRANZ 1995; MECKENSTOCK 1991.

[258] Zur christlichen Liebessemantik vgl. TANNER 2005.

[259] SCHUCHTER 2016, 45.

Sorge erfolge. Dies könne im Alltag allenfalls im Modus des individuellen Heroismus oder in einer klösterlichen Lebensform gelebt werden.[260] In dieser Dramatisierung werde insbesondere das Verhältnis von Selbstsorge und Fürsorge für andere so zugespitzt, dass es als Polarität erscheine: In der Selbstlosigkeit bis hin zur Selbstaufopferung des Dienstes für den Nächsten dürfe „im Ethos christlichen Glaubens"[261] letztlich kein Funken der Selbstbezüglichkeit mehr liegen. Schuchter selbst ist interessiert an der Formulierung eines Ethos des Sorgens für den Pflegeberuf, das die Transzendenzmomente der Sorge präsent hält, aber diese durch Überführung in „hermeneutische[] Arbeit"[262] entdramatisiert und so auch die „letzten archaischen Reste von mütterlicher oder karitativer Selbstaufopferung" überwindet.[263] Die rationale Organisation der Sorge am Ort bezahlter Care-Arbeit bedarf demnach eines Abschiedes von der religiösen Dramatisierung der Sorge und von dem damit gegebenen radikalen Ethos der Selbstaufopferung. Während für Käppeli der Rekurs auf die jüdisch-christliche Traditionsgeschichte der Sorge für die moderne Pflegeprofession den positiven Wert hat, sich zu dem aller pflegenden Sorge innewohnenden Transzendenzmoment verhalten zu können, sieht Schuchter in dieser Traditionsgeschichte eine zu überwindende Hypothek.

Wird die Sorge für Kranke, wie in Kapitel 6.2 entfaltet, als Eintreten in die Desintegration begriffen, so zeigen sich Transzendierungs- und Unbedingtheitsmomente in der Sorge selbst. Mit ihnen ist, wie ebenfalls gezeigt wurde, unter anderem das Problem des Selbstverlustes verbunden. Das heißt, dass die christliche Rede von der Liebe die „Dramatisierung" (Schuchter) der Sorge nicht selbst hervorbringt, sondern diese artikuliert und eine Form des Umgangs mit den Spannungen der Sorge darstellt. Im Folgenden wird die These vertreten, dass der christlichen Rede von der Liebe ein Rationalitätspotenzial eigen ist, das für den Umgang mit Spannungen der Sorge nutzbar gemacht werden kann. Angezielt ist nicht die theologische Repatriierung des Sorgebegriffs, um eine Definitionshoheit über säkulare Sorgepraktiken zu reklamieren, sondern die Auslotung der Frage, inwieweit das Rationalitätspotenzial des Liebesbegriffs sich für den sorgenden Umgang mit Kranken als nützlich erweist. Dazu wird im folgenden Abschnitt Eberhard Jüngels Explikation des Liebesbegriffs im Kontext der Gotteslehre rekonstruiert.

II. Selbsthabe und Selbstentzogenheit (Eberhard Jüngel)

Eberhard Jüngels Ausführungen zur Identität von Gott und Liebe sind Teil seines theologischen Werkes *Gott als Geheimnis der Welt*, das den Untertitel „Zur Begründung der Theologie des Gekreuzigten im Streit zwischen Theis-

---

[260] Vgl. a.a.O., 47.

[261] A.a.O., 45; vgl. 46.

[262] A.a.O., 364.

[263] A.a.O., 365 (im Original kursiv).

mus und Atheismus" trägt.[264] Ein wichtiger Gesprächspartner, so auch im hier einschlägigen § 20, *Der Gott, der Liebe ist. Zur Identität von Gott und Liebe,*[265] ist denn auch Ludwig Feuerbach. „Feuerbach" – und man darf ergänzen: mit ihm auch Jüngel selbst – „hat den Satz ‚Gott ist Liebe' als Interpretation des Dogmas von der Menschwerdung Gottes verstanden."[266] Allerdings liest Feuerbach an dieser Stelle eine identifikatorische Ersetzung Gottes durch die Liebe. Was theologisch vom menschgewordenen Gott ausgesagt wird – er habe uns erlöst –, hat seine Wahrheit als anthropologische Aussage über die Liebe. Die Theologie, so Feuerbach, hat demgegenüber fälschlich die Liebe als Gottesprädikat aufgefasst. Damit hat sie Gott den Status des Subjektes, des substantiellen Trägers der Liebe zugewiesen. Dieses Subjekt ist ontologisch höherrangig als das, was ihm als seine Seinsweise prädiziert wird, und es ist von ihm unterschieden. Der Gott der Theologen ist mehr und anderes als die Liebe; er hat jenseits seiner liebenden Tagseite noch einen „dunklen Hintergrund", ist *deus absconditus, potentia dei absoluta.* Ihn trifft Feuerbachs Verdikt, das Jüngel in voller Länge zitiert:

> Solange die Liebe nicht zur Substanz, zum Wesen selbst erhoben wird, so lange lauert im Hintergrunde der Liebe ein Subjekt, das *auch ohne Liebe noch Etwas für sich* ist, ein *liebloses Ungeheuer,* ein *dämonisches Wesen,* dessen von *der Liebe unterscheidbare* und *wirklich unterschiedne Persönlichkeit* an dem *Blute* der Ketzer und Ungläubigen sich ergötzt – das *Phantom des religiösen Fanatismus!*[267]

Jüngel nimmt diese Einrede auf, um zu entfalten, wie eine Identität von Gott und Liebe gedacht werden kann, ohne dabei entweder Gott durch Liebe zu ersetzen oder Gott ein bloßes menschenanaloges „Haben" von Liebe zuzuschreiben. Wie kann, so wäre diese Frage im Kontext der vorliegenden Arbeit zu reformulieren, das Unbedingtheitsmoment von Liebe bzw. Sorge auf den Begriff gebracht werden, ohne Liebe bzw. Sorge unmittelbar religiös zu hypostasieren?[268]

Zwei Arbeitsgänge sind nach Jüngel dafür notwendig: *phänomenologisch* die Entfaltung eines Vorverständnisses von Liebe (1.), und *theologisch* dessen Präzisierung infolge der Identifikation von Gott und Liebe (2.).

(1.) Im ersten Arbeitsgang, der an Josef Piepers philosophisches Werk *Über die Liebe* anschließt,[269] unterläuft Jüngel die seit Augustin die Theolo-

---

[264] JÜNGEL 1977.

[265] A.a.O., 430–453.

[266] A.a.O., 431.

[267] FEUERBACH 1956, 107, zitiert nach JÜNGEL 1977, 432.

[268] Mit dieser Umformulierung ist nicht behauptet, dass grundbegrifflich unterschiedlich fundierte Theologien (in diesem Fall: eine Theologie, die vom Religionsbegriff ausgeht, und eine solche, die das Sein des dreieinigen Gottes ins Zentrum stellt) bruchlos und eineindeutig ineinander zu übersetzen wären. Wohl aber ist behauptet, dass sie voneinander lernen können.

[269] PIEPER 1972.

gie prägende Kontrastierung von Eros und Agape, selbstbezogener und selbstloser Liebe.[270] Liebe, entfaltet an der Vollgestalt einer wechselseitigen Liebe zwischen Ich und Du, liegt ihrem Wesen nach jenseits der Differenz von Selbstbezogenheit und Selbstlosigkeit. In der Liebe tritt ein Ich in eine extreme Entfernung zu sich, um dem Du nahe zu sein, und gewinnt darin, in der Nähe zum Geliebten, eine neue Nähe zu sich. Liebe ist damit Selbsthabe durch Du-Habe. Das Haben erhält in der Liebe eine komplexe Struktur: An die Stelle des unmittelbaren Besitzens tritt ein Haben, das durch Hingabe vermittelt ist. Das liebende Ich gibt sich selbst hin und wird vom geliebten Du gehabt; es *hat* das Du, in dem dieses sich an es hingibt; und es hat sich selbst, indem es sich an das Du hingibt und von diesem gehabt wird. „Im Ereignis der Liebe verwandelt sich also die das Ich konstituierende Selbsthabe in ein strukturell anderes Phänomen."[271] Indem nun Selbsthabe nichts anderes bezeichnet als Sein,[272] ändert sich in der Liebe die Seinsweise: In der radikalen Abwendung von sich empfängt der Liebende ein ganz neues Sein vom geliebten Du. Das neue Sein, die neue Nähe zu sich selbst, ist nicht der Zweck des liebenden Ich, das nichts anderes bezweckt als die Zuwendung zum Du. Aber es ist die Folge der Liebe, da das geliebte Du das neue Sein – nicht im Tausch gegen die zuvor erfolgte Hingabe, sondern zuvorkommend – gewährt.

Darin, in diesem zuvorkommenden Seinswechsel zwischen den sich hingebenden Ich und dem mich mir selbst neu gebenden Du, besteht *die wahre Lust der Liebe*, die sich eben nicht herbeiführen läßt.[273]

Lieben ist Dasein vom anderen her – und nicht Dasein aus sich selbst. So trägt es das Nichtsein in sich; die Liebe hat, wie die Dichter wissen, den Tod in sich. Diese Präsenz des Todes in der Selbstlosigkeit der Liebe erlaubt, dass das geliebte Du dem Ich näher kommt, als dieses Ich sich selbst je war – und darin das von sich radikal entfernte Ich sich selbst näher bringt, als es sich je war. In mystischer Terminologie nennt Jüngel das *Vereinigung* (*unio/unitio*): „Die Vereinigung von Du und Ich führt zu einer neuen und höchst differenzierten, nämlich von innen heraus *geöffneten* Einheit des Ich mit sich selbst."[274] Liebe ist mithin Selbstkonstitution im Selbstverlust. Selbstbezogenheit und Selbstlosigkeit bilden in dieser Vollgestalt der Liebe keine ausschließliche Alternative, sondern sind in einer Bewegung der wechselseitigen Intensivierung ineinander verschränkt.

Das geliebte Du ist dabei kein allgemeines, sondern ein bestimmtes. Geliebt wird das Du als Individuum, das in seinen individuellen Zügen als begehrenswert erscheint. Am Beginn der Liebe steht die Erwählung, eine Wahl

---

[270] Vgl. dazu RINGELING 1991, 174–177.
[271] JÜNGEL 1977, 437.
[272] Vgl. a.a.O., 438.
[273] A.a.O., 441.
[274] A.a.O., 444.

ohne Vergleich. Der Blick der Liebe vergleicht nicht, weil er sich erst an dem Du entzündet, das in eins damit aus den übrigen heraustritt.

Ein weiteres Merkmal der Liebe besteht Jüngel zufolge darin, dass sie dem gegenüber, was nicht Liebe ist, ohnmächtig ist. Sie drängt darauf, auszustrahlen über die Liebenden hinaus;[275] aber sie kann das nur, indem sie sich verschenkt und darin verwundbar ist. An der Liebe teilhaben kann nur, wer an dieser Ohnmacht selbst partizipiert und sich, im Gang durch den Tod des Selbstverlustes, selbst neu empfängt. Die Liebe, so Jüngel zusammenfassend, ist „die Einheit von Leben und Tod zugunsten des Lebens".[276]

(2.) Was fügt nun die theologische Identifikation von Gott und Liebe zu diesem phänomenologischen „Vorverständnis" der Liebe hinzu? Jüngel zufolge vollzieht sich das Sein Gottes als Liebe in der Selbstidentifikation Gottes mit dem gekreuzigten Menschen Jesus. Das impliziert zunächst die Selbstunterscheidung Gottes in den liebenden Vater und den geliebten Sohn, in dem Gott sich selbst hat und an den er sich verschenkt. Doch Gott ist nicht nur Liebender und Geliebter; er ist auch die „*Geschichte der Liebe*"[277] selbst, die ausstrahlt und den vom Tode gezeichneten Menschen einbezieht: Er ist Geist. Die Identifikation von Gott und Liebe ist nur trinitarisch zu verstehen.

Aus der Identifikation von Gott und Liebe gewinnt Jüngel nun eine Beschreibung der Liebe Gottes, die sich von menschlicher Liebe unterscheidet. Menschen lieben, was liebenswert ist; sie finden jemanden vor, der sich dem Blick als liebenswert zeigt, und lieben. Vor allem finden sie die Liebe selbst vor: Sie können lieben, weil sie das Lieben gelernt haben, weil sie vorauslaufend geliebt wurden, weil die Liebe anderer auf sie ausgestrahlt hat. Gott allein kann hingegen anfangen zu lieben, ohne Grund, ohne zuerst geliebt zu werden, und ohne auch nur etwas Liebenswertes im Geliebten zu erkennen. Gottes Liebe macht das Geliebte liebenswert; sie macht, so die rechtfertigungstheologische Pointe, den als Sünder durch und durch hässlichen Menschen schön.[278] Zu dieser Liebe, die Gott ist, verhält sich der Mensch in doppelter Weise. Insofern er liebt, hat er an der Liebe Gottes teil, „entspricht der Mensch dem zur Welt gekommenen Gott".[279] Insofern er glaubt, wird ihm hingegen evident, dass *Gott* die Liebe ist. Das heißt negativ, dass er sie nicht selbst ist und immer wieder die Ohnmacht der Liebe erfährt; und das heißt positiv, dass er auf die Persistenz und letztlich den Sieg der Liebe vertraut. Der Glaube wahrt den Unterschied zwischen Gott und Mensch.[280]

---

[275] An dieser Stelle gewinnt die Liebe gleichsam mythische Substanz: Sie ist hier nicht mehr nur die wechselseitige Selbsthingabe Zweier, sondern eine Machtsphäre, an der Menschen teilhaben oder nicht, und die den wehrlosen Sieg über das, was sie nicht ist, anstrebt.

[276] A.a.O., 446.

[277] A.a.O., 449.

[278] Vgl. a.a.O., 446–453.

[279] A.a.O., 537.

[280] Vgl. a.a.O., 465; 469f.; 468.

Was ist damit gewonnen? Im Glauben, so lässt sich Jüngels Einsicht reformulieren, verhält sich der Mensch selbst noch einmal zur Unbedingtheit der Liebe, die er an sich und in sich erfährt. Dass er geliebt wird und lieben kann, aber nicht grundlos und nicht aus eigenem Antrieb; dass er nicht lieben kann und keine Liebe erfährt, wo er dies vielleicht ersehnt; dass er die Stärke und zugleich die Verwundbarkeit der Liebe erfährt; dass er liebt und geliebt wird, ohne darauf setzen zu können, dass diese Liebe bestehen wird; dass er droht, sich in der Liebe an andere zu verlieren; dass er sich selbst nur haben kann entweder in der depravierten Weise dessen, der nicht liebt, oder in der riskanten, von innen heraus geöffneten Weise des Liebenden – dass er an der Liebe in ihrer Unbedingtheit teilhat, ohne dass diese ihm zu Gebote steht: dazu verhält sich der Mensch im Glauben. Diese Unterscheidung zwischen dem menschlichen Lieben und Gott, der die Liebe ist, ist denn auch das spezifische Moment religiöser Rationalität, das Jüngel gegen Feuerbachs Ansinnen, Gott und die Liebe zu identifizieren und damit den Gottesgedanken und seine metaphysischen Folgekosten loszuwerden, einklagt. Im Glauben erschließt sich dem Menschen die Liebe, indem er sich als Bedingten von ihrer Unbedingtheit unterschieden erfährt.

III. Eros und Agape

Es ist offenkundig, dass Eberhard Jüngel sowohl die Sprache der erotischen Liebe wie die der mystischen Gottesliebe nutzt, um das Wesen der Liebe zu beschreiben. Für den in der vorliegenden Arbeit verfolgten Zweck, die Sorge für Kranke, nicht nur, aber auch im Kontext klinisch-professionalisierter Medizin und Pflege zu verstehen, erscheint eine Anknüpfung daran auf den ersten Blick waghalsig bis unangemessen. Denn zum einen sollte es in der Fürsorge nicht um die Erfüllung des Sorgenden, sondern um die Belange der Sorgeempfängerin gehen. Eros strebt hingegen im anderen nach dem Höchsten für sich selbst. Er scheint von Fürsorge weit entfernt oder sollte es doch sein; anderenfalls liegt der Missbrauch nicht fern. Zum anderen ist die Moderne überhaupt die Zeit der unpathetischen Hilfe,[281] der rationalen Organisation, der Verrechtlichung und Verwissenschaftlichung von Sorgebeziehungen. Zwischen dem Jargon des Begehrens sowie der Hingabe einerseits und dem Jargon der evidenzbasierten Pflege andererseits scheint eine unüberbrückbare Lücke zu klaffen. Ist die Fürsorge für Kranke also tatsächlich als Erscheinung des Wesens der Liebe zu verstehen, wie Jüngel es beschreibt?

An dieser Stelle ist noch einmal auf die Unterscheidung von Eros und Agape zurückzukommen, die Jüngel zu Anfang zugunsten eines einheitlichen Begriffs der Liebe unterlaufen hatte. In einem zweiten Schritt diskutiert er die theologischen Konzepte, die Eros und Agape einander antithetisch gegen-

---

[281] Vgl. LUHMANN 1975.

überstellen.[282] Demzufolge sucht Eros im Sinne der griechischen Metaphysik das Schöne, das ihm selbst fehlt, am anderen. Sein Streben auf den anderen zu ist ein Streben vom eigenen Mangel zur eigenen Vollendung. Agape ist hingegen die selbstlose Hingabe an den anderen. So gefasst kann nur Agape von Gott ausgesagt werden; das Streben zur Selbstvervollkommnung aus eigenem Mangel heraus ist Gott fern, da Gott vollkommen ist. Von der Gottesliebe der Agape führt zum Eros kein Weg.

Jüngel fasst dieses Verhältnis anders: Eros und Agape, Selbstbezogenheit und Selbstlosigkeit, gehören als Teilbewegungen der einen Liebe, wie gezeigt, zusammen. Zur Antithese kommt es erst dann, wenn – am Ort des Menschen, das heißt unter den Bedingungen der Sünde – der Eros seinen Charakter als Teilmoment zu übersteigen und sich selbst als das Ganze der Liebe zu setzen versucht. Einen solcherart verabsolutierten Eros nennt Jüngel „abstrakte[n]" oder „emanzipierten" Eros.[283] Der Agape hingegen fehlt die Tendenz zur Selbstverabsolutierung, da es ihr nicht um sich selbst geht; als reine Liebe vermag sie den Eros zu integrieren. Ihrem Wesen nach gehören Agape und Eros als Teilmomente der einen Bewegung der Liebe, des Selbstverlustes und der Selbstkonstitution, zusammen. Am Ort des Menschen eignet ihnen aber eine Asymmetrie, insofern der Eros dem Missverständnis aufsitzen kann, die Selbstkonstitution in der Liebe wäre ohne Selbstverlust möglich; so als gelänge es, sich selbst unmittelbar zu besitzen und sich des anderen nur zur eigenen Vervollkommnung zu bedienen.[284]

Für das Thema der Fürsorge ist von Jüngels Argument zu lernen, dass es fehlgeleitet wäre, diese unter der Voraussetzung eines wechselseitigen Ausschlussverhältnisses von Selbsthabe und Selbstlosigkeit, Selbstverwirklichung und Dienst am anderen zu interpretieren.[285] Wenn Fürsorge – hier: für Kranke – als Manifestation von Liebe unter den Bedingungen der Endlichkeit verstanden werden soll, so ist die gesamte Bewegung von Selbstlosigkeit und Selbsthabe relevant.[286] Der Verdacht, im Dienst am anderen verwirkliche sich

---

[282] So etwa SCHOLZ 1929; NYGREN 1954. Das Motiv, Nächstenliebe und Selbstbezogenheit gegeneinander auszuspielen, ist jedoch über diese Spitzenpositionen hinaus der protestantischen Tradition tief eingeschrieben; vgl. RINGELING 1991, 174ff. Für eine moderne Zeitdiagnose der erotischen Liebe, die daran kranke, dass ihr die Selbstaufgabe suspekt sei, vgl. ILLOUZ 2011.

[283] JÜNGEL 1977, 463.

[284] An dieser Stelle wäre zu fragen, ob die Agape nicht eines ähnlichen Missverständnisses fähig ist, wenn sie als Strategie des Selbstverlustes verfolgt wird, sich also nicht positiv zum anderen, sondern negativ zu sich selbst verhält.

[285] So etwa bei Trutz Rendtorff: „Das Liebesgebot ist darum immer wieder eine Anfrage an das Selbstverhältnis des Menschen als Christen, eine Anfrage an den Glauben als Bereitschaft zur Hingabe, die der Mensch seiner Tendenz zur Selbstverwirklichung abgewinnen muss." (RENDTORFF 2011, 120)

[286] Das gilt ebenso für die Vollgestalt der erotischen Liebe, die eben nicht nur das Teilmoment des „Eros" umfasst.

jemand doch nur selbst, verkennt die Verschränkung von Selbstsein und Sein für andere sowie die Integrationskraft der Agape für den Eros.[287]

IV. Liebe und Fürsorge

Fürsorge soll also verstanden werden als eine Manifestation der Liebe, wie bedingt diese auch immer sei. Damit verbinden sich zwei theologische Pointen, die im Folgenden (1.-4.) mit Blick auf die oben dargestellten inneren Spannungen der Fürsorge entfaltet werden:[288] Zum einen enthält Fürsorge auch in stark versachlichten Beziehungen potenziell die Gesamtbewegung von Agape und Eros,[289] und zum anderen ist in ihr das Unbedingtheitsmoment von Liebe, wie es im Glauben evident wird,[290] präsent.

(1.) Das Problem einer paternalistischen Bevormundung in der Sorge wurde in Kapitel 6.2 rekonstruiert als Schließung der Adaptivität der Sorgepraxis durch eine bestimmte Vorstellung davon, was für das betreffende Individuum in der speziellen Situation angezeigt sei. Es besteht also nicht in der Einschränkung der Hingabe an die Belange des anderen, sondern in der Herausnahme dieser Belange aus der Praxis der Sorge selbst, die dadurch ihre Adaptivität und Alternativensensibilität verliert. Darin ist der Paternalismus seinem Gegenprogramm, der Patientenselbstbestimmung, verwandt: Im Paternalismus übernimmt die sorgende Person selbst die Bestimmung der Belange; in der *logic of choice* der Selbstbestimmung (Annemarie Mol) wird die Bestimmung der Belange der Sorgeempfängerin übergeben und damit ebenso aus der Sorgepraxis ausgegliedert. Es ist also ein fundamentaler Unterschied, ob Fürsorge im Sinne von Agape konzipiert wird als Hingabe an die *Zwecke* einer anderen Person (die, woher auch immer, als bestimmt gedacht werden) oder als Hingabe an die andere Person selbst. Die Liebe geht auf das zweite: auf die Person in ihrer unerreichbaren Individualität, auf das alle mögliche Konstitution von Belangen in der Sorgesituation noch einmal transzendierende Du. In der christlich-diakonischen Tradition wird diese Transzendenz des Du, dem die Sorge gilt, klassisch symbolisiert in der Erzählung vom Weltgericht (Mt 25), in der Christus als letzter Adressat der Sorge erscheint.[291]

Die Sorge geht der Konstitution der Belange, denen sie gilt, also voraus. Sie entspringt der Zuwendung zu einer Person.[292] Was sich in dieser Zuwen-

---

[287] Ähnlich betont Isolde Karle gegen Eva Illouz, es gelte, die Sorge für sich und die Sorge für andere nicht als Gegensatz zu rekonstruieren (vgl. KARLE 2016). Vgl. auch KLESSMANN 2006.

[288] Siehe oben, Kapitel 6.2, IV.

[289] Siehe oben, III.

[290] Siehe oben, II.

[291] Zur Liebe als geistiger Anschauung der Individualität vgl. auch SCHLEIERMACHER 1799, Zweite Rede, 73, und dazu KUHN/NUSSER 1980, 314.

[292] Zur Person des Kranken in der Pflege vgl. auch MARIN 2016.

dung als von Belang herausstellt, *um was es geht*, ist dem nachgeordnet. Trutz Rendtorff hat im handlungstheoretischen Zusammenhang auf den utilitaristischen Charakter der Liebe im christlichen Verständnis hingewiesen.[293] Es gehe nicht um die gute Gesinnung, sondern um „das Gute im überindividuellen Nutzenzusammenhang der Sozialität, unter den empirischen Bedingungen menschlicher Lebenswirklichkeit, in seinen Grenzen und Aufgaben".[294] Diesen Utilitarismus der Liebe versteht er als Konsequenz der Rechtfertigung im Glauben, die den Menschen von der Selbstvervollkommnung entlastet. „Der Rechtfertigungsglaube macht das Handeln des Menschen, seine Aktivität, in einem bestimmten Sinne ‚zwecklos‘, sofern nämlich das Gelingen des eigenen Lebens nicht mehr Selbstzweck ist."[295] Über Rendtorff hinaus kann diese Zwecklosigkeit menschlicher Aktivität präzise bestimmt werden, wenn sie von der in Kapitel 6.2 entfalteten Praxistheorie her gelesen wird. In der Liebe ist die Sorgende frei, die Subjektposition der zweckhaft Handelnden zu verlassen und sich auf Praktiken der Sorge einzulassen, die die Konstitution ihrer Belange erst im eigenen Vollzug erbringen.[296]

Die adaptive Offenheit der Sorgepraktiken ruht also auf der Einsicht in die Entzogenheit der Person, die die Sorge empfängt. Gesorgt wird letztlich immer für einen Fremden.[297] Wer in der Sorge für einen kranken Menschen um dessen praktischer Integrität willen in die Desintegration eintritt, wird damit des Ganzen der Person keinesfalls habhaft. Diese bleibt vielmehr unbestimmt und unbestimmbar; sie wird in der Sorge nicht berührt. Allein dort, an jener Bruchstelle, die die Bewältigung der aktualen Situation gefährdet, greift die Sorge an und ist bemüht, den Bruch zu schienen, das Zerbrochene zusammenzuhalten oder sich selbst in die entstandene Lücke hineinzustellen, damit es weitergehen kann. Ob dies allerdings tatsächlich der praktischen Integrität der Person aufhilft, wüsste vorher nur der zu beurteilen, der das Ganze der Person kennte – und das ist, religiös gesprochen, Gott allein. Allen anderen bleibt es zu basteln.

Doch es ist nicht nur die sorgende Person, deren materiale Vorstellung personaler Integrität die Praxis der Sorge gefährdet. Auch die Kranke selbst hat eine Vorstellung davon, was für sie eine ‚integre‘ Situationsbewältigung ist. Wie viel Eintreten eines anderen in die eigene personale Ganzheit erträgt sie, um sich noch als ‚ganze Person‘ verstehen zu können? Sorge zu empfan-

---

[293] Vgl. RENDTORFF 2011, 120 und dazu Augustins *Dilige et quod vis fac.*

[294] Ebd.

[295] A.a.O., 115.

[296] Damit sollen die Errungenschaften des Respekts für die Patientenautonomie in keiner Weise diffamiert werden; sie sind vielmehr seine gelingende Sorgepraxis unabdingbar (siehe unten, Kapitel 6.5, II.).

[297] So spricht Klaus Dörner in der Aufnahme von Emanuel Levinas vom Patienten als dem Fremden und Anderen (DÖRNER 2001, 35ff.). Zur Differenz als irreduzibler Andersheit im Kontext der Care-Ethik vgl. DINGLER 2016, 113.

gen ist eine manifeste Abhängigkeitserfahrung: Ohne den anderen kann sie die Situation nicht bewältigen; aber ist es mit dem anderen noch *sie*, die die Situation bewältigt? Mit Plessner gesprochen: Wie viel Vermittlungsbewusstsein erträgt eine vermittelte Unmittelbarkeit? Ob in diesem Sinne die praktische Integrität noch als eigene gedeutet werden kann, oder ob dies in einer Sorgesituation problematisch wird, hängt von vielem ab: vom materialen Selbstbild der Kranken, von kulturellen Bildern davon, was als selbstständig und was als abhängig gilt, und von der Gestaltung der Sorgepraxis und dem Vertrauen in sie.[298] Zwischen einer Abhängigkeit, die gar nicht als solche wahrgenommen wird, und einer unerträglichen Abhängigkeitserfahrung gibt es dabei keine kategoriale Grenze.[299] Wiederum geht es um die Unbedingtheit personaler Ganzheit, die grundsätzlich in jeder Lebenssituation entzogen ist, deren Entzogenheit aber erst in Krisensituationen hervortritt. In der Sprache der obigen Rekonstruktion der Liebe: Das Sorge empfangende – das heißt hier: geliebte – Ich wird sich bewusst, sein Leben nur durch den anderen hindurch zu haben, was gemessen am Ideal des unmittelbaren Selbstbesitzes als *Tod* erscheint. In solchen Fällen tut es not, ein Repertoire der Artikulation und Reflexion von Abhängigkeitserfahrungen und Integritätserwartungen zur Verfügung zu haben – eine fundamentale Leistung religiöser Symbole.[300]

(2.) Als zweite innere Spannung der Sorge wurde die Möglichkeit des Selbstverlustes der sorgenden Person benannt. Der Fürsorge als Praxis ist eine Subjektstelle für den Empfänger der Sorge, aber nicht oder nicht in gleicher Weise für die Sorgende eingeschrieben. Was macht die Hingabe an das Du mit dem sorgenden Ich? Die von Eberhard Jüngel diskutierte Vollgestalt der Liebe geht von einer Wechselseitigkeit aus, in der, wer Liebe gibt, auch Liebe empfängt. In dieser Wechselseitigkeit kommt es zur Verschränkung von Selbstverlust und Selbstgewinn, von Agape und Eros. Nun ist die Sorge für Kranke in der Regel einseitig; sie verläuft in Richtung der Hingabe. Was geschieht in der anderen Richtung?

Hier ist näher zu analysieren, wie es dazu kommt, dass das Personsein der sorgenden Person auf dem Spiel steht. Vom Standpunkt einer Praxistheorie

---

[298] Als Beispiel sei nur die die Assistenz bei der Defäkation genannt: Muss ein kranker Mensch, der nicht selbst zur Toilette gehen kann, beständig fürchten, entsprechende Hilfe noch rechtzeitig zu erhalten? Welche technischen Hilfsmittel werden eingesetzt (Hebevorrichtung für die konventionelle Toilette, Toilettenstuhl, Windel)?

[299] In diesem Zusammenhang steht auch das Problem der Machtdifferenzen in Care-Interaktionen, das Elisabeth CONRADI betont (vgl. 2001, 51ff.; 136ff.; 236ff.). Dazu vgl. auch die Beiträge in MATHWIG et al. 2015.

[300] Ein ebenso prägnantes wie steiles Beispiel hierfür gibt Joel Shuman mit der Figur des „letting the body be the body". Mit Bezug auf 1 Kor 12 interpretiert er die Abhängigkeit von anderen im Krankheitsfall als Versorgung durch Mitglieder des Leibes Christi. Mit der Metapher des Leibes Christi werden so körperliche und soziale Interdependenz verschränkt und gedeutet (vgl. SHUMAN 1999 und dazu KOOPMAN 2010, 406).

der Sorge ist das erklärungsbedürftig; ist doch die Sorgepraxis eine solche, in die menschliche – und, in der Sprechweise der Aktor-Netzwerk-Theorie Bruno Latours,[301] auch nichtmenschliche – Akteure einbezogen sind, die in dieser Praxis konstituierten Belange aber nicht als Belange eines Einzelnen, sondern als Belange des Kollektivs ins Werk gesetzt werden.[302] Die Gerechtigkeitsfrage, warum es in dieser Praxis *immer nur um ihn*, aber nicht um *mich* geht, ist der Sorgepraxis zunächst äußerlich. Gelingt sie, gelingt sie allen; scheitert sie, ist sie allen misslungen.[303] Sorgende Personen sind in der Praxis der Fürsorge tendenziell für sich und andere unsichtbar; das ist als politisches Problem vielfach festgestellt worden.[304] Es bedarf also eines weiteren Anlasses, wenn das Personsein der sorgenden Person thematisch werden soll.

Ein möglicher Anlass hierfür ist eine Rechtfertigungssituation, in der eine sorgende Person sich genötigt sieht, vor sich und/oder anderen zu begründen, warum *sie* sorgt. Eine solche entsteht, wenn die Vollzugsplausibilität einer Sorgepraxis diese nicht mehr allein trägt bzw. wenn die eigene Beteiligung an Sorgepraktiken in den Kontext eines biographischen Entwurfs eingebettet werden soll: wenn also begründet werden muss, warum ein Pflegeberuf gewählt oder die alte Mutter nicht ins Heim gegeben wurde. Werden Angehörige helfender Berufe in eine solche Rechtfertigungssituation gebracht und im Forschungsinterview gefragt, warum sie diesen Beruf ergriffen haben, werden immer wieder drei motivationale Elemente benannt: Mitgefühl, also das Angerührtsein durch die Not anderer; Altruismus, also die Maxime, etwas für andere tun zu wollen; und Selbstverwirklichung, also der gute Sinn des Helfens für die eigene Erfüllung.[305] Hier stehen Agape und Eros zusammen: Für andere zu sorgen wird zum Bestandteil der eigenen Selbstkonstitution. Wer einen Teil seiner Kraft nutzt, etwas für andere zu tun, erhält sich zurück: in der Selbstbestimmung als moralisches Subjekt, das etwas Gutes tut, in der Anerkennung als Angehörige einer anerkannten Profession, in der kommunikativen Begegnung mit anderen oder auch im lustvollen Erlebnis, Ausführender einer anspruchsvollen (und im besten Fall gelingenden) Tätigkeit zu sein.

Auf dieser Selbstkonstitution im Durchgang durch die Sorge für andere liegt dabei fast reflexhaft der Verdacht, hier werde für andere nur aus

---

[301] Vgl. LATOUR 2014.

[302] Siehe oben, Kapitel 6.2. Das gilt auch dann, wenn diese Belange *inhaltlich* durch den Bezug auf einen Einzelnen, nämlich den Kranken, um dessen praktische Integrität es geht, mitbestimmt sind.

[303] Das lässt sich an familiären Sorgepraktiken aufzeigen. Wenn Eltern für minderjährige Kinder sorgen, wird nach dem üblicherweise undirektionalen Charakter dieses Sorgeverhältnisses in der Regel nicht gefragt.

[304] Siehe oben, 6.2, I.

[305] Vgl. BIERHOFF 1988; NAURATH 2007; BURBACH/ HECKMANN 2008; MANZESCHKE 2012. Zum Begriff des Helfens vgl. MOOS 2013, 262ff.; zum Begriff des Altruismus MEISINGER 1996; KARLE 2016, 68f.

Selbstbezogenheit gesorgt – in der protestantischen Variante, die wahre Selbstlosigkeit nur ohne Selbstbezogenheit denken kann, oder in der psychoanalytischen Variante, die hinter der Hilfemotivation ein allzu schwaches Selbstwertgefühl wähnt („Helfersyndrom“).[306] Mit Jüngel sei zugestanden, dass es das Phänomen des abstrakten Eros hier tatsächlich gibt: dass Formen des Helfens existieren, die einen rein instrumentellen Charakter für die eigene Selbstkonstitution haben oder gar auf die Bemächtigung des anderen zur eigenen Selbststeigerung zielen. Diese wären als Sorge fehlbestimmt, indem sie wie der verabsolutierte Eros nie beim Du wären, sondern bei sich selbst. Mit Jüngel wäre aber ebenso zu betonen, dass die Agape den Eros integrieren kann. Wer sich selbst dazu bestimmt, für andere zu sorgen, und dies als moralisch guten, biographisch sinnvollen, sozial anerkennungsfähigen bzw. praktisch lustvollen Bestandteil der eigenen Lebensführung begreift, ist nur bei sich selbst, indem er in dieser Sorge von der Zentrierung auf sich selbst absieht und bei den anderen ist: Das ist präzise die Struktur der Liebe.[307]

In der Rechtfertigungssituation kann die Praxis der Sorge also durchaus erfolgreich auf ein sorgendes Subjekt hin ausgelegt werden. Das setzt allerdings voraus, dass die Rahmenbedingungen der Sorgepraktiken das erlauben. Wer etwa einen Pflegeberuf ergreift, sich aber aufgrund der Bedingungen der Berufsausübung beständig dazu gezwungen sieht, sich in einer Weise zu verhalten, die er sich in einer solchen Rechtfertigungssituation nicht als moralisch gut, biographisch sinnvoll oder praktisch lustvoll zurechnen kann, dem wird der eigene Status als sorgende Person in der Tat dauerhaft problematisch werden. Und wer in einem persönlichen Sorgeverhältnis beständig eigene, jenseits der Sorge liegende Interessen zu kurz kommen sieht, wird sich zu Maßnahmen des Selbstschutzes genötigt sehen.[308]

Es gibt jedoch noch einen zweiten Anlass, aus dem der Status der sorgenden Person problematisch werden kann. Dies geschieht dann, wenn diese im Vollzug der Sorgepraxis als Person beschädigt wird. Denn auch wenn es in der Sorge für Kranke nur um die erfahrene Desintegration des Kranken geht und insofern implizit die Integrität der sorgenden Person als unbeschädigt gesetzt ist,[309] ist diese doch nicht unverwundbar. Eine Pflegeperson kann sich

---

[306] Vgl. SCHMIDBAUER 2003.

[307] Dies ist auch für den Pflegeberuf festgestellt worden: „If nurses are able to deliver care of a quality that matches their personal aspirations and that is seen as the best for the patient, they experience feelings of gratification, personal enrichment and privilege.“ (Bridges et al., zitiert nach WIECHULA et al. 2015, 730)

[308] Nach POHLMANN 2016, 333f. ist Fürsorge ohne Selbstaufgabe nicht zu denken. Nötig ist ihr zufolge daher ein gutes Mittelmaß zwischen *othercenteredness* einerseits und Selbstsorge durch Einsatz von Schutzmechanis–men gegen den anderen andererseits. Zur Spannung von Für- und Selbstsorge bei Pflegenden vgl. auch SCHNIERING 2016.

[309] Das gilt für den Vollzug der Sorgepraxis. Jenseits dessen kann die sorgende Person selbstverständlich „kränker“ sein als die Person, für die sie sorgt.

nicht nur bei der Patientin infizieren, sich an der Spritze verletzen oder von einer starken leibkörperlichen Reaktion wie Übelkeit oder Ekel übermannt werden; sie kann auch eine so starke soziale Kränkung, Ohnmacht oder auch Konfrontation mit ihrer eigenen Sterblichkeit erfahren, dass sie die Integritätsprätention nicht mehr aufrechterhalten kann. Indem sie mit eigenem Leib, eigener Sozialität, eigener Handlungsfähigkeit und eigenem Daseinsvertrauen in die Desintegration des anderen eintritt, riskiert sie die eigene Desintegration; eine Versehrbare sorgt für Versehrte. In diesem Potentialis der möglichen Beschädigung ist das Personsein der sorgenden Person in der Sorgepraxis eben doch präsent: für sie selbst, die versucht, sich zu schützen; und für die Empfänger der Sorge, die die Verletzlichkeit der Sorgenden kennen und zuweilen ausnutzen.[310] Neben der Asymmetrie im Versehrtsein steht in der Sorgepraxis die Symmetrie der Versehrbarkeit. Durch sie erhält die Sorgepraxis im Gelingensfall auch einen symmetrischen Anteil der wechselseitigen Sorge. Die Kranke müht sich, beim Umbetten mitzuhelfen, damit der Pfleger nicht zu schwer trägt; und sie behandelt ihn, von dem sie Respekt erwartet, ihrerseits respektvoll. In dieser Hinsicht ist der Hinweis auf die Wechselseitigkeit der Liebe zur Rekonstruktion der Sorgepraxis aufschlussreich.[311]

An dieser Stelle wird auch der Zusammenhang von Sorge und Anerkennung (Teil 4) deutlich. Sorgepraktiken enthalten bereits in sich selbst einen wechselseitigen Bezug auf die Person des anderen als (vollgültige) Person, der als Verhältnis wechselseitiger Anerkennung verstanden werden kann.[312] Das ist insofern nicht verwunderlich, als das christliche Verständnis von Liebe, wie in Kapitel 4.2 gezeigt, auch die historische Wurzel des Anerkennungsbegriffes bildet. Entsprechend wird eine systematische Explikation des christlichen Liebesbegriffs im Vollsinne immer das Moment der Anerkennung und das Moment der Sorge zugleich enthalten. Der Unterschied zwischen Sorge und Anerkennung, und damit der Grund, warum diese in der vorliegenden Arbeit in zwei unterschiedlichen Teilen behandelt werden, liegt im unterschiedlichen Bezug auf die Ganzheit der Person: Im Anerkennungsmoment von Liebe steht die Allgemeinheit der Person (und damit die Symmetrie der Anerkennung) im Zentrum, im Sorgemoment deren Individualität.

(3.) Hinsichtlich der inneren Ökonomie der Sorge, die auch Gegenstand des folgenden Kapitels sein wird, ist an dieser Stelle nur zu ergänzen, dass die oben entfaltete Zwecklosigkeit der Sorge nicht gegen zweckhaftes Handeln und instrumentelle Vernunft ausgespielt werden darf. Es ist gerade der

---

[310] Zur Aggression Gepflegter gegenüber Pflegepersonen vgl. GRÖNING 2001.

[311] Zur Verwobenheit von Symmetrie und Asymmetrie in Care-Interaktionen vgl. auch CONRADI 2001, 237; 136ff. Zur Wechselseitigkeit der Nächstenliebe vgl. DALLMANN 2003, 13f.; für die Pflege KÖRTNER 2004, 83ff.

[312] Umgekehrt wäre Anerkennung ohne praktizierte Fürsorge in vielen Fällen unvollständig, wenn nicht gar zynisch. Vgl. KUHLMANN 2011, 50.

Utilitarismus des Sorgens, der sich ihrer bedienen wird, sobald die in der Sorgepraxis konstituierten Belange als Zwecke verstanden werden müssen, für deren Erreichung ein überlegter Mitteleinsatz nötig ist.[313] Hier geht die *Praxis* der Sorge in helfendes *Handeln* über.[314] Damit sind, sobald die Sorge eine Sorge für mehrere ist, auch Gerechtigkeitsfragen involviert. An dieser Stelle ist es nur wichtig zu betonen, dass Probleme der Effektivität, Effizienz und Gerechtigkeit – und damit Fragen der Rationalisierung, insbesondere der Ökonomisierung und Verrechtlichung des Handelns – der Sorge nicht nur von außen gegenübertreten, sondern auch aus ihr selbst erwachsen.[315]

Allerdings weist die Sorge, die immer in vorhandener Endlichkeit und Knappheit agiert und insofern als inhärent ökonomische Praxis bezeichnet wurde,[316] auch ein antiökonomisches Moment auf. Der Umfang der Belange, die sich in der sorgenden Zuwendung zum Du ergeben können, ist potenziell unendlich.[317] Das ist eine andere Unendlichkeit als die des Gesundheitsbegriffs; es ist nicht die Unendlichkeit der universalen Wiederherstellung, sondern es ist die potenzielle Unendlichkeit der jeweils konkreten Nöte. Die praktische Integrität mag von Situation zu Situation immer wieder neue Bruchstellen, Löcher und Risse zeigen, und jeweils steht dahinter die individuelle Ganzheit des Du, der die Sorgende zugewandt ist. So ist die Sorge einerseits Virtuosin im Endlichen; andererseits ist sie selbst aber potenziell unendlich verfasst. So stellt sich die Frage nach einer Begrenzung des Sorgens: für die, die sorgt, wie auch für die, die Sorge empfängt. Sorge, als Liebe, ist wesensmäßig unendlich in Tiefe und Umfang. Theologisch gesprochen ist es der Glaube, der sich zur Unendlichkeit der Liebe ins Verhältnis setzt; der der Verwechslung wehrt, als könne ein Mensch in ebendieser Unendlichkeit Sor-

---

[313] An dieser Stelle berührt sich die Rekonstruktion von Liebe durch Praktiken der Sorge mit Harry Frankfurts Konzept von Liebe als desjenigen Modus der Sorge, der ultimative Zwecke für daran anschließende Zweck-Mittel-Kaskaden liefert (vgl. FRANKFURT 2007, 42; 58ff.). Ethisch ist damit die Verbindung zwischen Praktiken der Sorge und dem Begriff des Guten gegeben. Zu Frankfurts Konzept von Sorge zwischen Selbstkonstitution und praktischer Orientierung vgl. SCHAUBROEK 2016.

[314] Dieser Übergang ist in verschiedenen theoretischen Kontexten beschrieben worden: Volker DREHSEN beschreibt innerhalb der Handlungstheorie den Übergang von Routine- zu Entscheidungshandlungen; hier verortet er insbesondere religiöse Erfahrungen (vgl. DREHSEN 1983, 113). Thomas Luckmann analysiert die Unterbrechung des Bewusstseinsstromes durch die Reflexion (vgl. LUCKMANN 1991, 81). Schütz und LUCKMANN wiederum unterscheiden Routine-Situationen und problematische Situationen (vgl. SCHÜTZ/LUCKMANN 2003, 168).

[315] Mit dieser Interpretation des Sorgebegriffs ist die gängige Gegenüberstellung von Care und Gerechtigkeitsmoral unterlaufen (vgl. zu dieser REGLITZ 2005, 227f.).

[316] Siehe oben, 6.2, IV.

[317] Dieses Moment der Sorge kann sich nicht nur gegen ökonomische Organisation, sondern auch gegen professionelle Distanz richten. In diesem Zusammenhang konnte der Pflege eine „Berufsfeindlichkeit" attestiert werden (vgl. DALLMANN 2003, 9).

ge leisten. Damit ist, ähnlich wie beim Willen zur Gesundheit, noch keine lebbare und rechtfertigungsfähige Grenze des eigenen Sorgens angegeben. Evident ist nur die Notwendigkeit, sich zur Endlichkeit der eigenen Möglichkeit zu sorgen zu verhalten.

Endlich in diesem Sinne sind nicht nur die Ressourcen von Zeit und Aufmerksamkeit, für andere zu sorgen; endlich ist auch die Fähigkeit, sich anderen in Sorge zuzuwenden. Es gibt Erfahrungen der Fremdheit, die in einer gegebenen Situation nicht überbrückt werden können; und es gibt Erfahrungen des Unberührtseins, des Abgestoßenseins oder der Ermüdung,[318] die ein Sich-Einlassen auf eine Sorgepraxis verhindern. Diese können mit der Selbstzuschreibung, sorgen zu wollen bzw. eine sorgende Person zu sein, auf quälende Weise in Konflikt kommen. Sie sind die Kehrseite der beglückenden Erfahrung von Selbsttranszendierung zum anderen hin, wenn eine Sorgebeziehung gelingt. Was in beiden Fällen, dem Gelingen wie dem Misslingen von Sorgebeziehungen, erfahren wird, ist die grundlegende Entzogenheit der Liebe, die sich ereignen und dann auch kultiviert werden kann,[319] die aber nicht *sua sponte* erzeugt werden und insofern auch versagt bleiben kann. Religiös gesprochen ist es Gott allein, der grundlos zu lieben anfängt.[320]

(4.) Umgekehrt ist nicht zu übersehen, dass die Rationalisierung helfenden Handelns von sich aus in einen Antagonismus zur Sorge treten kann. Betrachtet man die Institutionalisierungsformen helfenden Handelns in der Moderne – die Professionen und ihre Referenzwissenschaften, die Organisationen, rechtlichen Regelungen und ökonomischen Strukturen –, so scheinen diese von paradigmatischen Institutionalisierungsformen der Sorge weit entfernt zu sein; kommen hier doch in der Regel vor allem Familien und andere längerfristig angelegte Lebensgemeinschaften, vielleicht religiöse Gemeinschaften, lokale Initiativen, Selbsthilfegruppen und ähnliche Arrangements in den Blick. Die reduzierte Verbindlichkeit vergesellschafteten und rationalisierten Helfens und die zunächst unbegrenzte, weil an das Du gewiesene Verbindlichkeit der Sorge scheinen einander auszuschließen. Zugleich wird gerade im Gesundheitswesen immer deutlicher, dass das rationalisierte Helfen eine Einbettung in Praktiken der Sorge benötigt – gerade unter Bedingungen der Un-

---

[318] Zur sogenannten *compassion fatigue* vgl. JOINSON 1992.

[319] Vgl. zur öffentlichen Kultivierung der Liebe NUSSBAUM 2016.

[320] Zur Unerzwingbarkeit der Liebe vgl. auch TANNER 2005a, 15. Zum theologischen Motiv der verdankten Liebe vgl. TANNER 2006; DALLMANN 2003, 17. Bei Paul Tillich ist das Endlichkeitsmoment der Liebe die Pointe der „ontologischen" Relationierung von Liebe und – göttlicher bzw. menschlicher – Macht (vgl. TILLICH 1955 und dazu SCHÜB-LER/STURM 2007, 125).
Das klassische religiöse Symbol für die Verlassenheit des leidenden Menschen, das Abreißen von Sorgebeziehungen und die Nähe Gottes im Leid ist das Kreuz. Zum Motiv der Nähe und des Mit-Leidens Gottes in der Krankheit mit Bezug auf das Kreuz vgl. EIBACH 1984, 53–58; KÄPPELI 2004; TIETZ 2009, 366; KNOPP 2009, 418. Siehe oben, Kapitel 4.3.

gewissheit und hohen Komplexität, der Zielkonflikte und der Pluralisierung von Interessenlagen, der unklaren Zuständigkeiten und der bröckelnden Institutionen.[321] Die Frage, wie die Sorge – insbesondere angesichts ihres in diesem Kapitel entfalteten Unbedingtheitsmoments – in den Institutionen rationalisierten Helfens Gestalt finden kann, ist Thema des folgenden Kapitels.

6.5 Institutionalisierung der Sorge: Zur Ethik der Pflege

Die professionalisierte Pflege ist längst nicht die einzige, aber eine herausgehobene Institutionalisierungsform von Sorge. Die bisherigen Überlegungen zu den Spannungen von Sorgepraktiken werden im Folgenden als Beitrag zu einer Ethik des Pflegeberufs konkretisiert. Dabei kommen vier Hauptprobleme zur Sprache: die Individualität der Patientin und die Standardisierung von Prozeduren (I.); die Subjektivität des Patienten und das Verhältnis von Fürsorge und Selbstbestimmung (II.); die Personalität der Pflegeperson und das Thema des Gewissens (III.); die Infrastrukturen der Sorge und die Ökonomie der Pflege (VI.). Jeweils wird das Problemfeld nicht erschöpfend behandelt, sondern vielmehr umgekehrt gefragt, was von einer theologischen Hermeneutik der Sorge aus zur Klärung der Sachfragen beizutragen ist. Die These ist dabei, dass es eines kultivierten Umgangs mit der in allen genannten Problemfeldern relevanten Unbedingtheitsdimension der Sorge bedarf, die die Sorgepraktiken einerseits trägt und andererseits zu sprengen droht.

Der moderne Pflegeberuf entwickelt sich in Deutschland im Laufe des 19. Jahrhunderts. Wichtige Stationen sind die Gründungen der ersten öffentlichen Krankenpflegeschule in Deutschland 1781, der Bildungsanstalt Theodor Fliedners für evangelische Pflegerinnen 1836 und der Berufsorganisation der Krankenpflegerinnen Deutschlands durch Agnes Karll 1903. Im internationalen Bereich sind Florence Nightingales *Notes on Nursing* von 1859 als Referenztext sowie die Gründung des Roten Kreuzes 1863 und des International Council of Nurses (ICN) in den USA 1899 zu nennen. Eine eigene staatliche Regulierung des Pflegeberufs erfolgt hingegen, unter anderem aufgrund des Widerstandes der Ärzteschaft, in Deutschland erst im Laufe des 20. Jahrhunderts.[322] Im letzten Viertel des 20. Jahrhunderts kommt es nach angloamerikanischen Vorbildern auch hierzulande zu einer zunehmenden Verwissenschaftlichung des ursprünglich nichtwissenschaftlichen ärztlichen Assistenzberufs der Pflege.[323] Die Ausbildung einer berufsständischen Selbstverwal-

---

[321] Dazu siehe oben, 6.2, I.

[322] Vgl. KUHN 2016, 38ff.

[323] Vgl. KÄPPELI 1999; KETTNER 2011. Zum wissenschaftstheoretischen Status der Medizin zwischen Wissenschaft und Kunst(-lehre) vgl. GADAMER 2010, 34f.; KÖRTNER et al. 2009, 15f.; WIESING 1995; für die Pflege KEMETMÜLLER 2008, 68f.; AGOSTON 2010, 25.

tung der Pflege nach Vorbild der Ärzteschaft (Pflegekammern) befindet sich in Deutschland hingegen erst in den Anfängen.[324] Vor allem die letzten beiden Prozesse sind im Blick, wenn von einer Professionalisierung des Pflegeberufs gesprochen wird.[325]

In diese Entwicklung gehört auch die Herausbildung einer Ethik des Pflegeberufs. Ein wichtiger Meilenstein hierfür war der Ethikkodex des ICN, der erstmals 1953 festgeschrieben und seitdem mehrfach überarbeitet wurde.[326] Pflegeethik ist Gegenstand der Ausbildung,[327] entsprechender Lehrbücher[328] und wissenschaftlicher Publikationen.[329] In der Etablierung dieses Reflexionsfeldes spiegeln sich die strukturellen Probleme des Pflegeberufs: Die Pflegeethik habe es, so attestiert ihr die Medizinethikerin Sigrid Graumann, „nicht leicht, sich von der ärztlich dominierten Medizinethik abzugrenzen und sich als eigenständige Disziplin zu behaupten".[330] So steht sie zwischen drei Strängen der Reflexion: einer allgemeinen Medizinethik,[331] einer Professionsethik[332] sowie einer an der menschlichen Praxis pflegender Sorge insgesamt interessierten Ethik des *caring*.[333]

Die folgenden Überlegungen gehen vom dritten Strang pflegeethischer Reflexion aus und bewegen sich auf den zweiten zu: Einsichten der in Kapitel 6.4 entfalteten Hermeneutik von Praktiken der Sorge für Kranke werden für den Pflegeberuf konkretisiert. Dabei ist nicht behauptet, dass eine Ethik des Sorgens im klinischen Kontext nicht auch etwa für die ärztliche Professi-

---

[324] Vgl. HANIKA 2012, 6; SIMON/FLAIZ 2015; KUHN 2016.

[325] Das Feld der Professionstheorien ist hochgradig divers und wenig von Konsens geprägt; nichtsdestotrotz sind es immer wieder ähnliche Merkmale, die einer Profession zugeschrieben werden. Zu ihnen gehören die Universalität des Wissens (resultierend aus einer akademischen Ausbildung), ein staatlich garantiertes Recht zur exklusiven Ausübung des Berufs, eine strenge Berufsethik, Selbstkontrolle der Ausbildung und des Berufszugangs durch die Berufsgruppe sowie eine der Sachkompetenz und Gemeinwohlorientierung entsprechende Bezahlung (vgl. dazu KUHN 2016, 29ff.; pastoraltheologisch KARLE 2001).

[326] Die bislang letzte Überarbeitung stammt aus dem Jahr 2012 (vgl. International Council of Nurses 2012).

[327] Vgl. dazu RABE 2009.

[328] Vgl. etwa GROßKLAUS-SEIDEL 2002; KÖRTNER 2004; HIEMETZBERGER et al. 2007; KEMETMÜLLER 2008.

[329] Vgl. etwa WETTRECK 2001; AEM 2005; PFABIGAN 2008; AGOSTON 2010; MONTEVERDE 2012. Weitere theologische Literatur nennt SCHMIDT 2013, 78ff.

[330] GRAUMANN 2014, 353.

[331] So wird etwa der medizinethische *Principlism* von Beauchamp und Childress übernommen; vgl. dazu KÖRTNER 2004, 145ff. In die Richtung einer Ethik der klinischen Organisation geht GROßKLAUS-SEIDEL 2012.

[332] So stellt der ICN-Ethikkodex stark auf die Professionspflichten der Pflegenden ab (vgl. International Council of Nurses 2012, 3).

[333] So plädiert Hans-Ulrich Dallmann für eine Pflegeethik, die die „Tiefenstruktur" des Pflegens als einer allgemeinen menschlichen Handlungsform thematisiert (DALLMANN 2003, 16). Siehe auch oben Kapitel 6.2, I.

on relevant wäre; die Unterscheidung der pflegerischen von der ärztlichen Profession lässt sich nicht entlang der Unterscheidung von *cure* und *care* organisieren. Sorge findet auch außerhalb der professionellen Pflege statt, und professionelle Pflege ist mehr als Sorge.[334] Allerdings ist das Thema der Sorge für den Pflegeberuf von paradigmatischer Bedeutung.[335] Professionelle Pflege – im Blick ist die Krankenpflege[336] – wird also (nur) insofern thematisiert, als sie sich als (eine) Institutionalisierungsform von Sorge verstehen lässt. Im Pflegeberuf tritt die Sorge unter die Bedingungen der Organisationen des Gesundheitswesens und damit insbesondere in den Einflussbereich von Wissenschaft, Recht und Ökonomie. Dies gilt es im Folgenden exemplarisch in den Blick zu nehmen.

I. Das umsorgte Individuum: Standardisierung der Pflege

(1.) In einem klassischen Aufsatz hat der Soziologe Niklas Luhmann den Formwandel des Helfens in Abhängigkeit vom Wandel der Gesellschaftsformen untersucht.[337] Moderne Gesellschaften, die sich durch ein hohes Maß an funktionaler Differenzierung auszeichnen, entwickeln organisierte Sozialsysteme, die auf das Helfen spezialisiert sind. Dabei wird soziale Hilfe schwerpunktmäßig im Modus von Entscheidungsprogrammen geleistet, in denen Bedingungen und Formen der Hilfe festgelegt sind.

In diesem Rahmen ist die Entscheidung, zu helfen oder nicht zu helfen, nicht Sache des Herzens, der Moral oder der Gegenseitigkeit, sondern eine Frage der methodischen Schulung und der Auslegung des Programms, mit dessen Durchführung man während einer begrenzten Arbeitszeit beschäftigt ist. [...] Die helfende Aktivität wird nicht mehr durch den Anblick der Not, sondern durch einen Vergleich von Tatbestand und Programm ausgelöst und kann in dieser Form generell und zuverlässig stabilisiert werden.[338]

Ein Antriebsfaktor für die konditionale Programmierung des Helfens liegt in dessen Verrechtlichung: Wenn allgemeine Ansprüche auf bestimmte Hilfeleistungen bestehen, ist es notwendig, die Entscheidung, ob und wie geholfen wird, so zu formalisieren, dass sie dem rechtsstaatlichen Prinzip der Gleichheit genügt. Das konfligiert nicht selten mit dem „Sinnerleben"[339] der Helfen-

---

[334] Vgl. NEITZKE 2001; KÖRTNER 2004, 92f. Siehe dazu auch Abschnitt II. zu den Grenzen des Sorgens in der Pflege.

[335] Vgl. SCHUCHTER 2016, 20; 57.

[336] In Deutschland ist der Pflegeberuf bislang in drei Teilberufe mit unterschiedlichen Ausbildungsgängen gegliedert (Altenpflege, Gesundheits- und Krankenpflege, Gesundheits- und Kinderkrankenpflege; vgl. International Council of Nurses 2012, 1, Anm. 1). Dies soll durch eine generalistische Ausbildung mit Binnenspezialisierung ersetzt werden (vgl. MIHM 2017). Zur Rezeption der Care-Ethik in der Altenpflege vgl. KLIE et al. 2013.

[337] LUHMANN 1975.

[338] A.a.O., 143.

[339] Ebd.

den, das eher am Zweck des Helfens – der Überwindung einer Notlage – als am Vorliegen eines Wenn-Dann-Programms orientiert ist.

An dieser Stelle haben die Professionen ihren Ort: Deren Angehörige sind in Motivation und Ausbildung ausgerichtet auf „einen Entscheidungsprozess, der angeblich nicht ausreichend durch Entscheidungsprogramme gesteuert werden kann". Die Professionen erhalten ihre Legitimation also aus dem Gedanken „einer ‚persönlichen‘, möglichst ‚unbürokratischen‘ Hilfe, ohne dass die organisatorischen Bedingungen der Substitution personaler für programmatische Entscheidungsprämissen genau geklärt wären".[340] Professionen arbeiten mithin am Rande festgelegter Entscheidungsprogramme, wobei der Umfang dessen, was nach Regeln entschieden wird, und dessen, was der „persönlichen" Entscheidung der Professionellen überlassen ist, im Wandel begriffen ist. Für die Gegenwart sieht Luhmann die Bedeutung der Professionen damit in doppelter Weise reduziert: Zum einen ist ihr Beitrag zur Bewältigung gesamtgesellschaftlicher Aufgaben auf die Ebene von Folklore herabgesunken. Soziale Hilfe ist auf Probleme gesellschaftlicher Teilsysteme beschränkt.[341] Zum anderen ist sie auch hier wesentlich im Modus konditionaler Programmierung organisiert, und das persönliche Entscheiden tritt zurück. Mit dem Pathos des Helfens, so Luhmann, sei es jedenfalls vorbei.[342]

Für die Moderne ist Luhmann zufolge also eine Dynamik der Standardisierung des Helfens und Sorgens kennzeichnend. Diese bezieht sich nur insofern auf das Individuum, als geprüft wird, ob es die Auslösekriterien für eine bestimmte Hilfeleistung erfüllt oder nicht. Während Luhmann hierfür insbesondere die Eingliederung des Helfens in den Sozialstaat und dessen Verrechtlichung als treibende Kraft namhaft macht, lassen sich weitere Faktoren benennen, die zu einer Standardisierung von Pflege führen. Zu diesen zählt zum einen die Verwissenschaftlichung der Pflege. Unter dem Stichwort des *Evidence-based nursing* wird eine an allgemeinen, wirksamkeitsgeprüften Standards und Leitlinien orientierte Pflege vorangetrieben. Schon die Prüfung von Pflegeprozessen auf Wirksamkeit setzt dabei eine Standardisierung der Pflegeprozesse sowie der Ein- und Ausschlussbedingungen für die zu versorgende Patientenpopulation voraus.[343]

Auch die ökonomische Rahmung pflegerischer Dienstleistungen führt zu einer Standardisierung von Aufgabenpaketen. Denn nur, wenn von verschie-

---

[340] A.a.O., 142.

[341] „[Die] für die klassischen Professionen eigentümliche Kombination von Problembezug, Freiheiten und Bindungen gehört in hochkultivierte Gesellschaften und wird heute nur noch als Attrappe fortgeführt." (A.a.O., 140)

[342] Vgl. a.a.O., 142f.

[343] Vgl. KÄPPELI 1999, 156; BEHRENS/LANGER 2016, die Zeitschrift *Evidence-based nursing* und ein entsprechend betiteltes Zentrum an der Universität Halle (Saale) (www.medizin.uni-halle.de/index.php?id=ebn, 17.3.2017). Die Parallele im ärztlichen Handeln bildet das Problem der Indikation; vgl. dazu GAHL/NEITZKE 2010.

denen Anbietern vergleichbare Leistungen erbracht werden, können auf dem Markt Preise verglichen werden.[344] Zudem sind mit einer Standardisierung von Leistungen in der Regel Effizienzsteigerungen verbunden, während das individuelle Sich-Einlassen auf eine Patientensituation ressourcenintensiv ist.

Eine weitere Standardisierungstendenz ergibt sich aus den Bedarfen komplexer Organisationen. Je höher die Interdependenz der verschiedenen Handlungsketten innerhalb einer Organisation, desto mehr Regelungen sind notwendig.[345] Insbesondere das moderne Krankenhaus ist eine in diesem Sinne hochkomplexe und hoch formalisierte Organisation. Auch die Nutzung technischer Artefakte kann zu einer Standardisierung von Pflegeprozessen führen, insofern diese nur spezifische Weisen des Gebrauchs erlauben und andere ausschließen.[346]

Auf anderer Ebene liegt eine kulturelle Standardisierung der Pflege. Im Anschluss an Norbert Elias und Thomas Olk weist die Pflegewissenschaftlerin Katharina Gröning darauf hin, „daß Pflegende immer wieder an der Herstellung eines zivilisierten Menschen arbeiten – und zwar dort, wo Krankheit das Nicht-Zivilisierte, das Chaotische, das naturhaft Anarchistische im Menschen hervorbringt".[347] Pflegende leisten Zivilisierungs- und Normalisierungsarbeit und sind damit nicht nur den zu Pflegenden, sondern auch der Gesellschaft als Ganzes verpflichtet. Sie exekutieren den Anspruch auf Integriertheit, den eine Gesellschaft an eine Person stellt, wie Gröning am Beispiel der Altenpflege deutlich macht: „Pflegende verwandeln mittels ihrer Arbeit Natur in Kultur, z. B. indem sie waschen, rasieren, Perücken aufsetzen, Zahnprothesen einsetzen, kurz: indem sie pflegen."[348] Indem Pflegende also im Auftrag der Gesellschaft zivilisierte Menschen herstellen und dadurch befriedend wirken, können sie keineswegs ihr Tun allein auf das Individuum einstellen und mit diesem verhandeln. Dies werde, so Gröning, in Theorien der Pflege zu wenig berücksichtigt.

(2.) Diese moderne Organisationsform der Sorge, die sich nur insofern auf das kranke Individuum bezieht, als geprüft wird, ob bei ihm die Auslösebedingungen für ein allgemeines Hilfsprogramm vorliegen oder nicht, in der die Einzelne also zum „Fall" für das Gesundheitswesen wird, ist vielfach Gegenstand von Verfallsdiagnosen geworden.[349] Es ist plausibel, dass Standardisierungen dazu führen können, dass die pflegerische Versorgung der Erwartung an *Sorge* nicht entspricht; daher mag hier anekdotische Evidenz genügen:

---

[344] Dazu siehe Abschnitt IV.

[345] Vgl. SIEGRIST 1976, 27; historisch vgl. SCHEUTZ/WEIß 2015.

[346] Vgl. NIEWÖHNER 2018.

[347] GRÖNING 2001, 62.

[348] A.a.O., 63.

[349] Eine Übersicht über die ältere Literatur bietet RASPE 1976, 7; 14ff. Vgl. auch ILLICH 2006, 86, der beklagt, dass „die Liebe verkehrt wird in den Anspruch auf Dienstleistungen". Insbesondere zur Objektivierungskritik siehe auch Kapitel 3.5.

Jeden Morgen um fünf Uhr betraten drei Frauen das Zimmer. Eine machte wortlos das Licht an. Die zweite zapft Blut ab. Die dritte beugte sich über mich und fragte: „Hatten Sie gestern Stuhlgang?" So etwas hatte mich noch keine Frau gefragt.// Sie müssen es tun. Die Regeln schreiben es vor. Sie müssen auch täglich Fieber messen, obwohl meine Krankheit keine Fieberkrankheit ist. Ein Krankenhaus funktioniert wie eine Behörde. [...] Die Schwestern redeten über mich, als ob ich gar nicht da wäre. [...] Ärzte traten ans Bett und betrachteten meine Akte, ohne mich anzusehen. Ein Patient ist etwas Ähnliches wie ein kaputtes Auto.[350]

Die Standardisierung von Zeitregimen (fünf Uhr morgens), Pflegeprozeduren (Blutabnehmen; Befragung zur Defäkation; Fiebermessen) und Aufzeichnungssystemen (Akte), die hier zugespitzt geschildert wird, führt in diesem Fall dazu, dass der Patient das an ihm Verrichtete nicht als eine ihm als Individuum geltende Sorge erfährt.[351]

Es gibt verschiedene Ansätze, dem Standardisierungsproblem in der Pflege zu begegnen. Hierzu zählt der Begriff der Lebensqualität, der die ärztliche und pflegerische Rationalität von allgemeinen Auslösekriterien im Sinne Luhmanns – eine Krankheit liegt vor und wird behandelt – umstellt auf die Berücksichtigung von spezifischen Bedarfen des Individuums.[352] Insbesondere als Zielbestimmung der Palliativpflege hat sich der Begriff der Lebensqualität etabliert.[353] Hier zeigt sich wiederum ein Individualisierungsdilemma, insofern allgemeine Skalen zur Messung von Lebensqualität entwickelt worden sind,[354] angesichts derer es fraglich wird, inwieweit der Begriff der Lebensqualität seinen auf das Individuum gerichteten Fokus behält. Auch die Etablierung einer interkulturellen bzw. religions- und kultursensiblen Pflege hat dazu geführt, bestehende Standards daraufhin zu befragen, ob sie für alle Patientengruppen gleichermaßen adäquat sind. Voraussetzung dafür ist die Entwicklung hermeneutischer Kompetenzen, den Patienten als Anderen zu verstehen.[355] Auch hier kann sich ein Individualisierungsdilemma ergeben, insofern diese hermeneutischen Kompetenzen informiert sind durch allgemeine Aussagen darüber, wie etwa die Pflege Sterbender „im Islam" oder „im Judentum" auszusehen habe. So mag sich ein säkularer ägyptischer Muslim in einer deutschen Klinik plötzlich ‚islamisiert', nicht aber als Individuum wahrgenommen finden.[356]

Eine andersgeartete Strategie besteht darin, die Rolle der Pflege selbst als nicht durch allgemeine Standards der Exzellenz ausgezeichnet zu konzipie-

---

[350] MARTENSTEIN 2013, 6.
[351] Zudem unterläuft es seine Erwartungen an ein personales Anerkennungsverhältnis (siehe dazu Teil 4).
[352] Vgl. GADAMER 2010, 134.
[353] Vgl. BORASIO 2014, 118f.
[354] Vgl. SCHUMACHER et al. 2003.
[355] Vgl. KÖRTNER 2004, 103ff.; PEINTINGER 2011; İLKILIÇ 2017.
[356] Vgl. KEMETMÜLLER 2008, 94f.; 97f.

ren, sondern Pflegende programmatisch als „persons in between"[357] zu verstehen: in einer intermediären Stellung zwischen ärztlicher Autorität über den
medizinischen Prozess, der Individualität der Patienten und ihren Rechten
und der immer machtvolleren Krankenhausverwaltung. In einer genau hier
angesiedelten, am Wohlbefinden der Patienten orientierten Praxis – in der
„moral practice of caring for persons who need help"[358] – sehen die Pflegewissenschaftlerin Anne H. Bishop und der Philosoph John R. Scudder gerade
den moralischen Sinn der Pflege.[359] Allerdings dürfte hier das Rad der Standardisierung kaum zurückzudrehen sein; zu fragen ist daher, inwieweit eine
individualisierende Sorge innerhalb einer Pflege Platz hat, die durch die genannten Standardisierungstendenzen charakterisiert ist.

(3.) An dieser Stelle ist wiederum die praxistheoretische Perspektive hilfreich. Sie zeigt, dass Standardisierungstendenzen immer wieder auch unterlaufen oder ergänzt werden durch Praktiken der Sorge. Das mag durch ein
Beispiel illustriert werden, das am Rand der Pflege angesiedelt ist. In ihrer
Studie zu einem *home telecare service*, bei dem kranke oder alte Menschen
über einen Notrufapparat, den sie am Körper tragen, Verbindung zu einer Telefonzentrale aufnehmen können, die im Ernstfall pflegerische, soziale
und/oder medizinische Hilfe organisiert, zeigen Daniel López et al., wie neben und innerhalb von hochgradig standardisierten Prozeduren auch Praktiken der Sorge stattfinden. Die Mitarbeitenden der Telefonzentrale arbeiten
nach einem streng formalisierten Verfahren der Aufnahme, Durchführung
und Kodierung von Notrufen, in dessen Folge bestimmte Unterstützungsres-
sourcen aktiviert werden. Die Standardisierung wurde immer weiter vorangetrieben, um die Patientensicherheit zu erhöhen. Zugleich aber zeigt sich, dass
die Mitarbeitenden flexibel mit den Kodes umgehen, versuchen, zwischen
den Zeilen zu lesen, Unsicherheit einplanen, unvorhergesehene Ereignisse für
möglich halten, situativ auf diese reagieren und insgesamt sich der standardisierten Verfahren in einer auf das Individuum abgestimmten Art und Weise
bedienen. Die Flexibilität liegt also nicht bzw. nicht nur in der Subsumtion
des Individuums unter ein differenziertes Kodesystem und ein entsprechendes
Set an Hilfeszenarien. Vielmehr werden die vorgegebenen Standards als
„„tools of knowledge""[360] aufgefasst sowie flexibel und modular je nach Bedarf kombiniert. Insgesamt zeigt sich an diesem Beispiel, dass selbst in einem
hochgradig technisierten, standardisierten und durch die räumliche Entfernung von Mitarbeitenden und Patienten gekennzeichneten Setting Sorgepraktiken stattfinden: nicht nur in den noch nicht geschlossenen Standardisie-
rungslücken, sondern als bleibendes Komplement zur Standardisierung.

---

[357] BISHOP/SCUDDER 1987, 41.
[358] A.a.O., 43.
[359] Dazu vgl. auch SAUER 2015, 136.
[360] LÓPEZ et al. 2010, 84.

Ähnliches findet die Europäische Ethnologin Lydia-Maria Ouart in ihrer Studie zur Pflege als Dienstleistung in einem ambulanten Pflegedienst. Einerseits wird hier Pflege als Ware, als in abrechenbare Einheiten unterteilte, vertraglich vereinbarte Dienstleistung gerahmt.[361] Andererseits finden sich auch Praktiken, die diesen Rahmen sprengen:

Einige Gepflegte geben den Pflegerinnen Trinkgeld, schenken ihnen Süßigkeiten oder Wein, laden sie zu Kaffee und manchmal auch zum Essen ein. Umgekehrt spenden die Pflegekräfte Trostworte, berichten Geschichten oder tätigen sogar in ihrer Freizeit zusätzliche Erledigungen für die Gepflegten. Pflegende begründen dies oft mit einer empfundenen (moralischen) Verpflichtung gegenüber den hilfsbedürftigen Personen, z. T. aber auch damit, dass man sich ‚möge‘, dass dies ein ‚Liebesdienst‘ für spezielle Personen sei. Zugleich erwarten viele Pflegerinnen, dass sich Gepflegte bei ihnen für ihre Hilfe bedanken. Durch den konstanten Austausch von Daten, Geschichten und Geschenken werden über Wochen oder Monate hinweg langfristige Reziprozitäten zwischen Gepflegten und Pflegenden erzeugt [...].[362]

Ouart sieht in der professionellen Pflege mithin verschiedene Austauschlogiken: eine Logik der Ware bzw. Dienstleistung; eine Logik der Barmherzigkeit und Dankbarkeit; und eine Logik familiärer Interaktionen mit entsprechenden Reziprozitätserwartungen.[363] Diese werden flexibel kombiniert und hybridisiert, sodass Versorgung und Sorge miteinander verwoben werden. Es ist auffällig, dass diese drei Logiken den von Niklas Luhmann namhaft gemachten Hilfeformen archaischer Gesellschaften (Reziprozität), hochkultureller Gesellschaften (karitative Moral) und moderner Gesellschaften (Auslegung von Programmen) recht genau entsprechen.[364] Das mag als Hinweis darauf gewertet werden, dass die ‚vormodernen‘ Hilfeformen in der Moderne nicht abgelöst sind, sondern, gegebenenfalls in einer weniger sichtbaren Weise weiter bestehen.

Ein drittes Beispiel sind allgemeine Standards, die aber individualisierende Effekte haben. Hierzu gehört etwa die palliative Mundpflege, bei der zur Verhinderung von Durstgefühlen die Schleimhäute befeuchtet werden. Es ist vielerorts üblich, anzubieten, dass die hierzu benutzte Flüssigkeit mit Geschmacksstoffen versetzt wird, die die Patientin angenehm findet – oder die eine bewusstlose Patientin bekanntermaßen früher angenehm fand. Werden nun solche vormaligen Geschmacksvorlieben bei den Angehörigen erfragt, öffnet sich ein kleines Fenster der Biographiearbeit: eine individualisierende Praxis, die durch einen Standard eröffnet wird.[365]

(4.) Durch den Verweis auf solche Praktiken ist das Problem von Standardisierung und Individualisierung nicht gelöst, aber es ist eine Ebene einer dif-

---

[361] OUART 2012; siehe auch unten IV.
[362] A.a.O., 172.
[363] Vgl. A.a.O., 174.
[364] Vgl. LUHMANN 1975.
[365] Vgl. dazu MOOS et al. 2016, 161–163.

ferenzierten Wahrnehmung eröffnet. Offenbar bestehen Ressourcen innerhalb der pflegerischen Profession, die sorgende Praktiken der Individualisierung stabilisieren. Normativ wäre also zu fragen, wie diese gestärkt werden können. Gerade weil Praktiken der Sorge einer Sensibilität für Individuen bedürfen, die nicht auf der Ebene expliziter Therapieentscheidungen, sondern in der Adaptivität der konkreten Vollzüge verortet ist, müssen diese habitualisiert, also kultiviert werden:[366] am Beispiel gelernt, in der Zusammenarbeit im Team gestärkt, in der Supervision reflektiert und immer wieder auch symbolisch präsent gehalten. Hierzu ist all das dienlich, was die Individualität des Patienten symbolisch repräsentiert – die Nennung des vollen Namens auch im medizinisch-technischen Zusammenhang, die Frage nach individueller Lebensqualität, die Kooperation mit Professionen, die es in anderer Hinsicht mit der Individualität einer Patientin zu tun haben (Seelsorge, Psychologie, Sozialarbeit), die Einbeziehung von Angehörigen, die Verwendung von flexiblen Aufzeichnungssystemen, die nicht formalisierte Eintragungen ermöglichen etc.[367] Die Pointe ist jeweils, dass es sich dabei immer auch um eine symbolische Repräsentation der prinzipiellen entzogenen Individualität der Patientin handelt, nicht – und auch nicht durch ein noch so differenziertes Dokumentationssystem – um deren Erfassung. Differenzierungen nach Merkmalen, so sinnvoll sie sind, verbleiben immer auf der Ebene des Allgemeinen.[368] Die Einsicht, dass sie das Individuum nie erreichen, gilt es präsent zu halten; neben Formen symbolischer Kommunikation sind es Sorgepraktiken, die ihr am ehesten entsprechen.

Orte der Kultivierung von Sorgepraktiken sind mithin einerseits die professionelle Selbstreproduktion und -verständigung, andererseits die Organisationskultur.[369] Damit erscheinen Professionen und Organisationen nicht nur als Triebkräfte der Standardisierung, sondern auch als Orte einer Kultivierung von Sorge, die die standardisierten Prozeduren einerseits humanisiert, andererseits komplementiert.

II. Das umsorgte Subjekt: Fürsorge und Selbstbestimmung

Während die Praxis der Sorge die Individualität der umsorgten Person mindestens implizit zum Thema hat, verhält sich dies beim Subjektcharakter der umsorgten Person anders. Unter Subjektcharakter soll hier der Status einer

---

[366] Zur Bedeutung organisationskultureller Bedingungen für die Sorgebeziehung vgl. WIECHULA 2015, 730. Zur Sorge als Kultivierungsprozess vgl. KLEINMAN 2015, 240. Als Pointe ist jedoch festzuhalten, dass Sorge nicht nur als Tugend individueller Sorgsamkeit, sondern vor allem als gemeinsame habitualisierte Praxis kultiviert werden muss.

[367] Vgl. dazu CHARON 2006, 155ff.

[368] Eine Patientin als Individuum zu *kennen*, ist insofern eine Leitvorstellung, aber zugleich unerreichbar (gegen WIECHULA et al. 2015, 728).

[369] Für diakonische Unternehmen vgl. HOFMANN 2010; MOOS 2018.

Person als Autorin ihrer Lebensführung, insbesondere als selbstbestimmtes Subjekt, verstanden werden. Damit kommt eine weitere potenzielle Steuerungsinstanz für Pflegeprozeduren in den Blick, die – hierin ähnlich der konditionalen Programmierung des Hilfehandelns – in Konkurrenz treten kann zur Konstitution von Belangen im Vollzug der Sorgepraxis. Die Steuerung von Pflege durch eine vorherige Einwilligung der umsorgten Person ist ein anderes Modell als die Steuerung von Pflege durch die fortlaufenden Mikroadaptionen zwischen den beteiligten Akteuren während des Sorgeprozesses. In diesem Sinne sind Praktiken der Sorge zu unterscheiden von Praktiken der Einwilligung, in denen eine Entscheidungssituation erzeugt, informiert, ein Wille abgefragt und ein entsprechendes Handeln initiiert wird.[370] Praktiken der Einwilligung haben Teil an der „Logik der Wahl", die Annemarie Mol der „Logik der Sorge" gegenüberstellt:[371] ein Antagonismus, der in der medizinethischen Literatur klassisch als Problem von Fürsorge und Selbstbestimmung bzw. Fürsorge und Autonomie diskutiert wird.[372]

Nun kann dieses Problem zunächst durch zwei Überlegungen entschärft werden. Zum einen kann man argumentieren, dass Einwilligung und Sorge sich nicht auf dieselben Stadien des Pflegeprozesses beziehen. Eine Einwilligung stünde am Beginn einer komplexen Pflegeprozedur, etwa der Begleitung einer mobilitätseingeschränkten Person, während die Mikroadaptivität der Sorge dann im weiteren Verlauf des Stützens und Begleitens die Steuerung übernähme. So würden sich beide Logiken ergänzen, stünden aber nicht in Konkurrenz. Zum anderen wurde in Kapitel 6.2 entfaltet, dass Praktiken der Sorge als Praktiken des Eintretens in die Desintegration implizit eine Subjektstelle eingeschrieben ist: Die praktische Integrität der Kranken bildet den Referenzpunkt, auf den hin gesorgt wird. Eine mobilitätseingeschränkte Person wird so gestützt, dass das resultierende Gehen als *ihr* Gehen verstanden werden kann. Diese Subjektstelle der Sorgepraktiken impliziert mehr als nur die Selbstbestimmung der Person im Sinne ihrer auktorialen Handlungsfähigkeit. In diesem Sinne können Sorgepraktiken nicht nur neben Einwilligungspraktiken bestehen, sondern haben auch einen inneren Anschluss an den Subjektstatus der umsorgten Person.

Doch auch wenn beides zugestanden wird, ist das Problem von Fürsorge und Selbstbestimmung nicht verschwunden. Zwar sind Sorgepraktiken im Umgang mit Krankheit in dem Sinne Praktiken der Subjektivierung, dass sie in ihrer Ausrichtung auf die praktische Integrität der kranken Person deren Subjekt mit ins Werk setzen. Gleichwohl ist damit noch nicht garantiert, dass der in der Mikroadaptivität der Sorgepraktiken gewährte ‚Freiheitsraum', der Umfang der „Freiheitsgrade" (Donna Haraway), groß genug ist. Die Praxis

---

[370] Zu Praktiken der Einwilligung vgl. MOOS 2016a, 193–198.

[371] Siehe oben, Kapitel 6.2, II.

[372] Vgl. nur REHBOCK 2002; Nationaler Ethikrat 2006.

der Sorge konstituiert ihre Belange mit; aber *welche* Belange in der konkreten
Situation, angesichts der Disponiertheit der Beteiligten und der Verfasstheit
der Infrastruktur, konstituiert werden können, und welche ausgeschlossen
sind, ist damit noch nicht festgestellt.[373] Die Stützung und Begleitung einer
mobilitätseingeschränkten Person mag den Gang auf die Toilette auf verschiedene Arten und Weisen zulassen, aber den Gang in die Cafeteria des
Krankenhauses ausschließen. Hier öffnet sich das Problem der Macht in der
Pflege.[374] Pflegepersonen sind einerseits durch ärztliche Anweisungen, durch
die Infrastrukturen der Klinik wie auch durch professionelle, rechtliche und
organisatorische Regularien in ihrem Verhalten bestimmt. Andererseits haben
sie selbst maßgeblichen Einfluss auf die Gestaltung der Pflegesituationen und
insbesondere darauf, was in einer konkreten Sorge-Interaktion möglich ist
und was nicht.[375] Innerhalb der Sorgepraxis ist die Patientin auf die hierdurch
mitdefinierten Freiheitsgrade der Praxis beschränkt; sie kann sie nur übersteigen, wenn sie gleichsam selbst aus der Sorgepraxis aussteigt. Dieser Ausstieg
kann implizit durch Verweigerung oder Aggression erfolgen; und er kann explizit durch die Berufung auf die Selbstbestimmung („Ich will das nicht!")
geschehen. Hier hat die Selbstbestimmung gleichsam ihren liberalen Ort: in
ihrer Abwehrfunktion gegenüber einer überlegenen Macht.[376] An dieser Stelle
erweist sich auch der klassisch formulierte Gegensatz von Selbstbestimmung
und Fürsorge als adäquat: Die Berufung auf Selbstbestimmung sprengt an
dieser Stelle die Fürsorgesituation, indem sie die bisherige Praxis als unangemessene Bevormundung markiert. Damit erzwingt sie, dass an die Stelle
der Steuerung der Pflege durch implizite Mikroadaption in der Fürsorge, die
an dieser Stelle – aus der Perspektive der Patientin – zu wenig Freiheitsraum
gewährte, nun eine Steuerung durch explizite Abstimmung tritt. Nun werden
Zwecke abgestimmt und geeignete Mittel erwogen; die Pflege wird von der
Praxis zum *Handeln*.

Nun sind Praktiken der Fürsorge denkbar, in denen ein solcher Wechsel ins
Handeln nicht oder nur schwer möglich ist. Das ist der Fall, wenn Fürsorge
die Gestalt des starken Paternalismus hat, der die Grenzen des eigenen Sorgens nicht präsent hält, indem er es nicht für möglich hält, dass ein Patient eine solche explizite Abstimmung von Zwecken einfordern könnte. In diesem
Fall liegen die Hürden für den Patienten, einen eigenen Willen zur Geltung zu
bringen, so hoch, dass er sich in den meisten Fällen der routinisierten Prozedur fügen dürfte. Dabei handelt es sich zwar noch nicht um eine *Vergewalti-*

---

[373] Siehe 6.2, II.

[374] Vgl. dazu CONRADI 2001; WETTRECK 2001 und MATHWIG et al. 2015.

[375] „Nurses have the authority and power that comes from the control of the day-to-day-
care of the patient." (BISHOP/SCUDDER 1987, 39) Rainer Wettreck spricht in diesem Zusammenhang von einer „systemische[n] Macht der Pflegenden" (WETTRECK 2001, 38).

[376] Zum Recht der Selbstbestimmung der Person als Abwehrrecht gegenüber dem Staat
vgl. Art. 2 GG in Verbindung mit Art 1 Abs. 1 GG sowie dazu DREIER 2013, 330ff.

gung, bei der einem explizit geäußerten oder in anderer Weise manifesten Willen gewaltsam entgegengehandelt würde; allerdings ist auch der praktische Ausschluss von Selbstbestimmung als einer Exit-Option aus der Fürsorge ethisch hochgradig problematisch, insofern sie die Möglichkeiten des Patienten, sich als Person zur Geltung zu bringen, massiv beschneidet. Daraus folgt, dass die Möglichkeit der Selbstbestimmung des Patienten in der Fürsorgepraxis beständig mitgeführt werden muss. Hierfür haben explizite Praktiken der Einwilligung paradigmatische Bedeutung, insofern sie die Patientin als voluntatives Subjekt inszenieren; gleichwohl sind sie immer nur punktuell – beispielsweise, wie einleitend beschrieben, zu Beginn einer komplexeren Pflegeprozedur – möglich. Umso wichtiger sind Elemente der Fürsorgepraxis selbst, die die Möglichkeit willensförmigen Aussteigens aus der Fürsorge präsent halten: ein kurzes Zögern, eine verlangsamte Bewegung, ein Augenkontakt, eine Benennung dessen, was nun passieren wird etc. Insbesondere dadurch, dass Fürsorgepraktiken Symbole der Anerkennung einbeziehen,[377] halten sie den Subjektcharakter des Patienten präsent.[378]

Wiederum ist die Kultivierung einer solcherart grenzbewussten Praxis der Sorge sowohl Aufgabe der inneren Professionalisierung der Pflege wie auch der Gestaltung organisatorischer Abläufe. Dazu gehört auch die regelmäßige explizite Reflexion der Begrenzung der Fürsorge durch die Selbstbestimmung des Patienten.[379]

Die Unterscheidung zwischen der oben verhandelten Individualität und dem Subjektcharakter der umsorgten Person mag etwas künstlich erscheinen. In beiden Fällen wird die Fürsorge auf die (uneinholbare) Person der Patientin hin transzendiert, und zudem wird das Präsenthalten beider Personmomente in der konkreten Sorgepraxis oftmals phänomenal zusammenfallen.[380] Gleichwohl ist die Unterscheidung wichtig: Die Präsenz der Individualität der Patienten hält die innere Adaptivität der Fürsorgepraxis offen, die Präsenz des Subjektcharakters die Grenze der Fürsorge als Praxis selbst. Diese Doppelheit ist irreduzibel: Weder darf eine verstärkte Sensibilität für die Individualität der Patientin auf Kosten der Möglichkeit gehen, dass diese un-

---

[377] Dazu siehe oben, Kapitel 4.5, II. (3.). Zur Menschenwürde in der Pflege vgl. AGOSTON 2010, 27ff.

[378] Speziell zum Problem der Pflege bei Demenzkranken vgl. HONER 2011.

[379] So formuliert der Pflegewissenschaftler Hartmut Remmers: „Die Autonomie des Patienten fungiert [...] als eine Norm, die in den Mustern fürsorglicher Beziehungen nur dadurch respektiert werden kann, dass sie durch die distanzierte Einstellung einer kritischen wie selbstkritischen Kontrolle stets aufs Neue in ihren situativ relevanten Geltungsaspekten überprüft wird." (Hartmut Remmers, zitiert nach DALLMANN 2003, 12f., dort kursiv.)

[380] Ein Beispiel hierfür ist die Namensnennung oder der Blick in die Augen. Jeweils dient er als Anzeichen für eine mittlere Transzendenz (die Personalität des anderen), das es dort zu kultivieren gilt, wo die Einheit von Wahrnehmung und Typisierung (als Person) zu zerfallen droht (vgl. SCHÜTZ/LUCKMANN 2003, 605).

ter Berufung auf ihre Selbstbestimmung aus einer Sorgepraktik aussteigt; noch darf umgekehrt die Zuständigkeit für die individuelle Adaption des Sorgens vollständig in die Selbstbestimmung der Patientin verlegt werden, so als könne diese die Pflegeprozedur im Modus der Willensbestimmung selbst steuern.[381] Die Selbstbestimmung der Patientin ist in diesem Sinne nicht die regelmäßige Steuerungsinstanz, sondern ein Regulativ des Pflegens. Eine gute Pflege hat die Gestalt von Sorgepraktiken, die jederzeit in Handeln übergehen können.[382]

III. Das sorgende Subjekt: Gewissen in der Pflege

Doch nicht nur das Subjekt der Patientin, sondern auch das Subjekt der Pflegeperson stellt einen Referenzpunkt für den Übergang von Praktiken des Sorgens in Handeln dar. Das wurde bereits im letzten Kapitel entfaltet[383] und soll hier lediglich noch einmal mit Blick auf den Pflegeberuf spezifiziert werden. Dabei waren zwei Anlässe in den Blick gekommen, in denen das Subjektsein der Pflegeperson auf dem Spiel steht (1.-2.).

(1.) Zum einen ist es möglich, dass die Pflegeperson sich in der Praxis der Sorge als Person beschädigt findet. Ihre eigene praktische Integrität, die aufgrund der professionellen Asymmetrie der Pflegesituation als gegeben vorausgesetzt ist, kann in diesem Fall nicht mehr aufrechterhalten werden. Die Pflegeperson macht eine Desintegrationserfahrung, die so stark sein kann, dass sie sich genötigt sieht, aus der Sorgepraxis auszusteigen. Diese Desintegrationserfahrung kann, wie gezeigt, auf jeder derjenigen Ebenen angesiedelt sein, die auch in der Krankheitserfahrung potenziell betroffen sind: die leibkörperliche Ebene (in einer körperlichen Verletzung oder starkem Ekel), die soziale Ebene (in einer erheblichen Kränkung durch Patienten oder Mitarbeitende, oder auch durch die Erfahrung eigener Unfähigkeit, sich einer bestimmten Patientin zuzuwenden), die praktische Ebene (in einer Erfahrung einer Pflegesituation, die die eigene Kraft oder Kompetenz übersteigt) wie auch die temporale Ebene (in der Konfrontation mit der eigenen Sterblichkeit).[384] Damit ist eine kreatürliche Verletzlichkeit der Pflegeperson gegeben, die nicht vollständig durch Professionalität überwunden werden kann.

---

[381] Vgl. dazu WOODWARD 1997 gegen eine Dominanz des Prinzips der Autonomie über das der Benefizienz.

[382] Einen anderen Status hat der Rekurs auf die Selbstbestimmung bzw. Autonomie des Patienten im Kontext der Gestaltung des Verhältnisses zwischen Ärztinnen und Pflegern. Bishop und Scudder weisen darauf hin, dass die Reklamation einer professionellen Autonomie der Pflege voraussetzt, dass der „locus of accountability" vom Arzt zur Patientin übergeht (BISHOP/SCUDDER 1987, 35). Wenn der Patient für das therapeutische und pflegerische Geschehen final zuständig ist, lässt sich eine (davon abgeleitete, aber darin der ärztlichen prinzipiell gleichrangige) Autonomie der Pflegeprofession begründen.

[383] Siehe Kapitel 6.4, IV. (2.).

[384] Vgl. dazu GRÖNING 2001, 88ff.

Eben diese Symmetrie der Versehrbarkeit, die bei aller Asymmetrie der Versehrtheit in der Pflegesituation besteht, ist wiederum notwendigerweise Gegenstand professioneller Selbstreflexion. Die Pflegewissenschaftlerin Katharina Gröning entfaltet in eindrücklicher Weise, wie zwischen Pflegenden und Gepflegten eine Spirale wechselseitiger Entehrung in Gang kommen kann, die daraus resultiert, dass Scham ob des eigenen Versehrt- und Entehrtseins durch Entehrung des Anderen beantwortet wird.[385] Eine solche Spirale zerstört jede Sorge, da sie die Freiheit der Selbstlosigkeit zerstört, die für die Zuwendung zum anderen nötig ist. Sorgepraktiken sind also umgekehrt angewiesen auf ein Verhältnis wechselseitiger Anerkennung, innerhalb dessen sie sich entfalten (und das sie umgekehrt stabilisieren). Je stärker Sorgepraktiken Bereiche berühren, die besonders schambesetzt sind, desto virulenter werden Praktiken realisierter und symbolischer Anerkennung. Sorge bedarf des Respekts für die Würde – der Gepflegten (siehe oben, II.) wie auch der Pflegenden.[386]

(2.) Doch auch in anderer Hinsicht kann das Subjektsein der Pflegeperson auf dem Spiel stehen: dann nämlich, wenn sie sich aufgrund der Umstände des Pflegens genötigt sieht, sich in einer Weise zu verhalten, die sie selbst – insbesondere moralisch – nicht rechtfertigen kann. Voraussetzung dafür ist, dass sie sich in den programmierten Organisationsabläufen bzw. in den ‚subjektlosen‘ Sorgepraktiken überhaupt als moralisches Subjekt erfährt. Das ist nicht selbstverständlich: Gerade in komplexen Organisationen, in denen das Verhalten einer Vielzahl von Akteuren koordiniert wird, ist nicht vorgesehen, dass jede Einzelne das ihr abgeforderte Verhalten zunächst einer moralischen Prüfung unterzieht, bevor sie es ausführt. Und in Sorgepraktiken wird unter gegebenen Bedingungen innerhalb eines Kollektivs gebastelt, nicht von Einzelnen im emphatischen Sinne gehandelt.[387] Erst in Krisen organisationaler Vollzüge bzw. sorgender Praktiken werden Prozessabläufe als Handeln gerahmt, das einzelnen Subjekten zugerechnet werden kann: „Das kann ich nicht verantworten!" Diese Rahmung transzendiert mithin Organisationsvollzüge und Sorgepraktiken. Damit sie dort, wo es nötig ist, gelingt, bedarf es wiederum der Kultivierung. Für diese gibt es in den Medizinprofessionen einen Begriff: den des Gewissens. Wer sich auf sein Gewissen beruft, reklamiert innerhalb von Organisationsvollzügen und routinisierten Praktiken einen Status als moralisches Subjekt.[388]

Dabei ist der Gewissensbegriff in der ärztlichen Profession stärker und anders verankert als in der pflegerischen. Die Gewissensfreiheit der Ärztin ist

---

[385] Vgl. a.a.O., 59ff.

[386] Siehe dazu Kapitel 4.4 und 4.5. Moralisch ist hier auch die Frage nach Pflichten der Gepflegten berührt (dazu vgl. KÖRTNER 2004, 88; AGOSTON 2010, 294).

[387] Zur Spannung zwischen Profession und Organisation vgl. KRECH 2001, 100–102.

[388] Vgl. dazu und zum Folgenden MOOS et al. 2016, 129–153.

vielfach standesethisch kodifiziert und steht für die Freiheit der ärztlichen Berufsausübung insgesamt.[389] Für Pflegende sind (wie für Ärzte in Weisungsverhältnissen) mit dem Gewissen hingegen bestimmte Schutzräume markiert, in denen sie ihre Mitwirkung etwa an einem Schwangerschaftsabbruch verweigern dürfen.[390] Es gibt Hinweise darauf, dass Ärztinnen und Pflegende Unterschiedliches im Blick haben, wenn sie von Gewissenskonflikten sprechen. Während erstere eher fragen, ob sie in einer bestimmten, selbst getroffenen Entscheidung ihrer Verantwortung gerecht geworden sind, steht für Pflegende eher die Frage im Vordergrund, ob sie in einer spezifischen Situation überhaupt als moralisches Subjekt in Erscheinung (hätten) treten sollen (indem sie etwa gegen eine ärztliche Weisung opponieren) oder nicht.[391] Der moralische Subjektstatus der Pflegenden ist in der Organisation des Krankenhauses aufgrund der ärztlichen Weisungsbefugnis mithin prekärer als derjenige der Ärztinnen, die Berufung auf das Gewissen (oder die individuelle Verantwortung) muss also einen größeren organisatorischen – und wohl auch habituellen – Widerstand überwinden, wenn sie eine ethische Auseinandersetzung über Vollzüge und Praktiken einklagen will.[392]

Nun hat sich in den letzten Jahrzehnten im Krankenhausbetrieb eine Abnahmestruktur für „Gewissen", also für moralisches Subjektsein, entwickelt: die klinische Ethik. Zunehmend mehr Krankenhäuser betreiben Ethikkomitees oder sehen das Institut der ethischen Fallbesprechungen vor, die potenziell auf Initiative von Angehörigen jeder Berufsgruppe einberufen werden können. In ihnen kommen *ex ante* oder *ex post* Behandlungsentscheidungen zur Sprache, hinsichtlich derer es (potenziell) Meinungsverschiedenheiten und Konflikte gibt. Was hier allerdings als ethisches Problem thematisiert werden kann, und wer eine hinreichend feste Stellung in der Organisation hat, um die Sitzung eines Ethikkomitees oder eine ethische Fallbesprechung einzuberufen, ist von der jeweiligen Organisationskultur abhängig.[393]

Wiederum sind Professionen und Organisationen des Gesundheitswesens die relevanten Kultivierungskontexte für die Möglichkeit von Akteuren, als moralische Subjekte in Erscheinung zu treten. Angesichts des prekäreren Status von Pflegenden ist insbesondere die weitere professionsethische Reflexion einerseits und die Entwicklung einer offenen ethischen Organisationskul-

---

[389] Vgl. etwa Bundesärztekammer 2006; Bundesärztekammer 2006a.

[390] Vgl. Duttge 2014.

[391] Vgl. Moos et al., 2016, 137–140.

[392] Zur „Verantwortungsasymmetrie" zwischen Ärztinnen und Pflegenden vgl. Kettner 2005, 532f. Der Ethikkodex für Pflegende spricht nicht vom Gewissen, sondern von der Verantwortung, die Pflegende gegenüber den Gepflegten haben. Allgemein zu einer „perspektivischen Differenz" in der Wahrnehmung ethischer Fragestellungen bei Ärzten und Pflegenden vgl. Sauer 2015. Zum Habitus der Pflegenden im Umgang mit Macht und Verantwortung vgl. Wettreck 2001, 23.

[393] Vgl. Moos et al. 2016, 34ff.

tur in Krankenhäusern andererseits von Bedeutung. Dabei zeigt sich ein Rationalisierungsdilemma klinischer Ethik: Legitimierte zu Anfang des klinischen „Ethikbooms" eine Berufung auf Ethik die Thematisierung eines breiten, noch wenig spezifischen Spektrums an ethisch relevanten Fragestellungen, so hat sich die institutionalisierte klinische Ethik zunehmend spezialisiert auf die kollektive Beratung schwieriger ärztlicher Behandlungsentscheidungen bei einzelnen Patienten (sowie, in zweiter Linie, auf die Erarbeitung bestimmter allgemeiner Organisationsprozeduren in ethisch relevanten Fällen, etwa in der Frage der Verlegung sterbender Patienten). Organisationskulturelle Fragen wie die nach dem Verhältnis unterschiedlicher Berufsgruppen in der Klinik oder gar grundlegende ökonomische Entscheidungen fallen in der Regel nicht mehr unter das als „Ethik" Thematisierbare. Der Gewissensbegriff leistet an dieser Stelle zwar eine umfänglichere Legitimation moralischen Subjektseins im Kontext der Klinik, allerdings um den Preis einer ‚heroischeren' Intervention.[394]

IV. Infrastrukturen der Sorge: Zur Ökonomie der Pflege

An dieser Stelle besteht der Übergang zu gesundheitspolitischen Fragestellungen, der hier nur noch markiert werden kann. Seit den 1990er Jahren kommt es in Deutschland zu einer Ökonomisierung des sozialen Sektors, die insbesondere den Bereich der Pflege betrifft.[395] Diese bestehen in einer Einführung marktwirtschaftlicher Instrumente im Bereich sozialer Dienstleistungen, die nun in der Regel nicht mehr kostendeckend, sondern durch Fallpauschalen (im Falle der Pflege: Pflegesätze und Leistungskomplexe) finanziert werden. Auf einem „Quasi-Markt"[396] für soziale Dienstleistungen konkurrieren nun, prinzipiell gleichgestellt, gemeinnützige und profitorientierte Leistungserbringer. Damit erhöhen sich Kostendruck und Zeitknappheit, Transparenzanforderungen und entsprechende Dokumentationspflichten, die Spezifizierung der zu erbringenden Leistungspakete und der Ausschluss anderer Leistungen sowie die Arbeitsverdichtung für Fachkräfte durch die Ausgliederung von Hilfstätigkeiten an Un- und Angelernte. Spezifisch für das Gesundheitswesen ergeben sich Fragen einer impliziten oder expliziten Rationierung von Gesundheitsleistungen. Die diesbezügliche Debatte ist etwa in Großbritannien schon sehr weit fortgeführt; in Deutschland steht sie hingegen noch weitgehend am Anfang.[397]

---

[394] Vgl. a.a.O., 152.

[395] Vgl. zum Folgenden NULLMEIER 2004; SLOTALA 2011; BECKER 2011, OUART 2012, MOOS 2017.

[396] LE GRAND 1991; vgl. auch die Beiträge in WEILERT 2015.

[397] Zur Rationierung vgl. DABROCK 2006; REMMERS 2012; ZIMMERMANN-ACKLIN 2012. Allgemeiner zur Verbindung von gesundheitlichem und sozioökonomischem Status vgl. NOWAKOWSKI 2016, 904; 911 sowie die Beiträge in FANGERAU/KESSLER 2013.

Wie bereits dargelegt wurde, stehen Praktiken der Sorge zur ökonomischen Rechenhaftigkeit in einem spannungsvollen Verhältnis.[398] Einerseits hat die Sorge, die sich an die Not des Anderen gewiesen sieht, eine antiökonomische Tendenz, indem sie von dessen (potenziell unbegrenzten) Bedürfnissen ausgeht.[399] Das Leiden an Knappheitsbedingungen ist der Sorge mithin inhärent. Insbesondere ist der Gedanke, ob es sich für die eine mehr lohnt zu sorgen als für den anderen, der Sorge, insofern sie Liebe ist und als solche nicht vergleicht, gänzlich fern.[400] Andererseits hat die Sorge selbst eine innere Ökonomie, insofern sie auf Organisation drängt und infolgedessen auch ökonomische Tätigkeit und das Streben nach ökonomischer Effizienz aus sich heraussetzt – die großen christlichen wie nicht-christlichen Sozialunternehmungen legen davon ein eindrucksvolles Zeugnis ab.[401] Auch auf der Ebene der einzelnen Sorgepraktiken gibt es eine Nähe zur Ökonomie, insofern Sorge einbezieht, was gerade an Akteuren und Infrastruktur verfügbar ist, aber im konkreten Praxisvollzug nicht fragt, wie gut gesorgt werden könnte, wenn noch viel mehr verfügbar wäre. Sorge als situatives „Durchwursteln" im Konkreten hat daher im Kontext des Gesundheitswesens eine Affinität zur impliziten Rationierung.[402]

Wie sich dieses prinzipiell spannungsvolle Verhältnis von Ökonomisierung und Sorge im Alltag der Pflege auswirkt, lässt sich wiederum nur konkret aufzeigen. Der oben zitierte Beitrag Lydia-Maria Ouarts hatte gezeigt, dass im Alltag eines ambulanten Pflegedienstes die ökonomische Austauschlogik von Ware gegen Geld in einer Vielzahl von Praktiken nachzuweisen ist. Daneben sind jedoch noch andere Austauschlogiken präsent: die familiäre Logik eines langreichweitigen, potenziell reziproken Altruismus sowie die Logik der Wohltätigkeit, die Barmherzigkeit gegen Dank tauscht. Gute Pflege, so Ouart, hybridisiert diese Austauschlogiken und die entsprechenden Praktiken, sodass das Verhältnis von Nähe und Distanz, Symmetrie und Asymmetrie in der Sorge jeweils neu reguliert wird.[403]

---

[398] Siehe Kapitel 6.2, IV. und 6.4, IV. (3.).

[399] Genauer: indem die in der Sorgepraxis konstituierten Belange sich als Bedürfnisse der umsorgten Person auslegen lassen.

[400] Zum strukturellen Konflikt zwischen sorgenden Pflegenden und ökonomisch orientierter Krankenhausverwaltung vgl. MORSE 1990, 12. Hier besteht Anschluss des Sorgebegriffs an den der sozialen Menschenrechte. Vgl. dazu etwa AICHELE/SCHNEIDER 2006.

[401] Zum normativen Gehalt des ökonomischen Effizienzstrebens vgl. ROTHGANG 2016.

[402] Vgl. ZIMMERMANN-ACKLIN 2012, 209. Auf einer anderen Ebene liegt die Diskussion, inwiefern nichtprofessionelle Sorgeverhältnisse im erweiterten familiären oder nachbarschaftlichen Umfeld zur Kostensenkung im Sozial- und Gesundheitswesen, etwa in der Pflege chronisch kranker und alter Menschen, beitragen können. Diese wird heute insbesondere unter dem Stichwort der sorgenden Gemeinschaften (*caring comunities*) geführt (vgl. KLIE 2016, 16–19).

[403] OUART 2012. Siehe oben, Abschnitt I.

Die ökonomische Rahmung eines Sorgeverhältnisses kann insofern das Personsein der Beteiligten hervorheben, insofern es diese als Vertragspartner ins Werk setzt. Allerdings ist „Kundin" nur ein höchst eingeschränkter Stellvertreter für „Person"; ohne eine Hybridisierung mit anderen Rahmungen für die umsorgte Person führt sie zu der von Annemarie Mol mit Recht kritisierten, reduktiven „Logik der Wahl". Zudem besteht die Gefahr – und dafür steht insbesondere die Problemdiagnose der Ökonomisierung –, dass die ökonomische Steuerungslogik so rigide wird oder bereits geworden ist, dass die adaptive Selbststeuerung von Sorge in der Konstitution ihrer Belange und die flexible Hybridisierung von Austauschlogiken stark eingeschränkt oder sogar unmöglich werden. Das verfügbare Zeitbudget für einzelne Pflegehandlungen kann so kurz bemessen sein, dass Pflegende sich nicht mehr in der Lage sehen, ihr eigenes Verhalten als Fürsorge, als an der Person der Patientin orientiert, mithin: als „menschenwürdige Pflege" zu verstehen.[404] Auch können der Kostendruck auf das Arbeitsentgelt oder die Gestaltung der Arbeitsbedingungen dazu führen, dass Pflegende selbst sich in ihrem professionellen Handeln nicht mehr gewürdigt fühlen, was ebenfalls das Sorgeverhältnis beschädigt.[405]

Die Ökonomisierung kann also dazu beitragen, dass professionelle Pflege von den an ihr Beteiligten nicht mehr als Sorge verstanden werden kann. Das ist nicht das Ende der Pflege, die weiterhin ihre Standardprozeduren hat, die kleinschrittig dokumentiert, wissenschaftlich optimiert und hinsichtlich der Qualität ihres Ergebnisses kontrolliert werden. Aber es wäre das Ende der Pflege *als Sorge* und damit der Verlust desjenigen Sinnes von Pflegepraktiken, der zumeist implizit bleibt, der aber in der Berufsmotivation von Pflegenden ebenso wie in den Erwartungen derer, die sich aktuell oder in der Zukunft auf Pflege angewiesen wissen, vorhanden ist. Die Voraussetzung dafür, dass die Pflege von einer sorgenden Praxis nicht in eine sorglose Praxis übergeht, ist also, dass dieser Praxissinn des Pflegens präsent bleibt: in der professionsethischen Selbstverständigung der Pflegenden, in den Organisationen des Gesundheitswesens wie auch in der gesamtgesellschaftlichen Verständigung über die Zukunft des Gesundheits- und Sozialwesens. Insbesondere ist es Aufgabe der pflegerischen Professionalisierung, Pflegepraxis und Sorge-Sinn beständig abzugleichen und im Falle des Auseinanderfallens entsprechend politisch tätig zu werden.[406]

---

[404] Vgl. IMMENSCHUH/MARKS 2014, 53; RENZ-POLSTER 2012; HONER 2011; AGOSTON 2010, 27. Zusammenfassend zur Ökonomisierung als Qualitätseinschränkung im Krankenhaus vgl. MANZESCHKE 2011, 278.

[405] Vgl. ADAM-PAFFRATH 2014 und dazu BARANZKE 2015. Vgl. auch KLEINMAN 2012, 1550f.

[406] Der ICN-Ethikkodex statuiert einen politischen Auftrag der Pflegenden: „Die Pflegende teilt mit der Gesellschaft die Verantwortung, Maßnahmen zugunsten der gesundheitlichen und sozialen Bedürfnisse der Bevölkerung, besonders der von benachteiligten Gruppen, zu veranlassen und zu unterstützen." (International Council of Nurses 2012, 2)

An dieser Stelle haben auch die religiösen Symbole des Helfens und Sorgens ihren Ort. Das Narrativ des barmherzigen Samariters etwa liefert eine detailreiche Erzählung von Praktiken der Versorgung eines Verwundeten und bezieht diese in doppelter Weise auf einen integrierenden Sinn: auf die elementare menschliche Regung des Samariters, den es „jammert" (Lk 10,33), und in eins damit auf das Nächstenliebegebot der Thora (Lk 10,37.36f. mit Dtn 6,5; Lev 19,18). Die selbst ausgeführte pflegerische Wundversorgung und der Vertragsschluss mit einem Dienstleister über eine Anschlusspflege werden durch diesen – zugleich als elementar human und als religiös kodierten – Praxissinn als Praktiken der Sorge erkennbar. Dieses Auslegungsverhältnis zwischen dem Praxisvollzug einschließlich seines impliziten Sinns einerseits und dem explizierten Sinn andererseits wird in der biblischen Erzählung selbst noch einmal inszeniert durch das Gefüge von Beispielerzählung (Lk 10,29–35) und interpretierender Rahmung (Lk 10,25–28.36f.). Insofern bietet sich dieses Narrativ in reflektierter Weise als Interpretament für Sorgepraktiken an, das deren impliziten Sinn, Liebe zu sein, expliziert und dadurch kultiviert.

Nun rettet das Erzählen biblischer Geschichten noch nicht vor den Folgeproblemen der Ökonomisierung. Aber es kann dazu beitragen, den Sinn von Pflegepraktiken präsent zu halten und damit dem Verlust ihres Sorgecharakters vorzubeugen. Denn wenn die Interpretation von Pflege als Sorge nicht mehr möglich ist, bildet der – und sei es nur in „Sonntagsreden" – explizit präsent gehaltene Sorge-Sinn der Pflege einen Referenzpunkt für die Kritik und Skandalisierung der institutionellen bzw. infrastrukturellen Rahmenbedingungen von Pflege. Hier haben insbesondere diakonische Organisationen und Verbände, die den Sinn der Sorge im Rekurs auf Symbole der christlichen Tradition re-präsentieren und lebendig halten, eine wichtige Funktion für das Gesundheitswesen.[407]

V. Pflege als Praxis und Handeln

Mit der Individualität und dem Subjektsein der Gepflegten, dem Subjektsein der Pflegenden und dem integrierenden Sorge-Sinn der Pflegepraktiken sind Unbedingtheitsmomente des Pflegens gegeben. Sie sind jeweils empirisch uneinholbar und transzendieren jede konkrete Pflegesituation. Gleichzeitig sind mit ihnen Kernprobleme auch und gerade der professionellen Pflege verbunden, die einer fortwährenden Auseinandersetzung bedürfen. Diese erfolgt in expliziter Weise in der Pflegeethik, die sich etwa mit menschenwürdiger Pflege und dem Problem der ökonomischen Rahmenbedingungen des Pflegens beschäftigt. Insofern Pflege aber auch aus Praktiken der Sorge besteht – und darin ihre große Stärke hat, insofern sie situativ, endlichkeitsbewusst,

---

[407] Vgl. Moos 2017, 39.

bedürfnisoffen und adaptiv agiert –, darf sich eine pflegeethische Reflexion nicht auf Pflege als Handeln, also auf die Abwägung der Zwecke und Wahl der Mittel beschränken, sondern muss sich auch auf die Bedingungen der Möglichkeit gelingender Sorgepraxis erstrecken. Zu diesen Möglichkeitsbedingungen gehört insbesondere die *Präsenz* der genannten Unbedingtheitsmomente im Pflegealltag. Es geht also darum, den impliziten Sinn bzw. das implizite Wissen der Pflegepraxis zu kultivieren – durch professionsethische Reflexion, die sich habitualisiert, wie auch durch ein entsprechendes organisationskulturelles Umfeld. Auch und insbesondere religiöse Symbole und Narrative können zu dieser Kultivierung beitragen: indem sie erstens in ihrem Bildmaterial der Alltagspraxis von Pflege nahe sind, zweitens wie gezeigt das Interpretationsverhältnis von Praxis und Sinn selbst inszenieren und drittens und vor allem die Unbedingtheitsmomente der Sorge als Liebe zugleich in ihrer Bedeutung und ihrer Entzogenheit adressieren. Damit können sie (und ihre theologische Reflexion) beitragen zu einer humanen Pflegepraxis, die aus dieser Unbedingtheit ihre Tiefe und Kraft erhält, sich zugleich der Begrenztheit und Endlichkeit der eigenen Möglichkeiten, sich selbst und den anderen zu verstehen sowie Liebe zu üben, bewusst ist – und die schließlich, wo nötig, in Handeln übergeht.

Teil 7

Zu einer Systematischen Theologie kultureller Felder

Abschließend gilt es, darüber Rechenschaft abzulegen, welche Konturen Systematischer Theologie sich in der Argumentation abzeichnen. Diese sind nur zum Teil durch die in der Einleitung dargelegten theoretischen und methodischen Vorentscheidungen bestimmt. Weiteres wurde erst in der materialen Durchführung – im Gang durch den hermeneutischen Zirkel der zu jedem Grundproblem gehörigen Kapitel – prägnant. Beides wird im Folgenden zusammengeführt und ausgehend von drei Grundproblemen Systematischer Theologie entfaltet: Wie verortet die theologische Reflexion ihren Gegenstand in der Kultur, das heißt hier insbesondere: Was ist theologisch zu sagen über das Verhältnis von Religion und Medizin (7.1)? Wie verhält sich die theologische Wissenschaft zu den anderen Wissenschaften, die sich auf dasselbe kulturelle Feld beziehen – wo ist also der interdisziplinäre Ort der Theologie (7.2)? Und wie verhalten sich innerhalb der Systematischen Theologie dogmatische und angewandt-ethische Reflexion (7.3)? Insgesamt zeigen sich so Umrisse einer Systematischen Theologie kultureller Felder, die ihre Formen der Beschreibung und Reflexion beständig an den Gegenständen schärft und mit ihren beschreibenden und analytischen Leistungen eine spezifische Rolle im interdisziplinären Kontext hat.

Die den drei Teilfragen gewidmeten Kapitel sind analog gegliedert: Auf einen Rückblick auf den Gang der Untersuchung in der Perspektive der Teilfrage (I.) wird das jeweilige theoretische Kernproblem entfaltet (II.) und anhand einer weiterführenden Frage konkretisiert (III.). Desiderate theologischer Forschung werden abschließend benannt (7.4).

7.1 Religion und das kulturelle Feld des Umgangs mit Krankheit

Als Gegenstand theologischer Reflexion wurden in der Einleitung *religiöse Valenzen* des Umgangs mit Krankheit ausgemacht. Doch was erschließt sich, wenn solche religiösen Valenzen identifiziert und theologisch reflektiert werden? Schließlich ist die Medizin, die das kulturelle Feld[1] des Umgangs mit

---

[1] Unter einem *kulturellen Feld* soll im Folgenden lediglich ein (wenn auch nicht randscharf) abgrenzbarer Bereich kultureller Phänomene – das heiße: potentieller Gegenstände

Krankheit dominiert, trotz unbestrittener christlich-wirkungsgeschichtlicher Einflüsse zunächst eine säkulare Angelegenheit – selbst am Ort eines christlichen Krankenhauses. Daher gilt es, die Erschließungsleistungen theologischer Gegenstandsformierung im Rückblick auf den Gang der Untersuchung zusammenzufassen (I.) und auf die zugrundeliegende Religionstheorie hin zu befragen (II.). Theologische Reflexion auf dem Gebiet der Medizin eröffnet, so die abschließende These, Ressourcen zur Religionspflege und Säkularisierungsarbeit (III.).

I. Rückblick auf den Gang der Untersuchung

Die materiale Grundthese der vorliegenden Arbeit ist, dass sich im Umgang mit Krankheit eine Reihe von Aspekten der Unabgeschlossenheit und Transzendierung zeigen, die sich auf Unbedingtheitsmomente in der Krankheitserfahrung zurückführen und vor diesem Hintergrund theologisch erschließen lassen. Das gilt für jedes der vier in dieser Arbeit vorgestellten Grundprobleme des Umgangs mit Krankheit.

(1.) Krankheit als Desintegrationserfahrung wird artikuliert im biographischen Narrativ. In diesem kommen einerseits das Leiden an der Krankheit in seiner Unvertretbarkeit und andererseits kulturelle Formen, Bilder, Topoi, Begriffe und Modelle von Kranksein und Krankheit zusammen. Krankheit wird erzählt als Resultat eigener Schuld, als Schauplatz eines heroischen Kampfes oder als Gelegenheit, biographisch zu wachsen. Jeweils wird versucht, die Krankheit in ein sinnvolles Ganzes der eigenen Biographie hineinzuerzählen. Darin artikuliert sich ein grundlegender Sinnanspruch an Wirklichkeit, der in religiöser Einstellung, insbesondere in der Klage, explizit gemacht wird. Die religiöse Praxis der Klage sowie die theologischen Konzeptionen des Übels und der Theodizee sind dabei nicht vorrangig als Exponenten eines segmentären Sondersinns zu verstehen, die, was biographisch nicht mehr zusammengeht, religiös zu kitten versuchen. Vielmehr stellen sie Verhandlungen und Reflexionen über die Brüchigkeit von Sinnerwartungen und Sinngebungen dar.

Die moderne Medizin ist selbst an der Produktion des Krankheitssinns beteiligt. Im Krankheitsbegriff der Medizin liegen deskriptive und normative Elemente unauflöslich ineinander. Die Ätiologie einer Krankheit kann als biochemischer Prozess und zugleich als Geschichte individuellen Präventionsversagens dargestellt werden. In der anthropologischen oder narrativen Medizin wird darüber hinaus die Biographie des kranken Individuums insgesamt zum Gegenstand der Ärztin-Patient-Interaktion. Als Produzentin von biogra-

---

kulturwissenschaftlichen Interesses – verstanden werden, ohne eine unterliegende Struktur oder andere Charakteristika dieses Bereiches vorauszusetzen. Insbesondere sind keine Annahmen hinsichtlich funktionaler Ausdifferenzierung gemacht; anderenfalls wird von *kulturellen Sphären* (etwa: der Religion oder der Medizin) gesprochen.

phischem Krankheitssinn bedarf die Medizin daher ihrerseits der Reflexion über die Brüchigkeit von Sinngebungen. An dieser Stelle ist eine theologische Hermeneutik des Krankheitssinns insbesondere für die therapeutische Interaktion hilfreich, um die prekäre Balance zwischen Sinnanmutung und Sinnverweigerung zu erschließen und zu halten.

(2.) Weiterhin wird in der Krankheit die Anerkennung der Person problematisch. Wer schwer erkrankt, droht aus dem Gefüge der Rollen, in denen er bisher gelebt hat, herauszufallen; er kann sich beschämt und stigmatisiert finden. Dabei ist zum einen die Anerkennung der Person in ihrer materialen Bestimmtheit, zum anderen möglicherweise auch die grundlegende Zuerkennung des Personstatus, die Anerkennung als Jemand, als vollgültige Person, bedroht. Dies wird in religiösem Kontext explizit. So stellt sich der Segen als Praktik personaler Anerkennung dar, in dem das Bedrohtsein von Anerkennung im Umfeld von Krankheit und Tod selbst noch einmal in Szene gesetzt wird. Dies verallgemeinernd lässt sich im Rekurs auf den Topos der Rechtfertigung die Grundstruktur von Anerkennung theologisch reformulieren: In den bedingten und prekären Anerkennungsverhältnissen ist eine unbedingte Anerkennung als gesamte Person intendiert, aber niemals realisiert.

Von hier aus sind die Grundprobleme der Patientenwürde und des Vertrauens zu rekonstruieren, wie sie insbesondere das Verhältnis von Arzt und Patientin betreffen. Dabei zeigt sich ein Bedarf an Anerkennungspraktiken, die über den Respekt für die Autonomie weit hinausgehen und sich auf die leibkörperliche, soziale und temporale Ebene der Krankheitserfahrung erstrecken. Ebenso erschließt sich die Funktion des Vertrauens als Unterstellung einer unbedingten Anerkennungsintention.

(3.) Mit der Erfahrung von Krankheit ist ferner die Vorstellung von ihrer zukünftigen Überwindung verbunden. Wo Desintegration erfahren wird, soll Reintegration sein. Die Vorstellung von Gesundheit tendiert dazu, sich zu einer Vorstellung umfassenden Wohlseins – das heißt: Glücks! – zu totalisieren. Dadurch enthält der Umgang mit Krankheit ein utopisches, das Ganze des Menschseins umfassendes Moment. Theologisch ist der Begriff der Gesundheit daher als eschatologischer Begriff zu entfalten. Gesundheit als Gegenstand der Hoffnung auf eine *restitutio in integrum* trägt die Signatur ‚endzeitlichen‘ Heils, was wiederum in Gestalt religiöser Heilungspraktiken explizit wird. Von einem eschatologischen Gesundheitsbegriff aus ist zwischen Gesundheit als Gegenstand des Wünschens, des Wollens und des Hoffens zu unterscheiden. Wenn die Hoffnung in ihrer Unbegrenztheit artikuliert werden darf, kann sich das Wünschen endlichkeitsbewusst justieren, sodass sich das Wollen entsprechend orientieren mag.

Eine solche differenzierte Hermeneutik der Hoffnungen wäre die Kerntugend eines potenziell eschatologisch überlasteten Umgangs mit Krankheit. In der Medizin zeigen sich eine Vielzahl von Entgrenzungsmomenten, etwa im Kontext von Prävention und Public Health. Dabei kann die in ihrem Kern utopische Gesundheitsvorstellung ohne Zynismus nicht aufgegeben werden. Allerdings bedarf es guter Strategien, im Umgang mit Krankheit der Endlichkeit der Lebensbedingungen Rechnung zu tragen. Gesucht ist ein dritter Weg zwischen der Affirmation einer unbegrenzbaren „Ganzheitsmedizin" und der Delegitimation der Hoffnung auf Überwindung von Krankheit.

(4.) In einer schweren Krankheit ändert sich der Lebensvollzug fundamental. Schwer Kranke sind auf andere angewiesen, die in ihre in der Krankheit erfahrene Desintegration eintreten, insoweit das je und je notwendig ist. Eine solche individuelle, situationsspezifische, pragmatische Hilfe ist kulturwissenschaftlich unter dem Stichwort der Sorge verhandelt worden. Dieser Begriff hat einen theologischen Vorläufer. Unter dem Begriff der Liebe sind wesentliche Momente von Sorgepraktiken theologisch reflektiert und dabei auch auf ihre inneren Aporien hin befragt worden. Die individuell-situativen Belange des Kranken scheinen eine unbedingte und unbegrenzte Hingabe zu fordern, was die Möglichkeiten einer endlichen Sorgebeziehung sprengt. Diese Unbedingtheitsmomente lassen sich theologisch auf den Begriff bringen.

Im Kontext von Krankheit sind die Aporien des Sorgens insbesondere dort manifest, wo die Sorge für Kranke institutionell auf Dauer gestellt ist, das heißt im Bereich der klinischen Patientenversorgung. Hier tritt die sorgende Orientierung an der konkreten Situation und der Individualität der Patientin etwa in Spannung zur Standardisierung klinischer Vollzüge. Exemplarisch lässt sich das für eine Ethik der Pflege auswerten. Dabei zeigen sich die Selbstbestimmung des Patienten und die Selbstsorge der Pflegenden als notwendige Regulative einer potenziell unbegrenzten Sorgepraxis. Von hier aus kann auch das ambivalente Verhältnis von Sorge und Ökonomie erschlossen werden.

Insgesamt richtet sich die Erschließungskraft einer theologischen Hermeneutik des Umgangs mit Krankheit also auf Unbedingtheitsmomente, die diesem inhärent sind. Diese entfalten insbesondere im Kontext der Medizin Wirkung. Dabei zeigen sie ein doppeltes Gesicht: Auf der einen Seite gehören sie zum Besten der Medizin. Die Berücksichtigung der Biographie eines kranken Menschen im Ganzen, der unbedingte Respekt für seine Würde, der Wille, ihn vollständig zu heilen, sowie die umfassende Sorge für ihn in seiner Individualität sind ethisch hochrangig. Sie gehören (hoffentlich) zur motivationalen Ausstattung von Ärztinnen und Pflegenden, sind zum Teil standesethisch normiert und werden seitens der Patienten erwartet oder mindestens erhofft. Auf der anderen Seite drohen sie in Aporien zu führen, die Medizin zu überlasten und damit ins Dysfunktionale umzuschlagen. Die Ganzheitsmomente markieren Grenzen der Medizin, die aus prinzipiellen Gründen eben keine biographische Integration, unbedingte Anerkennung, integrale Heilung und gänzlich individualisierte Sorge leisten kann. Wird dies versucht, kommt es zu einer tragischen Überlastung, die verschiedene Formen annehmen kann: die Form eines abstrakt-totalen Begriffs der Patientenselbstbestimmung, die

Form einer eskalierenden Diagnostik, Therapie oder Prävention, die Form von uneinlösbaren Versprechen individualisierter Medizin oder die Form selbstausbeuterischer bzw. von Vernachlässigung gekennzeichneter Sorgebeziehungen. Wer immer mit kranken Menschen und Krankheit umgeht – und insbesondere wer es professionell tut –, muss sich daher zu der Doppelgesichtigkeit dieser Unbedingtheitsmomente verhalten. Es gilt, sie in der Medizin präsent zu halten, und zwar so, dass sie ihre orientierende Kraft entfalten können und gleichzeitig so in Schach gehalten sind, dass sie nicht zur Überdehnung und Dysfunktionalität medizinischer Praxis führen. Eine solche Reflexion auf das Verhältnis von Unbedingtem und Bedingtem ist die Kernkompetenz von Religion – im religiösen Symbol oder in der expliziten theologischen Reflexion. In entsprechender Weise bedarf die Medizin der Symbole und Reflexionsformen, um sich zu ihrer eigenen Unbedingtheitsdimension zu verhalten.

II. Der systematische Status der Religionstheorie

Religion, einschließlich ihrer wissenschaftlichen Reflexionsform, der Theologie, ist nach dem im vorherigen Abschnitt Gesagten nicht die Verwalterin des Unbedingten, die zum Umgang mit Krankheit als einem Bedingten hinzutritt. Sie ist vielmehr diejenige kulturelle Sphäre, in der Menschen sich ausdrücklich zu demjenigen Verhältnis von Unbedingtem und Bedingtem verhalten, das auch andere kulturelle Sphären, etwa die Medizin, prägt.[2] Religion leistet mithin nicht das, was die Medizin nicht kann, sondern macht explizit, was in der Medizin zumeist unthematisch bleibt.

Um das zu belegen, wurde in jedem Grundproblem des Umgangs mit Krankheit ein Moment von Ganzheit identifiziert. Hinsichtlich des Sinnproblems geht es um das materiale Ganze einer sinnvollen Biographie, die trotz des krankheitsbezogenen Bruchs erzählt werden soll. Wenn von Würde die Rede ist, kommt die Ganzheit der Person in den Blick, die in ihrer Leiblichkeit, Sozialität, Handlungsfähigkeit und Zukunftsoffenheit anerkannt zu werden beansprucht. „Gesundheit" bezeichnet hingegen eine universale Ganzheit der Restitution, in der ein kranker Mensch nicht nur trotz Desintegration anerkannt ist, sondern jegliche Desintegration – wiederum auf leiblicher, sozialer, praktischer und temporaler Ebene – überwunden hat. Auch in der Sorge ist ein Moment der Ganzheit präsent, insofern diese auf das Individuum, das heißt auf den kranken Menschen in seiner jeweiligen vollständig bestimmten Verfasstheit und Bedürftigkeit ausgerichtet ist. Damit sind vier verschiedene Ganzheitsmomente bezeichnet, die jeweils ein Grundproblem des Umgangs mit Krankheit betreffen: die sinnhafte Ganzheit der Biographie, die personale Ganzheit der Anerkennung, die universale Ganzheit heiler Lebensverhältnisse

---

[2] Vgl. TILLICH 1925.

sowie die individuell-situative Ganzheit aktualen Bestimmtseins. Was hier jeweils als ganz und was umgekehrt als fragmentiert zu gelten hat, verdankt sich unterschiedlichen Logiken: Ob eine Erzählung als in ihrer Gesamtheit stimmig verstanden wird, ob eine Person sich im ihren diversen Anerkennungsansprüchen entsprechend als ganze unbedingt anerkannt erfährt, ob ein Mensch sich in allen Lebensbezügen als vollständig geheilt empfindet, ob ein Akt der Fürsorge einem Individuum gänzlich entspricht, wird jeweils aufgrund von Kriterien beurteilt, die voneinander kategorial unterschieden sind. So können die verschiedenen Grundprobleme des Umgangs mit Krankheit in konkreten Krankheitssituationen unterschiedlich relevant sein: Eine Krankheit mag biographisch gut verstanden sein, aber die Anerkennung des Kranken hochgradig prekär; er mag von Heilung weit entfernt sein, aber eine im präzisen Sinne liebevolle Fürsorge erfahren.

Jeweils aber zeichnen sich die genannten Ganzheitsmomente dadurch aus, dass sie angestrebt, aber niemals vollständig erreicht werden können. Die Ganzheit des biographischen Sinns ist dem kranken Menschen und seinem Umfeld ebenso entzogen wie die unbedingte Anerkennung der ganzen Person, der sich nie jemand sicher sein kann. Die vollständige Gesundheit ist ein utopisches Ideal, und die Verfasstheit eines Individuums in einer konkreten Situation ist für niemanden gänzlich erkennbar.

Dieser Befund lässt sich anthropologisch wie religionstheoretisch analysieren. Anthropologisch handelt es sich um Teilaspekte der personalen Integrationsaufgabe nach Plessner, die sich in der Situation der Krankheit zur Erfahrung der Desintegration zuspitzt.[3] In der Krankheit wird schmerzlich vermisst, was aufgrund der exzentrischen Positionalität immer entzogen ist: die sichere und vollständige personale Selbsthabe. Dieses Grundproblem personaler Integration differenziert sich in die vier Ebenen, auf denen Krankheitserfahrungen als Desintegrationserfahrungen gemacht werden, namentlich die leibkörperliche, soziale, auf Handlungsfähigkeit bezogene und auf Daseinsvertrauen bezogene Ebene. In der Situation der Krankheit, angesichts der Erfahrung von Desintegration, kann dieses differenzierte Grundproblem personaler Integration in unterschiedlichen Formen auftreten, in denen jeweils ein spezifisches Moment von Ganzheit zum Kriterium ‚gelungener‘ personaler Integration wird. Je nachdem, ob personale Integration im Erzählen bekundet, in sozialen Anerkennungsrelationen zuerkannt, alle Lebensverhältnisse umfassend hergestellt oder im Modus einer individuen- und situationsspezifischen Sorge praktisch ins Werk gesetzt werden soll, ist das personale Integrationsproblem anders gestellt. Immer aber ist die Realisierung personaler Integration für den auf Nichts gestellten Menschen unmöglich.

---

[3] Hier sind zwei Personbegriffe zu unterscheiden. Steht „Person" bei Plessner für die menschliche Integrationsaufgabe schlechthin, so bezieht sich die Würde der *Person*, wie sie in Teil 4 der vorliegenden Arbeit entwickelt wird, auf einen Teilaspekt dieser Aufgabe.

Dieser Befund lässt sich jedoch auch religionstheoretisch entfalten. Dies ist oben im Anschluss an die Religionstheorie Ulrich Barths geschehen, der Religion als „Deutung von Erfahrungen im Horizont der Idee des Unbedingten"[4] bestimmt. Religion lebt in der Spannung von Unbedingtem und Bedingtem. Indem das religiöse Bewusstsein die Wirklichkeit dabei insbesondere unter der Perspektive von Ganzheit deutet, wird die Ganzheitsdimension des Wirklichen ebenso wie dessen partikularer Charakter thematisch. Wenn in der Krankheitserfahrung die exzentrische Positionalität in je spezifischer Weise zum Problem wird, ist es die Leistung des religiösen Bewusstseins, die damit gegebenen Ganzheitsaufgaben zu adressieren, indem es seine Wirklichkeit unter der Differenz von Ganzheit und Partikularität deutet. Damit setzt es sich zum eigenen Integrationsanspruch und zugleich zur Desintegrationserfahrung ins Verhältnis. Die in der Darstellung der verschiedenen Grundprobleme des Umgangs mit Krankheit aufgezeigte Leistung religiöser Symbole und Praktiken besteht mithin genau darin, das Verhältnis von Ganzheit und Partikularität, Integrationsaufgabe und Desintegrationserfahrung zum Ausdruck zu bringen. In diesem Sinne kann religiöse Deutung bzw. Symbolisierung zur Erschließung der anthropologischen Grundsituation von Krankheit Entscheidendes beitragen.

Nun entstammt der Begriff der Ganzheit als Gegenstand der Religionstheorie bei Ulrich Barth dem Rekurs auf die Transzendentalphilosophie Immanuel Kants.[5] Er steht für einen Theorietyp, dessen Gegenstände keinen historischen Index tragen. Die Bedingungen der Möglichkeit von Erkenntnis wandeln sich nicht in der Geschichte des Erkennens, sondern liegen jeder Geschichtserkenntnis ihrerseits zugrunde. Ebendies gilt auch für eine Religionsphilosophie, die die Deutung von Wirklichkeit unter der Leitdifferenz von Ganzheit und Partikularität als eine der Arten und Weisen begreift, in der die Idee des Unbedingten Anwendung auf die Sphäre der Erfahrung findet. Die Differenz von Ganzheit und Partikularität als Form religiösen Deutens hat apriorischen Status.

Zugleich ist nicht zu übersehen, dass die Deutung von Wirklichkeit unter der Perspektive von Ganzheit ein Thema darstellt, das insbesondere in der Moderne virulent geworden ist. Ganzheitsdeutungen von Wirklichkeit werden in dem Moment bedeutsam, als man argwöhnen muss, dass sie nicht mehr möglich sein könnten. Insbesondere das 19. Jahrhundert mit seinen Erfahrungen von starker Pluralität, Fragmentarität und unversöhnter Differenz in vielen Lebensbereichen ist zugleich die Zeit des Denkens in Systemen mit dem Anspruch der Letztbegründung und später von Weltanschauungen, die jeweils beanspruchen, das Ganze von Welt zu repräsentieren, aber ihrerseits im Ver-

---

[4] BARTH 1996, 10. Siehe dazu Kapitel 3.4, III. (3.).
[5] Vgl. a.a.O., 11f. mit Rekurs auf Kants Kategorien des empirischen Verstandesgebrauchs (vgl. KANT 1781, A 80).

hältnis wechselseitigen Ausschlusses zueinander stehen. Die Ganzheit der Wirklichkeit ist in der Moderne als beständig Abwesende präsent.[6] In diese Geschichte gehört auch das Unternehmen philosophischer Anthropologie Helmuth Plessners, der die divergierenden Wissensbestände von den Naturwissenschaften über Kultur- und Sozialwissenschaften bis hin zur Geistphilosophie noch einmal am Ort des Menschen integrieren will und mit dem Begriff der exzentrischen Positionalität zugleich eine zugespitzte Formulierung für die unmögliche Möglichkeit dieser Integration findet.[7] Auf dieser Linie ist auch die Hinwendung der Kultur- und Sozialwissenschaften wie auch der Theologie zum Thema der Leiblichkeit plausibel: In einer fragmentierten oder zumindest hochgradig ausdifferenzierten Welt erscheint der Leib bzw. der Körper als letzter einheitlicher Referenzpunkt der Selbst- und Welthabe.[8] So wiederholen sich Probleme – und lebensweltlich: Erfahrungen – der Uneinholbarkeit der Ganzheit von Wirklichkeit am Ort des Körperleibs. Die in dieser Arbeit entfalteten Grundprobleme des Umgangs mit Krankheit mögen als Beleg dafür dienen, dass das moderne Ganzheitsproblem offenbar nach wie vor nicht mit dem Verweis auf radikale Differenz verabschiedet werden kann, sondern für Erfahrung und Denken relevant bleibt.

So ergibt sich hinsichtlich der Beziehung von Religion und Ganzheit ein doppelter Befund. Einerseits ist der dieser Arbeit zugrundegelegte Begriff von Religion als Deutung von Erfahrungen im Horizont der Idee des Unbedingten, insbesondere mit der Leitdifferenz von Ganzheit und Partikularität, überzeitlich angelegt. Zugleich zeigt sich das Ganzheitsproblem selbst als modernitätsaffin, wie auch dessen Bezug auf Leib und Körper einen starken Bezug zur Gegenwart aufweist. Somit sind die in der vorliegenden Arbeit gezogenen Verbindungen zwischen Religion und Krankheit bzw. Religion und Medizin ihrerseits zu historisieren. Insbesondere der Gebrauch des (und dieses) Religionsbegriffs steht im Kontext moderner Selbstverständigung über Welt- und Körpererfahrungen. Die Identifikation „religiöser Valenzen" im Umgang mit Krankheit hat demnach ihre Pointe nicht in der Aussage, es sei „Religion" in der Medizin zu finden. Denn was wäre damit gewonnen? Die Pointe ist vielmehr, dass diese Identifikation den Religionsbegriff als *Analyseinstrument und Transportmittel* installiert. Er erlaubt es zum einen, die Probleme mittels eines bestimmten kategorialen Apparates zu analysieren, und zum anderen, die Praktiken, Symbole und Reflexionsformen der christlichen Tradition (in deren Horizont der vorgenannte Religionsbegriff steht)[9] in

---

[6] Vgl. zur Geschichte des ganzheitlichen Denkens GLOY 1996.

[7] Zur Präsenz romantischer Ganzheitsmotive in der philosophischen Anthropologie vgl. RÖLLI 2012, 160.

[8] Vgl. KARLE 2014a; ALLOA et al. 2012, 1–4.

[9] Für diesen pragmatischen Gebrauch ist denn auch die Kritik, ein allgemeiner Religionsbegriff sei letztlich doch christlich imprägniert, nicht einschlägig (siehe unten, 7.2, II.).

kontrollierter Weise auf diese Probleme zu beziehen.[10] Als Transportmittel funktioniert der Religionsbegriff dabei in beide Richtungen: Er macht einerseits plausibel, warum Menschen Krankheit als Angelegenheit ihres Glaubens und ihrer christlichen Existenz sehen; und er macht andererseits die praktische Klugheit und Reflexivität der christlichen Tradition für die genannten Probleme des Umgangs mit Krankheit fruchtbar. Ob dieser Transport bzw. die Analyse von Phänomenen plausibel sind, ist jeweils feldspezifisch – am Ort christlicher Existenz wie am Ort der Medizin – zu beurteilen.[11]

III. Religionspflege und Säkularisierungsarbeit

Mit dem Transport theoretischer Erkenntnisse ist es nicht getan. Auf der Ebene institutioneller Arrangements ist zu fragen, in welcher Weise ein guter Umgang mit Ganzheitsmomenten am Ort des Gesundheitswesens befördert werden kann. Das geschieht zum einen über die medizinethische Auseinandersetzung, etwa innerhalb der Professionen oder der Organisationen der Gesundheitsversorgung: Fragen der Patientenwürde, des Vertrauens, der Lebensqualität, des Krankheitssinns, des Umgangs mit Hoffnungen, Wünschen und Willenserklärungen der Patientinnen, der individuell angemessenen Patientenversorgung, aber auch der Selbstpflege der Mitarbeitenden verweisen, wie gezeigt, auf unterliegende Ganzheitsmomente, die unter Labeln wie „Ethik" oder auch „Organisationskultur" diskutiert werden.

---

[10] Dabei handelt es sich nicht um eine Korrelationsmethode im engeren Sinne, bei der im Umgang mit Krankheit „Fragen" entstünden, auf die die Theologie „Antworten" hätte (vgl. TILLICH 1951, 73–80). Vielmehr sind bereits die „Fragen" über den Religionsbegriff vermittelt.

[11] An dieser Stelle wäre – ebenso pragmatisch – zu prüfen, inwieweit andere Religionsbegriffe andere, erschließungskräftige Transportleistungen erbringen (zu Religionstheorien im Zusammenhang mit Krankheit vgl. auch KÖRTNER et al. 2009, 6–9). So könnte auch Thomas Luckmanns Begriff der Transzendenzen zu Grunde gelegt werden, um religiöse Valenzen im Umgang mit Krankheit zu identifizieren (siehe Kapitel 1.3, II.). So liegen den hier identifizierten Grundproblemen jedenfalls Transzendierungsbewegungen zu Grunde. Darüber hinaus hätte der Transzendenzbegriff das Potenzial, weitere Phänomenbereiche einzubeziehen. Eben aus diesem Grund ist jedoch in der vorliegenden Arbeit der Begriff des Unbedingten bzw. insbesondere der Ganzheit zugrunde gelegt worden: Er legt dem Theologiegebrauch engere Grenzen auf und vermag eher den Verdacht zu wehren, die Relevanz der Theologie sollte durch eine allzu reichhaltige Identifikation „religiöser" Phänomene erhöht werden.

Ein weiterer Kandidat wäre die Bestimmung von Religion als Praxis der „Kontingenzbewältigung" (LÜBBE 1998; vgl. auch DALFERTH/STOELLGER 2000, 16), die im Sinne Ulrich Barths auf einer anderen Kategorie des religiösen Bewusstseins, nämlich der der Kontingenz/Notwendigkeit, aufruht (vgl BARTH 1996, 13). Eine Gefahr bestünde allerdings darin, zu schnell auf die Kontingenz oder Notwendigkeit der Krankheit in einem biographischen Kontext zu fokussieren und damit Krankheit lediglich als Problem des Verstehens zu begreifen.

Ein weiterer institutioneller Ort der Reflexion von Ganzheitsmomenten sind die religiösen Akteure des Gesundheitswesens. In Einrichtungen der Caritas oder der Diakonie stehen – wenngleich nicht in selbstverständlicher Weise – christliche Symbole und Reflexionsformen zur Verfügung, mittels derer Probleme des Umgangs mit Krankheit markiert, formuliert und bearbeitet werden können.[12]

Schließlich richten sich diesbezügliche Hoffnungen auch auf die Institutionalisierung von Spiritual Care im Gesundheitswesen.[13] Denn es gibt in einer religiös pluralen Gesellschaft und einem säkularen Gesundheitswesen keinen gemeinsam geteilten religiösen Horizont, vor dem solche Fragen in einer allen zugänglichen Weise thematisiert werden könnten. Es ist also zu fragen, ob und unter welchen Bedingungen mit der Chiffre Spiritual Care ein Raum eröffnet wird, in dem situativ nach Verständigung über die genannten Ganzheitsprobleme gesucht werden kann. Die Voraussetzung hierfür wäre, dass eine in ihren Formen nicht auf eine bestimmte religiöse Tradition festgelegte „spirituelle" Kommunikation zugleich das Streben nach Ganzheit und deren aktuale Unerreichbarkeit symbolisch zur Darstellung zu bringen vermag, um einerseits der Pflege der genannten Ganzheitsaspekte im Umgang mit Krankheit zu dienen und diese zugleich in Schach zu halten, damit einer Überlastung des Gesundheitswesens gewehrt ist. Allerdings ist es gegenwärtig offen, ob es gelingt, „das Spirituelle" nicht wiederum unter einem medizinisch- oder psychologisch-therapeutischen Paradigma zu subsummieren, sondern es als selbstständige Interaktionsform mit eigenen Erfolgs- und Misserfolgsbedingungen zu verstehen. Dafür spricht die Nebenordnung „spiritueller Bedürfnisse" neben physischen, psychischen und sozialen Bedürfnissen, wie sie die WHO vorgenommen hat. Ob aber ohne die dezidierte Kopplung an lebendige religiöse Traditionen auf Dauer der Medikalisierung oder Psychologisierung von „Spiritualität" zu wehren ist, scheint mindestens zweifelhaft. M.E. wird es eine wesentliche Aufgabe konfessioneller Träger im Gesundheitswesen sein, an der Pflege einer nichtreduktiven Praxis von „Spiritualität" in der Medizin mitzuwirken: um das Unbedingtheitsmoment in allem Umgang mit Gesundheit und Krankheit präsent zu halten und zugleich die Medizin von religiöser Überlastung zu befreien, sie insofern zu säkularisieren. Die symbolische Pflege der Ganzheitsmomente im Umgang mit Krankheit wehrt insofern einer falsch verstandenen „Ganzheitlichkeit" der Medizin. Es bedarf in diesem Sinne einer Religion, die nicht Medizin ist, um Medizin davor zu bewahren, Religion zu werden.

---

[12] Vgl. MOOS 2013.
[13] Siehe oben, Kapitel 6.3.

7.2 Systematische Theologie kultureller Felder im interdisziplinären Kontext

Krankheit lässt sich aus unterschiedlichen Beschreibungsperspektiven thematisieren. Krankheit wird vom Individuum als Kranksein erfahren, vom Arzt klassifiziert und behandelt, kultur- und sozialwissenschaftlich auf historische, gesellschaftliche und kulturelle Kontexte hin befragt sowie philosophisch auf den Begriff gebracht. Es gilt zu reflektieren, wie sich die theologische Thematisierung von Krankheit in diese Beschreibungsperspektiven einreiht und sich dabei zu den medizinphilosophischen, sozial- und kulturwissenschaftlichen Perspektiven verhält.[14] Dies geschieht zunächst wiederum im Rückblick auf den Gang der Untersuchung (I.), der dann auf die zwischen Theologie und anderen Disziplinen vermittelnden Strukturen hin ausgewertet wird (II.). Sind so die interdisziplinären Anschlüsse markiert, ist abschließend auch nach den Grenzen einer interdisziplinären Einbindung der Theologie zu fragen (III.).

I. Rückblick auf den Gang der Untersuchung

In den Kapiteln 3.2, 4.2, 5.2 und 6.2 wurden Beiträge nichttheologischer Wissenschaftsdisziplinen rezipiert („Referenztheorien") und in den Kapiteln 3.4, 4.4, 5.4 und 6.4 auf theologische Lehrstücke bezogen. Jeweils wurde eine bestimmte Verbindung etabliert, die theologische und nichttheologische Einsichten aufeinander zu beziehen erlaubte.

(1.) In Teil 3 wurden Krankheitstheorien der Medizinphilosophie und theologisch-dogmatische Verortungen des (Krankheits-)Übels in Beziehung gesetzt. Dabei wurde die moderne Differenzierung von Erklären und Verstehen nicht unterlaufen. Die Unterscheidung zwischen naturwissenschaftlichen, auf Empirie beruhenden und in der Regel in quantitativen Gesetzesaussagen gefassten Geltungsansprüchen, wie sie in den Krankheitstheorien reflektiert werden, einerseits, und religiösen Deutungen, die Gegenstand der Theologie sind, andererseits, muss für eine Wissenschaftstheorie der Theologie als fundamental gelten.[15] Insofern die Theologie zum naturwissenschaftlichen Erklären nichts beizutragen hat, ist eine Beziehung nur auf der Seite des Verstehens möglich. Hier erwiesen sich beide Grundtypen der Krankheitstheorien je auf ihre Weise als anschlussfähig: Die normativistischen Krankheitstheorien

---

[14] Dabei ist auch die Metapher der Perspektive selbst zu befragen, weil sie die Einheit des Gegenstandes voraussetzt, ohne diese weiter zu reflektieren. Darin ist sie der Metapher der Dimension bei Paul Tillich vergleichbar, die die Einheit des „Schnittpunktes" der Dimensionen voraussetzt (siehe oben, Kapitel 5.4). Es handelt sich also jeweils um Befriedungsmetaphern der Interdisziplinarität, die Gemeinsinn (im Sinne der Bereitschaft, sich auf *dasselbe* zu beziehen) stiften sollen.

[15] Zur Emanzipation der Geisteswissenschaften von den Naturwissenschaften vgl. PANNENBERG 1973, 74–156.

koppeln naturwissenschaftliche Geltungsansprüche explizit an die verstehende Selbstverständigung über Krankheit und Gesundheit, indem letztere sowohl die Zielgrößen als auch die zu berücksichtigenden Einflussfaktoren naturwissenschaftlicher Medizin maßgeblich mitbestimmt. Was einer *erklärenden* Medizin zum Gegenstand wird, ergibt sich daraus, wie Krankheit und Gesundheit *verstanden* werden.

Die naturalistischen Krankheitstheorien leisten hingegen diese Kopplung nicht, sondern beanspruchen, die Konstitution medizinischer Gegenstände selbst noch einmal naturalisieren zu können: Was Krankheit und Gesundheit sind, bestimmen Physiologie, Statistik bzw. Evolutionstheorie. Während an dieser Stelle also die Verbindung ins Reich des Verstehens gekappt ist, öffnet sich an anderer Stelle eine umso interessantere: Der starke Begriff von „Natur", den sie voraussetzen, lässt sich wiederum lesen als Hinweis auf spezifische kulturelle Deutungsschemata des Körperphänomens, die in der Erfahrung von Krankheit präsent sind. Die Gegenstandsstellung zu sich als Körper wird so in konkrete Vorstellungen überführt und geformt; sie wird bestimmt, kommuniziert und legitimiert. „Natur", so wie sie der krankheitstheoretische Naturalismus voraussetzt, fungiert in dieser Hinsicht als ein Bündel von Deutungsschemata, die vor allem im ärztlichen Erklären und in populärer Medizinliteratur angeboten und durch eine Fülle medizinischer Praktiken plausibilisiert werden. Nicht zuletzt aber sind es die brachiale Härte, Kontingenz und Sinnfeindlichkeit von Krankheitserfahrungen, die zur Plausibilität der auf „Natur" rekurrierenden Deutungsmuster beitragen.

Sich selbst in der Krankheit als ein Stück Natur vorstellig zu werden, ist also nicht zuletzt ein Instrument, um das Verhältnis von biographischem Sinnanspruch und biographischer Sinnlosigkeit in der Krankheitserfahrung zu verhandeln. Die naturwissenschaftliche Erklärung bietet einerseits ein sinnvolles, kausal-aitiologisches und prognostisches Narrativ, das potenziell auch biographische Faktoren der ursprünglichen Verursachung („Schuld") und der weiteren günstigen oder ungünstigen Beeinflussung des Krankheitsverlaufs namhaft macht; andererseits sind die Protagonisten in diesem Narrativ in der Regel mikrobiologische Entitäten, deren ‚Verhalten' sich biographisch-hermeneutischen Sinnansprüchen entzieht. Krankheit als natürlicher Prozess, der sich an der Natur vollzieht, die ich selbst bin, ist somit zugleich sinnvoll und sinnlos; und dieses Verhältnis wird implizit durch den Verweis auf „Natur" zum Ausdruck gebracht (der Tumor als Fremdkörper; die T-Zellen etc.).

Als Ausdruck des Verhältnisses von Sinn und Sinnlosigkeit der Krankheit kamen auch religiöse Deutungen des Krankheitsübels zur Sprache. Die Klage wurde rekonstruiert als explizite Konfrontation einer sinnlosen bzw. sinnwidrigen Wirklichkeitserfahrung einerseits mit einem biographischen Sinnanspruch andererseits. Was in der Naturalisierung von Krankheit spannungsvoll nebeneinander steht, wird in der religiösen Deutung des Klagenden *als* Spannung zum Ausdruck gebracht. In diesem Sinne bildet die religiöse Deutung einerseits ein funktionales Äquivalent zu einer naturalisierenden Deutung; andererseits ist sie durch eine zusätzliche Ebene von Reflexivität gekennzeichnet. Indem die Spannung als solche zum Ausdruck kommt, ermöglicht es die religiöse Deutung dabei auch, einer vorschnellen Auflösung dieser Spannung – durch Aufgabe des Sinnanspruchs oder umgekehrt durch religiöse oder säkulare Theodizeen[16] – zu wehren.

Die Voraussetzung einer solchen Analogiebildung und eines daran anschließenden konstruktiven Bezuges zwischen naturalistischen Krankheitstheorien und einer Theologie des Übels bzw. der Klage ist dabei das Vorliegen einer gemeinsamen Plattform, auf der die Gegenstände beider, die naturwissenschaftlichen Erklärungen und die religiösen Deutungen von Krankheit, im selben theoretischen Rahmen rekonstruiert werden können. Eine solche Plattform ist mit dem im Anschluss an Phänomenologie und Wissenssoziologie entfalteten Begriff der Krankheitserfahrung gegeben. Die Erfahrung von Krankheit erweist sich durch verschiedene kulturelle Deutungsschemata sinnhaft geformt, zu denen eben auch die Deutung des phänomenalen Körpers als „Natur" oder die Deutung von Krankheit als vor Gott zu beklagendes Übel gehören.[17] An dieser Stelle ist es also eine gemeinsame kulturtheoretische Verortung der Gegenstände, die den interdisziplinären Bezug erlaubt. Von hier aus konnte dann ethisch weitergefragt werden, inwiefern die Frage nach Sinn und Sinnlosigkeit der Krankheit ein Element der Beziehung von Ärztin und Patient sein sollte.

(2.) Teil 4 verbindet den theologischen Topos der Rechtfertigung und sozialpsychologischen mit soziologischen Theorien des Stigmas, der Scham und vor allem der Anerkennung. Mit Krankheit umzugehen heißt, so wurde gezeigt, mit einem potenziellen Anerkennungsproblem umgehen zu müssen. Im sozialen Ausnahmetatbestand der Krankheit verdichtet bzw. steigert sich das soziale Grundphänomen von normativer Erwartung und Zurückbleiben hinter einer Norm. In der theologischen Reformulierung dieser Einsicht mithilfe des Gedankens der Rechtfertigung zeigte sich das Anerkennungsproblems in zugespitzter Weise: Anerkennung wird als unbedingte Anerkennung der ganzen Person intendiert. Die im religiösen Symbol der Anerkennung des Menschen durch Gott verdichtete Erfahrung zeigt die innere Unbedingtheit von Anerkennungsansprüchen ebenso wie die Bedingtheit realisierter sozialer Anerkennungsverhältnisse.

Der Konnex zwischen Theologie und Sozialwissenschaften entsteht hier anders als in Teil 3 nicht primär auf der Plattform einer gemeinsamen kulturtheoretischen Verortung, sondern dadurch, dass die sozialwissenschaftliche Analyse von Anerkennungsverhältnissen noch einmal einer theologischen Re-

---

[16] Unter einer Theodizee wurde eine allgemeine Aussage über den Sinn von Krankheit verstanden, die darauf zielt, die Klage über die Krankheit stillzustellen (siehe oben, 3.4).

[17] Siehe Kapitel 3.1.

flexion offensteht. Diese nimmt eine bestimmte Perspektive auf die erstper-
sönliche Erfahrung von Anerkennungsverhältnissen ein, die durch die
religionstheoretischzu explizierende Leitdifferenz von Unbedingtheit und Bedingtheit ausgezeichnet ist. Zugleich wird beansprucht, dass damit eine Einsicht über die Verfasstheit von Anerkennungsverhältnissen zutage tritt, die
nicht auf einen wie auch immer abgegrenzten religiösen Sektor oder den Geltungsbereich einer positionellen Theologie beschränkt ist. Dieser Anspruch
wurde in Form einer Diskussion der medizinethischen Begriffe Würde und
Vertrauen einzulösen versucht.

In die Theologie ergibt sich die Rückwirkung, dass der Gedanke der
Rechtfertigung nicht mehr nur auf eine, gar moralisch konnotierte, Sünde
oder auf den bei Paul Tillich analog zur Sünde gedachten Zweifel bezogen
werden kann, sondern dass auch von einer Rechtfertigung der Versehrten zu
sprechen ist. Die Wieder-ins-Recht-Setzung derer, die sich in ihrer Krankheit
missachtet finden, weist die gleiche soteriologische Struktur auf, die auch der
Rechtfertigung der Sünderin und des Zweiflers zu Grunde liegt. Die – theologiegeschichtlich vorgeprägte – Reformulierung der Rechtfertigungslehre mittels des Anerkennungsbegriffs führt also innertheologisch zu einer Erweiterung der Rechtfertigungslehre. Insgesamt wird ein wechselseitiges Interpretationsverhältnis etabliert, in dem der Rechtfertigungstopos mittels des Anerkennungsbegriffs und umgekehrt die Theorie sozialer Anerkennung mittels
der Rechtfertigungslehre interpretiert wird.

(3.) Wiederum ein anderes Verhältnis zwischen der Theologie und nichttheologischen Disziplinen liegt in Teil 5 vor. Der medizinische bzw. gesund-
heitswissenschaftliche Begriff der Gesundheit, dessen normative Imprägnie-
rung anders als beim Krankheitsbegriff weithin unbestritten ist, wurde theologisch wiederum in einer spezifischen Hinsicht thematisiert: Gesundheit als
Zustand der vollständigen Restitution des in der Krankheit als desintegriert
Erfahrenen ist unbegrenzt und entsprechend unerreichbar. Dieser utopische
Status des Gesundheitsbegriffs ist nicht per se problematisch, da es – wiederum in der Perspektive Kranker – verschiedene Weisen des intentionalen Be-
zugs auf Gesundheit gibt. Unter der Modi des Hoffens auf Gesundheit lassen
sich Wünschen, Wollen und eine entmaterialisierte Hoffnung differenzieren.
An dieser Stelle konnte der Lehrbestand der Eschatologie fruchtbar gemacht
werden, der diese differenzierten Modi des Hoffens auf ein utopisch-
unbegrenztes Ziel mit Rekurs auf religiöse Symbole zu unterscheiden erlaubt.

Die Nähe des Gesundheitsbegriffs zu soteriologischen bzw. eschatologischen Vorstellungen ist auch anderswo konstatiert und dabei in der Regel säkularisierungstheoretisch interpretiert worden: Gesundheit sei als letzter und
höchster Zweck in einer Zeit des Transzendenzverlustes an die Stelle des jen-
seitigen Heils des Christentums getreten. Diese Ablösungsfigur etabliert ein
Konkurrenzverhältnis zwischen Religion und Gesundheitshoffnung und, da-

von abgeleitet, auch zwischen Theologie und Gesundheitswissenschaften.[18] Er soll nicht bestritten werden, dass eine solche säkularisierungstheoretische Interpretation einige Erschließungskraft für bestimmte Phänomene des Medizinsektors hat.[19] Gleichwohl verstellt sie, ins Allgemeine gewendet, die Pointe: Da eine Krankheitserfahrung potenziell alle Bereiche des Lebens affiziert, ist die Gesundheitshoffnung entsprechend unbegrenzt. Dieses Entgrenzungsmoment eignet der Gesundheitsvorstellung nicht deswegen, weil sie lediglich ein Säkularisat religiöser Heilsbegriffe wäre, sondern aus ihrer eigenen Logik heraus. Zeitdiagnostisch dürfte es plausibel sein, eine veränderte (gestiegene) lebensweltliche wie politische Wertigkeit dieser Gesundheitsvorstellung zu konstatieren, die auch theologisch angefragt werden kann.[20] Eine theologische Kritik hingegen, die allein auf die utopische Struktur der Gesundheitsvorstellung abstellt, greift am Phänomen vorbei und versäumt es zudem, die eigenen Reflexionsleistungen für die Erschließung des Phänomens zur Verfügung zu stellen. Umgekehrt immunisiert sie sich vorschnell gegen die Frage, inwieweit die christlichen Heilsvorstellungen auch im Hinblick auf Leiblichkeit expliziert werden müssen – wie also Identität und Nichtidentität von Heil und Heilung präzise zu bestimmen sind. Die interdisziplinäre Relation von Theologie und Gesundheitswissenschaften besteht mithin darin, dass sie mit der Gesundheit im beschriebenen Sinne einen *potenziellen gemeinsamen Gegenstand* haben, auch wenn sie diesen unterschiedlich – als Gegenstand der Hoffnung bzw. als Ziel professionellen Handelns – adressieren.

(4.) Teil 6 hat schließlich eine Verbindung zwischen einem praxistheoretischen Begriff von Sorge (Care) und dem Liebesbegriff der theologischen Tradition hergestellt. Die Sorge für einen Kranken wurde rekonstruiert als Eintreten in die in der Krankheit erfahrene Desintegration. Sorge wurde dabei nicht bzw. nicht primär als Handeln, also bezogen auf eine Zweck-Mittel-Rationalität, konzipiert, sondern als Praxis: als habitualisierter, gleichwohl in seinem Ablauf adaptiver Prozess, dem implizites Wissen eingeschrieben ist. Erst in Situationen der Krise, etwa das Rechtfertigungsbedarfs, geht die Sorge in Handeln über, das über Zweck und Mittel explizit Auskunft geben kann.

Diese praxistheoretische Explikation des Sorgebegriffs wurde mittels des theologischen Topos der Liebe fortbestimmt. Wird die Sorge für Kranke als Manifestation von Liebe verstanden, zeigen sich die möglichen Krisensituationen der Sorge in prägnanter Weise. Das Verhältnis von Selbstverlust und Selbsthabe wie auch die intentionale Unverfügbarkeit von Liebe, die im theologischen Liebesbegriff reflektiert werden, weisen auf mögliche Aporien des

---

[18] Säkularisierungsfragen sind Legitimitätsfragen; darauf hat Hans Blumenberg beharrlich hingewiesen (vgl. BLUMENBERG 1996, 27; 32; 101; 107 u.ö.).

[19] Im Transhumanismus wird ein solches Ablösungsverhältnis regelrecht inszeniert (siehe Kapitel 5.4, I.).

[20] Vgl. etwa SCHNEIDER-FLUME 2002.

Sorgens im sozialen Nahbereich wie in der professionellen Pflegebeziehung. Fragen nach den Grenzen der Sorge, nach dem Verhältnis von Fürsorge und Selbstbestimmung wie auch nach dem Verhältnis von Sorge und Ökonomie lassen sich von hier aus bearbeiten. Wiederum liegt der theologische Beitrag zu einer Theorie der Fürsorge im und außerhalb des professionellen Kontextes in einer an der Leitdifferenz von Unbedingtheit und Bedingtheit orientierten Reflexivität, die auch unabhängig von positionell-theologischen Voraussetzungen tragfähig ist.

Umgekehrt besteht die Rückwirkung in die Theologie, insbesondere in die theologische Ethik hinein, in der veränderten theoretischen Rahmung des Liebesbegriffs. (Nächsten-)Liebe wird nicht primär als Handeln auf einen Zweck hin, sondern als ein Sich-Überlassen an Praktiken mit dem Anderen um des Anderen willen verstanden. Die ethische Aufgabe einer Reflexion von Praktiken der Sorge besteht entsprechend nicht (oder nicht primär, das heißt: jenseits der Krisenmomente) in einer Betrachtung dazu, inwieweit die gewählten Zwecke tatsächlich gut und die Mittel vertretbar sind oder nicht, sondern in der Analyse dessen, welche ‚routinemäßigen‘ Voraussetzungen eine gelingende Praxis der Sorge hat. Zu diesen Voraussetzungen gehört insbesondere dasjenige, was in der Sorge implizit präsent gehalten werden muss, damit diese für Krisensituationen sensibel ist, in denen sie in Handeln übergehen muss: das Wissen um die fundamentale Entzogenheit der Person der Kranken, die Personalität der Sorgenden oder die Rezeptivität der Liebe selbst. Der Glaube an Gott, der die Liebe ist, lässt sich von hier aus verstehen als die subjektive Evidenz ebendieser Momente der Liebe; als solche wäre er einer gelingenden Praxis der Sorge förderlich.

Die hier am Gedankengang der Arbeit aufgezeigten Modi einer interdisziplinären Situierung der Theologie sind im folgenden Abschnitt noch einmal zusammenfassend zu reflektieren.

II. Eigenes, Fremdes und Gemeinsames

Die „denkende Religion"[21] des Christentums ist ein konstitutiver Bestandteil der europäischen Wissenschaftsgeschichte. Der fortwährende Versuch, den Wahrheitsanspruch christlicher Rede zu erweisen, hat seinen Niederschlag in der antiken Apologetik wie in der mittelalterlichen Universität gefunden; und noch das Projekt der modernen Universität zeigt die Spuren der kulturprägenden Kraft eines Christentums, das sich zu den eigenen Wissensbeständen, Institutionen und Praxisformen reflexiv verhält.[22] In dieser Reflexionsbewegung hat die Theologie sich jeweils der Denkmittel der Zeit bedient, sich diese selektiv und in spezifischer Brechung angeeignet und so eine spannungs-

---

[21] HARNACK 1927, 2.
[22] Vgl. dazu TANNER 2002, 87.

volle und wandelbare Disziplinarität entwickelt. Diese steht heute im Kontext einer ausdifferenzierten Wissenschaftslandschaft, die ihrerseits durch fortwährende Veränderung im Zuschnitt, im inneren Aufbau, in der Zuordnung wie in der Relevanz der einzelnen Fächer gekennzeichnet ist.[23] Versuche einer einheitlichen Geltungsverwaltung durch wissenschaftsphilosophische Systembildung haben sich nicht durchsetzen können.[24] Auch wissenschaftssystematische Großkategorien wie „Natur-", „Geistes-" und „Kulturwissenschaften" sind nur von begrenztem, zumeist forschungsheuristischem oder wissenschaftspolitischem Wert. Wenn Theologie im interdisziplinären Kontext betrachtet wird, so unter der Bedingung, dass dieser ebenso fluide ist wie die Zurechnung einer bestimmten Methode, einer Theorie oder eines Paradigmas zur eigenen oder zu einer anderen Disziplin.[25]

Wenn also von interdisziplinären Brücken die Rede ist, die zwischen der Theologie und anderen Fächern bestehen, so ist damit nicht nur eine Verbindung, sondern zugleich eine Apartsetzung impliziert: eine situative Sortierung, die zwischen Eigenem und Fremdem unterscheidet. Darauf hinzuweisen ist insbesondere dort angezeigt, wo es zu Reimporten kommt. So wurden in Teil 4 der sozialphilosophische Begriff der Anerkennung sowie in Teil 6 ein kulturanthropologischer bzw. pflegewissenschaftlicher Begriff der Sorge als fremddisziplinäre Konzepte aufgenommen und dann auf theologische Lehrbestände bezogen. Zugleich wurde darauf hingewiesen, dass der christlich-theologische Topos der Liebe in die Entstehung dieser Konzepte eingegangen ist. Dadurch entsteht eine hermeneutische Zirkelstruktur. Wenn der Liebesbegriff, der zur Interpretation der Sorgepraxis verwendet wird, zugleich ein – wie implizit und gebrochen auch immer rezipierter – historischer Vorläufer des Sorgebegriffs ist, ist eine gewisse Passung auf konzeptioneller Ebene nicht überraschend. Ähnliches gilt für den Begriff der Anerkennung.

Wenig weiterführend wäre es an dieser Stelle, angesichts dieses Zirkels die Zuordnung von disziplinär Fremdem und Eigenem mithilfe der Behauptung zu vereindeutigen, es handle sich bei den sozialphilosophischen bzw. kulturwissenschaftlichen Begriffen um *Säkularisate* christlich-theologischer Konzepte, die jetzt lediglich an ihren angestammten theologischen Ort zurückkehrten. Eine solche Ontologie des temporär exilierten und jetzt repatriierten Eigenen übersähe, dass die nichttheologischen Theoriebestände in ihrer binnendisziplinären Eigendynamik und Bewährung von ihren christentumsgeschichtlich-genetischen Anteilen entkoppelt sind.[26] Ebenso verkürzend wä-

---

[23] Zur Wissenschaftstheorie der Theologie vgl. PANNENBERG 1973; MAURER 2004.

[24] Zu einem solchen Versuch vgl. etwa TILLICH 1923.

[25] Vgl. etwa die Entwicklung des exegetischen Methodenkanons (STECK 1993, 15ff.).

[26] Angesichts der synkretistischen Struktur des Christentums ist schon die Auszeichnung *ursprünglich christlicher* Bestände eine standortgebundene Operation (vgl. TROELTSCH 1903).

re eine theologische Rezeption solcher Theoriebestände, die diese lediglich als fremde importierte und die Passung zu eigenen Reflexionsinstrumenten als überraschende Koinzidenz oder staunenswerte Syntheseleistung ausgäbe.

Fruchtbarer dürfte es sein, der Beschreibung interdisziplinärer Verhältnisse durch die Differenz von Eigenem und Fremdem, die Geltungsansprüche reguliert und insofern pazifizierend wirkt, eine weitere Beschreibung an die Seite zu stellen, die von komplexen wissenschaftsgeschichtlichen Denkbewegungen ausgeht, die nicht eindeutig disziplinär zuzuordnen sind. Was sich wissenschaftsinstitutionell als Export und Import von Theorien, Modellen und Konzepten zwischen verschiedenen Disziplinen darstellt, ließe sich von hier aus als ein Sich-Abarbeiten an Grundproblemen verstehen, die quer zu disziplinären Sortierungen liegen. Gerade fundamentale anthropologische Fragestellungen, wie sie durch metatheoretische Termini wie Krankheit, Gesundheit, Person, Körper, Erfahrung, Würde, Schuld oder Sorge angezeigt werden, finden sich dieser Perspektive zufolge in jeweils disziplinärer Brechung in unterschiedlichen Fächern wieder. Sie bilden potenzielle gemeinsame *Probleme*: hinsichtlich der theoretischen Erschließung von Phänomenen, aber auch hinsichtlich der Bearbeitung lebensweltlicher bzw. gesellschaftlich relevanter Herausforderungen (für die vorliegende Arbeit: etwa der Erfahrung des Krankseins oder der Gesundheitspolitik). Die Beobachtung, dass sich die disziplinäre Sortierung der Wissenschaften angesichts solcher gemeinsamer Probleme als kontingent und zuweilen dysfunktional erweist, ist Ausgangspunkt der gegenwärtig ubiquitären Bestrebungen nach interdisziplinärer Kooperation oder sogar transdisziplinärer Transformation der Wissenschaften.[27] So war die wechselseitige Interpretation zwischen „Fürsorge" im pflegewissenschaftlichen und „Liebe" im theologischen Sinne motiviert durch die Beobachtung, dass beide Begriffe auf gemeinsame Probleme, etwa das von Selbstverlust und Selbsthabe, fokussieren.

Nun kann es nicht darum gehen, an die Stelle einer schlichten Ontologie der disziplineneigenen und -fremden Gegenstände und Methoden eine ebenso schlichte Ontologie der disziplinenübergreifenden Probleme zu setzen. Eine solche scheitere schon daran, dass eine metadisziplinäre Sprache, die solche Probleme in zustimmungsfähiger Weise bestimmen könnte, nicht zur Verfügung steht. Probleme im strengen Sinne gibt es nur im disziplinären Kontext. Was mit disziplinären Denkformen gelöst werden soll, muss zunächst mit disziplinären Denkformen formuliert werden; und auch eine vorgeschlagene Lösung kann sich nur in denjenigen Arrangements der Prüfung an den Phänomenen einerseits und der kommunikativen Rückkopplung andererseits bewähren, die eine Disziplin konstituieren.[28] Wenn ein wechselseitiges Interpre-

---

[27] Vgl. etwa die Beiträge in BOGNER et al. 2010.
[28] Dazu klassisch WEBER 1904. Zur Wissenschaftstheorie der Interdisziplinarität vgl. JUNGERT et al. 2010.

tationsverhältnis zwischen Sorgetheorie und theologischem Liebesbegriff etabliert wird, so liegt dessen wissenschaftlicher Wert lediglich darin, am einen oder am anderen Ort Einsichten zu erschließen. Ob also eine praxistheoretische Rekonstruktion des Begriffs der Nächstenliebe angemessen ist, ist theologisch zu beurteilen. Und ob die mit dem theologischen Liebesbegriff verbundenen Einsichten in das intrikate Verhältnis von Selbstverlust und Selbsthabe für die Erschließung professionellen Pflegehandelns etwas austragen, ist im Kontext der Pflegewissenschaften bzw. der Pflegeethik zu eruieren.

Beide Beschreibungen des Interdisziplinaritätsverhältnisses, der Fokus auf die Sortierung der Disziplinen und der Fokus auf metadisziplinäre wissenschaftsgeschichtliche Denkbewegungen, stehen in einem dialektischen Verhältnis zueinander. Die Sortierung der Disziplinen erscheint selbst als Zwischenstand einer umfassenderen wissenschaftsgeschichtlichen Entwicklung, innerhalb derer verschiedenste Prozesse der Ausdifferenzierung, Fusionierung und paradigmatischen Synchronisierung von wissenschaftlichen Disziplinen und Subdisziplinen festzustellen sind.[29] Umgekehrt ist diese wissenschaftsgeschichtliche Erkenntnis ihrerseits disziplinär verankert (und methodisch ausdifferenziert),[30] verdankt sich also ihrerseits disziplinärer Abgrenzungsprozesse.[31]

Für eine Systematische Theologie im interdisziplinären Kontext sind jedenfalls beide Seiten der Beschreibung von Interdisziplinarität unverzichtbar und nicht aufeinander reduzibel: die Betonung eigener wie fremddisziplinärer Geltungsansprüche ebenso wie das Bewusstsein, dass in der historischen Entwicklung der Wissenschaften in disziplinären Brechungen immer wieder gemeinsame Probleme verhandelt werden – wie auch die beide Perspektiven umgreifende Einsicht, dass die Identifikation des Eigenen, Fremden und Gemeinsamen Gegenstand beständiger Verhandlungen ist, die sich aus theoretisch-analytischen wie aus wissenschaftspragmatischen und -politischen Interessen speisen.

Als Beispiel für eine solche Identifikation des Eigenen, Fremden und Gemeinsamen kann die in Teil 3 errichtete Brücke zwischen Theologie und Medizinphilosophie dienen. Diese verdankt sich wie gezeigt einem gemeinsamen kulturtheoretischen Rahmen, in dem religiöse Krankheitsdeutungen und naturalistische Krankheitsbegriffe als kulturelle Deutungsschemata der Krankheitserfahrung nebeneinandergestellt wurden. Von Seiten der Theologie ge-

---

[29] Vgl. LAKATOS 1982; KUHN 2011.

[30] Vgl. etwa VOM BRUCH/KADERAS 2002; VOM BRUCH/GERHARD/PAWLICZEK 2006.

[31] Noch die hier vorgetragene Einsicht in die dialektische Verschränkung der beiden Beschreibungen des Interdisziplinaritätsverhältnisses kann keine disziplinenunabhängige Geltung beanspruchen. Sie ist im Kontext der vorliegenden Arbeit entstanden aus einer verallgemeinernden Rückschau auf die im Gang der Untersuchung aus der Theologie heraus geschlagenen interdisziplinären Brücken. Damit ist sie lediglich ein Beitrag zur Reflexion der Theologie auf ihre eigene wissenschaftliche Umwelt.

schieht das, indem Theologie mit Klaus Tanner „im Kontext der Kulturwissenschaften" verortet wird.[32] Tanner legt Wert darauf, Theologie nicht *als* Kulturwissenschaft zu konzipieren und sie damit einem gegenwärtig modischen Paradigma gänzlich auszuliefern. Vielmehr versteht er Theologie als Beitrag zu einer verschiedene Disziplinen umfassenden Denkbewegung, die sich der Erschließung konkreter kultureller Phänomene und ihrer Formungsprozesse verschrieben hat. Diese gemeinsame Denkbewegung, die programmatisch mit dem Label der Kulturwissenschaften versehen wurde,[33] kann wiederum innertheologisch als eigene rekonstruiert werden, wie Tanner im Rekurs auf Johann Gottfried Herder, Friedrich Schleiermacher und Paul Tillich darstellt. In der Erschließung der religiös-kulturellen Ausdrucksgestalten und der in ihnen enthaltenen Rationalität liegt dann der theologische Beitrag zur gemeinsamen Denkbewegung und dessen Anschlussfähigkeit für die interdisziplinäre Kooperation.[34]

Auf dieser Linie lassen sich auch die in den Teilen 4–6 diskutierten christlichen Topoi der Rechtfertigung, des endzeitlichen Heils und der Liebe als kulturelle Deutungsschemata begreifen, die einerseits der wissenschaftlich reflektierenden Erschließung kultureller Phänomene – hier: des Umgangs mit Krankheit – dienen, andererseits im Verlauf einer langen gemeinsamen Geschichte von Christentum und Krankenversorgung auch gegenstandsseitig in die zu erschließenden kulturellen Phänomene eingegangen sind. Die Begriffe der Patientenwürde, der Gesundheit und der Fürsorge enthalten in diesem Sinne Sedimente der genannten Deutungsschemata, ohne durch diese erschöpfend bestimmt zu sein. Insofern ist eine Theologie, die den Umgang mit Krankheit thematisiert, nicht nur am ‚fremden‘ kulturellen Ort, sondern zugleich bei ihren ‚eigenen‘ Belangen.

Wie umstritten und beweglich die konkrete Grenze zwischen dem theologisch Eigenen und dem nichttheologisch Fremden ist, zeigt sich paradigmatisch am Gesundheitsbegriff. Fällt Heilung, auch und gerade im medizinischen Sinne, extensional unter das als Heil zu Begreifende oder nicht? Die Identifikation von bzw. Differenzierung zwischen Heil und Heilung ist einerseits, wie in Teil 5 gezeigt, ein Element konkreten religiösen Umgangs mit Krankheit, innerhalb dessen Hoffen, Wünschen und Wollen situativ justiert werden; andererseits ist sie Gegenstand theologischer Debatten über das Verhältnis von Religion und Medizin. Religiöse bzw. kulturelle Praxis und theologische Reflexion können dabei durchaus in Spannung stehen; so etwa, wenn die theologische Reflexion sich – beispielsweise mit Blick auf die transhumanistische Identifikation von Hoffen und Wollen – zur Praxis noch einmal kritisch verhält.

---

[32] TANNER 2002, 83.

[33] Vgl. a.a.O., 92f.; FRÜHWALD et al. 1991.

[34] Vgl. TANNER 2002, 93–96.

Insgesamt erscheint die Theologie damit bei aller disziplinären Eigenständigkeit als Teil einer gemeinsamen, an der Erschließung kultureller Phänomene und der Behandlung anthropologischer Grundfragen orientierten Denkbewegung. Innerhalb dieser tragen die einzelnen Disziplinen ihre jeweils bewahrten bzw. entwickelten *particula veri* zu einer dichten Beschreibung und guten Bearbeitung der Probleme bei. In diesem Sinne ist es an der Theologie, die spezifische Rationalität religiöser Reflexionsformen, Symbole und Praktiken am Ort der je und je als gemeinsam identifizierten Probleme zur Geltung zu bringen. So gilt auch auf wissenschaftlicher Ebene, dass – mit Jürgen Habermas gesprochen – der Beitrag der Religionen zur Genealogie der Vernunft noch nicht abgegolten sein dürfte.[35]

Angesichts der variablen Disziplinengrenzen und der fortwährenden binnen- und interdisziplinären Verhandlungen um das Eigene, Fremde und Gemeinsame mag jedoch die Theologie versucht sein, sich zu allem und jedem zu äußern und den Umfang ihrer Geltungsansprüche nicht mehr kritisch zu begrenzen. Nach einer solchen kritischen Begrenzung gilt es im Folgenden zu fragen.

III. Kritik der interdisziplinären Theologie

Im Vorwort zu den *Soziallehren* attestiert Ernst Troeltsch seinem Göttinger Lehrer Albrecht Ritschl, seine Lehre enthalte

eine bestimmte Auffassung der dogmatischen Ueberlieferung, vermöge deren [sic] sie den modernen Bedürfnissen und Fragestellungen entgegen kam, und eine ebenso bestimmte Auffassung der modernen geistigen und religiösen Lage, vermöge deren [sic] diese zur Aufnahme und Fortsetzung der in Ritschls Sinn verstandenen Tradition befähigt schien.[36]

Auf eine allzu gute Passung fällt der Verdacht, dem Eigensinn der dogmatischen Tradition ebenso wenig gerecht geworden zu sein wie der geistigen Lage der Gegenwart. Dieser Vorwurf ließe sich *mutatis mutandis* auch an eine interdisziplinär zu passungsfreudige Theologie richten. Auf welche Weise kann sie in der interdisziplinären Kooperation plausibel machen, dass ein gemeinsam in den Blick genommenes Problem in den Bereich ihrer Gegenstände fällt, und welcher Art und wodurch begrenzt ihre diesbezüglichen Geltungsansprüche sind? Der Verweis auf die Etymologie ihrer Denomination dürfte an dieser Stelle nicht weiterführen, insofern Gott allenfalls noch Gegenstand einer spekulativen Philosophie, jedenfalls aber nicht der Kulturwissenschaften im weitesten Sinne ist.[37] Es bleiben drei klassische Varianten ei-

---

[35] Vgl. HABERMAS 2005, 147; 149. Siehe dazu auch oben, 1.3, I. (2.).

[36] TROELTSCH 1912, VII.

[37] Allerdings beansprucht insbesondere Wolfhart Pannenberg, die „wissenschaftliche Rationalität der Theologie" (PANNENBERG 1973, 335) als einer „Wissenschaft von Gott" (a.a.O., 349) anhand wissenschaftstheoretischer Standards darlegen, also auch außerhalb

ner gegenstandsseitigen Fokussierung der Theologie, die durch die Begriffe der Kirche (1.), der Religion (2.) und des Christentums bzw. des Protestantismus (3.) vermittelt sind. Alle drei haben ihre Vorzüge und ihre Schwierigkeiten.

(1.) Die für die Glaubenslehre Friedrich Schleiermachers wie für die Dogmatik Karl Barths charakteristische Lokalisierung der Theologie innerhalb der *Kirche*, orientiert an Zwecken der „Kirchenleitung"[38] und insofern fokussiert auf kirchliches Handeln, hat wissenschaftsinstitutionell eine hohe Plausibilität, insofern sie den Status theologischer Fakultäten in Deutschland gut rekonstruiert. Zudem scheint der primäre Phänomenbereich, auf den sich Theologie bezieht, einigermaßen wohlumschrieben zu sein: die konkreten Vergemeinschaftungsformen einer konfessionellen Tradition sowie deren Strukturen, Vollzüge, Symbole, Quellen und Lehrbestände. In diesem Sinne wurden in der vorliegenden Arbeit mit Segenshandlungen und Heilungsgottesdiensten auch explizit kirchliche Vollzüge in den Blick genommen. Doch hier ergibt sich für die protestantische Theologie sofort eine Schwierigkeit: Ihre Ekklesiologie hat in verschiedenen Formen immer die Einsicht präsent gehalten, dass, was mit Recht Kirche genannt werden kann, sich nicht in der Verfasstheit vorfindlicher Institutionen erschöpft. Hier haben Differenzierungsfiguren wie Luthers Unterscheidung von sichtbarer und unsichtbarer Kirche ihren Ort.[39] Diese dürften allerdings für die interdisziplinäre Verständigung kaum anschlussfähig sein. Für die kulturwissenschaftliche Selbstbeschreibung der Moderne ist zudem die Einsicht einschlägig, dass Deutungsschemata und soziale Praktiken, die am sozialen Ort von „Kirche" in den Blick kommen, nicht an religiöse Großorganisationen gebunden sind, sondern ein vielfältiges kulturelles Eigenleben führen. Um derlei Phänomene zu erfassen, erweist sich der Kirchenbegriff wiederum als zu eng.[40] Theologisch wie kulturtheoretisch weist also „Kirche" in unterschiedliche Richtungen über sich hinaus; der Kirchenbegriff eignet sich dementsprechend nicht zur interdisziplinären Kommunikation über Umfang und Grenzen des theologischen Gegenstandsbereichs.[41]

(2.) Anders verhält es sich mit dem Begriff der *Religion*. In der konfessionellen Pluralisierung der frühen Neuzeit zum Suchbegriff für das verschiedenen Kirchentümern Gemeinsame geworden, fokussiert er insbesondere auf

---

der Theologie kommunizieren zu können. Dieser Ansatz kann hier unberücksichtigt bleiben, insofern die Bestimmung der Gottheit Gottes als der alles bestimmenden Wirklichkeit gerade keine gegenstandsseitig begrenzende Funktion hat. Diese Aufgabe erfüllt auch bei Pannenberg der Religionsbegriff (vgl. a.a.O., 335ff.; 349).

[38] SCHLEIERMACHER 1831/32, 2.

[39] Vgl. BARTH 2008a, 179–230.

[40] Vgl. TANNER 2008, 11f.

[41] Eine Ausnahme bildet die Kooperation von Theologie und Soziologie zu kirchensoziologischen Fragestellungen (vgl. dazu etwa MATTHES 1975).

die Wechselbeziehung zwischen subjektiven Erfahrungen von Transzendenz und Bindung einerseits und tradierten Ausdrucksformen sowie gesellschaftlichen Strukturen andererseits. Der Religionsbegriff weist dabei eine Vielzahl von Theoriedimensionen auf, die Religion als gemeinsames Problem von Theologie und anderen Disziplinen verstehen lassen. Zu diesen gehören kulturtheoretische, religionsgeschichtliche, sozialpsychologische, metaphysische, wissenssoziologische, semiotische und weitere Theoriedimensionen.[42] Hinsichtlich des Umfangs an Phänomenen vermag der Religionsbegriff insbesondere in seinen funktionalen Varianten[43] über den Bereich kirchlich organisierten religiösen Lebens weit hinauszugehen.[44] So wurde in der vorliegenden Arbeit ein deutungstheoretischer Religionsbegriff verwendet, um bestimmte Grundprobleme des Umgangs mit Krankheit als Themen der Theologie zu identifizieren, auch wenn diese phänomenal zuweilen gänzlich innerhalb eines säkularen Medizinsystems auftreten und keine Bezüge mehr zu „Kirche" zeigen. In dieser Flexibilität liegt jedoch zugleich eine Gefahr: Je nach Fassung vermag der Religionsbegriff eine extensionale Weite zu erreichen, die auf Kosten der Spezifik seines Problemzugriffs geht.[45] Damit „Religion" nicht die Nacht wird, in der alle Katzen grau sind, gilt es, den Religionsbegriff je nach Sachproblem, das damit adressiert werden soll, möglichst spezifisch auszuweisen. Für das Pragma der vorliegenden Arbeit erwies es sich daher als angemessen, einen engeren, auf die Leitdifferenz Bedingtheit-Unbedingtheit und darin insbesondere Ganzheit-Partikularität zugeschnittenen Religionsbegriff zu Grunde zu legen und mit seiner Hilfe den Umfang der (auch) theologisch zu verhandelnden Probleme zu bestimmen.[46]

(3.) Eine zweite Kritik, die den Religionsbegriff trifft, ist die einer vermeintlichen Universalität, die dessen christliche Bestimmtheit verschleiere.[47] Daher hat insbesondere Trutz Rendtorff vorgeschlagen, für eine Bestimmung des Gegenstandsbereichs der Theologie im interdisziplinären Kontext nicht den Religionsbegriff, sondern den Begriff des *Christentums* zu Grunde zu legen.[48] Im Anschluss an Johann Salomo Semlers Begriff vom Christentum außerhalb der Kirche fokussiert Rendtorffs Christentumsbegriff auf einen breiten (und alles „Kirchliche" weit übersteigenden) Überlieferungszusammenhang, dessen konkrete Ausdrucksformen und die in ihrem Deutungshorizont stehende (neuzeitliche) Lebenspraxis im Ganzen. Der Verzicht auf den Reli-

---

[42] Vgl. BARTH 2002.
[43] Zu funktionalen und substantialen Religionsbegriffen vgl. KNOBLAUCH 1999, 109ff.
[44] Zu „Religion" als „Vermittlungsbegriff zwischen Theologie und Kultur" (HERRMANN 2004) vgl. TILLICH 1919.
[45] Siehe dazu oben Anm. 11.
[46] Zum Verhältnis von Theologie und Religionswissenschaft vgl. die Beiträge in ALKIER/HEIMBROCK 2011.
[47] Vgl. etwa MATTHES 2005, 172; 227.
[48] Vgl. RENDTORFF 1972 und dazu LAUBE 2006.

gionsbegriff ermöglicht dabei eine theoretische Hinwendung zu den diskursiven Formierungen der Unterscheidung von „religiös" und „nichtreligiös". Was im Überlieferungszusammenhang des Christentums explizit als „religiös", „fromm" oder „spirituell" gekennzeichnet wird, und was etwa dem Recht, der Politik, der Moral, dem professionellen Ethos, der Psychologie oder der allgemeinen Lebensklugheit zugerechnet wird, ist im Wandel begriffen und darin selbst Gegenstand des theologischen Interesses. Die in Teil 5 aufgewiesenen Abgrenzungen von Heil und Heilung sowie die in Kapitel 6.3 rekonstruierte Debatte um „Spiritualität" am Ort des Gesundheitswesens sind Beispiele für solche diskursiven Formierungen des Religiösen. So lenkt der Begriff des Christentums im Vergleich zu dem der Religion wiederum stärker zu historischen Zusammenhängen, kulturellen Objektivationen und vorfindlichen Praktiken hin, ohne die Beschränkung des Kirchenbegriffs zu übernehmen. Zugleich wiederholt sich das Abgrenzungsproblem in der Frage, welche Kulturerscheinungen der Neuzeit dem Christentum zugerechnet werden können und welche nicht. „Christentum" ist ein historischer Wesensbegriff,[49] dessen Einheit nicht im historischen Datenmaterial liegt, sondern erst durch eine normative Fassung des Christlichen gestiftet wird. Rendtorff findet diese Einheit in der neuzeitlichen, durch die Reformation geprägten, in der christlichen Aufklärung aktualisierten und auch in der Gegenwart weiter fortzuschreibenden Geschichte christlicher Freiheit. Inwieweit der Christentumsbegriff auch interdisziplinär plausibel ist, hängt an dieser Wesensbestimmung, die einen deutlich protestantischen Zungenschlag hat.[50]

Unter den verschiedenen Möglichkeiten der Theologie, in der interdisziplinären Kooperation ihren Problembereich auszuzeichnen, ist in der vorliegenden Arbeit zunächst der Religionsbegriff zu Grunde gelegt worden. Die Bestimmung von Religion als Deutung von Erfahrungen im Kontext der Leitdifferenz von Unbedingtem und Bedingtem erlaubte die Identifikation „theologischer" Probleme des Umgangs mit Krankheit – in der kirchlichen Praxis, im Kontext des Medizinsystems und der medizinischen Professionen, im Altersdiskurs, in der autobiographischen Erzählung, in der Kunst und am Ort ‚schillernder' kultureller Phänomene wie des Transhumanismus. In zweiter Linie wurde der geschichtliche Überlieferungszusammenhang des Christentums in Anspruch genommen, wenn die mithilfe des Religionsbegriffs in den Blick gekommenen kulturellen Phänomene als durch christliche Deutungsschemata mitgeprägt verstanden wurden. Zudem wurde, entsprechend einem christentumstheoretischen Zugang, darauf verzichtet, den zugrundegelegten

---

[49] Dazu vgl. TROELTSCH 1903.

[50] So wurde Rendtorff vorgeworfen, seine Christentumstheorie sei eigentlich eine Protestantismustheorie – was Rendtorff selbst zugesteht (vgl. TANNER/RENDTORFF 2008, 249). Dezidiert auf den Begriff des Protestantismus stellen Christian Albrecht und Reiner Anselm um (vgl. ALBRECHT/ANSELM 2015).

Religionsbegriff gegenüber den ‚im Feld' vorhandenen Differenzierungen von „religiös" und „nichtreligiös" kritisch in Anschlag zu bringen. Gezeigt werden sollte jeweils nicht, dass etwas, was die Akteure nicht als religiös verstehen, dies *in Wahrheit* sei (und demzufolge in Zukunft auch von den Akteuren als religiös zu verstehen sei, wollten diese sich nicht selbst missverstehen). Gezeigt werden sollte lediglich, dass in den analytisch als religiös identifizierten Grundproblemen des Umgangs mit Krankheit spezifische Aporien auftreten, für deren Bearbeitung eine spezifische („religiöse") Reflexivität hilfreich ist, wie sie insbesondere in der symbolischen und lehrmäßigen Tradition des Christentums vorgehalten wird. Im Fokus der Theologie steht demnach hier das Unternehmen, die *religiöse Rationalität des Christentums* für den Umgang mit Krankheit fruchtbar zu machen und daran weiterzuentwickeln[51] – auch, aber nicht nur, im Interesse der Kirche.

7.3 Die Verbindung zwischen dogmatischen Topoi und angewandter Ethik

I. Rückblick auf den Gang der Untersuchung

Die Frage nach der Verbindung zwischen den Lehrstücken der Dogmatik und der theologischen Ethik, insbesondere in ihrer angewandten Form, gehört zu den Grundfragen Systematischer Theologie bzw. theologischer Enzyklopädie.[52] In einem letzten Rückblick auf den Gang der Untersuchung gilt es zu analysieren, welches Verhältnis zwischen den in den Kapiteln 3.4, 4.4, 5.4 und 6.4 herangezogenen Lehrstücken und den in den Kapiteln 3.5, 4.5, 5.5 und 6.5 angestellten ethischen Erwägungen besteht.

(1.) Theologische Deutungen des Übels der Krankheit beziehen sich, so wurde in Teil 3 gezeigt, im Wesentlichen auf zwei miteinander verbundene Probleme. Das eine ist die Relation von Krankheit und Sünde und damit die Frage, inwieweit die Kranke sich dem Geschehen der Krankheit lediglich passiv ausgeliefert deutet oder sich in ihrer Lebensführung und ihren Strebungen in dieses Geschehen verstrickt versteht. Das zweite ist die Frage der Theodizee, die rekonstruiert wurde als Aufrechterhaltung bzw. Problematisierung eines grundlegenden Sinnanspruchs an die Wirklichkeit und damit auch an die eigene Biographie. Die Zuordnung von Widerfahrnis und Verstrickung sowie von Sinnanspruch und Sinnlosigkeit ist dabei nicht nur ein dogmatisches Problem, sondern zugleich das einer Ethik der Krankheitsdeutung. Das gilt für den ebenso verbreiteten wie problematischen Konnex zwischen Krankheit und Schuld wie auch auch für den Umgang mit biographischem

---

[51] Dieses Unternehmen steht in der Tradition der Aufklärung (vgl. etwa LOCKE 1695).

[52] Vgl. etwa SCHLEIERMACHER 1831/32; BIRKNER 1978; STOCK 2002; NÜSSEL 2006.

Krankheitsinn insgesamt. So zeigen sich die christlichen Deutungsschemata einerseits als kulturgeschichtlich prägende Elemente der Sinnzuschreibung an Krankheit, andererseits als symbolische Relationierungen von Sinnanspruch und Erfahrung der Sinnlosigkeit. In dieser Hinsicht enthalten sie den Kern einer ‚sinndiätetischen' Ethik der Krankheitsdeutung.

(2.) Dogmatisch wurde in Teil 4 der Begriff einer Rechtfertigung der Versehrten entwickelt, mithilfe dessen sich die Struktur interpersonaler Anerkennungsverhältnisse theologisch erschließen lässt. Die Anerkennung des Menschen durch Gott ist das Symbol für das Unbedingtheitsmoment sozialer Anerkennungsbeziehungen. Es wird insbesondere dann relevant, wenn Anerkennung – wie im Fall von Krankheit – prekär wird. Da personale Anerkennung in der Unbedingtheit, in der sie beansprucht wird, nicht realisierbar ist, drohen gerade verunsicherte Anerkennungsverhältnisse am überbordenden Anspruch wie an mangelnder Realisierung zu scheitern. Dieser Gedanke wurde ethisch mit Blick auf das Verhältnis von Ärztin und Patient entfaltet. Hier gilt es, die Anerkennung des Patienten einerseits so umfassend wie möglich zu realisieren und andererseits die Unerreichbarkeit unbedingter Anerkennung präsent zu halten. Zum einen bedarf es daher eines Begriffs der Personwürde, der den Respekt vor der Autonomie des Patienten als eine wesentliche Dimension der Anerkennung einbezieht, sich darauf aber nicht beschränkt. Zum anderen ließ sich die Rolle des Vertrauens im Ärztin-Patient-Verhältnis anerkennungstheoretisch entfalten: als Unterstellung einer unbedingten Anerkennungsintention des Gegenübers in und trotz aller bedingten konkreten Anerkennung. Die ethische Valenz des Rechtfertigungstopos kommt also insbesondere in den Begriffen der Personwürde und des Vertrauens zur Geltung.

(3.) Der Gesundheitsbegriff trägt an sich selbst eine eschatologische Signatur, so das Ergebnis der dogmatischen Reflexion in Teil 5. Ethisch gewendet zeigt sich der Umgang mit Krankheit, insbesondere in der Medizin, von hier aus als potenziell eschatologisch überlastet. Wird Gesundheit zum Ziel individuellen oder kollektiven Handelns, so ist damit keine Begrenzung der dazu zu ergreifenden Anstrengungen und einzusetzenden Ressourcen gegeben. Als – eskalatives – Beispiel für problematische Entgrenzungen der Medizin wurde der Transhumanismus angeführt, der die vollständige Abschaffung von Krankheit und Tod anzielt. Die Auseinandersetzung mit ihm zeigt die Sprengwirkung eines totalen Gesundheitsbegriffs, der zum Telos technologischen Fortschritts erklärt wird. Sie zeigt aber auch, dass die Ausrichtung der Medizin auf Gesundheit nicht diffamiert werden darf. Denn es handelt sich um eine unaufgebbare Orientierung medizinischer Forschung und Entwicklung. Die Grenzziehung zwischen dem, was an Gesundheit angestrebt wird, und dem, was als gegeben hingenommen wird, erweist sich damit als ein ethisches Kernproblem im Umgang mit Krankheit: in der individuellen Lebensführung, wo es etwa als Problem der praktischen Unterscheidung von Alter und Krankheit auftritt, aber auch in politischen Auseinandersetzungen zur Gesundheitsökonomie. Nicht zur konkreten Bestimmung dieser Grenze, wohl aber zur Erhellung des mit ihr gegebenen ethischen Problems, mit ‚utopischen' Hoffnungen umzugehen, erwies sich das Lehrstück der Eschatologie – gelesen als eine differenzierte Hermeneutik des Hoffens – als ethisch erschließungskräftig.

(4.) Teil 6 stellte mit dem Begriff der Liebe einen zentralen dogmatisch-ethischen Scharnierbegriff ins Zentrum. Die dogmatische Explikation nahm ihren Ausgang in der Gotteslehre: In welcher Weise kann gesagt werden, dass Gott die Liebe ist, der Gottesgedanke aber durch diese Identifikation nicht überflüssig wird? Im Anschluss an Eberhard Jüngel wurde dementsprechend zwischen Liebe und dem Glauben, dass Gott die Liebe ist, unterschieden. Im Glauben, dass Gott die Liebe ist, sind die Momente von Entzogenheit bzw. Unbedingtheit, die für die Liebe charakteristisch sind, subjektiv evident. Die auf die Liebe bezogene religiöse Rationalität ist also ein Implikat des Glaubens. Sie bezieht sich sowohl auf die erotische wie auch auf die fürsorgende Liebe. Insofern konnte die Entzogenheits- bzw. Unbedingtheitsstruktur der Liebe mit Blick auf die Sorge für Kranke ausgewertet werden. Eine Praxis der Sorge, etwa in der professionellen Krankenpflege, muss, um den Aporien der Unbedingtheit zu entgehen, die Personalität und Individualität des Kranken, der Sorgenden wie auch die Rezeptivität der Liebe präsent halten. Sie muss also diejenige Rationalität pflegen, die dogmatisch als Implikat des Glaubens begriffen wurde.

In klassischer medizinethischer Terminologie gesprochen sind in den letzten drei Teilen damit die Themen der Autonomie, der Benefizienz wie auch der Gerechtigkeit verhandelt worden.[53] Das konnte jeweils nur exemplarisch ausgeführt werden und lohnte weitere Elaboration. Leitend war dabei jeweils eine differenzierende Beschreibung, die in der wechselseitigen Interpretation klassischer theologischer Lehrstücke und ethischer Fragestellungen gewonnen wurde. Das ist im Folgenden mit Blick auf den systematisch-theologischen Lehrzusammenhang (II.) und das Verhältnis von Dogmatik und Ethik (III.) auszuwerten.

II. Lokale Loci und polyzentrische Systematik

Insgesamt zeichnen sich Konturen einer Systematischen Theologie ab, die sich zum einen – und das durchaus stärker, als es in der ursprünglichen Anlage der Arbeit geplant war – an klassischen dogmatischen Topoi abarbeitet. Das Übel im Kontext hamartiologischer Deutungsschemata von Sünde, Schuld und Selbstzerspaltenheit, der Glaube an die Rechtfertigung, die Hoffnung auf endzeitliches Heil sowie die Liebe konnten als theologische Instru-

---

[53] Vgl. BEAUCHAMP/CHILDRESS 2013.

mente zur Rekonstruktion von Grundproblemen des Umgangs mit Krankheit etabliert werden. Nun könnte man versucht sein, der Abfolge dieser Topoi die Melodie des paulinischen Hohen Liedes der Liebe zu unterlegen: Verweisen die Deutungsprobleme des Krankheitsübels auf den Stückwerkcharakter allen Wissens und aller Erkenntnis (1 Kor 13,9.12b), so blieben angesichts dessen eben nur Glaube, Hoffnung und Liebe mit dem praktischen Primat der letzteren (1 Kor 13,13). Doch diese Vertonung täuschte eine lehrmäßige Geschlossenheit vor, die die vorliegende Arbeit nicht einlöst. Vielmehr zeigt sich gerade, dass die je in einen anderen hermeneutischen Zirkel der „Grundprobleme" eingestellten Topoi sich tendenziell voneinander lösen. So musste die strenge Korrespondenz zwischen Sünden- und Rechtfertigungslehre gelockert werden: Wenn auch die hamartiologische Figur der Selbstzerspaltenheit des Lebens eine gewisse Erschließungskraft für Krankheitsdeutungen hat, so könnte sich der Verweis auf einen kontrafaktischen „Freispruch" von den lebensbedrohenden Antagonismen des Lebens schwerlich des Zynismusvorwurfes erwehren. Hingegen ließ sich die *simul*-Struktur der Rechtfertigung im Gedanken der Rechtfertigung der Versehrten fruchtbar auf das in der Krankheit potenziell gegebene Anerkennungsproblem beziehen, das jedoch seinerseits unabhängig davon ist, ob sich ein kranker Mensch einen eigenen Anteil am eigenen Versehrtsein zurechnet oder nicht. Die Hoffnung auf Heilung richtet sich – auch als eschatologische Heilshoffnung – auf mehr und anderes als nur darauf, der Sinntotalität der eigenen Biographie habhaft zu werden oder an einem Reich sich wechselseitig anerkennender Freier und Gleicher teilzuhaben. Die Liebe wiederum bedarf des Glaubens; aber der Glaube daran, dass Gott die Liebe ist, übersteigt in dem Maße den Rechtfertigungsglauben, wie der Vollbegriff der Liebe mehr umfasst als die Struktur der Anerkennung.

Diese Eigendynamik der Lehrstücke tritt insbesondere dann hervor, wenn die vorliegende Arbeit mit geschlosseneren Entwürfen verglichen wird. Als Beispiel mag hier ein Aufsatz von Volker Drehsen genannt werden, der die genannten Lehrstücke gänzlich auf das Thema der Biographie, also auf das erste der hier genannten Grundprobleme, bezieht. Erfahrungen der Fragmentarität und der Brüche bedrohen oder verunmöglichen die Integration des gelebten Lebens zur Ganzheit einer stimmigen Biographie. Die Rechtfertigung entlastet den Einzelnen, „selbst für die Ganzheit seines Daseins sorgen zu müssen".[54] Er wird fähig, sich zu seiner Desintegration und der eigenen Unfähigkeit, seine Biographie zu integrieren, zu stellen. Als zukünftiges Heil ist versprochen die „‚Aufhebung' der Fragmentarität in einem übergreifenden Sinnzusammenhang".[55] Es ist denn auch die Biographie, über die die Einzelne als Individuum identifizierbar wird und sich in ihrer personalen Identität

---

[54] DREHSEN 1990, 46.

[55] Ebd. Zur Rechtfertigung von Lebensgeschichten siehe auch oben Kapitel 4.3.

und in ihrem Anspruch, Subjekt der eigenen Lebensführung zu sein, zu Anerkennung zu bringen versucht. Differente Probleme personaler Integration, die Ganzheit einer sinnvollen Lebensgeschichte, die Ganzheit der Anerkennung und die Ganzheit der Individualität fallen am Ort der Biographie zusammen. Der sinnhaft biographisch integrierte (bzw. fragmentierte) Mensch ist auch Person und Individuum, und so beziehen sich der kontrafaktische Zuspruch und die zukünftige Verheißung auf eben diese biographische Integration.

Nun sei nicht bestritten, dass es im Horizont einer neuzeitlichen Individualitätskultur plausibel ist, die genannten theologischen Topoi insbesondere am Ort biographischer Selbstvergewisserungsprobleme zur Geltung zu bringen. Bestritten sei vor dem Hintergrund der vorliegenden Arbeit allerdings – was Drehsen nahelegt[56] –, dass die gegenwärtige Erschließungskraft theologischer Topoi sich darin erschöpfte. Im Umgang mit Krankheit zeigt sich prägnant, dass das Problem der Anerkennung als vollgültige Person nicht immer auf die biographisch verbürgte personale Identität zielt, sondern oftmals vor allem auf die viel grundlegendere Anerkennung als Jemand, als Person unter Personen.[57] Ebenso lässt sich das Problem der Sorge für ein Individuum nicht gänzlich auf die biographische Individualität verrechnen, sondern hat es auch – und für den Notarzt wie für den barmherzigen Samariter nahezu ausschließlich – mit der Individualität aktualer Verfasstheit dieses Menschen in dieser Situation zu tun, der es Rechnung zu tragen gilt.[58] Gerade in therapeutischen bzw. pflegerischen Interaktionen müssen Personalität und Individualität des Kranken insofern (auch) auf andere Weise symbolisch präsent gehalten werden als durch das Erzählen von Lebensgeschichten. Nicht zuletzt gerät durch die Konzentration auf die sinnhafte Integration von Biographie aus dem Blick, dass es auch religiös weit mehr zu hoffen gibt als die Aufhebung der eigenen biographischen Fragmente in einen übergreifenden Sinnzusammenhang. Erhofft wird auch – und das kann vom Heil nicht grundsätzlich getrennt werden –, dass Leiden und Schmerz aufhören; und das mag selbst dann noch der Fall sein, wenn die eigene Krankheitsbiographie etwa als ein Schuld-Strafe-Zusammenhang gänzlich sinnhaft integriert ist. Insgesamt steht das Thema der Krankheit paradigmatisch dafür, dass die Erschließungskraft theo-

---

[56] Vgl. a.a.O., 57f.

[57] Die Problematik eines Konzepts der Narrativität, das auch Anerkennungsprobleme subsummiert, zeigt sich auch bei Dietrich Ritschl. Dieser identifiziert in seinem „story"-Konzept Menschen mit ihren „stories" (vgl. RITSCHL 1986, 207; was allerdings mehr impliziert als nur die Biographie) und folgert daraus, ein Mensch, der wirklich keine „story" mehr habe, müsse nicht künstlich am Leben gehalten werden (vgl. a.a.O., 211). Schon phänomenal ist es m.E. unplausibel, dass die personale Anerkennungswürdigkeit etwa eines bewusstlosen Menschen als durch das Vorliegen einer „story" bedingt erfahren würde.

[58] Diese ist im Allgemeinen auch biographisch mitbestimmt (vgl. SCHÜTZ/LUCKMANN 2003, 163). Diese Bestimmtheit kann aber fast vollständig zurücktreten, sodass die analytische Unterscheidung sinnvoll ist.

logischer Topoi über die Probleme einer bürgerlich-biographischen Individualitätskultur deutlich hinausgeht.[59]

Mit dem Verzicht auf die Benennung eines einzelnen Grundproblems fällt nun aber, wie gesagt, der geschlossene Zusammenhang zwischen den Lehrstücken zunächst dahin. Die herangezogenen Lehrstücke ‚leben‘ in der Zuordnung zu den einzelnen Grundproblemen, in der wechselseitigen Interpretation mit den dort herangezogenen Referenztheorien, in der Erschließung religiöser Praxis und der Diskussion ethischer Fragen. Unter den Titeln „Sinn/Erfahrung“, „Würde“, „Heilung/Gesundheit“ und „Sorge“ entstehen neue Zusammenhänge theologischer Reflexion, die die Unterscheidung von Dogmatik und Ethik unterlaufen.[60] Sie sind bezogen auf das kulturelle Feld des Umgangs mit Krankheit. Indem sie die Instrumente theologischen Denkens nach feldspezifischen Gegenständen (Problemen) gliedern, fungieren sie als eine Art lokaler *loci theologici*. Ihre Bewährung findet eine solche Gliederung allein in der Erschließungskraft für das Feld: in der Identifikation von Problemen, in der Deutung von Phänomenen, im Beitrag zur ethischen Verständigung.

Dabei hat sich gerade die Unterscheidung der Grundprobleme als wesentliche Pointe erwiesen. Erst wenn etwa das Problem des Umgangs mit Heilungshoffnungen unterschieden wird vom Problem einer sinnvollen Integration des Krankseins in die Biographie, ist der Versuchung gewehrt, die Heilungshoffnung vorschnell als „Sinnproblem“ im emphatischen Sinne zu verrechnen. Ebenso ist das Problem der Heilung von dem der Anerkennung zu unterscheiden, um die Artikulation einer Heilungshoffnung nicht als Herabwürdigung versehrten Lebens misszuverstehen. Schließlich ist der ‚große‘ zeitliche Horizont der Heilungshoffnung vom ‚kleinen‘ zeitlichen Horizont einer Praxis der Liebe zu unterscheiden, um beide jeweils zu ihrem Recht zu bringen. Einige der eingangs erwähnten Krankheitsverlegenheiten der Theologie lassen sich so auf mangelnde Unterscheidung der genannten Grund-

---

[59] Damit ist der Privatisierungsthese der neueren Religionssoziologie widersprochen, sofern diese in der Biographie des Individuums den Referenzrahmen letzter Bedeutungen findet (vgl. KNOBLAUCH 1991, 33; LUCKMANN 1991, 154). Zur Diskussion über die Privatisierung vgl. CASANOVA 1994.

[60] Dabei wird der Unterschied zwischen Ethik und Dogmatik nicht eingezogen (vgl. dazu NÜSSEL 2006, 96). Die *loci* erschöpfen sich nicht in ihrer ethischen, insbesondere in handlungs- oder institutionenbezogenen Erschließungskraft. Sie erschließen auch religiöse Erfahrungen, die jenseits aller moralischen Bezüge stehen. So geht der im Rechtfertigungsglauben erfahrene „Durchbruch“ (Tillich) der ganzen Person durch ihre versehrte Empirie nicht in seiner moralischen Valenz auf. Umgekehrt wurde im Rekurs auf Rechtfertigung ein ethischer Würdebegriff entwickelt, der nicht von der religiösen Erfahrung des Durchbruchs abhängig ist, sondern lediglich das darin Erfahrbare in ethischer Hinsicht verallgemeinert. Entsprechend ließe sich der Habitus der Anerkennung einer Person als moralisch-kulturelles Sediment ‚religiöser‘ Durchbruchserfahrungen verstehen.

probleme zurückführen. Die Entfaltung der verschiedenen theologischen „Örter" tritt an dieser Stelle nicht zuletzt ins Gespräch mit der Seelsorgelehre – von der sie ihrerseits informiert worden ist.[61]

Abschließend bleibt die Frage, ob die solcherart gewonnenen *loci* nicht doch in einen geschlossenen Lehrzusammenhang einer *Theologie der Krankheit* eingefügt werden können – ja: müssten, um dem Anspruch einer systematischen Theologie gerecht zu werden. Inwieweit kann und soll das, was unter dem Einfluss divergenter angewandt-ethischer Fragestellungen, inkommensurabler Referenztheorien, unterschiedlicher paradigmatischer Lebenslagen des Krankseins wie auch heterogener theologischer Programme (Schleiermacher, Ritschl, Schweitzer, Tillich, Jüngel) in den einzelnen Teilen der vorliegenden Arbeit auseinandertrat, noch einmal integriert werden? Auch wenn sich die offene Organisation des Stoffes im Gang der Untersuchung als zuträglich erwiesen hat, soll diese Frage nicht leichtfertig abgewiesen werden. Sie bringt gegenüber den zentrifugalen, den einzelnen Problemen zugewandten Logiken der angewandten Ethik oder auch der theologischen Kulturhermeneutik die zentripetale Logik dogmatischen Denkens zur Geltung. Damit ist eine innertheologische Spannung benannt, die das moderne theologische Denken prägt und deren letzte Aufhebung vermutlich dem Eschaton überlassen bleiben muss.[62] Allein eine mögliche Zwischenstufe in solchen Integrationsbemühungen sei hier notiert: Am Beispiel des Biographieaufsatzes von Volker Drehsen wurde gezeigt, wie dort der gesamte theologische Lehrzusammenhang am Ort eines organisierenden Grundproblems entfaltet wurde. In ähnlicher Weise ist oben aufgewiesen worden, dass auch das Grundproblem von Rechtfertigung als Anerkennung ein organisierendes Zentrum darstellt, auf das die Entfaltung anderer (aber eben nicht aller) theologischer Stoffe bezogen werden konnte.[63] So erscheint die Kontur einer *polyzentrischen* Organisation der theologischen Lehrstücke als eine Form mittelstufiger Integration in pragmatischer Absicht.[64]

III. Angewandte Ethik und theologische Enzyklopädie

Die aufgewiesene Spannung zwischen einer zentrifugalen Zuwendung zu einzelnen Problemen und einer zentripetalen Integration der dabei gewonnenen Erkenntnisse ist wiederum nicht nur ein Problem theologischen Systemden-

---

[61] Zur poimenischen Literatur über den Umgang mit Krankheit siehe Kapitel 1; zum Konnex von Ethik und Poimenik im Kontext des Themas Krankheit vgl. Moos et al. 2016.

[62] Das System hat für die Theologie mithin einen ähnlich eschatologischen Status wie die Gesundheit für den Umgang mit Krankheit. Bis dahin ist einem Bonmot der Theologin Helga Kuhlmann zufolge nicht nur die Fragmentarität menschlichen Lebens, sondern auch die „Fragmentarität theologischen Denkens" (Kuhlmann 2004, 249) zu berücksichtigen.

[63] Siehe oben, Kapitel 4.4, IV. Zur Mitte der Theologie vgl. auch Barth 1999, 88.

[64] Vgl. auch Birkner 1978, 296.

kens, sondern auch ein institutionelles Problem der Organisation theologischer Wissenschaft und Ausbildung. Es betrifft insbesondere die angewandte theologische Ethik, deren hochgradig spezifische Beiträge zu einzelnen ethischen Sachproblemen etwa der Medizinethik, der Wirtschaftsethik oder der politischen Ethik kaum Eingang in das in Form von Lehrbüchern und Repetitorien kanonisierte theologische Wissen finden. Das ist insofern nicht verwunderlich, als die angewandte Ethik jeweils einer zweiten, nichttheologischen, feldspezifischen Beschreibungssprache bedarf, die nur in einem weiteren, zur theologischen Ausbildung hinzutretenden Spezialisierungsgang erworben werden kann. Problematisch ist dies insofern, als die auf den Feldern angewandter Ethik geleistete Arbeit theologischen Denkens damit in Gefahr steht, sich von der übrigen theologischen Enzyklopädie abzukoppeln. Damit gehen insbesondere die Errungenschaften der Aktualisierung und Weiterentwicklung theologischer Reflexionsinstrumente, die dort geleistet wird, der übrigen Systematischen Theologie verloren. Es bedarf also in der Systematischen Theologie der Kultivierung von Anschlussflächen zwischen der begrifflichen Arbeit an den theologischen Lehrstücken, die der Subdisziplin der Dogmatik zugerechnet ist, und der feldspezifischen, an einzelnen Sachproblemen orientierten Arbeit, die im Kontext angewandter Ethik geleistet wird.

An dieser Stelle hat die vorliegende Arbeit ihren systematischen Ort: Der Aufweis der Grundprobleme des Umgangs mit Krankheit als feldspezifischer *loci theologici* macht den Interpretationszusammenhang zwischen klassischen theologischen Lehrstücken und angewandt-ethischen Fragestellungen explizit. Er etabliert kein Deduktionsverhältnis von Dogmatik und Ethik,[65] sondern stärkt die interpretative Verbindung in beide Richtungen, die der Anreicherung theologischer Denkinstrumente dient. Die ethische Valenz der dogmatischen Lehrstücke wird durch die Entfaltung der „Grundprobleme" nicht erzeugt, sondern expliziert und damit kultiviert. Insofern das hier vorgeschlagene Verfahren also Bestände koppelt – oder: die Kopplung von Beständen ausdrücklich macht –, die üblicherweise der Dogmatik und der Ethik (sowie der Praktischen Theologie) zugerechnet werden, ist es als Beitrag zur theologischen Enzyklopädie zu verstehen. Die Kopplung verdankt sich dabei nicht einem neuen, gleichsam jenseits der subdisziplinären Differenzierung liegenden Einheitspunkt, sondern der theologischen Reflexion eines konkreten Feldes, hier: des Umgangs mit Krankheit. Sie wird für andere konkrete Felder eine andere Form annehmen und zu anderen lokalen *loci* führen. Jede solcher Kopplungen dient jedoch, so ist wenigstens zu hoffen, der Anreicherung und Fortschreibung der theologischen Reflexionsinstrumente, die die religiöse Rationalität des Christentums auf den Begriff zu bringen versuchen und die insofern zum Kern Systematischer Theologie gehören.

---

[65] Zu verschiedenen Typen von Verhältnisbestimmungen von Dogmatik und Ethik vgl. BIRKNER 1978, 286ff.

7.4 Ausblick

Einleitend wurde eine Reihe von Verlegenheiten innerhalb der deutschsprachigen Theologie und kirchlichen Praxis ausgemacht, die im Umgang mit dem Thema Krankheit festzustellen sind. Sie zeigen eine Hemmung, die Erfahrung von Krankheit und die Hoffnung auf ihre Überwindung allzu explizit in einen religiösen Rahmen zu stellen. Dies lässt sich zunächst deuten als Zurückhaltung, wenn nicht gar Defensive gegenüber all jenen schillernden kulturellen Phänomenen, die irgendwo zwischen Religion und Medizin angesiedelt sind. Die Fülle der religiös konnotierten Heilmethoden auf dem Markt der Alternativmedizin und der Wellness-Angebote, die Versprechungen ganzheitlicher Medizin, das Auftreten von Schamanen und Geistheilern außerhalb und innerhalb des christlichen Spektrums, Heilungsgottesdienste verschiedener Provenienz, die Übernahme von Seelsorgefunktionen durch Therapie, Coaching und Beratung, die sukzessive Etablierung von Spiritual Care im Gesundheitswesen, aber auch die technizistischen Erlösungsfantasien des Transhumanismus: Jeweils scheinen hier „Religiöses" und „Medizinisches" unentwirrbar ineinanderzuliegen, ja ungebührlich vermischt zu sein. Errungenschaften moderner Ausdifferenzierung scheinen unterlaufen, was nicht nur bei an sozialphilosophischer Klärung Interessierten Unbehagen verursacht. In der volkskirchlichen Praxis ist man hingegen hierzulande in der Regel bemüht, die Ausdifferenzierung von Religion und Medizin zu affimieren, indem das leibkörperliche Geschehen von Krankheit der Medizin zugeschlagen und aus dem Bereich des Religiösen ausgegliedert wird. Gebet und Predigt kaprizieren sich wie einleitend dargestellt gern auf ‚Inneres': auf den Appell an psychisches Coping (die vielzitierte „Kraft", mit der Krankheit umzugehen), oder auf die Diagnose einer sozialmoralischen Wahrnehmungsstörung, auf die hin biblische Heilungsgeschichten metaphorisch ausgelegt werden („Sind wir nicht alle blind?"). Wo man sich auf die Deutung der genannten Phänomene einlässt, klingt oft der hohe Ton theologischer Kritik an einem „Gesundheitskult", der die menschliche Endlichkeit verdränge, am lautesten. Wie aber klingt dieser Ton in den Ohren schwer und chronisch kranker Menschen, die in beträchtlicher Zahl im Gottesdienst sitzen, und deren Krankheiten nicht nur Metaphern sind; die auf Linderung und Heilung hoffen und die in der kommenden Woche wieder einiges dafür tun werden, ihre Gesundheit zurückzuerlangen? Sie hören, so ist zu vermuten, die Aufforderung, im Gottesdienst ihre versehrte Leiblichkeit auszuklammern; sie hören den Appell, sich in ihr Leiden zu fügen; und sie hören eine Delegitimierung ihrer Hoffnungen und ihrer Sorge. Die Überwindung dieser Krankheitsverlegenheiten (nicht nur) in der kirchlichen Praxis ist, wie im Gang der Untersuchung deutlich wurde, eine theologische Aufgabe. Diese Aufgabe hat näherhin vier Aspekte, die idealtypisch theologischen Teildisziplinen zugeordnet werden können. Jeweils zeigen sich dabei Ansatzpunkte für weiteres Nachdenken:

(1.) *Theologische Kulturhermeneutik*:[66] Wenn es stimmt, dass sich die Verlegenheiten hinsichtlich des Krankheitsthemas nicht zuletzt aus der Defensive gegenüber den genannten religiös-medizinischen Zwischenphänomenen speisen, dann ist eine angemessene Deutung dieser Phänomene unabdingbar. Sie sind, so wurde es im Gang der Untersuchung dargelegt, zu verstehen als – unterschiedlich geglückte – Artikulationen der Unbedingtheitsmomente, die dem Umgang mit Krankheit selbst inhärent sind. So hybridisieren sie nicht erst, was eigentlich getrennt gehörte, sondern stellen zugespitzte Adressierungen der Unbedingtheits- bzw. Ganzheitsmomente im Umgang mit Krankheit dar. Insofern haben sie jeweils ein Wahrheitsmoment, das festzuhalten ist, um nicht in der Kritik an derartigen Phänomenen (siehe unten, 3.) das Kind mit dem Bade auszuschütten.

Eine solche Deutung der Phänomene wurde in der vorliegenden Arbeit exemplarisch für Heilungsgottesdienste, Transhumanismus und Spiritual Care skizziert. Nicht nur im Bereich der Komplementär- und Alternativmedizin fänden sich hier eine Fülle weiterer Untersuchungsobjekte. Das gilt auch in historischer Hinsicht, wo es sich lohnen würde, bestimmte medizingeschichtliche Prozesse der Neuzeit, etwa die Konkurrenz der Ärzte und der Theologen im 19. Jahrhundert, unter diesem Blickwinkel zu untersuchen.[67]

(2.) *Dogmatik*: An der Deutung der Phänomene gilt es, die Reflexionsinstrumente der theologischen Lehrtradition zu erproben und zu schärfen. Elemente der Hamartiologie, Soteriologie, Eschatologie und anderer Lehrstücke lassen sich zur Geltung bringen als konzise Formulierungen der Unbedingtheitsprobleme, die sich im Umgang mit Krankheit stellen. Jeweils zeigt sich, dass im Umgang mit Krankheit ein Unbedingtes (ein Ganzheitsmoment) in Anspruch genommen wird, das gleichwohl entzogen ist: die Sinntotalität der Biographie, die personale Ganzheit sozialer Anerkennung, die vollständige Gesundheit und die Individualität dessen, auf den sich die Sorge richtet. Die religiöse Rationalität des Christentums ist hier in der symbolischen Artikulation und theologischen Reflexion der Differenz von Unbedingtem und Bedingtem zur Geltung zu bringen.

Für weitere Forschung ist hier zu notieren, dass die in der vorliegenden Arbeit vorgeschlagene Organisation des Stoffes nach vier Ebenen der Krankheitserfahrung und vier Grundproblemen des Umgangs mit Krankheit offen gestaltet ist und keine Vollständigkeit beansprucht. Die weitere Arbeit an den Phänomenen, die Zugrundelegung einer anderen Religionstheorie und der ökumenische theologische Austausch könnten weitere Aufschlüsse bringen.

(3.) *Ethik*: Die verschiedenen Unbedingtheitsmomente der Krankheitserfahrung werden zu Aporien, wenn der Umgang mit Krankheit sich von ihnen gänzlich abkoppelt (und zynisch wird), oder dann, wenn er sie zu realisieren

---

[66] Vgl. KUBIK-BOLTRES 2016.
[67] Dazu vgl. etwa SCHMUHL 1998.

versucht (und eskaliert). Ein *guter* Umgang mit Krankheit ist an diesen Momenten der Ganzheit orientiert, hält aber gleichzeitig ihre Unerreichbarkeit symbolisch präsent, um nicht ins Negative umzuschlagen. Das ist am Ort ärztlicher und pflegerischer Professionsethik ebenso zu explizieren wie in der Kritik der genannten Kulturphänomene, sofern in diesen Bedingtes und Unbedingtes nicht angemessen unterschieden und damit Standards sowohl medizinischer als auch religiöser Rationalität unterboten sind. Die Unterbietung medizinischer Standards führt zur Kurpfuscherei; die Unterbietung religiöser Rationalität führt zur Einziehung der konstitutiven Spannung von Ganzheit und Partikularität bzw. Fragmentarität.

Weitere Forschungsfragen ergeben sich hier vor allem ausgehend von den in der vorliegenden Arbeit nur skizzierten professions- und organisationsethischen Problemen, etwa der Gesundheitsökonomie. So ist zu erwarten, dass die Rationierung medizinischer Leistungen in den kommenden Jahrzehnten auch in Deutschland von der impliziten Praxis zum Thema politischer Auseinandersetzung – und damit auch verstärkt zum Thema theologisch-ethischer Reflexion – wird.[68]

(4.) *Praktische Theologie*: Der Umgang mit Krankheit ist immer auch Teil kirchlichen Handelns: in Predigt, Gottesdienst und Seelsorge, aber auch im Betrieb kirchlicher Krankenhäuser und Pflegeeinrichtungen. Hier hat die religiöse Rationalität des Christentums einen spezifischen Ort, an dem theologische Reflexion sich entzündet, sich bewährt, Kritik erfährt und weitergetrieben wird. Insbesondere die diakonischen Einrichtungen können dabei Orte sein, an denen ein guter Umgang mit den Unbedingtheitsaporien des Krankseins stellvertretend für das Gesundheitswesen kultiviert wird. Welchen Beitrag hier etwa Klinikseelsorge oder diakonische Organisationskultur[69] leisten können, gälte es weiter zu untersuchen. Ob sich darüber hinaus eine kluge Form von Spiritual Care entwickeln lässt, die hierzu das Ihre beiträgt, ist zu prüfen; auch das ist jedenfalls einige weitere theologische Anstrengung wert.

Auch in einer Zeit, in der christliche Symbole und theologische Begriffe keine allgemeine Plausibilität mehr beanspruchen können, bedarf es jedenfalls guter Vermittlungsinstanzen religiöser Rationalität an eine profane Gesundheitsversorgung – auf dass diese profan bleiben darf und sich nicht zu einer „Ganzheitsmedizin" hypostasiert.

---

[68] Zur Rationierung vgl. DABROCK 2006a; HÖFNER 2010; RAUPRICH 2010; ZIMMERMANN-ACKLIN 2012.

[69] Vgl. HOFMANN 2010; MOOS 2018.

Literaturverzeichnis

Die Literatur wird in Author-Date-Konvention nachgewiesen. Unter jedem Namen sind zunächst Monographien und andere Beiträge nach Jahreszahl geordnet aufgeführt. Darauf folgen herausgegebene Bände und Beiträge in Koautorschaft.

ABURN, GEMMA/ GOTT, MERRYN/ HOARE, KAREN (2016): What is resilience? An Integrative Review of the empirical literature, in: Journal of Advanced Nursing 72 (5), 980–1000.

ACCARINO, BRUNO (Hg.) (2008): Expressivität und Stil. Helmuth Plessners Sinnes- und Ausdrucksphilosophie (Beiträge zum III. Internationalen Helmuth Plessner Kongress), Berlin.

ADAM, INGRID (Hg.) (1976): Gottesdienst mit Kranken. Predigten, Texte, Gebete, Modelle, Gütersloh.

ADAM-PAFFRATH, RENATE (2014): Würde und Demütigung aus der Perspektive professioneller Pflege. Eine qualitative Unterschung zur Ethik im ambulanten Pflegebereich, Frankfurt am Main.

AGOSTON, ILONA (2010): Menschenwürde in der Pflege. Pflegetheorie und Ethik. Theologische Grundlagen und diakonische Profilierung (Schriftenreihe Ethik in Forschung und Praxis 10), Hamburg.

AGUS, DAVID B. (2013): Leben ohne Krankheit, München.

AICHELE, VALENTIN/ SCHNEIDER, JAKOB (2016): Soziale Menschenrechte älterer Personen in der Pflege? (hg. vom Deutschen Institut für Menschenrechte), 2. Aufl., Berlin.

Akademie für Ethik in der Medizin. Arbeitsgruppe „Pflege und Ethik" (2005): „Für alle Fälle...". Arbeit mit Fallgeschichten in der Pflegeethik, Hannover.

AKASHE-BÖHME, FARIDEH/ BÖHME, GERNOT (2005): Mit Krankheit leben. Von der Kunst, mit Schmerz und Leid umzugehen, München.

AK-Ethik (o.J.): Liturgievorschlag für eine Verabschiedung von einem Organspender vor und nach Organentnahme in der Klinik. Erarbeitet vom AK-Ethik München der ARGE Krankenhausseelsorge. www.ttn-institut.de/sites/www.ttn-institut.de/files/Liturgie%20 Organspende_0.pdf (22.4.2017).

ALAND, KURT (Hg.) (1991): Luther Deutsch, Bd. 1–10, Göttingen.

ALBERT, ANIKA CHRISTINA (2010): Helfen als Gabe und Gegenseitigkeit. Perspektiven einer Theologie des Helfens im interdisziplinären Diskurs (Veröffentlichungen des Diakoniewissenschaftlichen Instituts an der Universität Heidelberg 42), Heidelberg.

ALBERT, JÜRGEN (1997): Christentum und Handlungsform bei Johann Hinrich Wichern (1808–1881). Studien zum sozialen Protestantismus (Veröffentlichungen des Diakoniewissenschaftlichen Instituts an der Universität Heidelberg 9), Heidelberg.

ALBISSER SCHLEGER, HEIDI/ REITER-THEIL, STELLA (2007): „Alter" und „Kosten" – Faktoren bei Therapieentscheiden am Lebensende? Eine Analyse informeller Wissensstrukturen bei Ärzten und Pflegenden, in: Ethik in der Medizin 19 (2), 103–119.

ALBRECHT, CHRISTIAN/ ANSELM, REINER (Hg.) (2015): Teilnehmende Zeitgenossenschaft. Studien zum Protestantismus in den ethischen Debatten der Bundesrepublik Deutschland 1949–1989, Tübingen.

ALEMANN, ANDRÉ (2013): Wenn das Gehirn älter wird. Was uns ängstigt – Was wir wissen – Was wir tun können, München.

ALHEIT, PETER (Hg.) (1999): Biographie und Leib, Gießen.

ALKEMEYER, THOMAS/ BUDDE, GUNILLA/ FREIST, DAGMAR (Hg.) (2013): Selbst-Bildungen. Soziale und kulturelle Praktiken der Subjektivierung (Praktiken der Subjektivierung 1), Bielefeld.

ALKIER, STEFAN (2001): Wunder und Wirklichkeit in den Briefen des Apostels Paulus. Ein Beitrag zu einem Wunderverständnis jenseits von Entmythologisierung und Rehistorisierung (Wissenschaftliche Untersuchungen zum Neuen Testament 134), Tübingen.

ALKIER, STEFAN/ HEIMBROCK, HANS-GÜNTHER (Hg.) (2011): Evangelische Theologie an staatlichen Universitäten. Konzepte und Konstellationen Evangelischer Theologie und Religionsforschung, Göttingen.

ALLERT, TILMAN/ FISCHER, JOACHIM (2014): Plessner in Wiesbaden, Wiesbaden.

ALLOA, EMMANUEL et al. (Hg.) (2012): Leiblichkeit. Geschichte und Aktualität eines Konzepts, Tübingen.

ALTMEYER, STEFAN (o.J.): Die Semantik von Spiritualität und Religion auf der Grundlage von linguistischer Korpusanalyse. www.uni-bielefeld.de/theologie/forschung/religions forschung/forschung/streib/spiritualitaet/corpusanalysis.html (28.4.2017).

ALTNER, GÜNTER (Hg.) (1991): Naturvergessenheit. Grundlagen einer umfassenden Bioethik, Darmstadt.

ALVES, PAULO CÉSAR (2006): Phenomenology and systemic approaches in socio-anthropological studies of illness: a brief critical review, in: Cadernos de saúde pública 22 (8), 1547–1554.

American Medical Association (Hg.) (1961): Standard nomenclature of diseases and operations, New York.

AMMERMANN, NORBERT (2000): Gottesdienst in Zeit und Raum. Überlegungen zu einem empirischen Zugang des Zeiterlebens in Predigt und Liturgie, in: Deutsches Pfarrerblatt 100, 361–363.

AMMICHT QUINN, REGINA (1999): Körper – Religion – Sexualität. Theologische Reflexionen zur Ethik der Geschlechter, Mainz.

ANDERSON, ROBERT (Hg.) (1988): Living with chronic illness. The experience of patients and their families, London u.a.

ANGEHRN, EMIL (2003): Leiden und Erkenntnis, in: HEINZE, MARTIN/ KUPKE, CHRISTIAN/ KURTH, CHRISTOPH (Hg.): Das Maß des Leidens. Klinische und theoretische Aspekte seelischen Krankseins, Würzburg, 25–43.

ANSELM, REINER (2006): 10. Gesundheit/Krankheit/Behinderung, in: LACHMANN, RAINER/ ADAM, GOTTFRIED/ ROTHNAGEL, MARTIN (Hg.): Ethische Schlüsselprobleme. Lebensweltlich – theologisch – didaktisch, Göttingen, 323–342.

ANSELM, REINER (2014): Naturalität, Körperlichkeit und Ethik des Geschöpflichen. Ein Kommentar, in: Verkündigung und Forschung 59 (1), 67–72.

ANSELM, REINER/ BUTZ, ULRIKE (2016): Vertrauen in der Organisation Krankenhaus – wie lässt sich das Nicht-Organisierbare organisieren?, in: STEINFATH, HOLMER/ WIE-

SEMANN, CLAUDIA (Hg.): Das Wechselspiel von Autonomie und Vertrauen – eine philosophische Einführung, Wiesbaden, 133–162.

ANTONOVSKY, AARON (1997): Salutogenese. Zur Entmystifizierung der Gesundheit (Forum für Verhaltenstherapie und psychosoziale Praxis 36), Tübingen.

ANZ, THOMAS (2005): Krebs und andere Krankheiten als Metapher. Zum Kampf der „Moralistin" Susan Sontag gegen den Moralismus von Krankheitsbildern. literaturkritik.de /public/rezension.php?rez_id=7945 (21.4.2017).

APEL, KARL-OTTO/ KETTNER, MATTHIAS (1996): Die eine Vernunft und die vielen Rationalitäten, Frankfurt am Main.

Arbeitskreis Spirituelle Begleitung der Deutschen Gesellschaft für Palliativmedizin (2007): Spirituelle Begleitung in der Palliativversorgung. www.dgpalliativmedizin.de/images /stories/pdf/fachkompetenz/070709%20Spirituelle%20Begl%20in%20Pm%20070510.pdf (15.1.2016).

Arbeitsstelle für Gottesdienst und Kindergottesdienst der Evangelischen Kirche im Rheinland (2007): Salbung in Gottesdienst und Seelsorge. www.gottesdienst-ekir.de/files /salbung-in-gottesdienst-und-seelsorge.pdf (16.3.2017).

ARLT, GERHARD (2001): Philosophische Anthropologie, Stuttgart u.a.

ARMSTRONG, DAVID (1995): The rise of surveillance medicine, in: Sociology of Health & Illness 17 (3), 393–404.

ARONOWITZ, ROBERT A. (1998): Making Sense of Illness. Science, Society, and Disease, Cambridge.

ARONSON, JEFFREY K. (2000): Autopathography: the patient's tale, in: British Medical Journal 321 (23–30), 1599–1602.

ATZENI, GINA (2016): Professionelles Erwartungsmanagement. Zur soziologischen Bedeutung der Sozialfigur Arzt, Baden-Baden.

ATZL, ISABEL (Hg.) (2011): Who cares? Geschichte und Alltag der Krankenpflege, Frankfurt am Main.

AUGUSTYN, BEATE (2009): Spiritual Care in der Pflege, in: FRICK, ECKHARD/ ROSER, TRAUGOTT (Hg.): Spiritualität und Medizin. Gemeinsame Sorge für den kranken Menschen, Stuttgart, 159–162.

AURENQUE, DIANA (2016): Nietzsche und die „unzählige[n] Gesundheiten des Leibes", in: FRIEDRICH, ORSOLYA et al. (Hg.): Nietzsche, Foucault und die Medizin. Philosophische Impulse für die Medizinethik, Bielefeld, 23–38.

BACH, ULRICH (1991): Getrenntes wird versöhnt. Wider den Sozialrassismus in Theologie und Kirche, Neukirchen-Vluyn.

BACH, ULRICH (1994): „Gesunde" und „Behinderte". Gegen das Apartheidsdenken in Kirche und Gesellschaft, Gütersloh.

BACH, ULRICH (2006): Ohne die Schwächsten ist die Kirche nicht ganz. Bausteine einer Theologie nach Hadamar, Neukirchen-Vluyn.

BAIER, ANNETTE (1995): Trust and Antitrust, in: dies. (Hg.): Moral Prejudices, Cambridge/Massachusetts, 95–129.

BAIER, HARTMUT (1988): Richard Siebeck und Karl Barth – Medizin und Theologie im Gespräch. Die Bedeutung der theologischen Anthropologie in der Medizin Richard Siebecks (Forschungen zur systematischen und ökumenischen Theologie 56), Göttingen.

BALBONI, MICHAEL J. et al. (2013): Why Is Spiritual Care Infrequent at the End of Life? Spiritual Care Perceptions Among Patients, Nurses, and Physicians and the Role of Training, in: Journal of Clinical Oncology 31 (4), 461–467.

BALTES, DOMINIK (2008): Heil im Hier und Jetzt. „Gesundheitsreligion" als Substitut christlich-religiöser Heilserwartung?, in: SCHÄFER, DANIEL et al. (Hg.): Gesundheitskonzepte im Wandel. Geschichte, Ethik und Gesellschaft, Stuttgart, 151–176.

BAMMEL, CHRISTINA-MARIA (2005): Aufgetane Augen – Aufgedecktes Angesicht. Theologische Studien zur Scham im interdisziplinären Gespräch (Öffentliche Theologie 19), Gütersloh.

BARANZKE, HEIKE (2015): Menschenwürde und Pflege. Sozial-, handlungs- und haltungsethische Dimensionen, in: JOERDEN, JAN C./ HILGENDORF, ERIC/ THIELE, FELIX (Hg.): Menschenwürde und Medizin. Ein interdisziplinäres Handbuch, Berlin, 635-650.

BARBARIN, OSCAR A. (1986): Family Experience of Stigma in Childhood Cancer, in: AINLAY, STEPHEN C./ BECKER, GAYLENE/ COLEMAN, LERITA M. (Hg.): The Dilemma of Difference. A Multidisciplinary View of Stigma, New York, London, 163–184.

BARTER MOULAISON, JANE (2007): „Our bodies, our selves?" The body as source in feminist theology, in: Scottish journal of theology 60 (3), 341–359.

BARTH, HANS-MARTIN (1997): Rechtfertigung und Identität, in: Pastoraltheologie 86, 88–102.

BARTH, KARL (1951): Kirchliche Dogmatik III: Die Lehre von der Schöpfung, Teil 4, Zollikon-Zürich.

BARTH, ULRICH (1992): Die Christologie Emanuel Hirschs. Eine systematische und problemgeschichtliche Darstellung ihrer geschichtsmethodologischen, erkenntniskritischen und subjektivitätstheoretischen Grundlagen, Berlin, New York.

BARTH, ULRICH (1994): Die sinntheoretischen Grundlagen des Religionsbegriffs, in: ders.: Religion in der Moderne, Tübingen 2003, 89–123.

BARTH, ULRICH (1995): Abschied von der Kosmologie – Befreiung der Religion zu sich selbst, in: GRÄB, WILHELM (Hg.): Urknall oder Schöpfung? Zum Dialog von Naturwissenschaft und Theologie, Gütersloh, 14–42.

BARTH, ULRICH (1996): Was ist Religion? Sinndeutung zwischen Erfahrung und Letztbegründung, in: ders.: Religion in der Moderne, Tübingen 2003, 3–28.

BARTH, ULRICH (1998): Säkularisierung und Moderne. Die soziokulturelle Transformation der Religion, in: ders.: Religion und Moderne, Tübingen 2003, 127–165.

BARTH, ULRICH (1999): Das gebrochene Verhältnis zur Reformation. Beobachtungen zum Protestantismusverständnis Albrecht Ritschls, in: BERGER, MARTIN/ MURRMANN-KAHL, MICHAEL (Hg.): Transformationsprozesse des Protestantismus. Zur Selbstreflexion einer christlichen Konfession an der Jahrtausendwende, Gütersloh, 80–99.

BARTH, ULRICH (2002): Theoriedimensionen des Religionsbegriffs. Die Binnenrelevanz der sogenannten Außenperspektiven, in: ders.: Religion und Moderne, Tübingen 2003, 29–87.

BARTH, ULRICH (2003): Religion in der Moderne, Tübingen.

BARTH, ULRICH (2008): Religion und Sinn. Wilhelm Gräb zum sechzigsten Geburtstag, in: DANZ, CHRISTIAN/ SCHÜßLER, WERNER (Hg.): Religion – Kultur – Gesellschaft. Der frühe Tillich im Spiegel neuer Texte (1919–1920), Münster u.a., 197–213.

BARTH, ULRICH (2008a): Sichtbare und unsichtbare Kirche, in: TANNER, KLAUS/ ANSELM, REINER (Hg.): Christentumstheorie. Geschichtsschreibung und Kulturdeutung. Beiträge anlässlich eines Symposions zum 75. Geburtstag von Trutz Rendtorff im März 2006 in Dresden, Leipzig, 179–230.

BARTH, ULRICH (2008b): Religion und Vernunft, in: SLENCZKA, NOTGER (Hg.): Die Vernunft der Religion, Beiheft 2008 zur Berliner Theologischen Zeitschrift, 82-100.

BARTH, ULRICH (2014): Annäherungen an das Böse. Naturphilosophische Aspekte von Schellings Freiheitsschrift, in: ders.: Kritischer Religionsdiskurs, Tübingen, 205–221.

BARTH, ULRICH (2014a): Vernunft der Religion. Das Erbe der Aufklärung, in: ders.: Kritischer Religionsdiskurs, Tübingen, 452–468.

BARTMANN, PETER et al. (2008): Gesundheit, Heilung und Spiritualität. Zur Zukunft des heilenden Dienstes in Kirche und Diakonie. Ein Grundsatzpapier aus ökumenischer, diakonischer und missionstheologischer Perspektive, Tübingen. difaem.de/uploads/tx_bfactorpubl ikationen/Grundsatzdokument_Gesundheit_Heilung_und_Spiritualitaet_01.pdf (2.5.2017).

BAUCH, JOST (1996): Gesundheit als sozialer Code. Von der Vergesellschaftung des Gesundheitswesens zur Medikalisierung der Gesellschaft, Weinheim.

BAUDRILLARD, JEAN (Hg.) (2000): Der unmögliche Tausch, Berlin.

BAUER, JONAS (2008): Absente Klage? Eine Untersuchung zu Leid und Schuld am Ort der Klage, in: HARASTA, EVA (Hg.): Mit Gott klagen. Eine theologische Diskussion, Neukirchen-Vluyn, 35–54.

BAUMANN-HÖLZLE, RUTH (1999): Autonomie und Freiheit in der Medizin-Ethik. Immanuel Kant und Karl Barth, Freiburg im Breisgau, München.

BAUMANN-HÖLZLE, RUTH (2000): Hommage an die Liebe, in: Ethik-Forum des UniversitätsSpitals Zürich (Hg.): Medizin, religiöse Erfahrung und Ethik: Leben – Leiden – Sterben, Frankfurt am Main u.a., 109–121.

BAY, PAUL S. et al. (2008): The Effect of Pastoral Care Services on Anxiety, Depression, Hope, Religious Coping, and Religious Problem Solving Styles: A Randomized Controlled Study, in: Journal of Religion and Health 47 (1), 57–69.

BAYER, OSWALD (2001): Zur Theologie der Klage, in: EBNER, MARTIN (Hg.): Klage, Neukirchen-Vluyn, 289–300.

BAYER, OSWALD (2009): Angeklagt und anerkannt. Religionsphilosophische und dogmatische Aspekte, in: KNUTH, HANS CHRISTIAN (Hg.): Angeklagt und anerkannt. Luthers Rechtfertigungslehre in gegenwärtiger Verantwortung, Erlangen, 89–108.

BAYER, OSWALD (2009a): Ethik der Gabe, in: KNUTH, HANS CHRISTIAN (Hg.): Angeklagt und anerkannt. Luthers Rechtfertigungslehre in gegenwärtiger Verantwortung, Erlangen, 133–154.

BAZINET, CATHY (2014): Bloguer son cancer. esantecommunication.com/2014/02/12 /bloguer-son-cancer/ (1.5.2017).

BAZINET, CATHY (2015): Étudier les blogues pour mieux comprendre l'expérience du cancer chez les jeunes patients. esantecommunication.com/2015/12/15/etudier-les-blogues-pour-mieux-comprendre-lexperience-du-cancer-chez-les-jeunes-patientes/ (1.5.2017)

BAZINET, CATHY (2016): L'autopathographie: de Montaigne au numérique. esantecommunication.com/2016/02/03/lautopathographie-de-montaigne-au-numerique/ (1.5.2017)

BEACH, MARY C. (2004): What Do Physicians Tell Patients About Themselves? A Qualitative Analysis of Physician Self Disclosure, in: Journal of General Internal Medicine 19, 911–916.

BEAUCHAMP, TOM L./ CHILDRESS, JAMES F. (2013): Principles of biomedical ethics, 7. Aufl., New York u.a.

BEAUFORT, JAN (2000): Die gesellschaftliche Konstitution der Natur. Helmuth Plessners kritisch-phänomenologische Grundlegung einer hermeneutischen Naturphilosophie in „Die Stufen des Organischen und der Mensch", Würzburg.

BECK, MATTHIAS (2003): Seele und Krankheit. Psychosomatische Medizin und theologische Anthropologie, Paderborn u.a.

BECK, STEFAN/ NIEWÖHNER, JÖRG/ SØRENSEN, ESTRID (2012): Science and technology studies. Eine sozialanthropologische Einführung (VerKörperungen/MatteRealities 17), Bielefeld.

BECKEN, HANS-JÜRGEN (1972): Theologie der Heilung. Das Heilen in den Afrikanischen Unabhängigen Kirchen in Südafrika, Hermannsburg.

BECKER, SYBILLE (2005): Leib – Bildung – Geschlecht. Perspektiven für die Religionspädagogik, Münster.

BECKER, UWE (Hg.) (2011): Perspektiven der Diakonie im gesellschaftlichen Wandel. Eine Expertise im Auftrag der Diakonischen Konferenz des Diakonischen Werks der Evangelischen Kirche in Deutschland, Neukirchen-Vluyn.

BECKER-KOLLE, CHRISTEL (Hg.) (1989): Schwarze Angst. Leben mit AIDS, Stuttgart.

BECK-GERNSHEIM, ELISABETH (2008): Welche Gesundheit woll(t)en wir? Neue Diagnose- und Therapiemöglichkeiten bringen auch neue Kontrollen, Entscheidungszwänge und -konflikte, in: SCHÄFER, DANIEL et al. (Hg.): Gesundheitskonzepte im Wandel. Geschichte, Ethik und Gesellschaft, Stuttgart, 115–126.

BEDFORD-STROHM, HEINRICH et al. (Hg.) (2008): Von der „Barmherzigkeit" zum „Sozial-Markt". Zur Ökonomisierung der sozialdiakonischen Dienste (Jahrbuch sozialer Protestantismus, Bd. 2), Gütersloh.

BEDFORD-STROHM, HEINRICH/ JUNG, VOLKER (Hg.) (2015): Vernetzte Vielfalt. Kirche angesichts von Individualisierung und Säkularisierung. Die fünfte EKD-Erhebung über Kirchenmitgliedschaft, Gütersloh.

BEDORF, THOMAS (2010): Verkennende Anerkennung. Über Identität und Politik, Frankfurt am Main.

BEHRENS, JOHANN/ LANGER, GERO (2016): Evidence-based nursing and caring. Methoden und Ethik der Pflegepraxis und Versorgungsforschung – Vertrauensbildende Entzauberung der „Wissenschaft", Göttingen u.a.

Bekenntnisschriften der evangelisch-lutherischen Kirche (1998): 13. Aufl., Göttingen.

BENDER, CLAUDIA (2000): Geschick Gottes? Krankheit im Königshaus als Problem inner-alttestamentlicher Geschichtsschreibung, in: Biblische Notizen 104, 48–68.

BENJAMIN, WALTER (1936/37): Der Erzähler. Betrachtungen zum Werk Nikolai Lesskows, in: ders.: Illuminationen. Ausgewählte Schriften, hg. von SIEGFRIED UNSELD, Bd. 1, Frankfurt am Main 1961, 409–436.

BENSON, HERBERT/ DUSEK, JEFFERY A./ SHERWOOD, JANE B. et al. (2006): Study of the Therapeutic Effects of intercessory Prayer (STEP) in cardiac bypass patients. A multicenter randomized trial of uncertainty and certainty of receiving intercessory prayer, in: American Heart Journal 151, 934–942.

BENZENHÖFER, UDO (Hg.) (2007): Arztphilosoph Viktor von Weizsäcker. Leben und Werk im Überblick, Göttingen.

BERGDOLT, KLAUS (2008): Der Traum von der Gesundheit, in: SCHÄFER, DANIEL et al. (Hg.): Gesundheitskonzepte im Wandel. Geschichte, Ethik und Gesellschaft, Stuttgart, 17–28.

BERGER, PETER L. (1974): Some Second Thoughts on Substantive Versus Functional Definitions of Religion, in: Journal for the Scientific Study of Religion 13, 125–133.

BERGER, PETER L. (1983): Das Problem der mannigfaltigen Wirklichkeiten: Alfred Schütz und Robert Musil, in: GRATHOFF, RICHARD/ WALDENFELS, BERNHARD (Hg.): Sozialität und Intersubjektivität. Phänomenologische Perspektiven der Sozialwissenschaften im Umkreis von Aron Gurwitsch und Alfred Schütz, München, 229–251.

BERGER, PETER L. (Hg.) (1994): Sehnsucht nach Sinn. Glauben in einer Zeit der Leichtgläubigkeit, Frankfurt am Main u.a.

BERGER, PETER L./ LUCKMANN, THOMAS (1966): The Social Construction of Reality, New York.

BERGER-KÜNZLI, DANIELA (2006): „Lieber Gott, bitte hilf mir. Ich sterbe dir sonst weg."
Analyse spätmoderner Religiosität am Beispiel von frei formulierten Gebetsanliegen
und Fürbitten (Social strategies 41), Bern u.a.

BERGSON, HENRI (1907): Schöpferische Evolution (L'évolution créatice) (Philosophische
Bibliothek 639), Hamburg 2013.

BERTRAM, PETER/ KNEIßL, SIEGFRIED/ HAGEN, THOMAS (2009): Krankenhausseelsorge –
Qualität im Kontext von Spiritual Care, in: FRICK, ECKHARD/ ROSER, TRAUGOTT
(Hg.): Spiritualität und Medizin. Gemeinsame Sorge für den kranken Menschen, Stutt-
gart, 80–93.

BESTER, DÖRTE (2007): Körperbilder in den Psalmen. Studien zu Psalm 22 und verwand-
ten Texten, Tübingen.

BIELER, ANDREA (2006): Real Bodies at the Meal, in: EBACH, JÜRGEN et al. (Hg.): „Dies
ist mein Leib." Leibliches, Leibeigenes und Leibhaftiges bei Gott und den Menschen,
Gütersloh, 81–90.

BIELER, ANDREA (2010): Word and Touch. Ritualizing Experiences of Illness and Healing
in Christian Liturgical Traditions, in. ETZELMÜLLER, GREGOR/ WEISSENRIEDER, AN-
NETTE (Hg.): Religion und Krankheit, Darmstadt, 317–331.

BIELER, ANDREA (2011): „Und dann durchbricht jemand die absolute Quarantäne und seg-
net dich." Über die erzählte und die ritualisierte Leib-Gestalt von Krankheit, in: Zeitschrift für Neues Testament 27, 57–66.

BIELER, ANDREA (2012): Verletzliche Körper: Theologische und systemische Überlegungen zum Kranksein, in: FALK, ILSE et al. (Hg.): So ist mein Leib. Alter, Krankheit und
Behinderung – feministisch-theologische Anstöße, Gütersloh, 45–76.

BIELER, ANDREA (2014), Leben als Fragment? Überlegungen zu einer ästhetischen Leitka-
tegorie in der Praktischen Theologie Henning Luthers, in: FECHNER, KRISTIAN/ MULIA,
CHRISTIAN (Hg.): Henning Luther – Impulse für eine Praktische Theologie der Spätmoderne, Stuttgart, 13–25.

BIELER, ANDREA/ GUTMANN, HANS-MARTIN (2008): Rechtfertigung der „Überflüssigen".
Die Aufgabe der Predigt heute, Gütersloh.

BIEMEL, WALTER (Hg.) (1976): Edmund Husserl. Die Krisis der europäischen Wissenschaften und die transzendentale Phänomenologie. Eine Einleitung in die phänomenologische Philosophie, Haag.

BIENDARRA, ILONA (2005): Krankheit als Bildungsereignis? Ältere Menschen erzählen,
Würzburg.

BIENECK, ANDREAS/ HAGEDORN, HANS-BERND/ KOLL, WALTER (Hg.) (2013): An den
Grenzen des Lebens. Theologische, medizinethische und spirituelle Zugänge
(Neukirchener Theologie), Neukirchen-Vluyn.

BIERHOFF, HANS-WERNER (1988): Helfen im Alltag und im Beruf. Ergebnisse der
Altruismusforschung, in: ders./ MONTADA, LEO (Hg.): Altruismus. Bedingungen der
Hilfsbereitschaft, Göttingen u.a., 30–52.

BIRKNER, HANS-JOACHIM (1978): Das Verhältnis von Dogmatik und Ethik, in: HERTZ,
ANSELM et al. (Hg.): Handbuch der christlichen Ethik, Freiburg im Breisgau, Basel,
Wien, 281–296.

BIRNBACHER, DIETER (2006): Natürlichkeit, Berlin, New York.

BIRNBACHER, DIETER (2013): Menschenwürde-Skepsis, in: JOERDEN, JAN C./
HILGENDORF, ERIC/ THIELE, FELIX (Hg.): Menschenwürde und Medizin. Ein interdisziplinäres Handbuch, Berlin, 159–176.

BISER, EUGEN (1985): Theologie als Therapie. Zur Wiedergewinnung einer verlorenen
Dimension (Medizin im Wandel), Heidelberg.

BISER, EUGEN (1987): Auf dem Weg zu einer therapeutischen Theologie. Gedanken zur Wiedergewinnung einer verlorenen Dimension, in: WENZ, GUNTHER (Hg.): Heilung und Lebensheil im Angesicht des Todes, Göttingen 2015, 17–26.

BISHOP, ANNE H./ SCUDDER, JOHN R. (1987): Nursing ethics in an age of controversy, in: Advances in Nursing Science 9 (3), 34–43.

BITTNER, RÜDIGER (2013): Begehren, in: BOOTHE, BRIGITTE (Hg.): Wenn doch nur – ach hätte ich bloß. Die Anatomie des Wunsches, Zürich, 70–94.

BITTNER, WOLFGANG J. (1988): Heilung – Zeichen der Herrschaft Gottes, Neukirchen-Vluyn.

BLOWS, EMMA et al. (2012): Liminality as a framework for understanding the experience of cancer survivorship. A literature review, in: Journal of Advanced Nursing 68 (10), 2155–2164.

BLUMENBERG, HANS (1979): Schiffbruch mit Zuschauer, Frankfurt am Main.

BLUMENBERG, HANS (1996): Die Legitimität der Neuzeit, Erneuerte Ausgabe, Frankfurt am Main.

BOBBERT, MONIKA (2000): Die Problematik des Krankheitsbegriffs und der Entwurf eines moralisch-normativen Krankheitsbegriffs im Anschluss an die Moralphilosophie von Alan Gewirth, in: Ethica 8 (4), 405–440.

BOBBERT, MONIKA (2003): Pflegeethik als neue Bereichsethik: Konturen, Inhalte, Beispiele, in: Zeitschrift für Medizinische Ethik 49, 43–63.

BOCHINGER, CHRISTOPH (1994): „New Age" und moderne Religion. Religionswissenschaftliche Analysen, Gütersloh.

BOGNER, ALEXANDER/ KASTENHOFER, KAREN/ TORGERSEN, HELGE (Hg.) (2010): Inter- und Transdisziplinarität im Wandel. Neue Perspektiven auf problemorientierte Forschung und Politikberatung, Baden-Baden.

BOHLKEN, EIKE (Hg.) (2009): Handbuch Anthropologie. Der Mensch zwischen Natur, Kultur und Technik, Stuttgart, Weimar.

BÖHME, GERNOT (2016): Über Hoffnung im Leben mit Krankheit, in: MAIO, GIOVANNI (Hg.): Die Kunst des Hoffens. Kranksein zwischen Erschütterung und Neuorientierung, Freiburg im Breisgau, Basel, Wien, 277–285.

BOHREN, RUDOLF (1993): Predigtlehre, Gütersloh.

BOLTANSKI, LUC/ CHIAPELLO, EVE (2003): Der neue Geist des Kapitalismus (Edition discours 30), Konstanz.

BOLTANSKI, LUC/ THÉVENOT, LAURENT (2007): Über die Rechtfertigung. Eine Soziologie der kritischen Urteilskraft, Hamburg.

BONDEVIK, HILDE/ STENE-JOHANSEN, KNUT/ AHLZÉN, ROLF (2016): Fragments of illness: The Death of a Beekeeper as a literary case study of cancer, in: Medicine, Health Care and Philosophy 19 (2), 275–283.

BOORSE, CHRISTOPHER (1975): On the Distinction between Disease and Illness, in Philosophy & Public Affairs 5, 49–68.

BOORSE, CHRISTOPHER (1976): Wright on Functions, in: The Philosophical Review 85, 70–86.

BOORSE, CHRISTOPHER (1977): Health as a theoretical concept, in: Philosophy of Science 44, 542–573; deutsche Übersetzung: Gesundheit als theoretischer Begriff, in: SCHRAMME, THOMAS (Hg.): Krankheitstheorien, Berlin 2012, 63–110.

BOOTHE, BRIGITTE (2013a): Verlangen, Begehren, Wünschen, in: dies. (Hg.): Wenn doch nur – ach hätte ich bloß. Die Anatomie des Wunsches, Zürich, 26–33.

BOOTHE, BRIGITTE (Hg.) (2013): Wenn doch nur – ach hätte ich bloß. Die Anatomie des Wunsches, Zürich.

BORASIO, GIAN DOMENICO (2014): Spiritual Care: Eine Aufgabe für den Arzt?, in: NOTH, ISABELLE/ KOHLI REICHENBACH, CLAUDIA (Hg.): Aktuelle Perspektiven in Medizin und Theologie, Zürich, 117–127.

BORMANN, LUKAS (2008): „Und jedermann verwunderte sich" (Mk 5,20). Zur Predigt neutestamentlicher Wundererzählungen, in: Göttinger Predigtmeditationen 63, 3–13.

BOSTROM, NICK (2003): The Transhumanist FAQ. A General Introduction. Version 2.1, in: www.transhumanism.org/resources/FAQv21.pdf (10.06.2014).

BOSTROM, NICK (2005): A History of Transhumanist Thought. www.nickbostrom.com /papers/history.pdf (28.2.2017).

BOZZARO, CLAUDIA (2014): Das Leiden an der verrinnenden Zeit. Eine ethisch-philosophische Untersuchung zum Zusammenhang von Alter, Leid und Zeit am Beispiel der Anti-Aging-Medizin, Stuttgart

BOZZARO, CLAUDIA (2015): Der Leidensbegriff im medizinischen Kontext: Ein Problemaufriss am Beispiel der tiefen palliativen Sedierung am Lebensende, in: Ethik der Medizin 27 (2), 93–106.

BOZZARO, CLAUDIA (2015a): Schmerz und Leiden als anthropologische Grundkonstanten und als normative Konzepte in der Medizin, in: MAIO, GIOVANNI/ BOZZARO, CLAUDIA/ EICHINGER, TOBIAS (Hg.): Leid und Schmerz. Konzeptionelle Annäherungen und medizinethische Implikationen, Freiburg im Breisgau, München, 13–36.

BRAUNE-KRICKAU, TOBIAS (2015): Religion und Anerkennung. Ein Versuch über Diakonie als Ort religiöser Erfahrung (Praktische Theologie in Geschichte und Gegenwart 17), Tübingen.

BRAUNFELS, WOLFGANG (2012): Art. Wunder Christi, in: Kirschbaum, Engelbert (Hg.): Lexikon der christlichen Ikonographie, Bd. 4, Darmstadt, 542–550.

BRÄUTIGAM, WALTER (Hg.) (1980): Medizinisch-psychologische Anthropologie (Wege der Forschung 228), Darmstadt.

BREIDBACH, OLAF (Hg.) (2005): Bilder des Wissens. Zur Kulturgeschichte der wissenschaftlichen Wahrnehmung (Bild und Text), München.

BREUL, WOLFGANG (2012): „Hoffnung besserer Zeiten". Der Wandel der „Endzeit" im lutherischen Pietismus um 1700, in: LANDWEHR, ACHIM (Hg.): Frühe neue Zeiten. Zeitwissen zwischen Reformation und Revolution, Bielefeld, 261–282.

BREUN, RICHARD (2014): Scham und Würde. Über die symbolische Prägnanz des Menschen, Freiburg im Breisgau, München.

BRINGSJORD, SELMER/ BRINGSJORD, ALEXANDER/ BELLO, PAUL (2013): Belief in The Singularity is Fideistic, in: EDEN, AMNON H. et al. (Hg.): Singularity hypotheses. A scientific and philosophical assessment, Berlin, Heidelberg, 395–409.

BRODY, HOWARD (1994): „My Story Is Broken; Can You Help Me Fix It?" Medical Ethics and the Joint Construction of Narrative, in: Literature and Medicine 13 (1), 79–92.

BROWN, DAVID (2007): God and Grace of Body. Sacrament in Ordinary, Oxford.

BRUMLIK, MICHA (2016): Die Heilung der Welt – Tikkun Olam, in: CONRADI, ELISABETH/ VOSMAN, FRANS (Hg.): Praxis der Achtsamkeit. Schlüsselbegriffe der Care-Ethik, Frankfurt am Main u.a., 87–91.

BRUNN, FRANK MARTIN/ DIETZ, ALEXANDER (Hg.) (2011): Selbstbestimmung in der Perspektive theologischer Ethik, Leipzig.

BRUNS, KATJA (2011): Anthropologie zwischen Theologie und Naturwissenschaft bei Paul Tillich und Kurt Goldstein. Historische Grundlagen und systematische Perspektiven, Göttingen.

BUCHANAN, ALLEN (2000): Trust in managed care organizations, in: Kennedy Institute of Ethics Journal 10, 189–212.

BUCHER, ANTON A. (2014): Psychologie der Spiritualität, Weinheim, Basel.

BÜCHNER, GEORG (1835): Dantons Tod, Stuttgart 1995.

BÜCHNER, RALF W. (2008): Für eine Ethik und humane Praxis der Ent-Täuschung in Politik, Medizin und Theologie, in: KAMMHOLZ, KNUT (Hg.): Solo verbo. Festschrift für Bischof Dr. Hans Christian Knuth, Kiel, 379–396.

BÜCHS, ULRIKE (2000): Suchen, was verloren ging, in: Ethik-Forum des UniversitätsSpitals Zürich (Hg.): Medizin, religiöse Erfahrung und Ethik: Leben – Leiden – Sterben, Frankfurt am Main u.a., 43–59.

BULLARD-WERNER, NANCY (2009): Sechs Schemata der Krankheitsdeutung: Beobachtungen aus der Praxis der Klinikseelsorge, in: THOMAS, GÜNTER/ KARLE, ISOLDE (Hg.): Krankheitsdeutung in der postsäkularen Gesellschaft. Theologische Ansätze im interdisziplinären Gespräch, Stuttgart, 557–562.

Bundesmininsterium für Bildung und Forschung (2012): Maßnahmen zur Etablierung der Systemmedizin. Das Forschungs- und Förderkonzept e:Med. www.gesundheitsforschung-bmbf.de/_media/Broschuere-emed_2012.pdf (30.4.2017).

BURBACH, CHRISTIANE/ HECKMANN, FRIEDRICH (2008): Motive des Helfens, in: HOBURG, RALF (Hg.): Theologie der helfenden Berufe, Stuttgart, 87–107.

BURKE, SARA N./ BARNES, CAROL A. (2006): Neural plasticity in the ageing brain, in: Nature Reviews Neuroscience 7, 30–40.

BURRI, REGULA VALÉRIE/ DUMIT, JOSEPH (Hg.) (2010): Biomedicine as culture. Instrumental practices, technoscientific knowledge, and new modes of life (Routledge studies in science, technology and society 6), New York, London.

BURY, MICHAEL (1982): Chronic illness as biographical disruption, in: Sociology of Health & Illness 4 (2), 167–182.

BURY, MICHAEL (1986): Social constructionism and the developent of medical sociology, in: Sociology of Health & Illness 8 (2), 137–169.

BURY, MICHAEL (1991): The sociology of chronic illness: a review of research and prospects, in: Sociology of Health & Illness 13 (4), 451–468.

BURY, MIKE (2001): Illness narratives: fact or fiction?, in: Sociology of Health & Illness 23 (3), 263–285.

BUSCH, WERNER (2008): Protestantische Frömmigkeit und bildende Kunst: Schleiermacher im Gespräch mit Caspar David Friedrich, in: ARNDT, ANDREAS/ BARTH, ULRICH/ GRÄB, WILHELM (Hg.): Christentum – Staat – Kultur, Berlin, New York, 253–269.

BÜSSING, ARNDT/ SURZYKIEWICZ, JANUSZ/ ZIMOWSKI, ZYGMUNT (Hg.) (2015): Dem Gutes tun, der leidet. Hilfe kranker Menschen – interdisziplinär betrachtet, Berlin, Heidelberg.

BUTLER, JUDITH (2003): Kritik der ethischen Gewalt, Frankfurt am Main.

BUTZ, ULRIKE (2014): „Vertrauen Sie mir, ich bin Arzt!" Der Zusammenhang von Vertrauen und Macht in der Arzt-Patienten-Beziehung, in: ANSELM, REINER et al. (Hg.): Autonomie und Macht. Interdisziplinäre Perspektiven auf medizinische Entscheidungen, Göttingen, 51–66.

CALLON, MICHEL/ RABEHARISOA, VOLOLONA (2004): Gino's lesson on humanity: genetics, mutal entanglements and the sociologist's role, in: Economy and Society 33 (1), 1–27.

CANAVAN, ROSEMARY (2012): Clothing the body of Christ at colossae. A visual construction of identity, Tübingen.

CANGUILHEM, GEORGES (1943): Versuch über einige Probleme, das Normale und das Pathologische betreffend, in: ders.: Das Normale und das Pathologische, München 1974, 16–156.

CANGUILHEM, GEORGES (1974): Das Normale und das Pathologische (Hanser Anthropologie), München.

CANNON, WALTER B. (1932): The Wisdom of the Body, New York.

CASANOVA, JOSÉ (1994): Public religions in the modern world, Chicago u.a.

CASELLAS-GRAU, ANNA et al. (2016): Positive psychological functioning in breast cancer: An integrative review, in: The Breast 27, 136–168.

CASSELL, ERIC J. (1982): The Nature of Suffering and the Goals of Medicine, in: The New England Journal of Medicine 306, 639–645.

CASSELL, ERIC J. (2004): The Nature of Suffering and the Goals of Medicine, 2. Aufl., Oxford.

CASSELL, ERIC J. (2014): Suffering and Human Dignity, in: GREEN, RONALD M./ PALPANT, NATHAN J. (Hg.): Suffering and Bioethics, Oxford, 16–30.

CHARON, RITA (2004): Narrative and Medicine, in: The New England Journal of Medicine 350 (9), 862–864.

CHARON, RITA (2005): Bearing Witness – Sontag and the Body, in: The New England Journal of Medicine 352 (8), 756.

CHARON, RITA (2006): Narrative Medicine: Honoring the Stories of Illness, Oxford

CHARON, RITA (2012): The Reciprocity of Recognition — What Medicine Exposes about Self and Other, in: The New England Journal of Medicine 367 (20), 1878–1881.

CHAUVET, LOUIS-MARIE (2015): Symbol und Sakrament. Eine sakramentale Relecture der christlichen Existenz (Theologie der Liturgie 8), Regensburg.

CHOUDHURY, SUPARNA/ NAGEL, SASKIA K./ SLABY, JAN (2009): Critical Neuroscience: Linking Neuroscience and Society through Critical Practice, in: BioSocieties 4, 61–77.

CHRÉTIEN, JEAN-LOUIS (2005): Symbolique du corps. La tradition chrétienne du Cantique des cantiques, Paris.

CHRISTIAN-WIDMAIER, PETRA (1988): Krankenhausseelsorger und todkranker Patient. Im Spiegel ihrer wechselseitigen Wahrnehmung, Berlin, Heidelberg.

CLARK, DAVID (1999): ‚Total pain‘, disciplinary power and the body in the work of Cicely Saunders, 1958–1967, in: Social Science & Medicine 49 (6), 727–736.

CLASSEN, ALBRECHT (Hg.) (2011): Religion und Gesundheit. Der heilkundliche Diskurs im 16. Jahrhundert (Theophrastus-Paracelsus-Studien 3), Berlin, New York.

CLAUSEN, JENS (2008): Mehr als gesund? Zur „Natur des Menschen" in der Enhancement-Debatte, in: SCHÄFER, DANIEL et al. (Hg.): Gesundheitskonzepte im Wandel. Geschichte, Ethik und Gesellschaft, Stuttgart, 225–242.

CLAUSSEN, JOHANN HINRICH (Hg.) (2005): Glück und Gegenglück. Philosophische und theologische Variationen über einen alltäglichen Begriff, Tübingen.

COENEN, CHRISTOPHER (2008): Konvergierende Technologien und Wissenschaften. Der Stand der Debatte und politischen Aktivitäten zu ‚Converging Technologies‘. www. tab-beim-bundestag.de/de/pdf/publikationen/berichte/TAB-Hintergrundpapier-hp016.pdf (28.2.2017).

COENEN, CHRISTOPHER (2010): Zum mythischen Kontext der Debatte über *Human Enhancement*, in: COENEN, CHRISTOPHER et al. (Hg.): Die Debatte über „Human Enhancement". Historische, philosophische und ethische Aspekte der technologischen Verbesserung des Menschen, Bielefeld, 63–90.

COLE-TURNER, RONALD (2012): The Singularity and the Rapture: Transhumanist and Popular Christian Views of the Future, in: Zygon 47 (4), 777–796.

CONRADI, ELISABETH (2001): Take Care. Grundlagen einer Ethik der Achtsamkeit, Frankfurt am Main.

CONRADI, ELISABETH/ VOSMAN, FRANS (Hg.) (2016): Praxis der Achtsamkeit. Schlüsselbegriffe der Care-Ethik, Frankfurt am Main u.a.

COOEY, PAULA M. (1994): Religious imagination and the body. A feminist analysis, Oxford.

COORS, MICHAEL/ JOX, RALF J./ IN DER SCHMITTEN, JÜRGEN (Hg.) (2015): Advance Care Planning. Von der Patientenverfügung zur gesundheitlichen Vorausplanung, Stuttgart.

CORNELIUS, ANNA (2016): Der auferstandene Jesus als erzählte Figur im Matthäus- und Lukasevangelium, Tübingen.

COUSER, THOMAS G. (1997): Recovering Bodies. Illness, Disability, and Life Writing (Wisconsin Studies in American Autobiography), Madison.

COUSER, THOMAS G. (2009): Signifying Bodies. Disability in Contemporary Life Writing, Ann Arbour.

CRAWFORD, ROBERT (1980): Healthism and the Medicalization of Everyday Life, in: Journal of Health Services 10 (3), 365–388.

CREAMER, DEBORAH BETH (2010): Embracing limits, queering embodiment. Creating/creative possibilities for disability theology, in: Journal of feminist studies in religion 26 (2), 123–127.

CURTIUS, FRIEDRICH (1959): Individuum und Krankheit. Grundzüge einer Individualpathologie, Berlin, Heidelberg.

CUTLER, LEE R./ HAYTER, MARK/ RYAN, TONY (2013): A critical review and synthesis of qualitative research on patient experiences of critical illness, in: Intensive & critical care nursing 29 (3), 147–157.

DABROCK, PETER (2006): Heil und Heilung: Theologisch-identitätsethische Unterscheidungen und ökumenische Herausforderungen im Verständnis von und im Umgang mit Gesundheit, in: Una Sancta 61 (2), 129–139.

DABROCK, PETER (2006a): Rationierung von Gesundheitsleistungen aus Altersgründen? Perspektiven theologischer Ethik unter Berücksichtigung intergenerationeller Gerechtigkeit, in: BRINK, ALEXANDER et al. (Hg.): Gerechtigkeit im Gesundheitswesen, Berlin, 105–125.

DABROCK, PETER/ KLINNERT, LARS/ SCHARDIEN, STEFANIE (Hg.) (2004): Menschenwürde und Lebensschutz. Herausforderungen theologischer Bioethik, Gütersloh.

DAIBER, KARL-FRITZ (1999): Pastoralsoziologische Einführung, in: DOMAY, ERHARD (Hg.): Gottesdienste mit Kranken (Gottesdienstpraxis, Serie B), Gütersloh, 9-17.

DALFERTH, INGOLF U. (2006): Leiden und Böses. Vom schwierigen Umgang mit Widersinnigem, Leipzig.

DALFERTH, INGOLF U. (2016): Gemeinsam hoffen. Grundlinien einer menschlichen Orientierungsweise, in: MAIO, GIOVANNI (Hg.): Die Kunst des Hoffens. Kranksein zwischen Erschütterung und Neuorientierung, Freiburg im Breisgau, Basel, Wien, 116–154.

DALFERTH, INGOLF U./ PENG-KELLER, SIMON (Hg.) (2012): Kommunikation des Vertrauens, Leipzig.

DALFERTH, INGOLF U./ STOELLGER, PHILIPP (2000): Einleitung: Religion als Kontingenzkultur und die Kontingenz Gottes, in: dies. (Hg.): Vernunft, Kontingenz und Gott. Konstellationen eines offenen Problems, Tübingen, 1–44.

DALFERTH, INGOLF U./ STOELLGER, PHILIPP (Hg.) (2000a): Vernunft, Kontingenz und Gott. Konstellationen eines offenen Problems, Tübingen.

DALLMANN, HANS-ULRICH (2003): Fürsorge als Prinzip? Überlegungen zur Grundlegung einer Pflegeethik, in. Zeitschrift für Evangelische Ethik 47, 6–20.

DANIEL, SCHÄFER et al. (2008a): Konzepte von Gesundheit im Wandel. Historische, ethische und soziale Perspektiven, in: DANIEL, SCHÄFER et al. (Hg.): Gesundheitskonzepte im Wandel. Geschichte, Ethik und Gesellschaft, Stuttgart, 7–16.

DANIELS, NORMAN (2000): Normal Functioning and the Treatment-Enhancement Distinction, in: Cambridge Quarterly of Healthcare Ethics 9, 309–322.

DANNER CLOUSER, K./ CULVER, CHARLES M./ GERT, BERNARD (1981): Gebrechen: Eine neue Betrachtung der Krankheit, in: SCHRAMME, THOMAS (Hg.): Krankheitstheorien, Berlin 2012, 111–134.

DANZ, CHRISTIAN (2000): Religion als Freiheitsbewußtsein. Eine Studie zur Theologie als Theorie der Konstitutionsbedingungen individueller Subjektivität bei Paul Tillich, Berlin, New York.

DANZ, CHRISTIAN/ DIERKEN, JÖRG/ MURRMANN-KAHL, MICHAEL (Hg.) (2005): Religion zwischen Rechtfertigung und Kritik. Perspektiven philosophischer Theologie (Beiträge zur rationalen Theologie 15), Frankfurt am Main.

DANZ, CHRISTIAN/ STURM, ERDMANN (Hg.) (2008): Religion – Kultur – Gesellschaft. Der frühe Tillich im Spiegel neuer Texte (1919–1920) (Tillich-Studien 20), Münster u.a.

DANZER, GERHARD (2011): Helmuth Plessner, in: ders. (Hg.): Wer sind wir? Auf der Suche nach der Formel des Menschen. Anthropologie für das 21. Jahrhundert – Mediziner, Philosophen und ihre Theorien, Ideen und Konzepte, Berlin, Heidelberg, 125–127.

DARENBERG, HELGA (2005): Kultur des Pflegens. Eine Zeitreise durch 145 Jahre Pflegegeschichte der Henriettenstiftung, Hannover.

DAVIS, LENNART J. (1999): Crips Strike Back: The Rise of Disability Studies, in: American Literary History 11, 500–512.

DE MUL, JOS (Hg.) (2014): Plessner's Philosophical Anthropology. Perspectives and Prospects, Amsterdam.

DEDERICH, MARKUS (Hg.) (2007): Körper, Kultur und Behinderung. Eine Einführung in die Disability Studies (Disability studies 2), Bielefeld.

DEDERICH, MARKUS/ GRÜBER, KATRIN (Hg.) (2007): Herausforderungen. Mit schwerer Behinderung leben. Eine Veröffentlichung des Instituts Mensch, Ethik und Wissenschaft (IMEW), Frankfurt am Main.

DEJUNG, CHRISTOPH (2003): Helmuth Plessner. Ein deutscher Philosoph zwischen Kaiserreich und Bonner Republik, Zürich.

DEMMERLING, CHRISTOPH (2009): Philosophie der Scham, in: SCHÄFER, ALFRED/ THOMPSON, CHRISTIANE (Hg.): Scham, Paderborn u.a., 75–102.

DENNIS, CONNIE M. (2001): Dorothea Orem. Selbstpflege- und Selbstpflegedefizit-Theorie (Hans Huber Programmbereich Pflege), Bern u.a.

DESHAZER, MARY K. (2013): Mammographies: The Cultural Discourses of Breast Cancer Narratives, Ann Arbor.

DEUSER, HERMANN (2012): Naturalistische Motive in Tillichs Geist-Theologie, in: DANZ, CHRISTIAN et al. (Hg.): Theology and Natural Science (International Yearbook of Tillich Research 7), Berlin, Boston, 175-193.

DEUSER, HERMANN/ KLEINERT, MATTHIAS/ SCHLETTE, MAGNUS (Hg.) (2015): Metamorphosen des Heiligen. Struktur und Dynamik von Sakralisierung am Beispiel der Kunstreligion (Religion und Aufklärung 25), Tübingen.

Deutsches Hygiene-Museum (2001): Der (im-)perfekte Mensch – vom Recht auf Unvollkommenheit. Begleitbuch zur Ausstellung im Deutschen Hygiene-Museum vom 20. Dezember 2000 bis 12. August 2001, Berlin.

Diakonie (2009): Seelsorge in Palliative Care. Situationsanzeige und Empfehlungen zu kirchlich-diakonischem Handeln (Diakonie Texte 12.2009), hg. vom Diakonischen Werk der Evangelischen Kirche in Deutschland e.V., Stuttgart.

Diakonie- und Entwicklungsdienstgesetz (2011): Kirchengesetz über das Evangelische Werk für Diakonie und Entwicklung, 9.11.2011. www.kirchenrecht-ekd.de/document/ 28279 (24.3.2017).

DICKEL, SASCHA (2009): Utopische Positionierungen. Vorüberlegungen zu einer Wissenssoziologie des Utopischen und deren Anwendungsmöglichkeiten am Beispiel populärwissenschaftlicher Enhancement-Visionen, in: STELTEMEIER, ROLF et al. (Hg.): Neue Utopien. Zum Wandel eines Genres, Heidelberg, 169–200.

DIEPGEN, PAUL (1922): Studien zur Geschichte der Beziehungen zwischen Theologie und Medizin im Mittelalter, Berlin-Grunewald.

DIERKEN, JÖRG (2012): Gelingendes Leben – Gelingendes Altern, in: KUMLEHN, MARTINA/ KUBIK, ANDREAS (Hg.): Konstrukte gelingenden Alterns, Stuttgart, 35–51.

DIERKEN, JÖRG (2014): Ganzheit und Kontrafaktizität. Religion in der Sphäre des Sozialen, Tübingen.

DIERKEN, JÖRG (Hg.) (2015): Leibbezogene Seele? Interdisziplinäre Erkundungen eines kaum noch fassbaren Begriffs, Tübingen.

DIETZE, CAROLA (2006): Nachgeholtes Leben. Helmuth Plessner 1892–1985, Göttingen.

Difäm [Deutsches Institut für Ärztliche Mission] (1990): Das christliche Verständnis von Gesundheit, Heilung und Ganzheit, Tübingen.

Difäm (2006): Der Mensch ist die Medizin des Menschen. 100 Jahre Difäm. Gesundheit in der Einen Welt. difaem.de/fileadmin/Dokumente/UEber_uns/Broschuere_Der_Mensch _ist_die_Medizin_des_Menschen.pdf (30.4.2017).

DILTHEY, WILHELM (1958): Der Aufbau der Geschichtlichen Welt in den Geisteswissenschaften, in: ders.: Gesammelte Schriften, Bd. VII, Göttingen.

DINGLER, CATRIN (2016): Relationale Subjektivität – Zur Theoriegeschichte der Care-Ethik, in: CONRADI, ELISABETH/ VOSMAN, FRANS (Hg.): Praxis der Achtsamkeit. Schlüsselbegriffe der Care-Ethik, Frankfurt am Main, New York, 93–113.

DOBER, HANS MARTIN/ MENSINK, DAGMAR (Hg.) (2002): Die Lehre von der Rechtfertigung des Gottlosen im kulturellen Kontext der Gegenwart. Beiträge im Horizont des christlich-jüdischen Gesprächs, Stuttgart.

DOMAY, ERHARD (Hg.) (1991): Gottesdienste mit Kranken. Gottesdienste im Krankenhaus, Ansprachen, Gebete, Meditationen, Themapredigten (Gottesdienstpraxis: Serie B), Gütersloh.

DOMAY, ERHARD (Hg.) (1999): Gottesdienste mit Kranken. Gottesdienste, Predigten, liturgische Entwürfe und Gebete (Gottesdienstpraxis: Serie B), Gütersloh.

DOMAY, ERHARD (Hg.) (2005): Gottesdienste feiern mit Kranken. Gottesdienstmodelle, Andachten, Predigten, liturgische Texte (Gottesdienstpraxis: Serie B), Gütersloh.

DÖRNEMANN, MICHAEL (2003): Krankheit und Heilung in der Theologie der frühen Kirchenväter (Studien und Texte zu Antike und Christentum 20), Tübingen.

DÖRNER, KLAUS (2001): Der gute Arzt. Lehrbuch der ärztlichen Grundhaltung (Schriftenreihe der Akademie für Integrierte Medizin), Stuttgart u.a.

DRECHSEL, WOLFGANG (2002): Lebensgeschichte und Lebens-Geschichten. Zugänge zur Seelsorge aus biographischer Perspektive (Praktische Theologie und Kultur 7), Gütersloh.

DRECHSEL, WOLFGANG (2005): Der bittere Geschmack des Unendlichen. Annäherung an eine Seelsorge im Bedeutungshorizont des Themas Krebs, in: Wege zum Menschen 57, 459–481.

DRECHSEL, WOLFGANG (2006): Der lange Schatten des Mythos vom gelingenden Leben. Theologische Anmerkungen zur Angst vor der eigenen Endlichkeit und zur Frage der Seelsorge, in: Pastoraltheologie 95, 314–325.

DRECHSEL, WOLFGANG (2008): Finitum capax infiniti und die Gnade, endlich sein zu dürfen. Anmerkungen zur Seelsorgetheorie und -praxis, in: Wege zum Menschen 60, 423–440.

DREHSEN, VOLKER (1983): Kontinuität und Wandel der Religion. Die strukturell-funktionale Analyse in der deutschen Religions- und Kirchensoziologie nach 1945, in: DAIBER, KARL-FRITZ/ LUCKMANN, THOMAS (Hg.): Religion in den Gegenwartsströmungen der deutschen Soziologie, München, 86–135.

DREHSEN, VOLKER (1990): Lebensgeschichtliche Frömmigkeit. Eine Problemskizze zu christlich-religiösen Dimensionen des (auto-)biographischen Interesses in der Neuzeit, in: SPARN, WALTER (Hg.): Wer schreibt meine Lebensgeschichte? Biographie, Autobiographie, Hagiographie und ihre Entstehungszusammenhänge, Gütersloh, 33–62.

DREIER, HORST (2013): Grundgesetz Kommentar 1. – Präambel, Artikel 1–19, Tübingen.

DREWERMANN, EUGEN (1982): Angst und Schuld (Psychoanalyse und Moraltheologie), Mainz.

DRONSCH, KRISTINA (2010): „Brannte nicht unser Herz …?" (Lk 24,32). Einsichten zum Schmerz und seiner Bedeutung im Lukasevangelium, in: ETZELMÜLLER, GREGOR/ WEISSENRIEDER, ANNETTE (Hg.) (2010): Religion und Krankheit, Darmstadt, 265–281.

Duden (1989): Duden Etymologie. Herkunftswörterbuch der deutschen Sprache (Duden, Bd. 7), Mannheim u.a.

DUDEN, BARBARA (2002): Zwischen „wahrem Wissen" und Prophetie: Konzeptionen des Ungeborenen, in: DUDEN, BARBARA/ SCHLUMBOHM, JÜRGEN/ VEIT, PATRICE (Hg.): Geschichte des Ungeborenen. Zur Erfahrungs- und Wissenschaftsgeschichte der Schwangerschaft, 17.–20. Jahrhundert, Göttingen, 11–48.

DUDEN, BARBARA (2003): Ivan Illich – Jenseits von Medical Nemesis (1976). Auf der Suche nach den Weisen, in denen die Moderne das „Ich" und das „Du" entkörpert. Symposion für Ivan Illich zum Abschied. www.pudel.uni-bremen.de/pdf/BD_ABSCH.pdf (30.4.2017).

DUDEN, BARBARA (2013): Über Formen des Verstummens in der Begegnung des Patienten mit der Medizin, in: MOĞUL, TUĞSAL/ SIMON, ALFRED (Hg.): Intensiv erleben. Menschen in klinischen Grenzsituationen, Münster u.a., 101–109.

DUDEN, BARBARA (Hg.) (1991): Geschichte unter der Haut. Ein Eisenacher Arzt und seine Patientinnen um 1730, Stuttgart.

DUDEN, BARBARA (Hg.) (1991a): Der Frauenleib als öffentlicher Ort. Vom Mißbrauch des Begriffs Leben (Luchterhand-Essay 9), Hamburg u.a.

DUDEN, BARBARA/ SCHLUMBOHM, JÜRGEN/ VEIT, PATRICE (Hg.) (2002): Geschichte des Ungeborenen. Zur Erfahrungs- und Wissenschaftsgeschichte der Schwangerschaft, 17.–20. Jahrhundert (Veröffentlichungen des Max-Planck-Instituts für Geschichte 170), Göttingen.

DUMELE, GÜNTER (2011): Der Gesamtkünstler Christoph Schlingensief (Diskurse, Kontexte, Impulse 8), Wien.

DURKHEIM, EMILE (1898): Der Individualismus und die Intellektuellen, in: BERTRAM, HANS (Hg.): Gesellschaftlicher Zwang und moderne Autonomie, Frankfurt am Main 1986, 54-70.

DUTTGE, GUNNAR (2014): Das Gewissen im Kontext des modernen Arztrechts, in: BORMANN, FRANZ-JOSEF/ WETZSTEIN, VERENA (Hg.): Gewissen. Dimensionen eines Grundbegriffs medizinischer Ethik. Festschrift für E. Schockenhoff, Berlin, New York, 543–560.

DUTTWEILER, STEFANIE (2012): Sakrale Orte des Körperkults? Stadionkapellen zwischen Kirchenreligion und Ersatzreligion, in: GUGUTZER, ROBERT/ BÖTTCHER, MORITZ

(Hg.): Körper, Sport und Religion. Zur Soziologie religiöser Verkörperungen, Wiesbaden, 193–217.

DUX, GÜNTER/ MARQUARD, ODO/ STRÖKER, ELISABETH (Hg.) (1985): Helmuth Plessner. Gesammelte Schriften 10. Schriften zur Soziologie und Sozialphilosophie, Frankfurt am Main.

DYK, SILKE VAN (2015): Soziologie des Alters, Bielefeld.

DYK, SILKE VAN (2016): The othering of old age: Insights from Postcolonial Studies, in: Journal of Aging Studies 39, 109–120.

EBACH, JÜRGEN (Hg.) (2006): „Dies ist mein Leib." Leibliches, Leibeigenes und Leibhaftiges bei Gott und den Menschen (Jabboq 6), Gütersloh.

EBELING, RENATE/ HÖCKER, BERTOLD (1998): Der Schrei des Bartimäus: Erfahrungen mit einem Heilungsgottesdienst, in: Wege zum Menschen 50, 404–408.

EBKE, THOMAS (2012): Lebendiges Wissen des Lebens. Zur Verschränkung von Plessners philosophischer Anthropologie und Canguilhems historischer Epistemologie (Philosophische Anthropologie 9), Berlin.

EBNER, MARTIN (2001): Art. Krankheit und Heilung III. Biblisch, in: Religion in Geschichte und Gegenwart, 4. Aufl., Bd. 4, 1730–1731.

EBNER, MARTIN et al. (Hg.) (2001): Klage (Jahrbuch für biblische Theologie 16), Neukirchen-Vluyn.

ECKART, WOLFGANG U. (2011): Illustrierte Geschichte der Medizin. Von der französischen Revolution bis zur Gegenwart, Berlin, Heidelberg.

ECKART, WOLFGANG U./ JÜTTE, ROBERT (2014): Medizingeschichte. Eine Einführung, 2. Aufl., Köln, Weimar, Wien.

ECO, UMBERTO (1973): Das offene Kunstwerk, Frankfurt am Main.

EDEL, SUSANNE (2011): Kranke mitten im Leben. 19. Sonntag nach Trinitatis. Jak 5,13–16, in: Göttinger Predigtmeditationen 66, 439–444.

EDWARDS, JANE (1994): Private cancer, public cancer: guilt and innocence in popular literature, in: Australian Journal of Communication 21 (2), 1–13.

EDWARDS, S. D. (2003): Three concepts of suffering, in: Medicine, Health Care, and Philosophy 6 (1), 59–66.

EGGENBERGER, OSWALD et al. (Hg.) (1990): Heilen, was verwundet ist – Heilkunst zwischen alternativer Medizin und göttlichem Geist, Freiburg.

EGGER, JOSEF (2013): Zur spirituellen Dimension des biopsychosozialen Modells, in: Psychologische Medizin 24 (2), 39–46.

EGLI, ANDREAS (1995): Erzählen in der Predigt. Untersuchungen zu Form und Leistungsfähigkeit erzählender Sprache in der Predigt, Zürich.

EHM, SIMONE et al. (Hg.) (2016): Geistesgegenwärtig behandeln. Existenzielle Kommunikation, Spiritualität und Selbstsorge in der ärztlichen Praxis, Neukirchen-Vluyn.

EHM, SIMONE/ UTSCH, MICHAEL (Hg.) (2008): Wie macht der Glaube gesund? Zur Qualität christlicher Gesundheitsangebote, Berlin.

EHM, SIMONE/ UTSCH, MICHAEL (Hg.) (2010): Religiöse Krankheitsbewältigung. Zur Rolle von Christentum und Islam im Umgang mit psychischen Erkrankungen, Berlin.

EIBACH, ULRICH (1976): Medizin und Menschenwürde. Ethische Probleme der Medizin aus christlicher Sicht, Wuppertal.

EIBACH, ULRICH (1984): Die Sprache leidender Menschen und der Wandel des Gottesbildes, in: Theologische Zeitschrift 40, 34–65.

EIBACH, ULRICH (1986): Gentechnik – der Griff nach dem Leben. Eine ethische und theologische Beurteilung, Wuppertal.

EIBACH, ULRICH (1990): Art. Krankheit, in: Theologische Realenzyklopädie, Bd. 19, 697–705.

EIBACH, ULRICH (1991): Heilung für den ganzen Menschen? Ganzheitliches Denken als Herausforderung von Theologie und Kirche (Theologie in Seelsorge, Beratung und Diakonie, Bd. 1), Neukirchen-Vluyn.

EIBACH, ULRICH (1991a): Der leidende Mensch vor Gott. Krankheit und Behinderung als Herausforderung unseres Bildes von Gott und dem Menschen (Theologie in Seelsorge, Beratung und Diakonie, Bd. 2), Neukirchen-Vluyn.

EIBACH, ULRICH (1992): Seelische Krankheit und christlicher Glaube. Theologische, humanwissenschaftliche und seelsorgerliche Aspekte (Theologie in Seelsorge, Beratung und Diakonie, Bd. 3), Neukirchen-Vluyn.

EIBACH, ULRICH (1998): Sterbehilfe – Tötung aus Mitleid? Euthanasie und „lebensunwertes" Leben (TVG Orientierung), Wuppertal.

EIBACH, ULRICH (2000): Menschenwürde an den Grenzen des Lebens. Einführung in Fragen der Bioethik aus christlicher Sicht, Neukirchen-Vluyn.

EIBACH, ULRICH (2006): Glaube, Krankenheilung und Heil, in: Evangelische Theologie 66 (4), 297–316.

EIBACH, ULRICH (2008): Gesundheit und Krankheit. Anthropologische, theologische und ethische Aspekte, in: KLESSMANN, MICHAEL (Hg.): Handbuch der Krankenhausseelsorge, Göttingen, 229–240.

EIBACH, ULRICH (2009): Umgang mit schwerer Krankheit. Widerstand, Ergebung, Annahme, in: THOMAS, GÜNTER/ KARLE, ISOLDE (Hg.): Krankheitsdeutung in der postsäkularen Gesellschaft. Theologische Ansätze im interdisziplinären Gespräch, Stuttgart, 339–353.

EICHINGER, TOBIAS (2012): Jenseits von gesund und krank: Ethische Einwände gegen Anti-Aging als Medizin, in: SCHICKTANZ, SILKE/ SCHWEDA, MARK (Hg.): Pro-Age oder Anti-Aging? Altern im Fokus der modernen Medizin, Frankfurt am Main u.a., 309–325.

EICHINGER, TOBIAS (2015): Behandlungsziel Verstümmelung. Zur normativen Funktion der Leidenslinderung am Beispiel extremer wunscherfüllender Medizin, in: MAIO, GIOVANNI/ BOZZARO, CLAUDIA/ EICHINGER, TOBIAS (Hg.): Leid und Schmerz. Konzeptionelle Annäherungen und medizinethische Implikationen Freiburg im Breisgau, München, 267–288.

EISENBERGER, NAOMI I./ COLE, STEVE W. (2012): Social neuroscience and health: neurophysiological mechanisms linking social ties with physical health, in: Nature Neuroscience 15 (5), 669–674.

EMANUEL, LINDA L. et al. (2015): Validated assessment tools for psychological, spiritual, and family issues, in: CHERNY, NATHAN et al. (Hg.): Oxford Textbook of Palliative Medicine, Oxford.

ENGEL, GEORGE L. (1977): The need for a new medical model: A challenge for biomedicine, in: Science 196 (4286), 129–136.

ENGELHARDT, DIETRICH VON (1978): Medizin und Literatur in der Neuzeit – Perspektiven und Aspekte, in: Deutsche Vierteljahrsschrift für Literaturwissenschaft und Geistesgeschichte 52, 351–380.

ENGELHARDT, DIETRICH VON (1999): Krankheit, Schmerz und Lebenskunst. Eine Kulturgeschichte der Körpererfahrung, München.

ENGELHARDT, DIETRICH VON (2003): Ethos und Ethik des Kranken in Vergangenheit und Gegenwart – Rechte, Pflichten, Tugenden, in: Zeitschrift für Medizinische Ethik 49, 3–19.

ENGELHARDT, DIETRICH VON (2004): Vom Dialog der Medizin und Literatur im 20. Jahrhundert, in: JAGOW, BETTINA VON (Hg.): Repräsentationen. Medizin und Ethik in Literatur und Kunst der Moderne, Heidelberg, 21–40.

ENGELHARDT, DIETRICH VON (2010): Illusion Gesundheit – ein Plädoyer für das fragmentarische Leben aus medizinhistorisch-ethischer Sicht, in: HÖFNER, MARKUS/ SCHAEDE, STEPHAN/ THOMAS, GÜNTER (Hg.): Endliches Leben. Interdisziplinäre Zugänge zum Phänomen der Krankheit, Tübingen, 3–24.

ENGELHARDT, H. TRISTRAM (1975): Die Begriffe „Gesundheit" und „Krankheit", in: SCHRAMME, THOMAS (Hg.): Krankheitstheorien, Berlin 2012, 41–62.

ENGELHARDT, H. TRISTRAM/ DELKESKAMP-HAYES, CORINNA (2009): Der Geist der Wahrheit und die „Legion" der Spiritualitäten. Ein orthodoxer Blick auf die Klinikseelsorge im religiösen Pluralismus, in: FRICK, ECKHARD/ ROSER, TRAUGOTT (Hg.): Spiritualität und Medizin. Gemeinsame Sorge für den kranken Menschen, Stuttgart, 72–79.

ENGELHARDT, KARLHEINZ (2002): Herbert Plügge – vergessenes ärztliches Vorbild. Eine Erinnerung in seinem 30. Todesjahr, in: Deutsche Medizinische Wochenschrift 127, 284–285.

ENGELKE, ERNST (1980): Sterbenskranke und die Kirche (Gesellschaft und Theologie. Abteilung Praxis der Kirche 32), München, Mainz.

ENGEMANN, WILFRIED (2011): Einführung in die Homiletik, Tübingen, Basel.

ERIKSON, ERIK H. (2013): Identität und Lebenszyklus. Drei Aufsätze, Frankfurt am Main.

ERLEMANN, KURT (1995): Naherwartung und Parusieverzögerung im Neuen Testament. Ein Beitrag zur Frage religiöser Zeiterfahrung (Texte und Arbeiten zum neutestamentlichen Zeitalter 17), Tübingen, Basel.

ERNST, KATHARINA (2003): Krankheit und Heiligung. Die medikale Kultur württembergischer Pietisten im 18. Jahrhundert, Stuttgart.

ERNSTING, HEIKE (2012): Salbungsgottesdienste in der Volkskirche. Krankheit und Heilung als Thema der Liturgie, Leipzig.

ETIENNE, NATHALIE (2016): Mélitous, un blog de patiente, in: Oncologie 18, 179–183.

ETZELMÜLLER, GREGOR (2009): Der kranke Mensch als Thema theologischer Anthropologie. Die Herausforderung der Theologie durch die anthropologische Medizin Viktor von Weizsäckers, in: Zeitschrift für Evangelische Ethik 53, 163–176.

ETZELMÜLLER, GREGOR (2013): Leib, Seele, Umwelt. Die interdisziplinäre Anthropologie Viktor von Weizsäckers und ihr Verhältnis zur paulinischen Anthropologie, in: BREYER, THIEMO ET AL. (Hg.): Interdisziplinäre Anthropologie. Leib – Geist – Kultur, Heidelberg, 287–314.

ETZELMÜLLER, GREGOR/ WEISSENRIEDER, ANNETTE (Hg.) (2010): Religion und Krankheit, Darmstadt.

ETZELMÜLLER, GREGOR/ WEISSENRIEDER, ANNETTE (Hg.) (2016): Verkörperung als Paradigma theologischer Anthropologie, Berlin, New York.

EURICH, JOHANNES (2005): Nächstenliebe als berechenbare Dienstleistung. Zur Situation der Diakonie zwischen Ökonomisierung, theologischem Selbstverständnis und Restrukturierung, in: Zeitschrift für Evangelische Ethik 49, 58–70.

EURICH, JOHANNES (2009): Religiöse Deutung und medizinisches Verständnis von Krankheit und Heilung: Überlegungen zu ihrer Differenzierung und Ergänzung, in: THOMAS, GÜNTER/ KARLE, ISOLDE (Hg.): Krankheitsdeutung in der postsäkularen Gesellschaft. Theologische Ansätze im interdisziplinären Gespräch, Stuttgart, 434–447.

EURICH, JOHANNES (2009a): Zum Personenbegriff in der Pflegeethik, in: DWI-Jahrbuch 40, 73–89.

EURICH, JOHANNES/ MAASER, WOLFGANG (2013): Diakonie in der Sozialökonomie. Studien zu Folgen der neuen Wohlfahrtspolitik, Leipzig.

Evangelische Kirche in Deutschland (1979): Evangelische Spiritualität. Überlegungen und Anstöße zur Neuorientierung, Gütersloh.

Evangelische Kirche in Deutschland (2004): Die Kraft zum Menschsein stärken. Leitlinien für die evangelische Krankenhausseelsorge. Eine Orientierungshilfe, Hannover.

Evangelische Kirche in Deutschland (2009): Im Alter neu werden können. Evangelische Perspektiven für Individuum, Gesellschaft und Kirche, Gütersloh.

Evangelische Kirche in Deutschland (2011): „Und unsern kranken Nachbarn auch!" Aktuelle Herausforderungen der Gesundheitspolitik. Eine Denkschrift des Rates der Evangelischen Kirche in Deutschland, Gütersloh.

Evangelische Kirche in Deutschland (2014): Rechtfertigung und Freiheit: 500 Jahre Reformation 2017. Ein Grundlagentext des Rates der Evangelischen Kirche in Deutschland, Gütersloh.

Evangelisches Gesangbuch (o.J.): Antwort finden. Evangelisches Gesangbuch, Ausgabe für die Evangelisch-Lutherischen Kirchen in Bayern und Thüringen, München.

Evangelisches Gottesdienstbuch (2003), herausgegeben von der Kirchenleitung der VELKD, 3. Aufl., Berlin.

EVERS, DIRK (2001): Gott, der Schöpfer, und die Übel der Evolution, in: Berliner Theologische Zeitschrift 18, 60–75.

EWIG, SANTIAGO (2016): Hoffnung angesichts der Prognose. Was dürfen wir hoffen?, in: MAIO, GIOVANNI (Hg.): Die Kunst des Hoffens. Kranksein zwischen Erschütterung und Neuorientierung, Freiburg im Breisgau, Basel, Wien, 286–307.

FABER, HEIJE (1965): Klinische Semester für Theologen, Bern.

FAILING, WOLF-ECKART/ HEIMBROCK, HANS-GÜNTER (1998): Gelebte Religion wahrnehmen. Lebenswelt – Alltagskultur – Religionspraxis, Stuttgart, Berlin, Köln.

FAILING, WOLF-ECKART/ HEIMBROCK, HANS-GÜNTER/ LOTZ, THOMAS A. (Hg.) (2001): Religion als Phänomen. Sozialwissenschaftliche, theologische und philosophische Erkundungen in der Lebenswelt, Berlin, New York.

FALK, HANNA et al. (2013): Older Patients' Experiences of Heart Failure – An Integrative Literature Review, in: Journal of Nursing Scholarship 45 (3), 247–255.

FALK, ILSE/ BIELER, ANDREA (Hg.) (2012): So ist mein Leib. Alter, Krankheit und Behinderung – feministisch-theologische Anstöße, Gütersloh.

FANGERAU, HEINER/ KESSLER, SEBASTIAN (Hg.) (2013): Achtung und Missachtung in der Medizin. Anerkennung und Selbstkonstitution als Schlüsselkategorien zur Deutung von Krankheit und Armut, Freiburg im Breisgau, München.

FECHTNER, KRISTIAN (2015): Diskretes Christentum. Religion und Scham, Gütersloh.

FECHTNER, KRISTIAN (Hg.) (2014): Henning Luther – Impulse für eine Praktische Theologie der Spätmoderne (Praktische Theologie heute 125), Stuttgart.

FEHIGE, CHRISTOPH (2004) Art. Wunsch I., in: Historisches Wörterbuch der Philosophie, Bd. 12, 1077-1085.

FEGG, MARTIN et al. (2015): Was beeinflusst Entscheidungen am Lebensende? In: Bundesgesundheitsblatt – Gesundheitsforschung – Gesundheitsschutz 58 (10), 1118–1123.

FEICHTINGER, BARBARA/ SENG, HELMUT (Hg.) (2004): Die Christen und der Körper. Aspekte der Körperlichkeit in der christlichen Literatur der Spätantike (Beiträge zur Altertumskunde 184), München, Leipzig

FENDT, LEONHARD (1970): Homiletik, Berlin, New York.

FENGER, HERMANN et al. (2013): Schadensmanagement für Ärzte. Juristische Tipps für den Ernstfall, Berlin, Heidelberg.

FENNER, FRIEDRICH (1930): Die Krankheit im Neuen Testament. Eine religions- und medizingeschichtliche Untersuchung, Leipzig.

FEUERBACH, LUDWIG (1956): Das Wesen des Christentums, Ausgabe in zwei Bänden, Bd. 1 (hg. von W. Schuffhauer), Berlin.

FINGER, EVELYN (2014): „Wir halten die Wahrheit aus." Anne und Nikolaus Schneider über die Diagnose Krebs, den Rücktritt vom Ratsvorsitz der Evangelischen Kirche – und das, was am Ende zählt, in: Die Zeit, 30/2014. www.zeit.de/2014/30/nikolaus-schneider-ehefrau-krebs (30.4.2017).

FISCHER, HEINZ (2002): Mit der Gemeinde beten. Neue Fürbitten (Dienst am Wort 95), Göttingen.

FISCHER, JOACHIM (2000): Exzentrische Positionalität. Plessners Grundkategorie der Philosophischen Anthropologie, in: Deutsche Zeitschrift für Philosophie 48, 265–288.

FISCHER, JOACHIM (2006): Der Identitätskern der Philosophischen Anthropologie (Scheler, Plessner, Gehlen), in: KRÜGER, HANS-PETER/ LINDEMANN, GESA (Hg.): Philosophische Anthropologie im 21. Jahrhundert, Berlin, 63–82.

FISCHER, JOHANNES (2008): Gegenseitigkeit. Die Arzt-Patienten-Beziehung in ihrer Bedeutung für die medizinische Ethik, in: GAHL, KLAUS/ ACHILLES, PETER/ JACOBI, RAINER-M. E. (Hg.): Gegenseitigkeit. Grundfragen medizinischer Ethik, Würzburg, 197–214.

FISCHER, JOHANNES (2011): Krankheit und Sinn: Zur religiösen Wahrnehmung von Krankheit und ihren ethischen Implikationen, in: Ethik in der Medizin 23, 53–61.

FISCHER, JOHANNES (2012): Krankheit und Spiritualität, in: Schweizerische Ärztezeitung 93 (45), 1672–1675.

FISCHER, JOHANNES (2013): Anerkennung, Medikalisierung und Gerechtigkeit, in: FANGERAU, HEINER/ KESSLER, SEBASTIAN (Hg.): Achtung und Missachtung in der Medizin. Anerkennung und Selbstkonstitution als Schlüsselkategorien zur Deutung von Krankheit und Armut, Freiburg im Breisgau, München, 173–196.

FISCHER, RAINER (2008a): Gesundheit zwischen Grössenwahn der Ganzheitlichkeit und Glorifizierung der Gebrochenheit, in: ROTH, MICHAEL/ SCHMIDT, JOCHEN (Hg.): Gesundheit. Humanwissenschaftliche, historische und theologische Aspekte, Leipzig, 179–194.

FISCHER, SHLOMO (1988): Jewish Salvational Visions, Utopias, and Attitudes Towards the Halacha, in: International Journal of Comparative Sociology 24 (1–2), 62–75.

FISCHER, WOLFRAM (2014): Biographie, Leib und körperliche Krankheit, in: NITTEL, DIETER/ SELTRECHT, ASTRID (Hg.): Krankheit: Lernen im Ausnahmezustand? Brustkrebs und Herzinfarkt aus interdisziplinärer Perspektive, Berlin, Heidelberg, 185–198.

FISCHER-SEIDEL, THERESE (Hg.) (2004): Perception and the Senses (Kultur und Erkenntnis 30), Tübingen, Basel.

FLECK, LUDWIK (Hg.) (1980): Entstehung und Entwicklung einer wissenschaftlichen Tatsache. Einführung in die Lehre vom Denkstil und Denkkollektiv, Frankfurt am Main.

FLORESCU, CATALINA FLORINA (2006): Verbal and Visual Rhetorics of Cancer: Defying Silence in Margaret Edson, Audre Lorde and Jo Spence's Works, in: Journal of International Women's Studies 8 (1), 271–292.

FORSBACH, RALF (2008): Aspekte der historischen Entwicklung des Gesundheitswesens der Bundesrepublik Deutschland seit 1949, in: SCHÄFER, DANIEL et al. (Hg.): Gesundheitskonzepte im Wandel. Geschichte, Ethik und Gesellschaft, Stuttgart, 99–111.

FOUCAULT, MICHEL (1961): Wahnsinn und Gesellschaft. Eine Geschichte des Wahns im Zeitalter der Vernunft, Frankfurt am Main.

FOUCAULT, MICHEL (1973): Die Geburt der Klinik. Eine Archäologie des ärztlichen Blicks, Lizenzausgabe Frankfurt am Main 1988.

FRANCK, ANNETTE (2007): Der Gesundheitsbegriff des Jedermanns. Studien zum Wandel des Gesundheitsbegriffs anhand der deutschen Literatur vom Mittelalter bis heute, Marburg.

FRANÇOIS-KETTNER, HEDWIG (2011): Kernkompetenzen der Pflege, in: ATZEL, ISABEL (Hg.): Who Cares? Geschichte und Alltag der Krankenpflege, Frankfurt am Main, 43–48.

FRANK, ARTHUR (1991): For a Sociology of the Body. An Analytical Review, in: FEATHERSTONE, MIKE et al. (Hg.): The Body: Social Process and Culture Theory, London, 36–102.

FRANK, ARTHUR (1991a): At the Will of the Body. Reflections on Illness, Boston, New York.

FRANK, ARTHUR (1995): The wounded storyteller. Body, illness, and ethics, Chicago.

FRANK, ARTHUR (2013): The wounded storyteller. Body, illness, and ethics, 2. Aufl., Chicago.

FRANKE, ALEXA (1997): Zum Stand der konzeptionellen und empirischen Entwicklung des Salutogenesekonzepts, in: ANTONOVSKY, AARON (Hg.): Salutogenese, Tübingen, 169–190.

FRANKE, ALEXA (2012): Modelle von Gesundheit und Krankheit, 3. Aufl., Bern.

FRANKE, THOMAS (Hg.) (1989): Creatio ex amore. Beiträge zu einer Theologie der Liebe. Festschrift für Alexandre Ganoczy zum 60. Geburtstag, Würzburg.

FRANKFURT, HARRY G. (2007): Sich selbst ernst nehmen, Frankfurt am Main.

FRANKL, VIKTOR (1942): Ärztliche Seelsorge, in: ders.: Gesammelte Werke, Bd. IV, Wien, Köln, Weimar 2011, 311–511.

FREADMAN, RICHARD (2011): Cure and Care: G. Thomas Couser and the Ethics of Pathography, in: Philosophy and Literature 35, 388–398.

FRETTLÖH, MAGDALENE L. (2006): „Gott ist im Fleische…." Die Inkarnation Gottes in ihrer leibeigenen Dimension beim Wort genommen, in: EBACH, JÜRGEN (Hg.): „Dies ist mein Leib." Leibliches, Leibeigenes und Leibhaftiges bei Gott und den Menschen, Gütersloh, 186–299.

FRICK, ECKHARD (2009a): Spiritual Care in der Psychosomatischen Anthropologie, in: ders./ ROSER, TRAUGOTT (Hg.): Spiritualität und Medizin. Gemeinsame Sorge für den kranken Menschen, Stuttgart, 102–108.

FRICK, ECKHARD (2013): Evidence based Spiritual Care: Gibt es das?, in: BORASIO, GIAN DOMENICO (Hg.): Evidenz und Versorgung in der Palliativmedizin. Medizinische, psychosoziale und spirituelle Aspekte (Report Versorgungsforschung 7), Köln, 169–174.

FRICK, ECKHARD (2013a): Der Wunsch nach Auferstehung des Leibes angesichts der Realität des Todes, in: BOOTHE, BRIGITTE (Hg.): Wenn doch nur – ach hätte ich bloß. Die Anatomie des Wunsches, Zürich, 226–241.

FRICK, ECKHARD (Hg.) (2009): Spiritualität und Medizin. Gemeinsame Sorge für den kranken Menschen (Münchner Reihe Palliative Care 4), Stuttgart.

FRICK, ECKHARD et al. (2006): A clinical interview assessing cancer patients' spiritual needs and preferences, in: European Journal of Cancer Care 15, 238–243.

FRICK, ECKHARD/ HOFF, GREGOR MARIA (Hg.) (2010): Zwischen Ersatzreligion und neuen Heilserwartungen. Umdeutungen von Gesundheit und Krankheit (Grenzfragen 33), Freiburg, München.

FROMM, ERICH (1976): Haben oder Sein. Die seelischen Grundlagen einer neuen Gesellschaft (Weltperspektiven), Stuttgart.

FROMMANN, NICOLE (2013): Das Verletzte stärken. Seelsorge für Menschen mit erworbenen Hirnschädigungen und für Menschen im Wachkoma, Göttingen.

FRÜHWALD, WOLFGANG et al. (Hg.) (1991): Geisteswissenschaften heute. Eine Denkschrift, Frankfurt am Main.

FUCHS, GOTTHARD (Hg.) (1996): Angesichts des Leidens an Gott glauben? Zur Theologie der Klage, Frankfurt am Main.

FUCHS, OTTMAR (1982): Die Klage als Gebet. Eine theologische Besinnung am Beispiel des Psalms 22, München.

FUCHS, PETER (2006): Das Gesundheitssystem ist niemals verschnupft, in: BAUCH, JOST (Hg.): Gesundheit als System. Systemtheoretische Betrachtungen des Gesundheitswesens, Konstanz, 21–38.

FUCHS, THOMAS (2000): Leib – Raum – Person. Entwurf einer phänomenologischen Anthropologie, Stuttgart.

FUCHS, THOMAS (2002): Zeit-Diagnosen. Philosophisch-psychiatrische Essays (Die graue Reihe 35), Zug, Kusterdingen.

FUCHS, THOMAS (2008): Leib und Lebenswelt. Neue philosophisch-psychiatrische Essays (Die graue Reihe 51), Zug, Kusterdingen.

FUCHS-HEINRITZ, WERNER (2009): Biographische Forschung. Eine Einführung in Praxis und Methode, Wiesbaden.

FUHRMANN, MANFRED (1989): Art. Person I. Von der Antike bis zum Mittelalter, in: Historisches Wörterbuch der Philosophie, Bd. 7, 269–283.

FULLER, STEVE (2013): Ninety-degree revolution. Right and Left are fading away. The real question in politics will be: do you look to the earth or aspire to the skies? aeon.co/maga zine/living-together/right-and-left-are-fading-the-future-is-black-and-green/ (10.6.2014).

GABRIEL, JÖRG (2013): Rückkehr zu Gott. Die Predigten Johannes Taulers in ihrem zeit- und geistesgeschichtlichen Kontext. Zugleich eine Geschichte hochmittelalterlicher Spiritualität und Theologie, Würzburg.

GABRIEL, KARL (2007): Säkularisierung, in: OST-WEST. Europäische Perspektiven 1, 3–10.

GADAMER, HANS-GEORG (2010): Über die Verborgenheit der Gesundheit, Aufsätze und Vorträge, Frankfurt am Main.

GAENSHEIMER, SUSANNE (Hg.) (2011): Christoph Schlingensief – Deutscher Pavillon 2011. 54. Internationale Kunstausstellung – La Biennale di Venezia, Köln.

GAHL, KLAUS (2014), Anthropologische Medizin als klinische Wissenschaft, in: Ethik in der Medizin 23, 67–71.

GAHL, KLAUS/ ACHILLES, PETER/ JACOBI, RAINER-M. E. (Hg.) (2008): Gegenseitigkeit. Grundfragen medizinischer Ethik (Beiträge zur medizinischen Anthropologie 5), Würzburg.

GAHL, KLAUS/ NEITZKE, GERHARD (2010): Medizinische Indikation zwischen Standardisierung und Individualisierung, in: Ethik in der Medizin 22, 161–163.

GALLUS, PETR (2005): Entzogenheit Gottes bei Tillich?, in: MÜHLING, MARKUS/ WENDTE, MARTIN (Hg.): Entzogenheit in Gott. Beiträge zur Rede von der Verborgenheit der Trinität (Ars Disputandi Supplement Series 2), Utrecht, 97-124.

GAMM, GERHARD (2005): Die Verbindlichkeit des Unergründlichen. Zu den normativen Grundlagen der Technologiekritik, in: ders./ GUTMANN, MATHIAS/ MANZEI, ALEXANDRA (Hg.): Zwischen Anthropologie und Gesellschaftstheorie. Bielefeld, 197–216.

GAMM, GERHARD/ GUTMANN, MATHIAS/ MANZEI, ALEXANDRA (Hg.) (2005): Zwischen Anthropologie und Gesellschaftstheorie. Zur Renaissance Helmuth Plessners im Kontext der modernen Lebenswissenschaften (Edition panta rei), Bielefeld.

GÄRTNER, JUDITH (2016): Lebensstark aus der Klage. Traditionen der Hebräischen Bibel in der Perspektive von Resilienz am Beispiel von Ps 22, in: Praktische Theologie 51 (2), 75–81.

GAUSE, UTE (1993): Paracelsus (1493–1541): Genese und Entfaltung seiner frühen Theologie, Tübingen.

GELFERT, AXEL (2004): Das Zweifelhafte und das Pathologische. Skeptizismus zwischen Therapie ‚philosophischer Krankheit‘ und Bioethik, in: JAGOW, BETTINA VON (Hg.): Repräsentationen. Medizin und Ethik in Literatur und Kunst der Moderne, Heidelberg, 115–140.

GELHAUS, PETRA (2008): Wie groß ist zu groß? Zur Funktionalität des Normalen, in: GROß, DOMINIK/ MÜLLER, SABINE/ STEINMETZER, JAN (Hg.): Normal – anders – krank? Akzeptanz, Stigmatisierung und Pathologisierung im Kontext der Medizin, Berlin, 33–49.

GENTILI, CARLO (2010): Nietzsches Kulturkritik zwischen Philologie und Philosophie (Beiträge zu Friedrich Nietzsche 13), Basel.

GERHARDT, ALFONS (1996): Die Kranken besuchen. Ein Werkbuch, Limburg.

GERHARDT, VOLKER (1999): Selbstbestimmung. Das Prinzip der Individualität, Stuttgart.

GERHARDT, VOLKER (2016): Das Göttliche als Sinn des Sinns, in: KÜHNLEIN, MICHAEL (Hg.): Gott und Sinn. Im interdisziplinären Gespräch mit Volker Gerhardt, Baden-Baden, 13–28.

GERLITZ, PETER et al. (1990): Art. Krankheit, in: Theologische Realenzyklopädie, Bd. 19, 675–709.

GERNDT, HELGE (1981): Kultur als Forschungsfeld. Über volkskundliches Denken und Arbeiten, München.

GERNHARDT, ROBERT (2014): Gesammelte Gedichte 1954–2006, Frankfurt am Main.

GERRENS, UWE (1996): Medizinisches Ethos und theologische Ethik. Karl und Dietrich Bonhoeffer in der Auseinandersetzung um Zwangssterilisation und „Euthanasie" im Nationalsozialismus, München.

GEYER, CARL-FRIEDRICH (1982): Das „Jahrhundert der Theodizee", in: Kant-Studien 73, 393–405.

GEYER, HANS F. (1985): Physiologie der Kultur, Frankfurt am Main.

GIBBS, RAYMOND W. (2006): Embodiment and cognitive science, Cambridge.

GILLEARD, CHRIS/ HIGGS, PAUL (2011): Ageing abjection and embodiment in the fourth age, in: Journal of Aging Studies 25, 135–142.

GILLES, CATHERINA (2009): Kunst und Nichtkunst. Das Theater von Christoph Schlingensief, Würzburg.

GILLIGAN, CAROL (1982): In a Different Voice. Psychological Theory and Woman's Development, Cambridge.

GISINGER, CHRISTOPH (2007): Seelsorge und Spiritualität bei Krankheit und Pflege, in: Österreichische Ärztezeitung 15/16, 28–29.

GLICKSMAN, GAIL GAISIN/ GLICKSMAN, ALLEN (2006): Apples and Oranges. A Critique of Current Trends in the Study of Religion, Spirituality and Health, in: GUINN, DAVID E. (Hg.): Handbook of Bioethics and Religion, 332–346.

GLOY, KAREN (1996): Die Geschichte des ganzheitlichen Denkens (Die Geschichte der Natur, Bd. 2), München.

GMELCH, MICHAEL (Hg.) (1991): Stell dich in die Mitte. Predigten und Ansprachen für kranke Menschen, Würzburg.

GNELL, CORNELIA (2012): Self-Care at the Margins. Meals and Meters in Migrants' Diabetics Tactics, in: Medical Anthropology Quarterly 26, 518–533.

GNILKA, JOACHIM (1978): Das Evangelium nach Markus. 1. Teilband Mk 1–8, 26 (Evangelisch-Katholischer Kommentar zum Neuen Testament II/1).

GÖDAN, HANS (1958): Christus und Hippokrates. Gemeinsame Zentralprobleme in Medizin und Theologie, Stuttgart.

GÖDAN, HANS (1972): Die sogenannte Wahrheit am Krankenbett (Impulse der Forschung 9), Darmstadt.

GOFFMAN, ERVING (1959): Wir alle spielen Theater. Die Selbstdarstellung im Alltag, 8. Aufl., München, Zürich 2003.

GOFFMAN, ERVING (1963): Stigma. Über Techniken der Bewältigung beschädigter Identität, Frankfurt am Main 1967.

GOFFMAN, ERVING (1971): Interaktionsrituale. Über Verhalten in direkter Kommunikation, Frankfurt am Main.

GOLDSTEIN, KURT (1934): Der Aufbau des Organismus. Einführung in die Biologie unter besonderer Berücksichtigung der Erfahrungen am kranken Menschen, Haag.

GOLL, TOBIAS/ KEIL, DANIEL/ TELIOS, THOMAS (Hg.) (2013): Critical Matter. Diskussionen eines neuen Materialismus (Kritik_praxis 2), Münster.

GOLTZ, DAGNY VON DER (1998): Krankheit und Heilung in der neutestamentlichen Forschung des 20. Jahrhunderts, Erlangen-Nürnberg.

GOOD, BYRON (1994): Medicine, Rationality and Experience. An Anthropological Perspective, Cambridge.

GÖRGEN, ARNO/ INDERST, RUDOLF T. (2015): Im Land der lebenden Toten – Zur Reflektion von medizinischen Todeskriterien in The Walking Dead, in: Ethik in der Medizin 27, 35–45.

GOTTLIEB, ROGER S. (Hg.) (1996): This sacred earth. Religion, nature, environment, New York u.a.

GOTTSCHICK, JOHANN (1963): Der medizinische und der juristische (Gesundheits- und) Krankheitsbegriff, in: Ärztliche Mitteilungen 60, 1246–1252, 1303–1308.

GÖTZELMANN, ARND (2010): „Ökonomisierung" als Herausforderung der Diakonie. Diakoniewissenschaftliche und sozialethische Perspektiven, in: Zeitschrift für Evangelische Ethik 54, 24–33.

GRÄB, WILHELM (2000): Lebensgeschichten, Lebensentwürfe, Sinndeutungen. Eine praktische Theologie gelebter Religion, 2. Aufl., Gütersloh.

GRÄB, WILHELM (2006): Sinnfragen. Transformationen des Religiösen in der modernen Kultur, Gütersloh.

GRÄB, WILHELM (2008): Spiritualität – die Religion der Individuen, in: ders./ CHARBONNIER, LARS (Hg.): Individualisierung – Spiritualität – Religion. Transformationsprozesse auf dem religiösen Feld in interdisziplinärer Perspektive, Münster u.a., 31–44.

GRÄB, WILHELM (Hg.) (1995): Urknall oder Schöpfung? Zum Dialog von Naturwissenschaft und Theologie, Gütersloh.

GRÄB, WILHELM/ CHARBONNIER, LARS (Hg.) (2008): Individualisierung – Spiritualität – Religion. Transformationsprozesse auf dem religiösen Feld in interdisziplinärer Perspektive, Münster.

GRÄB, WILHELM/ KORSCH, DIETRICH (1985): Selbsttätiger Glaube. Die Einheit der Praktischen Theologie in der Rechtfertigungslehre, Neukirchen-Vluyn.

GRÄB-SCHMIDT, ELISABETH et al. (Hg.) (2015): Leibhaftes Personsein. Theologische und interdisziplinäre Perspektiven. Festschrift für Eilert Herms zum 75. Geburtstag, Leipzig.

GRAF, FRIEDRICH WILHELM (2009): Missbrauchte Götter. Zum Menschenbilderstreit in der Moderne, München.

GRÄßER, ERICH (Hg.) (1979): Albert Schweitzer als Theologe (Beiträge zur historischen Theologie 60), Tübingen.

GRATZ, MARGIT/ ROSER, TRAUGOTT (2016): Curriculum Spiritualität für ehrenamtliche Hospizbegleitung, Göttingen.

GRAU, KARIN (1999): „Healing Power" – Ansätze zu einer Theologie der Heilung im Werk Paul Tillichs (Tillich-Studien 4), Münster u.a.

GRAUMANN, SIGRID (2014): Rez. Settimio Monteverde (Hrsg) (2012): Handbuch Pflegeethik. Ethisch denken und handeln in den Praxisfeldern der Pflege, in: Ethik in der Medizin 26 (4), 353–354.

GRECO, MONICA (2009): On the art of life. A vitalist reading of medical humanities, in: Sociological Review 56, 25–45.

GREEN, RONALD M./ PALPANT, NATHAN J. (2014): Suffering and Bioethics, Oxford.

GREIFELD, KATARINA (Hg.) (2003): Ritual und Heilung. Eine Einführung in die Medizinethnologie (Ethnologische Paperbacks), Berlin.

GRESCHAT, KATHARINA/ OMERZU, HEIKE (Hg.) (2003): Körper und Kommunikation. Beiträge aus der theologischen Genderforschung, Leizpig.

GRETHLEIN, CHRISTIAN (1995): Andere Handlungen (Benediktionen und Krankensegnung), in: SCHMIDT-LAUBER, HANS-CHRISTOPH/ BIERITZ, KARL-HEINRICH (Hg.): Handbuch der Liturgik, Göttingen, 959–970.

GRETHLEIN, CHRISTIAN (2007): Grundinformation Kasualien. Kommunikation des Evangeliums an Übergängen des Lebens, Göttingen.

GROM, BERNHARD (2009): Spiritualität – die Karriere eines Begriffs: Eine religionspsychologische Perspektive, in: FRICK, ECKHARD/ ROSER, TRAUGOTT (Hg.): Spiritualität und Medizin. Gemeinsame Sorge für den kranken Menschen, Stuttgart, 12–17.

GRÖNING, KATHARINA (2001): Entweihung und Scham. Grenzsituationen bei der Pflege alter Menschen, Frankfurt am Main.

GRÖNING, KATHARINA (2014): Der verlorene Körper: Scham und Isolierung als Grundproblem einer Brustkrebspatientin, in: NITTEL, DIETER/ SELTRECHT, ASTRID (Hg.): Krankheit: Lernen im Ausnahmezustand? Brustkrebs und Herzinfarkt aus interdisziplinärer Perspektive, Berlin, Heidelberg, 259–268.

GROOS, HELMUT (Hg.) (1974): Albert Schweitzer. Größe und Grenzen. Eine kritische Würdigung des Forschers und Denkers, München u.a.

GROß, DOMINIK et al. (Hg.) (2007): Tod und toter Körper. Der Umgang mit dem Tod und der menschlichen Leiche am Beispiel der klinischen Obduktion, Kassel.

GROSSARTH-MATICEK, RONALD (1979): Krankheit als Biographie. Ein medizinsoziologisches Modell der Entstehung und Therapie der Krebserkrankung, Köln.

GROßE KRACHT, HERMANN-JOSEF (Hg.) (2014): Der moderne Glaube an die Menschenwürde. Philosophie, Soziologie und Theologie im Gespräch mit Hans Joas, Bielefeld.

GROßKLAUS-SEIDEL, MARION (2002): Ethik im Pflegealltag. Wie Pflegende ihr Handeln reflektieren und begründen können, Stuttgart.

GROßKLAUS-SEIDEL, MARION (2012): Pflegeethik als kritische Institutionenethik, in: MONTEVERDE, SETTIMIO (Hg.): Handbuch Pflegeethik. Ethisch denken und handeln in den Praxisfeldern der Pflege, Stuttgart, 85–97.

GROSSMANN, ANDREAS (2004): Art. Würde, in: Historisches Wörterbuch der Philosophie, Bd. 12, 1088–1093.

GROTE, LOUIS RUYTER RADCLIFFE (1929): Über die Beziehungen der Medizin zur Theologie vom Standpunkt der Praxis (Arzt und Seelsorger 19), Schwerin.

GROYS, BORIS (2011): Wenn es einem die Sprache verschlägt, in: GAENSHEIMER, SUSAN-NE (Hg.): Christoph Schlingensief – Deutscher Pavillon 2011. 54. Internationale Kunst-ausstellung – La Biennale di Venezia, Köln, 191–197.

GRÖZINGER, ALBRECHT (1986): Seelsorge als Rekonstruktion von Lebensgeschichte, in: Wege zum Menschen 38 (4), 178–188.

GRÜN, ANSELM/ FIJEN, LEO (2008): Das Jahr, in dem mein Vater starb. Ein Briefwechsel über das Lieben und das Loslassen, das Trauern und das Erinnern, Freiburg, Basel, Wien.

GRUNDMANN, CHRISTOFFER H. (2001): Art. Krankheit und Heilung VII. Missionswissen-schaftlich, in: Religion in Geschichte und Gegenwart, 4. Aufl., Bd. 4, 1734.

GRUNDMANN, CHRISTOFFER H. (2005): Heilung als Thema der Theologie, in: Theologi-sche Literaturzeitung 130, 231–246.

GRUNDMANN, CHRISTOFFER H. (2010): Heilung statt Erlösung?, in: Wege zum Menschen 62 (1), 2–15.

GRUNDMANN, WALTER (1980): Das Evangelium nach Markus (Theologischer Handkom-mentar zum Neuen Testament 2), Berlin.

GRÜNY, CHRISTIAN (2004): Schmerz – phänomenologische Ansätze. www.information-philosophie.de/?a=1&t=245&n=2&y=1&c=2 (28.4.2017).

GUARDIA, JOSEPH-MICHEL (1884): Histoire de la médecine d'Hippocrate à Broussais et ses successeurs, Paris.

GUBITZER, LUISE/ MADER, KATHARINA (2011): Care-Ökonomie. Ihre theoretische Veror-tung und Weiterentwicklung, in: Kurswechsel 4, 7–21.

GUGUTZER, ROBERT/ BÖTTCHER, MORITZ (Hg.) (2012): Körper, Sport und Religion. Zur Soziologie religiöser Verkörperungen, Wiesbaden.

GÜNTHER, MANFRED (2001): Predigt zu Mk 8,22–26. www.predigten.de (11.8.2013).

GÜNZLER, CLAUS (1996): Albert Schweitzer. Einführung in sein Denken, München

GUTMANN, MATHIAS (2005): Der Lebensbegriff bei Helmuth PLESSNER und Josef König. Systematische Rekonstruktion begrifflicher Grundprobleme einer Hermeneutik des Le-bens, in: GAMM, GERHARD/ GUTMANN, MATHIAS/ MANZEI, ALEXANDRA (Hg.): Zwi-schen Anthropologie und Gesellschaftstheorie, Bielefeld, 125–158.

GUTMANN, MATHIAS/ WEINGARTEN, MICHAEL (2005): Das Typusproblem in philosophi-scher Anthropologie und Biologie – Nivellierungen im Verhältnis von Philosophie und Wissenschaft, in: GAMM, GERHARD/ GUTMANN, MATHIAS/ MANZEI, ALEXANDRA (Hg.): Zwischen Anthropologie und Gesellschaftstheorie, Bielefeld, 183–196.

HABERER, JOHANNA (2009): Für die Seele eines Hauses sorgen. Erfahrungen aus der Lei-tung eines Einrichtungsträgers, in: FRICK, ECKHARD/ ROSER, TRAUGOTT (Hg.): Spiri-tualität und Medizin. Gemeinsame Sorge für den kranken Menschen, Stuttgart, 258–264.

HABERMAS, JÜRGEN (1996): Die Einbeziehung des Anderen. Studien zur politischen Theo-rie, Frankfurt am Main.

HABERMAS, JÜRGEN (2005): Zwischen Naturalismus und Religion. Philosophische Aufsät-ze, Frankfurt am Main.

HADOT, PIERRE et al. (1980): Art. Leben, in: Historisches Wörterbuch der Philosophie, Bd. 5, Darmstadt, 52–103.

HAGEN, THOMAS (1999): Krankheit – Weg in die Isolation oder Weg zur Identität. Theo-logisch-ethische Untersuchung über das Kranksein (Studien zur Geschichte der katholi-schen Moraltheologie 34), Regensburg.

HAGEN, THOMAS/ FRICK, ECKHARD (2009): Rituale, Zeichen und Symbole, in: FRICK, ECKHARD/ ROSER, TRAUGOTT (Hg.): Spiritualität und Medizin. Gemeinsame Sorge für den kranken Menschen, Stuttgart, 265–271.

HAGEN, THOMAS/ RAISCHL, JOSEF (2009): Allgemeine und spezielle Kompetenzen im Spiritual Care, in: FRICK, ECKHARD/ ROSER, TRAUGOTT (Hg.): Spiritualität und Medizin. Gemeinsame Sorge für den kranken Menschen, Stuttgart, 280–287.

HAHN, ALOIS (2015): Sorge und Selbstsorge, Ein Beitrag der empirischen Soziologie zu einem nicht nur philosophischen Problem, in: MELVILLE, GERT/ VOGT-SPIRA, GREGOR/ BREITENSTEIN, MIRKO (Hg.): Sorge, Köln, Weimar, Wien, 207–226.

HAILER, MARTIN (2009): Ist auch Krankheit „der Sünde Sold"? Zur dogmatischen Einordnung des Themas, in: THOMAS, GÜNTER/ KARLE, ISOLDE (Hg.): Krankheitsdeutung in der postsäkularen Gesellschaft. Theologische Ansätze im interdisziplinären Gespräch, Stuttgart, 421–433.

HALL, MARK et al.(2006): Measuring trust in medical researchers, in: Medical Care 44, 1048–1053.

HAMMANN, GOTTFRIED (2003): Die Geschichte der christlichen Diakonie. Praktizierte Nächstenliebe von der Antike bis zur Reformationszeit, Göttingen.

HAMMER, FELIX (1990/91): Glauben an den Menschen. Helmuth Plessners Religionskritik im Vergleich mit Max Schelers Religionsphilosophie, in: Dilthey-Jahrbuch 7, 139–165.

HANDZO, GEORGE/ PUCHALSKI, CHRISTINA (2015): The role of the chaplain in palliative care, in: CHERNY, NATHAN et al. (Hg.): Oxford Textbook of Palliative Medicine, Oxford.

HANIKA, HEINRICH (2012): Pflegekammern im europäischen Kontext, in: HeilberufeSCIENCE 3, 6ff.

HANSEN, JON C. (1970): The theological significance of sickness in the Old Testament, o.O.

HARAWAY, DONNA JEANNE (2008): When species meet (Posthumanities 3), Minneapolis/ Minnesota u.a.

HARDERING, FRIEDERICKE (2011): Unsicherheiten in Arbeit und Biographie, Wiesbaden.

HÄRLE, WILFRIED (2000): Dogmatik (De-Gruyter-Lehrbuch), Berlin, New York.

HÄRLE, WILFRIED (2005): Menschsein in Beziehungen. Studien zur Rechtfertigungslehre und Anthropologie, Tübingen.

HÄRLE, WILFRIED (Hg.) (2012): Grundtexte der neueren evangelischen Theologie, Leipzig.

HARNACK, ADOLF VON (1892): Medicinisches aus der ältesten Kirchengeschichte, Leipzig.

HARNACK, ADOLF VON (1927): Die Entstehung der christlichen Theologie und des kirchlichen Dogmas, Darmstadt 1967.

HARTUNG, GERALD (2003): Das Maß des Menschen. Aporien der philosophischen Anthropologie und ihre Auflösung in der Kulturphilosophie Ernst Cassirers, Weilerswist.

HARTUNG, GERALD (2013): Organismus und Person – Über die Grenzen einer Biologie der Person, in: RÖMER, INGA/ WUNSCH, MATTHIAS (Hg.): Person: Anthropologische, phänomenologische und analytische Perspektiven, Münster, 257–277.

HAU, MICHAEL (2009): Disability in Twentieth-Century German Culture, in: Journal of Social History 43 (2), 514–516.

HAUCKE, KAI (2000): Plessner zur Einführung, Hamburg.

HAUKE, REINHARD (2007): Kosmas- und Damiangottesdienst: Segnungsgottesdienst für Kranke und ihre Helfer, in: Gottesdienst 41 (12), 13.

HAUSCHILDT, EBERHARD (1996): Alltagsseelsorge. Eine sozio-linguistische Analyse des pastoralen Geburtstagsbesuches (Arbeiten zur Pastoraltheologie 29), Göttingen.

HAUSCHILDT, EBERHARD (2001): Vom Umgang mit dem Leiden. Plädoyer für die Normalität des Unbewältigbaren, in: Berliner Theologische Zeitschrift 18, 127–131.

HAUSCHILDT, EBERHARD (2016): Resilienz und Spiritual Care. Einsichten für die Aufgaben von Seelsorge und Diakonie – und für die Resilienzdebatten, in: Praktische Theologie 51 (2), 100–105.

HAUSER, JAN (2004): Vom Sinn des Leidens. Die Bedeutung systemtheoretischer, existenzphilosophischer und religiös-spiritueller Anschauungsweisen für die therapeutische Praxis, Würzburg.

HAUSER, LINUS (2011): Gesundheit und Krankheit im Kontext einer philosophisch-theologischen Anthropologie, in: HENSEN, PETER/ KÖLZER, CHRISTIAN (Hg.): Die gesunde Gesellschaft. Sozioökonomische Perspektiven und sozialethische Herausforderungen, Wiesbaden, 169–180.

HAUSKELLER, MICHAEL (Hg.) (2006): Ethik des Lebens. Albert Schweitzer als Philosoph, Zug.

HAWKINS, ANNE HUNSAKER (1999): Pathography: patient narratives of illness, in: Culture and Medicine 171, 127–129.

HAWKINS, ANNE HUNSAKER (1999a): Reconstructing illness. Studies in pathography, 2. Aufl. (1. Aufl. 1993), West Lafayette/ Indiana.

HEDDEN, TREY/ GABRIELI, JOHN D. E. (2004): Insights into the Ageing Mind: A View From Cognitive Neuroscience, in: Nature Reviews Neuroscience 5, 87–97.

HEDINGER, HEINZ EMIL (1961): Krankheit, Gesundheit und neuere Theologie, Zürich.

HEDINGER, ULRICH (1972): Wider die Versöhnung Gottes mit dem Elend. Eine Kritik des christlichen Theismus und A-Theismus (Basler Studien zur historischen und systematischen Theologie 20), Zürich.

HEGEL, GEORG WILHELM FRIEDRICH (1807): Phänomenologie des Geistes, in: ders.: Werke, Bd. 3, Frankfurt am Main 1986.

HEIDEGGER, MARTIN (1993): Sein und Zeit, 17. Aufl., Tübingen.

HEILFERTY, CATHERINE MCGEEHIN (2009): Toward a theory of online communication in illness: concept analysis of illness blogs, in: Journal of Advanced Nursing 65 (7), 1539–1547.

HEILINGER, JAN-CHRISTOPH (2010): Anthropologie und Ethik des Enhancements, Berlin, New York.

HEIM, EDGAR (1980): Krankheit als Krise und Chance (Stufen des Lebens 7), Stuttgart.

HEIMERL, BIRGIT (2006): Choreographie der Entblößung: Geschlechterdifferenz und Personalität in der klinischen Praxis, in: Zeitschrift für Soziologie 35 (5), 372–391.

HEINEMANN, LARS CHRISTIAN (2015): Sinn – Geist – Symbol. Eine systematisch-genetische Rekonstruktion der frühen Symboltheorie Paul Tillichs, Dissertation, Halle (Saale).

HEINEN, SANDRA (2007): Bestandsaufnahmen der Erzähltheorie, in: Journal of Literary Theory online. wwwjltonline.de/idex.php/reviews/article/view/22/172 (18.10.2017).

HEINRICHS, JOHANNES (2000): Art. Person I. Philosophisch, in: Theologische Realenzyklopädie, Bd. 26, 220–225.

HEINZ, ANDREAS (1993): Art. Aussetzung, in: Lexikon für Theologie und Kirche 1, 1271–1272.

HEINZ, ANDREAS (2014): Der Begriff der psychischen Krankheit, Berlin.

HEINZER, RUEDI (Hg.) (1993): Mit Kranken beten. Gebete und Bibelworte für Besuch und Gottesdienst, Zürich.

HELM, JÜRGEN (2006): Krankheit, Bekehrung und Reform. Medizin und Krankenfürsorge im Halleschen Pietismus, Tübingen.

HELMAN, CECIL G. (2007): Culture, health and illness, London.

HELMCHEN, HANFRIED/ REISCHIES, FRIEDEL M. (1998): Normales und pathologisches kognitives Altern, in: Nervenarzt 69 (5), 369–378.

HÉNAFF, MARCEL (2009): Der Preis der Wahrheit. Gabe, Geld und Philosophie, Frankfurt am Main.

HENKEL, ANNA (2016): Zukunftsbewältigung. Dimensionen der Sorge als Analyseperspektive moderner Gesellschaft, in: dies. et al. (Hg.): Dimensionen der Sorge. Soziologische, philosophische und theologische Perspektiven, Baden-Baden, 35–59.

HENKEL, ANNA et al. (Hg.) (2016): Dimensionen der Sorge. Soziologische, philosophische und theologische Perspektiven, Baden-Baden.

HENRICH, DIETER/ DIERKEN, JÖRG (Hg.) (2004): Subjektivität im Kontext. Erkundungen im Gespräch mit Dieter Henrich, Tübingen.

HENSLIN, JAMES M./ BIGGS, MAE A. (2007): Behaviour in Public Places. The Sociology of the Vaginal Examination, in: HENSLIN, JAMES M. (Hg.): Down to earth sociology, 14. Aufl., New York u.a., 229–241.

HENZLER, ROSEMARIE (1990): Krankheit und Medizin im erzählten Text. Eine Untersuchung zu Wilhelm Raabes Spätwerk, Würzburg.

HERMAN, DAVID (2007): The Cambridge companion to narrative, Cambridge.

HERMAN, DAVID/ JAHN, MANFRED/ RYAN, MARIE-LAURE (Hg.) (2005): Routledge Encyclopedia of Narrative Theory, London.

HERMANNI, FRIEDRICH (Hg.) (2006): Das Leib-Seele-Problem. Antwortversuche aus medizinisch-naturwissenschaftlicher, philosophischer und theologischer Sicht, München.

HERMISSON, SABINE (2016): Spirituelle Kompetenz. Eine qualitativ-empirische Studie zu Spiritualität in der Ausbildung zum Pfarrberuf, Göttingen.

HERMS, EILERT (1992): Glaube, in: ders.: Offenbarung und Glaube. Zur Bildung des christlichen Lebens, Tübingen, 457–483.

HERMS, EILERT (1993): Der Körper als Symbol, in: ders.: Sport. Partner der Kirche und Thema der Theologie, Hannover, 13–24.

HERMS, EILERT (Hg.) (2001): Menschenbild und Menschenwürde (Veröffentlichungen der Wissenschaftlichen Gesellschaft für Theologie), Gütersloh.

HERMS, EILERT (2017): Systematische Theologie, 3 Bände, Tübingen.

HERRMANN, JÖRG (2004): Religion als Substanz der Medienkultur? Anmerkungen zu Tillichs kulturtheologischen Überlegungen, in: ta katoptrizomena 28. www.theomag.de /28/jh8.htm (1.5.2017).

HERRMANN, VOLKER (Hg.) (2006): Im Dienst der Menschenwürde. Diakoniewissenschaft und diakonische Praxis im Umbruch des Sozialstaats (Veröffentlichungen des Diakoniewissenschaftlichen Instituts an der Universität Heidelberg 26), Heidelberg.

HERRMANN, VOLKER/ HORSTMANN, MARTIN (Hg.) (2006): Studienbuch Diakonik Bd. 1: Biblische, historische und theologische Zugänge zur Diakonie, Neukirchen-Vluyn.

HERRMANN, VOLKER/ HORSTMANN, MARTIN (Hg.) (2006): Studienbuch Diakonik Bd. 2: Diakonisches Handeln, diakonisches Profil, diakonische Kirche, Neukirchen-Vluyn.

HESS, CHRISTIAN (2000): Krankheitsverständnis im Wandel, in: Ethik-Forum des UniversitätsSpitals Zürich (Hg.): Medizin, religiöse Erfahrung und Ethik: Leben – Leiden – Sterben, Bern u.a., 89–107.

HEYEN, NILS B. (2012): Gendiagnostik als Therapie. Die Behandlung von Unsicherheit in der prädiktiven genetischen Beratung (Kultur der Medizin 36), Frankfurt am Main.

HEYMEL, MICHAEL (2006): „Predigen – die schwierigste aller Künste". Anstöße von Sören Kierkegaard für die heutige Homiletik, in: International Journal of Practical Theology 10 (1), 34ff.

HEYMER, BJÖRN (2001): Predigt zu Mk 8,22–26. www.predigten.de (11.8.2013).

HIATT, JOHN F. (1986): Spirituality, medicine, and healing, in: Southern Medical Journal 79, 736–743.

HICK, CHRISTIAN (2008): Gesundheit in Auflösung – Von Rousseau zum Projekt des „genetic enhancement", in: SCHÄFER, DANIEL et al. (Hg.): Gesundheitskonzepte im Wandel. Geschichte, Ethik und Gesellschaft Stuttgart, 29–52.

HIEMETZBERGER, MARTINA/ MESSNER, IRENE/ DORFMEISTER, MICHAELA (2007): Berufsethik und Berufskunde. Ein Lehrbuch für Pflegeberufe, Wien.

HILDT, ELISABETH (2008): Prädiktive Medizin und Patientenantonomie im Wandel, in: SCHÄFER, DANIEL et al. (Hg.): Gesundheitskonzepte im Wandel. Geschichte, Ethik und Gesellschaft, Stuttgart, 277–292.

HILL, JUDITH L. (2007): Health, sickness and healing in the New Testament. A brief theology, in: Africa Journal of Evangelical Theology 26 (2), 151–195.

HILL, PETER C. et al. (2000): Conceptualizing Religion and Spirituality: Points of Commonality, Points of Departure, in: Journal for the Theory of Social Behaviour 30 (1), 51–77.

HILLE, ROLF (2011): „Warum leide ich? – das ist der Fels des Atheismus" – das Gewicht des Theodizeeproblems im Zusammenhang der Atheismusbegründung, in: ders. (Hg.): Renaissance des Atheismus? Eine Auseinandersetzung mit der aktuellen Religionskritik, Gießen, Basel, 40–68.

HILLEBRANDT, FRANK (2012): Die Soziologie der Praxis und die Religion – Ein Theorievorschlag, in: DANIEL, ANNA et al. (Hg.): Doing Modernity – Doing Religion, Wiesbaden, 25–57.

HILPERT, KONRAD (2009): Der Begriff Spiritualität. Eine theologische Perspektive, in: FRICK, ECKHARD/ ROSER, TRAUGOTT (Hg.): Spiritualität und Medizin. Gemeinsame Sorge für den kranken Menschen, Stuttgart, 18–25.

HILPERT, KONRAD (2009a): Spiritualität – esoterisches Gegenphänomen zu traditionell kirchlicher Frömmigkeit?, in: FRICK, ECKHARD/ ROSER, TRAUGOTT (Hg.): Spiritualität und Medizin. Gemeinsame Sorge für den kranken Menschen, Stuttgart, 57–64.

HILT, ANNETTE (2008): Der verborgene Mensch – Helmut Plessners ethische Skizzen, in: ILLHARDT, FRANZ JOSEF (Hg.): Die ausgeblendete Seite der Autonomie. Kritik eines bioethischen Prinzips, Münster u.a., 125–138.

HIRSCH, EMANUEL (1989): Christliche Rechenschaft, 2 Bände, Tübingen.

HIRSIGER, PIA MARIA (2007): Salbung der Wunden: Ein Heilungsgottesdienst, in: Gottesdienst 41 (12), 92–93.

HOBURG, RALF (Hg.) (2008): Theologie der helfenden Berufe, Stuttgart.

HOFFMANN, JULIA (2014): Das Wirken Gottes innerhalb eines evolutiven Weltbildes: Systematische Theologie, Naturwissenschaften und Religionspädagogik im Dialog, Karlsruhe.

HOFFMANN, MARTIN (2013): Kritik einiger Standardargumente für den Normativismus in der Krankheitstheorie, in: HUCKLENBROICH, PETER/ BUYX, ALENA (Hg.): Wissenschaftstheoretische Aspekte des Krankheitsbegriffs, Münster, 253–282.

HOFFMANN, VERONIKA (2006): Die Gabe der Anerkennung. Ein Beitrag zur Soteriologie aus der Perspektive des Werkes von Paul Ricœur, in: Theologie und Philosophie 81, 503–528.

HOFFMANN, VERONIKA (2011): Rechtfertigung als Gabe der Anerkennung, in: Ökumenische Rundschau 60 (2), 160–177.

Hoffmann-LaRoche AG (Hg.) (2010): Roche Lexikon Medizin, München, Jena.

HOFHEINZ, MARCO/ MATHWIG, FRANK/ ZEINDLER, MATTHIAS (Hg.) (2009): Ethik und Erzählung. Theologische und philosophische Beiträge zur narrativen Ethik, Zürich.

HOFHEINZ, RALF-DIETER/ BRÖER, RALF (2003): Zwischen Gesundheitspädagogik und Kausalitätstheorie. Melanchthons „Theologie der Krankheit", Heidelberg, Ubstadt-Weiher, Basel.

HOFMANN, BEATE (Hg.) (2010): Diakonische Unternehmenskultur. Handbuch für Führungskräfte (Diakonie 2), 2. Aufl., Stuttgart.

HOFMANN, IRMGARD (2013): Leibliche Ausdrucksformen als Zeichen der Selbstbestimmung, in: WIESEMANN, CLAUDIA/ SIMON, ALFRED (Hg.): Patientenautonomie. Theoretische Grundlagen – praktische Anwendungen, Münster, 355–363.

HÖFNER, MARKUS (2009): Krankheit und Gebet. Überlegungen zu Calvin und Schleiermacher, in: THOMAS, GÜNTER/ KARLE, ISOLDE (Hg.): Krankheitsdeutung in der postsäkularen Gesellschaft. Theologische Ansätze im interdisziplinären Gespräch, Stuttgart, 465–488.

HÖFNER, MARKUS (2010): ‚Alter‘ als Kriterium für die Rationierung von Gesundheitsleistungen? Theologisch-ethische Überlegungen zu einem Vorschlag von Norman Daniels, in: ders./ SCHAEDE, STEPHAN/ THOMAS, GÜNTER (Hg.): Endliches Leben. Interdisziplinäre Zugänge zum Phänomen der Krankheit, Tübingen, 257–286.

HÖFNER, MARKUS/ SCHAEDE, STEPHAN/ THOMAS, GÜNTER (Hg.) (2010): Endliches Leben. Interdisziplinäre Zugänge zum Phänomen der Krankheit (Religion und Aufklärung 18), Tübingen.

HOHEISEL, KARL et al. (2004): Art. Seele, in: Religion in Geschichte und Gegenwart, 4. Aufl., Bd. 7, 1090–1107.

HOLL, KARL (1907): Was hat die Rechtfertigungslehre dem modernen Menschen zu sagen?, Tübingen.

HOLLAZ, DAVID (1707): Examen theologicum acromaticum, Darmstadt 1971.

HOLLENWEGER, WALTER J. (1987): Heilet die Kranken!, in: Theologia Practica 22, 44–62.

HOLLENWEGER, WALTER J. (1988): Geist und Materie (Interkulturelle Theologie 3), München.

HOLLENWEGER, WALTER J. (1996): Zeichen und Wunder, in: Heil und Heilung 37, 101–107.

HÖLLINGER, FRANZ (2011): Der Pentecostalismus. Eine Verbindung von magischer Religiosität und protestantischer Gesinnungsethik, in: BIENFAIT, AGATHE (Hg.): Religionen verstehen. Zur Aktualität von Max Webers Religionssoziologie, Wiesbaden, 219-241.

HOLM, BO CHRISTIAN (2009): Rechtfertigung als gegenseitige Anerkennung bei Luther, in: KNUTH, HANS CHRISTIAN (Hg.): Angeklagt und anerkannt. Luthers Rechtfertigungslehre in gegenwärtiger Verantwortung, Erlangen, 23–42.

HOLMBERG, CHRISTINE (2005): Diagnose Brustkrebs. Eine ethnographische Studie über Krankheit und Krankheitserleben (Kultur der Medizin 13), Frankfurt, New York.

HOLZEM, CHRISTOPH (1999): Patientenautonomie. Bioethische Erkundungen über einen funktionalen Begriff der Autonomie im medizinischen Kontext (Studien der Moraltheologie 11), Münster.

HONECKER, MARTIN (1985): Christus medicus, in: Kerygma und Dogma 31, 307–323.

HONECKER, MARTIN (2004): Gesundheit um jeden Preis? Zur Begründungsproblematik der Genforschung, in: SCHUMPELICK, VOLKER/ VOGEL, BERNHARD (Hg.): Grenzen der Gesundheit. Beiträge des Symposiums vom 27. bis 30. September 2003 in Cadenabbia, Freiburg im Breisgau, Basel, Wien, 191–206.

HONECKER, MARTIN (2005): Gesundheit als Heil?, in: Jahrbuch für Wissenschaft und Ethik 10, 163–182.

HONECKER, MARTIN (2006): Gesundheit, Heilung, Heil, in: LEE-LINKE, SUNG-HEE (Hg.): Heil und Heilung. Erfahrung in Glauben und Leben, Frankfurt am Main, 33–54.

HONECKER, MARTIN (2008): Gesundheit als höchstes Gut? Das sich wandelnde Verständnis von Heil und Heilung in der modernen Gesellschaft, in: SCHÄFER, DANIEL et al. (Hg.): Gesundheitskonzepte im Wandel. Geschichte, Ethik und Gesellschaft, Stuttgart, 127–140.

HONER, ANNE (2011): Problem-Körper. Einige physische Aspekte der Pflege von Demenzkranken, in: MÜLLER, MICHAEL R. (Hg.): Körper Haben. Die symbolische Formung der Person, Weilerswist, 155–165.

HONNETH, AXEL (1994): Kampf um Anerkennung. Zur moralischen Grammatik sozialer Konflikte, Frankfurt am Main.

HONNETH, AXEL (2005): Verdinglichung. Eine anerkennungstheoretische Studie, Frankfurt am Main.

HONNETH, AXEL (2011): An der Peripherie unserer Lebensform. Zur Erinnerung an Andreas Kuhlmann, in: KUHLMANN, ANDREAS: An den Grenzen unserer Lebensform. Texte zur Bioethik und Anthropologie, Frankfurt am Main, 7–18.

HOWARD, JAMES KEIR (2001): Disease and healing in the New Testament. An analysis and interpretation, Lanham.

HOYER, BIRNBA F. et al. (2015): Developing internal medicine into systems medicine: opportunities and challenges, in: Deutsche Medizinische Wochenschrift 140, 523–527.

HÜBNER, JÖRG (1985): Christus medicus. Ein Symbol des Erlösungsgeschehens und ein Modell ärztlichen Handelns, in: Kerygma und Dogma 31, 324–335.

HÜBNER, JÜRGEN (1989): Gesundheit und Krankheit, in: Evangelisches Kirchenlexikon, Bd. 2., Göttingen, 158–161.

HUCKLENBROICH, PETER (2010): Der Krankheitsbegriff: Seine Grenzen und Ambivalenzen in der medizinethischen Diskussion, in: HÖFNER, MARKUS/ SCHAEDE, STEPHAN/ THOMAS, GÜNTER (Hg.): Endliches Leben. Interdisziplinäre Zugänge zum Phänomen der Krankheit, Tübingen, 133–160.

HUCKLENBROICH, PETER (2012): Die Wissenschaftstheorie des Krankheitsbegriffs, in: SCHRAMME, THOMAS (Hg.): Krankheitstheorien, Berlin, 135–158.

HUCKLENBROICH, PETER (2013): Die wissenschaftstheoretische Struktur der medizinischen Krankheitslehre, in: ders./ BUYX, ALENA (Hg.): Wissenschaftstheoretische Aspekte des Krankheitsbegriffs, Münster, 13–84.

HUGHES, JAMES J. (2012): The Politics of Transhumanism and the Techno-Millennial Imagination 1626–2030, in: Zygon 47 (4), 757–776.

HUGHES, NIC/ CLOSS, S. JOSÉ/ CLARK, DAVID (2009): Experiencing Cancer in Old Age: A Qualitative Systematic Review, in: Qualitative Health Research 19 (8), 1139–1153.

HUIZING, KLAAS (2013): Shame on you! Scham als Grundbegriff einer protestantischen Ethik, in: Zeitschrift für Evangelische Ethik 57, 89–101.

HUIZING, KLAAS (2016): Scham und Ehre. Eine theologische Ethik, Gütersloh.

HUMMEL, GERT (Hg.) (1991): New creation or eternal now: is there an eschatology in Paul Tillichs work? Contributions made to the III. International Paul Tillich Symposium held in Frankfurt/Main 1990, Berlin, New York.

HUNTER, KATHRYN MONTGOMERY (1991): Doctor's Stories. The Narrative Structure of Medical Knowledge, Princeton.

HURLBUT, J. BENJAMIN/ TIROSH-SAMUELSON, HAVA (Hg.) (2016): Perfecting Human Futures. Transhuman Visions and Technological Imaginations, Wiesbaden.

HUSSERL, EDMUND (1929): Formale und transzendentale Logik. Versuch einer Kritik der logischen Vernunft, Halle (Saale).

HUTCHINSON, TOM A./ HUTCHINSON, NORA/ ARNAERT, ANTONIA (2009): Whole person care: encompassing the two faces of medicine, in: Canadian Medical Association Journal 180 (8), 845–846.

HUXEL, KIRSTEN (2002): Art. Leib und Seele IV. Ethisch, in: Religion in Geschichte und Gegenwart, 4. Aufl., Bd. 5, 229–230.

HUXEL, KIRSTEN (2002a): Art. Leib/Leiblichkeit III. Ethisch, in: Religion in Geschichte und Gegenwart, 4. Aufl., Bd. 5, 220–221.

HUXEL, KIRSTEN (2010): Sinn und Geschmack fürs Endliche. Die eschatologische Existenz des Glaubens im Diskurs der Moderne, in: HÖFNER, MARKUS/ SCHAEDE, STEPHAN/ THOMAS, GÜNTER (Hg.): Endliches Leben. Interdisziplinäre Zugänge zum Phänomen der Krankheit, Tübingen, 327–345.

HYDÉN, LARS-CHRISTER (1997): Illness and narrative, in: Sociology of Health & Illness 19 (1), 48–69.

HYGEN, JOHAN B. (1981): Art. Das Böse, in: Theologische Realenzyklopädie, Bd. 7, 8–17.

İLKILIÇ, İLHAN et al. (Hg.) (2014): Health, culture and the human body. Epidemiology, ethics and history of medicine, perspectives from Turkey and Central Europe, Istanbul.

İLKILIÇ, İLHAN (2017): Interkulturelle Kompetenz als Schlüsselqualifikation für Gesundheitsberufe, in: Gesundheit und Gesellschaft/Wissenschaft 17 (2), 24-30.

ILLHARDT, FRANZ JOSEF (2008a): Ungelöste Probleme der Autonomie: Unterwegs zu einem neuen Konzept, in: ders. (Hg.): Die ausgeblendete Seite der Autonomie. Kritik eines bioethischen Prinzips, Münster, 189–204.

ILLHARDT, FRANZ JOSEF (Hg.) (2008): Die ausgeblendete Seite der Autonomie. Kritik eines bioethischen Prinzips (Ethik in der Praxis 27), Münster.

ILLICH, IVAN (1995): Die Nemesis der Medizin. Die Kritik der Medikalisierung des Lebens, Reinbek bei Hamburg.

ILLICH, IVAN (2006): In den Flüssen nördlich der Zukunft. Letzte Gespräche über Religion und Gesellschaft mit David Cayley, München.

ILLOUZ, EVA (2011): Warum Liebe weh tut. Eine soziologische Erklärung, Berlin.

IMMENSCHUH, URSULA/ MARKS, STEPHAN (2014): Scham und Würde in der Pflege. Ein Ratgeber (Erste Hilfen 7), Frankfurt am Main.

INNIGER, MARTIN (1989): Zeugnis über eine Heilung, in: Theologia Practica 24, 4.

International Council of Nurses (2012): ICN-Ethikkodex für Pflegende. www.dbfk.de /media/docs/download/Allgemein/ICN-Ethikkodex-2012–deutsch.pdf (17.3.2017).

ISHERWOOD, LISA (2010): The fat Jesus. Feminist explorations in fleshy christologies, in: Feminist theology 19, 20–35.

ISHERWOOD, LISA/ STUART, ELIZABETH (1998): Introducing body theology, Sheffield.

ISSENDORFF, BERNHARD VON (1976): Zur homiletischen Situation: Wie sprechen die Prediger von der Situation im Krankenhaus?, in: ADAM, INGRID/ ADAM, MARTIN/ ISSENDORFF, BERNHARD VON (Hg.): Gottesdienst mit Kranken. Predigten, Texte, Gebete, Modelle, Gütersloh, 11–26.

ITALIAANDER, ROLF (Hg.) (1969): Weder Krankheit noch Verbrechen. Plädoyer für eine Minderheit, Hamburg.

JACOB, WOFGANG (1975): Die Hiob-Frage in der Medizin, in: BENZ, ERNST (Hg.): Die Grenze der machbaren Welt. Festschrift der Klopstock-Stiftung anlässlich ihres 20–jährigen Bestehens, Leiden, 46–66.

JACOB, WOFGANG (1991): Viktor von Weizsäcker (1886–1957), in: ENGELHARDT, DIETRICH VON/ HARTMANN, FRITZ (Hg.): Klassiker der Medizin. Von Philippe Pinel bis Viktor von Weizsäcker, Bd. 2, München, 366–387.

JACOBI, RAINER-M. E. (2008): Der Tod im Leben. Zum Ethos der Geschichtlichkeit in der pathischen Anthropologie Viktor von Weizsäckers, in: GAHL, KLAUS/ ACHILLES, PETER/ JACOBI, RAINER-M. E. (Hg.): Gegenseitigkeit. Grundfragen medizinischer Ethik, Würzburg, 277–313.

JACOBI, RAINER-M. E./ JANZ, DIETER (Hg.) (2003): Zur Aktualität Viktor von Weizsäckers (Beiträge zur medizinischen Anthropologie 1), Würzburg.

JACOBI, RAINER-M. E./ MARX, BERNHARD (Hg.) (2011): Schmerz als Grenzerfahrung (Erkenntnis und Glaube 43), Leipzig.

JACOBS, MARETHA (2002): The „sense" of feminist biblical scholarship for Church and society, in: Scriptura 80 (2), 173–185.

JÄGER, ULLE (2005): Die Rede vom Menschen – die Rede vom Körper: PLESSNER und Bourdieu, in: GAMM, GERHARD/ GUTMANN, MATHIAS/ MANZEI, ALEXANDRA (Hg.): Zwischen Anthropologie und Gesellschaftstheorie, Bielefeld, 99–124.

JAGOW, BETTINA VON (Hg.) (2004): Repräsentationen. Medizin und Ethik in Literatur und Kunst der Moderne (Beiträge zur neueren Literaturgeschichte 207), Heidelberg.

JAGOW, BETTINA VON/ STEGER, FLORIAN (Hg.) (2005): Literatur und Medizin. Ein Lexikon, Göttingen.

JAKOB, BEATE (2005): Christliche Gesundheitsarbeit, Tübingen. difaem.de/uploads/tx_b factorpublikationen/Difaem_zum_Thema_Christliche_Gesundheitsarbeit_2007_01.pdf (1.5.2017).

JANKOWSKI, KATHERINE R. B./ HANDZO, GEORGE F./ FLANNELLY, KEVIN J. (2011): Testing the Efficacy of Chaplaincy Care, in: Journal of Health Care Caplaincy 17 (3–4), 100–125.

JANSSEN, CLAUDIA (2000): Bodily resurrection (1 Cor. 15)? The discussion of the resurrection in Karl Barth, Rudolf Bultmann, Dorothee Sölle and contemporary feminist theology, in: Journal for the study of the New Testament 23 (79), 61–78.

JANSSEN, CLAUDIA (2005): Anders ist die Schönheit der Körper. Paulus und die Auferstehung in 1 Kor. 15, Gütersloh.

JANSSEN, CLAUDIA (2012): Zerbrechlicher Körper und Körper Christi, in: Bibel und Kirche 67 (1), 41–45.

JANZ, DIETER (2003): Anthropologische Erfahrungen in der Klinik, in: JACOBI, RAINER-M. E./ JANZ, DIETER (Hg.): Zur Aktualität Viktor von Weizsäckers, Würzburg, 41–53.

JASANOFF, SHEILA/ KIM, SANG-HYUN (Hg.) (2015): Dreamscapes of Modernity. Sociotechnical Imaginaries and the Fabrication of Power, Chicago.

JASPERS, KARL (1953): Der Arzt im technischen Zeitalter. Technik und Medizin, Arzt und Patient, Kritik der Psychotherapie, München.

JASPERS, KARL (1965): Allgemeine Psychopathologie, Wien.

JOAS, HANS (2011): Die Sakralität der Person. Eine neue Genealogie der Menschenrechte, Berlin.

JOAS, HANS (Hg.) (2004): Braucht der Mensch Religion? Über Erfahrungen der Selbsttranszendenz, Freiburg im Breisgau, Basel, Wien.

JOAS, HANS/ WIEGANDT, KLAUS (Hg.) (2007): Säkularisierung und die Weltreligionen (Forum für Verantwortung 5), Frankfurt am Main.

JOERDEN, JAN C. (2013): Menschenwürde als juridischer Begriff, in: ders./ HILGENDORF, ERIC/ THIELE, FELIX (Hg.): Menschenwürde und Medizin. Ein interdisziplinäres Handbuch, Berlin, 217–240.

JOERDEN, JAN C./ HILGENDORF, ERIC/ THIELE, FELIX (Hg.) (2013): Menschenwürde und Medizin. Ein interdisziplinäres Handbuch, Berlin.

JOINSON, CAROL (1992): Coping with Compassion Fatigue, in: Nursing 22, 116–120.

JONAS, HANS (1987): Der Gottesbegriff nach Auschwitz, 2. Aufl., Frankfurt am Main.

JORDAN, ISABELLA/ FREWER, ANDREAS (2008): Menschliches Sterben im Wandel? Debatten um eine präventive Medikalisierung des Todes seit 1970, in: SCHÄFER, DANIEL et al. (Hg.): Gesundheitskonzepte im Wandel. Geschichte, Ethik und Gesellschaft, Stuttgart, 243–276.

JÖRNS, KLAUS-PETER (2009): Mehr Leben, bitte! Zwölf Schritte zur Freiheit im Glauben, Gütersloh.

JOSUTTIS, MANFRED (1988): Der Sinn der Krankheit, in: ders.: Praxis des Evangeliums zwischen Politik und Religion. Grundprobleme der praktischen Theologie, München, 117–141.

JOX, RALF J. (2013): Der „natürliche Wille" bei Kindern und Demenzkranken. Kritik an einer Aufdehnung des Autonomiebegriffs, in: WIESEMANN, CLAUDIA/ SIMON, ALFRED (Hg.): Patientenautonomie. Theoretische Grundlagen – praktische Anwendungen, Münster, 329–339.

JUNG, MATTHIAS (2012): Hermeneutik zur Einführung, 4. Aufl., Hamburg.

JUNGERT, MICHAEL et al. (Hg.) (2010): Interdisziplinarität. Theorie, Praxis, Probleme, Darmstadt.

JÜNGEL, EBERHARD (1977): Gott als Geheimnis der Welt, Tübingen.

JÜNGEL, EBERHARD (2003): Ganz werden (Theologische Erörterungen 5), Tübingen.

JÜNGEL, EBERHARD (2006): Das Evangelium von der Rechtfertigung des Gottlosen als Zentrum des christlichen Glaubens. Eine theologische Studie in ökumenischer Absicht, Tübingen.

JÜTTE, ROBERT (2008): Gesundheitsverständnis im Zeitalter (un-)begrenzter medizinischer Möglichkeiten, in: SCHÄFER, DANIEL et al. (Hg.): Gesundheitskonzepte im Wandel. Geschichte, Ethik und Gesellschaft, Stuttgart, 53–64.

KACHALIA, ALLEN et al. (2015): Overuse of Testing in Preoperative Evaluation and Syncope. A Survey of Hospitalists, in: Annals of Internal Medicine 162 (2), 100–109.

KAISER, JOCHEN-CHRISTOPH (2001): Art. Krankheit und Heilung IV. Kirchengeschichtlich, in: Religion in Geschichte und Gegenwart, 4. Aufl., Bd. 4, 1731–1732.

KAISER, SIGURD (2006): Krankenheilung. Untersuchungen zu Form, Sprache, traditionsgeschichtlichem Hintergrund und Aussage von Jak 5,13–18 (Wissenschaftliche Monographien zum Alten und Neuen Testament 112), Neukirchen-Vluyn.

KALITZKUS, VERA/ MATTHIESSEN, PETER F. (2009): Narrative-Based Medicine: Potential, Pitfalls, and Practice, in: The Permanente Journal 13 (1), 80–86.

KALTHOFF, HERBERT/ HIRSCHAUER, STEFAN/ LINDEMANN, GESA (Hg.) (2008): Theoretische Empirie. Zur Relevanz qualitativer Forschung, Frankfurt am Main.

KÄMPF, HEIKE (2001): Helmuth Plessner. Eine Einführung (Philosophie und andere Künste), Düsseldorf.

KANITZ, JULIANE (2017): Das Kopftuch als Visitenkarte. Eine qualitative Fallstudie zu Stil- und Ausdrucksformen Berliner Musliminnen, Wiesbaden.

KANT, IMMANUEL (1781): Kritik der reinen Vernunft, in: ders.: Werke Bd. III-IV, hg. von W. WEISCHEDEL, Frankfurt am Main 1974.

KANT, IMMANUEL (1786): Grundlegung zur Metaphysik der Sitten, in: ders.: Werke Bd. VII, hg. von W. WEISCHEDEL, Frankfurt am Main 1974, 9–102.

KANT, IMMANUEL (1788): Kritik der praktischen Vernunft, in: ders.: Werke Bd. VII, hg. von W. WEISCHEDEL, Frankfurt am Main 1974, 105–302.

KANT, IMMANUEL (1791): Über das Misslingen aller philosophischen Versuche in der Theodizee, in: Werke Bd. X, hg. von W. WEISCHEDEL, Frankfurt am Main 1986, 105–124.

KANT, IMMANUEL (1793): Kritik der Urteilskraft, in: ders.: Werke Bd. X, hg. von W. WEISCHEDEL, Frankfurt am Main 1974.

KANTZENBACH, FRIEDRICH WILHELM (Hg.) (1978): Programme der Theologie. Denker, Schulen, Wirkungen. Von Schleiermacher bis Moltmann, München.

KÄPPELI, SILVIA (1999): Was für eine Wissenschaft braucht die Pflege?, in: Pflege 12, 153–157.

KÄPPELI, SILVIA (2000): Krebs als religiöse Erfahrung, in: Ethik-Forum des Universitäts-Spitals Zürich (Hg.): Medizin, religiöse Erfahrung und Ethik: Leben – Leiden – Sterben, Bern u.a., 29–42.

KÄPPELI, SILVIA (2004): Vom Glaubenswerk zur Pflegewissenschaft. Geschichte des Mit-Leidens in der christlichen, jüdischen und freiberuflichen Krankenpflege, Bern.

KARLE, ISOLDE (2001): Der Pfarrberuf als Profession. Eine Berufstheorie im Kontext der modernen Gesellschaft (Praktische Theologie und Kultur 3), Gütersloh.

KARLE, ISOLDE (2009): Die Sehnsucht nach Heil und Heilung in der kirchlichen Praxis: Probleme und Perspektiven, in: THOMAS, GÜNTER/ KARLE, ISOLDE (Hg.): Krankheits-deutung in der postsäkularen Gesellschaft. Theologische Ansätze im interdisziplinären Gespräch, Stuttgart, 543–556.

KARLE, ISOLDE (2009a): Sinnlosigkeit aushalten! Ein Plädoyer gegen die Spiritualisierung von Krankheit, in: Wege zum Menschen 61, 19–34.

KARLE, ISOLDE (2010): Perspektiven der Krankenhausseelsorge. Eine Auseinandersetzung mit dem Konzept des Spiritual Care, in: Wege zum Menschen 62, 537–555.

KARLE, ISOLDE (2014): Liebe in der Moderne. Körperlichkeit, Sexualität und Ehe, Gütersloh.

KARLE, ISOLDE (2014a): Tiefe Adressierung. Körperlichkeit zwischen Verdrängung und Aufwertung, in: Zeitschrift für Evangelische Ethik 58, 179–189.

KARLE, ISOLDE (2016): Liebe zwischen Selbstsorge und Altruismus, in: HENKEL, ANNA et al. (Hg.): Dimensionen der Sorge. Soziologische, philosophische und theologische Perspektiven, Baden-Baden, 61–72.

KARLE, ISOLDE (2016a): Die Suche nach Anerkennung – und die Religion, in: Evangelische Theologie 76, 406-414.

KÄSER, RUDOLF/ SCHAPPACH, BEATE (Hg.) (2014): Krank geschrieben. Gesundheit und Krankheit im Diskursfeld von Literatur, Geschlecht und Medizin, Bielefeld.

KASS, LEON R. (2001): L'Chaim and Its Limits: Why Not Immortality?, in: First Things 12, 17–24.

KASS, LEON R. (2003): Ageless Bodies, Happy Souls: Biotechnology and the Pursuit of Perfection, in: The New Atlantis 1, 9–27.

KEIM-MALPASS, JESSICA/ STEEVES, RICHARD H./ KENNEDY, CHRISTINE (2014): Internet ethnography. A review of methodological considerations for studying online illness blogs, in: International Journal of Nursing Studies 51, 1686–1692.

KEMETMÜLLER, ELEONORE (Hg.) (2008): Berufsethik und Berufskunde für Pflegeberufe, Wien, München, Bern.

KESSLER, SEBASTIAN/ POLIANSKI, IGOR J./ FANGERAU, HEINER (2013): Anerkennung und Selbstkonstitution als Schlüsselkategorien zur Deutung von Medizin, Krankheit und Armut. Eine Einleitung, in: FANGERAU, HEINER/ KESSLER, SEBASTIAN (Hg.): Achtung und Missachtung in der Medizin. Anerkennung und Selbstkonstitution als Schlüsselka-tegorien zur Deutung von Krankheit und Armut, Freiburg im Breisgau, München, 9-21.

KEßLER, HILDRUN (1996): Bibliodrama und Leiblichkeit. Leibhafte Textauslegung im the-ologischen und therapeutischen Diskurs (Praktische Theologie heute 20), Stuttgart.

KESTENBAUM, VICTOR (Hg.) (1982): The Humanity of the Ill: Phenomenological Perspec-tives, Knoxville.

KETTNER, MATTHIAS (2005): 2 x moralisches Selbstbewusstsein. Haben Pflegende ein an-deres Moralbewusstsein als Ärzte?, in: Pflege Aktuell 59 (10), 530–535.

KEUPP, HEINER (Hg.) (1979): Normalität und Abweichung. Fortsetzung einer notwendigen Kontroverse (Fortschritte der klinischen Psychologie 17), München u.a.

KIBLE, BRIGITTE T. (1989): Art. Person II. Hoch-und Spätscholastik; Meister Eckhardt; Luther, in: Historisches Wörterbuch der Philosophie, Bd. 7, 283–300.

KICKBUSCH, ILONA/ HARTUNG, SUSANNE (2014): Die Gesundheitsgesellschaft. Konzepte für eine gesundheitsförderliche Politik, Bern u.a.

KIERKEGAARD, SØREN (1844): Der Begriff Angst, Hamburg 1984.

KIEßIG, MANFRED (Hg.) (2000): Evangelischer Erwachsenenkatechismus, 6. Aufl., Gütersloh.

KLEBER, JUTTA ANNA (2003): Krebstabu und Krebsschuld. Struktur, Mensch, Medizin im 20. Jahrhundert (Reihe historische Anthropologie 33), Berlin.

KLEIN, HANS (2006): Das Lukasevangelium. Kritisch-exegetischer Kommentar über das Neue Testament, Göttingen.

KLEIN, REBEKKA A. (2008): Zeit der Klage. Die (Re-)Orientierung des Pathos der Klage in eschatologischer Perspektive, in: HARASTA, EVA (Hg.): Mit Gott klagen. Eine theologische Diskussion, Neukirchen-Vluyn, 20–34.

KLEINE-GUNK, BERND (2007): Anti-Aging-Medizin – Hoffnung oder Humbug, in: Deutsches Ärzteblatt 104 (28–29), A2054–2060.

KLEINMAN, ARTHUR (1980): Patients and Healers in the Context of Culture. An Exploration of the Borderland between Anthropology, Medicine, and Psychiatry, Berkeley, Los Angeles, London.

KLEINMAN, ARTHUR (1986): Social origins of distress and disease. Depression, neuroasthenica and pain in modern China, New Haven u.a.

KLEINMAN, ARTHUR (1988): The Illness Narratives. Suffering, Healing and the Human Condition, New York.

KLEINMAN, ARTHUR (1997): „Everything That Really Matters": Social Suffering, Subjectivity, and the Remaking of Human Experience in a Disordering World, in: Harvard Theological Review 90 (3), 315–336.

KLEINMAN, ARTHUR (1999): Moral Experience and Ethical Reflection: Can Ethnography Reconcile Them? A Quandary for „The New Bioethics", in: Daedalus 128 (4), 69–97.

KLEINMAN, ARTHUR (2012): Caregiving as moral experience, in: The Lancet 380 (9853), 1550–1551.

KLEINMAN, ARTHUR (2013): From Illness as Culture to Caregiving as Moral Experience, in: New England Journal of Medicine 368 (15), 1376–1377.

KLEINMAN, ARTHUR (2015): Care: in search of a health agenda, in: The Lancet 386 (9990), 240–241.

KLEINMAN, ARTHUR/ EISENBERG, LEON/ GOOD, BYRON (2006): Culture, Illness, and Care: Clinical Lessons From Anthropologic and Cross-Cultural Research, in: Focus: The Journal of Lifelong Learning in Psychiatry 4 (1), 140–149.

KLEINMAN, ARTHUR/ HALL-CLIFFORD, RACHEL (2009): Stigma: a social, cultural and moral process, in: Journal of Epidemiology and Community Health 63 (6), 418–419.

KLEINMAN, ARTHUR/ SEEMAN, DON (2000): Personal Experience of Illness, in: ALBRECHT, GARY L./ FITZPATRICK, RAY/ SCRIMSHAW, SUSAN C. (Hg.): Handbook of Social Studies in Health and Medicine, London, 230–242.

KLESSMANN, MICHAEL (1997): Zur Ethik des Leibes – am Beispiel des Körperschemas, in: ders./ LIEBAU, IRMHILD (Hg.): „Leiblichkeit ist das Ende der Werke Gottes". Körper – Leib – Praktische Theologie, Göttingen, 80–90.

KLESSMANN, MICHAEL (1999): Was ist der Mensch – in Krankheit und Gesundheit?, in: Wege zum Menschen 51, 396–410.

KLESSMANN, MICHAEL (2001): Art. Krankheit und Heilung VI. Praktisch-theologisch, in: Religion in Geschichte und Gegenwart, 4. Aufl., Bd. 4, 1732–1734.

KLESSMANN, MICHAEL (Hg.) (2008): Handbuch der Krankenhausseelsorge, 3. Aufl., Göttingen.

KLESSMANN, MICHAEL/ LIEBAU, IRMHILD (1997): Seelsorge als „Verleiblichung der Theologie". Pastoralpsychologische Akzente bei Dietrich Stollberg, in: dies. (Hg.): „Leiblichkeit ist das Ende der Werke Gottes". Körper – Leib – Praktische Theologie, Göttingen, 11–21.

KLESSMANN, MICHAEL/ LIEBAU, IRMHILD (Hg.) (1997a): „Leiblichkeit ist das Ende der Werke Gottes". Körper – Leib – Praktische Theologie. Dietrich Stollberg zum 60. Geburtstag, Göttingen.

KLIE, THOMAS (2004): Art. Wunder VII. Praktisch-theologisch, in: Theologische Realenzyklopädie, Bd. 36, 413–415.

KLIE, THOMAS (2016): Leitbild Caring Community? Die politischen Implikationen des Siebten Altenberichts, in: Vorstand der Evangelischen Arbeitsgemeinschaft für Altenarbeit in der EKD (Hg.): Werkheft. Sorgende Gemeinde werden, Hannover.

KLIE, THOMAS et al. (2013): Abschlussbericht. Herausforderung Pflege – Modelle und Strategien zur Stärkung des Berufsfeldes Altenpflege, Freiburg im Breisgau, München.

KLINGER, CORNELIA (2013): Krise war immer … Lebenssorge und geschlechtliche Arbeitsteilungen in sozialphilosophischer und kapitalismuskritischer Perspektive, in: APPELT, ERNA/ AULENBACHER, BRIGITTE/ WETTERER, ANGELIKA (Hg.): Gesellschaft – Feministische Krisendiagnosen, Münster, 82–104.

KLINGER, CORNELIA (2014): Selbst- und Lebenssorge als Gegenstand sozialphilosophischer Reflexionen auf die Moderne, in: Soziale Welt, Sonderband (Bd. 20), 21–39.

KLOSTERMANN, ERICH (1971): Das Markusevangelium (Handbuch zum Neuen Testament 3), Tübingen.

KNEER, GEORG (2012): Science Studies, in: MOEBIUS, STEPHAN (Hg.): Kultur. Von den Cultural Studies bis zu den Visual Studies. Eine Einführung, Bielefeld, 282–303.

KNOBLAUCH, HUBERT (1991): Die Verflüssigung der Religion ins Religiöse, in: LUCKMANN, THOMAS (Hg.): Die unsichtbare Religion, Frankfurt am Main, 7–44.

KNOBLAUCH, HUBERT (1999): Religionssoziologie, Berlin, New York.

KNOBLAUCH, HUBERT/ KAHL, ANTJE (2011): Der gespaltene Leichnam. Die zwei Seiten des Todes, die Obduktion und der Körper, in: MÜLLER, MICHAEL R. (Hg.): Körper Haben. Die symbolische Formung der Person, Weilerswist, 185–208.

KNOLL, FRANZISKUS (2015): Mensch bleiben! Zum Stellenwert der Spiritualität in der Pflege, Stuttgart.

KNOP, JULIA (2009): Von der Sinnkrise zum Zeugnis. Krankheit und Krankheitsdeutung in dogmatischer Perspektive, in: THOMAS, GÜNTER/ KARLE, ISOLDE (Hg.): Krankheitsdeutung in der postsäkularen Gesellschaft. Theologische Ansätze im interdisziplinären Gespräch, Stuttgart, 408–420.

KNORR CETINA, KARIN (2002): Die Fabrikation von Erkenntnis. Zur Anthropologie der Naturwissenschaft, Frankfurt am Main.

KNORR CETINA, KARIN (2008): Theoretischer Konstruktivismus. Über die Einnistung von Wissensstrukturen in soziale Strukturen, in: KALTHOFF, HERBERT/ HIRSCHAUER, STEFAN/ LINDEMANN, GESA (Hg.): Theoretische Empirie. Zur Relevanz qualitativer Forschung, Frankfurt am Main, 35–78.

KNUTH, HANS CHRISTIAN (Hg.) (2009): Angeklagt und anerkannt. Luthers Rechtfertigungslehre in gegenwärtiger Verantwortung (Veröffentlichungen der Luther-Akademie Sondershausen-Ratzeburg 6), Erlangen.

KÖBERLE, ADOLF (1985): Heilung und Hilfe. Christliche Wahrheitserkenntnis in der Begegnung mit Naturwissenschaft, Medizin und Psychotherapie, Moers.

KOCH, RICHARD (1923): Sinn des Krankseins, in: ROTHSCHUH, KARL EDUARD (Hg.): Was ist Krankheit? Erscheinung, Erklärung, Sinngebung, Darmstadt 1975, 127–153.

KÖCHY, KRISTIAN (2015): Helmuth Plessners Biophilosphie als Erweiterung des UEXKÜLL-Programms, in: ders./ MICHELINI, FRANCESCA (Hg.): Zwischen den Kulturen. Plessners „Stufen des Organischen" im zeithistorischen Kontext, Freiburg im Breisgau, München, 25–64.

KÖCHY, KRISTIAN (2015): Organismen und Maschinen. Das historische Fallbeispiel der Debatte von Plessner, Driesch und Köhler, in: TÖPFER, GEORG/ MICHELINI, FRANCESCA (Hg.): Organismus. Die Erklärung der Lebendigkeit, Freiburg im Breisgau, München, 163–188.

KÖCHY, KRISTIAN/ MICHELINI, FRANCESCA (Hg.) (2015): Zwischen den Kulturen. Plessners „Stufen des Organischen" im zeithistorischen Kontext (Lebenswissenschaften im Dialog 20), Freiburg im Breisgau, München.

KOENIG, HAROLD G. (2012): Spiritualität in den Gesundheitsberufen. Ein praxisorientierter Leitfaden, Stuttgart.

KOENIG, HAROLD G./ KING, DANA E./ CARSON, VERNA BENNER (2012): Handbook of religion and health, 2. Aufl., Oxford u.a.

KÖGLER, MONIKA/ FEGG, MARTIN (2009): Kann man Spiritualität messen? Operationalisierung des Begriffs, in: FRICK, ECKHARD/ ROSER, TRAUGOTT (Hg.): Spiritualität und Medizin. Gemeinsame Sorge für den kranken Menschen, Stuttgart, 221–228.

KOHLEN, HELEN (2016): Sorge als Arbeit ohne ethische Reflexion? Entwicklungslinien der deutschen Debatte um Sorge als Arbeit und der internationale Care-Ethik, in: HENKEL, ANNA et al. (Hg.): Dimensionen der Sorge. Soziologische, philosophische und theologische Perspektiven, Baden-Baden, 189–207.

KOHLEN, HELEN/ KUMBRUCK, CHRISTEL (2008): Care-Ethik und das Ethos fürsorglicher Praxis. Literaturstudie (artec-paper 151), Bremen.

KOHLER-SPIEGEL, HELGA (2006): Im Leib (zu Hause) sein. Überlegungen aus religionspädagogischer Sicht, in: RIEDEL-SPANGENBERGER, ILONA/ SCHÜNGEL-STRAUMANN, HELEN (Hg.): „Gott bin ich, kein Mann." Beiträge zur Hermeneutik der biblischen Gottesrede. Festschrift für Helen Schüngel-Straumann, Paderborn u.a., 394–403.

KOHLI REICHENBACH, CLAUDIA (2014): Spiritualität im Care-Bereich. Begriffsklärungen zu Palliative Care, Spiritual Care und Spiritualität, in: NOTH, ISABELLE/ KOHLI REICHENBACH, CLAUDIA (Hg.): Palliative und Spiritual Care. Aktuelle Perspektiven in Medizin und Theologie, Zürich, 11–22.

KOLLEK, REGINE (2008): Der medizinische Blick in die Zukunft. Gesellschaftliche Implikationen prädiktiver Gentests, Frankfurt am Main u.a.

KOLLMANN, BERND (1996): Jesus und die Christen als Wundertäter. Studien zu Magie, Medizin und Schamanismus in Antike und Christentum, Göttingen.

Kongregation für die Glaubenslehre (2000): Instruktion über die Gebete um Heilung durch Gott (Verlautbarungen des Apostolischen Stuhls 149), Bonn.

KOOPMAN, NICO (2009): Endgültige Heilung? Vorläufige Heilung? Fürsorge? Christliche Hoffnung und Krankheit, in: THOMAS, GÜNTER/ KARLE, ISOLDE (Hg.): Krankheitsdeutung in der postsäkularen Gesellschaft. Theologische Ansätze im interdisziplinären Gespräch, Stuttgart, 393–407.

KORSCH, DIETRICH (2004): Religion als Lebensdeutung. Ein Beitrag zur interreligiösen Hermeneutik, in: SCHÖNEMANN, FRIEDERIKE/ MAAßEN, THORSTEN (Hg.): Prüft alles, und das Gute behaltet! Zum Wechselspiel von Kirchen, Religionen und säkularer Welt, Frankfurt am Main, 385–404.

KORTE, ANNE-MARIE (1995): Die Erfahrung unseres Leibes. „Leiblichkeit" als hermeneutische Kategorie in der feministischen Theologie, in: JÄGER-SOMMER, JOHANNA/ HAARSMA, FRANS (Hg.): Abschied vom Männergott. Schöpfungsverantwortung für Frauen und Männer, Luzern, 288–314.

KÖRTNER, ULRICH H. J. (1996): Dimensionen von Heil und Heilung, in: Ethik in der Medizin 8, 27–42.

KÖRTNER, ULRICH H. J. (1997): Solange die Erde steht. Schöpfungsglaube in der Risikogesellschaft (Mensch, Natur, Technik 2), Hannover.

KÖRTNER, ULRICH H. J. (1998): Wie lange noch, wie lange? Über das Böse, Leid und Tod, Neukirchen-Vluyn.

KÖRTNER, ULRICH H. J. (1999): Evangelische Sozialethik. Grundlagen und Themenfelder, Göttingen.

KÖRTNER, ULRICH H. J. (2001): Unverfügbarkeit des Lebens? Grundfragen der Bioethik und der medizinischen Ethik, Neukirchen-Vluyn.

KÖRTNER, ULRICH H. J. (2004): Grundkurs Pflegeethik, Stuttgart, Wien.

KÖRTNER, ULRICH H. J. (2006a): Sündenvergebung und Schuldübernahme in der Seelsorge, in: Wege zum Menschen 58, 259–269.

KÖRTNER, ULRICH H. J. (2006b): Krankheit, Kultur und Religion. Der Krankheitsbegriff in der medizinethischen Diskussion, in: ders. (Hg.): Am Lebensende. Patientenverfügungen und das Recht auf Selbstbestimmung in der Perspektive protestantischer Ethik, Neukirchen-Vluyn, 231–250.

KÖRTNER, ULRICH H. J. (2006c): Ist die Moral das Ende der Seelsorge, oder ist die Seelsorge am Ende Moral?, in: Wege zum Menschen 58, 225–245.

KÖRTNER, ULRICH H. J. (2007): Ethik im Krankenhaus. Diakonie – Seelsorge – Medizin, Göttingen.

KÖRTNER, ULRICH H. J. (2008): „Lasst mich bloß nicht in Ruhe – oder doch?" Was es bedeutet, Menschen im Wachkoma als Subjekte ernst zu nehmen, in: Wiener Medizinische Wochenschrift 158 (13), 396–401.

KÖRTNER, ULRICH H. J. (2009): Ethik und Seelsorge im Krankenhaus, in: Wege zum Menschen 61, 103–118.

KÖRTNER, ULRICH H. J. (2013): Menschenwürde im Christentum – aus evangelischer Sicht, in: JOERDEN, JAN C./ HILGENDORF, ERIC/ THIELE, FELIX (Hg.): Menschenwürde und Medizin. Ein interdisziplinäres Handbuch, Berlin, 321–348.

KÖRTNER, ULRICH H. J. (Hg.) (2006): Lebensanfang und Lebensende in den Weltreligionen. Beiträge zu einer interkulturellen Medizinethik, Neukirchen-Vluyn.

KÖRTNER, ULRICH H. J. et al. (Hg.) (2009): Spiritualität, Religion und Kultur am Krankenbett (Schriftenreihe Ethik und Recht in der Medizin 3), Wien.

KÖRTNER, ULRICH H. J./ AKSU, FUAT/ SCHEER, PETER J. (2005): Leidens- und Krankheitsverhalten im Spannungsfeld zwischen Religion und Ethik, in: Monatsschrift Kinderheilkunde 153 (1), 34–41.

KOSCHORKE, ALBRECHT (2013): „Säkularisierung" und „Wiederkehr der Religion". Zu zwei Narrativen der europäischen Moderne, in: WILLEMS, ULRICH et al. (Hg.): Moderne und Religion. Kontroversen um Modernität und Säkularisierung, Bielefeld, 237–260.

KOSTKA, ULRIKE (2000): Der Mensch in Krankheit, Heilung und Gesundheit im Spiegel der modernen Medizin. Eine biblische und theologisch-ethische Reflexion (Studien der Moraltheologie 12), Münster u.a.

KOWARSCH, MARTIN (2010): Albert Schweitzers Ethikbegründung, in: HOFMEISTER, GEORG (Hg.): Ehrfurcht vor dem Leben. Zur Aktualität der Ethik Albert Schweitzers, Hofgeismar, 101–128.

KRÄHNKE, UWE (2007): Selbstbestimmung. Zur gesellschaftlichen Konstruktion einer normativen Leitidee, Weilerswist.

KRANICH, SEBASTIAN/ RENGER-BERKA, PEGGY/ TANNER, KLAUS (Hg.) (2009): Diakonissen – Unternehmer – Pfarrer. Sozialer Protestantismus in Mitteldeutschland im 19. Jahrhundert (Herbergen der Christenheit, Sonderband 16), Leipzig.

KRANZ, MARGARITA (1995): Art. Sorge, in: Historisches Wörterbuch der Philosophie, Bd. 9, 1086 1090.

KRAUß, ANNE (2014): Barrierefreie Theologie. Das Werk Ulrich Bachs vorgestellt und weitergedacht, Stuttgart.

KREBS, HEINZ (2002): Behinderung im Spannungsfeld zwischen Gesundheit und Krankheit. Begriffliche und medizinethische Erörterungen, in: PITHAN, ANNEBELLE/ ADAM, GOTTFRIED/ KOLLMANN, ROBERT (Hg.): Handbuch integrative Religionspädagogik. Reflexionen und Impulse für Gesellschaft, Schule und Gemeinde, Gütersloh, 20–28.

KRECH, VOLKHARD (2001): Religiöse Programmatik und diakonisches Handeln, in: GABRIEL, KARL (Hg.): Herausforderungen kirchlicher Wohlfahrtsverbände. Perspektiven im Spannungsfeld von Wertbindung, Ökonomie und Politik, Berlin, 91–106.

KREINER, ARMIN (2005): Gott im Leid. Zur Stichhaltigkeit der Theodizee-Argumente, Freiburg im Breisgau, Basel, Wien.

KREß, HARTMUT (1991): Individualität und Gewissen. Ethische Gegenwartsfragen in der Perspektive des protestantischen Gewissensbegriffs, in: Pastoraltheologie 80, 86–103.

KREß, HARTMUT (2003): Medizinische Ethik. Kulturelle Grundlagen und ethische Wertkonflikte heutiger Medizin, Stuttgart.

KREß, HARTMUT (2006): Am Lebensende. Patientenverfügungen und das Recht auf Selbstbestimmung in der Perspektive protestantischer Ethik, in: KÖRTNER, ULRICH H. J. (Hg.): Lebensanfang und Lebensende in den Weltreligionen. Beiträge zu einer interkulturellen Medizinethik, Neukirchen-Vluyn, 95–114.

KREß, HARTMUT (2009): Medizinische Ethik. Kulturelle Grundlagen und ethische Wertkonflikte heutiger Medizin, 2. Aufl., Stuttgart.

KRISTENSEN, TEGLBJAERG (2013): Body and hope. A constructive interpretation of recent eschatology by means of the phenomenology of the body (Dogmatik in der Moderne 5), Tübingen.

KROBATH, THOMAS (2013): Rechtfertigung als Anerkennung. Von der Aktualisierung der Rechtfertigungslehre im Kampf um Anerkennung in der Leistungsgesellschaft zu einer Erneuerung ihres Anliegens in Aufnahme des Anerkennungsdiskurses, in: ders./ LEHNER-HARTMANN, ANDREA/ POLAK, REGINA (Hg.): Anerkennung in religiösen Bildungsprozessen. Interdisziplinäre Perspektiven, Göttingen, 289–314.

KROBATH, THOMAS/ LEHNER-HARTMANN, ANDREA/ POLAK, REGINA (Hg.) (2013): Anerkennung in religiösen Bildungsprozessen. Interdisziplinäre Perspektiven (Wiener Forum für Theologie und Religion 8), Göttingen.

KRÜGER, HANS-PETER (2005): Ausdrucksphänomen und Diskurs. Plessners quasitranszendentales Verfahren, Phänomenologie und Hermeneutik quasidialektisch zu verschränken, in: Deutsche Zeitschrift für Philosophie 53 (6), 891–915.

KUBIK-BOLTRES, ANDREAS (2016): Theologische Kulturhermeneutik impliziter Religion. Voraussetzungen und Implikationen eines praktisch-theologischen Paradigmas der Spätmoderne, Rostock/Osnabrück (Habilitationsschrift).

KUHLEMANN, FRANK-MICHAEL/ SCHMUHL, HANS-WALTER (Hg.) (2003): Beruf und Religion im 19. und 20. Jahrhundert (Konfession und Gesellschaft 26), Stuttgart.

KUHLMANN, ANDREAS (2001), Die Gesundbeter. Warnung vor den Warnern: Die Feinde der Medizin treten an, in: ders.: An den Grenzen unserer Lebensform. Texte zur Bioethik und Anthropologie, Frankfurt am Main 2011, 51–56.

KUHLMANN, ANDREAS (2003): Schmerz als Grenze der Kultur. Zur Verteidigung der Normalität, in: ders.: An den Grenzen unserer Lebensform. Texte zur Bioethik und Anthropologie, Frankfurt am Main 2011, 173–180.

KUHLMANN, ANDREAS (2005), Behinderung und die Anerkennung von Differenz, in: ders.: An den Grenzen unserer Lebensform. Texte zur Bioethik und Anthropologie, Frankfurt am Main 2011, 37–50.

KUHLMANN, ANDREAS (2006): Krankheit und Freiheit. Überlegungen zu einer Ethik der Lebensführung, in: ders.: An den Grenzen unserer Lebensform. Texte zur Bioethik und Anthropologie, Frankfurt am Main 2011, 125–142.

KUHLMANN, ANDREAS (2011): An den Grenzen unserer Lebensform. Texte zur Bioethik und Anthropologie (Frankfurter Beiträge zur Soziologie und Sozialphilosophie 16), Frankfurt am Main.

KUHLMANN, HELGA (2004): Leib-Leben theologisch denken. Reflexionen zur theologischen Anthropologie, Münster u.a.

KUHMLEHN, MARTINA/ KLIE, THOMAS (2009): Aging – Anti-Aging – Pro-Aging. Altersdiskurse in theologischer Deutung, Stuttgart.

KUHN, ANDREA (2016): Die Errichtung einer Pflegekammer in Rheinland-Pfalz. Der fehlende Baustein zur Professionalisierung, Wiesbaden.

KUHN, HELMUT/ NUSSER, KARL-HEINZ (1980): Art. Liebe, in: Historisches Wörterbuch der Philosophie, Bd. 5, 290–318.

KUHN, THOMAS S. (2011): Die Struktur wissenschaftlicher Revolutionen, Frankfurt am Main.

KUMLEHN, MARTINA/ KUBIK, ANDREAS (Hg.) (2012): Konstrukte gelingenden Alterns, Stuttgart.

KÜMMEL, PETER (2008): Ihn brennt der Tod, in: Die Zeit, 25.9.2008. www.zeit.de/2008/40/Ruhrtriennale (29.4.2017).

KUNSTMANN, JOACHIM/ REUTER, INGO (Hg.) (2009): Sinnspiegel. Theologische Hermeneutik populärer Kultur, Paderborn u.a.

KURZ, MANFRED (Hg.) (1995): Kranke und Sterbende begleiten. Gedanken. Gebete und Lieder, Stuttgart.

KURZWEIL, RAY (2005): The singularity is near. When humans transcend biology, New York.

KUSTÁR, ZOLTÁN (2002): „Durch seine Wunden sind wir geheilt." Eine Untersuchung zur Metaphorik von Israels Krankheit und Heilung im Jesajabuch, Stuttgart.

LAAGES, MICHAEL (2009): Mit dem Sterben hat es noch Zeit, www.nachtkritik .de/index.php?option=com_content&view=article&id=2558:mea-culpa-eine-readymade oper-christoph-schlingensiefs-schmerzenswerk&catid=80&Itemid=100190 (30.4.2017).

LACHMUND, JENS/ STOLLBERG, GUNNAR (1995): Patientenwelten. Krankheit und Medizin vom späten 18. bis zum frühen 20. Jahrhundert im Spiegel von Autobiographien, Opladen.

LADEMANN-PRIEMER, GABRIELE (1990): Heilung als Zeichen für die Einheit der Welten. Religiöse Vorstellungen von Krankheit und Heilung in Europa im vorigen Jahrhundert und unter den Zulu mit einem Ausblick in unsere Zeit (Europäische Hochschulschriften 382), Frankfurt am Main u.a.

LADNER, GERTRAUD (2003): FrauenKörper in Theologie und Philosophie. Feministisch-theologische Zugänge (Theologische Frauenforschung in Europa 11), Münster u.a.

LAKATOS, IMRE (1982): Die Methodologie der wissenschaftlichen Forschungsprogramme, Braunschweig u.a.

LAMMER, KERSTIN (2014): „Lehre uns bedenken, dass wir sterben müssen, damit wir ein weises Herz gewinnen" (Psalm 90), in: NITTEL, DIETER/ SELTRECHT, ASTRID (Hg.): Krankheit: Lernen im Ausnahmezustand? Brustkrebs und Herzinfarkt aus interdisziplinärer Perspektive, Berlin, Heidelberg, 545–552.

Lancet (1930) N.N.: Autopathography, in: Lancet, 20.9.1930, 651.

Lancet (1934) N.N.: Autopathography, in: Lancet, 6.10.1934, 767f.

LANDWEER, HILGE (1999): Scham und Macht. Phänomenologische Untersuchungen zur Sozialität eines Gefühls Tübingen.

LANGE, FRITS DE (2013): The Hermeneutics of dignity, in: CLAASSENS, JULIANA L./ SPRONK, KLAAS (Hg.): Fragile Dignity. Intercontextual Conversations on Scripture, Family, and Violence, Atlanta, 9-27.

LANGE, DIETZ (2001): Glaubenslehre. Band 1, Tübingen.

LANZERATH, DIRK (2000): Krankheit und ärztliches Handeln. Zur Funktion des Krankheitsbegriffs in der medizinischen Ethik (Praktische Philosophie 66), Freiburg im Breisgau, München.

LANZERATH, DIRK (2008): Die neuere Philosophie der Gesundheit. Von der Normalität des Krankheitsbegriffs zur Medikalisierung der Gesellschaft, in: SCHÄFER, DANIEL et al. (Hg.): Gesundheitskonzepte im Wandel. Geschichte, Ethik und Gesellschaft, Stuttgart, 203–214.

LARCHET, JEAN-CLAUDE (2002): The Theology of Illness, New York.

LATOUR, BRUNO (2014): Eine neue Soziologie für eine neue Gesellschaft. Einführung in die Akteur-Netzwerk-Theorie, Frankfurt am Main.

LAUBE, MARTIN (2006): Theologie und neuzeitliches Christentum, Tübingen.

LAUBSCHER, MATTHIAS S. et al. (2001): Art. Kultur, in: Religion in Geschichte und Gegenwart, 4. Aufl., Bd. 4, 1820–1857.

LAUFENBERG, MIKE (2016): Die Macht der Medizin, in: FRIEDRICH, ORSOLYA et al. (Hg.): Nietzsche, Foucault und die Medizin. Philosophische Impulse für die Medizinethik, Bielefeld, 109–130.

LAURITZEN, PAUL (2014): Reproductive Technology in Suffering's Shadow, in: GREEN, RONALD M./ PALPANT, NATHAN J. (Hg.): Suffering and Bioethics, Oxford, 358–373.

LAUSTER, JÖRG (2016): Glück und Gnade. Religiöse Perspektiven der Anerkennung, in: Evangelische Theologie 76, 462-469.

LAUSTER, JÖRG/ OBERSDORFER, BERND (Hg.) (2009): Der Gott der Vernunft (Religion in Philosophy and Theology 41), Tübingen.

LAWTON, JULIA (2003): Lay experiences of health and illness. Past research and future agendas, in: Sociology of Health & Illness 25, 23–40.

LE GRAND, JULIAN (1991): Quasi-Markets and Social Policy, in: The Economic Journal 101, 1256–1267.

LEE, SIMON J. CRADDOCK (2002): In a Secular Spirit: Strategies of Clinical Pastoral Education, in: Health Care Analysis 10 (4), 339–356.

LEIBNIZ, GOTTFRIED WILHELM (1710): Die Theodizee von der Güte Gottes, der Freiheit des Menschen und dem Ursprung des Übels, 2. Aufl., Hamburg 1968.

LEMKE, GEREON (2014a): Krankensalbung und Krankensegen: Die Gegenwart des barmherzigen Gottes, in: Lebendiges Zeugnis 69, 132–138.

LEMKE, THOMAS (2008): Gouvernementalität und Biopolitik, Wiesbaden.

LEMKE, THOMAS (2014): Paul Rabinow: Jenseits von Soziobiologie und Genetifizierung. Das Konzept der Biosozialität, in: LENGERSDORF, DIANA/ WIESER, MATTHIAS (Hg.): Schlüsselwerke der Science & Technology Studies, Wiesbaden, 181–189.

LENGWILER, MARTIN/ MADARÁSZ, JEANNETTE (Hg.) (2012): Das präventive Selbst. Eine Kulturgeschichte moderner Gesundheitspolitik, Bielefeld.

LENZ, PETRA (2012): Was ist Krankheit? Ein Antwortversuch mit der Anthropologie von Helmut Plessner, in: EBKE, THOMAS/ SCHLOßBERGER, MATTHIAS (Hg.): Dezentrierungen. Zur Konfrontation von philosophischer Anthropologie, Strukturalismus und Poststrukturalismus, Berlin, 303–325.

LEONHARD, SILKE (2006): Leiblich lernen und lehren. Ein religionsdidaktischer Diskurs, Stuttgart.

LESCH, WALTER (2000): Moralischer und religiöser Pluralismus im Brennpunkt des klinischen Alltags, in: Ethik-Forum des UniversitätsSpitals Zürich (Hg.): Medizin, religiöse Erfahrung und Ethik: Leben – Leiden – Sterben, Bern u.a., 11–28.

LEWIS, CLIVE S. (1954): Über den Schmerz, Köln, Olten.

LICHTER, DAVID A. (2013): Chaplaincy and Research. Studies Show Spiritual Care Linked to Better Health Outcomes, in: Chausa, 62–66.

LIEDKE, ULF (2009): Beziehungsreiches Leben. Studien zu einer inklusiven theologischen Anthropologie für Menschen mit und ohne Behinderung (Arbeiten zur Pastoraltheologie 59), Göttingen.

LIENEMANN, WOLFGANG (2015): Gesundheit und Krankheit – Kulturelle Prägungen und Vorverständnisse von Gesundheitsverantwortung, in: WEILERT, A. KATARINA (Hg.): Gesundheitsverantwortung zwischen Markt und Staat. Interdisziplinäre Zugänge, Baden-Baden, 31–61.

LINDEMANN, GESA (2002): Die Grenzen des Sozialen. Zur sozio-technischen Konstruktion von Leben und Tod in der Intensivmedizin (Übergänge), München.

LINDEMANN, GESA (2003): Beunruhigende Sicherheiten. Zur Genese des Hirntodkonzepts (Theorie und Methode. Sozialwissenschaften), Konstanz.

LINDEMANN, GESA (2005): Der methodologische Ansatz der reflexiven Anthropologie Helmuth Plessners, in: GAMM, GERHARD/ GUTMANN, MATHIAS/ MANZEI, ALEXANDRA (Hg.): Zwischen Anthropologie und Gesellschaftstheorie. Zur Renaissance Helmuth Plessners im Kontext der modernen Lebenswissenschaften, Bielefeld, 83–98.

LINDEMANN, GESA (2009): Das Soziale von seinen Grenzen her denken, Weilerswist.

LINDEMANN, GESA (2011): Gesellschaftliche Grenzregime und soziale Differenzierung, in: MÜLLER, MICHAEL R. (Hg.): Körper Haben. Die symbolische Formung der Person, Weilerswist, 209–233.

LINDEMANN, GESA (2016): In Sorge und aus Lust, in: HENKEL, ANNA et al. (Hg.): Dimensionen der Sorge. Soziologische, philosophische und theologische Perspektiven, Baden-Baden, 73–97.

LINGENAUBER, SABINE (Hg.) (2003): Integration, Normalität und Behinderung. Eine normalismustheoretische Analyse der Werke (1970–2000) von Hans Eberwein und Georg Feuser (Konstruktionen von Normalität 3), Opladen.

LINK, CHRISTIAN (2003): Die Einführung des Subjekts. Ein methodischer Umbruch in Medizin und Theologie, in: JACOBI, RAINER-M. E./ JANZ, DIETER (Hg.): Zur Aktualität Viktor von Weizsäckers, Würzburg, 227–245.

LINK, HANS-GEORG (1974): Art. Hoffnung, in: Historisches Wörterbuch der Philosophie, Bd. 3, 1157–1166.

LIPPOLD, BERNHARD C./ MÜLLER-GOYMANN, CHRISTEL/ SCHUBERT, ROLF (2017): Pharmazeutische Technologie. Mit Einführung in Biopharmazie und Biotechnologie, Stuttgart.

LOCKE, JOHN (1695): The Reasonableness of Christianity, in: Works of John Locke, Bd. 6, 12. Aufl., 1824, 1–158.

LÓPEZ, DANIEL et al. (2010): How to become a guardian angel. Providing safety in a home telecare service, in: MOL, ANNEMARIE/ MOSER, INGUNN/ POLS, JEANNETTE (Hg.): Care in Practice. On Tinkering in Clinics, Homes and Farms, Bielefeld, 73–91.

LOPEZ, VIOLETA et al. (2014): Spirituality, Religiosity, and Personal Beliefs of Australian Undergraduate Nursing Students, in: Journal of Transcultural Nursing 25 (4), 395–402.

LOTTER, MARIA-SIBYLLA (2012): Scham, Schuld, Verantwortung. Über die kulturellen Grundlagen der Moral, Berlin.

LOUGHLIN, GERARD (1996): Telling God's story. Bible, Church and narrative theology, Cambridge.

LÜBBE, HERMANN (1998): Kontingenzerfahrung und Kontingenzbewältigung, in: GRAEVE-NITZ, GERHART VON/ MARQUARD, ODO (Hg.): Kontingenz, München 35–47.

LÜCK, ANNE-KATHRIN (2013): Der gläserne Mensch im Internet. Ethische Reflexionen zur Sichtbarkeit, Leiblichkeit und Personalität in der Online-Kommunikation, Stuttgart.

LUCKMANN, THOMAS (1991): Die unsichtbare Religion, Frankfurt am Main.

LUHMANN, NIKLAS (1975): Formen des Helfens im Wandel gesellschaftlicher Bedingungen, in: ders.: Soziologische Aufklärung 2. Aufsätze zur Theorie der Gesellschaft, Bielefeld, 134–149.

LUHMANN, NIKLAS (1989): Vertrauen. Ein Mechanismus der Reduktion sozialer Komplexität, Stuttgart.

LUHMANN, NIKLAS (2000): Die Religion der Gesellschaft, Frankfurt am Main.

LUPTON, DEBORAH (2003), Medicine as Culture. Illness, Disease and the Body in Western Societies, 2. Aufl., London u.a. 2003.

LUTHER, HENNING (1985): Identität und Fragment, in: ders.: Religion und Alltag. Bausteine zu einer praktischen Theologie des Subjekts, Stuttgart, 160–182.

LUTHER, HENNING (1988): Wahrnehmen und Ausgrenzen oder die doppelte Verdrängung – Zur Tradition des seelsorgerlich-diakonischen Blicks, in: Theologia Practica 23 (4), 250–266.

LUTHER, HENNING (1992): Religion und Alltag. Bausteine zu einer praktischen Theologie des Subjekts, Stuttgart.

LUTHER, MARTIN (1520): Von der Freiheit eines Christenmenschen, in: ALAND, KURT (Hg.): Luther deutsch. Die Werke Luthers in neuer Auswahl für die Gegenwart, Bd. 2, 2. Aufl., Göttingen 1981, 251–274.

LUTHER, MARTIN (1883ff.): Werke. Kritische Gesamtausgabe, Weimar [zitiert als WA].

LÜTZ, MANFRED (2002): Lebenslust. Wider die Diät-Sadisten, den Gesundheitswahn und den Fitness-Kult, München.

LÜTZ, MANFRED (2008): Postsäkulare Gesundheit. Über Risiken und Nebenwirkungen einer neuen Religion, in: SCHÄFER, DANIEL et al. (Hg.): Gesundheitskonzepte im Wandel. Geschichte, Ethik und Gesellschaft, Stuttgart, 141–150.

MAASER, WOLFGANG (2013): Öffentliche Diakonie im Spannungsfeld von Kirche und Gesellschaft, in: EURICH, JOHANNES/ MAASER, WOLFGANG (Hg.): Diakonie in der Sozialökonomie. Studien zu Folgen der neuen Wohlfahrtspolitik, Leipzig, 40–74.

MACDONALD, LEA (1988): The experience of stigma: living with rectal cancer, in: ANDERSON, ROBERT (Hg.): Living with chronic illness. The experience of patients and their families, London u.a., 177–202.

MÄDLER, INKEN (1997): Kirche und bildende Kunst in der Moderne. Ein an F. D. E. Schleiermacher orientierter Beitrag zur theologischen Urteilsbildung, Tübingen.

MÄDLER, INKEN (2006): Transfigurationen. Materielle Kultur in praktisch-theologischer Perspektive (Praktische Theologie und Kultur 17), Gütersloh.

MAGIN, MICHAEL N. (1981): Ethos und Logos in der Medizin. Das anthropologische Verhältnis von Krankheitsbegriff und medizinischer Ethik, Freiburg im Breisgau, München.

MAIER, CHRISTEL (2003): Beziehungsweisen. Körperkonzept und Gottesbild im Psalm 139, in: Hedwig-Jahnow-Forschungsprojekt (Hg.): Körperkonzepte im Ersten Testament. Aspekte einer Feministischen Anthropologie, Stuttgart, 172–188.

MAIO, GIOVANNI (Hg.) (2015): Den kranken Menschen verstehen. Für eine Medizin der Zuwendung, Freiburg im Breisgau, Basel, Wien.

MAIO, GIOVANNI/ BOZZARO, CLAUDIA/ EICHINGER, TOBIAS (Hg.) (2015): Leid und Schmerz. Konzeptionelle Annäherungen und medizinethische Implikationen, Freiburg im Breisgau, München.

MAJER, RENÉ (2013): Scham, Schuld und Anerkennung. Zur Fragwürdigkeit moralischer Gefühle (Ideen & Argumente), Berlin, Boston.

MANNHEIM, KARL (1986): Utopie, in: NEUSÜß, ARNHELM (Hg.): Utopie. Begriff und Phänomen des Utopischen, 3. Aufl., Frankfurt am Main, 113–120.

MANNHEIM, KARL (1986a): Das utopische Bewußtsein, in: NEUSÜß, ARNHELM (Hg.): Utopie. Begriff und Phänomen des Utopischen, 3. Aufl., Frankfurt am Main, 265–285.

MANZEI, ALEXANDRA (2003): Körper – Technik – Grenzen. Kritische Anthropologie am Beispiel der Transplantationsmedizin (Ethik in der Praxis: Studien 13), Münster u.a.

MANZESCHKE, ARNE (2011): Die effziente Organisation. Beobachtungen zur Sinn- und Seinskrise des Krankenhauses, in: Ethik in der Medizin 23, 271–282.

MANZESCHKE, ARNE (2012): „Ressourcen der Nächstenliebe." Eine fundamentalethische Besinnung auf die Erfahrung des Nächsten, in: SCHMIDT, HEINZ (Hg.): Nächstenliebe und Organisation. Zur Zukunft einer polyhybriden Diakonie in zivilgesellschaftlicher Perspektive, Leipzig, 169–189.

MARCEL, GABRIEL (1949): Homo viator. Philosophie der Hoffnung, Düsseldorf.

MARCUS, DOROTHEA (2008): Eine Kirche der Angst vor dem Fremden in mir – Eine Schlingensief-Messe in Duisburg, www.nachtkritik.de/index.php?option=com_con tent&view=article&id=1757:eine-kirche-der-angst-vor-dem-fremden-in-mir-eine-schlin gensief-messe-in-duisburg&catid=259:ruhrtriennale&Itemid=100190 (30.4.2017).

MARGIANTO, ARIS (2016): Antike Seelsorge heute? Studien zum Umgang mit Verlust, Krankheit und Tod im Buch Hiob, in der modernen Seelsorge und bei HIV-Patienten in Indonesien, Münster u.a.

MARIN, CLAIRE (2016): Reflexionen über Krankheit – Ein Plädoyer für die Perspektive der ersten Person, in: CONRADI, ELISABETH/ VOSMAN, FRANS (Hg.): Praxis der Achtsamkeit. Schlüsselbegriffe der Care-Ethik, Frankfurt am Main, 149–166.

MARKS, STEPHAN (2009): Scham – die tabuisierte Emotion, Düsseldorf.

MARKS, STEPHAN (2010): Die Würde des Menschen oder der blinde Fleck in unserer Gesellschaft, Gütersloh.

MARQUARD, ODO (1986): Zur Diätetik der Sinnerwartung, in: ders.: Apologie des Zufälligen. Philosophische Studien, Stuttgart, 33-53.

MARSCHEWSKI, MARIE-AMAL (2007): Narrative Identitätskonstruktionen und subjektives Krankheitserleben in den Tagebuchaufzeichnungen erkrankter Menschen. Eine textrekonstruktive Analyse von Krankheitstagebüchern, Freiburg im Breisgau.

MARTEN, RAINER (2010): Endlichkeit, Unendlichkeit und die Frage nach dem menschlichen Maß des Lebens, in: HÖFNER, MARKUS/ SCHAEDE, STEPHAN/ THOMAS, GÜNTER

(Hg.): Endliches Leben. Interdisziplinäre Zugänge zum Phänomen der Krankheit, Tübingen, 65–76.

MARTENSTEIN, HARALD (2013): Über die strenge Disziplin im Krankenhaus, in: Zeit-Magazin (31), 6.

MARTIN, FRANÇOIS RENÉ/ MENU, MICHEL/ RAMOND, SYLVIE (Hg.) (2013): Grünewald, Köln.

MARTIN, GERHARD MARCEL (2005): Was es heißt: Theologie treiben, Stuttgart.

MARTÍNEZ, MATÍAS (2011): Handbuch Erzählliteratur: Theorie, Analyse, Geschichte, Stuttgart, Weimar.

MARTINO, MARIA LUISA/ FREDA, MARIA FRANCESCA (2016): Post-Traumatic Growth in Cancer Survivors: Narrative Markers and Functions of the Experience's Transformation, in: The Qualitative Report 21 (4), 765.

MATHWIG, FRANK (2014): Worum sorgt sich Spiritual Care? Bemerkungen und Anfragen aus theologisch-ethischer Sicht, in: NOTH, ISABELLE/ KOHLI REICHENBACH, CLAUDIA (Hg.): Palliative und Spiritual Care. Aktuelle Perspektiven in Medizin und Theologie, Zürich, 23–41.

MATHWIG, FRANK et al. (Hg.) (2015): Macht der Fürsorge? Moral und Macht im Kontext von Medizin und Pflege, Zürich.

MATTHES, JOACHIM (1962): Bemerkungen zur Säkularisierungsthese in der neueren Religionssoziologie, in: ders.: Das Eigene und das Fremde. Gesammelte Aufsätze zu Gesellschaft, Kultur und Religion, Würzburg, 137–150.

MATTHES, JOACHIM (1967): Religionssoziologie heute, in: ders.: Das Eigene und das Fremde. Gesammelte Aufsätze zu Gesellschaft, Kultur und Religion, Würzburg, 151–168.

MATTHES, JOACHIM (1989): Reflexionen auf den Begriff „Religion", in: ders.: Das Eigene und das Fremde. Gesammelte Aufsätze zu Gesellschaft, Kultur und Religion, Würzburg, 195–208.

MATTHES, JOACHIM (1992): Auf der Suche nach dem „Religiösen". Reflexionen zu Theorie und Empirie religionssoziologischer Forschung, in: ders.: Das Eigene und das Fremde. Gesammelte Aufsätze zu Gesellschaft, Kultur und Religion, Würzburg, 209–221.

MATTHES, JOACHIM (2002): Religion in den Sozialwissenschaften: Eine wissenschaftstheoretische Kritik, in: ders.: Das Eigene und das Fremde. Gesammelte Aufsätze zu Gesellschaft, Kultur und Religion, Würzburg, 241–263.

MATTHES, JOACHIM (2005): Das Eigene und das Fremde. Gesammelte Aufsätze zu Gesellschaft, Kultur und Religion, Würzburg.

MATTHES, JOACHIM (Hg.) (1975): Erneuerung der Kirche. Stabilität als Chance? Konsequenzen aus einer Umfrage (Empirische Untersuchungen in der Evangelischen Kirche in Deutschland), Gelnhausen u.a.

MATTINGLY, CHERYL (2010): Moral Willing as Narrative Re-Envisioning, in: MURPHY, KEITH M./ THROOP, JASON (Hg.): Toward an Anthropology of the Will, Stanford, 50–68.

MAURER, ERNSTPETER (2004): Art. Wissenschaft/Wissenschaftsgeschichte/Wissenschaftstheorie II. Systematisch-theologisch, in: Theologische Realenzyklopädie, Bd. 26, 200–209.

MAUSS, MARCEL (1923/24): Die Gabe. Form und Funktion des Austauschs in archaischen Gesellschaften, Bd. 2, in: ders.: Soziologie und Anthropologie, Frankfurt am Main, 1989, 9–144.

MAYER-SCHEU, JOSEF/ KAUTZKY, RUDOLF (Hg.) (1980): Vom Behandeln zum Heilen. Die vergessene Dimension im Krankenhaus (Sehen, verstehen, helfen 4), Freiburg im Breisgau, Basel, Wien.

MAZOUZ, NADIA/ WERNER, MICHA H./ WIESING, URBAN (Hg.) (2004): Krankheitsbegriff und Mittelverteilung (Beiträge zum Gesundheitsmanagement 8), Baden-Baden.

MAZUREK, EMILIA (2015): Illness Narratives – Between Personal Experience, Medical Discourse, and Cultural Practice, in: Hrvatska revija za rehabilitacijska istraživanja 51 (1), 48–58.

MCCOSKER, ARTHUR/ DARCY, RAYA (2013): Living With Cancer. Affective Labour, Self-expression And The Utility of Blogs, in: Information, Communication & Society 16, 1266–1285.

MCGILVRAY, JAMES (1982): Die verlorene Gesundheit – das verheißene Heil, Stuttgart.

MCKEE, DENISE D./ CHAPPEL, JOHN N. (1992): Spirituality and medical practice, in: The Journal of family practice 35 (2), 201; 205–208.

MCLAUGHLIN, PETER (2013): Norm und Funktion, in: HUCKLENBROICH, PETER/ BUYX, ALENA (Hg.): Wissenschaftstheoretische Aspekte des Krankheitsbegriffs, Münster, 167–180.

MECKENSTOCK, GÜNTER (1991): Art. Liebe VII. Neuzeit, in: Theologische Realenzyklopädie, Bd. 21, 156–170.

MEHLHAUSEN, JOACHIM (1990): Art. Krankheit VI. Reformationszeit, in: Theologische Realenzyklopädie, Bd. 19, 694–697.

MEIER, CHRISTOPH/ CORNELIUS-BUNDSCHUH, JOCHEN (Hg.) (2011): Medizin und Theologie im Gespräch (Praktische Theologie 46), Gütersloh.

MEISINGER, HUBERT (1996): Liebesgebot und Altruismusforschung. Ein exegetischer Beitrag zum Dialog zwischen Theologie und Naturwissenschaft (Novum Testamentum et orbis antiquus 33), Freiburg/Schweiz, Göttingen.

MELVILLE, GERT/ VOGT-SPIRA, GREGOR/ BREITENSTEIN, MIRKO (Hg.) (2015): Sorge (Europäische Grundbegriffe im Wandel 2), Köln, Weimar, Wien.

MENNE, ALBERT (1971): Art. Anerkennungstheorie, in: Historisches Wörterbuch der Philosophie, Bd. 1, 300–301.

MENNEKES, FRIEDHELM (1996): Joseph Beuys: Christus denken, Stuttgart.

MERLEAU-PONTY, MAURICE (1966): Phänomenologie der Wahrnehmung (Phänomenologisch-psychologische Forschungen 7), 7. Aufl., Berlin.

MERZ, RAINER (2007): Diakonische Professionalität. Zur wissenschaftlichen Rekonstruktion des beruflichen Selbstkonzeptes von Diakoninnen und Diakonen. Eine berufsbiographische Studie (Veröffentlichungen des Diakoniewissenschaftlichen Instituts an der Universität Heidelberg 33), Heidelberg.

MESKO, BERTALAN (2015): My Health: Upgraded. Revolutionary Technologies To Bring A Healthier Future, o.O.

METTE, JOHANNES (2010): Heilung durch Gottesdienst? Ein liturgietheologischer Beitrag (Studien zur Pastoralliturgie 24), Regensburg.

METZKE, ERWIN (1948): Sakrament und Metaphysik. Eine Lutherstudie über das Verhältnis des christlichen Denkens zum Leiblich-Materiellen, Stuttgart.

MICHEL, OTTO/ WURM, THEOPHIL (1948): Medizin und Theologie im Gespräch (Stimmen zum Gespräch der Kirche mit der Welt 24), Tübingen.

MIHM, ANDREAS (2017): Reform der Pflegeausbildung vor dem Aus, in: FAZ online (5.1.2017). www.faz.net/aktuell/wirtschaft/wirtschaftspolitik/f-a-z-exklusiv-reform-der-pflegeausbildung-vor-dem-aus-14606286.html (17.3.2017).

MILDENBERGER, FRIEDRICH (1979): Art. Auferstehung IV. Dogmatisch, in: Theologische Realenzyklopädie, Bd. 4, 547–575.

MILSTEIN, JAY M. (2008): Introducing Spirituality in Medical Care. Transition From Hopelessness to Wholeness, United States.

MISCH, GEORG (1926): Die Idee der Lebensphilosophie in der Theorie der Geisteswissenschaften, in: Kant-Studien 31, 536–548

MISGELD, DIETER (1971): Art. Achtung, in: Historisches Wörterbuch der Philosophie, Bd. 1, 75–76.

MITSCHERLICH, ALEXANDER et al. (Hg.) (1967): Der Kranke in der modernen Gesellschaft (Neue wissenschaftliche Bibliothek 22), Köln.

MOBERG, DAVID O. (1984): Subjective Measures of Spiritual Well-Being, in: Review of Religious Research 25 (4), 351–364.

MOĞUL, TUĞSAL/ SIMON, ALFRED (Hg.) (2013): Intensiv erleben. Menschen in klinischen Grenzsituationen (Ethik in der Praxis/ Practical Ethics – Kontroversen/ Controversies 31), Münster u.a.

MOL, ANNEMARIE (2008): The logic of care. Health and the problem of patient choice, London u.a.

MOL, ANNEMARIE/ MOSER, INGUNN/ POLS, JEANNETTE (Hg.) (2010): Care in practice. On tinkering in clinics, homes and farms (VerKörperungen 8), Bielefeld.

MÖLLERING, GUIDO (2006): Trust: Reason, Routine, Reflexivity, Oxford.

MOLTMANN, JÜRGEN (1985): Gott in der Schöpfung. Ökologische Schöpfungslehre (Systematische Beiträge zur Theologie 2), München.

MOLTMANN, JÜRGEN (2016): Das Kommen Gottes. Christliche Eschatologie, Gütersloh.

MOLTMANN-WENDEL, ELISABETH (1989): Wenn Gott und Körper sich begegnen. Feministische Perspektiven zur Leiblichkeit, Gütersloh.

MOLTMANN-WENDEL, ELISABETH (1994): Mein Körper bin ich. Neue Wege zur Leiblichkeit, Gütersloh.

MONOD, STEFANIE M. et al. (2010): The spiritual distress assessment tool: an instrument to assess spiritual distress in hospitalised elderly persons, in: BioMed Central Geriatrics 10 (88), 1-9.

MONTEVERDE, SETTIMIO (Hg.) (2012): Handbuch Pflegeethik. Ethisch denken und handeln in den Praxisfeldern der Pflege, Stuttgart.

MOOG, UTE (2014): Medizinische Genetik für die Praxis. Diagnostik, Beratung, Fallbeispiele, Stuttgart, New York.

MOOS, THORSTEN (2005): Staatszweck und Staatsaufgaben in den protestantischen Ethiken des 19. Jahrhunderts (Bochumer Forum zur Geschichte des sozialen Protestantismus 5), Münster u.a.

MOOS, THORSTEN (2012): Die kosmologische Verlegenheit moderner Religion. Zur praktischen Notwendigkeit einer theologischen Kosmologie, in: VOGELSANG, FRANK/ MEISINGER, HUBERT / MOOS, THORSTEN (Hg.): Gibt es eine Ordnung des Universums? Der Kosmos zwischen Messung, Anschauung und religiöser Deutung, Bonn, 201–299.

MOOS, THORSTEN (2013): Kirche bei Bedarf. Zum Verhältnis von Diakonie und Kirche aus theologischer Sicht, in: Zeitschrift für evangelisches Kirchenrecht 58, 253–279.

MOOS, THORSTEN (2014): Paul Tillichs Technikdeutung, in: RICHTER, ANNE-MAREN/ SCHWARKE, CHRISTIAN (Hg.): Technik und Lebenswirklichkeit. Philosophische und theologische Deutungen der Technik im Zeitalter der Moderne, Stuttgart, 71–96.

MOOS, THORSTEN (2015): Die Inszenierung von Alternativen. Zur Konkurrenz bio- und alternativmedizinischer Heilverfahren im Gesundheitswesen, in: KIRCHHOFF, THOMAS (Hg.): Konkurrenz. Historische, strukturelle und normative Perspektiven, Bielefeld, 341–372.

MOOS, THORSTEN (2015a): Lebenshemmungen. Die Lehre vom Übel bei Schleiermacher und Ritschl, in: BARTH, RODERICH/ KUBIK, ANDREAS/ SCHELIHA, ARNULF VON (Hg.):

Erleben und Deuten. Dogmatische Reflexionen im Anschluss an Ulrich Barth. Festschrift zum 70. Geburtstag, Tübingen, 149–167.

MOOS, THORSTEN (2016): Eine verlorene Kategorie? Zum Umgang mit moralischer Schuld in der Klinikseelsorge, in: Praktische Theologie 51 (4), 214–220.

MOOS, THORSTEN (2016a): Wollen machen. Die Rolle von Klinikseelsorgenden in Praktiken des Willens, in: MOOS, THORSTEN/ REHMANN-SUTTER, CHRISTOPH/ SCHÜES, CHRISTINA (Hg.): Randzonen des Willens. Anthropologische und ethische Probleme von Entscheidungen in Grenzsituationen, Frankfurt am Main u.a., 189–214.

MOOS, THORSTEN (2016b): Reduced Heritage, in: HURLBUT, J. BENJAMIN/ TIROSH-SAMUELSON, HAVA (Hg.): Perfecting Human Futures. Transhuman Visions and Technological Imaginations, Wiesbaden, 159–178.

MOOS, THORSTEN (2017): Ökonomisierung der Nächstenliebe. Was hat die Diakonie auf dem sozialen Markt verloren?, in: Zeitschrift für Evangelische Ethik 61 (1), 26–39.

MOOS, THORSTEN (Hg.) (2018): Diakonische Kultur, Stuttgart.

MOOS, THORSTEN et al. (2016): Ethik in der Klinikseelsorge. Empirie, Theologie, Ausbildung, Göttingen.

MOOS, THORSTEN/ REHMANN-SUTTER, CHRISTOPH/ SCHÜES, CHRISTINA (Hg.) (2016): Randzonen des Willens. Anthropologische und ethische Probleme von Entscheidungen in Grenzsituationen (Praktische Philosophie kontrovers 6), Frankfurt am Main u.a.

MORE, MAX (1996): Transhumanism. Towards a Futurist Philosophy (1990/1996), in: www.futurology.it/Documentazione/Transhumanism%20–%20Toward%20a%20Futurist%20Philosophy.pdf (10.6.2014).

MORE, MAX (2013): The Philosophy of Transhumanism, in: MORE, MAX/ VITA-MORE, NATASHA (Hg.): The Transhumanist Reader: Classical and Contemporary Essays on the Science, Technology, and Philosophy of the Human Future, Chichester/West Sussex, 3–17.

MORE, MAX/ VITA-MORE, NATASHA (2013): The Transhumanist Reader. Classical and Contemporary Essays on the Science, Technology, and Philosophy of the Human Future.

MOREIRA, TIAGO (2010): Now or later? Individual disease and care collectives in the memory clinic, in: MOL, ANNEMARIE/ MOSER, INGUNN/ POLS, JEANNETTE (Hg.): Care in practice. On tinkering in clinics, homes and farms, Bielefeld, 119–140.

MORGENTHALER, CHRISTOPH (2009): Seelsorge (Lehrbuch praktische Theologie 3), Gütersloh.

MORSE, JANICE M. et al. (1990): Concepts of caring and caring as a concept, in: Advances in Nursing Science (Sept. 1990), 1-14.

MÖSSINGER, RICHARD (1986): Zur Lehre des christlichen Gebets. Gedanken über ein vernachlässigtes Thema evangelischer Theologie (Forschungen zur systematischen und ökumenischen Theologie 53), Göttingen.

MOUNT SHOOP, MARCIA W. (2010): Let the bones dance. Embodiment and the body of Christ, Louisville.

MOUNT, BALFOUR M./ BOSTON, PATRICIA H./ COHEN, S. ROBIN (2007): Healing Connections: On Moving from Suffering to a Sense of Well-Being, in: Journal of Pain and Symptom Management 33 (4), 372–388.

MOWAT, HARRIET (2008): The potential for efficacy of healthcare chaplaincy and spiritual care provision in the NHS (UK), Aberdeen.

MOXTER, MICHAEL (1999): Ungenauigkeit und Variation. Überlegungen zum Status phänomenologischer Beschreibungen, in: WETZ, FRANZ JOSEF/ TIMM, HERMANN (Hg.): Die Kunst des Überlebens. Nachdenken über Hans Blumberg, Berlin, 184–203.

MOXTER, MICHAEL (2000): Kultur als Lebenswelt. Studien zum Problem einer Kulturtheologie (Hermeneutische Untersuchungen zur Theologie 38), Tübingen.

MOXTER, MICHAEL (2001): Die Phänomene der Phänomenologie, in: FAILING, WOLF-ECKART/ HEIMBROCK, HANS-GÜNTER/ LOTZ, THOMAS A. (Hg.): Religion als Phänomen. Sozialwissenschaftliche, theologische und philosophische Erkundungen in der Lebenswelt, Berlin, New York, 85–95.

MOXTER, MICHAEL (2002): Rechtfertigung und Anerkennung. Zur kulturellen Bedeutung der Unterscheidung von Person und Werk, in: DOBER, HANS MARTIN/ MENSINK, DAGMAR (Hg.): Die Lehre von der Rechtfertigung des Gottlosen im kulturellen Kontext der Gegenwart. Beiträge im Horizont des christlich-jüdischen Gesprächs, Stuttgart, 20–42.

MÜHLEMANN, KASPAR (2011): Christoph Schlingensief und seine Auseinandersetzung mit Joseph Beuys (Europäische Hochschulschriften 439), Frankfurt am Main u.a.

MÜLLER, BURKHARD (2010): Das Sterben der anderen, in: Süddeutsche.de, 17.05.2010. www.sueddeutsche.de/kultur/literatur-und-krebs-das-sterben-der-anderen-1.46146 (29.4.2017).

MÜLLER, CHRISTIAN (2007): Albert Schweitzers Weltanschauungsphilosophie und Ethik der Ehrfurcht vor dem Leben. ubm.opus.hbz-nrw.de/volltexte/2007/1442/pdf/diss.pdf (29.4.2017).

MÜLLER, MICHAEL R./ SOEFFNER, HANS-GEORG/ SONNENMOSER, ANNE (2011): Körper, Gesellschaft, Person. Zur Einleitung, in: MÜLLER, MICHAEL R. (Hg.): Körper Haben. Die symbolische Formung der Person, Weilerswist, 7–19.

MÜNCH, NICOLAI (2012): Körperverachtung oder Phänomenologie der Leiblichkeit? Eine Kritik am Transhumanismus, in: EILERS, MIRIAM/ GRÜBER, KATRIN/ REHMANN-SUTTER, CHRISTOPH (Hg.): Verbesserte Körper – gutes Leben? Bioethik, Enhancement und die Disability Studies, Frankfurt am Main u.a., 287–310.

MUND, MARKUS/ MITTE, KRISTIN (2012): The Costs of Repression: A Meta-Analysis on the Relation Between Repressive Coping and Somatic Diseases, in: Health Psychology 31 (5), 640–649.

MURKEN, SEBASTIAN/ MÜLLER, CLAUDIA (2007): „Gott hat mich so ausgestattet, dass ich den Weg allein gehen kann." Religiöse Verarbeitungsstile nach der Diagnose Brustkrebs, in: Lebendiges Zeugnis 62, 115–128.

MURRMANN-KAHL, MICHAEL (2005): Philosophische Theologie im Horizont der radikal-genetischen Religionskritik – Zum Grundthema der Theologie Falk Wagners, in: DANZ, CHRISTIAN/ DIERKEN, JÖRG/ MURRMANN-KAHL, MICHAEL (Hg.): Religion zwischen Rechtfertigung und Kritik. Perspektiven philosophischer Theologie, Frankfurt am Main u.a., 55–80.

MUSCHG, ADOLF (1981): Literatur als Therapie? Ein Exkurs über das Heilsame und das Unheilbare. Frankfurter Vorlesungen, Frankfurt am Main.

MUSIL, ROBERT (1970): Der Mann ohne Eigenschaften (Special Edition), Reinbek bei Hamburg.

NAGEL, SASKIA (2015): Neuronale Plastizität und Autonomie, unveröffentlichtes Manuskript.

NASSEHI, ARMIN (2009): Spiritualität. Ein soziologischer Versuch, in: FRICK, ECKHARD/ ROSER, TRAUGOTT (Hg.): Spiritualität und Medizin. Gemeinsame Sorge für den kranken Menschen, Stuttgart, 35–44.

Nationaler Ethikrat (2006): Selbstbestimmung und Fürsorge am Lebensende. Stellungnahme, Berlin.

NAUER, DORIS (2015): Spiritual Care statt Seelsorge?, Stuttgart.

NAURATH, ELISABETH (2000): Seelsorge als Leibsorge. Perspektiven einer leiborientierten Krankenhausseelsorge (Praktische Theologie heute 47), Stuttgart.

NAURATH, ELISABETH (2007): Mit Gefühl gegen Gewalt. Mitgefühl als Schlüssel ethischer Bildung in der Religionspädagogik, Neukirchen-Vluyn.

NAWROTH, PETER (2016): Die Gesundheitsdiktatur: Weshalb uns Medizin und Industrie einen Lebensstil empfehlen, der nicht hält, was er verspricht, Kulmbach.

NECKEL, SIGHARD (1991): Status und Scham. Zur symbolischen Reproduktion sozialer Ungleichheit (Theorie und Gesellschaft 21), Frankfurt am Main u.a.

NECKEL, SIGHARD (2009): Soziologie der Scham, in: SCHÄFER, ALFRED/ THOMPSON, CHRISTIANE (Hg.): Scham, Paderborn u.a., 103–118.

NEGEL, JOACHIM (2004): „Doch einen Leib hast du mir gegeben" (Ps 40,7). Zur Frage nach der Leiblichkeit des Menschen und ihrer Bedeutung für ein sakramententheologisches Verständnis der Stellvertretung Christi, in: Theologie und Glaube 94 (1), 59–82.

NEITZKE, GERHARD (2001): Motivation und Identitätsbildung in den medizinischen Professionen. Konsequenzen für die klinische Praxis, in: ENGELHARDT, DIETRICH VON/ LOEWENICH, VOLKER VON/ SIMON, ALFRED (Hg.): Die Heilberufe auf der Suche nach ihrer Identität, Münster u.a., 48–61.

NESSE, RANDOLPH M. (2001): Warum es so schwer ist, Krankheit zu definieren: Eine darwinistische Perspektive, in: SCHRAMME, THOMAS (Hg.): Krankheitstheorien, Berlin 2012, 159–190.

NESSE, RANDOLPH M./ WILLIAMS, GEORGE C. (1997): Warum wir krank werden. Die Antworten der Evolutionsmedizin, München.

NESTVOGEL, WOLFGANG (Hg.) (2007): Heil oder Heilung? Dienst an Kranken im 21. Jahrhundert, Oerlinghausen.

NEU, RAINER (2001): Art. Krankheit und Heilung II. Religionswissenschaftlich, in: Religion in Geschichte und Gegenwart, 4. Aufl., Bd. 4, 1729–1730.

NEUGEBAUER, MATTHIAS (2010): Leben im Spannungsfeld von Organismus, Metaphysik, Molekularbiologie und Theologie, Göttingen.

NEUGEBAUER, MATTHIAS (2012): Auf der Grenze. Der Lebensbegriff Paul Tillichs und die Grenze zur Naturwissenschaft, in: DANZ, CHRISTIAN (Hg.): Theology and Natural Science, International Yearbook for Tillich Resarch 7, Berlin, New York, 123–150.

NEUMANN, HANS-JOACHIM (1995): Luthers Leiden. Die Krankheitsgeschichte des Reformators Berlin.

NEUMANN, JOSEF N. (2008): Viktor von Weizsäcker im Kontext medizinischer Theorieansätze zur Zeit der Weimarer Republik, in: GAHL, KLAUS/ ACHILLES, PETER/ JACOBI, RAINER-M. E. (Hg.): Gegenseitigkeit. Grundfragen medizinischer Ethik, Würzburg, 87–102.

NEUMANN, JOSEF N. (2010): Religion und Krankenbehandlung. Eine medizinhistorisch-kulturanthropologische Verhältnisbestimmung, in: ETZELMÜLLER, GREGOR/ WEISSENRIEDER, ANNETTE (Hg.): Religion und Krankheit, Darmstadt, 35–55.

NEVILLE, KATHLEEN L. (2003): Uncertainty in illness. An integrative review, in: Orthopedic nursing 22 (3), 206.

NIELSEN, CATHRIN/ STEINMANN, MICHAEL/ TÖPFER, FRANK (Hg.) (2007): Das Leib-Seele-Problem und die Phänomenologie (Orbis phaenomenologicus 15), Würzburg.

NIEROP-VAN BAALEN, CORINE et al. (2016): Hope dies last… A qualitative study into the meaning of hope for people with cancer in the palliative phase, in: European Journal of Cancer Care 25 (4), 570–579.

NIETZSCHE, FRIEDRICH (1878): Menschliches, Allzumenschliches. Ein Buch für freie Geister. Bd. I, in: ders.: Werke. Kritische Gesamtausgabe IV, Bd. 2, Berlin, New York 1969, 1–375.

NIETZSCHE, FRIEDRICH (1882): Die fröhliche Wissenschaft, in: ders.: Werke. Kritische Gesamtausgabe V, Bd. 1, Berlin, New York 1973, 21–335.

NIETZSCHE, FRIEDRICH (1888): Der Antichrist, in: ders.: Werke. Kritische Gesamtausgabe VI, Bd. 3, Berlin, New York 1969, 161–252.

NIEWÖHNER, JÖRG (2018): Sorgsamkeit, in: MOOS, THORSTEN (Hg.): Diakonische Kultur, Stuttgart, im Erscheinen.

NITTEL, DIETER (2014): Prozessuale Lerndimensionen: Instrumente zur Erschließung von Lernprozessen bei Patienten mit lebensbedrohlichen Erkrankungen, in: NITTEL, DIETER/ SELTRECHT, ASTRID (Hg.): Krankheit: Lernen im Ausnahmezustand? Brustkrebs und Herzinfarkt aus interdisziplinärer Perspektive, Berlin, Heidelberg, 139–171.

NORDBY, HALVOR (2016): The meaning of illness in nursing practice: a philosophical model of communication and concept possession, in: Nursing Philosophy 17 (2), 103–118.

NORDENFELT, LENNART (1995): On the Nature of Health. An Action-Theoretical Approach, Dordrecht u.a.

NORDENFELT, LENNART (2007): The concepts of health and illness revisited, in: Medicine, Health Care and Philosophy 10, 5–10.

NOTH, ISABELLE (2014a): Seelsorge und Spiritual Care, in: NOTH, ISABELLE/ KOHLI REICHENBACH, CLAUDIA (Hg.): Palliative und Spiritual Care. Aktuelle Perspektiven in Medizin und Theologie, Zürich, 103–115.

NOTH, ISABELLE/ KOHLI REICHENBACH, CLAUDIA (Hg.) (2014): Palliative und Spiritual Care. Aktuelle Perspektiven in Medizin und Theologie, Zürich.

NOWAKOWSKI, ALEXANDRA C. H. (2016): Hope is a four-letter word: riding the emotional rollercoaster of illness management, in: Sociology of Health & Illness 38 (6), 899–915.

NÜCHTERN, MICHAEL (Hg.) (1998): Die (un)heimliche Sehnsucht nach Religiösem, Stuttgart.

NULLMEIER, FRANK (2004): Vermarktlichung des Sozialstaats, in: WSI Mitteilungen 9, 495–500.

NUNNER-WINKLER, GERTRUD (Hg.) (1991): Weibliche Moral. Die Kontroverse um eine geschlechtsspezifische Ethik, Frankfurt am Main u.a.

NÜNNING, VERA (2013): Narrativität als interdisziplinäre Schlüsselkategorie, in: Forum Marsilius-Kolleg, 1–15.

NUSSBAUM, MARTHA (2000): Women and Human Development. The Capabilities Approach, Cambridge.

NUSSBAUM, MARTHA (2016): Politische Emotionen. Warum Liebe für Gerechtigkeit wichtig ist, Berlin.

NÜSSEL, FRIEDERIKE (2005): Theologie als Kulturwissenschaft?, in: Theologische Literaturzeitung 130, 1153–1168.

NÜSSEL, FRIEDERIKE (2006): Die Aufgabe der Dogmatik im Zusammenhang der Theologie, in: DALFERTH, INGOLF U. (Hg.): Eine Wissenschaft oder viele? Die Einheit evangelischer Theologie in der Sicht ihrer Disziplinen, Leipzig, 77–98.

NÜSSEL, FRIEDERIKE (2009): Theologische Ethik der Gegenwart. Zentrale Ansätze und Themen, Tübingen.

NYGREN, ANDERS (1954): Eros und Agape. Gestaltwandlungen der christlichen Liebe, Gütersloh.

OBERDORFER, BERND (2007): „Würdge Wunden" – Kreuz, Trinität und Theodizee. Überlegungen anlässlich eines Beitrags von Michael Welker, am Beispiel Zinzendorfs, in: THOMAS, GÜNTER/ WELKER, MICHAEL (Hg.): Gegenwart des lebendigen Christus, Leipzig, 193–206.

OCHS, ROBERT (2000): Rechtfertigung – Leben aus der Anerkennung. Eine Spurensuche im Leben der Menschen von heute, in: Una Sancta 55 (3), 178–201.

ODIER, COSETTE (2009): Die französischsprachige Welt: Der Begriff der Spiritualität in Medizin und Pflege, in: FRICK, ECKHARD/ ROSER, TRAUGOTT (Hg.): Spiritualität und Medizin. Gemeinsame Sorge für den kranken Menschen, Stuttgart, 184–194.

OELMÜLLER, WILLI/ ADRIAANSE, HENDRIK J. (Hg.) (1990): Worüber man nicht schweigen kann. Neue Diskussionen zur Theodizeefrage, München.

OELZE, PATRICK (2011): Chirurgische Spektakel. Öffentliches Operieren in der Frühen Neuzeit (17. und 18. Jahrhundert), in: MÜLLER, MICHAEL R. (Hg.): Körper Haben. Die symbolische Formung der Person, Weilerswist, 39–59.

OHNSORGE, KATHRIN/ GUDAT, HEIKE/ REHMANN-SUTTER, CHRISTOPH (2014): Intentions in wishes to die: analysis and a typology – A report of 30 qualitative case studies of terminally ill cancer patients in palliative care, in: Psycho-Oncology 23, 1021–1026.

OHNSORGE, KATHRIN/ GUDAT, HEIKE/ REHMANN-SUTTER, CHRISTOPH (2014a): What a wish to die can mean: reasons, meanings and functions of wishes to die, reported from 30 qualitative case studies of terminally ill cancer patients in palliative care, in: BioMed Central Palliative Care 13, 1–14.

OREM, DOROTHEA E. (1985): Nursing. Concepts of practice, New York.

OREM, DOROTHEA E. (1999): Strukturkonzepte der Pflegepraxis, Bern u.a.

ORNELLA, ALEXANDER DARIUS/ KNAUSS, STEFANIE/ HÖPFLINGER, ANNA-KATHARINA (Hg.) (2015): Commun(icat)ing Bodies. Body as a Medium in Religious Symbol Systems (Religion – Wirtschaft – Politik 11), Baden-Baden.

OSTEN, PHILIPP (Hg.) (2010): Patientendokumente. Krankheit in Selbstzeugnissen (Medizin, Gesellschaft und Geschichte. Beiheft 35), Stuttgart.

OSTRANDER, RICK (2000): The Life of Prayer in a World of Science. Protestants, Prayer, and American Culture 1870–1930, Oxford/ New York.

OUART, LYDIA-MARIA (2012): Pflege als Dienstleistung? Die Grenzen der ökonomischen Austauschlogik in der ambulanten Pflege, in: Curare 35 (3), 166–176.

OVERATH, JOSEPH (1983): Dem Kranken dienen wie Christus selbst. Dokumente zum christlichen Verständnis von Krankheit und ihrer Pflege in Geschichte und Gegenwart (Europäische Hochschulschriften 206), Frankfurt am Main u.a.

PANNENBERG, WOLFHART (1973): Wissenschaftstheorie und Theologie, Frankfurt am Main.

PANNENBERG, WOLFHART (1965): Der Gott der Hoffnung, in: ders.: Grundfragen systematischer Theologie, Göttingen 1967, 387–398.

PANNENBERG, WOLFHART (1983): Anthropologie in theologischer Perspektive, Göttingen.

PARGAMENT, KENNETH I. (1999): The Psychology of Religion and Spirituality? Yes and No, in: International Journal for the Psychology of Religion 9 (1), 3–16.

PARSONS, TALCOTT (1951): The social system, Glencoe/Illinois.

PECHMANN, ALEXANDER (2008): Autonomie und Autorität. Studien zur Geschichte des europäischen Denkens, Freiburg im Breisgau, Basel, Wien.

PEINTINGER, MICHAEL (Hg.) (2011): Interkulturell kompetent. Ein Handbuch für Ärztinnen und Ärzte, Wien.

PENG-KELLER, SIMON (2015): Spiritual Care als theologische Herausforderung. Eine Ortsbestimmung, in: Theologische Literaturzeitung 140 (5), 454–467.

PETER, ANNE (2008): Der Zwischenstand der Dinge – Christoph Schlingensiefs Kirche der Angst kehrt nach Berlin zurück. nachtkritik.de/index.php?option=com_content&view= article&id=2021:der-zwischenstand-der-dinge-christoph-schlingensiefs-kirche-der-angst -kehrt-nach-berlin-zurueck-&catid=52:maxim-gorki-theater-berlin&Itemid=100476 (30. 4.2017).

PETRILLO, NATALIA (2013): Phänomenologische Ansätze zur Menschenwürde, in: JOERDEN, JAN C./ HILGENDORF, ERIC/ THIELE, FELIX (Hg.): Menschenwürde und Medizin. Ein interdisziplinäres Handbuch, Berlin, 135–158.

PETZOLD, HILARION (Hg.) (1985): Leiblichkeit. Philosophische, gesellschaftliche und therapeutische Perspektiven (Innovative Psychotherapie und Humanwissenschaften 25), Paderborn.

PFABIGAN, DORIS (2008): Pflegeethik – interdisziplinäre Grundlagen, Münster u.a.

PFEIFFER, LUDWIG K. (2011): Gesundheitsökonomie und kulturelle Erfahrung, in: DIEDERICH, ADELE et al. (Hg.): Priorisierte Medizin, Wiesbaden, 191–210.

PHELAN, JAMES/ RABINOWITZ, PETER J. (Hg.) (2005): A Companion to Narrative Theory, Malden.

PICARDIE, RUTH (1999): Es wird mir fehlen, das Leben, Reinbek.

PIEPER, JOSEF (1972): Über die Liebe, München.

PIERRET, JANINE (2003): The illness experience: state of knowledge and perspectives for research, in: Sociology of Health & Illness 25, 4–22.

PIETROWICZ, STEFAN (1992): Helmut Plessner. Genese und System seines philosophisch-anthropologischen Denkens, Freiburg im Breisgau, München.

PIPER, HANS-CHRISTOPH (1981): Kommunizieren lernen in Seelsorge und Predigt. Ein pastoraltheologisches Modell (Arbeiten zur Pastoraltheologie 18), Göttingen.

PLESSNER, HELMUTH (1922): Vitalismus und ärztliches Denken, in: ders.: Gesammelte Schriften, Bd. IX, Frankfurt am Main 1985, 7–27.

PLESSNER, HELMUTH (1923): Über die Erkenntnisquellen des Arztes, in: ders.: Gesammelte Schriften, Bd. IX, Frankfurt am Main 1985, 45–55.

PLESSNER, HELMUTH (1924): Grenzen der Gemeinschaft, in: ders.: Gesammelte Schriften, Bd. V, Frankfurt am Main 1981, 7–134.

PLESSNER, HELMUTH (1928): Die Stufen des Organischen und der Mensch. Einleitung in die philosophische Anthropologie, Berlin, NewYork 1975 [zitiert auch als St].

PLESSNER, HELMUTH (1931): Macht und menschliche Natur. Ein Versuch zur Anthropologie der geschichtlichen Weltansicht, in: ders.: Gesammelte Schriften, Bd. V, Frankfurt am Main 1981, 135–234.

PLESSNER, HELMUTH (1948): Zur Anthropologie des Schauspielers, in: ders.: Gesammelte Schriften, Bd. VII, Frankfurt am Main 1982, 399–418.

PLESSNER, HELMUTH (1950): Über das Welt-Umweltverhältnis des Menschen, in: ders.: Gesammelte Schriften, Bd. VIII, Frankfurt am Main 2003, 77–87.

PLESSNER, HELMUTH (1953): Mit anderen Augen, in: ders.: Gesammelte Schriften, Bd. VIII, Frankfurt am Main 2003, 88–104.

PLESSNER, HELMUTH (1961): Die Frage nach der Conditio humana, in: ders.: Gesammelte Schriften, Bd. VIII, Frankfurt am Main 2003, 136–217.

PLESSNER, HELMUTH (1961a): Lachen und Weinen. Eine Untersuchung nach den Grenzen menschlichen Verhaltens (Sammlung Dalp 54), Tübingen/Basel [zitiert auch als LW].

PLESSNER, HELMUTH (1963): Immer noch Philosophische Anthropologie?, in: ders.: Gesammelte Schriften, Bd. VIII, Frankfurt am Main 2003, 235–246.

PLESSNER, HELMUTH (1965): Der Mensch als Naturereignis, in: ders.: Gesammelte Schriften, Bd. VIII, Frankfurt am Main 2003, 267–283.

PLESSNER, HELMUTH (1966): Ungesellige Geselligkeit, in: ders.: Gesammelte Schriften, Bd. VIII, Frankfurt am Main 2003, 294–306.

PLESSNER, HELMUTH (1967): Das Problem der Unmenschlichkeit, in: ders.: Gesammelte Schriften, Bd. VIII, Frankfurt am Main 2003, 328–337.

PLESSNER, HELMUTH (1967a): Der Mensch im Spiel, in: ders.: Gesammelte Schriften, Bd. VIII, Frankfurt am Main 2003, 307–313.

PLESSNER, HELMUTH (1969): Homo absconditus, in: ders.: Gesammelte Schriften, Bd. VIII, Frankfurt am Main 2003, 353–366.

PLESSNER, HELMUTH (1973): Der Aussagewert einer Philosophischen Anthropologie, in: ders.: Gesammelte Schriften, Bd. VIII, Frankfurt am Main 2003, 380–399.

PLESSNER, HELMUTH (2003): Conditio Humana (Gesammelte Schriften, Bd. VIII), Frankfurt am Main.

PLESSNER, HELMUTH (o.J.) Selbstdarstellung, in: ders.: Gesammelte Schriften, Bd. X, Frankfurt am Main 1985, 302–341.

PLÜGGE, HERBERT (1962): Wohlbefinden und Missbefinden. Beiträge zu einer medizinischen Anthropologie (Forschungen zur Pädagogik und Anthropologie 4), Tübingen.

PLÜGGE, HERBERT (1967): Der Mensch und sein Leib (Forschungen zur Pädagogik und Anthropologie 9), Tübingen.

PLÜGGE, HERBERT (1970): Vom Spielraum des Leibes. Klinisch-phänomenologische Erwägungen über „Körperschema" und „Phantomglied" (Das Bild des Menschen in der Wissenschaft 10), Salzburg.

PLÜGGE, HERBERT (1985): Über das Verhältnis des Ichs zum eigenen Leib, in: PETZOLD, HILARION (Hg.): Leiblichkeit. Philosophische, gesellschaftliche und therapeutische Perspektiven, Paderborn, 107–312.

PÖDER, JOHANN-CHRISTIAN/ ASSEL, HEINRICH (2015): The Concept of Disease in the Era of Prediction, in: FISCHER, TOBIAS et al. (Hg.): Individualized Medicine. Ethical, Economical and Historical Perspectives (Advances in Predictive, Preventive and Personalised Medicine 7), Cham, 165–180.

POHLMANN, SUSANNE (2016): Altruismus und Fürsorge – Von der Schwierigkeit zu sorgen, ohne sich zu verlieren, in: CONRADI, ELISABETH/ VOSMAN, FRANS (Hg.): Praxis der Achtsamkeit. Schlüsselbegriffe der Care-Ethik, Frankfurt am Main u.a., 319–334.

POLKE, CHRISTIAN (2008): Gott, Klage, Kontingenz. Eine fundamentaltheologische Orientierung, in: HARASTA, EVA (Hg.): Mit Gott klagen. Eine theologische Diskussion, Neukirchen-Vluyn, 3–19.

POLLACK, DETLEF (2009): Rückkehr des Religiösen? Studien zum religiösen Wandel in Deutschland und Europa II, Tübingen.

POLS, JEANNETTE (2010): Telecare. What patients care about, in: MOL, ANNEMARIE/ MOSER, INGUNN/ POLS, JEANNETTE (Hg.): Care in practice. On tinkering in clinics, homes and farms, Bielefeld, 171–193.

PÖLTNER, GÜNTHER (2008): Sorge um den Leib – Verfügen über den Körper, in: Zeitschrift für Medizinische Ethik 54 (1), 3–11.

POMPEY, HEINRICH (1968): Die Bedeutung der Medizin für die kirchliche Seelsorge im Selbstverständnis der sogenannten Pastoralmedizin. Eine bibliographisch-historische Untersuchung bis zur Mitte des 19. Jahrhunderts (Untersuchungen zur Theologie der Seelsorge 23), Freiburg im Breisgau, Basel, Wien.

POMPEY, HEINRICH (1974): Fortschritt der Medizin und christliche Humanität. Der Dienst der praktischen Theologie an einer Medizin im Umbruch, Würzburg.

POULOS, PETER et al. (2000): Should Physicians Prescribe Religious Activities?, in: The New England Journal of Medicine 342 (25), 1913–1916.

PRESSEL, WILHELM (Hg.) (1962): Vom Umgang mit Kranken, Stuttgart.

PREUßER, ANNETTE (1860): Krankheit als Prüfung und Segen, Leipzig.

PROFT, INGO (2010): Heilung und Heil in Begegnung (Theologie im Dialog 5), Freiburg im Breisgau, Basel, Wien.

Pschyrembel (1990): Klinisches Wörterbuch, 256. Aufl., Berlin, New York.

PUCHALSKI, CHRISTINA et al. (2009): Improving the quality of spiritual care as a dimension of palliative care: the report of the Consensus Conference, in: Journal of palliative medicine 12 (10), 885–904.

PUCHALSKI, CHRISTINA/ FERRELL, BETTY (2010): Making Health Care Whole. Integrating Spirituality into Patient Care, West Conshohocken.

PUTZ, REINHARD (2009): Am Anfang steht der Tod. Die spirituelle Dimension des anatomistischen Präparierkurses, in: FRICK, ECKHARD/ ROSER, TRAUGOTT (Hg.): Spiritualität und Medizin. Gemeinsame Sorge für den kranken Menschen, Stuttgart, 116–123.

RABE, MARIANNE (2006): Ethik in der Pflegeausbildung, in: Ethik in der Medizin 18 (4), 379–384.

RABE, MARIANNE (2009): Ethik in der Pflegeausbildung. Beiträge zur Theorie und Didaktik, Bern u.a.

RAD, MICHAEL VON (Hg.) (1974): Anthropologie als Thema von psychosomatischer Medizin und Theologie, Stuttgart.

RADFORD RUETHER, ROSEMARY (2002): Nachdenken über Schöpfung und Zerstörung. Zur Neubewertung des Leibes im Ökofeminismus, in: Concilium 38 (2), 144–153.

RAHNER, KARL (2003): Leiblichkeit der Gnade. Schriften zur Sakramentenlehre (Sämtliche Werke 18), Freiburg im Breisgau, Basel, Wien.

RASKOB, HEDWIG (Hg.) (2005): Die Logotherapie und Existenzanalyse Viktor Frankls. Systematisch und kritisch, Wien.

RASPE, HANS-HEINRICH (1976): Institutionalisierte Zumutungen an Krankenhauspatienten, in: BEGEMANN, HERBERT (Hg.): Patient und Krankenhaus, München, Berlin, Wien, 1–23.

RAUPRICH, OLIVER (2010): Rationierung unter den Bedingungen der Endlichkeit im Gesundheitswesen, in: HÖFNER, MARKUS/ SCHAEDE, STEPHAN/ THOMAS, GÜNTER (Hg.): Endliches Leben. Interdisziplinäre Zugänge zum Phänomen der Krankheit, Tübingen, 229–256.

RECKWITZ, ANDREAS (2003): Grundelemente einer Theorie sozialer Praktiken. Eine sozialtheoretische Perspektive, in: Zeitschrift für Soziologie 32 (4), 282–301.

RECKWITZ, ANDREAS (2008): Praktiken und Diskurse. Eine sozialtheoretische und methodologische Relation, in: KALTHOFF, HERBERT/ HIRSCHAUER, STEFAN/ LINDEMANN, GESA (Hg.): Theoretische Empirie. Zur Relevanz qualitativer Forschung, Frankfurt am Main, 188–209.

REDEKER, HANS (1993): Helmuth Plessner oder Die verkörperte Philosophie (Sozialwissenschaftliche Abhandlungen der Görres-Gesellschaft 20), Berlin.

REGLITZ, ASTRID (2005): „Care" und die Grundlagenkrise der Ethik. Oder: Alte Bekannte in neuen Kleidern, in: TANNER, KLAUS (Hg.): „Liebe" im Wandel der Zeiten. Kulturwissenschaftliche Perspektiven, Leipzig, 213–236.

REHBERG, KARL-SIEGBERT (2010): Der Mensch als Kulturwesen. Perspektiven der Philosophischen Anthropologie, in: WOHLRAB-SAHR, MONIKA (Hg.): Kultursoziologie. Paradigmen – Methoden – Fragestellungen, Wiesbaden, 25–53.

REHBOCK, THEDA (2002): Autonomie – Fürsorge – Paternalismus. Zur Kritik (medizin-) ethischer Grundbegriffe, in: Ethik in der Medizin 14 (3), 131–150.

REHMANN-SUTTER, CHRISTOPH (2005): Zur ethischen Dimension der Berührung, in: EGGER, HUBERT et al. (Hg.): Ausstellungskatalog „La main dans la main", Bad Salzdetfurth, 14-21.

REHMANN-SUTTER, CHRISTOPH (2015): End-of-life ethics from the perspective of patient's wishes, in: REHMANN-SUTTER, CHRISTOPH/ GUDAT, HEIKE/ OHNSORGE, KATHRIN (Hg.): The Patient's Wish to Die. Research, Ethics, and Palliative Care, Oxford, 161–170.

REHMANN-SUTTER, CHRISTOPH (2016): „Ich möchte jetzt sterben." Über Sterbewünsche am Lebensende, in: MOOS, THORSTEN/ REHMANN-SUTTER, CHRISTOPH/ SCHÜES, CHRISTINA (Hg.): Randzonen des Willens. Anthropologische und ethische Probleme von Entscheidungen in Grenzsituationen, Frankfurt am Main u.a., 91–112.

REHMANN-SUTTER, CHRISTOPH/ GUDAT, HEIKE/ OHNSORGE, KATHRIN (2015): The Patient's Wish to Die. Research, Ethics, and Palliative Care, Oxford.

REHMANN-SUTTER, CHRISTOPH/ GUDAT, HEIKE/ OHNSORGE, KATHRIN (2015a): Why it is important to know about patients' wishes to die, in: dies. (Hg.): The Patient's Wish to Die. Research, Ethics, and Palliative Care, Oxford, 3–12.

REICH-RANICKI, MARCEL (Hg.) (1994): 1000 Deutsche Gedichte und ihre Interpretationen, Bd. 8: Von Peter Huchel bis Paul Celan, Frankfurt am Main, Leipzig.

REIFFENRATH, TANJA (2016): Memoirs of well-being. Rewriting discourses of illness and disability, Bielefeld.

REIMER, IVONI RICHTER (2004): … und das Heil wird Körper. Befreiung und Freude im Leben Elisabeths und Marias; Lukas 1–2 in feministischer Perspektive, in: Crüsemann, Frank (Hg.): Dem Tod nicht glauben. Sozialgeschichte der Bibel. Festschrift für Luise Schottroff zum 70. Geburtstag, Gütersloh, 647–669.

REINMUTH, ECKART (2006): Anthropologie im Neuen Testament, Tübingen, Basel.

REMMERS, HARTMUT (2012): Rationierung und Altersdiskriminierung, in: BERNER, FRANK/ ROSSOW, JUDITH/ SCHNITZER, KLAUS-PETER (Hg.): Altersbilder in der Wirtschaft, im Gesundheitswesen und in der pflegerischen Versorgung, Wiesbaden, 339-368.

RENDTORFF, TRUTZ (1972): Theorie des Christentums, Gütersloh.

RENDTORFF, TRUTZ (2011): Ethik. Grundelemente, Methodologie und Konkretionen einer ethischen Theologie, 3. Aufl., Tübingen.

RENDTORFF, TRUTZ/ JOX, RALF J. (2014): …und er wird abwischen alle Tränen von ihren Augen. Von der Linderung und Abschaffung des Schmerzes, in: Praktische Theologie 49 (4), 233–239.

RENGSTORF, KARL HEINRICH (1953): Die Anfänge der Auseinandersetzung zwischen Christusglaube und Asklepiosfrömmigkeit. Rede anläßlich der Übernahme des Rektorats am 11. November 1952, Münster.

RENTSCH, THOMAS (2012): Gutes Leben im Alter. Die philosophischen Grundlagen, Stuttgart.

RENTZ, RENJA (2016): Schuld in der Seelsorge, Stuttgart.

RENZ-POLSTER, HERBERT (2012): Helfen und Heilen, in: ders./ KRAUTZIG, STEFFEN (Hg.): Basisverbund Innere Medizin, 5. Aufl., München, 4-22.

RESCH, CLAUDIA (2006): Trost im Angesicht des Todes. Frühe reformatorische Anleitungen zur Seelsorge an Kranken und Sterbenden (Pietas liturgica: Studia 15), Tübingen, Basel.

REUTER, WOLFGANG (2004): Heilsame Seelsorge. Ein psychoanalytisch orientierter Ansatz von Seelsorge mit psychisch Kranken (Theologie und Praxis 19), Münster u.a.

RICHTER, CORNELIA/ BLANK, JENNIFER (2016): „Resilienz" im Kontext von Kirche und Theologie. Eine kurze Einführung in den Stand der Forschung, in: Praktische Theologie 51 (2), 69–74.

RICKEN, NORBERT (2013): An den Grenzen des Selbst, in: MAYER, RALF/ THOMPSON, CHRISTIANE/ WIMMER, MICHAEL (Hg.): Inszenierung und Optimierung des Selbst, Wiesbaden, 239–258.

RICKEN, NORBERT (2013a): Anerkennung als Adressierung. Über die Bedeutung von Anerkennung für Subjektivationsprozesse, in: ALKEMEYER, THOMAS/ BUDDE, GUNILLA/ FREIST, DAGMAR (Hg.): Selbst-Bildungen. Soziale und kulturelle Praktiken der Subjektivierung, Bielefeld, 69–99.

RICKEN, NORBERT (2016): Das Problem der Anerkennung und der Religion. Eine systematische Überlegung, in: Evangelische Theologie 76, 415-426.

RICKER-ABDERHALDEN, J. (1987): Schreiben über Krankheit. Bemerkungen zur Zerstörung eines literarischen Tabus, in: Neophilologus 71, 474–479.

RIEDEL, WOLFGANG (2014): Nach der Achsendrehung. Literarische Anthropologie im 20. Jahrhundert, Würzburg.

RIEDNER, CAROLA/ HAGEN, THOMAS (2009): Spirituelle Anamnese, in: FRICK, ECKHARD/ ROSER, TRAUGOTT (Hg.): Spiritualität und Medizin. Gemeinsame Sorge für den kranken Menschen, Stuttgart, 229–236.

RIEGER, HANS-MARTIN (2008): Altern anerkennen und gestalten. Ein Beitrag zu einer gerontologischen Ethik (Forum Theologische Literaturzeitung 22), Leipzig.

RIEGER, HANS-MARTIN (2015): Demenz – Härtefall der Würde, in: Zeitschrift für Medizinische Ethik 61 (2), 133–150.

RINGELING, HERMANN (1991): Art. Liebe VIII. Dogmatisch, in: Theologische Realenzyklopädie, Bd. 21, 170–177.

RINN-MAURER, ANGELA/ HALHUBER, MAX J. (1995): Seelsorge an Herzpatienten. Zum interdisziplinären Gespräch zwischen Medizin und Theologie (Arbeiten zur Theologie 81), Stuttgart.

RITSCHL, ALBRECHT (1882/83): Die christliche Lehre von der Rechtfertigung und Versöhnung, 2. Aufl., Bonn, Bd. I, 1882; Bd. III, 1883.

RITSCHL, ALBRECHT (1881): Unterricht in der christlichen Religion, Tübingen 2002.

RITSCHL, DIETRICH (1976): „Story" als Rohmaterial der Theologie, in: ders./ Hugh O. Jones: „Story" als Rohmaterial der Theologie, München, 7-41.

RITSCHL, DIETRICH (1986): Das „story"-Konzept in der medizinischen Ethik, in: ders.: Konzepte. Ökumene, Medizin, Ethik. Gesammelte Aufsätze, München, 201–212.

RITSCHL, DIETRICH (1989): Heilung auf verschiedene Weisen?, in: Theologia Practica 24, 28–34.

RITSCHL, DIETRICH (2004): Zur Theorie und Ethik der Medizin. Philosophische und theologische Anmerkungen, Neukirchen-Vluyn.

RITSCHL, DIETRICH (2005): Nachgedanken zum „Story"-Konzept. Die Koagulation wiedererzählter „Stories" auf dem Weg zu differierenden theologischen Lehren, in: Theologische Zeitschrift 61 (1), 78–91.

RITTWEGER, JUTTA (2007): Hoffnung als existenzielle Erfahrung am Beispiel onkologischer Patienten in der Strahlentherapie, Leipzig.

RIZQ, ROSEMARY (2013): States of Abjection, in: Organization Studies 34 (9), 1277–1297.

Robert Koch-Institut/ Gesellschaft der epidemiologischen Krebsregister in Deutschland e.V. (Hg.) (2013): Krebs in Deutschland 2009/2010, Berlin.

Robert-Koch-Institut (Hg.) (2014): Daten und Fakten: Ergebnisse der Studie „Gesundheit in Deutschland aktuell 2012", Berlin.

ROBERTSON-VON TROTHA, CAROLINE Y. (Hg.) (2003): Der perfekte Mensch. Genforschung zwischen Wahn und Wirklichkeit. Symposium „KunstStückZukunft" im Rahmen der 15. Europäischen Kulturtage im April 2000 in Karlsruhe, Baden-Baden.

ROCKENBAUCH, KATRIN/ FRITZSCHE, FRANK (2012): Kommunikation des Vertrauens in der Arzt-Patientinnen-Beziehung, in: DALFERTH, INGOLF U./ PENG-KELLER, SIMON (Hg.): Kommunikation des Vertrauens, Leipzig, 33–68.

RODRÍGUEZ-PRAT, ANDREA et al. (2016): Patient Perspectives of Dignity, Autonomy and Control at the End of Life: Systematic Review and Meta-Ethnography, in: PLoS One 11 (3). doi.org/10.1371/journal.pone.0151435 (1.5.2017).

ROEPSTORFF, ANDREAS/ FRITH, CHRIS (2004): What's at the top in the top-down control of action? Script-sharing and ‚top-top' control of action in cognitive experiments, in: Psychological Research 68, 189–198.

ROHLS, JAN (1997): Protestantische Theologie der Neuzeit, Bd. 1: Die Voraussetzungen und das 19. Jahrhundert, Tübingen.

ROLF, THOMAS (Hg.) (1999): Normalität. Ein philosophischer Grundbegriff des 20. Jahrhunderts (Übergänge 36), München.

RÖLLI, MARC (2012): Philosophische Anthropologie im 19. Jahrhundert – Zwischen Leib und Körper, in: ALLOA, EMMANUEL et al. (Hg.): Leiblichkeit. Geschichte und Aktualität eines Konzepts, Tübingen, 149–161.

RORTY, RICHARD (1994): Religion as Conversation Stopper, in: Common Knowledge 3 (1), 1–6.

ROSER, TRAUGOTT (2007): Spiritual Care. Ethische, organisationale und spirituelle Aspekte der Krankenhausseelsorge. Ein praktisch-theologischer Zugang (Münchner Reihe Palliative Care 3), Stuttgart.

ROSER, TRAUGOTT (2009): Spiritual Care – neuere Ansätze seelsorglichen Handelns, in: KÖRTNER, ULRICH H. et al. (Hg.): Spiritualität, Religion und Kultur am Krankenbett, Berlin, Wien, 81–90.

ROSER, TRAUGOTT (2009a): Vierte Säule im Gesundheitswesen? Dienstleistungen in der Seelsorge im Kontext des Sterbens, in: THOMAS, GÜNTER/ KARLE, ISOLDE (Hg.): Krankheitsdeutung in der postsäkularen Gesellschaft. Theologische Ansätze im interdisziplinären Gespräch, Stuttgart, 580–592.

ROSER, TRAUGOTT (2009b): Innovation Spiritual Care. Eine praktisch-theologische Perspektive, in: FRICK, ECKHARD/ ROSER, TRAUGOTT (Hg.): Spiritualität und Medizin. Gemeinsame Sorge für den kranken Menschen, Stuttgart, 45–55.

ROSSINI, MANUEL (2014): Einige Bemerkungen zum neuen Interesse an der philosophischen Anthropologie. Anlässlich der „Einführung" von H. Delitz: Arnold Gehlen, in: Freiburger Zeitschrift für Philosophie und Theologie 61, 180–198.

RÖSSLER, DIETRICH (1959): Krankheit und Geschichte in der anthropologischen Medizin (Richard Siebeck und Viktor von Weizsäcker), in: ders.: Akzeptierte Abhängigkeit. Gesammelte Aufsätze zur Ethik, Tübingen 2011, 189–210.

RÖSSLER, DIETRICH (1976): Die Vernunft der Religion, München.

RÖSSLER, DIETRICH (1977): Der Arzt zwischen Technik und Humanität. Religiöse und ethische Aspekte der Krise im Gesundheitswesen, München.

RÖSSLER, DIETRICH (1986): Art. Heilkunde/Medizin III. Praktisch-theologisch, in: Theologische Realenzyklopädie, Bd. 14, 752–754.

RÖSSLER, DIETRICH (1988): Vom Sinn der Krankheit, in: ROHLS, JAN/ WENZ, GUNTER (Hg.): Vernunft des Glaubens. Wissenschaftliche Theologie und kirchliche Lehre. Festschrift zum 60. Geburtstag von Wolfhart Pannenberg. Mit einem bibliographischen Anhang, Göttingen, 196–209.

RÖSSLER, DIETRICH (1991): Pfarrhaus und Medizin, in: Greiffenhagen, Martin (Hg.): Das evangelische Pfarrhaus. Eine Kultur- und Sozialgeschichte, Stuttgart, 231–246.

RÖSSLER, DIETRICH (1994): Grundriss der praktischen Theologie, Berlin, New York.

RÖSSLER, DIETRICH (2011): Akzeptierte Abhängigkeit. Gesammelte Aufsätze zur Ethik, Tübingen.

ROTH, MICHAEL (2008): Das Leibsein des Menschen als Schicksal und Aufgabe. Religionsphilosophische Erkundungen, in: ders./ SCHMIDT, JOCHEN (Hg.): Gesundheit. Humanwissenschaftliche, historische und theologische Aspekte, Leipzig, 99–126.

ROTH, MICHAEL (2009): Lex semper accusat. Lutherische Moralkritik, in: KNUTH, HANS CHRISTIAN (Hg.): Angeklagt und anerkannt. Luthers Rechtfertigungslehre in gegenwärtiger Verantwortung, Erlangen, 109–132.

ROTH, MICHAEL/ SCHMIDT, JOCHEN (Hg.) (2008): Gesundheit. Humanwissenschaftliche, historische und theologische Aspekte, Leipzig.

ROTHGANG, HEINZ (2016): Gesundheitsökonomie und Ethik – zur Verhältnisbestimmung, in: SCHRÖDER-BÄCK, PETER/ KUHN, JOSEPH (Hg.): Ethik in den Gesundheitswissenschaften. Eine Einführung, Weinheim, Basel, 124–135.

ROTHHAAR, MARKUS (2012): Menschenwürde, Autonomie und Anerkennung: KANT und Fichte, in: JOERDEN, JAN C./ HILGENDORF, ERIC/ THIELE, FELIX (Hg.): Menschenwürde und Medizin. Ein interdisziplinäres Handbuch, Berlin, 73–97.

ROTHMAN, DAVID J./ ROTHMAN, SHEILA M. (2008): Perfect Medicine – Imperfect Man, in: SCHÄFER, DANIEL et al. (Hg.): Gesundheitskonzepte im Wandel. Geschichte, Ethik und Gesellschaft, Stuttgart, 215–224.

ROTHSCHUH, KARL EDUARD (1978): Konzepte der Medizin in Vergangenheit und Gegenwart, Stuttgart.

ROTHSCHUH, KARL EDUARD (Hg.) (1975): Was ist Krankheit? Erscheinung, Erklärung, Sinngebung (Wege der Forschung 362), Darmstadt.

ROUX, WILHELM (1881): Der Kampf der Teile im Organismus bzw. Der züchtende Kampf der Teile oder Teilauslese im Organismus, Leipzig.

RUDDAT, GÜNTER (2010): Kronenkreuz & Co. Annäherungen an die Sichtbarkeit der Diakonie, in: WROGEMANN, HENNING (Hg.): Die Sichtbarkeit des christlichen Glaubens. Kirche und Theologie in der Öffentlichkeit, Neukirchen-Vluyn, 118–130.

RUMBOLD, BRUCE (2013): Spiritual Assessment and Health Care Chaplaincy, in: Christian Bioethics 19 (3), 251–269.

RUPPRECHT, FRIEDERIKE (1992): Krankheit als Erfahrung des Lebens. Eine biblisch-exegetische Studie (Texte und Materialien der Forschungsstätte der Evangelischen Studiengemeinschaft A 37), Heidelberg.

RÜTTEN, THOMAS (2001): Art. Krankheit und Heilung. I. Medizinisch, in: Religion in Geschichte und Gegenwart, 4. Aufl., Bd. 4, 1728–1729.

SADEGH-ZADEH, KAZEM (1977): Krankheitsbegriffe und nosologische Systeme, in: Metamed 1, 4–41.

SAMERSKI, SILJA (Hg.) (2010): Die Entscheidungsfalle. Wie genetische Aufklärung die Gesellschaft entmündigt, Darmstadt.

SANDELOWSKI, MARGARETE (1991): Telling Stories: Narrative Approaches in Qualitative Research, in: IMAGE: Journal of Nursing Scholarship 23 (3), 161–166.

SANDERS, WILLY et al. (Hg.) (1983): Erzählen für Kinder, Erzählen von Gott. Begegnung zwischen Sprachwissenschaft und Theologie, Stuttgart.

SANTIAGO-DELEFOSSE, MARIE/ DEL RIO CARRAL, MARIA (2015): The Life-World and Its Multiple Realities: Alfred Schütz's Contribution to the Understanding of the Experience of Illness, in: Psychology 6, 1265–1276.

SAUER, TIMO (2015): Zur Perspektivität der Wahrnehmung von Pflegenden und Ärzten bei ethischen Fragestellungen. Empirische Daten und theoretische Überlegungen, in: Ethik in der Medizin 27 (2), 123–140.

SAUNDERS, CICELY (1996): A Personal Therapeutic Journey, in: British Medical Journal 313 (7072), 1599–1601.

SAUNDERS, CICELY/ BAINES, MARY (1991): Leben mit dem Sterben. Betreuung und medizinische Behandlung todkranker Menschen (Psychologie Praxis), Bern u.a.

SAUTER, GERHARD (1986): Art. Hoffnung III. Dogmatisch-ethisch, in: Theologische Realenzyklopädie, Bd. 15, 491–498.

SAUTER, GERHARD (1995): Einführung in die Eschatologie, Darmstadt.

SCARRY, ELAINE (1992): Der Körper im Schmerz. Die Chiffren der Verletzlichkeit und die Erfindung der Kultur, Frankfurt am Main.

SCHAEDE, STEPHAN (2010): Endliches Leben, endliche Krankheit und unendliche Hoffnungen? Theologische Perspektiven auf Grenzen von Krankheit und Therapie, in: HÖFNER, MARKUS/ SCHAEDE, STEPHAN/ THOMAS, GÜNTER (Hg.): Endliches Leben. Interdisziplinäre Zugänge zum Phänomen der Krankheit, Tübingen, 39–62.

SCHAEFER, HANS (1987): Der Begriff der Natur und Natürlichkeit in Medizin und Theologie, in: BÖHME, WOLFGANG (Hg.): Was ist das: die Natur? Über einen schwierigen Begriff (Herrenalber Texte 77), Ev. Akademie Herrenalb, 52–71.

SCHÄFER, ALFRED/ THOMPSON, CHRISTIANE (Hg.) (2009): Scham, Paderborn u.a.

SCHÄFER, DANIEL (2008): Gesundheit im Wandel: Neuere Entwicklungen in Medizin und Gesellschaft, in: ders. et al. (Hg.): Gesundheitskonzepte im Wandel. Geschichte, Ethik und Gesellschaft, Stuttgart, 65–77.

SCHÄFER, DANIEL et al. (Hg.) (2008a): Gesundheitskonzepte im Wandel (Geschichte und Philosophie in der Medizin. Geschichte, Ethik und Gesellschaft), Stuttgart.

SCHÄFER, HILMAR (Hg.) (2016): Praxistheorie. Ein soziologisches Forschungsprogramm, Bielefeld

SCHARBERT, JOSEF (1990): Art. Krankheit II. Altes Testament, in: Theologische Realenzyklopädie, Bd. 19, 680–683.

SCHARDIEN, STEFANIE (2013): „Was weh tut, lebt". Gesundheit und Krankheit im Gespräch von Systematischer Theologie und Popmusik, in: Evangelische Theologie 1, 37–52.

SCHARFENBERG, ROLAND (2005): Wenn Gott nicht heilt. Theologische Schlaglichter auf ein seelsorgerliches Problem, Nürnberg.

SCHARFFENORTH, GERTA/ MÜLLER, KLAUS A. M. (Hg.) (1990): Patienten-Orientierung als Aufgabe. Kritische Analyse der Krankenhaussituation und notwendige Neuorientierung (Texte und Materialien der Forschungsstätte der Evangelischen Studiengemeinschaft A 31), Heidelberg.

SCHATZKI, THEODORE/ KNORR CETINA, KARIN/ VON SAVIGNY, EIKE (2001): The Practice Turn in Contemporary Theory, New York, London.

SCHAUBROEK, KATRIEN (2016): Harry Frankfurt's concept of care, in: HENKEL, ANNA et al. (Hg.): Dimensionen der Sorge. Soziologische, philosophische und theologische Perspektiven, Baden-Baden, 313–332.

SCHELER, MAX (1913): Über Scham und Schamgefühl, in: SCHELER, MARIA (Hg.): Schriften aus dem Nachlass, Bd. 1. Zur Ethik und Erkenntnislehre, Bern u.a. 1957, 65–154.

SCHELIHA, ARNULF VON (1999): Der Glaube an die göttliche Vorsehung. Eine religionssoziologische, geschichtsphilosophische und theologiegeschichtliche Untersuchung, Stuttgart.

SCHELLING, FRIEDRICH WILHELM JOSEPH VON (Hg.) (1800): System des transzendentalen Idealismus (Philosophische Bibliothek 254), Hamburg 1957.

SCHERNER, MAXIMILIAN (1989): Art. Person V. Sprachwissenschaft, in: Historisches Wörterbuch der Philosophie, Bd. 7, 335–338.

SCHEUTZ, MARTIN/ WEIß, STEFAN (2015): Spital als Lebensform. Österreichische Spitalordnungen und Spitalinstruktionen der Neuzeit, Köln, Weimar, Wien.

SCHICK, FRIEDRIKE (2009): Kampf um Anerkennung im philosophischen Diskurs, in: KNUTH, HANS CHRISTIAN (Hg.): Angeklagt und anerkannt. Luthers Rechtfertigungslehre in gegenwärtiger Verantwortung, Erlangen, 69–88.

SCHICKTANZ, SILKE/ TANNERT, CHRISTOF/ WIEDEMANN, PETER (Hg.) (2003): Kulturelle Aspekte der Biomedizin. Bioethik, Religionen und Alltagsperspektiven (Kultur der Medizin 9), Frankfurt am Main, New York.

SCHIEDER, ROLF (1996): Die Revisionsbedürftigkeit des Säkularisierungstheorems und die Notwendigkeit einer kulturwissenschaftlichen Theorie, in: FELDMEIER, REINHARD/ KUHN, JOCHEN/ SCHNEIDER, THOMAS M. (Hg.): Freiheit und Moral. Überlegungen zur verdrängten Verantwortlichkeit. Eine Freundesgabe für Günter Altner und Rudolf Borchert, Neukirchen-Vluyn, 123–134.

SCHIFFER, BARBARA (2001): Fließende Identität. Körper und Geschlechter im Wandel. Symbole von Krankheit und Heilung feministisch-theologisch gedeutet im Kontext postmoderner Körper- und Geschlechterkonstruktionen (Europäische Hochschulschriften 734), Frankfurt am Main u.a.

SCHILD, WOLFGANG (1989): Art. Person IV. Recht. – Rechts-P.; Rechtspersönlichkeit, in: Historisches Wörterbuch der Philosophie, Bd. 7, 322–335.

SCHILLER, FRIEDRICH (Hg.) (1789–1805): Gedichte 1789–1805 (Berliner Ausgabe), North Charleston 2013.

SCHIPPERGES, HEINRICH (1984): Die Vernunft des Leibes. Gesundheit und Krankheit im Wandel, Graz, Wien, Köln.

SCHIPPERGES, HEINRICH (1985): Der Garten der Gesundheit. Medizin im Mittelalter, München, Zürich.

SCHIPPERGES, HEINRICH (1990): Art. Krankheit IV. Alte Kirche, in: Theologische Realenzyklopädie, Bd. 19, 686–689.

SCHIPPERGES, HEINRICH (1999): Krankheit und Kranksein im Spiegel der Geschichte (Schriften der Mathematisch-naturwissenschaftlichen Klasse der Heidelberger Akademie der Wissenschaften 5), Berlin, Heidelberg.

SCHIPPERGES, HEINRICH/ BASHAM, ARTHUR L. (Hg.) (1978): Krankheit, Heilkunst, Heilung (Veröffentlichungen des Instituts für Historische Anthropologie 1), Freiburg, München.

SCHLARB, VERENA (2015): Narrative Freiheit. Theologische Perspektiven zur Seelsorge mit alten Menschen in Pflegeheimen (Arbeiten zur Praktischen Theologie 59), Leizpig.

SCHLATTER, ADOLF (1900): Die Evangelien des Markus und Lukas. Ausgelegt für Bibelleser (Erläuterungen zum Neuen Testament 7), Calw, Stuttgart.

SCHLEIERMACHER, FRIEDRICH (1799): Über die Religion. Reden an die Gebildeten unter ihren Verächtern, hg. von RUDOLF OTTO, Göttingen 1991.

SCHLEIERMACHER, FRIEDRICH (1830/31): Der christliche Glaube nach den Grundsätzen der Evangelischen Kirche im Zusammenhange dargestellt, Berlin, New York 1999.

SCHLEIERMACHER, FRIEDRICH (1831/32): Theologische Enzyklopädie. Nachschrift David Friedrich Strauß (Schleiermacher-Archiv 4), Berlin, New York 1987.

SCHLEIERMACHER, FRIEDRICH (1850): Die Praktische Theologie nach den Grundsätzen der evangelischen Kirche im Zusammenhang dargestellt, Berlin, New York 1983.

SCHLETTE, MAGNUS (2010): Die ‚schlechte Endlichkeit‘ des menschlichen Lebens. Eine Auseinandersetzung mit Ernst Tugendhat, in: HÖFNER, MARKUS/ SCHAEDE, STEPHAN/ THOMAS, GÜNTER (Hg.): Endliches Leben. Interdisziplinäre Zugänge zum Phänomen der Krankheit, Tübingen, 113–132.

SCHLETTE, MAGNUS (2013): Die Idee der Selbstverwirklichung. Zur Grammatik des modernen Individualismus, Frankfurt am Main u.a.

SCHLETTE, MAGNUS (2015): Verkörperte Freiheit. Praktische Philosophie zwischen Kognitionswissenschaft und Pragmatismus, in: Ethik und Gesellschaft 1: Pragmatismus und Sozialethik. www.ethik-und-gesellschaft.de/ojs/index.php/eug/article/view/315 (30.4.2017).

SCHLINGENSIEF, CHRISTOPH (2010): So schön wie hier kanns im Himmel gar nicht sein! Tagebuch einer Krebserkrankung, München.

SCHLINGENSIEF, CHRISTOPH (2012): Ich weiß, ich war's, Köln.

SCHLIPPE, GUNNAR VON (1990): Heilungsgottesdienst, in: Zeitschrift für Gottesdienst und Predigt 8/9, 17–19.

SCHLUMBOHM, JÜRGEN (Hg.) (2012): Lebendige Phantome. Ein Entbindungshospital und seine Patientinnen 1751–1830, Göttingen.

SCHMID, HANSJÖRG ET AL. (Hg.) (2010): Verantwortung für das Leben. Ethik in Christentum und Islam, Regensburg.

SCHMID, JOSEF (1958): Das Evangelium nach Markus (Regensburger Neues Testament 2), Regensburg.

SCHMIDBAUER, WOLFGANG (2003): Hilflose Helfer. Über die seelische Problematik der helfenden Berufe, Reinbek bei Hamburg.

SCHMIDT, HEINZ (Hg.) (2012): Nächstenliebe und Organisation. Zur Zukunft einer polyhybriden Diakonie in zivilgesellschaftlicher Perspektive (Veröffentlichungen der Wissenschaftlichen Gesellschaft für Theologie 37), Leipzig.

SCHMIDT, HEINZ (2013): Diakoniewissenschaft seit 2000: Ethik – Menschenwürde – Diakonie, Theologische Rundschau 78, 201-236.

SCHMIDT, JOCHEN (2011): Klage. Überlegungen zur Linderung reflexiven Leidens (Religion in philosophy and theology 58), Tübingen.

SCHMIDT, JUTTA (1998): Beruf: Schwester. Mutterhausdiakonie im 19. Jahrhundert (Reihe Geschichte und Geschlechter 24), Frankfurt am Main, New York.

SCHMIDT, KURT W. (2002): ,Ich wünschte, ich hätte alles auf einem Film. Das ganze verfluchte Leben…' Krebs in Film und Fernsehen, in: FORUM. Das offizielle Magazin der Deutschen Krebsgesellschaft e.V. 17 (2), 18–22.

SCHMIDT, ROBERT (2012): Soziologie der Praktiken. Konzeptionelle Studien und empirische Analysen, Berlin.

SCHMIDT, SIMONE (2014): Take Care. Achtsamkeit in Gesundheitsberufen, Berlin, Heidelberg.

SCHMIDT-JORTZIG, EDZARD (2004): Definition des Gesundheitsbegriffs aus der Sicht des Juristen, in: SCHUMPELICK, VOLKER/ VOGEL, BERNHARD (Hg.): Grenzen der Gesundheit. Beiträge des Symposiums vom 27. bis 30. September 2003 in Cadenabbia, Freiburg im Breisgau, Basel, Wien, 86–92.

SCHMIDT-RECLA, ADRIAN (2016): Das Recht als Willensgenerator. Juristische Konstruktionen zu Wille und Wollen, in: MOOS, THORSTEN/ REHMANN-SUTTER, CHRISTOPH/ SCHÜES, CHRISTINA (Hg.): Randzonen des Willens. Anthropologische und ethische Probleme von Entscheidungen in Grenzsituationen, Frankfurt am Main u.a., 147–170.

SCHMIED, GERHARD (1996): Beten als soziales Handeln und als soziale Beziehung, in: FECHTNER, KRISTIAN et al. (Hg.): Religion wahrnehmen. Festschrift für Karl-Fritz Daiber zum 65. Geburtstag, Marburg, 299–305.

SCHMITZ, EDGAR (1992): Religion und Gesundheit, in: DÖRR, ANETTE/ SCHMITZ, EDGAR (Hg.): Religionspsychologie. Eine Bestandsaufnahme des gegenwärtigen Forschungsstandes, Göttingen u.a., 131–158.

SCHMUHL, HANS-WALTER (1998): Ärzte in der Anstalt Bethel 1870–1945, Bielefeld.

SCHMUHL, HANS-WALTER (2003): Ärzte in konfessionellen Kranken- und Pflegeanstalten 1908–1957, in: KUHLEMANN, FRANK-MICHAEL/ SCHMUHL, HANS-WALTER (Hg.): Beruf und Religion im 19. und 20. Jahrhundert, Stuttgart, 176–194.

SCHMUHL, HANS-WALTER (2010): Diakonie und Medikalisierung. Die Betheler Anstalten und die Bielefelder Krankenhauslandschaft im 19. und 20. Jahrhundert, in: Jahrbuch für Westfälische Kirchengeschichte 106, 179–195.

SCHNABL, CHRISTA (2010): Care/Fürsorge: Eine ethisch relevante Kategorie für moderne Gesellschaften?, in: KROBATH, THOMAS/ HELLER, ANDREAS (Hg.): Ethik organisieren. Handbuch der Organisationsethik, Freiburg im Breisgau, 107–128.

SCHNÄDELBACH, HERBERT (2000): Der Fluch des Christentums, in: Die Zeit 11.5.2000. www.zeit.de/2000/20/200020.christentum_.xml (18.4.2017).

SCHNEIDER-FLUME, GUNDA (2002): Leben ist kostbar. Wider die Tyrannei des gelingenden Lebens, Göttingen.

SCHNEIDER-FLUME, GUNDA (2008): Grundkurs Dogmatik. Nachdenken über Gottes Geschichte, 2. Aufl., Göttingen.

SCHNEIDER-FLUME, GUNDA (2009): Perfektionierte Gesundheit als Heil? Theologische Überlegungen zu Ganzheit, Heil und Heilung, in: Wege zum Menschen 61, 133–150.

SCHNEIDER-FLUME, GUNDA/ HILLER, DORIS (Hg.) (2005): Dogmatik erzählen? Die Bedeutung des Erzählens für eine biblisch orientierte Dogmatik, Neukirchen-Vluyn.

SCHNEIDER-HARPPRECHT, CHRISTOPH (1987): Trost in der Seelsorge, Stuttgart.

SCHNEIDER-HARPPRECHT, CHRISTOPH (2001): Ethisch-moralische Kompetenz in der Seelsorge, in: ders./ ALLWINN, SABINE (Hg.): Psychosoziale Dienste und Seelsorge im Krankenhaus. Eine neue Perspektive der Alltagsethik, Göttingen, 175–201.

SCHNELLE, UDO (2005): Die Heilungen Jesu im Kontext seiner Reich-Gottes-Botschaft, in: epd-Dokumentation 16 (3), 12–13.

SCHNIERING, STEFANIE (2016): Pflegende zwischen Fürsorge und Selbstsorge – die ambulante pflegerische Versorgung alleinlebender Menschen mit Demenz, in: HENKEL, ANNA et al. (Hg.): Dimensionen der Sorge. Soziologische, philosophische und theologische Perspektiven, Baden-Baden, 177–185.

SCHOBERTH, WOLFGANG (2006): Einführung in die theologische Anthropologie, Darmstadt.

SCHOBERTH, WOLFGANG (2009): Prolegomena zu einer „narrativen Ethik". Zum Zusammenhang von Anthropologie und Ethik, in: HOFHEINZ, MARCO/ MATHWIG, FRANK/ ZEINDLER, MATTHIAS (Hg.): Ethik und Erzählung. Theologische und philosophische Beiträge zur narrativen Ethik, Zürich, 249–274.

SCHOCKENHOFF, EBERHARD (2008): Von der Therapie zur Verbesserung? Überlegungen zum künftigen Weg der Medizin, in: SCHÄFER, DANIEL et al. (Hg.): Gesundheitskonzepte im Wandel. Geschichte, Ethik und Gesellschaft, Stuttgart, 293–302.

SCHOCKENHOFF, EBERHARD (2013): Ethik des Lebens. Grundlagen und neue Herausforderungen, Freiburg im Breisgau, Basel, Wien.

SCHÖLDERLE, THOMAS (2012): Geschichte der Utopie. Eine Einführung, Köln, Weimar, Wien.

SCHOLZ, HEINRICH (1929): Eros und Caritas. Die platonische Liebe und die Liebe im Sinne des Christentums, Halle.

SCHÖNE-SEIFERT, BETTINA (2005): Von der Medizin zur Humantechnologie? Ärztliches Handeln zwischen medizinischer Indikation und Patientenwunsch, in: DAELE, WOLFGANG VAN DEN (Hg.): Biopolitik, Wiesbaden, 179–199.

SCHÖNPFLUG, UTE (1971): Art. Begehren, Begierde, in: Historisches Wörterbuch der Philosophie, Bd. 1, 777–780.

SCHRAMME, THOMAS (2000): Patienten und Personen. Zum Begriff der psychischen Krankheit, Frankfurt am Main.

SCHRAMME, THOMAS (2009): Ist Altern eine Krankheit?, in: KNELL, SEBASTIAN/ WEBER, MARCEL (Hg.): Länger leben? Philosophische und biowissenschaftliche Perspektiven, Frankfurt am Main, 235–263.

SCHRAMME, THOMAS (2010): Der Person des Patienten gerecht werden, in: HÖFNER, Markus/ SCHAEDE, STEPHAN/ THOMAS, GÜNTER (Hg.): Endliches Leben. Interdisziplinäre Zugänge zum Phänomen der Krankheit, Tübingen, 215–228.

SCHRAMME, THOMAS (2013): Benötigen wir mehrere Krankheitsbegriffe? Einheit und Vielfalt in der Medizin, in: HUCKLENBROICH, Peter/ BUYX, ALENA (Hg.): Wissenschaftstheoretische Aspekte des Krankheitsbegriffs, Münster, 85–104.

SCHRAMME, THOMAS (2016): Autonomie und Paternalismus, in: SCHRÖDER-BÄCK, PETER/ KUHN, JOSEPH (Hg.): Ethik in den Gesundheitswissenschaften. Eine Einführung, Weinheim, Basel, 81–90.

SCHRAMME, THOMAS (Hg.) (2012): Krankheitstheorien, Berlin.

SCHRÖDER, ERICH (1990): Art. Krankheit, in: Theologische Realenzyklopädie, Bd. 15, 705–709.

SCHRÖDER-BÄCK, PETER/ KUHN, JOSEPH (Hg.) (2016): Ethik in den Gesundheitswissenschaften. Eine Einführung (Grundlagentexte Gesundheitswissenschaften), Weinheim, Basel.

SCHUCHTER, PATRICK (2016): Sich einen Begriff vom Leiden Anderer machen. Eine praktische Philosophie der Sorge, Bielefeld.

SCHULZE, REINHARD (2016): Schuld und Scham als Kategorien kultureller Taxonomie, in: MOOS, THORSTEN/ ENGERT, STEFAN (Hg.): Vom Umgang mit Schuld. Eine multidisziplinäre Annäherung, Frankfurt am Main u.a., 217–243.

SCHUMACHER, JÖRG/ KLAIBERG, ANTJE/ BRÄHLER, ELMAR (Hg.) (2003): Diagnostische Verfahren zu Lebensqualität und Wohlbefinden (Diagnostik für Klinik und Praxis 2), Göttingen u.a.

SCHUMPELICK, VOLKER (Hg.) (2006): Arzt und Patient. Eine Beziehung im Wandel. Beiträge des Symposiums vom 15. bis 18. September 2005 in Cadenabbia, Freiburg im Breisgau, Basel, Wien.

SCHUMPELICK, VOLKER/ VOGEL, BERNHARD (Hg.) (2004): Grenzen der Gesundheit. Beiträge des Symposiums vom 27. bis 30. September 2003 in Cadenabbia, Freiburg im Breisgau, Basel, Wien.

SCHÜNGEL-STRAUMANN, HELEN (2014): Eva. Die erste Frau der Bibel: Ursache allen Übels? Paderborn u.a.

SCHÜßLER, WERNER (2014): „Healing Power". Zum Verhältnis von Heil und Heilen im Denken Paul Tillichs, in: Trierer theologische Zeitschrift 123 (4), 265–299.

SCHÜßLER, WERNER/ STURM, ERDMANN (2007): Paul Tillich. Leben – Werk – Wirkung, Darmstadt.

SCHUSTER, LYDIA/ ESSIG, MARCO/ SCHRÖDER, JOHANNES (2011): Normales Altern und seine Bildgebungskorrelate, in: Radiologe 51 (4), 266–272.

SCHÜTT, HANS-PETER (1989): Art. Person III. Neuzeit, in: Historisches Wörterbuch der Philosophie, Bd. 7, 300–322.

SCHÜTZ, ALFRED (1945): Über die mannigfaltigen Wirklichkeiten, in: Gesammelte Aufsätze 1. Das Problem der sozialen Wirklichkeit, Den Haag 1971, 237–298.

SCHÜTZ, ALFRED/ LUCKMANN, THOMAS (2003): Strukturen der Lebenswelt, Konstanz.

SCHWARZ, HANS (1991): Der Stellenwert der Eschatologie in der Theologie Paul Tillichs, in: HUMMEL, GERT (Hg.): New creation or eternal now: is there an eschatology in Paul

Tillichs work? Contributions made to the III. International Paul Tillich Symposium held in Frankfurt/Main 1990, Berlin, New York, 219–226.

SCHWEIKARDT, CHRISTOPH (2008): Ärzteschaft und Pflege im Spannungsfeld der Gesundheitspolitik. Hauptströmungen ihrer Berufsgeschichte im 19. und 20. Jahrhundert, in: SCHÄFER, DANIEL et al. (Hg.): Gesundheitskonzepte im Wandel. Geschichte, Ethik und Gesellschaft, Stuttgart, 79–98.

SCHWEITZER, ALBERT (1948): Verfall und Wiederaufbau der Kultur, München.

SCHWEITZER, ALBERT (1974): Was sollen wir tun? 12 Predigten über ethische Probleme, Heidelberg.

SCHWEITZER, ALBERT (1974a): Gesammelte Werke in fünf Bänden. Band 2, München [zitiert als GW 2].

SCHWEITZER, ALBERT (1974b): Gesammelte Werke in fünf Bänden. Band 5, München [zitiert als GW 5].

SCHWEITZER, ALBERT (1994): Wie wir überleben können. Eine Ethik für die Zukunft, Freiburg im Breisgau, Basel, Wien.

SCHWEITZER, ALBERT (1999): Die Weltanschauung der Ehrfurcht vor dem Leben. Kulturphilosophie III. Erster und zweiter Teil, München.

SCHWEITZER, ALBERT (2000): Die Weltanschauung der Ehrfurcht vor dem Leben. Kulturphilosophie III. Dritter und vierter Teil, München.

SCHWEIZER, EDUARD (1968): Das Evangelium nach Markus (Das Neue Testament Deutsch 1), Göttingen.

Schweizerische Eidgenossenschaft (2014): Bundesamt für Gesundheit: Nationale Leitlinien Palliative Care, Bern.

SEARLE, JOHN R. (1971): Sprechakte. Ein sprachphilosophsicher Essay, Frankfurt am Main.

SEEL, MARTIN (2002): Sich bestimmen lassen. Studien zur theoretischen und praktischen Philosophie, Frankfurt am Main.

SEEL, MARTIN (2014): Aktive Passivität. Über den Spielraum des Denkens, Handelns und anderer Künste, Frankfurt am Main.

SEELMANN, KURT (2008): Recht auf Gesundheit? Über den Wandel juristischer Perspektiven auf das Gesundheitswesen, in: SCHÄFER, DANIEL et al. (Hg.): Gesundheitskonzepte im Wandel. Geschichte, Ethik und Gesellschaft, Stuttgart, 177–188.

SEELMEYER, UDO (Hg.) (2008): Das Ende der Normalisierung? Soziale Arbeit zwischen Normativität und Normalität (Edition Soziale Arbeit), Weinheim, München.

SEIFRID, MARK A. (2009): Ist Gott für uns, wer kann gegen uns sein? (Röm 8,31–39): Anklage und Anerkennung in biblischer Perspektive, in: KNUTH, HANS CHRISTIAN (Hg.): Angeklagt und anerkannt. Luthers Rechtfertigungslehre in gegenwärtiger Verantwortung, Erlangen, 43–68.

SEITZ, MANFRED (1992): Die Gemeinde und ihre Kranken und Predigt über Röm. 13,3–14: Vortrag und Predigt des Preisträgers 1991 (Sexauer Gemeindepreis für Theologie 10), Sexau.

SELIGMAN, ADAM (1988): Christian Utopias and Christian Salvation: A General Introduction, in: International Journal of Comparative Sociology 29 (1–2), 13–29.

SELLIN, GERHARD (2006): Sorge um den Leib – Verfügen über den Körper, in: Böttrich, Christfried/ Haufe, Günter (Hg.): Eschatologie und Ethik im frühen Christentum. Festschrift für Günter Haufe zum 75. Geburtstag, Frankfurt am Main u.a., 329–338.

SELLIN, GERHARD (2008): Der Brief an die Epheser (Kritisch-exegetischer Kommentar über das Neue Testament, Bd. VIII), Göttingen.

SEWELL, WILLIAM (2009): From State-Centrism to Neoliberalism: Micro-Historical Contexts of Population Health since World War II, in: HALL, PETER A./ LAMONT, MICHÈLE

(Hg.): Successful Societies. How Institutions and Culture Affect Health, New York, 254–287.

SEYBOLD, KLAUS (1973): Das Gebet des Kranken im Alten Testament. Untersuchungen zur Bestimmung und Zuordnung der Krankheits- und Heilungspsalmen (Beiträge zur Wissenschaft vom Alten und Neuen Testament 99), Stuttgart.

SHUMAN, JOEL J. (1999): The body of compassion. Ethics, medicine, and the church, Boulder/ Colorado u.a.

SHEWDER, RICHARD A. (1991): Thinking through Cultures. Expeditions in Cultural Psychology, Cambridge, London

SIEBECK, RICHARD/ TOURNIER, PAUL/ BOVET, THEODOR (1950): Die neue Sendung des Arztes (Sammlung Jurisprudenz, Medizin, Philosophie, Theologie 13/14), Innsbruck u.a.

SIEBENTHAL, WOLF VON (Hg.) (1950): Krankheit als Folge der Sünde. Eine medizinhistorische Untersuchung (Heilkunde und Geisteswelt 2), Hannover.

SIEGRIST, JOHANNES (1976): Der Doppelaspekt der Patientenrolle im Krankenhaus: Empirische Befunde und theoretische Überlegungen, in: BEGEMANN, HERBERT (Hg.): Patient und Krankenhaus, München, Berlin, Wien, 25–48.

SIEP, LUDWIG (1979): Anerkennung als Prinzip der praktischen Philosophie: Untersuchungen zu Hegels Jenaer Philosophie des Geistes, Freiburg im Breisgau, München.

SIEP, LUDWIG (2008): Anerkennung in der „Phänomenologie des Geistes" und in der praktischen Philosophie, in: der Gegenwart, in: Information Philosophie. www.information-philosophie.de/?a=1&t=767&n=2&y=1&c=1&o=5 (29.4.2017).

SIEP, LUDWIG (2009): Anerkennung in der Phänomenologie des Geistes und in der heutigen praktischen Philosophie, in: SCHMIDT AM BUSCH, HANS-CHRISTOPH/ ZURN, CHRISTOPHER F. (Hg.): Anerkennung, Berlin, 107–124.

SIEP, LUDWIG (2014): Anerkennung als Prinzip der praktischen Philosophie: Untersuchungen zu Hegels Jenaer Philosophie des Geistes, Neuauflage, Hamburg.

SIIRALA, AARNE (1964): The voice of illness. A study in therapy and prophecy, Philadelphia.

SIMMEL, GEORG (1901): Zur Psychologie der Scham, in: DAHME, HEINZ-JÜRGEN/ RAMMSTEDT, OTTHEIM (Hg.): Schriften zur Soziologie. Eine Auswahl, Frankfurt am Main, 1983, 140–150.

SIMON, ALFRED/ NAUCK, FRIEDEMANN (2013): Patientenautonomie in der klinischen Praxis, in: WIESEMANN, CLAUDIA/ SIMON, ALFRED (Hg.): Patientenautonomie. Theoretische Grundlagen – praktische Anwendungen, Münster, 167–179.

SIMON, ANKE/ FLAIZ, BETTINA (2015): Sichtweisen der Ärzteschaft zur Professionalisierung der Pflege, in: HeilberufeSCIENCE 6, 86–93.

SIMON, MICHAEL/ KANIA-SCHÜTZ, MONIKA (Hg.) (2001): Auf der Suche nach Heil und Heilung: Religiöse Aspekte der medikalen Alltagskultur, Dresden.

SKIRBEKK, HELGE et al. (2011): Mandates of trust in the doctor patient relationship, in: Qualitative Health Research 21, 1182–1190.

SLENCZKA, NOTGER (2010): Endlichkeit als Vollendung? Überlegungen im Anschluss an Aristoteles, in: HÖFNER, MARKUS/ SCHAEDE, STEPHAN/ THOMAS, GÜNTER (Hg.): Endliches Leben. Interdisziplinäre Zugänge zum Phänomen der Krankheit, Tübingen, 287–307.

SLENCZKA, NOTGER (2015): Gewissen und Gott. Überlegungen zur Phänomenologie der Gewissenserfahrung und ihrer Darstellung in der Rede vom Jüngsten Gericht, in: SCHAEDE, STEPHAN/ MOOS, THORSTEN (Hg.): Das Gewissen, Tübingen, 235–283.

SLOTALA, LUKAS (2011): Ökonomisierung der ambulanten Pflege. Eine Analyse der wirtschaftlichen Bedingungen und deren Folgen für die Versorgungspraxis ambulanter Pflegedienste, Wiesbaden.

SMIT, DIRK J. (2009): Krankheit und Vorsehung? Fragen der reformierten Tradition, in: THOMAS, GÜNTER/ KARLE, ISOLDE (Hg.): Krankheitsdeutung in der postsäkularen Gesellschaft. Theologische Ansätze im interdisziplinären Gespräch, Stuttgart, 309–338.

SOHN, WERNER (Hg.) (1999): Normalität und Abweichung. Studien zur Theorie und Geschichte der Normalisierungsgesellschaft, Opladen u.a.

SÖLLE, DOROTHEE (1989): Leiden, Stuttgart.

SOLOMON, HOWARD M. (1986): Stigma and Western Culture: A Historical Approach, in: AINLAY, STEPHEN C./ BECKER, GAYLENE/ COLEMAN, LERITA M. (Hg.): The Dilemma of Difference. A Multidisciplinary View of Stigma, New York, London 1986, 59–76.

SONTAG, SUSAN (2003): Das Leiden anderer betrachten, München, Wien.

SONTAG, SUSAN (2005): Krankheit als Metapher. Aids und seine Metaphern, 2. Aufl., Frankfurt am Main.

SORGNER, STEFAN LORENZ (2016): Three Transhumanist Types of (Post)Human Perfection, in: HURLBUT, J. BENJAMIN/ TIROSH-SAMUELSON, HAVA (Hg.): Perfecting Human Futures. Transhuman Visions and Technological Imaginations, Wiesbaden, 141–157.

SPALDING, ANNE (1999): The place of human bodiliness in theology, in: Feminist theology 7 (20), 71–86.

SPARKES, ANDREW (2004): Bodies, Narratives, Selves and Autobiography. The Example of Lance Armstrong, Journal of Sport & Social Issues 28, 397–428.

SPARN, WALTER (1996): Religion verstehen. Interdisziplinarität als theologische Tugend, in: FECHTNER, KRISTIAN et al. (Hg.): Religion wahrnehmen. Festschrift für Karl-Fritz Daiber zum 65. Geburtstag, Marburg, 45–55.

SPIELMANN, MANFRED (2001): In Würde leben. Gesundheit, Krankheit, Behinderung, in: DWI-Info 34, 139–141.

SPIESS, CHRISTIAN (2006): Krankheit – Abhängigkeit – Anerkennung. Gesundheitspolitik aus der Perspektive einer normativen Theorie der Intersubjektivität, in: Jahrbuch für christliche Sozialwissenschaften 47, 151–176.

SPIJK, PIET VAN (2002): Positive and Negative Aspects of the WHO Definition of Health and their Implication for a new Concept of Health in the Future, in: TABOADA, PAULINA (Hg.): Person, Society and Value – Towards a Personalist Concept of Health, Dordrecht, Boston, London, 209–229.

SPIJK, PIET VAN (2011): Was ist Gesundheit? Anthropologische Grundlagen der Medizin, Freiburg im Breisgau, München.

SPINDLER, MONE (2014): „Altern ja – aber gesundes Altern". Die Neubegründung der Anti-Aging-Medizin in Deutschland, Wiesbaden.

SPRINGHART, HEIKE (2016): Der verwundbare Mensch. Sterben, Tod und Endlichkeit im Horizont einer realistischen Anthropologie, Tübingen.

STANWORTH, RACHEL (2004): Recognizing Spiritual Need in People who are Dying, Oxford.

STAPFF, MANFRED (2008): Arzneimittelstudien. Eine Einführung in klinische Prüfungen für Ärzte, Studenten, medizinisches Assistenzpersonal und interessierte Laien, München, Wien u.a.

STECK, ODIL HANNES (1993): Exegese des Alten Testaments. Leitfaden der Methodik, Neukirchen-Vluyn.

STECK, WOLFGANG (1988): Art. Kasualien, in: Theologische Realenzyklopädie, Bd. 17, 673–686.

STEINFATH, HOLMER (2016): Das Wechselspiel von Autonomie und Vertrauen – eine philosophische Einführung, in: ders./ WIESEMANN, CLAUDIA (Hg.): Autonomie und Vertrauen. Schlüsselbegriffe der modernen Medizin, Wiesbaden, 11–68.

STEINFATH, HOLMER/ WIESEMANN, CLAUDIA (Hg.) (2016): Autonomie und Vertrauen. Schlüsselbegriffe der modernen Medizin, Wiesbaden.

STEWART, PAMELA J./ STRATHERN, ANDREW (2010): How Can Will Be Expressed and What Role Does the Imagination Play?, in: MURPHY, KEITH M./ THROOP, JASON (Hg.): Toward an Anthropology of the Will, Stanford, California, 140–157.

STIEFEL, F. et al. (2008): Meaning in life assessed with the „Schedule for Meaning in Life Evaluation" (SMiLE): A comparison between a cancer patient and student sample, in: Support Care Cancer 16, 1151–1155.

STIEHLER, MATTHIAS (2001): Gesundheit als Sehnsueht – Religiöse Aspekte des Gesundheitsbegriffs, in: Zeitschrift für Gesundheitswissenschaften 9, 24-37.

STILLER, HARALD (2008): Seelsorge mit KrebspatientInnen, in: KLESSMANN, MICHAEL (Hg.): Handbuch der Krankenhausseelsorge, Göttingen, 90–102.

STOCK, KONRAD (2000): Art. Person II. Theologisch, in: Theologische Realenzyklopädie, Bd. 26, 225–231.

STOCK, KONRAD (2002): Art. Theologie III. Enzyklopädisch, Theologische Realenzyklopädie, Bd. 33, 323–343.

STOECKER, RALF/ NEUHÄUSER, CHRISTIAN (2013): Erläuterungen der Menschenwürde aus ihrem Würdecharakter, in: JOERDEN, JAN C./ HILGENDORF, ERIC/ THIELE, FELIX (Hg.): Menschenwürde und Medizin. Ein interdisziplinäres Handbuch, Berlin, 37–72.

STOELLGER, PHILIPP (2010): Passivität aus Passion. Zur Problemgeschichte einer „categoria non grata", Tübingen.

STOFER, JUDTIH/ LENZIN, RIFA'AT (Hg.) (2007): Körperlichkeit. Ein interreligiös-feministischer Dialog, Markt Zell, Würzburg.

STOLLBERG, DIETRICH (1975): Seelsorge in der Offensive. Theologische Anmerkungen zu fünfzig Jahren Seelsorgebewegung, in: Wege zum Menschen 17, 268–296.

STOLLBERG, DIETRICH (1982): Die Wiederentdeckung des Leibes. Literatur zur Seelsorge, in: Pastoraltheolgie 71, 335–345.

STOLLBERG, DIETRICH (1985): Rechtfertigung des Körpers. Zur Körpersprache im Gottesdienst – eine Einführung, in: Zeitschrift für Gottesdienst und Predigt 3, 26–30.

STORCK, THORSTEN W. (2008): Die Ausstrahlung Gottes. Eine Analyse medialer Selbstrepräsentationen pfingstlich-charismatischer Christen in Deutschland, Heidelberg. www.ub.uni-heidelberg.de/archiv/8513 (18.4.2017).

STRANG, PETER et al. (2004): Existential Pain – An Entity, a Provocation, or a Challange?, in: Journal of Pain and Symptom Management 27 (3), 241–250.

STRAUSS, ANSELM L./ GLASER, BARNEY G. (1975): Chronic illness and the quality of life, Saint Louis.

STREIB, HEINZ (1994): Erzählte Zeit als Ermöglichung von Identität: Paul Ricœurs Begriff der narrativen Identität und seine Implikationen für die religionspädagogische Rede von Identität und Bildung, in: GEORGI, DIETER/ HEIMBROCK, HANS-GÜNTER/ MOXTER, MICHAEL (Hg.): Religion und Gestaltung der Zeit, Kampen, 181–198.

STRICKER, HANS-HEINRICH (1994): Krankheit und Heilung. Anthropologie als medizinisch-theologische Synopse (Seelsorge im Dialog), Neuhausen, Stuttgart.

STROHMAIER, ALEXANDRA (Hg.) (2013): Kultur – Wissen – Narration. Perspektiven transdisziplinärer Erzählforschung für die Kulturwissenschaften, Bielefeld.

STRÖKER, ELISABETH (Hg.) (1991): Edmund Husserl. Die Krisis der europäischen Wissenschaften und die transzendentale Phänomenologie. Eine Einleitung in die phänomenologische Philosophie, Hamburg.

Study group on Mission and Healing form the World Council of Churches (WCC), Geneva, Switzerland, and the German Institute for Medical Mission (DIFAEM), Tübingen,

Germany (2010): Witnessing to Christ today. Promoting health and wholeness for all, Tübingen.

STUHLMANN, RAINER (2006): Heil zielt auf Heilung, in: LEE-LINKE, SUNG-HEE (Hg.): Heil und Heilung, Erfahrung in Glauben und Leben, Frankfurt am Main, 113–123.

STULZ, PETER (2004): Theologie und Medizin. Ein interdisziplinärer Dialog über Schmerz und Leiden, Heil und Heilung (Medizin im interdisziplinären Dialog), Zürich.

STURM, STEPHAN (2007): Sozialstaat und christlich-sozialer Gedanke. Johann Hinrich Wicherns Sozialtheologie und ihre neuere Rezeption in systemtheoretischer Perspektive (Konfession und Gesellschaft 23), Stuttgart.

STURMA, DIETER (1997): Philosophie der Person. Die Selbstverhältnisse von Subjektivität und Moralität, Paderborn u.a.

SÜDERKAMP, SUSANNE (2011): Häusliche Pflege zwischen Ökonomie und Menschenwürde, in: HENSEN, PETER/ KÖLZER, CHRISTIAN (Hg.): Die gesunde Gesellschaft. Sozioökonomische Perspektiven und sozialethische Herausforderungen, Wiesbaden, 121–148.

SULMASY, DANIEL P. (2002): A biopsychosocial-spiritual model for the care of patients at the end of life, in: The Gerontologist 42 (Supplement 3), 24–33.

SURALL, FRANK (2011): Krankheit und Gesundheit, in: Ta katoptrizomena. Das Magazin für Kunst, Kultur, Theologie, Ästhetik 72, 1–10.

SWINTON, JOHN/ PATTISON, S. (2010): Moving beyond clarity: towards a thin, vague, and useful understanding of spirituality in nursing care, in: Nursing Philosophy 11, 226–237.

SZASZ, THOMAS STEPHEN (1961): The uses of naming and the origin of the myth of mental illness, in: American Psychologist 16 (2), 59–65.

SZASZ, THOMAS STEPHEN (1980): Theologie der Medizin, Wien u.a.

TANNER, KLAUS (1993): Der lange Schatten des Naturrechts. Eine fundamentalethische Untersuchung, Stuttgart.

TANNER, KLAUS (1999): Ethik und Religion, in: ANSELM, REINER et al. (Hg.): Die Kunst des Auslegens. Zur Hermeneutik des Christentums in der Kultur der Gegenwart, Frankfurt am Main u.a., 225–241.

TANNER, KLAUS (2002): Theologie im Kontext der Kulturwissenschaften, in: Berliner Theologische Zeitschrift 19, 83–98.

TANNER, KLAUS (2005a): Einleitung. Liebessemantiken, in: TANNER, KLAUS (Hg.): „Liebe" im Wandel der Zeiten. Kulturwissenschaftliche Perspektiven, Leipzig, 9–20.

TANNER, KLAUS (2006): „Wem diene ich, wenn ich diene?". Zum Verhältnis von Individualismus und Dienstgemeinschaft, in: ANSELM, REINER/ HERMELINK, JAN (Hg.): Der Dritte Weg auf dem Prüfstand. Theologische, rechtliche und ethische Perspektiven des Ideals der Dienstgemeinschaft in der Diakonie, Göttingen, 117–127.

TANNER, KLAUS (Hg.) (2005): „Liebe" im Wandel der Zeiten. Kulturwissenschaftliche Perspektiven (Theologie – Kultur – Hermeneutik 3), Leipzig.

TANNER, KLAUS (Hg.) (2008): Christentumstheorie. Geschichtsschreibung und Kulturdeutung. Beiträge anlässlich eines Symposions zum 75. Geburtstag von Trutz Rendtorff im März 2006 in Dresden (Theologie – Kultur – Hermeneutik 9), Leipzig.

TANNER, KLAUS/ RENDTORFF, TRUTZ (2008): Klaus Tanner im Gespräch mit Trutz Rendtorff, in: TANNER, KLAUS/ ANSELM, REINER (Hg.): Christentumstheorie. Geschichtsschreibung und Kulturdeutung. Beiträge anlässlich eines Symposions zum 75. Geburtstag von Trutz Rendtorff im März 2006 in Dresden, Leipzig, 239–273.

TANYI, RUTH A. (2002): Towards clarification of the meaning of spirituality, in: Journal of Advanced Nursing 39 (5), 500–509.

TARRANT, CAROLYN (2010): Continuity and trust in primary care. A qualitative study informed by game theory, in: Annals of Familiy Medicine 8, 440–446.

TAYLOR, CHARLES (2009): Die Politik der Anerkennung, in: ders.: Multikulturalismus und die Politik der Anerkennung, Frankfurt am Main, 11–66.

TEMBECK, TAMAR (2008): Exposed Wounds: The Photographic Autopathographies of Hannah Wilke and Jo Spence, in: RACAR: Canadian Art Review 33 (1/2), 87–101.

THEOPHANIDIS, PHILIPPE (2014): „la santé remplace le salut" in the work of Michel Foucault. aphelis.net/sante-salut-michel-foucault/ (3.3.2017).

THERBORN, GÖRAN (2012): The Killing Fields of Inequality, in: International Journal of Health Services 42 (4), 579–589.

THEUNISSEN, MICHAEL (1991): Das Selbst auf dem Grund der Verzweiflung. Kierkegaards negativistische Methode, Frankfurt am Main.

THIEDE, WERNER (2008): Gottes Reich steht nicht nur in Worten. Zur Schwierigkeit heutiger Predigt über Heilungswunder, in: Göttinger Predigtmeditationen 63, 295–305.

THIELE, FELIX (2013): Einführung in Teil A, in: JOERDEN, JAN C./ HILGENDORF, ERIC/ THIELE, FELIX (Hg.): Menschenwürde und Medizin. Ein interdisziplinäres Handbuch, Berlin, 13–34.

THIELICKE, HELMUT (1946): Tod und Leben. Studien zur christlichen Anthropologie, Tübingen.

THIERFELDER, CONSTANZE (2010): Individualisierung von Religion am Beispiel des Krankenhausgottesdienstes. Die Bedeutung des Gottesdienstes im Krankenhausalltag, in: Wege zum Menschen 62, 180–189.

THISTLETHWAITE, SUSAN (2015): Women's Bodies as Battlefield. Christian Theology and the Global War on Women, Basingstoke.

THOM, DAVID H./ BLOCH, DANIEL A./ SEGAL, ELEANOR S. (1999): An Intervention to Increase Patients' Trust in Their Physicians, in: Academic Medicine 74 (2), 195–198.

THOMKA, BEÁTA (2014): Die narrative Theologie als Meta-Narratologie, in: Neohelicon 41, 97–109.

THOMAS, CHRISTINE et al. (2010): Einfluss verschiedener Dimensionen von Religiosität auf die Schwere und den Verlauf der Depression im Alter, in: ETZELMÜLLER, GREGOR/ WEISSENRIEDER, ANNETTE (Hg.): Religion und Krankheit, Darmstadt, 283–292.

THOMAS, GÜNTER (2009): Krankheit im Horizont der Lebendigkeit Gottes, in: THOMAS, GÜNTER/ KARLE, ISOLDE (Hg.): Krankheitsdeutung in der postsäkularen Gesellschaft. Theologische Ansätze im interdisziplinären Gespräch, Stuttgart, 503–525.

THOMAS, GÜNTER (2009a): Neue Schöpfung. Systematisch-theologische Untersuchungen zur Hoffnung auf das „Leben in der zukünftigen Welt", Neukirchen-Vluyn.

THOMAS, GÜNTER (2010): Krankheit und menschliche Endlichkeit. Eine systematisch-theologische Skizze medizinischer Anthropologie, in: ETZELMÜLLER, GREGOR/ WEISSENRIEDER, ANNETTE (Hg.): Religion und Krankheit, Darmstadt, 293–316.

THOMAS, GÜNTER/ KARLE, ISOLDE (2009a): Krankheitsdeutung in der postsäkulären Gesellschaft. Eine Einführung in das Problemfeld, in: THOMAS, GÜNTER/ KARLE, ISOLDE (Hg.): Krankheitsdeutung in der postsäkularen Gesellschaft. Theologische Ansätze im interdisziplinären Gespräch, Stuttgart, 9–22.

THOMAS, GÜNTER/ KARLE, ISOLDE (Hg.) (2009): Krankheitsdeutung in der postsäkularen Gesellschaft. Theologische Ansätze im interdisziplinären Gespräch, Stuttgart.

THOMAS, GÜNTER/ WELKER, MICHAEL (Hg.) (2007): Gegenwart des lebendigen Christus, Leipzig.

THOMAS, JOHN CHRISTOPHER (1998): The devil, disease and deliverance. Origins of illness in New Testament thought, Sheffield.

THROOP, JASON (2010): In the Midst of Action, in: MURPHY, KEITH M./ THROOP, JASON (Hg.): Toward an Anthropology of the Will, Stanford/California, 28–49.

THUNÉ-BOYLE, INGELA C. et al. (2006): Do religious/spiritual coping strategies affect illness adjustment in patients with cancer? A systematic review of the literature, in: Social Science & Medicine 63 (1), 151–164.

TIETZ, CHRISTIANE (2005): Freiheit zu sich selbst. Entfaltung eines christlichen Begriffs von Selbstannahme (Forschungen zur systematischen und ökumenischen Theologie 111), Göttingen.

TIETZ, CHRISTIANE (2009): Krankheit und die Verborgenheit Gottes, in: THOMAS, GÜNTER/ KARLE, ISOLDE (Hg.): Krankheitsdeutung in der postsäkularen Gesellschaft. Theologische Ansätze im interdisziplinären Gespräch, Stuttgart, 354–366.

TILLICH, PAUL (1919): Rechtfertigung und Zweifel, in: ders.: Ergänzungs- und Nachlassbände zu den Gesammelten Werken, Bd. X, Berlin, New York 1999, 127–230.

TILLICH, PAUL (1923): System der Wissenschaften, in: ders.: Gesammelte Werke, Bd. I, Stuttgart 1959, 109–293.

TILLICH, PAUL (1924): Rechtfertigung und Zweifel, in: ders.: Main Works/Hauptwerke, Bd. VI, Berlin, New York 1992, 83–97.

TILLICH, PAUL (1925): Religionsphilosophie, in: ders.: Gesammelte Werke, Bd. I, Stuttgart 1959, 295–364.

TILLICH, PAUL (1928): Natur und Sakrament, in: ders.: Gesammelte Werke, Bd. VII, Stuttgart 1962, 105–123.

TILLICH, PAUL (1946): Die Beziehung zwischen Religion und Gesundheit, in: ders.: Gesammelte Werke, Bd. IX, Stuttgart 1967, 246–286.

TILLICH, PAUL (1946a): The Relation of Religion and Health: Historical Considerations and Theoretical Questions, in: ders.: Main Works/Hauptwerke, Bd. II, Berlin, New York 1990, 209–238.

TILLICH, PAUL (1951): Systematische Theologie, Bd. I, Berlin, New York 1987.

TILLICH, PAUL (1952): Der Mut zum Sein, in: ders.: Gesammelte Werke, Bd. XI, Stuttgart 1969, 11–139.

TILLICH, PAUL (1955a): Liebe, Macht, Gerechtigkeit, in: ders.: Gesammelte Werke, Bd. XI, Stuttgart 1969, 141–225.

TILLICH, PAUL (1957): Systematic theology 2 – Existence and the Christ, Chicago.

TILLICH, PAUL (1958): Die Zweideutigkeit der Lebensprozesse, in: ders.: Ergänzungs- und Nachlassbände zu den Gesammelten Werken, Bd. XVI, Berlin, New York 2009, 335–412.

TILLICH, PAUL (1958a): Systematische Theologie, Bd. II, Berlin, New York 1987.

TILLICH, PAUL (1959): Dimensionen, Schichten und die Einheit des Seins, in: ders.: Gesammelte Werke Bd. IV, Stuttgart 1961, 118–129.

TILLICH, PAUL (1963): Systematische Theologie, Bd. III, Berlin, New York 1987.

TILLICH, PAUL (1964): Heilt die Kranken, treibt die Dämonen aus, in: ders.: Das Ewige im Jetzt, Stuttgart, 51–57.

TILLICH, PAUL (1965): Heil und Heilen, in: SCHLEMMER, JOHANNES et al. (Hg.): Das kranke Herz. 12 Beiträge, München, 177–181.

TILLICH, PAUL (1967): Die religiöse Substanz der Kultur. Gesammelte Werke Bd. IX, Stuttgart.

TILLICH, PAUL (1992): Rechtfertigung und Zweifel, in: ders.: Main Works/Hauptwerke, Berlin, New York, 83–97.

TILLY, MICHAEL (2012): Apokalyptik, Tübingen, Basel.

TIROSH-SAMUELSON, HAVA (2012): Transhumanism as a Secularist Faith, in: Zygon 47 (4), 710–734.

TOBIN, JOHN (2012): The Right to Health in International Law, Oxford.

TOBLER, JUDY (2000): Beyond a patriarchal God. Bringing the transcendent back to the body, in: Journal of theology for Southern Africa 106, 35–50.

TOEBES, BRIGIT C. A. (1999): The Right to Health as a Human Right in International Law, Antwerpen u.a.

TOLONE, ORESTE (2014): Plessner's Theory of Eccentricity. A Contribution to the Philosophy of Medicine, in: DE MUL, JOS (Hg.): Plessner's Philosophical Anthropology. Perspectives and Prospects, Amsterdam, 163–175.

TOMM, WINNIFRED AMY (2002): Embodied spiritual consciousness. Beyond psychology, in: Feminist theology 10 (30), 8–29.

TOOMBS, KAY S. (1992): The meaning of illness. A phenomenological account of the different perspectives of physician and patient (Philosophy and medicine 42), Dordrecht u.a.

TOOMBS, KAY S. (2001): Handbook of phenomenology and medicine (Philosophy and medicine 68), Dordrecht u.a.

Transhumanist FAQ 3.0 (o.J.). humanityplus.org/philosophy/transhumanist-faq/ (28.4.2017).

TRAPPE, TOBIAS (1998): Art. Streben, in: Historisches Wörterbuch der Philosophie, Bd. 10, 269–296.

TRILLHAAS, WOLFGANG (1980): Dogmatik, Berlin, New York.

TROELTSCH, ERNST (1903): Was heißt „Wesen des Christentums?", in: ders.: Zur religiösen Lage, Religionsphilosophie und Ethik, Gesammelte Schriften, Bd. II, Tübingen 1913, 386–451.

TROELTSCH, ERNST (1912): Die Soziallehren der christlichen Kirchen und Gruppen, Bd. I, Tübingen 1994.

TROELTSCH, ERNST (1912a): Die Soziallehren der christlichen Kirchen und Gruppen, Bd. II, Tübingen 1994.

TROELTSCH, ERNST (1931): Art. Theodizee III. Systematisch, in: Religion in Geschichte und Gegenwart, 2. Aufl., Bd. 5, 1102–1107.

TRONTO, JOAN (1993): Moral Boundaries. A Political Argument for an Ethic of Care, New York, London.

TSOUYOPOULOS, NELLY (1986): Wir sind dem Asklepios einen Hahn schuldig. Von den philosophischen Sorgen der modernen Medizin, in: Philosophische Rundschau 33, 76–102.

TURNER, VICTOR WITTER (2009): Vom Ritual zum Theater. Der Ernst des menschlichen Spiels (Campus Bibliothek), Frankfurt am Main u.a.

UEXKÜLL, THORE VON (1951/52): Das Problem der „Befindensweisen" und seine Bedeutung für eine medizinische Phänomenologie, in: Psyche 5, 401–432.

UHLHORN, GERHARD (1895): Die christliche Liebesthätigkeit, Stuttgart.

UTSCH, MICHAEL (2012): Wer sorgt für die Seele eines kranken Menschen? Das Konzept „Spiritual Care" als Herausforderung für die christliche Seelsorge, in: Zeitschrift für Religions- und Weltanschauungsfragen 75 (9), 343–347.

VEIOLA, TIMO (2000): Art. Segen und Fluch II. Altes Testament, in: Theologische Realenzyklopädie, Bd. 31, 76–79.

VELKD, Kirchenleitung der (Hg.) (1994): Agende für evangelisch-lutherische Kirchen und Gemeinden. Band III: Die Amtshandlungen. Teil IV: Dienst am Kranken, Hannover.

VESTER, HEINZ-GÜNTER (2010): Kompendium der Soziologie III: Neuere soziologische Theorien, Wiesbaden.

VIEHÖVER, WILLY/ WEHLING, PETER (Hg.) (2011): Entgrenzung der Medizin. Von der Heilkunst zur Verbesserung der Menschen?, Bielefeld.

VILLALOBOS MENDOZA, MANUEL (2012): Abject bodies in the Gospel of Mark, Sheffield.

VINCENT, JOHN A. (2006): Ageing Contested: Anti-ageing Science and the Cultural Construction of Old Age, in: Sociology 40, 681–698.

VINGE, VERNOR (1993): The Coming Technological Singularity. mindstalk.net/vinge /vinge-sing.html (10.6.2014).

VÖGELE, WOLFGANG (2002): Verletzbarer Körper – begnadeter Mensch. Vom Körperverständnis in Medizin und Theologie (Loccumer Protokolle 52), Rehburg-Loccum.

VÖGELE, WOLFGANG/ DÖRRIES, ANDREA (2000): Menschenbild in Medizin und Theologie. Fachsymposium zum interdisziplinären Dialog (Loccumer Protokolle 25), Rehburg-Loccum.

VOGELSANG, FRANK/ BERMES, CHRISTIAN (Hg.) (2012): Leben und Leiden. Vom Umgang mit der Krankheit (Begegnungen 33), Bonn.

VÖLMICKE, ELKE D. (1994): Grundzüge neukantianischen Denkens in den Frühschriften und der „Philosophischen Anthropologie" Helmuth Plessners, Kromsdorf, Weimar.

VOM BRUCH, RÜDIGER/ GERHARDT, UTA/ PAWLICZEK, ALEKSANDRA (Hg.) (2006): Kontinuitäten und Diskontinuitäten in der Wissenschaftsgeschichte des 20. Jahrhunderts, Stuttgart.

VOM BRUCH, RÜDIGER/ KADERAS, BRIGITTE (Hg.) (2002): Wissenschaften und Wissenschaftspolitik. Bestandsaufnahmen zu Formationen, Brüchen und Kontinuitäten im Deutschland des 20. Jahrhunderts, Stuttgart.

VORLÄNDER, HANS (2015): Von der Sorge zur organisierten Solidarität, in: MELVILLE, GERT/ VOGT-SPIRA, GREGOR/ BREITENSTEIN, MIRKO (Hg.): Sorge, Köln, Weimar, Wien, 185–194.

WABEL, THOMAS (2013): Leibliche Autonomie. Zum Umgang mit Ambivalenzen des Autonomiebegriffs in der „individualisierten Medizin" in: Zeitschrift für Medizinische Ethik 59 (1), 3–17.

WABEL, THOMAS (2016): Den Schmerz zur Sprache bringen. Wechselwirkungen von Geist und Körper in religiöser Artikulation und der Aufbau von Resilienz, in: Praktische Theologie 51 (2), 88–94.

WAGNER, FALK (1990): „Lasset die Toten ihre Toten begraben" (Mt 8,22). Das menschliche Leben zwischen der Erfahrung und der Erwartung des Todes, in: Ökumenisches Forum. Grazer Hefte für konkrete Ökumene 13, 47–54.

WAGNER, FALK (1999): Metamorphosen des modernen Protestantismus, Tübingen.

WAGNER, KARL (Hg.) (2002): Moderne Erzähltheorie. Grundlagentexte von Henry James bis zur Gegenwart, Wien.

WAGNER-RAU, ULRIKE (2005): Den Blick nicht abwenden. Über einen vom Segen inspirierten Umgang mit der Scham, in: HERMS, EILERT (Hg.): Leben. Verständnis. Wissenschaft. Technik. Kongreßband des XI. Europäischen Kongresses für Theologie 15.-19. September 2002 in Zürich, Gütersloh, 527–543.

WAGNER-RAU, ULRIKE (2011): Scham. Blickwechsel zwischen Theologie und Psychoanalyse, in: Pastoraltheologie 100, 184–197.

WAKEFIELD, JEROME C. (1992): Der Begriff der psychischen Störung: An der Grenze zwischen biologischen Tatsachen und gesellschaftlichen Werten, in: SCHRAMME, THOMAS (Hg.): Krankheitstheorien, Berlin 2012, 239–262.

WALDENFELS, BERNHARD (1986): Das überbewältigte Leiden. Eine pathologische Betrachtung. Protokoll der Diskussion vom 28.5.1985, in: OELMÜLLER, WILLI (Hg.): Leiden, Paderborn u.a., 129–166.

WALDENFELS, BERNHARD (2000): Das leibliche Selbst. Vorlesungen zur Phänomenologie des Leibes, Frankfurt am Main.

WALDENFELS, BERNHARD (2008): Grenzen der Normalisierung. Studien zur Phänomenologie des Fremden 2, Frankfurt am Main.

WALDENFELS, BERNHARD (2012): Hyperphänomene. Modi hyperbolischer Erfahrung, Berlin.

WALDENFELS, BERNHARD/ DÄRMANN, IRIS (Hg.) (1998): Der Anspruch der Anderen. Perspektiven phänomenologischer Ethik (Übergänge 32), München.

WALDSCHMIDT, ANNE (Hg.) (2007): Disability Studies, Kultursoziologie und Soziologie der Behinderung. Erkundungen in einem neuen Forschungsfeld (Disability studies 1), Bielefeld.

WALLACH BOLOGH, ROSELYN (1981): Grounding the alienation of self and body: a critical, phenomenological analysis of the patient in western medicine, in: Sociology of Health & Illness 3 (2), 188–206.

WALSER, STEFAN (Hg.) (2015): Beten denken. Studien zur religionsphilosophischen Gebetslehre Richard Schaefflers (Scientia & religio 13), Freiburg im Breisgau, München.

WALTER, ALFRED (1989): AIDS als Versuchung. Christliche Existenz und schwere Krankheit, München.

WANDRUSZKA, BORIS (2004): Logik des Leidens. Phänomenologisch-tiefenanalytische Studie zur Grundstruktur des Leidens mit ihren Auswirkungen auf die Gestaltung der therapeutischen Beziehung, Würzburg.

WASNER, MARIA et al. (2008): Palliativmedizin im Studium: Spiritualität und psychosoziale Begleitung als wichtige Lehrinhalte, in: Deutsches Ärzteblatt International 105 (13), A674–676.

WEBER, DIETER (2008): Der Leib als Ort des Selbst-, Sozial- und Gottesbezuges in der Erfahrung von Kranksein und Gesundwerden in biblischer Tradition, in: HOBURG, RALF (Hg.): Theologie der helfenden Berufe, Stuttgart, 139–167.

WEBER, HANS RUEDI (1989): Bericht über Heilungsgottesdienste in den USA, in: Theologia Practica 24, 5–8.

WEBER, MAX (1904): Die „Objektivität" sozialwissenschaftlicher und sozialpolitischer Erkenntnis, in: ders.: Gesammelte Aufsätze zur Wissenschaftslehre, Tübingen 1982, 146–214.

WEBER, MAX (1915): Die Wirtschaftsethik der Weltreligionen. Konfuzianismus und Taoismus, Tübingen 1989.

WEBER, MAX (1963): Gesammelte Aufsätze zur Religionssoziologie, Bd. 1, Tübingen.

WEBER, MAX (1980): Wirtschaft und Gesellschaft. Grundriss der verstehenden Soziologie, Tübingen.

WEDER, HANS (1986): Art. Hoffnung II. Neues Testament, in: Theologische Realenzyklopädie, Bd. 15, 484–491.

WEHR, GERHARD (1998): Paul Tillich zur Einführung, Hamburg.

WEIGEL, SIGRID (2004): Phantombilder zwischen Messen und Deuten. Bilder von Hirn und Gesicht in den Instrumentarien empirischer Forschung von Psychologie und Neurowissenschaft, in: JAGOW, BETTINA VON (Hg.): Repräsentationen. Medizin und Ethik in Literatur und Kunst der Moderne, Heidelberg, 159–198.

WEIHER, ERHARD (2014): Das Geheimnis des Lebens berühren – Spiritualität bei Krankheit, Sterben, Tod. Eine Grammatik für Helfende, Stuttgart.

WEILERT, A. KATARINA (2017): The Right to Health in International Law – Normative Foundations and Doctrinal Flaws, in: WEILERT, A. KATARINA/ VIERCK, LEONIE/ VILLARREAL, PEDRO A. (Hg.): The Governance of Disease Outbreaks. International Health Law: Lessons from the Ebola Crisis and Beyond, Baden-Baden (im Erscheinen).

WEILERT, A. KATARINA (Hg.) (2015): Gesundheitsverantwortung zwischen Markt und Staat. Interdisziplinäre Zugänge, Baden-Baden.

WEIN, SIMON/ BAIDER, LEA (2015): Coping in palliative medicine, in: CHERNY, NATHAN et al. (Hg.): Oxford Textbook of Palliative Medicine, Oxford.

WEINRICH, MICHAEL (2006): Auferstehung des Leibes. Von den Grenzen beim diesseitigen Umgang mit dem Jenseits, in: EBACH, JÜRGEN et al. (Hg.): „Dies ist mein Leib." Leibliches, Leibeigenes und Leibhaftiges bei Gott und den Menschen, Gütersloh, 103–143.

WEISSENRIEDER, ANNETTE (2003): Images of illness in the gospel of Luke. Insights of ancient medical texts (Wissenschaftliche Untersuchungen zum Neuen Testament 164), Tübingen.

WEISSENRIEDER, ANNETTE/ ETZELMÜLLER, GREGOR (2010): Christentum und Medizin. Welche Kopplungen sind lebensförderlich?, in: ETZELMÜLLER, GREGOR/ WEISSENRIEDER, ANNETTE (Hg.): Religion und Krankheit, Darmstadt, 11–34.

WEIZSÄCKER, VIKTOR VON (1923): Über Gesinnungsvitalismus, in: ders.: Gesammelte Schriften, Bd. 2, Frankfurt am Main 1998, 359–367.

WEIZSÄCKER, VIKTOR VON (1926): Der Arzt und der Kranke, in: ders.: Gesammelte Schriften, Bd. 5, Frankfurt am Main 1987, 9–23.

WEIZSÄCKER, VIKTOR VON (1928): Krankengeschichte, in: ders.: Gesammelte Schriften, Bd. 5, Frankfurt am Main 1987, 48–66.

WEIZSÄCKER, VIKTOR VON (1933): Ärztliche Fragen. Vorlesungen über Allgemeine Therapie, in: ders.: Gesammelte Schriften, Bd. 5, Frankfurt am Main 1987, 259–343.

WEIZSÄCKER, VIKTOR VON (1934): Wege psychophysischer Forschung, in: ders.: Gesammelte Schriften, Bd. 6, Frankfurt am Main 1986, 239–252.

WEIZSÄCKER, VIKTOR VON (1948): Grundfragen medizinischer Anthropologie, in: ders.: Gesammelte Schriften, Bd. 7, Frankfurt am Main 1987, 255–282.

WEIZSÄCKER, VIKTOR VON (1950): Diesseits und jenseits der Medizin (Arzt und Kranker. Neue Folge), 2. Aufl., Stuttgart.

WEIZSÄCKER, VIKTOR VON (1951): Der kranke Mensch. Eine Einführung in die medizinische Anthropologie, Stuttgart.

WEIZSÄCKER, VIKTOR VON (1954): Natur und Geist. Erinnerungen eines Arztes, 2. Aufl., Göttingen 1955.

WEIZSÄCKER, VIKTOR VON (1988): Fälle und Probleme. Klinische Vorstellungen (Gesammelte Schriften, Bd. 9), Frankfurt am Main.

WELKER, MICHAEL (2013): Was ist ein „geistiger Leib"?, in: Breyer, Thiemo (Hg.): Interdisziplinäre Anthropologie. Leib – Geist – Kultur Heidelberg, 65–83.

WELSCH, WOLFGANG (1993): Unsere postmoderne Moderne (Acta humaniora), Berlin.

WELSH, CAROLINE et al. (Hg.) (2017): Autonomie und Menschenrechte am Lebensende. Grundlagen, Erfahrungen, Reflexionen aus der Praxis, Bd. 3, Bielefeld.

WELZ, CLAUDIA (2008): Klage und Vertrauen: Sich verlassen auf Gott in Gottverlassenheit?, in: HARASTA, EVA (Hg.): Mit Gott klagen. Eine theologische Diskussion, Neukirchen-Vluyn, 121–140.

WELZ, CLAUDIA (2014): Menschenwürde, Blickwechsel und Schamgefühl. Ethische Implikationen menschlicher Un-Sichtbarkeit, in: Zeitschrift für Evangelische Ethik 58, 21–39.

WENDEL, SASKIA (2016): Aushalten – leiblich. Die Elementarität des Körperlichen, in: Praktische Theologie 51 (2), 81–88.

WENZ, ARMIN (2003): Die Lehre von den Schöpfungsordnungen. Ein überholtes Theologumenon? in: Lutherische Theologie und Kirche 27 (1/2), 56–90.

WENZ, GUNTER (2008): Rechtfertigung und Zweifel: Tillichs Entwurf zur Begründung eines theologischen Prinzips von 1919 im halle-wittenbergischen Kontext, in: DANZ,

CHRISTIAN/ STURM, ERDMANN (Hg.): Religion – Kultur – Gesellschaft. Der frühe Tillich im Spiegel neuer Texte (1919–1920), Wien, Berlin, Münster, 85–116.

WENZ, GUNTHER (2004): Die Lehre vom Übel in Schleiermachers Dogmatik von 1830/31. Ein Beitrag zum Problem versöhnten Lebens angesichts natürlicher Leiden des Menschen in der Welt, in: SCHÖNEMANN, FRIEDERIKE/ MAAßEN, THORSTEN (Hg.): Prüft Alles, und das Gute behaltet! Zum Wechselspiel von Kirchen, Religionen und säkularer Welt, Frankfurt am Main, 493–524.

WENZ, GUNTHER (2013): Sünde. Hamartiologische Fallstudien, Göttingen.

WERBICK, JÜRGEN (2001): Der Glaube an den allmächtigen Gott und die Krise des Bittgebets, in: Berliner Theologische Zeitschrift 18, 40–59.

WERNER, MICHA (2016): Die Unmittelbarkeit der Begegnung und die Gefahr der Dichotomie. Buber, Levinas und Jonas über Verantwortung, in: HENKEL, ANNA et al. (Hg.): Dimensionen der Sorge. Soziologische, philosophische und theologische Perspektiven, Baden-Baden, 99–133.

WESTERMANN, CLAUS (1968): Der Segen in der Bibel und im Handeln der Kirche, München.

WESTERMILIES, INGA (2008): Autonomiekonflikte – Patienten in der Fremde, in: ILLHARDT, FRANZ JOSEF (Hg.): Die ausgeblendete Seite der Autonomie. Kritik eines bioethischen Prinzips, Münster, 81–96.

WETTRECK, RAINER (2001): „Am Bett ist alles anders" – Perspektiven professioneller Pflegeethik (Ethik in der Praxis: Kontroversen 6), Münster u.a.

WETTRECK, RAINER (2004): Kohärenzherstellung zwischen Biomedizin und Lebenswelt. Ethische Mediation am Beispiel der Hirntodproblematik, in: WILS, JEAN-PIERRE (Hg.): Die kulturelle Form der Ethik. Der Konflikt zwischen Universalismus und Partikularismus, Fribourg, 125–152.

WETZ, FRANZ JOSEF (2009): Baustelle Körper. Bioethik der Selbstachtung, Stuttgart.

WHITBECK, CAROLINE (1981): Eine Theorie der Gesundheit, in: SCHRAMME, THOMAS (Hg.): Krankheitstheorien, Berlin 2012, 205–222.

WHO (1948): Constitution, in: WHO Official Records, Nr. 1, aktueller Stand auch unter www.who.int/governance/eb/who_constitution_en.pdf (21.4.2017).

WHO (1985): Handbook of Resolutions and Decisions of the World Health Assembly and the Executive Board (Volume II), Genf.

WHO (1995): Field Trial. WHOQOL-100, Genf. www.who.int/mental_health/who_qol_field_trial_1995 .pdf (19.4.2017).

WHO (1997): Review of the Constitution and regional arrangements of the World Health Organisation. Executive Board 101st Session. EB 101/7, Genf. apps.who.int/gb/archive/pdf_files/EB101/pdfangl/eb1017.pdf (19.4.2017).

WHO (2005): The Bangkok Charter for Health Promotion in a Globalized World. www.who.int/healthpromotion/conferences/6gchp/bangkok_charter/en/ (19.4.2017).

WIECHULA, RICK et al. (2015): Umbrella review of the evidence: what factors influence the caring relationship between a nurse and patient?, in: Journal of Advanced Nursing 72 (4), 723–734.

WIELAND, WOLFGANG (1975): Diagnose. Überlegungen zur Medizintheorie, Berlin, New York.

WIESEMANN, CLAUDIA (2016): Vertrauen als moralische Praxis – Bedeutung für Medizin und Ethik, in: STEINFATH, HOLMER/ WIESEMANN, CLAUDIA (Hg.): Das Wechselspiel von Autonomie und Vertrauen – eine philosophische Einführung, Wiesbaden, 69–99.

WIESEMANN, CLAUDIA/ SIMON, ALFRED (Hg.) (2013): Patientenautonomie. Theoretische Grundlagen – praktische Anwendungen, Münster.

WIESING, URBAN (1995): Kunst oder Wissenschaft? Konzeptionen der Medizin in der deutschen Romantik, Stuttgart, Bad Cannstatt.

WIESING, URBAN (1998): Kann die Medizin als praktische Wissenschaft auf eine allgemeine Definition von Krankheit verzichten?, in: Zeitschrift für Medizinische Ethik 44, 83–97.

WIESING, URBAN (2001): Art. Krankheit und Heilung. V. Ethisch, in: Religion in Geschichte und Gegenwart, 4. Aufl., Bd. 4, 1732.

WILLEMS, ULRICH et al. (Hg.) (2013): Moderne und Religion. Kontroversen um Modernität und Säkularisierung, Bielefeld.

WILLIAMS, GARETH (1984): The genesis of chronic illness: narrative re-construction, in: Sociology of Health & Illness 6 (2), 175–200.

WINKER, GABRIELE (2015): Care Revolution. Schritte in eine solidarische Gesellschaft (X-Texte zu Kultur und Gesellschaft), Bielefeld.

WINKLER, EVA C./ HEUßNER, PIA (2016): Vorausschauende Behandlungsplanung und Therapiebegrenzung Überlegungen aus medizinethischer und psychoonkologischer Sicht, in: Deutsche Medizinische Wochenschrift, 141 (6), 394–398.

WINKLER, EVA C./ HIDDEMANN, WOLFGANG/ MARCKMANN, GEORG (2011): Ethical assessment of life-prolonging treatment, in: The Lancet Oncology 12 (8), 720–722.

WISCHMEYER, ODA (1991): Art. Liebe IV. Neues Testament, in: Theologische Realenzyklopädie, Bd. 21, 138–146.

WITTEKIND, FOLKART (2008): „Allein durch den Glauben": Tillichs sinntheoretische Umformulierung des Rechtfertigungsverständnisses 1919, in: DANZ, CHRISTIAN/ STURM, ERDMANN (Hg.): Religion – Kultur – Gesellschaft. Der frühe Tillich im Spiegel neuer Texte (1919–1920), Münster u.a., 39–65.

WOLFF, HANS WALTER (1977): Anthropologie des Alten Testaments, München.

WOODWARD, VIVIAN M. (1997): Caring, patient autonomy and the stigma of paternalism, in: Journal of Advanced Nursing 28 (5), 1046–1052.

WOOPEN, CHRISTIANE (2008): Solidarische Gesundheitsversorgung – Was schulden wir uns gegenseitig?, in: SCHÄFER, DANIEL et al. (Hg.): Gesundheitskonzepte im Wandel. Geschichte, Ethik und Gesellschaft, Stuttgart, 189–199.

WÜBBEN, YVONNE/ ZELLE, CARSTEN (Hg.) (2013): Krankheit schreiben. Aufzeichnungsverfahren in Medizin und Literatur, Göttingen.

WURMSER, LÉON (1993): Die Maske der Scham. Die Psychoanalyse von Schamaffekten und Schamkonflikten, Berlin, Heidelberg.

WÜST-LÜCKL, JÜRG (2007): Theologie des Gebetes. Forschungsbericht und systematisch-theologischer Ausblick (Praktische Theologie im Dialog 30), Fribourg.

WÜTHRICH, MATTHIAS D. (2008): Nichtige Klage? Eine Suche nach Gründen für die systematisch-theologische Verdrängung der Klage am Beispiel Karl Barths, in: HARASTA, EVA (Hg.): Mit Gott klagen. Eine theologische Diskussion, Neukirchen-Vluyn, 57-73.

YONG, AMOS (2007): Theology and Down syndrome. Reimagining disability in late modernity, Waco/Texas.

ZANER, RICHARD M. (1981): The Context of Self. A Phenomenological Inquiry Using Medicine as a Clue (Series in Continental Thought), Athens, Ohio.

ZARNOW, CHRISTOPHER (Hg.) (2010): Identität und Religion. Philosophische, soziologische, religionspsychologische und theologische Dimensionen des Identitätsbegriffs (Religion in philosophy and theology 48), Tübingen.

ZERRATH, MARTIN (2011): Vollendung und Neuzeit. Transformation der Eschatologie bei Blumenberg und Hirsch, Leipzig.

ZIMMERLING, PETER (2002): Gebet und Salbung für Kranke. Überlegungen zu einem neuen liturgischen Angebot der evangelischen Kirche, in: Praktische Theologie 37, 218–228.

ZIMMERLING, PETER (2009): Krankheit und Krankenheilung. Ein Vergleich zwischen der lutherischen Agende ‚Dienst an Kranken' und dem pflingstlich-charismatischen Programm der Krankenheilung, in: THOMAS, GÜNTER/ KARLE, ISOLDE (Hg.): Krankheitsdeutung in der postsäkularen Gesellschaft. Theologische Ansätze im interdisziplinären Gespräch, Stuttgart, 563–579.

ZIMMERMANN, RUBEN (2009): Krankheit und Sünde im Neuen Testament am Beispiel von Mk 2,2–12, in: THOMAS, GÜNTER/ KARLE, ISOLDE (Hg.): Krankheitsdeutung in der postsäkularen Gesellschaft. Theologische Ansätze im interdisziplinären Gespräch, Stuttgart, 227–246.

ZIMMERMANN, RUBEN (Hg.) (2013): Die Wunder Jesu, Gütersloh.

ZIMMERMANN-ACKLIN, MARKUS (2012): Von der Zweiklassenmedizin zur Zweiklassenpflege? Rationierung als pflegeethisches Problem, in: MONTEVERDE, SETTIMIO (Hg.): Handbuch Pflegeethik. Ethisch denken und handeln in den Praxisfeldern der Pflege, Stuttgart, 202–215.

ZOBEL, DAGMAR (2013): Scham in der Seelsorge. Herausforderungen für die pastorale Praxis, in: Wege zum Menschen 65, 33–48.

ZORN, FRITZ (1979): Mars, Frankfurt am Main.

ZSINDELY, ENDRE (1962): Krankheit und Heilung im älteren Pietismus, Zürich u.a.

ZUDE, HEIKO ULRICH (2010): Paternalismus. Fallstudien zur Genese des Begriffs, Freiburg im Breisgau, München.

Personenregister

Sachregister